● 供职称晋升、住院医师规培结业及CDFI上岗考试参考

超声医学精要

● 主编　何年安　杨冬妹　叶显俊

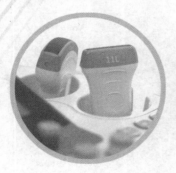
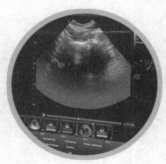
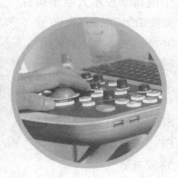

中国科学技术大学出版社

内 容 简 介

本书基于编者多年超声教学与辅导培训经验编写而成,共10章,分别为超声诊断基础,头颈部超声,胸部超声,心脏超声,腹部超声,妇科超声,产前超声,肌肉、骨关节与相关软组织超声,血管超声和介入超声。各章节对重点、难点知识进行了精心梳理,并收集和编写了配套习题,提供全部答案解析供读者参考。

本书旨在帮助各级、各类超声医师更好地领会与掌握临床超声医学的基本理论、基础知识和相关技能,以准备各类相关超声考试,如职称晋升理论考试、住院医师规范化培训结业考试及CDFI上岗能力考试等。

图书在版编目(CIP)数据

超声医学精要/何年安,杨冬妹,叶显俊主编.—合肥:中国科学技术大学出版社,2023.9
ISBN 978-7-312-05656-7

Ⅰ.超… Ⅱ.①何… ②杨… ③叶… Ⅲ.超声波诊断—资格考试—自学参考资料 Ⅳ.R445.1

中国国家版本馆 CIP 数据核字(2023)第 108087 号

超声医学精要

CHAOSHENG YIXUE JINGYAO

出版	中国科学技术大学出版社
	安徽省合肥市金寨路 96 号,230026
	http://press.ustc.edu.cn
	https://zgkxjsdxcbs.tmall.com
印刷	合肥市宏基印刷有限公司
发行	中国科学技术大学出版社
开本	880 mm×1230 mm 1/16
印张	61.5
字数	1852 千
版次	2023 年 9 月第 1 版
印次	2023 年 9 月第 1 次印刷
定价	180.00 元(全二册)

编　委　会

前　言

　　《超声医学精要》旨在帮助超声医师更好地领会与掌握临床超声医学的基本理论、基础知识和相关技能，以准备各类相关超声考试，如职称晋升理论考试、住院医师规范化培训结业考试及CDFI（彩色多普勒血流成像）上岗能力考试等。

　　本书是编者在多年本科教学、进修医师及住院医师规范化培训带教的基础上，组织我科考试经验丰富的各级医师，他们大多具有博士或硕士学位，参考大量的教科书、习题册及学术论文等文献整理和编写而成的。编写人员中，多人已具有副高级以上职称，大多参加过职称晋升的理论考试和CDFI上岗能力考试等，对超声考试的方式与试题都非常熟悉。编写团队对超声医学基础与临床知识进行了系统梳理，并将广泛收集的各类考试真题分类整理到相应章节，对每道试题都进行了尽可能详细的解析，让读者知其然，更知其所以然；还对一些不够严谨的试题进行了改写，使其更为科学。针对一些重点内容，编写团队自主编写了部分试题，以便大家在学习过程中更好地掌握知识要点。

　　本书共10章，分别为超声诊断基础，头颈部超声，胸部超声，心脏超声，腹部超声，妇科超声，产前超声，肌肉、骨关节与相关软组织超声，血管超声和介入超声。编写过程中力求做到内容简单明了、知识系统全面、配套试题具有代表性。

　　本书主要特色如下：

　　1. 对于超声基础，摒弃了繁杂的理论，简要地梳理了与超声医学相关的物理基础、多普勒基础、超声仪器基础、临床超声相关基础和超声新技术等。

　　2. 对于临床疾病诊断，主要从病理与临床、超声表现、鉴别诊断和应用价值等方面进行梳理总结。

　　3. 对一些常见且重要疾病的鉴别诊断进行了列表比较，真正让读者感受到只有通过认真比较，才能更好地进行鉴别。

　　4. 试题及解答单独成册，与各章内容一一对应，方便读者按章节系统复习后进行自测。

由于时间仓促，加上编者知识水平有限，本书存在一些疏漏及错误之处在所难免，敬请广大读者在使用过程中不吝批评与指正（联系邮箱：henianan71@qq.com），以便再版时加以修订，在此先予以诚挚感谢！

何年安　杨冬妹　叶显俊

2023 年 7 月

目　录

前言 ……………………………………………………………………………………………（ⅰ）

第一章　超声诊断基础 ……………………………………………………………………（1）

第一节　物理基础 …………………………………………………………………………（1）

第二节　多普勒超声基础 …………………………………………………………………（6）

第三节　超声仪器基础 ……………………………………………………………………（18）

第四节　超声诊断临床基础 ………………………………………………………………（24）

第五节　超声新技术 ………………………………………………………………………（29）

第二章　头颈部超声 ………………………………………………………………………（40）

第一节　新生儿颅脑 ………………………………………………………………………（40）

第二节　眼部 ………………………………………………………………………………（47）

第三节　涎腺 ………………………………………………………………………………（62）

第四节　甲状腺和甲状旁腺 ………………………………………………………………（68）

第五节　颈部包块与浅表淋巴结 …………………………………………………………（83）

第三章　胸部超声 …………………………………………………………………………（90）

第一节　乳腺 ………………………………………………………………………………（90）

第二节　胸壁、胸膜腔与肺 ………………………………………………………………（109）

第三节　新生儿肺 …………………………………………………………………………（120）

第四章　心脏超声 …………………………………………………………………………（126）

第一节　心脏的解剖与生理 ………………………………………………………………（126）

第二节　心脏超声检查及其正常超声表现 ………………………………………………（132）

第三节　冠状动脉粥样硬化性心脏病 ……………………………………………………（150）

第四节　心脏瓣膜病 ………………………………………………………………………（157）

第五节　主动脉疾病 ………………………………………………………………………（180）

第六节　心肌病 ……………………………………………………………………………（186）

第七节　心包疾病及心脏占位性疾病 ……………………………………………………（194）

第八节　先天性心脏病 ……………………………………………………………………（204）

第九节　其他心脏疾病 ……………………………………………………………………（236）

第五章　腹部超声 …………………………………………………………………………（242）

第一节　肝脏 ………………………………………………………………………………（242）

第二节　胆道系统 …………………………………………………………………………（263）

第三节　胰腺 ………………………………………………………………………………（278）

第四节　脾脏 ………………………………………………………………………………（290）

第五节　食管与胃肠 ……………………………………………………………（299）

第六节　腹膜后间隙 ……………………………………………………………（323）

第七节　肾上腺 …………………………………………………………………（331）

第八节　泌尿系统与前列腺 ……………………………………………………（339）

第九节　阴囊与阴茎 ……………………………………………………………（364）

第六章　妇科超声 ………………………………………………………………（380）

第一节　女性内生殖器官的解剖与生理 ………………………………………（380）

第二节　妇科超声检查技术 ……………………………………………………（383）

第三节　女性生殖系统正常超声表现 …………………………………………（385）

第四节　外生殖器与阴道发育异常 ……………………………………………（387）

第五节　子宫疾病 ………………………………………………………………（391）

第六节　卵巢瘤样病变 …………………………………………………………（402）

第七节　卵巢肿瘤 ………………………………………………………………（406）

第八节　盆腔炎性疾病 …………………………………………………………（415）

第九节　计划生育相关疾病 ……………………………………………………（417）

第七章　产前超声 ………………………………………………………………（419）

第一节　妊娠解剖与生理 ………………………………………………………（419）

第二节　超声检查准备及适应证 ………………………………………………（421）

第三节　正常妊娠超声表现 ……………………………………………………（422）

第四节　异常妊娠超声表现 ……………………………………………………（427）

第五节　胎儿附属物异常 ………………………………………………………（439）

第六节　胎儿畸形 ………………………………………………………………（442）

第七节　妊娠滋养细胞疾病 ……………………………………………………（476）

第八节　临床常见染色体异常与超声诊断软指标 ……………………………（479）

第九节　多普勒超声在产科超声诊断中的应用 ………………………………（486）

第十节　规范化的分级产科超声检查 …………………………………………（491）

第八章　肌肉、骨关节与相关软组织超声 ……………………………………（503）

第一节　肌肉与肌腱 ……………………………………………………………（503）

第二节　韧带 ……………………………………………………………………（512）

第三节　骨、软骨及关节疾病 …………………………………………………（514）

第四节　四肢关节的超声检查与常见疾病 ……………………………………（525）

第五节　发育性髋关节发育不良 ………………………………………………（541）

第六节　骨关节感染 ……………………………………………………………（543）

第七节　骨肿瘤与瘤样病变 ……………………………………………………（547）

第八节　肌肉骨骼系统相关的软组织肿物 ……………………………………（553）

第九节　周围神经疾病 …………………………………………………………（560）

第九章　血管超声 ………………………………………………………………（567）

第一节　颅脑血管 ………………………………………………………………（567）

第二节　颈部血管 ………………………………………………………………（579）

第三节　腹部血管 ……………………………………………………………（586）

第四节　四肢动脉 ……………………………………………………………（595）

第五节　四肢静脉 ……………………………………………………………（604）

第六节　肢体动静脉联合病 …………………………………………………（613）

第十章　介入超声 ……………………………………………………………（619）

第一节　概述 …………………………………………………………………（619）

第二节　介入超声的技术原则 ………………………………………………（620）

第三节　超声引导下穿刺活检基础 …………………………………………（625）

第四节　超声引导穿刺活检的具体应用 ……………………………………（630）

第五节　超声引导穿刺抽液与置管 …………………………………………（634）

第六节　超声引导囊肿穿刺硬化治疗 ………………………………………（639）

第七节　超声引导消融治疗 …………………………………………………（643）

第八节　术中超声与腔内超声 ………………………………………………（655）

第九节　介入超声并发症与防治 ……………………………………………（656）

参考文献 ………………………………………………………………………（658）

习题与详解

第一章　超声诊断基础 ………………………………………………………（659）

第一节　物理基础 ……………………………………………………………（659）

第二节　多普勒超声基础 ……………………………………………………（661）

第三节　超声仪器基础 ………………………………………………………（663）

第四节　超声诊断临床基础 …………………………………………………（664）

第五节　超声新技术 …………………………………………………………（666）

答案与解析 …………………………………………………………………（670）

第二章　头颈部超声 …………………………………………………………（679）

第一节　新生儿颅脑 …………………………………………………………（679）

第二节　眼部 …………………………………………………………………（681）

第三节　涎腺 …………………………………………………………………（685）

第四节　甲状腺与甲状旁腺 …………………………………………………（688）

第五节　颈部包块与浅表淋巴结 ……………………………………………（695）

答案与解析 …………………………………………………………………（696）

第三章　胸部超声 ……………………………………………………………（707）

第一节　乳腺 …………………………………………………………………（707）

第二节　胸壁、胸膜腔与肺 …………………………………………………（713）

第三节　新生儿肺 ……………………………………………………………（715）

答案与解析 …………………………………………………………………（718）

第四章 心脏超声 ……………………………………………………………………… (727)

第一节 心脏的解剖与生理 …………………………………………………………… (727)

第二节 心脏超声检查及其正常超声表现 …………………………………………… (728)

第三节 冠状动脉粥样硬化性心脏病 ………………………………………………… (730)

第四节 心脏瓣膜病 …………………………………………………………………… (732)

第五节 主动脉疾病 …………………………………………………………………… (734)

第六节 心肌病 ………………………………………………………………………… (736)

第七节 心包疾病及心脏占位性疾病 ………………………………………………… (739)

第八节 先天性心脏病 ………………………………………………………………… (741)

第九节 其他心脏疾病 ………………………………………………………………… (744)

答案与解析 …………………………………………………………………………… (747)

第五章 腹部超声 ……………………………………………………………………… (764)

第一节 肝脏 …………………………………………………………………………… (764)

第二节 胆道系统 ……………………………………………………………………… (769)

第三节 胰腺 …………………………………………………………………………… (776)

第四节 脾脏 …………………………………………………………………………… (781)

第五节 食管与胃肠 …………………………………………………………………… (782)

第六节 腹膜后间隙 …………………………………………………………………… (789)

第七节 肾上腺 ………………………………………………………………………… (792)

第八节 泌尿系统与前列腺 …………………………………………………………… (795)

第九节 阴囊与阴茎 …………………………………………………………………… (809)

答案与解析 …………………………………………………………………………… (821)

第六章 妇科超声 ……………………………………………………………………… (853)

第一节 女性内生殖器官的解剖与生理 ……………………………………………… (853)

第二节 妇科超声检查技术 …………………………………………………………… (854)

第三节 女性生殖系统正常超声表现 ………………………………………………… (854)

第四节 外生殖器与阴道发育异常 …………………………………………………… (855)

第五节 子宫疾病 ……………………………………………………………………… (856)

第六节 卵巢瘤样病变 ………………………………………………………………… (860)

第七节 卵巢肿瘤 ……………………………………………………………………… (863)

第八节 盆腔炎性疾病 ………………………………………………………………… (865)

第九节 计划生育相关疾病 …………………………………………………………… (866)

答案与解析 …………………………………………………………………………… (872)

第七章 产科超声 ……………………………………………………………………… (883)

第一节 妊娠的解剖与生理 …………………………………………………………… (883)

第二节 超声检查准备及适应证 ……………………………………………………… (883)

第三节 正常妊娠超声表现 …………………………………………………………… (884)

第四节 异常妊娠超声表现 …………………………………………………………… (884)

第五节 胎儿附属物异常 ……………………………………………………………… (885)

第六节 胎儿畸形 ……………………………………………………………………… (886)

第七节　妊娠滋养细胞疾病 ·· （888）

第八节　临床常见染色体异常与超声诊断软指标 ··························· （889）

第九节　多普勒超声在产科超声诊断中的应用 ····························· （889）

第十节　规范化的分级产科超声检查 ······································ （890）

答案与解析 ··· （894）

第八章　肌肉、骨关节与相关软组织超声 ···································· （902）

答案与解析 ··· （908）

第九章　血管超声 ··· （914）

第一节　颅脑血管 ··· （914）

第二节　颈部血管 ··· （919）

第三节　腹部血管 ··· （923）

第四节　四肢动脉 ··· （926）

第五节　四肢静脉 ··· （928）

第六节　肢体动静脉联合病 ··· （931）

答案与解析 ··· （931）

第十章　介入超声 ··· （941）

答案与解析 ··· （946）

综合测试题 1 ··· （949）

综合测试题 2 ··· （958）

第一章 超声诊断基础

第一节 物理基础

一、超声的概念

超声（ultrasound）是频率在 20000 Hz 以上的声波（机械波），其频率超过正常人耳的听阈（20～20000 Hz）。声源产生的振动只有通过弹性介质才能传播，在真空中不能传播。这点与电磁波不同，电磁波在真空中可以传播。

医用超声诊断的频率范围常为 2～20 MHz。

二、超声的产生与接收

产生声波的物体称声源，声源机械振动产生声波。超声诊断仪探头（也称换能器）的晶片机械振动，通过逆压电效应（电能转化成机械能）产生超声波，探头同时还具有通过正压电效应接收超声的反射波的功能（机械能转化成电能），再通过计算机处理，转化成超声声像图。

声波传播时，介质质点的振动方向和声波传播方向垂直的，称横波，如表面水波；介质质点的振动方向和声波传播方向平行的，称纵波。声波的本质是力的相互作用。横波由切变力的作用产生，纵波由压力或拉力的作用产生。液体和气体内部因不存在切变力，故不存在横波，只有纵波。纵波可以在固体、液体和气体中传播。医学超声成像主要应用的是纵波，通过激励电压使探头晶片做厚度方向的振动而产生，对人体组织施加高频压力或拉力。

三、超声的基本物理量

频率（f）、波长（λ）和声速（c）是超声波的三个基本物理量，三者的关系为 $c = f \cdot \lambda$，或者 $\lambda = c/f$。

1．频率或周期

在单位时间内质点完成振动的次数称频率（f），单位为赫兹（Hz）。频率的倒数称为周期（T），即质点在平衡位置上来回振动一次所需的时间。声波频率的高低（或周期的长短）取决于声源的振动频率，这就是说超声成像的频率取决于探头。

2．声速

单位时间内超声在介质中传播的距离称声速（c），单位为 m/s 或 cm/s。振动的传播是通过介质的弹性联系而实现的，因而声速由介质的性质决定，与频率无关。介质中声速的高低遵循公式 $c = \sqrt{K/\rho}$，即弹性

（K）与密度（ρ）比率大的介质，其声速高，小则声速低。此外，声速还与温度有关。声速因介质的不同而异，在固体中最快，液体中次之，气体中最慢。声速在人体软组织中与在液体中近似，平均为 1540 m/s；在肺、胃肠道等含气脏器中为 350 m/s；在骨与软骨中约为 4500 m/s。超声检查时，通常默认的超声声速为软组织的声速，即 1540 m/s，由 $c = f \cdot \lambda$ 可计算出超声波传播 1 mm 软组织所需的时间为 0.649 μs，往返 1 mm 软组织需 1.298 μs。一般在 20 cm 深度获取一条超声信息所需的时间为 234～260 μs。由于时间较短，因而在计算机处理器快速处理后基本上能得到实时动态成像。

3．波长

在振动的一个周期内，波所传播的距离称波长（λ）。频率相同的超声在不同的介质中传播，由于声速不同，其波长也有差别。如 3 MHz 的超声在空气、软组织和钢铁中传播，其波长分别为 0.11 mm，0.5 mm 和 1.9 mm。由 $c = f \cdot \lambda$ 可以看出，在同一种介质中（声速相同），波长与频率呈反比，频率越高，波长越短（表 1.1.1）。了解超声诊断探头发射频率有助于估计仪器的分辨力，在理论上，声波的纵向分辨力的极限是波长的一半。频率高，波长短，因而分辨力高但穿透力低，反之分辨力低而穿透力高。

表 1.1.1　超声波频率及对应波长

频率（MHz）	2.0	3.0	5.0	7.5	10.0	15	20
波长（mm）	0.75	0.5	0.3	0.2	0.15	0.1	0.075

4．声能与声功率

声能（acoustic energy）是指探头向一个面发出超声的总能量，以焦耳（J）为单位。

声功率（acoustic power）是指单位时间内从超声探头发出的声能，以瓦（W）或毫瓦（mW）为单位，1 W = 1 J/s。

5．声压与声强

超声在介质中传播方向的垂直平面上，每单位面积所承受的压力称声压（acoustic pressure，P），其单位为微巴（μbar）。$P = \rho c v$，式中 ρ 为介质密度，c 为声速，v 为质点振动速度。

单位时间内，通过垂直于声波传播方向上每单位面积的能量称声强（acoustic intensity，I）。声强与声压的平方呈正比，与介质密度（ρ）呈反比，即 $I = P^2/\rho c$。声强的单位是 W/cm^2，mW/cm^2 或 μW/cm^2。对于平面波，超声总功率（W）为声强与超声通过某截面的总面积（S）的乘积，即 $W = I \cdot S$。超声强度过大会影响超声诊断的安全性。

由于声强在空间上和时间上是不均匀的，如聚焦区的声强可以是声场平均强度的几倍，因此从声场的空间和时间上考虑，无论连续波还是脉冲波，声强的描述都有时间峰值和时间平均之分，描述声强特性的参量主要有以下几种：

（1）空间平均时间平均声强（I_{SATA}），为标出声强中的最低数据。

（2）空间峰值时间平均声强（I_{SPTA}），非聚焦声束中，为 I_{SATA} 的 3～5 倍；聚焦超声中，焦区声强为 I_{SATA} 的 100～200 倍。

（3）空间平均时间峰值声强（I_{SATP}），为占空因素的倒数与 I_{SATA} 的乘积。

（4）空间峰值时间峰值声强（I_{SPTP}），为标出声强中的最高数据，可达 I_{SATA} 的 300～1000 倍。

（5）空间平均脉冲平均声强（I_{SAPA}）。

（6）空间峰值脉冲平均声强（I_{SPPA}）。

此外，尚有最大半周脉冲声强（I_{max}）等标示值。在各种声强中，多数学者认为 I_{SPTA} 为生物效应的最主要指标。

6．声阻抗（Z）

声阻抗反映介质密度与弹性，为密度与声速的乘积，即 $Z = \rho \cdot c$，单位是瑞利。不同的介质有不同的声阻抗,声阻抗反映介质的声学特性,介质的密度与声阻抗呈正比,因此声阻抗满足固体＞液体＞气体。人体软组织及实质器官的声阻抗是各不相同的,但差别较小。声阻抗对介质的交界面上的超声传播特性起决定性作用。两个介质的声阻抗差大于0.1%,而界面又明显大于波长,则发生反射(reflection)。

四、超声的传播特性

1. 束射性或指向性

束射性或指向性即方向性。声波具有成束状直线传播的特性,频率越高,方向性越强。

2. 反射、透射与折射

反射、透射(transmission)与折射(refraction)是超声成像的基础。当声波传经两种声阻抗不同相邻介质的界面阻抗差大于0.1%,而界面又明显大于波长,即大界面时,则发生部分声能在第一界面上返回,称反射;另一部分能量穿过界面进入深层介质,称为透射。由于人体各组织、脏器中的声速不同,声束在透过组织界面时,产生传播方向的改变,称折射。界面两侧的声阻抗差越大,反射的能量越大。软组织的声阻抗与空气和颅骨的相差很大,是空气的约3800倍,颅骨的约3.6倍,此种情况下常产生全反射,这时由于透射超声极少,因而超声成像受气体和骨骼的影响很大,胸腔含气肺和颅骨内结构都不能获得理想的解剖成像。

3. 绕射与散射

入射超声遇到直径小于1/2波长的小障碍物时,声束绕过物体继续前进称绕射或衍射(diffraction)。声波传播过程中遇到线度大大小于波长的微小粒子,微粒吸收声波能量后再向四周各个方向辐射声波形成球面波,此现象为散射。人体中能够发生超声散射的物体主要有血液中的红细胞和组织器官内部的微小结构,微小组织结构的大小与超声波长比较接近或更小,故超声的散射对二维超声成像的细微分辨力起着重要作用。一般地,大界面上超声的反射回声幅度较散射回声幅度大数百倍,因此利用超声波的反射只能观察器官、病变的轮廓,而利用超声的散射能显示器官、病变的内部回声的微小变化。

4. 声衰减

声波入射介质后,质点振动的振幅随传播距离增加而减小称声衰减(attenuation)。造成衰减的主要原因有介质对声波的吸收、声波散射和声束扩散等。如脂肪肝及一些恶性肿瘤都有明显衰减。

5. 惠更斯原理

惠更斯原理(Huygens principle)是指球形波面上的每一点(面源)都是一个次级球面波的子波源,子波的波速与频率等于初级波的波速与频率,此后每一时刻的子波波面的包络就是该时刻总的波动的波面。其核心思想是:介质中任一处的波动状态是由各处的波动决定的。

6. 声场

声场(sound field)是指声波在介质中传播能量所达到的空间范围。对于超声诊断,一般根据声波扩散的距离可分近场和远场两部分(图1.1.1)。近场声束集中,呈圆柱形,由于旁瓣的相干作用,其横断面上的能量分布很不均匀,甚至可能严重影响诊断。远场声束呈喇叭形向周围空间扩散,其横断面上的能量分布比较均匀。声场的形状、大小及能量分布随所用探头的形状、大小、阵元数及其排列、工作频率、有无聚焦以及聚焦的方式的不同而有很大不同。

五、超声成像的分辨力

超声成像的分辨力包括空间分辨力(spatial resolution)、时间分辨力(temporal resolution)和对比分辨力(contrast resolution),是衡量超声仪性能最重要的指标参数。

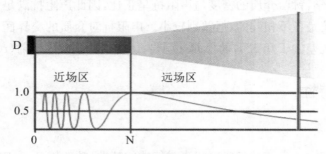

图 1.1.1　声波的近场与远场

（一）空间分辨力

1. 纵向分辨力

纵向分辨力又称轴向分辨力（axial resolution）、距离分辨力或深度分辨力,指声束穿过介质中辨别位于声轴线上两点的最小距离。对于反射型超声,理论上,声波的纵向分辨力的极限是半个波长,由于人体组织内介质特性阻抗差以及显示器分辨能力限制,实际上只能有 3～5 个波长。纵向分辨力与超声的频率呈正比。对于连续波,其波长就是纵向分辨力的理论值。因此,超声波的波长越短,其频率越高,分辨力越高。

提高频率可改善图像的纵向分辨力,但分辨力的增加将以穿透力的损失为代价。探头频率增加,图像的衰减也增加,深部组织结构的成像就会受到限制。超声检查时,浅表器官采用高频探头,图像分辨力好;而对深部结构成像,则选择频率较低的探头。因而实际应用时要注意在穿透性和分辨力之间求得较好的平衡。

2. 横向分辨力

横向分辨力（transverse resolution）又称水平分辨力或方位分辨力,指与声轴线相垂直的直线或平面上,能在显示屏上被分别显示的两点间的距离。它用声束恰好能够分辨的两点间的距离来量度,因此认为就等于声束宽度,即与声束的宽窄有关。当声束直径小于两点间的距离时,此两点可以分别显示;当声束直径大于两点间的距离时,两个点（物体）在显示屏上显示为一点。通常,医学超声仪的横向分辨力不如纵向分辨力。横向分辨力好的超声仪,其图像细腻,微小的结构显示得清楚。超声显像仪的图像质量主要取决于横向分辨力。横向分辨力与晶片的形状、发射频率、电子聚焦及深度等因素有关。可通过细化声束、调整聚焦等方法提高横向分辨力。

3. 侧向分辨力

侧向分辨力（lateral resolution）指垂直于二维扫查切面的相邻两点的识别能力,又称厚度分辨力。超声扫查切面具有一定的厚度,该厚度范围的所有信息（相当于多个二维切面的信息）最终显示在一个二维平面上,可导致伪像,称容积伪像。

（二）时间分辨力

时间分辨力指能识别图像变换的最短时间,是帧频的倒数。帧频指每秒成像的帧（幅）数,取决于脉冲重复频率（pulse repetition frequency,PRF）和单帧频扫描线数。PRF 越高,单帧频扫描线数越低,帧频越高,时间分辨力越好。高帧频对检测运动功能和血流动力学的细微变化很重要。

帧频过低会产生图像闪烁现象,它决定图像的时间分辨力。帧频高于每秒 26 帧的成像称为实时图。超声探查一般选用每秒 30 帧左右,这样的图像稳定而失真小。但帧频也不宜过高,过高会减少线密度,影响图像质量。腹部探查时可选用较低的帧频,但也不宜低于每秒 16 帧。

帧频受脉冲重复频率、最大检查深度、多点聚焦的数目限制。当在 B 型图上加彩色血流图时,帧频也可能下降。而且彩色取样框越大,帧频越低。

(三) 对比分辨力

对比分辨力是显示和分辨不同灰阶(明暗程度)的能力。超声仪器将回声强度以灰阶显示于屏幕,并在一侧显示相应的灰阶标记(通常为 256 级灰阶)。但人的视觉的对比分辨力仅 8~10 级灰阶。

六、超声传播过程中的非线性现象

线性和非线性表示因变量(或称函数)和自变量之间的关系。线性只有一种类型,是简单的(正)比例关系;非线性有无数种类型,是对正比例关系(线性)的偏离。在超声传播过程中,线性关系保持信号的频率成分不变,而非线性关系却使频率成分发生变化。

1. 二次谐波

声波在人体中传播时通常是由一组不同频谱成分的频率组成的。除基波(基频)外,还有频率为数倍于基波频率的谐波(谐频),诸如二次谐波(second harmonic)、三次谐波……谐波中频率为基波两倍的振动波为二次谐波。

2. 二次谐波成像技术

二次谐波成像技术(second harmonic imaging,SHI)包括造影谐波成像和组织谐波成像。

造影谐波成像需向体内注入超声造影剂,造影剂中的微泡直径小于 $10~\mu m$,可以通过肺循环进入人体组织。微泡在声场交替声压作用下发生收缩和膨胀,产生机械性共振现象,呈现较强的超声非线性效应,使散射信号明显增强。这些信号中既有基波又有谐波,在谐波成像系统中,二次谐波被接收,基波被排斥,从而有效地抑制不含造影剂的组织回声,提高信噪比,改善图像质量。

组织谐波成像(tissue harmonic imaging,THI)又称自然组织谐波成像,无需使用超声造影剂。声波在组织中非线性传播时,产生多倍于发射频率的谐波信号,但声能变弱。在常规超声成像过程中,含有丰富的组织结构信息的二次谐波被忽略。THI 采用超宽频探头技术,同时接收基波信号和高频的谐波信号,对多频信段信号进行平行处理,降低了噪声伪影,对成像困难的患者产生更清晰的图像。THI 必须在具有该项功能的先进超声诊断仪中实现。

七、超声的生物效应与安全性

(一) 超声的生物效应

超声是一种机械波,达到一定剂量的超声波在生物体内传播时,经一定的相互作用,可引起生物体功能或结构的变化,这便是超声的生物效应。超声的生物效应包括机械效应、热效应和空化效应。

1. 机械效应

超声波是机械波,可产生机械效应。热效应、空化效应与机械效应有关。

2. 热效应

超声入射至人体组织中可产热。温度升高 2℃时,暴露时间长达 50 小时,无任何生物效应出现;但温度升高大于 4℃时,常可产生中枢神经系统的发育畸形。

3. 空化效应

超声波为高频变化的压缩与弛张波,其压力与负压力(弛张期)呈周期性改变。在负压作用下可产生空化效应。诊断用超声在动物体内可致空化,产生空泡。超声造影剂注入静脉后,大量微泡进入血流。微泡在声压作用下可产生共振及猝灭，在微小空间可致局部高温（超过 1500 ℃）及高压（大于数千大气压）。

（二）超声的安全性

由于超声生物效应的存在，应用超声检查时，必须重视诊断超声的安全剂量，采取应用最低能量输出原则（as low as reasonably achievable，ALARA）。国际超声界规定超声对人体的安全阈值为空间峰值时间平均声强（I_{SPTA}），为 100 mW/cm²。声强小于此值者对人体无害。我国 1987 年规定 B 超标准安全剂量为空间时间平均声强（I_{SATA}）小于 10 mW/cm²，此值折算为 I_{SPTA} 将超过 300 mW/cm²。

超声检查的安全性是由超声剂量和照射时间决定的。对超声敏感的人体组织有中枢神经系统、视网膜、视神经、生殖腺、早孕期胚芽及孕期胎儿颅脑、胎心等。对这些脏器的超声检查，每一受检断面上固定观察时间不应超过 1 min，并应鼓励超声断面往复扫查，使进入某区组织的平均声能量下降。对妊娠 6～8 周的孕妇超声照射总时间宜在 5 min 以内。正确控制超声功率照射时间，安全是可以得到保障的。

超声诊断仪的声能输出显示两个基本指数，即机械指数（mechanical index，MI）和热指数（thermal index，TI），后者又分为骨热指数（thermal index for bone，TIB）、颅骨热指数（thermal index for cranial bone，TIC）和软组织热指数（thermal index in soft tissue，TIS）三种。

MI 用于评估潜在的机械效应，其定义为超声峰值（膨胀）压力（MPa）［按组织衰减系数 0.3 dB/（MHz·cm）］除以探头中心频率（MHz）的平方根。公式为机械指数（MI）$= \dfrac{\text{峰值负压}}{\sqrt{\text{超声声速的中心频率}}}$，MI 越高，潜在发生机械生物效应的机会越大。通常，MI 值在 1.0 以下认为无害，但对胎儿应调节为 0.3 以下；对眼球应调节为 0.1 以下；在使用超声造影剂或体内存在其他微泡或气体情况时，MI 应调节为 0.1 或更低（0.04）。

TI 用于向使用者在某些特定假设情况下可能导致身体表面、组织内部或超声束在骨骼上的聚焦点发生温度的上升，定义为总声能输出量与组织温度升高 1 ℃ 所需的声能之比。TI 为组织温度上升的相对参数，TI 高代表着升高的温度，但只是作为一种可能性，并不作为温度已经升高的指示。通常，TI 值在 1.0 以下认为无致伤性，但对胎儿检查应调节为 0.4 以下，对眼球应调节为 0.2 以下。

声能输出控制可以通过调节超声仪上的输出功率及条件预设来实现。减小二维扇区宽度或彩色扇区宽度可使帧频提高，使得 TI 值增大，采用软件控制可自动下调脉冲发生器的电压，使得 TI 值低于仪器的最大值。脉冲发射器电压的降低将导致 MI 值降低。局部缩放可提高帧频，使 TI 值增大。增加彩色速度范围可能会使 TI 值增大。此外，聚焦数量级聚焦深度、彩色扇区深度、取样容积深度及多同步模式等条件都能影响声能的输出。一般地，当检查深度增加时，帧频减小，TI 值降低。

第二节　多普勒超声基础

多普勒超声最重要的理论基础是多普勒效应，即反射物对声源做相对运动时，反射频率发生改变。

一、多普勒效应

1. 多普勒效应介绍

多普勒效应（Doppler effect）是奥地利物理学家克里斯丁·约翰·多普勒（Christian Johann Doppler，1803～1853）于 1842 年首先提出的，用来描述在振动源与观察者做相对运动时出现振动频率变化的现象。即在声源和接收器之间存在相对运动的情况下，所接收到的信号频率与声源的频率有差别，这种效应称多普勒效应,相应的差频信号称多普勒信号。

2. 多普勒频移

由于运动而产生的声波频率变化值称多普勒频移(Doppler shift)。

3. 多普勒方程(Doppler equation)

$$f_d = \frac{2V\cos\theta}{C} \cdot f_0$$

式中,f_d 为频移,f_0 为原始发射波频率,V 为相对速度,C 为声波通过该介质的声速,θ 为声束与相对运动方向的夹角。

上式可变换为

$$V = \frac{C \cdot f_d}{2f_0\cos\theta}$$

当做人体血流测量时,式中 f_d 为血流多普勒频移,f_0 为发射超声波频率,V 为血流速度,C 为超声波在人体中的传播速度,θ 为超声束与血流之间的夹角。

由上式可知:

(1)当声波入射角(θ)恒定时,频移仅决定于原始发射的基础频率(f_0)。对于一定的 f_d,f_0 越小,则可测量的血流速度 V 就越大。当 f_0 一定时,血流速度 V 发生变化,f_d 也随之变化,多普勒频移与血流速度 V 呈正比关系。

(2)θ 改变时与血流方向的对应关系为:① 当 $0<\theta<90°$ 时,$\cos\theta$ 为正值,即血流方向迎着超声探头而来,频率增高,f_d 为正向频移。② 当 $90°<\theta<180°$ 时,$\cos\theta$ 为负值,即血流背离探头而去,频率变低,f_d 为负向频移。③ 当 $\theta=0$ 或 $\theta=180°$ 时,$\cos\theta=\pm1$,这时 f_d 最大,即血流与声束在同一线上相向或背向运动。④ 当 $\theta=90°$ 时,$\cos\theta=0$,此时血流方向与声束垂直,则 $f_d=0$,检测不出多普勒频移。

(3)当 f_0 和 C 不变时,血液保持一个恒定的流速,那么能够影响多普勒频移的参数只有 $\cos\theta$。在改变声束的入射角时,频移将随 $\cos\theta$ 值的变化而变化。这意味着频移的大小取决于角度的大小,而速度的数值与入射角无关。

二、彩色多普勒血流成像

1. 原理

运用自相关技术和伪彩色编码技术将超声波多普勒频移信息转变成可视影像的血流信息,与二维超声所显示的黑白图像相区别,这就是彩色多普勒血流成像(color Doppler flow imaging,CDFI)。

伪彩色编码技术根据电视三原色(红、蓝、绿三种基本颜色)原理,将不同方向的血流以不同的颜色表示。一般均设定朝向探头的血流为红色,背离探头的血流为蓝色。这两种不同方向的血流颜色的辉度水平与血流的速度呈正比,即速度越快,辉度越亮;速度越慢,辉度越暗淡。绿色常表示有湍流。绿色的成分随着湍流的比例增加而增多。前向湍流的颜色接近黄色(红色与绿色的混合),逆向湍流的颜色接近紫色(蓝色与绿色的混合)。层流的颜色显示为单纯的红色或蓝色。总之,以三种颜色为基础的不同色彩和辉度代表着血流的不同方向、速度和性质,包括层流和湍流。这些彩色血流的影像叠加在同时显示的二维图像上,构成一幅实际的彩色多普勒血流图像。

彩色多普勒血流的显示特点:

(1)红、绿、蓝为三种基本色,其他颜色由三原色混合而成。

(2)血流方向用红色或蓝色表示,通常设定血流朝向探头呈红色,而远离探头呈蓝色。

(3)湍流设定绿色,正向湍流呈黄色,反向湍流呈青色。

（4）血流的速度与红、蓝两种颜色的亮度呈正比。正向速度越高，红色亮度越亮；反向速度越高，蓝色亮度越亮。

2．彩色增强与排斥

二维彩色多普勒血流成像仪在一般操作情况下，由于血流的彩色辉度与血流的速度呈正比，低速的血流显示的颜色暗淡，有时难以辨认。在这种情况下，仪器中的彩色增强功能可以增大血流速度的彩色辉度的坡度，使低速血流影像的辉度增强。彩色辉度的增大程度越大，彩色增强功能越强。在正常工作条件下，彩色辉度即血流速度在奈奎斯特限速（Nyquist limit velocity，V_{Nq}）以内，即血流速度的多普勒频率等于或低于奈奎斯特频率。但辉度的增大和增强功能仅限于低速血流，在奈奎斯特频率以内的任何较高的血流速度的辉度饱和度并不改变。相反，彩色排斥功能则用于删去低速血流的显像。在观察心内血流时，可应用运动靶指示滤波器（MTI）达到彩色排斥功能的目的。在示波器上，过度运动的心室壁、血管壁、瓣膜和腱索附近，可产生大量残留的低速血流信号，难以与血流速度高但回声强度低的彩色血流互相区别。彩色排斥功能可以消除这些伪血流彩色，有利于对真血流彩色的判断。彩色排斥的阈值可以由人工调节，调节到任何适当水平。

3．彩色移动

当血流速度超过奈奎斯特频率极限的瞬间，血流显像的颜色突然逆转为相反的颜色，即称之为彩色的翻转或混叠。为了克服这一频率失真现象，常规二维彩色多普勒血流成像系统配备有"基线移动"功能。通过移动基线，可以测量 2 倍于奈奎斯特频率极限的血流而无频率失真。这种功能和频谱多普勒系统的零点基线移位相似，在彩色多普勒血流成像系统中，当负向相位移动达 7 个色阶时，相当于移动 180°，可使红色的前向血流显像全部扩展至负的相位范围内，反之，正向相位移动，可使蓝色的背向血流显像全部扩展至正的相位范围内。因此，彩色移动功能可使无频率失真的彩色范围扩展至奈奎斯特频率极限的 2 倍。

4．帧速

帧速，即彩色血流成像速度的快慢，直接影响彩色血流显像的清晰度。在心率加快的情况下，帧速相对更加缓慢，因此彩色血流图像的分辨力明显下降。

由于在二维彩色多普勒血流成像系统中，脉冲多普勒的声束呈同一方向多次重复发射，故彩色成像的帧速明显慢于二维成像，这种帧速不同步的原理可用以下公式来表示：

$$nTNF = 1$$

式中，n 为超声脉冲多普勒在同一方向发射的数目，T 为脉冲发射的间期（$T = 1/$脉冲重复频率），N 为组成每一帧显像的扫描线的数目，F 为帧速。

由以上公式可看出，如果要提高帧速，必须通过降低在单位时间内发射脉冲多普勒声束的数目；或者减少单帧扫描线的数目；或者提高脉冲重复频率，即缩短脉冲的间期。

三、连续波多普勒、脉冲波多普勒和高脉冲重复频率多普勒

1．连续波多普勒

连续波（continuous wave，CW）多普勒通常采用两个超声波换能器获得有关血流资料。在一个换能器发射恒定不变的超声波时，另一个换能器接收其反射波。其特点是连续发射和接收超声，沿超声束出现的血流信号和组织运动多普勒频移均被接收、分析和显示出来，来自不同深度出现的血流频移都被叠加。它的缺点是不能提供距离信息。连续波多普勒进行频谱显示时，理论上不受高速血流限制，它可以检测心脏的高速血流信息。

2．脉冲波多普勒

脉冲波（pulsed wave，PW）多普勒采用单个换能器以很短的脉冲期发射超声波，而在脉冲间歇期内有一

"可听期"。

（1）分辨元：脉冲波多普勒利用采样容积对心脏或血管特定区域测量血流。采样容积能在心脏或大血管的任何位置进行定位。

分辨元的大小一般决定于它在超声束轴上的具体位置，长度决定于超声脉冲的持续时间，宽度决定于超声束的直径。

（2）距离选通：脉冲波多普勒通过选择性的时间延迟，对目标进行定位。换能器传送断续的超声波，一定时间后脉冲波传到采样容积位置，再返回到换能器，所以脉冲间隔通常为传送时间的 2 倍。调节发射脉冲和采样门之间的延迟时间，即发射脉冲重复频率（pulsed repetition frequency，PRF）以决定要检测的血管深度。超声波在人体组织中的速度是 1540 m/s，所以距离因素是每厘米深度延迟约 13 μs，而采样容积长度的调节范围一般为 1～10 mm。PRF 为脉冲多普勒脉冲发射的时间间隔值的倒数。

3. 高脉冲重复频率多普勒

高脉冲重复频率（high pulsed repetition frequency，HPRF）多普勒是在脉冲式多普勒基础上的改进。HPRF 多普勒工作时，探头在发射一组超声脉冲波之后，不等采样部位的回声信号返回探头又发射出新的超声脉冲群，这样在一个超声束方向上，沿超声束的不同深度可有一个以上的采样容积。相当于 PRF 加倍，检测到的最大频移也就增加了一倍，多普勒的血流速度可测值的最大扩展范围一般可达 3 倍。HPRF 多普勒增加了速度可测范围，但牺牲了距离分辨能力。它是介于 PW 多普勒和 CW 多普勒之间的一种技术。

三种多普勒方式的比较见表 1.2.1。

表 1.2.1　三种多普勒方式的比较

	连续波多普勒	脉冲波	
		脉冲波多普勒	高脉冲重复频率多普勒
原理	发射和接收信号分别使用不同元件，可以随时发射、接收超声波	使用同一元件发射和接收超声波，能够计测的最大流速和诊断距离处于反比关系	使用同一元件发射和接收超声波。集中了连续波和脉冲波的优点
优点	能够计测的最大流速高，能测试 10 m 以上的流速，适宜定量检查	具有轴向分辨能力，能够指定取样位置，可以同时显示 B 模式和多普勒模式	具有一定程度的轴向分辨能力，能在一定程度上指定取样位置。能计测的最大流速也相当高（6 m 以上）
缺点	不具备轴向分辨能力，不能指定取样位置，轴上的所有信息都重叠在一起显示出来，不能同时显示 B 模式和多普勒模式	能够计测的最大流速低，不适宜定量检查，如果提高了能够计测的最大流速，诊断距离便会缩短	不能同时显示 B 模式和多普勒模式
主要诊断用途	为判断病患程度而测试血流最大流速时使用	判断有无病患，掌握血流动态	判断有无病患，掌握血流动态，测试判断病患程度所需的血流最大流速

四、多普勒血流信号频谱分析和显示

频谱分析的目的是产生一种显示，它的两个正交轴分别代表时间（水平轴）和频率（垂直轴），而相应的信号幅度则用密度或亮度表示。频谱分析可取得更为准确的数据。

1. 频谱分析基础

多普勒频移资料可表示为血流速度对时间的图形显示。因为所有的红细胞运动速度不尽相同，在同一时刻,它们将产生多种频移信息。这些频移返回到换能器而成为复杂波,包括所有的红细胞在超声束内向各处运动的各种速度。同时,具有相同速度的红细胞的数量也不一样,所产生的振幅信号强度也不尽一致。另外,由于血流脉动的影响,信号频率和振幅将随时间变化。所以,血流信息是空间和时间的函数。把形成复杂振动的各个简谐振动的频率和振幅分离出来,列成频谱,称为频谱分析。在频谱分析中主要采用快速傅里叶变换法。

2. 快速傅里叶变换

1809 年,法国数学家让·巴普蒂斯·傅里叶(Jean Baptiste Fourier)首先证明,任何一个复杂的波形均可分解为一系列基本和简单的正弦曲线,即傅里叶函数 $F(t)$。这种分解所得的结果构成了信号的频谱分析(spectral analysis),它是利用数学方法对多普勒信号的频率、振幅及随时间而变化的过程进行实时分析的一种技术。

快速傅里叶变换(fast Fourier transform,FFT)是通过计算机来执行的。对复杂信号通过 FFT,就能鉴别信号中各种各样频移和这些频移信号的有关流向,区分复杂的混合信号分解为单个的频率元素。多普勒设备均能自动地实现频谱分析,筛选和定量处理与红细胞流速相关的频率资料。

3. 频谱显示方式

(1) 速度/频移-时间谱图显示:这种显示方式是基本常用的谱图。谱图上横坐标代表时间,即血流持续时间,单位为"s",能够扩大或缩小频谱显示中的频谱比例,纵坐标代表速度(频移)大小,单位为"cm/s"。

(2) 功率谱图显示:在频谱图中,横坐标代表频率(速度),纵坐标代表振幅(血细胞数目)。由于频率与振幅的乘积即频谱曲线下的面积等于信号的功率,因此这种谱图也称为功率谱图(power spectrum),在心脏和血管的多普勒检测中,功率谱可看作采样容积或声束内的红细胞数量之间的关系曲线。

(3) 三维显示:在血流信息的频谱显示范围内,其数据如下:① 血流方向,正的或负的多普勒频移;② 血流速度,采用容积内血细胞的速率;③ 定时,在整个心动周期内不同位置的血流速度和方向同时显示;④ 强度,在任何时间的测试点上,多普勒信息范围内单个速度幅度。红细胞数目越多,信号幅度越强。综上四点可显示为三维图像。

4. 频谱分析内容

(1) 频移时相:以横坐标的数值表示,单位为秒(s)。在不同的仪器中,横坐标相邻两个光点或两条竖线之间的距离代表 0.25 s,0.50 s 或 1.0 s。

(2) 频移幅度:以纵坐标的数值表示,代表血流速度的大小,单位有两种,一种是以频移的单位"千赫兹(kHz)"表示,另一种是以速度的单位"米/秒(m/s)"表示。后一种表示方法中,仪器假设声束与血流方向之间的夹角为零,将多普勒频移值代入多普勒方程中自动计算出血流速度。

(3) 频移方向:以频谱图中央的零位基线加以区分,基线以上的频移为正值,表示血流方向朝向探头;基线以下的频移信号为负值,表示血流方向背向探头。在现代的多普勒超声仪中,为了增大流速测值的范围,基线位置可上调或下调。

(4) 频谱辉度:以频谱的亮度表示,反映取样容积或探查声束内具有相同流速的红细胞相对数量的多少。速度相同的红细胞数量越多,频谱的灰阶就越深(亮);反之,速度相同的红细胞数量越少,频谱的灰阶就越浅(暗)。

(5) 频谱离散:以频谱在垂直距离的宽度加以表示,代表某一瞬间取样容积或探查声束内红细胞速度分布范围大小。如速度分布范围大,则频谱增宽;反之,则频谱变窄。在层流状态时,平坦地形速度梯度小,因此频谱较窄;抛物线形分布的速度范围大,因此频谱较宽。在湍流状态时,速度梯度更大,频谱进一步增宽。当频谱增宽至整个频谱高度时,称为频谱充填。

五、多普勒诊断的局限性

超声工作者必须认识多普勒本身固有的局限性,才能更科学、客观、准确地做出判断。连续波多普勒的缺陷是无距离选通能力,凡超声束遇到运动目标都能检测到多普勒信息,但不能进行定位诊断。另外由于探测灵敏度稍低,对弱回声信息的检测敏感度也不尽如人意。这里主要介绍脉冲多普勒的局限性。

1. 脉冲重复频率与最大测量速度

(1) 奈奎斯特频率极限(Nyquist frequency limit):为了准确显示频移大小和方向,根据采样定理,PRF必须大于多普勒频移(f_d)的2倍,即 $PRF > 2f_d$ 或写成 $f_d < \frac{1}{2}PRF$。$\frac{1}{2}PRF$ 称为奈奎斯特频率极限。如果多普勒频移(或换算成血流速度)超过这一极限,脉冲多普勒所测量的频率改变就会出现大小和方向的伪差,即频率失真(frequency aliasing),或称为频率混叠。

(2) 在脉冲多普勒频谱显示中,如果:

① $f_d < \frac{1}{2}PRF$,多普勒频移信号的大小和方向均可得到准确的显示。

② $PRF > f_d > \frac{1}{2}PRF$,则频移信号在充满频谱的 $\frac{1}{2}PRF$ 时又反射到 $-\frac{1}{2}PRF$ 的部分,表现为正负双向的单次折叠,称为单纯频率失真(simple aliasing)。这时,由于频移信号未充满整个频谱显示范围 $\left(\pm\frac{1}{2}PRF\right)$,因此从谱图中仍可判断出频移的方向,将正负方向的频移绝对值相加,仍可得到真实的频移值。

③ $f_d > PRF$,这时频移信号在充满频谱的 $\pm\frac{1}{2}PRF$ 范围之后,再次折叠 $\pm\frac{1}{2}PRF$ 部分,表现为正负方向的多次折叠,称为复合性频率失真(complex aliasing),这时从频谱中不能判断频移信号的方向和大小,无法确定真实的多普勒频移。对高速血流频谱显示为双向的频谱充满,若被解释为"双向涡流"那就是错误的判断。

2. 脉冲重复频率与最大采样深度

脉冲多普勒血流检测的最大采样深度 d_{max} 取决于脉冲重复频率,即两个发射脉冲的时间间隔,最大采样深度 $d_{max} = \frac{C}{2PRF}$。

脉冲重复频率越高,两个脉冲的间隔时间越短,采样深度也越小,反之,则采样深度越大。这样,为了测得深部血流信息,就要以减少采样频率为代价。脉冲重复频率与深度的关系见表1.2.2。

表1.2.2　脉冲重复频率与深度的关系表

脉冲重复频率 (kHz)	近似的深度距离 (cm)	最大可检出的 f_d (kHz)
25	3	12.5
18	4.3	9
12.5	6	6.25

3. 探测深度与速度测量

脉冲多普勒超声测量最大血流速度 V_{max} 受到脉冲重复频率(PRF)的限制。即须 $PRF > 2f_d$,或 $f_d < \frac{1}{2}PRF$,否则会出现频率失真(混叠),在流速较高时应用连续波多普勒进行测量。检测的最大深度 d_{max} 也取决于PRF,即须遵循 $d_{max} = \frac{1}{2} \cdot \frac{C}{PRF}$。据采样定理可以推知,脉冲重复频率必须大于最大多普勒频移的2倍,以避免出现混叠现象。在已知发射超声频率 f_0 的探测深度下,就要限制测量的最大深度。据多普勒方程 $f_{dmax} = \frac{2V_{max}}{C} \cdot f_0 \cos\theta$,$f_{dmax}$ 为最大多普勒频移,V_{max} 为最大待测血流速度,将有关公式代入整理后得到:

探测的 d_{max} 与 V_{max} 须满足 $d_{max} \cdot V_{max} \leqslant \dfrac{C^2}{8f_0}$（$C$ 为声速，f_0 为发射超声频率）。当频率选定后，上式的右边是一个常数，也就是说可探测的 d_{max} 与可测得的 V_{max} 不能同时都很大，二者相互制约。

多种型号的多普勒仪器基本上是按上述要求给出采样容积和深度的，探头超声频率与最大多普勒速度的关系见表 1.2.3。

表 1.2.3　超声探头频率与最大多普勒速度（cm/s）

深度（cm）	探头超声频率（MHz）		
	2.5	3.5	5
4	382	273	191
8	231	165	116
12	166	119	83
16	129	92	65

4. 距离分辨力与速度分辨力

在脉冲多普勒系统中，距离分辨力与速度分辨力之间存在矛盾。如果距离分辨力高，速度分辨力便低；反之亦然。从物理概念上理解，距离分辨力由采样容积即有效声束直径和发射脉冲的脉宽决定。距离分辨力高，采样容积必须小，即脉宽要窄。但脉宽越窄，发射脉冲的频带便越宽，因而多普勒频谱占据的区间也越宽，不易确定明确的多普勒频移，这样频率分辨力（也就是速度分辨力）便要降低。

5. 采样容积固定与单点采样的问题

单点固定采样获得的血流信息，严格来讲不能定量测定血流参数。特别是对心脏，由于在心动周期内心脏不停地运动，采样容积的位置也是随之改变的。如在二尖瓣口采样，心脏收缩时取样容积在二尖瓣口左室侧，在舒张时有可能移到二尖瓣口左房侧。这种采样方法对检测小的动脉血管是困难的，如冠状动脉，它随心脏搏动的运动幅度较大。如在收缩时采样容积在主冠状动脉内，在舒张时采样容积则移到了冠状动脉外，所以应使采样容积可跟随心脏运动才能克服上述缺点。

单点采样（single sample）的另一问题是不能测定血管内血流速度的轮廓线，不能同时测定心脏内几个部位的多普勒血流信息。现在已有不少设备采用多点采样（multi-sample）方法，使多普勒血流测量同时具备几个观测点的信息，以便分析对比。

6. 频谱分析和显示的问题

利用快速傅里叶变换的数学方法，可以实时地分析采样部位或探测声束内的血细胞速度分布，但这一方法也有误差。这就是通过时间效应引起的频谱增宽和振幅失真。

红细胞通过多普勒采样部位的时间，称为通过时间（transit time）。这种通过时间短暂所引起的频谱增宽称通过时间效应。此效应还引起振幅失真，表现为频谱增宽部分的多余灰阶。

由于采样时间短暂还引起频率误差和振幅失真，频率误差即频率增宽，而振幅失真表现为测量振幅围绕实际振幅的随机波动，在频谱图中则为灰阶的随机波动。

通过时间效应和采样时间短暂还造成频率分辨力降低。

在实际应用中对上述问题应给予注意，以便使多普勒诊断扬长避短，检查结果更加准确可靠。

六、彩色多普勒能量图

彩色多普勒能量图（color Doppler energy，CDE）成像的原理与常规的彩色多普勒血流成像（CDFI）有所不同，后者提取和显示两种多普勒参数：平均血流速度和加速度，即能反映血流速度、方向和速度变化（加速度),但这些信号的显示受探测角度的影响较大,测定低速血流的能力亦受到一定的限制。而 CDE 则提取和显示返回多普勒信号的第三种参数——能量,即信号强度。它是利用血流中红细胞的密度、散射强度或能量分布,亦即单位面积下红细胞通过的数量以及信号振幅大小进行成像,故 CDE 所显示的参数不是速度而是血流中与散射体相对应的能量信号。

1. CDE 的主要特点

基于 CDE 的血流成像原理,其在技术和应用上与 CDFI 相比具有以下特点。

(1) 显示的信号不受探测角度因素的影响:CDE 成像的参数是能量,与声束的角度无关,因此能量信号的显示不受角度因素的影响,所得到的是全方位的血流信息。而 CDFI 采用的是速度模式,成像参数是平均速度和加速度,当多普勒角度发生变化时,频谱将随之变化,即 CDFI 的信号受多普勒角度的影响。因而 CDE 显示的血流信号丰富,显示的血管连续性好,能显示完整的血管网或血管树,特别是对微小血管和迂曲的血管亦能显示其完整的连续性。

(2) 可以显示平均速度为零的灌注区:高灌注区的组织一般含有丰富的小血管,其内的血细胞运动朝向四周各个方向。此时,该区域的平均速度测量可能为零,因此 CDFI 不能显示此区域的血流。但是多普勒的能量肯定不是零,CDE 则能显示其血流。

(3) 显示的信号动态范围广:一般而言,人体内有 4 种血流状态,分别为:① 低流量与高流速;② 低流量与低流速;③ 高流量与低流速;④ 高流量与高流速。但是对于某一器官或病变来讲,则存在着多种血流状态,如肾脏,当单一的静脉彩色血流显示清晰时,常常可见大部分动脉血流出现倒错现象,而当我们仅想显示最佳的动脉血流时,则不得不舍弃静脉信号。在 CDE 血流成像中则能克服此现象而显示较大范围内的血流信号,甚至可显示肾皮质内极低的血流灌注信号。

(4) 能显示低流量、低流速的血流:由于 CDE 显示的信号范围广且不受探测角度的影响,故对血流显示的灵敏度高,一般较普通的 CDFI 高 3~5 倍,这有助于低流量、低流速的血流探测。在 CDFI 中,极低的信号多被随机噪声破坏,其平均速度呈红色或蓝色随机分布,因此信号常被淹没在闪烁干扰中而不能被显示出来。但是它的信号能量则强大,经过彩色编码后可与噪声同时显示而呈鲜明的对比。

(5) 不受混叠(aliasing)现象的影响:这是 CDE 的一个重要特点。在 CDFI 中,当显示的频率超过奈奎斯特频率极限时,图像的色彩即发生混叠,表现出五彩镶嵌的血流信号,影响图像的观察。而 CDE 中显示的是能量参数,不受奈奎斯特频率极限的限制,因此无色彩混叠现象。

综上所述,CDE 不受流速、血管方位、声束探测角度的影响;显示的信号范围广,甚至可显示极低流速的血流;不存在混叠现象。这些都有利于末梢血流、低流速血流信号的显示,具有重要的临床应用价值。

2. CDE 应用的方法学

(1) 仪器最佳条件的选择:为提高图像中血流信号的显示率,在使用 CDE 时应熟练而正确地应用仪器的有关控制键。① 在灰阶图像观察的基础上,先将滤波(filter)键置于高滤波状态(filter 4)以避免闪烁干扰;② 初步观察病灶的血流状态和形态学分布后,嘱患者屏住呼吸并迅速将滤波键转换到低滤波状态(filter 1),以便观察到最丰富、最完整的血管结构和分布状态;③ 尽量缩小感兴趣区的取样范围也可减少闪烁干扰;④ 降低量程(scale)键,有助于检出低流速的血流信号和相应频谱图的显示。

(2) 观察的指标问题:CDE 检测所观察的指标基本与 CDFI 相同,主要观察感兴趣区内的血管走行和形态结构(血管树或血管网)、管径是否规则以及血流的丰富程度等。进而观察血流频谱的形态,并测定有关血流参数,包括峰值速度、舒张末期流速、平均速度、阻力指数、搏动指数等。

(3) CDE 的局限性:由于 CDE 图像显示的是血流的能量信息而不是速度信息,故不能直观地显示血流性质,也不能显示血流方向。要获得这些资料就必须转换到频谱图像上观测。另一方面由于显示的信号范围广,能显示极低流速的血流状态,故 CDE 也更易产生来自组织运动的闪烁伪像,尤其病灶位于肝左叶时受心脏搏动的影响,以及靠膈顶部肺气的影响,闪烁干扰更明显。这些部位常难以获得理想的图像,肥胖体型及深部的血流信号同样难以显示。

七、血流动力学基础知识

多普勒超声作为一种有价值的非损伤性检查,能定量或半定量测量许多血流动力学参数。由于人体血流动力学的复杂性及多普勒超声的固有局限,实际应用中会碰到诸多问题。了解与掌握血流动力学的相关知识,无疑会帮助我们正确运用多普勒超声进行血流动力学检测并对所测数据有正确的理解,解释其可靠性与准确性。

1. 连续性方程

在一无分支管道的流管中任意取两个与流管相垂直的横截面 S_1 和 S_2,流体在两横截面处的平均流速分别为 V_1 和 V_2,单位时间内通过管道横截面的流量分别为 Q_1 和 Q_2。对于不可压缩且做稳定流动的流体,$Q_1 = Q_2$ 或者 $S_1 V_1 = S_2 V_2$,此即流体的连续性方程。它说明了流体的流速和流管横截面积的关系:当不可压缩的流体做稳定流动时,流速与横截面积呈反比。该方程是通过流速比值来计算狭窄血管、狭窄部位面积百分比的理论依据。

此方程还用于狭窄瓣口面积的测量。根据连续性方程(前述):$S_1 V_1 = S_2 V_2$,将一次心动周期中通过两个截面的流速积分,方程的形式变为 $S_1 \cdot VI_1 = S_2 \cdot VI_2 = SV$,式中 VI_1 和 VI_2 是一次心动周期中通过截面 S_1 和 S_2 的流速积分,即心搏量(SV)。若以 S_1 代表狭窄瓣口的面积,VI_1 代表通过狭窄瓣口的流速积分,A_2 代表正常瓣口的面积,VI_2 代表通过正常瓣口的流速积分,则 $S_1 = (A_2 \cdot VI_2)/VI_1 = SV/VI_1$,此即为多普勒技术定量狭窄瓣口面积的常用公式。

应用此公式计算二尖瓣狭窄瓣口的面积具有较高的准确性,但只适用于单纯性二尖瓣狭窄的患者。当二尖瓣狭窄合并关闭不全有反流时或者合并主动脉瓣反流时,因舒张期通过二尖瓣口的血流量不等于收缩期通过主动脉瓣口的血流量,故连续性方程原理不再适用。

2. 泊肃叶(Poiseuille)定律

单位时间内流体的流量(Q)与管道两端的压力差 $P_1 - P_2$ 以及管道半径 r 的 4 次方呈正比,与管道的长度 L 呈反比(η 为流体的黏度),用公式表示为 $Q = \dfrac{\pi(P_1 - P_2)r^4}{8\eta L}$。据此,我们可以理解,人体血流量的调节主要是通过调节血管的内径来实现的。

Poiseuille 定律的推导包含着以下假设:① 流体是均匀的,且对于所有切变率其黏度相同;② 流体在管壁上不滑移;③ 流体是层流;④ 流速是"定常"的,即压力、流量和流速等力学参量不随时间变化,不受加速或减速的影响;⑤ 管子是刚性的,其直径不随内压而变;⑥ 管子有足够的长度,且所研究的区域远离入口和出口段。应注意在人体中许多情况只是近似使用。

3. 血流阻力

血流阻力是血液在血管内流动时所遇到的阻力,一般不能直接测量,而需要计算得出。Poiseuille 定律中流量和压差的关系类似于电学中的欧姆定律,若以 R 表示血流阻力,则可得到 $Q = \dfrac{P_1 - P_2}{R}$,其中阻力 $R = \dfrac{8\eta L}{\pi r^4}$。由此可知血流阻力与血管的长度和血液的黏度呈正比,与血管半径的 4 次方呈反比。因此,人体通过调节血管内径可快速调节血管的阻力,从而实现对血流量的调节。

4. 伯努利(Bernoulli)方程

理想流体在水平管中做稳定流动时,在流线上任一点处,流体单位体积的动能 $\frac{1}{2}\rho V^2$ 和压强能(P)之和为一常量,即 $P + \frac{1}{2}\rho V^2 = C$(常量),式中 ρ 为流体的密度,V 为流体的速度。这个公式称为 Bernoulli

方程。

血液是黏性流体，流动时流体和管壁之间有摩擦，会造成压强的损失，故上式须加以修改。设血流由 1 处流到 2 处时，压强损失为 δ，则上式为 $P_1 + \frac{1}{2}\rho V_1^2 = P_2 + \frac{1}{2}\rho V_2^2 + \delta$（$P_1$ 和 V_1 为管的 1 处血流压强和流速，P_2 和 V_2 为管的 2 处血流压强和流速）。理论和实际测定表明 δ 数值较小，可略去不计；当 $V_2^2 > V_1^2$ 时，左边的 $\frac{1}{2}\rho V_1^2$ 可略去，上式成为 $\Delta P = P_1 - P_2 = \frac{1}{2}\rho V_2^2$，令 $\rho = 1\ \text{g/cm}^3$，V_2 以单位"m/s"代入，1 mmHg = 133 帕（Pa），则 $\Delta P = P_1 - P_2 = 4V_2^2$（$\Delta P$ 单位为 mmHg），此式称简化的 Bernoulli 方程，它是一个十分有用的公式。利用它可以求得狭窄瓣口的压力阶差，在用于二尖瓣口时，ΔP 的测值与导管测值之间符合得很好。

5. 层流、湍流、涡流、旋流与雷诺数

（1）层流（laminar flow）：流体在一内腔前后径相似的管道中前进，各质点的流向一致，与血管的长轴平行，流速在血管轴心处最快，越靠近管壁越慢，从而成为由无数同轴的圆柱面构成的流体，每一层液体的所有质点的流速相同，由管道的轴心向管壁，各层流速依次递减。

如以流线代表管腔内各处在某一瞬间的血流速度时，可见横向上相邻流线的速度相差很小，互相平行，各行其道，无干扰回旋现象，在速度分布剖面图上为一中心处靠前、两侧靠后的抛物线状，故称层流。

CDFI 呈现颜色单纯、中心鲜亮、旁侧依次变暗的清晰图像。层流主要见于管径基本一致的血管，说明血流途径上无任何阻碍，能顺利通过。层流的脉冲多普勒表现为速度梯度小，频谱窄，频谱光点密集，包络比较光滑，频谱与基线之间一般有明显的空窗。超声多普勒血流声平滑且具有乐感。

（2）湍流（turbulent flow）：流阻大于层流，当血流通道内有严重的狭窄时，狭窄处流线集中，当进入宽大的管腔时流线将会分散。有的流线继续向前，速度较快；有的流线偏向旁侧，速度减慢。在边角处，有的流线甚至出现回旋现象。总之，血流速度相差较大，但其方向大致相似而单一。这种紊乱的血流即湍流。CDFI 表现为"五彩镶嵌"的血流。由于取样容积的血流速度快慢相差甚远，故湍流在频谱多普勒上离散度甚大，在 Y 轴上曲线明显弥散，有的近顶峰，有的近零线，曲线与零线间空窗消失，或频谱增宽。频谱光点疏散，包络不光滑，呈毛刺状，频谱与基线之间的空窗消失。

（3）涡流（eddied flow）：当血流通道有严重狭窄时，血流通过之后进入大的空腔。其流线将发生显著差异，形成许多小的旋涡，部分流线向前，部分流线向后，速度剖面上有快有慢，有正有负，方向非常杂乱，故称涡流。由于出现双向血流，正负交错，CDFI 显示红蓝绿黄杂乱分布、五彩镶嵌的特异图像。涡流本质上还是湍流，它具有湍流的频谱特征。此外，涡流最典型的特征是红细胞运动的无规律性，故在同一时刻，取样区域内，部分红细胞朝向探头，部分红细胞背离探头，产生了双向的血流频谱。

（4）旋流（whirled flow）：当血流进入一大的空腔时，其主流方向朝前，到达空腔顶壁后则发生折返，在主流旁侧形成一反方向的血流。此时腔内血流有正有负，各有一定范围，故称旋流。旋流在彩色多普勒上易于识别，在空腔内一侧呈红色，另一侧呈蓝色，其界线明确，互不渗透。脉冲多普勒取样时仅能检测其中一部分血流，因此常表现为单相血流频谱。当取样容积置于蓝色血流区域时呈反向频谱，当取样容积置于红色血流区域时则呈正向频谱。

（5）雷诺数（Re）：流动形式是层流还是湍流取决于雷诺数（没有量纲），可按以下公式计算：$Re = \rho VD/\eta$，式中 ρ 为流体的密度，V 为流体的平均速度，D 为管道的直径，η 为流体的黏度。一般情况下，临界的雷诺数为 2000。雷诺数小于 2000 时，流体通常为层流；大于 2000 时，往往转化为湍流。但流体如做动脉性流动，则 Re 小于 2000 时即可产生湍流。由上式可知，在血流速度快、血管口径大、血液黏度低的情况下易发生湍流。另外，在血流遇到障碍，或血液流经血管分叉处和粗糙面时，也容易产生湍流。正常情况下，湍流多发生在心室及主动脉；若流管中出现狭窄，则该处的流速加快，其下游处形成湍流区，并产生杂音。

6. 血液流体特性及血管的力学性质

正常血浆是牛顿流体，但血液还具有红细胞、白细胞和血小板等有形成分，血液具有黏弹性，在分析大血管时通常不计黏弹性,但血管较小时(如冠状动脉),其黏弹性应考虑。此外血液还具有法-林(Fahraeus-Lindquist)效应,即管径大于 1 mm 时,μ_a(表观黏度)与直径变化无关;但当管径小于 1 mm 时,μ_a 随管径变小而降低。有实验表明,Fahraeus-Lindquist 效应在内径为 29 μm 的小血管中依然存在。造成这种现象的物理原因在于血液不是均质流体,而是有结构的,当流场尺度够大时,微结构的运动并不影响宏观流动,但当流场尺度小于某一值(譬如说,管径小于 1 mm)时,微结构与边界相互作用就会直接影响流动特征。人血的非牛顿性是血细胞引起的,且主要是红细胞引起的。血液可近似看作卡森(Casson)流体,并可用 Casson 方程来求速度剖面。血液流变学实验告诉我们:① 当管径大于 1 mm 时,血液可以看作均质非牛顿流体,有屈服应力,有黏弹性。但当频率低于 0.1 Hz 时,黏弹性可忽略,Casson 方程可作为良好的近似。② 当管径大于 1 mm,流动切变率高于 100 s^{-1} 时,血液可近似看作牛顿流体。③ 当管径小于 1 mm 时,血流不能看作均质流体。

大动脉血管的弹性、可扩张性使得心脏间歇射血变成小血管中血液的平稳流动。动脉管的弹性腔功能是由动脉管壁的力学性质所决定的。血液的流动以血管壁作为边界,与血管壁的运动耦合在一起并且相互制约。血管的力学性质不仅取决于构成血管壁的组分及各组分的含量的比例,还取决于它的构造和微结构。通常动脉和静脉血管壁由内、中、外三层构成。内层主要由内皮细胞和基质膜构成;中层可分为若干同心的、具有弹性的薄层,每层均由弹性蛋白、胶原和平滑肌纤维交织而成;血管壁的外层是松弛的结缔组织。血管的构造随血管部位的变化有显著的差异,不同动脉段中所含弹性蛋白纤维和胶原纤维的比例不同。这些结构特征决定了血管壁具有张力和黏弹特性,在由流动血液和邻近组织所施加的边界载荷作用下,动脉壁内部将产生应力和应变。

7. 动脉中的脉动流的速度剖面

从流体力学观点来说,动脉血流是可膨胀圆柱管(或锥形管)或管系内,不可压缩非牛顿流体的非定常流动。在循环系统中,相当大一部分血管内(如大、中动脉,甚至大静脉等)的流动都是脉动的,速度剖面是随时间而变化的,不再是不随时间变化的抛物线剖面。

8. 血流动力学基本参数

从实时频谱上,① 可测得任一时刻的血流速度;② 可识别血流方向;③ 可判定取样区域的血流性质,是层流还是湍流,以估计血流正常与否,根据频谱的离散度可以对湍流的严重程度做出估计;④ 可求得动脉射血时间长短,血流速度上升和下降的快慢,从而估计心脏功能的正常与否。

需注意的是,动脉内的血流速度波形随血管径向位置的变化而不同。测量流速时,要注意确保取样容积在血管的中心;进行数值比较时,要尽可能保证每次所测的位置基本相同。因为在动脉不同径向位置所测得的流速与管轴心上的流速将会有较大差异。对于检测颈动脉数值研究结果表明,若探头偏离血管轴($y=0$)的位置控制在 $y\leqslant0.3$ 的范围之内,那么所检测出的流速与管轴($y=0$)上的流速的相对误差一般可控制在 10% 左右。

其他与动脉狭窄相关的血流动力学参数:从二维图像上可测量狭窄段血管内径减少百分比和血管横截面面积减少百分比来判断血管狭窄的程度,但狭窄处的形状若不规则,计算值就会出现偏差。

(1) 狭窄处收缩期峰值流速(PSV):从流体连续性方程易知狭窄段流速会增高,因而可以利用测量流速增高程度来判断有无狭窄。PSV 绝对值使用得不多,因它的测量值不仅决定于狭窄病变本身,还与声束-血流夹角、多普勒取样门宽度、位置等多种因素有关。

(2) 狭窄处舒张末期流速(EDV):Desmet 等人认为在腹主动脉、髂动脉段,当狭窄段 EDV>0 时,提示狭窄有血流动力学意义;当 EDV>40 cm/s,并且 PSV 率≥5.0 时,提示管腔狭窄≥75%。

(3) 收缩期加速时间(AT)和收缩期持续时间(ST):利用 AT 和 ST 的延长提示有动脉狭窄的存在。

(4) 收缩期减速时间(DT)和收缩期减速度:正常情况下,AT,DT 由近端到远端逐渐缩短,在动脉明显狭窄时,远端 DT/近端 DT>1。

（5）狭窄段与狭窄前（或后）段峰值流速的差值：$\Delta PSV = PSV_2 - PSV_1$。

（6）狭窄段与狭窄前（或后）段管内压差值：$\Delta P = P_2 - P_1 \approx 4V_2^2$（即简化的 Bernoulli 方程，在狭窄处，$V_1 \ll V_2$）。$\Delta P$，$\Delta PSV$ 与动脉内测压相关性好。以 ΔPSV 是否大于 $140 \sim 150$ cm/s 为标准，能很好地判断有无血流动力学意义的狭窄。

（7）狭窄段与狭窄前（或后）段峰值流速（PSV）比率：

$$\text{PSV 率} = \frac{\text{狭窄段 } PSV_2}{\text{狭窄前（或后）段 } PSV_1} = \frac{S_1}{S_2}$$

式中，S_1，PSV_1 为狭窄前（或后）段的管腔面积、峰值流速；S_2，PSV_2 为狭窄段的管腔面积、峰值流速。上式的理论基础也是连续性方程。PSV 率 ≥ 2.5 提示管腔内径减小在 $50\% \sim 99\%$ 之间。PSV 率的一个优势是它与声束-血流夹角无关，与狭窄形状、患者个体血压、血管壁的顺应性及心功能无关，且不受近端和周围病变的影响。实际操作中，PSV_1 应尽量选用狭窄前的 PSV，因为轻度（$<40\%$）和中度（$40\% \sim 65\%$）狭窄后流速剖面曲线常为非对称的，重度狭窄（$>65\%$）的稍远端又有射流。

（8）$\frac{S}{D}$，即 $\frac{A}{B}$（S 和 A 表示收缩期峰值血流速度，D 和 B 表示舒张末期血流速度）：$\frac{A}{B}$ 正常值在 1.2 上下；60 岁以后此值缩小，$\frac{A}{B} > 1.05$ 者 80% 正常，$\frac{A}{B} < 1.05$ 者 88% 有异常；$\frac{A}{B} = 7.5$ 则血管狭窄小于 60%，$\frac{A}{B} = 11$ 则狭窄大于 65%，$\frac{A}{B} = 18$ 则狭窄大于 90%。

（9）压力阶差的测定：狭窄二尖瓣口的压力阶差可用简化的 Bernoulli 方程求得。如果已知低压心腔的压力 P_1，加上 ΔP 即为高压心腔的压力；反之亦然。

（10）血流阻力参数：目前超声测量血流阻力常常用以下几个指标来评估。

① 搏动指数（PI）：由 Gosling 和 King（1975 年）提出，其定义为 $PI = (A - B)/\text{Mean}$（Mean 表示平均速度），并认为 PI 对衡量血管管腔有无阻塞有帮助。实际上，从血流动力学上来解释，PI 并非真正表示血流阻力，有学者将上述公式进行数学推导，认为 PI 只能粗略反映血流阻力，且相关性较差；更有人认为用 PI 反映血流阻力的观点应予以抛弃。

② 阻力指数（RI）：由 Pourcelot（1974 年）提出，定义为 $RI = (A - B)/A$。从血流动力学理论推导上来讲，上述指标并不能真正准确地反映血流阻力，但目前临床上还是在广泛使用。而且因上述指标是一个比值，不用考虑角度的影响。RI 由于无需计算平均血流速度而更加方便应用。许多文献用统计学方法研究均表明，RI 对于某些部位良恶性肿瘤的鉴别诊断有一定的帮助，已被广泛接受，因此可以把上述指标视为经验指标。应注意的是，在检测时，加压探头如使血管变形，会造成测量值的失真。

（11）血流量的测量：单位时间内流过血管某一截面的血量称血流量，也称容积速度。超声测量血流量基于以下原理：假设血流以均匀的流速 V 流经横截面积为 A 的圆形管道，那么在时间 t 内，血流在管道中流过的距离为 Vt，而通过管道的血流量 Q 可看作一个圆柱体，其容积为 $Q = AVt$。由此式知关键是要测出流速 V，多普勒频移法常受角度影响而出现误差，时域法无角度影响，相对准确。此外还有血流会聚法（flow convergence）（其技术原理较为复杂，限于篇幅，不做详述）。

八、多普勒超声常见伪差

1. 闪彩伪差

闪彩伪差又称闪耀伪差，为运动所致。表现为在彩色的取样框内出现一种与血流颜色一致的光斑，这种光斑大小不一，忽隐忽现，随机分布。如使用声学造影剂能限制此种伪差。

2. 彩色溢出

彩色溢出为血管分辨力较差所致。表现为彩色的血流信号比实际的血管宽度要宽。

3．血管假接

血管假接常为彩色多普勒能量图不能显示血流的方向所致。表现为不同的血管呈一条连续的血管。

4．倒错

倒错为血流速度过快或脉冲重复频率过小所致，表现为同一方向的血流，其颜色将发生反转，又称混叠。

第三节　超声仪器基础

一、超声成像类型

1．A 型超声

A 型超声为幅度调制型（amplitude mode）一维超声，以时间为横坐标，反射波的波幅为纵坐标，将回声在示波器上显示出来。两介质的声阻抗差越大，回声的波幅就越大，当声阻抗差为零时，则呈现无回声段。目前临床应用较少，主要用于眼科。

2．B 型超声

B 型超声又称二维超声，为辉度调制型（brightness mode），其采用多声束对选定切面进行检查，并以每条声束的所有回声依各自的回声时间（代表深度）和强弱，重新组成检查切面的二维图像。图像上的纵坐标代表回声时间即回声深度，而回声的强弱则用不同辉度的光点来表示。

3．M 型超声

M 型超声为活动型（motion mode）显示，实际属于回声辉度调制型，是以单声束取样，获取活动器官某一部位回声，并在横坐标方向上加入一对慢扫描波，使回声光点沿水平方向移动。如此可在某一段时间内获得采样部位不同深度组织回声随时间变化的曲线，即距离-时间曲线。在 M 型声像图上，纵坐标代表回声深度（距离），横坐标代表时间。常用于显示心脏瓣膜、心壁活动曲线，故称 M 型超声心动图。

4．D 型超声

D 型超声即 Doppler 超声，通过多普勒效应显示和分析取样范围的彩色血流分布、取样容积内的血流频谱曲线及音响信息，了解血流动力学情况。

（1）彩色多普勒血流成像：利用多普勒效应提取二维切面内所有差频回声，以彩色方式显示，并叠加在相匹配的二维声像图上。在 CDFI 图像上，以红、蓝、绿三色表示血流多普勒差频回声，其中朝向探头的血流以红色表示，背向探头者以蓝色表示，湍流方向复杂、多变，呈五彩镶嵌或绿色。血流速度快者，色彩鲜亮，慢者则暗淡。

CDFI 能反映血流速度、加速度和方向变化，但这些信息受探测角度的影响较大，且检测低速血流的能力受限。

（2）频谱多普勒超声：根据多普勒效应提取超声束在传播途径中各个活动界面所产生的频移即差频回声，图像以频谱方式显示，其中纵坐标表示差频的数值（以速度表示），横坐标代表时间。朝向探头侧的差频信号位于基线上方，而背向探头者则在基线下方。频谱多普勒包括脉冲多普勒、连续多普勒和高脉冲重复频率多普勒，以前两者常用。脉冲多普勒采用单个换能器，利用发射与反射的间隙接收频移信号，具有距离选通功能，可定位分析，但不能准确测量高速血流。连续多普勒采用两组换能器，分别发射超声波和接收其反射波，可用于高速血流的定量分析，但无距离选通功能。

（3）彩色多普勒能量图：提取和显示多普勒信号的能量信号强度，成像参数为血流中与散射相对应的能量信号，主要取决于取样中红细胞相对数量的多少，能显示低速血流而不受探测角度因素的影响，也不存在彩色混叠现象。

（4）组织多普勒成像（tissue Doppler imaging，TDI）：以多普勒原理为基础，利用血流滤波器滤去低幅高频（血流）信息，仅检测心室壁反射回来的低频高振幅频移信号，从而显示心肌组织的运动情况。

二、超声仪器组成

每一台超声显像仪至少具备以下部件：探头、主机、显示器。此外还可以添加一些记录（录像机）及附加心电测量显示装置。

（一）探头

探头（probe），又称换能器（transducer），兼有超声波发生和回声接收功能。探头种类较多，主要为电子扫描探头，包括线阵型、凸阵型和相控阵型；依频率，可分为单频型、变频型、宽频型和高频型，各有不同使用范围。

1. 超声探头的基本结构

（1）压电材料：能产生压电效应的材料，如天然石英晶体、压电陶瓷（钛酸钡、铝钛酸铅等）、压电有机聚合物［聚偏二氟乙烯（polyvinylidene fluoride，PVDF）］。通过压电材料的逆压电效应发射超声波，由其正压电效应接收回波。

（2）背材：压电晶片背面充填的吸声材料，用来吸收后向超声，并起阻尼作用，产生短促的超声脉冲，提高纵向分辨力。

（3）匹配层和保护层：在压电晶片前面的一层材料，它既可以保护压电材料，又可以使压电材料与人体皮肤特性声阻抗进行匹配，使更多声能进入人体，提高灵敏度。

2. 超声探头的种类

根据探头的结构和工作原理，可将探头分为电子扫描探头和机械扫描探头。

（1）电子扫描探头：由数十个晶片构成并利用电子学方法驱动声束扫描的探头。又分为线阵探头、凸阵探头和相控阵探头。

（2）机械扫描探头：由机械方法驱动1～4个晶片进行声束扫描的探头。又分为摆动式或转子式机械扇扫探头、环阵（相控阵）扇扫探头以及旋转式扫描探头等。

3. 探头频率

（1）单频探头：频宽较窄、中心频率固定的探头。其标称频率是发射声强最强的频率，同时也是接收回声的频率。例如，3.5 MHz探头、5.0 MHz探头，它们分别发射和接收3.5 MHz和5.0 MHz频率的超声。

（2）变频探头：该种探头有2～3种甚至更多种的频率可供选择，可随探查深度不同而由面板操作切换。

（3）宽频带探头：多采用宽频带复合压电材料，能发射一个很宽的频带范围的超声，如2～12 MHz。宽频带探头接收回声时有以下3种方式。

① 选频接收：按临床检查的深度选择某一特定中心频率接收回声。

② 动态接收：接收回声时，随深度变化自动选取不同的频率。浅部选取高频，中部选取中频，深部只接收低频。

检查成年人心脏一般选2～4 MHz，小儿心脏3～5 MHz，腹部妇产科3～5 MHz，外周血管表浅器官6～12 MHz，血管内20～40 MHz，眼科超声显微镜40～100 MHz。6 MHz以上工作频率的探头称高频探头。

③ 宽频接收：接收宽频带内所有频率的回声。

4. 探头的振子数

电子探头是由许多晶片组成的，其中能独立工作的最基本单元是振子，也常称为阵元，阵元数的增加有利于提供聚焦性能和增加线密度。

（二）主机

主机内的信息处理系统负责设备运转，包括控制超声波的发射、接收，信息采集和处理。主机具有以下图像处理功能。

1. 前处理

前处理（pre-processing）包括深度增益补偿（depth gain complement，DGC）、滤波、动态范围的曲线变换或压缩等。

（1）深度增益补偿：超声束通过人体组织时，受组织作用而衰减，如肝、肾实质衰减系数平均值为 1 dB/（cm·MHz）。为了弥补衰减对图像的影响，采用深度增益补偿技术。目前仪器的补偿调节有 2 种方式：分区（近、中、远）调节和分段（8 段、10 段或 12 段）调节。

（2）动态范围：指仪器接收不失真的最大信号幅值 A_1 与最小信号幅值 A_2 之比，单位采用分贝（dB），即 $20 \log(A_1/A_2)$dB。

采用较大的信号动态范围，图像信息量丰富，显示反差小、较柔和；反之，图像信息量相对少，反差增大，边缘较清晰而不柔和。所以，临床应用时，应针对不同的脏器和不同目的检查而适当地调节动态范围。B 型超声仪的动态范围一般为 80~120 dB，彩色超声仪的动态范围一般为 120~170 dB，而具有造影功能的动态范围更要在 170 dB 以上。

一般显示器的亮度动态范围只有 30 dB 左右，所以仪器要采用动态压缩使接收信号的动态范围与显示器的动态范围相匹配。

（3）滤波：滤去不需要频率的信息。

2. 数字扫描转换器

数字扫描转换器（digital scan converter，DSC）借助数字电路和储存媒介，把各种不同扫描方式获得的超声图像信息存入储存器，然后转换成标准的电视扫描制式进行图文显示。它有如下作用：

（1）采用逐行扫描的方式显示，克服闪烁，显示稳定的图像。

（2）具有"冻结"功能，可选择动态图像任一幅进行静态显示，即冻结在显示屏上。

（3）可多幅图像同屏显示，便于图像的对比分析（静态的或动态的）。

（4）具有多种数字图像处理功能以及进行线性插补和图像放大等功能。

（5）灰阶编码。通常将回声信号强度分成若干等级，并以相应等级的灰度等级（灰阶）去表示，等级越多对比分辨力越好，一般都采用 256 级灰阶。

彩色数字扫描转换器除了具有上述功能外，还能进行图像的彩色编码及处理。

3. 后处理

后处理（post-processing）是 DSC 以后的图像处理，包括以下几点：

（1）灰阶变换（包括线性、S 型、对数、指数等多种变换曲线）和 r 变换。

（2）图像平滑化。

（3）彩色编码变换。

（4）图像存储及电影回放。

（三）显示和记录系统

该系统用于实时显示图像和资料保存，由显示屏、打印机、照相机、录像装置组成。

目前,临床上应用的超声诊断仪主要有两种类型:① 常规 B 型超声诊断仪,主要用于二维灰阶超声检查,兼有 M 型和频谱多普勒超声功能;② 彩色多普勒超声诊断仪,除可进行 CDFI 检查外,还具备二维灰阶超声、M 型和频谱多普勒超声检查功能,先进机型还配有多种新技术软件,可进行静态和动态三维成像、超声造影、声学定量及超声弹性成像等多种新技术检查。

三、灰阶超声诊断仪的调节

一台好的超声仪,如果不能掌握调节控制,仍不能获得最佳的诊断效果;而如果不能很好地注意对仪器的维护保养,则可能缩短仪器的使用寿命,使其不能发挥应有的作用。

1. 能量输出调节

能量输出(energy output)调节用于调节输出能量,是通过改变发射电路的阻尼来实现的。当输出能量小时,阻尼增大,因而发射的脉冲宽度变小,有利于提高纵向分辨率。这种调节对于安全性来说具有重要意义,如对成人或肥胖者,可用最大的发射能量;对瘦小者和小孩,用中等的发射能量;对胎儿,用较小的发射能量,这样安全性更好些。在超声的安全性问题还没有科学结论的今天,检查者应重视这一点。但输出能量又不能太小,太小时必然使组织内的回声强度也变小,以致无法发现病变。

2. 增益调节

加大增益(gain)和提高发射能量都可使回波幅度增高,有所不同的是,增益调节是通过改变射频放大器的放大倍数实现的。增益调节的前提是必须有适当的能量输出。如果输出能量太小,病变部位没有回声进入放大器,那么增益调节就会失去作用。只有输出的能量适当,增益调节也适当,才能显示一幅逼真的图像。增益调节太小,会使有效的小信号得不到显示;过大,则会使图像失真,分辨率下降。

3. 时间增益补偿

时间增益补偿(time gain complement,TGC)也称深度增益补偿(DGC)。TGC 调节的好坏与诊断的关系很大,无论是分段补偿还是分区补偿,调节的总原则是使不同深度的图像呈现最清晰且不失真。一般采用近场抑制,以减弱接近探头部位组织内的过强回声光点,使皮下结缔组织、脏器浅部结构及其表层都显示清晰。远场提升,以补偿人体软组织对入射超声波的衰减。如果近场和远场的 TGC 调节都合适,就可得到一幅均匀的超声切面图像。

4. 动态范围调节

动态范围(dynamic range)表示仪器接收信号的能力,动态范围越大,仪器接收最小信号和最大信号的范围越大。一般说来,动态范围大些好,这样图像信息丰富。但如果太大,将使图像产生杂波的干扰。调节的方法是先大后小,把动态范围旋钮设置在最大一挡,如有杂波干扰则降一挡。

5. 帧数(number of frames)

若要实时观察活动脏器如心脏的瓣膜运动,就选择高的帧频(30 帧/s 以上);而要观察较为静止的脏器,如肝、肾等,可选择较低的帧频,这样可增加扫描线数,图像连续性更好。

6. 显示器调节

显示器调节主要是调节对比度(contrast)和亮度(brightness)。对比度和亮度的调节一是使显像屏上的灰阶标志带能显示仪器应有的灰阶数,二是让操作者的眼睛感到舒适。对比度太大,灰阶标志带会失真变形,表示调节不合适。辉度太大,图像光点容易增粗,使人的眼睛容易损伤,辉度太弱则影响摄影质量。

四、彩色多普勒仪器的调节

1. 频率选择

对表浅部位用高频,深部用低频,总之,能用高频尽量用高频。

2. 多普勒增益(Doppler gain)

彩色多普勒图像上红蓝两色亮度代表血流速度,此亮度又受增益旋钮的控制。顺时针旋转可使彩色血流增大,逆时针旋转则使彩色血流亮度变暗。检查时应使旋钮处于适当的位置,因增益过大图像会出现多彩色干扰成分,将会影响彩色血流图像质量;但过低会失去血流信息,使血流不能正常显示。在彩色血流图像显示清楚的前提下,应尽可能地减少噪声信号。

3. 壁滤波器(wall filter)

被探头接收的多普勒信号,不仅有红细胞的回声,还有其他运动组织的回声,如血管壁,这些回声信号的强度要比血流的回声信号大得多,如果把它直接送入自相关处理器中,就要干扰血流信号的检测。滤波器可以清除这种干扰,即滤掉非血流产生的低频回声信号,让回声强度低而速度高的血流信号通过。在周围血管检查时,应该选择让低速血流信号通过的条件,若条件选择不当则低速血流信号可被滤掉,会影响周围血管血流的检测。用调节低频信号的阈值(100~800 Hz),滤去对血流检测无用的管壁、心内膜、腱索等运动产生的低频多普勒信号。通常检测周围血管时用 100 Hz(50~100 Hz),检测心脏时用 200 Hz 或以上。

4. 信号抑制

信号抑制用以去除低振幅的噪音,通常情况下,应尽可能地增大信号抑制程度以获得清晰的频谱。

5. 彩色基线(baseline)调节

当彩色多普勒出现色彩倒错时,除通过改变速度范围的方法加以改善之外,还可以像频谱多普勒上移动基线减少频谱倒错一样,上下移动彩色多普勒的基线,借以消除或减轻色彩倒错,使彩色多普勒更准确地反映血流状态。

6. 深度(depth)

实际上是调节放大倍数,将图像放大或缩小,同时改变超声扫查的深度。其范围有 4 cm,6 cm,9 cm,12 cm,15 cm,18 cm 直至 22 cm。但在 CDFI 图上因血流信息的处理速度较慢,一般只有 4 cm,6 cm,9 cm,12 cm,15 cm 和 18 cm 五挡。此外,由于彩色多普勒成像速度较慢,每秒图像的帧数也明显降低,一般在探查深度超过 10 cm 者仅为 6~12 帧/s。

7. 速度范围

速度范围(scale)调节实际上是调节脉冲重复频率(PRF),又称取样频率,为每秒发射的脉冲次数。低者为 4 kHz,6 kHz,高者可超过 16 kHz 甚至 25 kHz。PRF 的降低用以显示低速血流,提高 PRF 可检测高速血流,并能消除色彩的混叠。但提高脉冲重复频率必然缩短脉冲周期,减小探查深度,其结果是虽然能观察浅层结构内的高速血流,却丢失了较深部位解剖与血流信息。因此放大倍数与速度范围互相矛盾,二者不可兼得。

此外,速度范围可根据被检测血流的实际血流速度进行动态调整。如表浅血管可用放大倍数较大的条件,能显示很高的血流速度,但表浅小血管血流速度均较低(特别是静脉血流),若速度范围调整过大,会造成彩色血流显示不良。为了显示低速血流必须适当减小速度范围,使其符合被检测血流速度,这样彩色血流可显示最佳。若速度范围调整过小会出现彩色血流色彩倒错现象。出现色彩倒错的原因是血流速度的最大频移超过脉冲重复频率的二分之一,超过阈限部分的频移即显示为相反的色彩。其特点是外周处色彩较暗,向内逐渐增强,色彩非常鲜艳,形成最光亮的光环,继而突然出现(红蓝)色彩的转变。

8. 帧速调节

在二维超声显像仪中,图像的一条超声信息是由一个超声脉冲产生的,此时,发射脉冲间隔 T(T 即为脉冲重复频率的倒数)、组成一帧图像的线数(N)和帧速(F)之间有关系式 $TNF=1$。但在彩色多普勒血流显像仪中,同一个方向上发射了多个超声脉冲,所以关系式是 $nTNF=1$,这里 n 是在同一方向上发射超声脉冲的个数。很显然,如果 T 和 N 相同,那么彩色图像的帧速要比声像图的帧速小,也就是成像速度慢。提高 F 使图像达到实时的办法是降低 n 和 N(即减少彩色多普勒检查取样范围),或提高脉冲重复频率(即降低探查深度)。帧频为每秒成像的帧数,检测低速血流时,帧频尽可能调到最低水平,而需观察动态变化时,应尽可能提高帧频。

9. 声束-血流夹角(θ)

为取得更大的多普勒频移,需要调整声束线与血流的夹角,使之尽可能平行,减小夹角。在彩色多普勒检查中,声束-血流夹角越小,越有利于彩色血流的显示,相反,这一夹角越大,彩色血流信号越弱,当夹角等于 90° 时,则无多普勒信号。根据多普勒方程式,多普勒频移的大小除取决于血流速度和发射频率外,还与速度矢量和声束轴线的夹角密切相关。周围血管检测中的夹角一般要求小于 60°。角度对脉冲多普勒血流频谱的影响表现在角度增大时,频谱的幅度被压缩。如果频谱压缩不严重,对诊断不会有影响;如果频谱压缩严重,则不但会影响对血流的分析判断,而且可能产生假阴性的诊断结果。角度的影响在彩色多普勒血流显像中也十分明显。由于血流的方向决定了血流的色彩(一般正向血流为红色,反向血流为蓝色),所以同一方向的血流在呈现不同角度时,血流的彩色也不相同。不管使用何种多普勒血流仪,角度的影响不可忽视。要结合具体情况进行认真分析,做出正确判断,适当地调整角度,以获得更为准确的结果。

在多普勒血流定量测定中,角度的误差是造成定量困难的主要原因之一。由于心血管是立体的,血流与声束的夹角也呈立体角,在二维 B 型声像图上是无法准确求得 θ 角的,因此误差不可避免。实验证明,如果 θ 角为 20°,则速度测量的误差为 6%,压力梯度测量的误差为 12%;如果角度小于 30°,产生的误差仍在可接受的范围;当角度大于 60° 时,由于随角度的增加余弦函数值变化急剧增大,因而误差的也急剧增加,其测量值将不可信。

10. 彩色增强器

在彩色多普勒血流显像仪中,彩色的亮度与血流速度的高低呈正比。速度高,彩色亮度高;速度低,彩色亮度低。如果血流速度低,在彩色监视器上亮度低(即很暗),要从图像上直观分辨血流常常是困难的,为此,设置了彩色增强器,以增强低速血流显像亮度。此项调整在检查小血管时非常必要。

11. 聚焦(focus)

调节原则是将声能聚焦调至所观察介质的狭小区域所需的深度。

五、超声仪器的维护

1. 探头的维护

探头是超声显像仪的"眼睛",探头质量的好坏直接影响诊断质量,故探头的保养十分重要。探头维护要做到四防:① 防浸泡。一般探头不宜浸入水中或油中,否则探头与外壳间容易裂开而渗入各种溶液,致使绝缘性能下降或晶体背部阻抗改变,影响探测效果和图像质量。探头消毒时不能用高压蒸汽蒸,也不能用各种有机溶剂(包括酒精)浸泡。② 防磨损。探头表面的匹配层厚度对于超声有效进入人体起重要作用,禁止用粗糙的、摩擦力很大的物体(如粗糙纱布)去擦拭探头上的石蜡油,以免使匹配层凹凸不平而影响超声入射,更不能用其他硬物刮削匹配层表面。一般用柔软的卫生纸轻轻刮掉剩余的耦合剂即可。③ 防敲击。晶片表面的导电层(镀锌)含有导线,敲击或跌落容易使银层脱落而短路。检查时要轻拿轻放。④ 防扭弯。探头后部的电缆线由于反复扭动,容易断裂,故使用时不要硬拉硬弯。

2. 稳压电源

许多地区因电网不稳,影响仪器正常工作,故配置稳压电源是必要的。此外也可避免供电电源电压忽然升高而导致电子元件的损坏。稳压电源一般采用 500 kV 至 1000 kV 的规格已经足够,如用耗电量大的光导纤维记录仪则需要更高的规格。稳压电源刚启动时电压不稳,应在电压稳定在额定数值(为 220 V)时,才能开主机的电源开关。使用结束时,一定要先关主机的电源开关,最后才关交流稳压电源,以免在交流稳压电源开关的瞬间,因冲击电压而损坏仪器。

3. 防潮

仪器应放置在干燥的房间内。超声显像仪是精密的电子仪器,要求空气的相对湿度在 30%～90% 之间。相对湿度过高,有可能使阴极射线管高压打火,从而击穿管子。如较长时间不用,或雷雨多湿季节,发现机壳内外和示波管表面有水滴凝聚时,绝对不要开机,要先进行空气干燥处理,再行使用。

4. 防止撞跌

撞跌可使元件或插件松脱,可使显像管内的灯丝断裂或管子破损。在搬运以及在粗糙地面上推行时,要轻推、慢速、小心撞跌。

5. 防强光照射

强光照射容易使示波屏上的荧光物质老化,发光迅速暗淡,灵敏度下降。照相机镜头、探头线及其他接线亦不宜直接置于阳光下。工作结束后,宜用遮光布作整机遮光并防尘。

6. 空调设备

不少设备在出厂规格中提出仪器的工作温度为 10～40 ℃,但最合适的温度应为 20～25 ℃,所以空调设备是必要的。在室内相对湿度较高时,降温速度应适当控制,以免降温速度太快,使机内元件及接线板凝聚水滴而导电。

7. 仪器的开关

一般的 B 型显像仪都有散热装置,可连续工作几小时。在等待病人期间,只要降低辉度保护示波屏即可,不必关掉仪器电源。经常开关仪器,似乎减少了仪器的总使用时间,而实际上在开关过程中电路产生的冲击电压很易击穿晶体管和集成块,反而减少了仪器的使用寿命。超声诊断仪最好单独用一根地线,不要与耗电量大的医疗设备合用一个电源或地线,以避免干扰。

第四节　超声诊断临床基础

一、人体组织超声回声类型

1. 无回声型

无回声型是由于某区域没有反射,成为无回声的暗区(黑影),可由下述情况造成。

(1) 液性暗区:均质液体,声阻抗无差别或差别很小,不构成反射界面,如血、尿、羊水、房水等。

(2) 衰减暗区:介质对超声的吸收造成明显的衰减,没有超声透射而无反射回声,如巨块型肿瘤。

(3) 实质暗区:均质的实质,声阻抗差别小,或出现为无回声或接近无回声的暗区,如透明软骨、肾锥体、淋巴瘤、肾癌及某些转移性肝癌等。

2. 低回声型

组织结构密度均匀,声阻抗小,回声低弱,如肝、脾、肾、淋巴结等。

3. 强回声型

组织内部结构复杂,成分不一,排列不规则,相互间存在明显声阻抗差,显示了多反射的强回声,如乳腺、肾集合系统。

4. 全反射型

含气组织及邻近组织间的声阻抗相差几百倍,声能几乎全被反射呈含气强回声,如肺、胃肠、气胸、肠穿孔等。

5．混合型

几种类型回声交杂在一起，如畸胎瘤、包块积液型的异位妊娠等。

二、人体不同组织回声强度顺序

（1）肾中央区（肾窦）＞胰腺＞肝、脾实质＞肾皮质＞肾髓质（肾锥体）＞血液＞胆汁和尿液。

（2）正常肺（胸膜-肺）、软组织-骨骼界面的回声最强；软骨回声很低，甚至接近于无回声。

（3）病理组织中，结石、钙化最强；纤维化、纤维平滑肌脂肪瘤次之；典型的淋巴瘤回声最低，甚至接近无回声。

三、人体组织的声速与声衰减特性

人体组织的成分复杂，如骨骼、肌腱、肌肉、脂肪以及内脏器官等，这些器官组织的密度及弹性有很大的不同，骨骼质地硬，脂肪质地软，还有含液的空腔器官，如膀胱、胆囊、心脏与血管等。就声速而言，人体软组织的平均声速为 1540 m/s，含液器官在 1500 m/s 左右。胶原含量高的组织声速偏高些。脂肪组织声速偏低。肺组织声速更低，这与肺充气状态有关。不同组织的声速和声衰减有较大的差异，也引起声像图表现的差异。

蛋白质及胶原含量丰富的组织表现出较高的声速和声衰减。胶原是高抗张强度且不溶解的纤维蛋白。与人体组织的其他组分相比，胶原有明显不同的声学性质。尤其胶原纤维的静弹性模量大约是其他组分的声学特性的 1000 倍，意味着它的声速值应比其他组分高得多，声速大则声阻抗高，从而造成胶原纤维与周围组织之间的声阻抗失配，引起超声在其传播时出现反射和散射，这也是软组织超声回声产生的主要原因。

声速与声衰减均随瘢痕组织的老化而增大，其原因归结为胶原含量增多及胶原性质发生变化。又如，心肌梗死的组织胶原含量增多，致使声衰减增大。骨、软骨、皮肤和肌腱胶原含量占 10%～35%，比其他组织高许多倍。

脂肪组织的声速比其他软组织声速低。脂肪是含水量很低的组织，人体的含水量很大程度上取决于脂肪的多寡，其声速比其他软组织声速低 50～100 m/s，特别是皮下脂肪甚至要低 300～600 m/s。

（1）组织内含水分愈多，声衰减愈低。这是由于水的超声吸收系数比软组织低得多。血液是人体中含水分最多的组织，比脂肪、肝、肾、肌肉等软组织更少衰减，但是，血液比尿液、胆汁、囊液等衰减程度高，后方回声增强程度远不及尿液、胆汁、囊液显著。人体不同组织的声衰减比较见表 1.4.1。

表 1.4.1 人体不同组织的声衰减比较表

衰减程度	极低	甚低	低	中等	高	极高
	尿液			肝肾	肌腱	骨
不同组织	胆汁	血液	脂肪	肌肉	软骨	钙化
或体液	囊液			心腔	瘢痕	肺（含气）
	胸腹水			脑		
声影后方 回声增强		−	−	−		
	+	+/−	−			

（2）液体中含蛋白成分愈多，声衰减愈高。由于血液蛋白含量比胆汁、囊液、尿液高得多，故声衰减较

高,后方回声增强不显著。声像图上血液和囊液、胆汁后方回声增强的显著区别具有鉴别诊断意义。

（3）组织中含胶原蛋白和钙质愈多,声衰减愈高。瘢痕组织、钙化、结石、骨组织均可有显著的声衰减,而且常伴有声影。人体组织中以骨骼和含气肺衰减程度最高,而且均伴有声影。骨骼或结石后方声影的边界清晰,而含气肺的混响后方声影的边界模糊不清。

一般地,人体软组织声衰减程度为:肌腱＞肌肉＞肝脾＞皮下脂肪＞尿液、胆汁。

四、超声伪像

超声伪像又称伪差(artifact),是指超声技术显示的断面图像(包括二维超声的声像图、彩色多普勒技术的血流显示)与相应的解剖断面或血流的流动轨迹图之间的差异。差异表现为超声声图像信息虚假的增多、减少或失真。超声伪像在超声诊断技术中很常见,目前还不能完全杜绝伪像;伪像可产生误导,造成误诊或漏诊,必须加以识别;伪像有时产生于某些特定的病理情形,利用这种伪像反而有助于识别某些特殊病变,如胆囊壁的胆固醇结晶后方的"彗尾征"。

1. 混响

混响(reverberations)是指超声垂直照射到平整的界面而形成声在探头与界面之间来回反射,出现等距离的多条回声,其回声强度渐次减弱,称多次反射。由于其声强明显减弱,故在一般实质性脏器成像时,二次回声的微弱图像叠加在一次图像中,不易被察觉。如大界面下方为液性暗区,二次回声的微弱图像可在液性暗区前壁下方隐约显示。这种由多次反射和/或散射而使回声延续出现的现象称混响伪像。腹壁回声常出现混响,使胆囊底、膀胱、肾脏、表浅囊肿等表浅部位出现假性回声,易被误认为增厚的胆囊壁、肿瘤或分泌物等。识别的方法是:① 侧动探头,避免声束垂直于腹壁,可减少这种伪像;② 加压探测,等距离多次反射间的距离变小,压力减小后,距离又加大;③ 降低超声场近区的增益,可减少混响伪像。

2. 多次内部混响

多次内部混响(multiple internal reverberations)也称振铃伪像。超声在靶内来回反射,形成"彗尾征"(comet tail sign)。见于肝内、胆管内的气体,胆囊壁内的结晶,眼球内的异物,宫内节育器,植入的人工瓣膜等。利用"彗尾征"可以识别胆道内的气体、眼球内的异物、宫内金属节育环或胆固醇结晶。

3. 切片厚度伪像

切片厚度伪像(slice artifact)又称部分容积效应(partial volume effect),由声束宽度较宽(即超声切面图的切片厚度较厚)引起。这种伪像如肠管重叠于肝脏上易被误诊为肝占位,淋巴结或气体与胆囊颈重叠易被误诊为肿瘤或结石;胆囊内出现邻近胆囊的肝实质的点状回声,类似胆泥样结石图像称假胆泥。与真胆泥鉴别的方法是让病人改变体位,假胆泥不会向重力方向移动。

4. 旁瓣伪像

旁瓣伪像(side lobe artifact)是探头声束的剖面中主瓣以外的声束回声。主瓣一般处于声源中心,主瓣周围具有对称分布的小瓣称旁瓣。旁瓣声轴与主瓣声轴间形成大小不同的角度,主瓣在扫查成像时,旁瓣亦可同时成像,与主瓣图像重叠形成的复杂图像伪差即旁瓣效应。通常情况下,旁瓣回声很弱,不会对主瓣图像产生干扰。但是,当旁瓣遇到强回声界面时,发生反射且被接收后,在主瓣图像边缘形成"披纱样"模糊回声,形成伪像。旁瓣伪像常在胆囊、膀胱和囊肿的后壁出现模糊的低回声,酷似"沉积物",当旁瓣回声较强时,可能掩盖胆囊或膀胱壁的病变。在较大的胆囊或膀胱结石边缘、含气的肠管、宫内节育器、骶骨岬等处常可见旁瓣伪像。改变探头的位置、调整聚焦的深度或数量、加用组织谐波技术、适当降低增益可减小伪像干扰。

5. 声影

超声检查时,由于前方有强反射或声衰减很大的物质存在,以致在其后方出现超声不能达到的区域称声影区。在该区内检测不到回声,紧随强回声的后方出现纵向条状无回声区,称声影(acoustic shadowing)。因声衰减由多种因素造成,故高反射系数物体(如气体)、高吸收物体(如骨骼、结石)后方均有声影,兼具高反射吸收性能者,更具明显声影。

6. 后方回声增强

在单次扫查成像中,当前方的病灶或器官的声衰减甚小时,其后方回声强于同深度的周围组织,称为后方回声增强(enhancement of behind echo)。出现本伪像需有一个前提,即在其后方必须有足够强的散射体存在。囊肿和胆囊等结构后方回声增强,而且内收,呈"蝌蚪尾征"(tadpole tail sign)。利用后方回声增强可鉴别液性与实质性。

7. 折射声影

折射声影(refractive shadowing)是指在单次扫查中,超声从低声速介质进入高声速介质,在入射角超过临界角时,产生全反射,以致其后方出现声影。见于球形结构的两侧后方或器官的两侧边缘,呈细狭纵向条状无回声区。应与小结石声影相区别。结石声影紧随强光点的后方,折射声影出现在球形结构或器官的两侧。折射声影又称折射效应(refractive effect)、边界效应(side effect)或边缘声影(edge shadowing)等。

8. 镜面伪像

镜面伪像(mirror artifact)又称镜面折返虚像。声束遇到深部的平滑大界面时,反射回声如遇到距大界面较近的靶目标后,再次反射回大界面,经大界面再次反射折回探头。此时,在声像图上显示大界面的前部与深部各显示一个距离相等、形态相似的靶目标图像。镜面伪像必须在大而光滑且能产生较强的反射波的界面上产生,常见于横膈附近。一个实质性肿瘤或液性占位可在横膈两侧同时显示,较横膈浅的病灶为实像,深者为镜面伪像(虚像)。虚像在时间上落后于实像,落后的值恰巧等于肿块到横膈间的超声传播时间,因此声像图上出现横膈两侧对称的两个肿块回声。但当有较多的胸腔积液时,该大界面透声发生改变,失去强反射能力,因此失去产生镜面伪像的条件。

9. 棱镜伪像

上腹部横切面声像图皮下脂肪和腹膜外脂肪呈菱形,在超声传播中,有可能产生棱镜效应,使肠系膜上动脉、腹主动脉等出现重复图像,称棱镜伪像(prism artifact)。

10. 声速失真(the speed of sound distortion)

超声测距是按 1540 m/s 的平均速度设置电子尺的,通常对肝、胆、脾、胰、肾和肌肉等软组织,其误差可忽略不计。但是,对声速过低的组织或过高的组织,却可产生不可忽视的影响。如较大的脂肪瘤内声速低于 1540 m/s,回声返回被探头接收的时间长,故其测量值会大于实际值。对于声速很高的组织(如胎儿的股骨长径),其声速远高于 1540m/s,其回声返回被探头接收的时间短,故其测量值会明显变小。因此,对于胎儿股骨径的测量需采用正确的方法,使声束垂直于胎儿股骨,不可让股骨与声束方向平行,否则股骨径的测量值会小很多。

此外,通过低声速结构的回声接收迟,而通过高声速结构的回声接收早,结果导致图像失真,从而平整的表面变得不平整,甚至小结构不能显示。如出现肝内或腹膜后较大的脂肪瘤在声束方向上测量值变大,其后方脏器包膜回声向后移位,产生中断的伪像;若脂肪瘤靠近边缘,产生边界伸入横膈或腹壁背侧的伪像,同时,声束方向的测量值也假性变大。

眼组织的角膜、晶状体和玻璃体的声速是不同的,因此采用 1540 m/s 的平均速度来计算,肯定存在偏差。故进行眼科晶体的测量应使用眼科专用的超声仪器。

11. 悬浮粒子散射效应(effects of suspended particle scattering)

扫查含液性病灶时,目标内流体中悬浮粒子的散射作用可产生弥漫性回声增强,造成图像伪差,引起检查者对病灶物理性质的判断失误。如肝脓肿、卵巢巧克力囊肿内陈旧积血、胆囊内胆汁浓缩时,均可因悬浮粒子效应误为实质性病变。

五、超声图像的分析与诊断方法

分析声像图时,首先应了解切面方位,以便认清所包括的解剖结构,着重从以下几点进行分析。

1. 外形、大小与形状

脏器的形态轮廓是否正常,有无肿大或缩小。如系肿块,其外形为圆形、椭圆形或不规则形,呈分叶状或条索形等。

2. 边界和边缘回声

肿块有边界回声,且显示光滑完整者为具包膜的证据,无边界回声和模糊粗糙,形态不规则者多为无包膜的浸润性病变。除观察边缘回声光滑或粗糙、完整或有中断等征象外,边缘回声强度也有重要区别,某些结节状或团块状肿块周边环绕一圈低回声"暗环(dark ring)征"或周边为高回声的边缘,即"光轮(echogenic ring)征"等。仔细观察病变的形态和边缘,是否有小分叶等在病变性质的鉴别以及了解肿瘤的生物学活性等均有一定意义。

3. 内部结构特征

可分为结构如常、正常结构消失、界面增多或减少、界面散射点的大小与均匀度以及其他各种不同类型的异常回声等。

4. 后壁及后方回声

由于人体各种正常组织和病变组织对声能吸收衰减不同,因此表现出后壁与后方回声的增强效应(enhancement effect)或减弱乃至形成后方"声影",如衰减系数低的含液性的囊肿或脓肿,则出现后方回声增强,而衰减系数高的纤维组织、钙化、结石、气体等则其后方形成"声影"。另外,某些质地均匀、衰减较大的实质性病灶,内部可完全表现为低回声,在声像图上酷似液性病灶,但无后壁及后方回声增强效应可作区别。

5. 周围回声强度

当实质性脏器内有占位性病变时,可致病灶周围回声改变,如系膨胀性生长的病变,则其周围回声呈现较均匀性增强或有血管挤压移位;如系浸润性生长的病变,则其周围回声强弱不均或血管走行中断。肝脓肿则在其边缘与正常组织之间出现从高回声向正常回声过渡的"灰阶梯度递减区"。

6. 毗邻关系

根据局部解剖关系判断病变与周围脏器的连续性,有无压迫、粘连或浸润。如胰头癌时可压迫胆总管致肝内外胆管扩张、胆囊肿大以及周围血管的挤压移位,淋巴结或远隔脏器转移灶等。

7. 量化分析

量化分析包括测量病变所在位置、数目、范围、大小等,即应用电子游标测量其径线、面积、体积(或容量)和时距四种基本时空度量。另外,还有谱分析,包括灰阶直方图,视频密度分析以及超声多普勒频谱分析,对有关血流动力学参数的定量检测等。

8. 功能性检测

根据声像图上的形态改变、活动、搏动等进行生理学上的功能检测分析,如应用脂餐试验观察胆囊的收缩功能,空腹饮水后测定胃的排空功能及收缩和蠕动状态以及心脏的各种复杂功能等。

通过上述内容的观察分析,以达到对病变进行定位、定量和定性诊断的目的。诊断分析中还需要注意以下事项:① 对超声成像过程中某些伪像要注意识别和避免,如多次反射或旁瓣效应所致的假界面等。② 注意临床思维,不能单纯地"看图论病"。因在影像检查中常有"同图异病"或"异图同病"的表现,故必须结合有关临床资料综合分析。③ 注意动态观察,以了解其不同病理阶段的变化,同时注意各项影像技术的互补作用,以达到正确诊断的目的。

六、超声成像的主要优势与局限性

1. 超声成像的主要优势

(1) 超声波属于机械波,无放射性损伤,检查的安全性高。

(2) 可实时动态显示身体各部位任意方位的断面解剖,因而能够同时获取功能和形态学方面的信息,有利于病变的检出和诊断。

(3) 能够实时动态显示器官运动功能和血流动力学状况及其异常改变。

(4) 超声检查便捷,易于操作,且可及时获取检查结果。

(5) 检查费用相对低廉,可在短期内对病变进行反复多次检查。

(6) 超声设备较为轻便,不但能对危急症患者进行床边检查,且可用于术中检查。

(7) 超声微泡造影剂无肝肾毒性,可实时显示病灶的血流灌注模式与时相变化,利于疾病的鉴别诊断。

2. 超声成像的局限性

(1) 骨骼与含气脏器检查受到限制。超声检查时,由于骨骼和肺、胃肠道内气体对入射超声波的全反射而影响了成像效果,限制了这些部位超声检查的应用范围。

(2) 超声图像的视野较为局限。超声检查显示的是局部断面图像,一幅声像图上难以显示较大脏器和病变的整体的空间位置和构型。三维超声技术可部分解决此问题。

(3) 操作者依赖。超声检查结果的准确性除了与设备性能有关外,在很大程度上依赖于操作医师的技术水平和经验。

第五节 超声新技术

一、超声造影

(一)原理

超声造影的原理是利用造影剂包裹微气泡,进入血液后其与血液及周围组织间存在极大的声阻抗差别,导致大量散射,从而增强回波信号。

(二)超声造影剂的种类和造影技术

随着超声造影剂的研制成功与换代升级,与之对应的超声造影成像技术也在不断发展。

(1) 早期的是 CO_2 基波超声造影:因其不能通过肺循环,多限于右心造影,也可用于 TACE 时肝脏造影,但注药途径具有创伤性,应用具有局限性。

(2) 高机械指数(MI>0.4)超声造影:适用于 Levovist 等第一代超声造影剂。为减少超声对造影剂微泡的破坏以增强并延长显示时间,于是采用间歇超声造影成像技术,通过定期触发技术,每隔一小段时间观察造影剂微泡进入器官组织的动态过程。

(3) 谐波成像低机械指数(MI<0.4)灰阶超声造影:主要适合于第二代造影剂,如 SonoVue(声诺维)、Sonazoid(示卓安)等。SonoVue 超声造影 MI 在 0.08～0.10 范围内,而 Sonazoid 的相对较高,多在 0.20～

0.24 范围内,后者有特殊的枯否氏细胞相,尤其适合肝、脾、淋巴结等具有网状内皮系统枯否氏细胞存在的器官。

低 MI 谐波超声造影的优点主要是破坏微泡少,能实时观察,无彩色多普勒超声造影的"开花"和溢出伪像。显示屏上同时显示基波和造影谐波的图像,方便比较。在谐波成像基础上,涌现出许多改善图像质量的新技术,如脉冲反相谐波成像(pulse inversion harmonic imaging,PIHI)、灌注时间参量成像等。

(三) 超声造影定量分析

超声造影定量分析通常是指对超声造影时间-强度曲线(time-intensity curve,TIC)进行定量分析,采用专门定量分析软件,对每个感兴趣区(region of interest,ROI)绘制 TIC,根据拟合后曲线自动计算超声造影定量参数。

(1) 时间相关参数:① 开始显影时间(initial time,IT),即造影剂开始出现的时间,与病灶的位置、血管的数量、直径、形态等相关;② 达峰时间(time to peak,TTP),即组织内出现造影剂到峰值强度的时间差;③ 峰值减半时间(time from peak to one half,$TP_{1/2}$),即造影剂达峰值强度到最大强度 50% 的时间;④ 平均渡越时间(mean transit time,MTT),即造影剂在组织内从进入到廓清的时间;⑤ 流出时间(washout time,WT),即造影剂廓清的时间,反映造影剂廓清速度。

(2) 强度相关参数:峰值强度(peak intensity,PI),即 TIC 曲线最高点对应的纵坐标数值,用以判断病灶的增强程度。

(3) 曲线下面积(area under the curve,AUC):TIC 曲线与横轴围成的面积,反映整个观察过程中造影剂灌注总量,与血管数量密切相关。AUC 又可分为:① 上升支曲线下面积(area under the curve of wash in,AWI),即 TIC 曲线上升支与横轴围成的面积;② 下降支曲线下面积(area under the curve of wash out,AWO),即 TIC 曲线下降支与横轴围成的面积。

(4) 斜率:① 上升支斜率(rising slope,RS),即造影剂的峰值强度与达峰时间之比(PI/TTP),反映造影剂灌注速度,与病变内血管多少及粗细有关;② 峰值减半斜率(slope from peak to one half,SPH),即造影剂达峰值强度到最大强度 50% 的时间的斜率($PI/TP_{1/2}$),反映造影剂廓清速度。

定量分析的优点是能得到定量数据,数据更为客观,避免了肉眼观察判断的主观性;但定量分析的数据受 ROI 的取样部位和取样范围的影响比较大。

(四) 临床应用

1. 肝脏超声造影

肝脏组织有着肝动脉(25%～30%)和门静脉(70%～75%)的双重血供,而肝脏良、恶性肿瘤具有不同的血管供应、分布形态和血管密度,其血流灌注的方式也有很大的不同,超声造影可显示肿瘤内的微血管及实时灌注情况,有助于作出鉴别诊断。

超声造影可以观察到三个血管时相。肝动脉单独供血所致的组织增强常常在外周静脉注射后 10～20 s 开始,持续 10～15 s。接着是门脉相,一般持续到注射超声剂后 2 min。延迟相延续到超声造影剂从肝实质中清除,注射 SonoVue 后长达 4～6 min,而 Sonazoid 可为 2～6 h,Levovist 为 15～20 min。这种延迟相和细胞外 CT 和 MRI 造影剂的平衡相有所不同。延迟相的来源仍在科学讨论当中,提出的机制包括窦状隙积聚和网状内皮系统/Kupffer 细胞摄取。大量的研究表明,超声造影在肝脏疾病中的应用最为成功,尤其在肝肿瘤方面,可与增强 CT 相媲美,并有自己独特的优势,如实时显示、不受碘油干扰和造影剂过敏少等。超声造影显著提高了小肿瘤显示的敏感性,对于检出小于 1 cm 的肿瘤特别有用;其特异性也显著提高。

肝良性实质性病变的特点是在门脉相和延迟相持续的造影增强,并可以用动脉相的增强类型进行进一步的鉴别诊断,如局灶性结节性增生(FNH)中心向周边放射状增强、腺瘤的全病灶快速增强或血管瘤早期的周边结节状增强。恶性病变的特点是动脉相快速整体增强、门脉相和延迟相微泡的快速被清除,肝转移癌时尤其正确。HCC可以表现出一些延迟相的增强,或者可以是等增强表现。肝癌术前应用,可以进一步确定有无隐蔽的肝内小转移灶或多灶性肿瘤,了解肿瘤的大小和侵及范围,甚至预测细胞分化程度。其他肝脏疾病如移植肝血管有无狭窄和闭塞、门脉高压TIPS支架是否通畅及布加综合征彩色多普勒检出有困难者也可应用。

2. 心脏超声造影

(1)评价心脏的异常分流、鉴别血栓与心源性肿瘤:对于部分发绀型先天性心脏病,当左、右室压力比较接近时,多普勒超声心动图难以清晰显示是否有分流,而辅以超声造影剂,根据微泡造影剂的流动方向则可清晰显示分流的存在;还可以用来评价心脏各腔室的占位性病变,鉴别血栓与心源性肿瘤。

(2)检测心肌梗死区及冠心病心肌缺血区:通过外周静脉注射的方式进行心肌显影,同时观察室壁运动和心肌血流灌注,可以准确识别区域性的心肌灌注异常,检出心肌血流分布不均匀及无灌注区,用于心肌缺血区早期和急性心肌梗死的诊断。

(3)评价冠脉血流储备:超声造影可直接评价心肌微循环,还可以测定冠脉血流储备,定量地反映患者的冠脉储备功能,这对冠心病患者的病情判断和溶栓或介入治疗效果的评价具有重要意义。

(4)评估心肌存活:超声造影可直接评价心肌微循环,用于判断急性心肌梗死预后及指导治疗。存活心肌虽然有局部室壁运动异常,但由于微血管结构相对完整,保证了有效的心肌灌注,在心肌造影中常表现为正常均匀显影或部分显影;无造影剂显影则提示该区域心肌细胞坏死。

3. 其他应用

对于肾脏、脾脏、胰腺、子宫附件、乳腺、甲状腺等肿瘤,虽然没有肝脏那样的肝动脉和门静脉时相的表现,但超声造影可显示微血管密度及分布特点,利用与之匹配的软件分析TIC,有助于良、恶性肿瘤的鉴别。

超声造影有助于显示可疑的微小肿瘤特别是等回声的肿瘤,从而利于定位穿刺,提高可活检率。显示病灶的增强部位(存活肿瘤)并行穿刺活检可以显著提高活检的阳性率。

外伤性肝脾肾等实质脏器挫裂伤和血肿时,在所有的时相中显示为不增强的缺损区,有助于提高该类疾病的阳性率和正确性。

利用超声造影技术可实时显示血管的形态、血流方向和血流通畅情况,且无彩色多普勒的溢出和运动伪像。可显著改善显示动脉狭窄情况,如用于颈动脉、下肢动脉及肾动脉狭窄等的判断。对于移植肝动脉有无狭窄的判断可减少不必要的CTA或经股动脉的肝动脉造影。

实验研究表明,超声造影可显示淋巴管和淋巴结,因而可能有助于识别恶性肿瘤的淋巴结转移。对乳腺癌有无前哨淋巴结转移可能具有潜在的临床应用。

利用造影剂微泡携带药物或基因载体转运至组织,再用超声在靶目标破坏微泡,释放药物,以达到靶向治疗目的。

二、三维超声

三维超声成像已由临床观察图像发展到临床诊断实用。它提供了比二维图像更为丰富的临床诊断信息,是临床超声医学发展的新方向。三维超声成像分为静态三维成像和动态三维成像。动态三维成像由于参考时间因素,用整体显像法重建感兴趣区域准实时活动的三维图像,又称四维超声。静态与动态三维超声成像重建的原理基本相同。

(一)基本原理

目前最为理想的动态三维超声成像技术是体元模型(votel mode)法,可对结构的所有组织信息进行重建。在体元模型法中,三维物体被划分成依次排列的小立方体,一个小立方体就是一个体元。任一体元(v)可用中心坐标(x,y,z)确定,这里 x,y,z 分别被假定为区间中的整数。二维图像中最小单元为像素,三维图像中则为体素或体元,体元可以认为是像素在三维空间的延伸。与平面概念不同,体元素空间模型表示的是容积概念,与每个体元相对应的数 $V(v)$ 叫作"体元值"或"体元容积",一定数目的体元按相应的空间位置排列即可构成三维立体图像。描述一个复杂的人体结构所需体元数目很大,而体元数目的多少(即体元素空间分辨率)决定模型的复杂程度。随着高档超声仪器软件的不断开发,静态三维成像可直接启动设备软件包三维重建或三维电影回放来完成。

(二)成像模式

目前,静态结构三维超声成像在临床应用中多采用两种成像模式,即表面成像模式和透明成像模式。

(1)表面成像模式:利用灰阶差异的变化或灰阶阈值法自动勾画出感兴趣区组织结构的表面轮廓。此法已较广泛地应用于含液性结构及被液体环绕结构的三维成像。由于组织结构与液体灰阶反差较大,因此三维表面成像清晰,可显示感兴趣结构的立体形态、表面特征、空间位置关系,并可单独提取和显示感兴趣的结构,精确测量面积或体积等。

(2)透明成像模式:采用透明算法实现三维重建,淡化周围组织结构的灰阶信息,使之呈透明状态,而着重显示感兴趣区域的结构,同时保留部分周围组织的灰阶信息,使重建结构具有透明感和立体感,从而有助于显示实质性脏器内部感兴趣区域的结构及其空间位置关系。

(三)检查方法

(1)机械驱动扫查法:① 平行扫查法,探头由电动马达驱动以预定的速度和预定的间隔采集图像。② 旋转扫查法,将探头固定于某一透声窗,探头围绕某一轴心旋转获取图像。③ 扇形扫查法,探头固定于某一位置,由机械驱动呈扇形运动获取图像,其扫查间隔角度可调。

(2)自由臂扫查法:此种扫查法利用声或磁遥控装置来确定探头的位置与角度,其中利用磁遥控装置的方法称为磁场空间定位自由扫查。后者由电磁场发生器、磁传感器和微处理器三部分组成,该方法操作方便、扫查范围和角度可调,适于做一次性大范围复合形式的扫查取样。

(3)三维探头法:三维探头将晶片包容于一个探头内,其内另有一机械装置,可驱动晶片做等距离扇形或环形扫查。

(4)三维电子相控阵法:目前已有制造商利用该系统成功获取了实时的三维超声图像。

后两种方法使用方便,不用移动探头即可获取精确的三维数据,并能即刻或实时显像。

(四)注意事项

图像采集时要尽量避免呼吸、体位移动而造成的影响。根据取样部位和所观察区域的大小,选择采集方式,确定观察区域范围,同时去掉无关的信息。

(五)临床应用

1. 心脏

(1)房间隔、室间隔、房室壁结构与病变:三维超声可从左心侧或右心侧正面显示房间隔、室间隔的整体形态与动态变化,这种空间方位的立体图像显示十分有助于准确评价房、室间隔病变。

(2)心脏瓣膜:动态三维超声不仅可获得与二维超声相似的心脏瓣膜断面,还可转动图像方位,观察二维超声无法显示的瓣口整体正面图像,动态观察瓣口的整体空间结构与活动,显示出瓣膜的形态、厚度、关闭和开放时的活动情况。

（3）心脏占位病变：三维超声能清晰地显示心腔内肿块，判定肿块的确切附着部位、形状和大小。临床上对左房血栓、心腔内肿瘤如黏液瘤和赘生物的位置、形态、体积（大小）及与邻近结构的解剖关系的显示，三维超声较二维超声更具优势。

（4）心腔内血流信号三维显像：实时三维 CDFI 可显示血流束的立体形态，从而分析血流束的位置、时相、方向、长度、宽度、面积、流程、起止点和严重程度。对显示偏心性瓣膜反流和评估其反流程度，三维超声较二维超声更为直观、准确。

（5）容积测量：三维超声能显示心腔容积在不同时相的立体形态，无须借助假设的几何模型对心腔容积和结构的体积进行准确计算，在测量心室容积和评价心功能方面较二维超声有明显的优势。尤其是对形态不规则的右室腔容积与左室腔形变时左室腔容积测量，结果更加准确。

2. 非心脏

（1）含液性结构和病变：可显示其立体形态、内部结构和内壁特征，用于显示眼球内病变、胃内病变、胆囊内病变、肾盂积水、膀胱内病变、大血管壁和血管腔内病变及各类囊性肿块。

（2）有液体环绕的结构和病变：可清楚显示被液体环绕的结构和病变的表面特征。腹腔积液时可形象直观显示肠管、子宫及脾脏等脏器的表面特征，也可显示腹水中肝脏的表面形态，有助于腹水病因的鉴别诊断。对观察胎儿的面部及其他体表特征，尤其是对胎儿先天发育畸形有重要的诊断价值。此外，还可用于显示鞘膜积液时睾丸的表面特征。

（3）实质性组织结构：对实质性结构的观察是三维超声成像的难点。可对三维数据体元进行连续平行切割以判断各结构的空间位置关系。亦可采用灰阶阈值法去除阈值以下的灰阶信息而仅显示阈值以上的组织结构的三维形态。新近出现的透明成像法不仅可以显示实质性脏器内某感兴趣结构，还可以保留其周围组织结构的灰阶信息，因而可以判断脏器内部结构或病灶的空间位置关系。可采用透明成像法显示胎儿骨骼系统、肝脏内管道系统等。

（4）血管系统（血管树）：利用血流的彩色多普勒能量信息可对血管系统（血管树）进行三维重建。可显示肾脏内的主要血管分支和皮质内细小终末血管，以观察肾脏血流灌注状况。也可对肝脏等实质性脏器及其病变内的血管结构（血管树）进行三维重建，并用透明成像显示实质性脏器内血管的三维结构及其与病变或其他组织结构之间的空间位置关系，为疾病的诊断提供更加丰富的信息，亦可为外科医师提供更直观准确的三维信息，对选择手术方式或路径有一定的指导意义。

（5）指导外科手术：可以根据需要切割并除去三维超声显示的立体图像上浅层组织的回声，对感兴趣部位和病灶进行细致分析，也可用于模拟手术，借以制订比较理想的手术方案与选择合适的手术途径，这对外科手术将有一定的参考价值。

随着计算机技术和图形处理技术的不断进步，三维超声技术有望取得突破，应用范围将得到拓展：三维容积探头将缩短检查时间，三维实时显像使操作更为简便；有助于脏器或肿瘤容积的定量分析；能更精确地评价血管的情况（如颈动脉粥样硬化斑块的大小和狭窄程度）；利于监测对治疗的反应。

三、超声弹性成像

生物组织的弹性或硬度的变化与异常的病理结构相关，不同的组织以及同一组织的不同病理状态之间的弹性或硬度存在差异。传统的触诊是判断组织硬度直接、简易的方法，其原理就是对目标施加压力，用手指感受来自组织的响应，以此主观粗略地判断组织的弹性。1991 年，Ophir 首先提出了利用超声方法检测物体弹性，通过施加外部压力来获取组织对压力的响应数据，用于形成基于静态压力的软组织应变剖面图。经过十余年的研究，超声弹性成像已经发展到临床实用阶段，并成为近年来医学超声成像的热点研究领域之一。目前，在乳腺、甲状腺、前列腺、肝脏、血管、心脏等疾病的应用上取得了一定进展。

超声弹性成像（ultrasound elastography）是一种对组织生物力学特征评价的新技术,弥补了常规超声的某些不足,被称为 E 型超声。随着弹性成像设备的不断完善、信号处理技术的不断进步及临床应用经验的不断积累,超声弹性成像必将像 CDFI 和超声造影一样,成为超声诊断重要的组成部分和辅助手段。

（一）基本原理及技术

弹性成像技术是探测组织内部弹性模量等力学属性的重要方法,超声弹性成像的基本原理是对组织施加一个外部的或内部（包括自身生理活动）的动态或静态激励,使组织产生位移（应变）或速度方面的响应。弹性模量大,即硬度大的组织响应幅度小,反之亦然。通过超声成像方法,捕获组织响应的信息进行计算机处理,并以数字图像对这种响应信息进行直观显示和量化表达,从而直接或间接地估计不同组织的弹性模量及其分布差异。

根据组织激励方式和提取信号的不同,超声弹性成像大致可分为基于组织应变的静态（或准静态）压缩弹性成像和基于声辐射剪切波传导速度的瞬时弹性成像两大类。

1. 静态弹性成像

弹性成像是通过应用压力使组织产生应变来计算其硬度的,因此也有人称其为压迫弹性成像（compression elastography）、应变图像（strain image）或弹性图像（elastogram, elastic image）。不同厂家采用的方法不尽相同,可采用轻度加压或不加压。前者需要操作者通过探头反复手动压迫和释放,或通过加压装置连续施压;后者借助生理活动（呼吸、心脏的收缩或血管搏动）对组织进行推压。分别采集组织压缩后和压缩前沿着探头纵向的组织边界位移信号和超声散射信号（射频信号）,通过多普勒速度检测或复合互相关（combined autocorrelation method, CAM）分析等方法估计出组织内部不同位置的应变,然后经过数值微分计算出组织内部的应变分布情况,并以灰度图或者伪彩图的形式显示。弹性系数小的组织受激励后位移变化幅度大,显示为红色;弹性系数大的组织受激励后位移变化幅度小,显示为蓝色;弹性系数中等的组织显示为绿色。以色彩对不同组织的弹性编码,借其间接显示组织内部的弹性模量分布,反映病变与周围组织相比较的硬度相对值。

心肌弹性成像的原理与采用静态压缩的弹性成像类似,但利用的是心脏自身收缩和舒张时心肌沿探头径向的位移信息,从而得到心肌的应变、应变率和速度等参数的空间分布及其随时间的变化。研究证实心肌弹性成像能够较准确客观地对心肌缺血进行定位。

尽管不同厂家采用的激励技术不尽相同,对于信号的处理方法和图像的彩色编码表示方法也有差别,但是采用静态超声弹性成像是最基本的方法,很多其他方式的超声弹性成像也是用同样或类似的方法进行位移估计或者应变估计的。

静态超声弹性成像需要在同一位置获得稳定的多帧图像供应变信息的捕获和相关比对分析。因此,对操作者的技术要求很高,施压力度的大小、方向、频率、稳定性,甚至患者自身呼吸运动的非同步性等都会对图像产生不同程度的影响,以致严重影响结果的重复性。为了克服这一缺陷,最近的仪器在屏幕上有操作者施压强度是否适当的标记,用于指导操作,但是,严格的操作训练仍然非常必要。

2. 剪切波弹性成像（shear wave elastography）

对组织压迫或施加低频振动时,组织内部剪切波将发生衍射现象,从而影响成像效果。为了避免衍射的影响,Catheline 和 Sandrin 等人提出采用声脉冲激励,利用脉冲（推力波,push pulse）声能加压,使组织内产生瞬时剪切波,使用超高频（10000 帧/s）的超快速（ultrafast）超声成像系统采集射频数据,采用互相关方法来估计组织位移,从而得到剪切波在组织内的传播速度,其速度与组织的弹性模量直接联系。该方法也称为瞬时弹性成像（transient elastography）或者脉冲弹性成像（pulsed elastography）。

假定波在均质组织中传播的速度和组织的弹性（硬度）呈正比,那么 Young 模量的表达式为 $E = 3\rho V^3$,式中 ρ 是肿块的密度（在肝组织中接近常数）,V 是速度。

声脉冲辐射力（acoustic radiation force impulse，ARFI）技术，其原理是利用短周期脉冲声压（<1 ms）在组织内部产生局部位移，这种位移可通过基于超声相关性的方法进行追踪。在以 ARFI 为基础的成像技术中，实现了利用压力产生组织位移，证明利用局部组织自然属性进行成像是可行的，并很快应用于临床。该技术可在获得感兴趣区肝组织弹性模量的同时，实时直观地显示弹性模量的二维分布，因此可以在选择探测区时尽可能地避开血管和胆囊等可能影响弹性结果的区域。最新研究表明，射频超声容积捕获技术可以获得高质量的三维弹性图。剪切波弹性成像可计算组织硬度的绝对值，达到定量分析的目的。由于剪切波弹性成像无需压迫，对操作者依赖性小，所以操作相对容易。

（二）临床应用及局限性

1. 临床应用

目前弹性成像主要应用于乳腺、前列腺、甲状腺等表浅小器官，尤其在乳腺肿瘤方面研究较多，技术相对成熟。此外，组织弹性成像还可应用于肝纤维化的诊断、局部心肌功能评价以及肿瘤消融的检测与评估。但是，已有的研究多数证明这一技术还只能是常规超声检查的部分补充，成为独立的诊断工具尚存在诸多问题，需要改进和完善。

（1）乳腺。弹性成像主要用于乳腺肿瘤良、恶性的鉴别。目前常用的方法是将可疑肿瘤的弹性图进行硬度评分。若仪器编码红色为软，蓝色为硬（目前不统一），标准如下：红色为 1 分，肿瘤整体发生较大的变形；红和蓝镶嵌的马赛克状为 2 分，表示肿瘤大部分发生变形，但仍有小部分未变形；中心蓝色、周边红色为 3 分，表示肿瘤边界发生变形，中心部分未变形；仅肿瘤整体为蓝色为 4 分，肿瘤整体无变形；肿瘤和周边组织均为蓝色为 5 分，表示肿瘤整体及周边组织均无变形。弹性评分 1～5 分代表组织的弹性从小到大，以及其硬度由软到硬。良性病变的组织弹性评分通常以 1～3 分多见，而恶性病变以 4～5 分多见。有研究对弹性成像和传统超声检查进行非劣性或等效性试验后发现，两者准确性相近，前者的特异度并不低于传统超声检查。这表明弹性成像分级在鉴别诊断良、恶性乳腺病变方面有一定价值。

（2）甲状腺。参照乳腺的弹性评分方法对甲状腺单发结节患者进行超声弹性成像评估，并与外科手术切除或针吸细胞学检查对照，结果显示甲状腺囊性病灶具有特征性的表现 RGB 征象（red-green-blue sign），即红-绿-蓝分层征；腺瘤或增生结节的弹性分级多为 1～2 级，而甲状腺癌的分级多为 3～4 级。但当良性肿块发生纤维化、钙化等，或者恶性肿瘤病灶很小及发生液化坏死时，也会导致误诊及漏诊，尚需积累更多经验。

（3）前列腺。前列腺的癌组织较正常组织硬，实时弹性成像可有效地显示硬度较大的前列腺癌，用弹性成像引导前列腺穿刺活检，可降低前列腺组织活检的假阴性，不仅明显提高了活检的敏感性，还减少了活检穿刺次数。

（4）肝。弹性成像在肝的应用上主要是评估肝纤维化的程度。大多数临床资料均认为超声弹性成像是超声无创评价肝纤维化的有效手段，但仍需进一步验证其应用价值。

（5）心脏。通过分析心肌组织在收缩和舒张期沿探头径向的应变、应变率等信息的空间分布以及随时间的变化，能够准确客观地对局部心肌功能进行定量评价，对心肌梗死和心肌缺血的定位有较大价值。

（6）血管。利用血压变化或者外部挤压得到血管的应变分布，对血管壁和动脉硬化斑块局部力学特性进行弹性成像表征。用于估计粥样斑块的组成成分、评价粥样斑块的易损性、估计血栓的硬度，具有潜在的临床价值。

2. 局限性

超声弹性成像是一种全新的成像技术，它提供了生物力学信息，成为二维灰阶超声和超声对比造影之外的另一个独立诊断参数，在临床实践中逐步体现出独特的应用价值。但是，目前弹性成像的局限性也非常明显。

（1）深度影响。无论是静态应变弹性成像还是剪切波弹性成像，施加的压力分布都会随着传播距离的增加而扩散，当达到一定深度后，组织内部的应力显著减小，应变也会变得非常微弱，使获取的信号信噪比很小，特别是边界位移信号小而模糊，以致图像杂乱、重复性极差，无法判定组织的弹性分布差异。因此，目前弹性成像仅在表浅组织的应用中效果较好，对深部组织的检查效果差。

（2）信号提取的困难。由于超声在组织中传播的复杂性，超声成像本身固有的来自多方面的噪声影响，使原本微弱的组织内部位移信号的识别和提取相当困难。特别是位置较深时，更为不易。

（3）生理活动影响（呼吸、心跳、动脉搏动）。被检查者本身无法避免的生理活动对组织产生的推移、振动在组织中的传导，可能会与外部施加压力的效应互相干扰。

（4）患者条件。肥胖、过度消瘦都会影响弹性成像的效果。

（5）操作者的技术。如前所述，使用静态弹性成像时对操作者的技术要求很高，施压力度的大小、方向、频率、稳定性都会对反应应变的回声信号造成影响和干扰。

（6）重复性差。由于上述影响因素的综合影响，致使弹性成像的重复性至今难如人意，也直接影响了对其临床应用价值的客观评价和相关研究的可比性，是目前超声弹性成像的最大障碍之一。

四、斑点追踪超声心动图

1. 原理

斑点追踪超声心动图（speckle tracking echocardiography，STE）利用超声斑点追踪技术，在二维超声图像基础上，在室壁中选定一定范围的感兴趣区，随着心动周期，使其分析软件根据组织灰阶自动追踪上述感兴趣区内不同像素的心肌组织在一帧帧图像中的位置，并与第一帧图像中的位置相比较，计算整个感兴趣区内各节段心肌的位移大小。由于斑点追踪技术与组织多普勒频移无关，故不受声束方向与室壁运动方向间夹角的影响，没有角度依赖性，因此斑点追踪超声心动图能更准确地反映心肌的运动。

二维超声图像组织追踪系统可在心肌组织中选取一定范围的感兴趣区，自动追踪此区内每一斑点附近大约 20 像素×20 像素在一帧帧图像中的位置，并与前一帧图像中的位置相比较，通过逐帧运算，得出斑点整个心动周期中的运动速度和位移。

2. 显示方式

（1）速度向量成像。速度向量成像（velocity vector imaging，VVI）是利用斑点追踪技术观察心肌活动状态的一种有效方式，可以在心肌任意感兴趣的区域显示它们的矢量信息（带有方向和速度的量）。箭头的方向代表向量的方向，长短表示速度的大小。速度向量成像非常直观地显示了心肌在心动周期中收缩和舒张的过程，特别在激动的顺序、心肌的同步协调及各节段的活动一致性方面具有客观性和重要价值。

（2）应变显示。斑点追踪超声心动图通过测量组织的位移，可计算出心肌组织的应变。应变（strain）在物理学上指物体的相对形变。线性应变可用 Lagrangian 公式表示为 $S=\Delta L/L_0=(L-L_0)/L_0$，式中 S 为应变，L_0 为初始长度，L 为改变后的长度，ΔL 为长度的改变量。S 为正值，表示长轴方向的伸长或短轴方向的增厚；S 为负值，表示长轴方向的缩短或短轴方向的变薄。心肌应变是指心肌在外力作用下极小的变形，可用来评价局部心肌的收缩与舒张功能、血供情况、心肌活力等。应变显示包括室壁纵向应变、室壁径向应变、心脏左室短轴圆周方向应变。

（3）旋转角度显示。在心脏短轴二维图像室壁上勾画出感兴趣区，利用斑点追踪技术的分析软件自动追踪组织中各点在心动周期的运动轨迹，以心脏左室短轴中心为假想圆心，计算感兴趣区中各节段心肌的旋转角度，从心尖向心底方向观察，二尖瓣水平左室短轴是顺时针旋转，心尖部左室短轴是逆时针旋转。

3. 临床应用

（1）定量评价心肌各节段的收缩和舒张功能。心肌应变与心肌的收缩和舒张功能密切相关，心肌应变测量的是心肌各节段的形变,能准确评估心肌收缩和舒张功能。

(2)定量评价心肌缺血。在缺血性心脏病中,局部心肌的缺血导致局部心肌的运动异常,心肌应变能够客观反映出心肌缺血时心肌局部收缩功能。

(3)测量旋转角度的临床应用。心脏有内、外两层螺旋形肌束,这使心脏在运动过程中有一个旋转运动。从心尖向心底方向观察,收缩期左室心尖部逆时针方向转动,同时基底部顺时针方向转动;等容舒张期存在与上述相反的反旋转。研究证明,斑点追踪技术可以通过测量左室旋转角度来评价心脏收缩和舒张功能。

4. 局限性及应用前景

局限性:① 斑点追踪超声心动图要求有清晰的二维图像,图像质量影响其追踪测量,对于肺气肿、肥胖等二维图像不清晰的患者成像的准确性受到限制;② 只有高的帧频斑点追踪技术才能反映各时间点心肌节段的运动信息。

应用前景:随着超声影像技术的不断发展,斑点追踪超声心动图将得到进一步发展、完善,实时的二维、三维斑点追踪超声心动图将为观察心肌运动、诊断心肌缺血、定量评价局部心肌功能提供更为准确的方法。

五、声学定量

1. 基本原理

声学定量(acoustic quantification,AQ)技术,又称心内膜自动边缘检测(automated border detection,ABD)。其原理是将未经滤波的超声数据分成血液与组织两部分,当计算机检测到沿扫描线上某一点的超声信号由血液变成组织或者由组织变成血液时,此点即被标为血液和组织的临界点,所有的临界点连接起来,就能自动显示血液/组织界面,即心内膜的轮廓。研究者在确定感兴趣区后,可实时地计算其面积及其变化率,从而得到心脏的泵血功能和心肌收缩力各项指标。

2. 临床应用

声学定量可用于心脏功能检测。反映左心室收缩功能的主要指标有心输出量(CO)、射血分数(EF)、分数面积变化(FAC)、最大面积变化率和最大容积变化率等。反映左心室舒张功能的主要指标有面积变化率、容积变化率、峰值充盈率、峰值排空率、峰值充盈时间和舒张早期充盈量(VEFP)等。左心房功能的改变与左心室舒张功能有关,应用 AQ 技术可测定舒张晚期左心房充盈率(VAFP)、快速充盈相面积变化分数(RFFAC)、心房收缩期面积变化分数(AFFAC)、VAFP/VEFP 和 RFFAC/AFFAC 等。

六、彩色室壁动态分析

1. 基本原理

彩色动力学(color kinesis,CK)技术根据 AQ 技术的原理,从整体散射数据中识别心内膜边界,并将心内膜运动的轨迹按照时间顺序彩色编码,实时展现在屏幕上。每帧图像用一种色彩来表示,并与前一帧色彩不同。也即顺序显示了心脏收缩或舒张期开始到结束时心内膜运动的全部过程。每一次顺序显示结束后,原来的色彩自动消失,以便进入下一个显示过程。其结果是获得对应于每一个心动周期的彩色显示,描绘特定周期内室壁运动的时间-运动轨迹。

2. 临床应用

CK 技术最主要的临床用途是检测节段性室壁运动异常。在研究冠心病患者左心室功能和分析局部室壁运动过程中,一项关键的测量指标是确定每一节段室壁的运动量。在运动正常的节段,彩带色彩均匀,层次光整。在运动减弱的节段,彩带厚度变薄,层次不全,心内膜位移幅度和速度均减低。在运动消失的节段,彩带明显变薄甚至消失,心内膜位移幅度和速度甚低或难以测得。在矛盾运动的节段,正常的多层彩带消失,呈现红色色带,心内膜位移呈负向,幅度和速度亦减低。在急性心肌梗死的患者中,CK 技术可用于识别存活心肌或坏死心肌。多巴酚丁胺负荷试验中行 CK 检测,存活心肌的心内膜位移幅度增高,停药后即消失,而坏死心肌则无上述表现。伴有心功能不全时,显示心内膜位移面积减少,并有其他心功能指标的异常。

目前,CK 技术除了用于实时检查冠心病的节段性室壁运动异常,对脱机分析超声心动图负荷运动试验结果也很有帮助。有时通过发现局部心肌运动的时相异常,对心脏传导障碍的诊断也可能有帮助。另外,在培训医务人员了解认识超声心动图如何评估及解释室壁运动方面,也是一种有效工具。

七、超声组织定征

超声组织定征(ultrasonic tissue characterization)是指探讨组织声学特性与超声表现之间相互关系的基础与临床研究及应用。

1. 基本原理

组织结构、状态和功能变化必然引起其超声传播特性变化,通过某种特定手段,从组织超声回波信号中分离、提取出能反映组织结构、功能、状态的量化参数,加以解释,可达到辨别病变性质的目的。

2. 临床应用

目前,超声组织定征的研究范围有声速、声衰减、声散射、回声强度、组织硬度、超声显微镜、超声与病理、超声组织定征在治疗学和组织声学造影中的应用、经验判断法、组织动态分析及其他有关方法等。较有发展前途和实用价值的是射频分析法的"超声背向散射积分"研究和视频分析法的"回声强度"研究。

有研究者通过观察犬急性心肌缺血与再灌注过程中超声背向散射积分(integrated backscatter,IB)、回声强度(echo intensity,EI)、心动周期的变化幅度(CVIB,CVEI),并分析其与心肌收缩力的关系,发现心肌组织 IB,EI 在急性心肌缺血与再灌注过程中存在相同的变化规律($P>0.05$);CVIB 和 CVEI 与局部心肌组织收缩功能密切相关;通过分析 CVIB 和 CVEI 的变化不仅能区别正常和缺血心肌组织,还可评估心肌组织的收缩功能。

利用 IB 和 EI 进行超声组织定征(两者无统计学差异),可作为临床检诊急性心肌梗死的一种无创性定性、定量新方法。超声组织定征的视频法和射频法的比较研究认为,视频法在检测心肌胶原变化方面较射频法敏感。

八、超声‐CT/MR 影像融合虚拟导航技术

影像融合虚拟导航(fusion imaging and virtual navigation)技术已被运用于解决单模态图像引导所存在的局限性,主要是采用电磁追踪系统。该系统通常由磁场发生器、定位传感器及定位传感器感应装置三部分组成,靠近患者的磁场发生器产生磁场,安装在超声探头上的定位传感器在磁场中移动时引起定位传感器内电流强度发生变化,内置于超声扫描仪中的定位传感器感应装置通过计算定位传感器的准确位置,从而得出定位传感器的方向和位置。通过软件系统导入病灶显示清晰的 CT/MRI 图像,再分别经过面与点的对位与配准,使该图像与实时超声图像进行融合,融合完成后,操作界面可并排或重叠显示实时 US 和CT/MR 影像。

超声‐CT/MRI 融合导航技术将 CT 与 MRI 的高空间分辨率、宽视野及不受气体干扰等优势与超声引导的实时性和便捷性等优点相结合,为超声医师和临床医生提供更丰富的诊断与定位信息,已经用于二维超声不能清晰显示的癌灶进行超声造影进一步明确诊断与超声引导下对病灶进行活检或消融治疗,解决了一些常规超声不能显示病灶的诊断、治疗和疗效评价等问题。目前主要用于肝脏、前列腺、乳腺等肿瘤的活

检与消融治疗中。

九、超声自动乳腺容积成像

超声自动乳腺容积成像（automated breast volume scanner，ABVS）是针对乳腺的三维超声成像系统，其创新地引入了冠状面成像，给乳腺疾病的超声诊断提供了一个全新的视野，在检出率、肿块定位等方面显示出独特的优势。

ABVS检查通过对全乳自上而下的横断面连续扫描，采集6个标准切面，包括双侧乳腺的正位、内侧位和外侧位。覆盖了乳头、下方组织（含乳房下皱襞），以及上方组织（直至腋尾），充分囊括了乳腺腺体组织，为临床提供更加全面的定位信息，可自动进行三维重建，同步获得整个乳腺的矢状面和冠状面图像，真正实现乳腺超声的断层扫描。与二维手持超声相比，ABVS检查既保留了实时动态的优势，又可对全乳的数据毫无遗漏地采集和重建，并将操作与诊断分离开，最大限度地减少了对操作者的依赖性，有利于对病例资料进行回顾性分析。独特的冠状面成像可直观、精确显示肿块位置及范围，为临床医师术前病变评估提供帮助。

ABVS一次采集，即可获得横断面、纵断面、冠状位、容积成像四种图像。ABVS的检查操作可完全交由技师或护士负责，超声医师只用负责后续的读图和报告出具。工作站可同时展示多切面视图，方便医师针对可疑病灶进行不同切面的对比。工作站配备了与超声读图相关的常用工具，除了病灶标记、径量尺等外，还带有一套基于最新BI-RADS分类的中文报告系统，该报告系统会自动采集医生在读图过程留下的病灶信息和对应的病灶截图。此外，工作站还可以安装远程软件，通过云端的传输和存储，实现远程读图及诊断。

与乳腺X线检查相比，ABVS检查行全乳成像同时因无射线辐射，适用于妊娠和哺乳期女性。ABVS对病变检出率高于乳腺X线检查，主要体现在对良性病变的检出以及对致密型乳腺中的病变的检出。乳腺X线检查是利用不同密度组织对X射线吸收衰减不同进行成像，病变显示取决于其与乳腺纤维腺体背景密度的差异，大多数良性病变与纤维腺体背景密度相近，致密的纤维腺体组织易掩盖病变本身的征象。ABVS检查是利用乳腺组织对超声波入射产生的各种物理现象为基础进行成像，不受乳腺密度的制约。多项研究表明，应用乳腺X线联合ABVS检查可增加1.9‰～7.7‰致密型乳腺中乳腺癌的检出率。

总之，ABVS是一项全新的乳腺超声诊断技术，具有有效克服常规超声对操作者依赖性、动态多切面三维显示乳房解剖结构、标准化存储图像等特征，在临床中逐步得到广泛应用。其特有的冠状面图像为疾病诊断提供了更加丰富、详细、准确的信息；其中"太阳征"是乳腺癌在ABVS冠状面上特征性的表现，诊断特异度达到了98%。另外，ABVS在肿块定位、检出率等方面优于手持超声、乳腺钼靶X线摄影和乳腺MRI。

第二章　头颈部超声

第一节　新生儿颅脑

一、新生儿颅脑解剖

脑位于颅腔内,分为端脑、间脑、中脑、脑桥、延髓和小脑 6 个部分。

1. 端脑

端脑又称大脑,被大脑纵裂分为左、右大脑半球,是中枢神经系统中最高级的部分。两侧大脑半球借纵裂底部的巨大纤维束——胼胝体联结。大脑表面所覆盖的灰质层为大脑皮层,皮质深部的白质称髓质。髓质内包含着一些灰质核团,称基底核。基底核包括尾状核、豆状核、杏仁体和屏状核。两个大脑半球内各有一腔隙,称为侧脑室。

2. 间脑

间脑位于中脑上方,两侧大脑半球之间,大部分被两侧大脑半球所包绕。间脑主要可分为上丘脑、背侧丘脑、后丘脑、底丘脑、下丘脑 5 个部分。两侧间脑中间的狭窄腔隙为第三脑室,向下连接中脑水管,向上经室间孔连接端脑的侧脑室。

3. 脑干

中脑、脑桥和延髓共同组成脑干。脑干的后方与小脑相连,延髓、脑桥和小脑之间的腔隙构成了第四脑室。与成人不同,新生儿的脑桥位置较高,其顶缘超过鞍背上缘 5～8 cm。

4. 小脑

小脑位于延髓和脑桥的背面,借三对小脑角与脑干相连,其狭窄的中间部称为小脑蚓,两侧部膨隆,称为小脑半球。小脑的下面近小脑蚓两侧的半球部分比较突出,称为小脑扁桃体。

5. 脑室系统

(1)侧脑室。侧脑室位于大脑半球内,形状不规则,大致与大脑半球的外形一致,通常两侧对称。侧脑室的内表面覆盖有室管膜,腔内充满脑脊液,并有发达的脉络丛。侧脑室的大小具有个体差异,一般情况下容量为 5～10 mL,按其形态和位置可分为中央部、前角、后角和下角 4 个部分。

(2)第三脑室。第三脑室是两侧间脑之间的稍宽垂直裂隙,呈正中矢状位。其前部以室间孔与两侧脑室相通,向后经中脑水管与第四脑室相通,可分为顶、底、前、后和两侧壁。

(3)第四脑室。第四脑室是菱形室腔,位于脑桥、延髓和小脑之间,底为脑桥和延髓背面的菱形窝,上角借中脑水管与第三脑室相通。下角深入延髓未开放部的中央管。

6. 脑的被膜

脑的外面包有 3 层被膜,由外向内依次为硬膜、蛛网膜和软膜,均对脑和脊髓有着支持和保护作用。

（1）硬膜厚而坚韧，由致密的结缔组织构成，包括硬脊膜和硬脑膜。硬脑膜内层在某些部位褶叠形成双层结构，渗入脑的各部间隙中，深入大脑纵裂者为大脑镰；深入大脑半球和小脑之间者，为小脑幕；小脑幕的前内缘呈弧形游离，为小脑幕切迹。

（2）蛛网膜为半透明的薄膜，位于硬膜深面，脑蛛网膜和脊髓蛛网膜互相延续，蛛网膜与软膜之间的腔隙称蛛网膜下腔，腔内充满脑脊液。

（3）软膜很薄，富含血管，紧贴于脑和脊髓的表面，分别称为软脑膜和软脊膜，并深入脑和脊髓的沟裂之中。在脑室壁的某些部位，软脑膜及其血管与室管膜上皮共同构成脉络组织，是产生脑脊液的主要结构。

7. 脑的动脉

脑的血液供应非常丰富，脑的动脉来自两侧的颈内动脉和椎动脉，颈内动脉主要分支供应大脑半球前 2/3 和间脑前部，椎动脉主要分支供应大脑半球后 1/3、间脑后部、小脑和脑干。大脑前动脉主要供应豆状核、尾状核前部、核内囊前角。大脑中动脉是颈内动脉最大的分支，可视为颈内动脉的直接延续，它供应大脑半球所需血液的 80%。主要供应纹状体、内囊膝及后脚和背侧丘脑。大脑后动脉是基底动脉的终支，皮质支主要分布于全部的枕叶和颞叶底面及内侧面，中央支穿入脑实质供应间脑大部分结构，并有分支参与形成第三脑室脉络丛。大脑动脉环又称 Willis 环，是由前交通动脉、大脑前动脉、颈内动脉末端、后交通动脉和大脑后动脉吻合形成的动脉环路。此环位于脑底正中，环绕视交叉、灰结节和乳头体，故也称脑底动脉环。主要对脑血液供应起调节和代偿作用。

8. 脑的静脉

脑的静脉壁薄、无瓣膜，不与动脉伴行，可分为深、浅两组。主要汇集半球皮质及髓质的静脉血，从脑表面穿出，然后逐步合并成大的静脉，注入硬脑膜静脉窦。大脑深静脉主要汇集半球深部髓质、基底核、内囊、间脑和脑室脉络丛的静脉血，最后汇合成一条大脑大静脉注入直窦。

9. 脑脊液循环

脑脊液主要由各脑室的脉络丛产生，为无色透明的液体，其循环途径为：自左、右侧脑室脉络丛产生，经室间孔入第三脑室；汇合第三脑室脉络丛产生的脑脊液经中脑水管进入第四脑室；再汇合第四脑室脉络丛产生的脑脊液经第四脑室正中孔和外侧孔流入蛛网膜下腔；最后经蛛网膜粒渗入上矢状窦，归入静脉。脑脊液的循环对维持脑组织的渗透压和调整颅内压都具有重要作用。在上述循环的途径中任何部位发生阻塞，均可引起脑积水。

二、检查方法

超声检查具有实时操作、重复性高，并且安全无辐射等特点，目前已被儿科广泛应用。经天然声窗——囟门对新生儿进行颅脑超声探查，是观察新生儿颅脑结构并且协助诊断新生儿颅脑疾病的首选影像技术。

1. 操作前的安全性问题

遵循最小有效剂量原则，调整探头输出功率，包括颅骨热指数（TIC）和机械指数（MI），确定其在规定的安全范围内。建议安全的输出功率设置为 TIC<0.7，MI<0.7。

2. 探头选择

新生儿颅脑超声检查探头一般选择中高频微凸探头、扇扫探头、凸阵探头、线阵探头。原则上在满足穿透力条件下，尽量使用高频探头。早产儿、足月儿建议用高频率探头（6 MHz 以上），婴儿建议用较低频率的探头（中心频率为 3~6 MHz）。探头要求在 3~10 MHz 范围内可调，或采用多个频段不同探头的组合。较高频率的探头利于显示颅脑近场，如额叶、顶叶边缘及附近血管、脑外间隙的结构；较低频率的探头可用于显示颅脑远场，如颅底部颞叶、枕叶、小脑、脑干等结构。

3. 操作准备

进入新生儿病房之前，检查者需穿隔离衣，消毒双手。新生儿做颅脑超声检查时处于比较安静的状态即可,一般无需服用镇静剂。在患儿囟门部位厚涂超声专用复合剂,检查过程中动作需轻柔,避免过分压迫囟门。若天气寒冷,可将耦合剂加温使用。探头应注意清洁,加覆薄膜,避免新生儿皮肤交叉感染,应先检查非感染性疾病的患儿,再检查感染性疾病的患儿。

4．检查声窗

(1)经前囟检查:这是颅脑超声首选的检查部位,探头置于前囟,行冠状面不同角度的偏转扫查,可见颅内从额叶到枕叶各层面影像;行正中矢状面及左右旁矢状面检查,可获得脑正中至双侧颞叶间各层面影像。

(2)经侧囟检查:这是从另一角度对颅内做近似水平断面的探查,常作为脑血管动力学检查的声窗,可显示大脑脚、丘脑、颅底血管等结构。但因侧囟关闭较早,可探查范围有限。

(3)经乳突囟探查:经位于耳后上侧乳突囟处,进行小脑冠面及轴面探查,可清晰地显示小脑,并且可显示中脑、第四脑室、枕大池、静脉窦等结构。但因乳突囟较小,且闭合过早,仅作为新生儿颅脑辅助探测声窗。

(4)经后囟检查:探头置于后囟处,自上而下偏转探头可充分显示近于水平位的脑结构,弥补了经前囟扫查时不易探及颅底部的不足。

5．图像质量控制

根据美国医学超声研究所(AIUM)推荐,进行颅脑B超检查时,在冠状面中病人的左侧应定位于屏幕图像右侧,在矢状面中病人的枕部应定位于图像右侧,该定位标准已被临床广泛采用。

三、新生儿颅脑超声的标准切面

新生儿颅脑超声检查手法是在囟门处进行连续性扫查,从理论上讲可以将探头的方向以角度定位,但在临床实际操作时基本以解剖结构特征定位。

1．经前囟冠状面扫查

图像方位为图像左侧,为患儿右侧。

(1)大脑额叶至侧脑室前角切面:将探头置于前囟,最大限度地向前额探查,扫查从眼眶开始,深达颅底部,显示额叶。

(2)侧脑室前角切面:将探头向后偏转20°左右,可见双侧对称的侧脑室前角、透明隔腔、部分胼胝体,并可显示大脑正中裂。彩色多普勒血流图显示大脑中动脉(外侧裂段),脉冲多普勒测量双侧大脑中动脉(外侧裂段)收缩期峰值血流速度、舒张末期血流速度以及阻力指数。

(3)侧脑室-室间孔切面:显示脉络丛自侧脑室至第三脑室、大脑正中裂、扣带回沟、胼胝体、透明隔腔、基底核和大脑外侧裂。

(4)侧脑室-室间孔偏后切面:即侧脑室与第三脑室相通处,显示第三脑室顶和丘脑尾状核沟的脉络丛、丘脑、脑桥及延髓。

(5)四叠体池和小脑切面:显示小脑蚓部、小脑延髓池。

(6)侧脑室三角区切面:显示胼胝体压部、脉络丛"八字形"高回声、侧脑室旁的脑白质。

(7)脑枕叶切面:显示顶叶、枕叶和大脑后正中裂。

(8)蛛网膜下腔间隙切面:使用高频线阵探头显示浅部额叶、脑周及侧脑室前角。

2．经前囟矢状面扫查

图像方位为图像左侧,为患儿额部,在图像中标注左右。

(1)正中矢状切面:显示脑正中线上解剖结构,包括胼胝体、透明隔腔、Vergae腔、第三脑室和第四脑室、中脑导水管、脑干、小脑、小脑延髓池。彩色多普勒血流图显示大脑前动脉、大脑大静脉以及直窦,脉冲多普勒测量大脑前动脉收缩期峰值血流速度、舒张末期血流速度以及阻力指数,大脑大静脉及直窦血流速度。

（2）侧脑室旁矢状切面：显示大部分侧脑室结构（内含脉络丛）、脑室周围白质。

（3）脑岛旁矢状切面：显示位于颞叶内侧面的脑岛。

3. 经颞囟扫查

图像方位为图像左侧，为患儿额部。较高层面显示丘脑基底核区域的一部分，较低层面显示中脑水平大脑脚。彩色多普勒血流图显示前方的颅底动脉环。脉冲多普勒测量大脑中动脉（水平段）收缩期峰值血流速度、舒张末期血流速度以及阻力指数。

4. 经乳突囟扫查（选用）

图像方位为图像左侧，为患儿额部，在图像中标注左右。主要用于显示脑干、第四脑室、小脑蚓部和小脑半球。

5. 经后囟扫查（选用）

图像方位为图像左侧，为患儿右侧。可显示脑后部的幕上及幕下结构，弥补经前囟扫查的不足。

四、脑室大小与测量

（1）侧脑室前角内径：在前囟冠状面侧脑室前角切面，测量前角中 1/2 处的垂直内径。

（2）第三脑室横径：在前囟冠状面第三脑室切面，测量其最大横径。

（3）侧脑室体部内径：在前囟旁矢状切面，丘脑尾状核沟处测量体部的垂直内径。

（4）丘-枕距：前囟旁矢状切面显示整个侧脑室结构，测量丘脑后缘至枕角的最大距离。

五、常见疾病

1. 新生儿颅内出血

颅内出血（intracranial hemorrhage，ICH）是新生儿期常见病，也是各部位颅内出血的统称。包括脑室周围-脑室内出血，硬脑膜下出血，蛛网膜下腔出血，脑实质出血，小脑及丘脑、基底核等部位出血。

（1）脑室周围-脑室内出血（periventricular intraventricular hemorrhage，PIVH）是早产儿特征性的颅内出血类型，也称生发基质出血或室管膜下出血。脑室周围出血源于侧脑室腹外侧室管膜下的生发基质小血管破裂。生发基质是脑神经母细胞和胶质细胞的发源地，为丰富的毛细血管网。因缺乏血管内皮与外皮细胞，基底膜细胞不成熟，导致此处小血管十分脆弱。因此，当出现缺氧、静脉压和渗透压增高等危险因素时，这些小血管很容易破裂出血。出血后临床表现取决于出血量的多少。出血量较少的患儿，早期无临床表现。如出血量较大或渐进性出血，会导致患儿兴奋性增高，烦躁不安，易激惹，严重时出现颅压高、惊厥、青紫发作等表现。脑室周围-脑室内出血可导致脑室旁出血性梗死，出血后脑积水，脑白质损伤等并发症。

脑室周围-脑室内出血的超声表现：① 早期表现为室管膜下区域出血，在冠状超声层面可见侧脑室前角下缘部位出现高回声团块，或呈弯曲条状附着于侧脑室前角外壁，矢状面同一部位也可显示此高回声，可确认出血。随着室管膜下出血量增多，血液扩散至侧脑室前角内成为脑室内出血，侧脑室内可见团块状的强回声团，当较多的出血积于侧脑室内时，脑室可有不同程度的增宽，可见脉络丛增粗、外形不规则。② Papile出血分为度，级别越高说明出血越严重。Ⅰ度：单纯室管膜下出血，或仅有少量血液进入侧脑室前角内；Ⅱ度：血液已经进入侧脑室内，脑室无明显增宽；Ⅲ度：侧脑室内血液较多，伴脑室明显增宽；Ⅳ度：出血后脑室明显增宽，并至脑实质出血，脑室周围脑白质损伤或髓静脉梗死。③ 出血后梗阻性脑积水表现为侧脑室扩张有张力感，侧脑室的弯曲弧度减低或消失；脑室与脑实质比例增大，中线至侧脑室外缘距离与中线至同侧颅骨内板距离之比在 1/3 以上，矢状面侧脑室深＞2～3 mm，冠状面第三脑室增宽≥3 mm。④ 出血性脑梗死表现为：在侧脑室前角外上方或侧脑室体部旁，可见椭圆形或半圆形强回声，依附于脑室旁或与静脉汇聚走行一致,后期局部组织破坏液化,超声所见为病灶部位回声减低,甚至完全形成液性暗区,并与脑室联通。

(2) 硬膜下出血(subdural hemorrhage)多因机械性损伤使硬脑膜下血窦及附近血管破裂而发生,此类出血多与产伤有关,常发生于困难分娩的足月新生儿。当出血量较少时,临床症状轻微,仅表现易激惹等;出血量增多则出现局限性神经系统异常表现。超声表现为多在颅骨边缘发现呈梭形、窄月形的均匀高回声,回声强度低于颅内其他部位出血。

(3) 原发性蛛网膜下腔出血(subarachnoid hemorrhage)指出血原发部位在蛛网膜下腔,病因与缺氧、酸中毒、低血糖等有关。少量出血无临床征象或仅有极轻的神经系统异常表现;出血量较多时,表现为间歇性惊厥、嗜睡、呼吸异常等。因蛛网膜下腔出血大部分存留于脑的周边部位,是超声诊断的弱项,效果不及CT,超声检查时需尽可能地扫查脑的周边部位,有时在脑外侧沟、脑后纵裂池等部位可发现条状、点片状出血影像。

(4) 脑实质出血(intraparenchymal hemorrhage)程度差异很大,点状出血常与缺氧、酸中毒等原因有关,大范围出血多与凝血机制异常、脑血管畸形等因素有关。出血早期出血灶边缘不整且回声相对淡薄,出血量大时回声增强,出血稳定后,出血灶内高回声回声减低直至最后部分或全部液化形成暗区,并可见出血灶周边水肿带。

(5) 小脑出血(cerebellar hemorrhage)小脑组织结构在超声图像上回声较高,小脑出血时在高回声基础上进一步增强,出血可发生在单侧,也可发生在双侧。当一侧的小脑半球回声高于对侧,或某一局部回声高于其他部位时,应首先考虑出血的可能。

鉴别诊断:① 室管膜下出血后期形成的小囊腔,需与宫内感染在脑室周围形成的小囊腔进行鉴别。② 脑实质出血出现的强回声团块,需与颅内占位性病变进行鉴别。③ 出血后静脉性梗死,需与脑室周围白质损伤进行鉴别。

检查时机:对于胎龄≤32周的早产儿以及大胎龄高危新生儿常规应在出生3天内对颅脑进行超声筛查。对少量的室管膜下出血/脑室内出血应在2～3天后复查。对于较大量的活动性出血,需每日超声检查,后期酌情减少复查次数,最好能观察到出血、吸收、液化、机化的最终结果。出血后梗阻性脑积水多发生在出血后1～2周,应适时复查,注意是否有脑室进行性的增宽。

2. 脑室周围白质软化

脑室周围白质软化(periventricular leukomalacia,PVL)是早产儿主要的脑白质损伤形式,指脑室周围深部白质局灶性坏死伴其后的囊性变,可造成小儿神经系统后遗症,如脑性瘫痪、视听功能异常等,也是造成认知障碍和神经发育异常的主要原因。

PVL 主要发生于胎龄<32周的早产儿和极低出生体重儿,任何可能导致早产儿缺氧缺血的病因均可导致 PVL 的发生。其机制主要与早产儿脑血管的解剖特点、少突胶质前体细胞的易感性以及炎症和细胞因子有关。病理表现为囊状和非囊状两类:囊状是巨大灶状坏死或为多囊性,非囊状是微小灶状坏死伴弥漫性胶质增生形成,两种病理改变常混合存在。

PVL 在新生儿期无特异性的临床症状和体征,根据损伤部位的不同,后期可出现各种对应的后遗症改变。

(1) 超声表现:早期侧脑室前角旁三角区显示片状回声增强或双侧对称分布的侧脑室旁回声增强;病程2周后回声增强区呈空腔或囊泡样改变,大小可为一至几厘米不等;病程3个月后囊泡消失,较大的囊腔难以被胶质细胞填充,导致囊腔长期存在形成孔洞脑或脑穿通畸形。

(2) 鉴别诊断:Ⅳ级脑室周围-脑室内出血,动脉栓塞性脑梗死。

(3) 检查时机:对于高危早产儿应在生后1周内行常规筛查,如存在白质损伤者,在1个月内每周进行复查,后期酌情复查。原则是观察病变的发生、严重程度以及结局。

3．新生儿缺氧缺血性脑病

新生儿缺氧缺血性脑病(hypoxic-ischemic encephalopathy,HIE)是导致新生儿死亡和神经系统发育障碍的主要原因之一,HIE 指脑组织受到缺氧性损害,产生脑水肿,引起脑血流的灌注异常,导致脑白质软化,常伴有脑室内-脑室周围出血。临床病史和表现是诊断 HIE 的主要依据,其发病的核心是围产期缺氧,缺氧后多种机制交互作用,导致不可逆的脑损伤。治疗原则为尽早识别处于中、重度 HIE 的高危新生儿,使用支持疗法维持脑足够的灌注和营养,对抗缺氧缺血性瀑布发生,改善正在进行中的脑损伤过程。

(1) 超声表现:轻度 HIE 表现为轻度脑水肿,可见脑组织结构模糊。中度 HIE 表现为脑组织解剖结构消失,难以辨认,并且脑实质回声增强。严重时超声可探及脑容积的变化,表现为侧脑室受压变窄,侧脑室内脉络丛周围无回声部分或完全消失。重度 HIE 后期可出现脑白质软化,10～14 天时显示为囊泡样改变。并发症为脑室内-脑室周围出血。检查时应采用彩色多普勒超声检测大脑血流动力学改变。

脑损伤严重的超声诊断特征是:脑结构模糊,解剖结构难以辨认;脑血管搏动减弱或消失;双侧脑室极度变窄,边界消失;脑白质回声增强,尤其是脑白质周围白质回声强度接近或等同于脉络丛;彩色多普勒超声显示舒张期血流速度增高,S/D 比值和阻力指数降低。

(2) 临床意义:HIE 患儿需随时复查颅脑超声,脑水肿持续时间一般在 7～10 天,水肿持续时间越短,预后越好。3 天内恢复者多无后遗症,如 2 周以上未恢复正常脑组织结构影像,提示预后不佳,特别是 3～4 周时超声检查显示脑萎缩,脑组织液化等,后期病理改变神经后遗症难以避免。

4．新生儿脑梗死

新生儿脑梗死(cerebral infarction)是指各种原因所致的脑主要动脉或分支动脉供血发生障碍,导致局灶或多灶性神经组织因缺血而发生坏死。新生儿脑梗死属于新生儿期严重的脑损伤类型,最显著的临床神经系统症状是突然发生的频繁惊厥。新生儿脑梗死可以发生在大脑前动脉、中动脉和后动脉,其中以大脑中动脉最为常见,左侧较右侧常见。

(1) 超声表现:脑梗死发生早期病变区域回声增强程度并不很高,相对均匀,形状不固定,无典型的楔形,隐约可出现靠近脑中心部位的病变范围小于周边部位。

病程 7～10 天后局部萎缩、瘢痕形成,梗死灶呈典型的楔形,边界清晰,且窄的一端总是指向脑的中心部位,回声强度明显高于周围的脑组织。

病程 3～4 周后,局部显示为囊腔或脑叶缺失。检查时需以彩色多普勒进行双侧对比。

(2) 鉴别诊断:脑实质出血,脑室周围白质软化。

5．新生儿细菌性脑膜炎

新生儿细菌性脑膜炎(bacterial meningitis)是由细菌引起的脑膜炎症,是常见的危及新生儿生命的疾病,其临床症状常不典型,颅内压增高症出现较晚,又常缺乏脑膜刺激征,早期诊断困难,并发症多,病死率高。细菌性脑膜炎感染途径有血流感染、直接入侵、邻近组织感染蔓延。新生儿细菌性脑膜炎起病隐匿,常缺乏特异性临床表现,且不会出现或很少出现典型性系统神经症状,其一般表现有反应差、哭声弱、精神欠佳等。新生儿偶有发热,大多表现为体温不稳或体温不升。由于新生儿前囟骨缝未闭合,高颅压表现往往出现较晚或不典型,早期仅表现为前囟紧张,极易误诊。其诊断主要是根据具有新生儿感染及神经系统的临床表现以及脑脊液常规化验和细菌培养的结果。其治疗原则为早期、联合、足量、保证疗程的个体化抗生素治疗以及对症治疗、并发症治疗和康复治疗等。

(1) 超声表现:超声在中枢神经系统感染时的检查作用,主要是发现病变早期不同程度的脑水肿,观察炎症性病灶变化,了解颅内各类并发症。

早期脑膜炎表现为组织水肿,在超声上表现与缺氧缺血性脑病水肿相似,为脑结构模糊,脑白质回声增强,脑室受压变窄。当炎症出现渗出时,超声可见脑膜增厚、回声增强,脑沟增宽,部分会伴脑膜下积液。脑膜炎的并发症有脑脓肿形成、弥漫性脑萎缩以及脑多发软化灶形成。

脑脓肿可发生在脑实质的任何部位。最初超声可见局部形态不规则的回声增强,随病程进展局部组织破坏形成囊性改变,其内回声不均,可见不规则的小团块及条状纤维物,并有包膜,囊肿越大包膜越厚、越完整。对于因脑脓肿而高热不退的患儿,可行 B 超引导下病灶清除术。

(2) 鉴别诊断:新生儿缺氧缺血性脑病,脑室周围白质软化。

(3) 超声对预后判断:在病变早期如出现弥漫性或区域性消退不佳的脑组织水肿,存在硬膜下积液、积脓、脑室炎、脑脓肿、脑积水等合并症,在病变后期如出现脑组织液化、钙化、脑实质消失,这些都可能造成脑实质损伤后遗症,需视病灶大小、部位,结合临床综合评判。

6. 新生儿脑积水

脑积水是脑脊液动力学失衡导致的脑脊液聚集,脑脊液的循环与其主通道和副通道的构成有关,小儿脑脊液循环速度比成人快,主通道到婴儿时期才逐渐发育成熟,蛛网膜颗粒吸收作用到婴儿期才显现出来,吸收功能逐渐增强。新生儿脑积水以出血性脑积水最为常见,存在上述两种通道的异常。

(1) 超声表现:可见脑室扩张,额角>13 mm,第三脑室>10 mm,硬膜下>5 mm,丘-枕径>25 mm;侧脑室形态呈圆角扩张;交通性脑积水各个脑室均扩张;梗阻性脑积水,部分脑室扩张;出血性脑积水可显示脑室内凝血块回声,可见积液分层现象。

(2) 鉴别诊断:脑萎缩,脑叶缺如性脑室扩张。

(3) 检查时机:脑出血后梗阻性脑积水多发生在Ⅲ度、Ⅳ度重度脑室出血之后,一般在生后 7~14 天出现,因此对于重度脑室内出血患儿,建议在生后 1~2 周实施颅脑超声复查,监测脑室各径线。

7. 新生儿颅脑先天性畸形

神经管畸形:其中的脑膨出及脑膜膨出超声表现为颅骨缺损处伴有脑组织和(或)脑膜膨出。

透明隔腔缺如:表现为前角间无透明隔,前角融合,前角融合处顶部呈凹陷状。

胼胝体缺如:以胼胝体完全缺失为主要表现,第三脑室扩大并向头侧移位,侧脑室前角增大并向外侧移位,透明隔腔消失。

无脑回畸形:超声表现为脑沟回完全消失,表面光滑。

部分脑回缺如:超声表现为脑回数目减少,病变侧大脑半球明显增大、皮质增厚、脑室增大。

先天性蛛网膜囊肿:超声表现为脑内囊状无回声,囊肿与侧脑室不连通。

Dandy-Walker 畸形:主要表现为小脑蚓部及小脑半球发育不全,第四脑室扩大,小脑延髓池扩大,后颅窝形成囊肿,以及梗阻性脑积水。

8. 新生儿颅内占位病变

新生儿肿瘤在超声上的直接表现为占位病灶,以高回声为主,可伴有低回声和强回声钙化灶。单发多见,偶有多发。高回声团块需要与颅内出血进行鉴别,但有时会受肿瘤发生部位的影响而难以探查到。虽然超声能够发现部分脑肿瘤,但需要其他影像学上的进一步验证。

超声对新生儿脑肿瘤的诊断意义如下:

① 对肿瘤进行识别和粗略定位,如大脑外侧沟从中线位置移向一侧或另一侧,往往提示一侧大脑半球有占位病变。

② 超声可以区分肿瘤的边界是否完整清晰,如果呈浸润性生长提示为恶性肿瘤;周围水肿或病灶内发生出血时病变会在短期内异常增大。

③ 根据病变的内部结构进行定性分析。不均匀回声伴有囊腔和钙化灶,提示为畸胎瘤可能;非常均匀一致的回声提示可能为脉络丛乳头状肿瘤,并且通常有前向的血管蒂和静脉血流;如果在中线部位软组织内发现强回声病变,几乎可以确定为肿瘤(表 2.1.1)。

④ 用于化疗后的随访,如果肿瘤内发生坏死现象,则提示治疗可能有效。

表 2.1.1 新生儿颅内肿瘤的超声鉴别

肿瘤名称	部 位	超声表现
星型细胞瘤或神经胶质瘤	(视)交叉上	轻度均匀的回声增强
	(一侧)幕上	不均匀回声
	小脑	经常为囊性
	脑干	均匀回声,有浸润现象
脉络丛乳头状瘤	侧脑室	均匀回声,明显强回声,分叶状,有蒂连于脉络丛上,表现为囊性者,恶性可能性大
	第四脑室底部	
	第三脑室顶部	
室管膜瘤	脑室周边	基底部较大,易于向软组织浸润性生长,回声均匀或不均匀
成神经管细胞瘤或髓母细胞瘤	在小脑蚓部之上的中线上	环绕、均匀的强回声
畸胎瘤	松果体	不均匀强回声基质上伴有囊腔、钙化灶
	第三脑室底部	
脂肪瘤	胼胝体、脉络丛、下丘脑	强回声,周边可有钙化,常伴有脑脊膜膨出,胼胝体发育不良

第二节 眼 部

一、解剖概要

眼(eye)即视器(visual organ),由眼球(eyeball)和眼副器组成,大部分位于眶内。眼球的功能是接收光刺激,将光刺激转变为神经冲动,经视觉传导通路传至大脑视觉中枢,产生视觉。眼副器位于眼球的周围或附近,包括眼睑、结膜、泪器、眼球外肌以及眶脂体和眶筋膜等,对眼球起支持、保护和运动作用。

(一)眼球

近于球形,为视器的主要部分,借筋膜与眶壁相连,后部借视神经连于间脑的视交叉。

当眼平视前方时,眼球前面正中点称前极,后面正中点称后极,前、后极的连线称眼轴。在眼球的表面,与前、后极等距离的各点连接起来的环形连线称为赤道(中纬线)。经瞳孔的中央至视网膜黄斑中央凹的连线称视轴,眼轴与视轴呈锐角交叉。眼球的前后径为 24 mm,垂直径为 23 mm,水平径为 23.5 mm。

眼球分为眼球壁和眼内容物两个部分。眼球壁从外向内依次分为纤维膜、血管膜和视网膜。眼内容物包括房水、晶状体和玻璃体。

1. 眼球壁

(1)纤维膜。由坚韧的纤维结缔组织构成,有支持和保护作用。由前向后可分为角膜和巩膜两部分。

角膜(cornea)占眼球纤维膜的前 1/6,无色透明,富有弹性,无血管但富有感觉神经末梢。角膜的曲度较大,外凸内凹,具有屈光作用,其营养来自周围的毛细血管、泪液和房水。角膜炎或溃疡可致角膜混浊,失去透明性,影响视觉。

巩膜(sclera)占眼球纤维膜的后 5/6,乳白色不透明,厚而坚韧,有保护眼球内容物和维持眼球形态的作用。巩膜前缘接角膜缘,后方与视神经的硬膜鞘相延续。在巩膜与角膜交界处的外面稍内陷,称巩膜沟。在靠近角膜缘处的巩膜实质内,有环形的巩膜静脉窦(sinus venosus sclerae),为房水流出的通道。巩膜在视神经穿出的附近最厚,向前逐渐变薄,在眼球的赤道附近最薄;在眼外肌附着处再度增厚。巩膜前部露于眼裂的部分,正常呈乳白色,黄色常是黄疸的重要体征;老年人的巩膜因脂肪沉积而略呈黄色;先天性薄巩膜呈蔚蓝色。

(2)血管膜。又称葡萄膜(uvea),位于巩膜和视网膜之间,富含血管和色素细胞,呈棕黑色,具有营养眼球内组织及遮光的作用。由前至后分为虹膜、睫状体和脉络膜 3 部分。

虹膜(iris)呈冠状位,位于血管膜最前部,呈圆盘形,中央有圆形的瞳孔(pupil)。角膜与晶状体之间的间隙称眼房(chambers of eyeball)。虹膜将眼房分为较大的前房和较小的后房,两者借瞳孔相交通。在前房的周边,虹膜与角膜交界处的环形区域,称虹膜角膜角,又称前房角。虹膜内有环绕瞳孔周缘排列的瞳孔括约肌和呈放射状排列的瞳孔开大肌。在弱光下或视远物时,瞳孔开大;在强光下或看近物时,瞳孔缩小,以调节光的进入量。在活体上,透过角膜可见虹膜及瞳孔。虹膜的颜色取决于色素的多少,有种族差异,可有黑、棕、蓝和灰色等。白色人种,因缺乏色素,呈浅黄色或浅蓝色;黄种人的虹膜多呈棕色。

睫状体(ciliary body)是血管膜中部最肥厚的部分,位于巩膜与角膜移行部的内面,视网膜与锯齿缘之间,前与虹膜根部相连,向后移行于脉络膜。其后部较为平坦,为睫状环,前部有向内突出呈放射状排列的皱襞,称睫状突,后者发出睫状小带与晶状体相连。在眼球水平切面上,睫状体呈三角形,顶端向后指向锯齿缘,基底指向虹膜,环绕晶状体赤道部。睫状体内含睫状肌,由副交感神经支配。睫状体有调节晶状体曲度和产生房水的作用。

脉络膜(choroid)占血管膜的后 2/3,由视网膜锯齿缘开始,直到视神经孔,被盖眼球后部,富含血管及色素,厚度约为 0.25 mm。外面与巩膜疏松相连,内面紧贴视网膜的色素层,后方有视神经穿过。脉络膜可营养眼球内组织并吸收分散光线。

(3)视网膜(retina)。位于眼球血管膜的内面,前界为锯齿缘,后界为视乳头周围,外为脉络膜,内为玻璃体。视网膜自前向后分为 3 部分,即视网膜虹膜部、睫状体部和脉络膜部。虹膜部和睫状体部分别贴附于虹膜和睫状体的内面,薄而无感光作用,故称为视网膜盲部。脉络膜部附于脉络膜内面,范围最大,有感光作用,又称为视网膜视部。视部的后部最厚,愈向前愈薄,在视神经的起始处有一直径为 1.5 mm、境界清楚、略呈椭圆形的盘状结构,称视神经盘(optic disc),又称视神经乳头(papilla optic nerve)。视神经盘中央凹陷,称视盘陷凹,有视网膜中央动、静脉穿过,无感光细胞,称生理性盲点。在视神经盘的颞侧稍偏下方约 3.5 mm 处,有一黄色小区,由密集的视锥细胞构成,称黄斑(macula lutea),直径为 1.8~2 mm。黄斑中央凹陷称中央凹(fovea centralis),此区无血管,为感光最敏锐处。

视网膜视部分两层:外层为色素上皮层,由单层色素上皮细胞构成;内层为神经层,是视网膜的固有结构。两层之间有一潜在性的间隙,是造成视网膜脱离的解剖学基础。

2.眼内容物

(1)房水(aqueous humor)。其为无色透明液体,充填于眼房内,由睫状体产生,进入眼后房,经瞳孔至眼前房,又经虹膜、角膜角进入巩膜静脉窦,借睫前静脉汇入眼上、下静脉。房水的生理功能是为角膜和晶状体提供营养并维持正常的眼内压。病理情况下房水代谢紊乱或循环不畅可造成眼内压增高,临床上称继发性青光眼。

(2)晶状体(lens)。位于虹膜和玻璃体之间,借睫状小带与睫状体相连,固定在虹膜后、玻璃体前;呈双凸透镜状,前面曲度较小,后面曲度较大,无色透明、富有弹性、不含血管和神经。晶状体的外面包有具高度弹性的薄膜,称晶状体囊。晶状体本身由平行排列的晶状体纤维组成,周围部较软,称晶状体皮质;中央部较硬,称晶状体核。晶状体直径为 9～10 mm,厚度为 4～5 mm,前后两面相接处为晶状体赤道部。晶状体若因疾病或创伤而变混浊,称为白内障。临床上,糖尿病病人常并发白内障及视网膜病变。

晶状体是眼屈光系统的主要装置,其曲度随所视物体的远近不同而改变。视近物时,睫状肌收缩,使睫状突内伸,睫状小带变松弛,晶状体借助于晶状体囊及其本身的弹性而变凸,特别是其前部的凸度增大,屈光度加强,使进入眼球的光线恰能聚焦于视网膜上。反之,视远物时,睫状肌舒张,睫状突外伸,睫状小带加强了对晶状体的牵拉,晶状体曲度变小,使远处物体清晰成像。若眼轴较长或屈光装置的屈光率过强,则物像落在视网膜前,称之为近视。反之,若眼轴较短或屈光装置的屈光率过弱,物像则落在视网膜后,称之为远视。随年龄增长,晶状体核逐渐增大变硬、弹性减退,睫状肌逐渐萎缩,晶状体的调节能力逐渐减弱,近距离视物困难,出现老视,即"老花眼"。

(3) 玻璃体(vitreous body)。其为无色透明的胶状物质,99% 为水分。表面被覆玻璃体膜。它填充于晶状体与视网膜之间,约占眼球内腔的后 4/5。玻璃体的前面以晶状体及其悬韧带(睫状小带)为界,呈凹面状,称玻璃体凹;玻璃体的其他部分与睫状体和视网膜相邻,对视网膜起支撑作用,使视网膜与色素上皮紧贴。若支撑作用减弱,可导致视网膜剥离。玻璃体混浊时,可影响视力。

玻璃体内没有血管和神经,在其外层有少量游走细胞。玻璃体组织由玻璃体界膜、玻璃体皮质、中央玻璃体、中央管及玻璃体细胞构成。

(二)眼副器

眼副器(accessory organs of eye)包括眼睑、结膜、泪器、眼球外肌、眶脂体和眶筋膜等结构,有保护、运动和支持眼球的作用。

1. 眼睑

眼睑(palpebrae)位于眼球的前方,分上睑和下睑,两者之间的裂隙称睑裂。睑裂的内、外侧端分别称内眦和外眦。睑的游离缘称睑缘,又分为睑前缘和睑后缘。

睑缘有睫毛 2～3 行,上、下睑睫毛均弯曲向前,上睑睫毛硬而长,下睑睫毛短而少,睫毛有防止灰尘进入眼内和减弱强光照射的作用。如果睫毛长向角膜,称为倒睫,可引起角膜炎和溃疡等。睫毛的根部有睫毛腺(Moll 腺),近睑缘处有睑缘腺(Zeis 腺)。睫毛毛囊或睫毛腺的急性炎症称麦粒肿。

眼睑由浅至深可分为 5 层:皮肤、皮下组织、肌层、睑板和睑结膜。眼睑的皮肤细薄,皮下组织疏松,可因积水或出血发生肿胀。睑部感染、肾炎等疾患常伴有眼睑水肿。肌层主要是眼轮匝肌的睑部,该肌收缩可闭合睑裂。眼睑部手术时,切口应与眼轮匝肌纤维方向平行,以利于愈合。在上睑上还有上睑提肌,该肌的腱膜止于上睑的上部,可提起上睑。

睑板(tarsus)为一半月形致密结缔组织板,上、下各一。睑板的内、外两端借横位的睑内、外侧韧带与眶缘相连接。睑内侧韧带较强韧,其前面有内眦动、静脉越过,后面有泪囊,是手术时寻找泪囊的标志。睑板内有麦穗状的睑板腺(tarsal glands),与睑缘垂直排列,开口于睑缘。睑板腺分泌油样液体,可润滑眼睑,防止泪液外流。若睑板腺导管阻塞,形成睑板腺囊肿,亦称霰粒肿。

眼睑的血液供应丰富,主要来源有:① 颈外动脉发出的面动脉、颞浅动脉、眶下动脉等分支;② 眼动脉发出眶上动脉、泪腺动脉和滑车上动脉等分支。这些动脉在眼睑的浅部形成动脉网,在深部吻合成动脉弓。静脉血回流至眼静脉和内眦静脉。做眼睑手术需注意血管的位置及吻合。

2. 结膜

结膜(conjunctiva)是一层薄而透明、富含血管的黏膜,覆盖在眼球前面及眼睑内面。按所在部位可分为睑结膜、球结膜和结膜穹窿 3 部分:① 睑结膜衬覆于上、下睑的内面,与睑板结合紧密。在睑结膜的内表面,可透视深层的小血管和睑板腺。② 球结膜覆盖在眼球前面,于近角膜缘处移行为角膜上皮,该处与巩膜结合紧密,其余部分连接疏松易移动。③ 结膜穹窿为睑结膜与球结膜的移行处,分为结膜上穹和结膜下穹。

一般结膜上弯较结膜下弯深。当上、下睑闭合时,整个结膜形成囊状腔隙称结膜囊,经睑裂与外界相通。结膜病变常局限于某一部位。如沙眼易发于睑结膜和结膜弯;疱疹则多见于角膜缘的结膜和球结膜。炎症常引起结膜充血肿胀。

3. 泪器

泪器(lacrimal apparatus)由泪腺和泪道组成。

(1) 泪腺(lacrimal gland)。泪腺位于眼眶外上方的泪腺窝内,长约为 2 cm,有 10~20 条排泄管开口于结膜上弯的外侧部。分泌的泪液借眨眼活动涂抹于眼球表面,有防止角膜干燥和冲洗微尘的作用。此外,泪液含溶菌酶具有灭菌作用。多余的泪液流向内眦处的泪湖,经泪点、泪小管进入泪囊,再经鼻泪管至鼻腔。

(2) 泪道。泪道包括泪点、泪小管、泪囊和鼻泪管。① 泪点在上、下睑缘近内侧端处各有一隆起称泪乳头,其顶部有一小孔称泪点,是泪小管的开口。沙眼等疾病可造成泪点变位而引起溢泪症。② 泪小管为连接泪点与泪囊的小管,分上泪小管和下泪小管,分别垂直向上、下行,继而几乎成直角转向内侧汇合在一起,开口于泪囊上部。③ 泪囊位于眶内侧壁前下部的泪囊窝中,为一膜性囊。上端为盲端,下部移行为鼻泪管。泪囊的前面有睑内侧韧带和眼轮匝肌纤维,少量肌束跨过泪囊的深面。眼轮匝肌收缩时牵引睑内侧韧带可扩大泪囊,使囊内产生负压,促使泪液流入泪囊。④ 鼻泪管(nasolacrimal duct)为一膜性管道,上部包埋在骨性鼻泪管中,与骨膜结合紧密;下部在鼻腔外侧壁黏膜的深面,开口于下鼻道外侧壁。鼻泪管开口处的黏膜内有丰富的静脉丛,感冒时,黏膜充血和肿胀,可导致鼻泪管下口闭塞,泪液向鼻腔引流不畅,故感冒时常有流泪的现象。

4. 眼球外肌

眼球外肌(extraocular muscles)为视器的运动装置。包括运动眼球的 4 块直肌、2 块斜肌和运动眼睑的上睑提肌,均为骨骼肌。

(1) 上睑提肌。上睑提肌起自视神经管前上方的眶壁,向前行于上直肌上方,止于上睑的皮肤和上睑板。该肌收缩提上睑,开大眼裂,由动眼神经支配。上睑提肌瘫痪可导致上睑下垂。Müller 肌是一块薄而小的平滑肌,起于上睑提肌下面的肌纤维之间,在上睑提肌与上直肌、结膜弯之间向前下方走行,止于睑板上缘。Müller 肌助提上睑,受颈交感神经支配,该神经麻痹导致霍纳氏综合征(Homer 综合征),可出现瞳孔缩小、眼球内陷、上睑下垂等症状。

(2) 上、下、内、外直肌。运动眼球的 4 块直肌为上直肌、下直肌、内直肌和外直肌,分别位于眼球的上方、下方、内侧和外侧。各直肌共同起自视神经管周围和眶上裂内侧的总腱环,在赤道的前方,分别止于巩膜的上、下、内侧和外侧。上、下、内、外直肌收缩时,分别使瞳孔转向上内、下内、内侧和外侧。

(3) 上斜肌和下斜肌。上斜肌位于上直肌与内直肌之间,起于蝶骨体,以细腱通过眶内侧壁前上方的滑车,经上直肌的下方转向后外,在上直肌和外直肌之间止于眼球后外侧赤道后方的巩膜。该肌收缩使瞳孔转向下外方。下斜肌位于眶下壁与下直肌之间,起自眶下壁的前内侧,斜向后外,止于眼球下面赤道后方的巩膜。该肌收缩使瞳孔转向上外方。

眼球的正常运动并非单一肌肉的收缩,而是两眼数条肌肉协同作用的结果。如俯视时,两眼的下直肌和上斜肌同时收缩;仰视时,两眼的上直肌和下斜肌同时收缩;侧视时,一侧眼的外直肌和另一侧眼的内直肌共同作用;聚视中线时,则是两眼内直肌共同作用的结果。当某一眼肌麻痹时,可出现斜视和复视现象。

5. 眶脂体与眶筋膜

(1) 眶脂体。眶脂体为眼眶内的脂肪组织,充填于眼球、眼球外肌与眶骨膜之间,起支持和保护作用。在眼球后方,视神经与眼球各肌之间脂肪组织较多,与眼球之间类似关节头与关节窝的关系,允许眼球做多轴的运动,还可减少外来震动对眼球的影响。

(2) 眶筋膜。眶筋膜包括眶骨膜、眼球筋膜鞘、眼肌筋膜鞘和眶隔。① 眶骨膜疏松地衬于眶壁的内面,在面前部与周围骨膜相续连。在视神经管处,硬脑膜分两层,内层为视神经的外鞘,外层为眶骨膜。在眶的后部,眶骨膜增厚形成总腱环,为眼球外肌提供附着处。② 眼球筋膜鞘是眶脂体与眼球之间薄而致密的纤维膜,又称 Tenon 囊。该鞘包绕眼球的大部,向前在角膜缘稍后方与巩膜融合在一起,向后与视神经硬膜鞘结合。眼球筋膜鞘的内面光滑,与眼球之间的间隙称为巩膜外隙,眼球在鞘内可灵活运动。③ 眼肌筋膜呈鞘状包绕眼球外肌。④ 眶隔为上睑板上缘和下睑板下缘的薄层结缔组织,分别连于眶上缘和眶下缘,与眶骨膜延续。

(三)眼部血管解剖

1. 眼的动脉

眼球和眶内结构的血液供应主要来自眼动脉(ophthalmic artery)。眼动脉起自颈内动脉,是颈内动脉的第一分支,在视神经的下外方经视神经管与视神经相伴行进入眼眶,走在上斜肌和内直肌之间,终支出眶,终于滑车上动脉。其在眶内的行程可以分为 3 部分:第一部分在眶外下方向前走行到视神经,然后在眶中部穿越视神经到其鼻上方(第二部分),约 85% 的病例眼动脉在视神经的上方越过;其余在视神经的下方越过。在视神经鼻侧(第三部分),眼动脉分出其末支。行程中眼动脉发出分支供应眼球、眼球外肌、泪腺和眼睑等。主要分支如下:

(1)视网膜中央动脉(central retinal artery,CRA)。由眼动脉的第二部分分出,自球后 9~12 mm 处从内下或下方进入视神经中央,再从视盘穿出,分鼻上、鼻下、颞上及颞下 4 支,走行在视网膜神经纤维层内,营养视网膜内层。在视神经内,视网膜中央动脉和视网膜中央静脉相伴行。

(2)睫后长动脉(posterior ciliary artery long,PCAl)和睫后短动脉(posterior ciliary artery short,PCAs)。包括 6~8 条短动脉和 2 条长动脉,均在视神经附近从后方进入眼内,为脉络膜(睫后短动脉)以及虹膜和睫状体(睫后长动脉)供血。

(3)睫前动脉。由眼动脉的各肌支发出,共 7 支,在眼球前部距角膜缘 5~8 mm 处穿入巩膜,在巩膜静脉窦的后面入睫状肌,发出分支与虹膜动脉大环吻合,营养巩膜的前部、虹膜和睫状体。睫前动脉在进入巩膜前,分支至球结膜。

另外,眼动脉还发出泪腺动脉、筛前动脉、筛后动脉以及眶上动脉等分支至相应的部位。

2. 眼的静脉

眼的静脉分眼球内的静脉和眼球外的静脉两类。

(1)视网膜中央静脉(central retinal vein,CRV)。其走行在视神经内,与同名动脉伴行。经眼上静脉或直接回流到海绵窦。

(2)涡静脉(vortex vein,VV)。其是眼球血管膜的主要静脉,脉络膜后部的静脉向前集合,赤道前的脉络膜静脉则向后集合,在赤道部附近形成涡静脉。多数为 4 条,即 2 条上涡静脉和 2 条下涡静脉,分散在眼球赤道后方的 4 条直肌之间,收集虹膜、睫状体和脉络膜的静脉血。此静脉不与动脉伴行,在眼球赤道附近穿出巩膜,经眼上、下静脉汇入海绵窦。

(3)睫前静脉。收集眼球前部虹膜等处的静脉血。这些静脉以及眶内的其他静脉,最后均汇入眼上、下静脉。

(4)眼球外的静脉(ophthalmic vein,OV)。共 2 支,即眼上静脉和眼下静脉。眼上静脉起自眶内上角,是引流眼球及其附属器的主要血管,直接向后经眶上裂注入海绵窦。眼下静脉起自眶下壁和内侧壁的静脉网,向后分 2 支,一支经眶上裂注入眼上静脉,另一支经眶下裂汇入翼静脉丛。部分血液也向前经内眦静脉入面静脉引流。

眼静脉内无瓣膜,在内眦处向前与面静脉吻合,向后注入海绵窦。面部感染可经眼静脉侵入海绵窦引起颅内感染。

（四）眼的神经

视器的神经支配来源较多。视神经起于眼球后极的内侧约 3 mm 处，行向后内，穿经视神经管入颅中窝，连于视交叉。眼球外肌由动眼神经、滑车神经、展神经支配。眼球内肌的瞳孔括约肌和睫状肌受动眼神经支配，瞳孔开大肌受交感神经支配。视器的感觉神经则来自三叉神经的眼神经。眼睑内的眼轮匝肌则受面神经支配。泪腺由面神经的副交感神经纤维支配。

二、超声检查技术

1．患者准备

检查医师应与患者认真交流，如保持呼吸平稳、减少瞬目等，消除其紧张、恐惧心理，以便更好地配合检查。通过询问病史、阅读病历了解患者的基本病情。

2．体位

多采用仰卧位，特殊情况下也可坐位检查。

3．仪器

目前用于眼部超声诊断的超声波有 A 型超声，包括用于生物测量的 A 型超声、B 型超声、多普勒超声及超声生物显微镜。眼的 B 型超声检查一般使用 7～12 MHz 高频线阵探头，选择仪器内置的小器官预设条件即可，但需降低发射功率、尽量缩短多普勒检查的时间。

4．检查方法

（1）灰阶超声：调节仪器的增益至合适的水平，可适当调大增益以避免遗漏小的病变，可依照如下顺序进行扫查。① 横切扫描：将探头置于 6 点角膜巩膜缘，得到上方眼球后极部的图像，向下（穹窿部）移动探头，依次得到眼球后极部、赤道部、周边部的图像。应用相同的方法分别对眼球的下方、鼻侧、颞侧进行检查。② 纵切扫描：如果应用横切扫描有异常发现，或者有不能详尽观察的盲区，可以进行纵切扫描。探头旋转 90°（与横切扫描相垂直），同样自角膜巩膜缘向穹窿部移动探头，观察病变的情况。③ 轴位扫描：将探头置于眼球中央，得到自角膜顶点至视神经的眼球图像为轴位图，可以明确病变与视神经、黄斑之间的关系。

（2）多普勒彩超：在眼球的轴位切面扫查，于视神经的两侧找寻类似英文字母"S"形的粗大血管即眼动脉。视神经的低回声区内可以发现红蓝相间的血流信号即视网膜中央动脉和视网膜中央静脉。在视神经的两侧可以发现单一颜色的条带状血流信号即睫后短动脉。

三、正常超声表现

1．眼的结构

眼球呈类圆形，由回声和无回声相间组成。角膜呈弧形带状回声，如果探头对角膜加压可见角膜形态发生改变，即角膜顶点的回声局限变平。前房为半球形无回声区。虹膜显示为对称的带状回声，中央区回声局限缺如为瞳孔区。晶状体的全部均可清晰显示，呈类椭圆形中强回声，玻璃体表现为无回声区，与眼球壁回声之间界限清晰。球壁回声为类圆形带状强回声，与玻璃体回声形成明显的对比，受分辨力的限制，通常情况下超声诊断仪无法将球壁的 3 层结构明确分辨。

眼眶主要由中强点状回声组成，呈类英文字母"W"形，视神经表现为带状无回声区，前与视盘回声相连，向后延伸至颅内，但一般的超声诊断仅仅能显示 60 mm 左右的眶内结构，眼球的上、下、鼻、颞侧各有一条肌肉，二维超声表现为带状回声，边缘回声较中央明显增强，与周边的眶脂肪组织可以清晰分辨。泪腺位于眼球的颞上方，呈类三角形，内为中低回声，边界清晰，无压缩性。

2. 眼内的血管

眼动脉自视神经孔进入眶内。呈英文字母"S"形与视神经相伴,自视神经孔走行到眼前部。眼动脉在走行的过程中分出视网膜中央动脉和睫状动脉。超声检查一般只对眼动脉、视网膜中央动脉和睫后短动脉进行观察和定量测量。视网膜中央动脉为眼动脉眶内段的分支,自球后 9~12 mm 处从内下或下方进入视神经中央,再从视盘穿出,视网膜中央静脉与其伴行,正常视网膜中央动脉和静脉在眼球后极水平线与视神经暗区相交处可观察到,CDFI 显示为短棒状红蓝血流信号。所有的眼部动脉血管的频谱与颈内动脉类似,均为三峰二谷型,波形外缘完整。

四、眼部疾病

(一)玻璃体积血

玻璃体积血(vitreous hemorrhage)为眼外伤或视网膜血管性疾病所致的常见并发症。任何原因所致视网膜、色素膜血管或新生血管破裂,血液流出并积聚于玻璃体腔内均可形成玻璃体积血。

1. 病理与临床

正常人玻璃体内无血管,但在玻璃体纤维血管组织增生等情况下,玻璃体腔内可出现新生血管。眼外伤和眼底血管性疾病为临床上引起玻璃体积血的常见原因。眼科检查,出血较少时可见红细胞聚集于玻璃体凝胶的支架中,呈柠檬色尘状;中等量的新鲜出血可致致密的黑色条状混浊;大量出血致眼底无红光反射,视力可下降至光感。

2. 超声表现

(1)灰阶超声:少量的玻璃体积血表现为玻璃体内局部点状弱回声,大量的玻璃体积血可以充满整个玻璃体,分布一般与出血的位置有关,也可均匀分布在玻璃体内。点状回声不与眼球壁回声紧密相连,运动试验和后运动试验均为阳性。玻璃体内积血运动一般无固定规律,为随眼球活动的随意运动。

(2)多普勒超声:由于玻璃体内的积血有轻微的流动性,但其流动的速度尚不足以引起多普勒效应,所以在玻璃体积血时病变内无异常血流信号发现。

3. 鉴别诊断

玻璃体积血需与玻璃体后脱离、视网膜脱离及脉络膜脱离相鉴别,见表 2.2.1。

表 2.2.1 眼内膜状回声鉴别诊断

疾病	形态	固着点	运动	后运动	多普勒彩超
玻璃体积血	不规则均匀点状	无	(+)	(+)	病变内无血流信号
玻璃体后脱离	连续带状,光滑弧形	位置不定	(+)	(+)	病变内无血流信号
视网膜脱离	规则带状,V形,凹面向前	一端与视盘相连,一端与周边球壁相连	(+)	(+)	与视网膜中央动、静脉相延续,频谱为动、静脉伴行
脉络膜脱离	规则带状,多个,凸面向玻璃体	多在眼赤道部之前,不与视盘相连	(+/-)	(-)	血流信号丰富,为低速动脉血流频谱

4. 临床价值

超声检查对玻璃体积血的诊断与眼底镜的观察同样重要,除非临床医生能够明确只有玻璃体积血而无其他并发症的存在,否则一般均需要进行超声检查排除其他并发症,如玻璃体后脱离、视网膜脱离、脉络膜脱离等。

（二）玻璃体后脱离

玻璃体后脱离（posterior vitreous detachment，PVD）是指基底部以后的玻璃体与视网膜相互分离。玻璃体后脱离多为老年变性引起，其发病率随年龄增加而提高，据统计，年龄在 50 岁以上有 53% 发生玻璃体后脱离，超过 65 岁其发病率可高达 65%。此外，炎症、出血、外伤等也可导致玻璃体后脱离。

1. 病理与临床

玻璃体后脱离起病急，主要表现为飞蚊症和闪光感。客观检查可以观察到玻璃体后脱离现象。眼底镜检查表现为视盘前环形混浊（Weiss 环），即自视盘脱离但仍附着在后玻璃体皮质上的视盘周围胶质样物质。如果胶原组织纤细无法观察到此现象，可结合其他检查方法。有时后玻璃体皮质增厚，发生玻璃体后脱离时玻璃体内可见片状混浊物，病人可经常有眼前黑影飘动的感觉。

玻璃体后脱离时约 12% 的病例可伴发视网膜裂孔，这也是引起玻璃体积血的原因。

2. 超声表现

（1）灰阶超声：根据玻璃体后界膜与球壁回声之间的关系将玻璃体后脱离分为两型。① 完全型玻璃体后脱离。玻璃体内连续条带状弱回声不与后极部眼球壁回声相连，运动和后运动试验均为阳性。玻璃体后界膜脱离的运动有自己的特点，即运动是自眼球一侧向另一侧的波浪状运动。在后极部中央可观察到玻璃体后界膜回声局限增强，可表现为双条带状回声，为 Weiss 环的回声，也是诊断玻璃体后脱离的特征依据之一。② 不完全型玻璃体后脱离。由于玻璃体后界膜与视盘、黄斑等结构之间的连接紧密，所以一部分病例检查时可以扫查到玻璃体后界膜与视盘、黄斑或其他后极部眼球壁回声相固着。运动试验和后运动试验也同样为阳性，只是运动的后界膜为在玻璃体腔内随眼球运动方向摆动而非波浪状运动。

（2）多普勒超声：不论是完全型玻璃体后脱离还是不完全型玻璃体后脱离，CDFI 检查在其上均无异常血流信号发现。这也是与其他膜状回声相区别之处。

单纯的玻璃体后脱离一般超声检查不易发现，检查时需要将仪器的增益值增大以免漏诊。如果同时合并玻璃体积血，由于积血沉积在玻璃体后界膜之上，后界膜的回声增强，较单纯的玻璃体后脱离更容易显示。对于完全型玻璃体后脱离，其典型的运动特点和连续的条带状回声为其诊断的依据。而不完全型玻璃体后脱离由于与眼球壁之间有固着关系，尤其与视盘之间有固着关系时，与视网膜脱离之间很难鉴别。此时 CDFI 对两者的鉴别有帮助。

3. 鉴别诊断

见表 2.2.1。

4. 临床价值

玻璃体后脱离常发于 60 岁以上的老年人，单纯的玻璃体后脱离一般无重要临床意义，向病人解释清楚即可。但是部分患者由于玻璃体后界膜的牵拉可能导致视网膜破孔甚至视网膜脱离，这是行超声检查时必须注意的。如果玻璃体后脱离与玻璃体积血等同时存在，则玻璃体后界膜与后极部眼球壁之间的固着关系为扫查的重点。在诊断报告中务必明确注明，以利于临床医生选择治疗方案和手术方式等。

（三）视网膜脱离

视网膜脱离（retinal detachment）是视网膜色素上皮层与神经上皮层之间的分离，而非视网膜与脉络膜之间的分离。这是由于视网膜源于胚胎的原始视杯，视杯的神经外胚叶的外层发育成视网膜的色素上皮层，神经外胚叶的内层高度分化增厚形成视网膜神经上皮层，两者之间存在一个潜在的间隙。

1. 病理与临床

临床上将视网膜脱离分为原发性视网膜脱离和继发性视网膜脱离两种。继发性视网膜脱离是各种原因导致的继发性视网膜脱离的改变，常合并玻璃体或者脉络膜及晶状体疾病。原发性视网膜脱离的患者一般会主诉眼前有黑影飘动,有的会有黑灰飘动及闪光感,然后出现眼前固定黑影,且黑影会逐渐扩大。而继发性视网膜脱离的患者往往先有其他疾病的临床表现,一旦出现视网膜脱离,视力一般会明显受损。

临床检查,视网膜脱离初发时,眼前阴影遮挡与脱离的视网膜区域相对应。视网膜脱离累及黄斑区时可表现为显著的视力减退,眼内压多偏低。眼底检查可见脱离的视网膜变为蓝灰色,不透明,视网膜隆起呈波浪状,其上有暗红色的视网膜血管。

2.超声表现

(1)灰阶超声:局限性视网膜脱离表现为与视盘回声相连的带状强回声。完全性视网膜脱离则表现为玻璃体内类似英文字母"V"形的条带状回声,V形条带状回声的尖端与视盘回声相连,两端分别与周边部球壁回声相连。脱离的视网膜回声表面光滑,与球壁回声的弧度基本一致。运动试验一般为阳性,且视网膜的运动方向一般与眼球壁回声相垂直,为以脱离的视网膜为中心的垂直轻微摆动。

(2)多普勒超声:脱离的视网膜上有点状、条带状血流信号,且与视网膜中央动脉的血流信号相延续。频谱为与视网膜中央动、静脉血流频谱完全相同。

3.鉴别诊断

与视网膜脱离相区别的常见疾病有玻璃体内机化膜、玻璃体后脱离、脉络膜脱离等。主要以病变的形态、回声强度、病变与眼球的固着关系、运动情况、后运动情况以及病变内部的血流情况进行鉴别(表2.2.1)。

4.临床价值

对于视网膜脱离的病例,如果患者的屈光间质清晰,可以确定视网膜脱离的性质时一般不需超声检查。如果患者的屈光间质欠清晰或在不能确定继发性视网膜脱离的性质等特殊情况下,超声检查可为其诊断提供帮助。形态特征和血流特点的相互结合是准确诊断视网膜脱离的基本保证。

(四)脉络膜脱离

脉络膜血管内皮细胞结合疏松,仅靠少量结缔组织和单层内皮细胞的窦腔连接,在外界因素的作用下,血管外压力突然下降导致血浆大量渗出,积聚于脉络膜上腔而发生脉络膜脱离(choroidal detachment)。

1.病理与临床

脉络膜脱离多见于外伤性眼病或眼内手术后,也可见于巩膜炎、葡萄膜炎等炎症疾病和眼局部循环障碍性疾病。一般患者的视力下降不显著,眼底检查在周边部可发现灰褐色或棕黑色环形隆起,边缘清晰,表面的视网膜正常无脱离。脱离的脉络膜受涡静脉的影响可以被分割为大小、形态各不相同的多个局限性球形隆起。严重的脉络膜脱离可以越过涡静脉向眼球后极部发展甚至到达视神经的周围。

2.超声表现

(1)灰阶超声:轴位切面上可以探及至少2个条带状回声。一般在眼球的周边部,与眼球赤道附近的球壁回声相连。带状回声的凸面相对,其下为无回声区。类冠状切面上可以探及多个弧形带状回声,有多个点与眼球壁回声相连,形态类似"花瓣"状,即"花瓣"征阳性。横切面上脱离的脉络膜呈双带状回声,但可能不与球壁回声相连。

(2)多普勒超声:脱离的脉络膜上有较丰富的血流信号,呈低速动脉型血流频谱,与睫状后短动脉的血流频谱特征相同。

3.鉴别诊断

见表2.2.1。

4.临床价值

脉络膜脱离由于一般继发于眼外伤或眼内手术之后,且患者一般没有显著的视力障碍,在诊断上存在一定困难。超声检查结合其特殊的形态改变和血流特点一般可以得到准确诊断,对疾病的诊断和治疗有极大的帮助。

（五）视网膜母细胞瘤

视网膜母细胞瘤（retinoblastoma，RB）为婴幼儿最常见的眼内恶性肿瘤，严重危害患儿的生命和视力。3岁以上的儿童很少患病，单眼发病的居多，约23%的双眼患病，男女患儿无显著差异。平均发病年龄单眼病例为24个月（7岁以上少见），双眼病例在10个月左右（3岁以上少见），有家族史者的发病年龄较单独发生的病例发病年龄早。

1. 病理与临床

视网膜母细胞瘤可分为遗传型和非遗传型两类。约40%的病例为遗传型，其发病为合子前决定，即由患病的父母或基因携带者父母遗传所致，为常染色体显性遗传。约60%的病例为非遗传型，为视网膜母细胞突变所致，不遗传。少数病例（约5%）有体细胞染色体畸变。

临床上根据视网膜母细胞瘤的发展过程，将其分为4期。

（1）眼内生长期：其早期症状和体征是视力障碍和眼底改变，可发生在眼底的任何部位，以后极部偏下方为多，若肿瘤发生在内核层，易向玻璃体生长，称为内生型，眼底检查可见肿瘤呈圆形或椭圆形，边界不清，呈白色或黄白色隆起的结节，表面有新生血管或出血，结节大小不一，约1/2或4个视盘直径或更大，可单独发生，也可同时发生数个结节。如肿瘤发生在外核层，则易向脉络膜生长，称为外生型，常引起视网膜脱离，脱离的视网膜血管怒张弯曲。肿瘤团块可播散于玻璃体及前房，造成玻璃体混浊、假性前房积脓、角膜后沉着或在虹膜表面形成灰色肿瘤结节。可有视力的改变及视力丧失，瞳孔可开大，经瞳孔可见黄白色反光，称为"黑矇性猫眼"。临床上以"猫眼"为视网膜母细胞瘤的早期症状。

（2）眼内压增高期：此时肿瘤生长增大，特别是影响脉络膜和前房时，可导致眼内压升高，眼球变大，眼球膨胀，形成"牛眼"。

（3）眼外扩展期：肿瘤向眼外蔓延，突破球壁，穿破角膜或巩膜后形成突出于睑裂的肿块，表面可见出血和坏死；穿破巩膜或巩膜上导管蔓延至眼眶内形成肿块，使眼球突出；或者向颅内蔓延。

（4）全身转移期：晚期肿瘤细胞可经视神经向颅内转移，此为最常见的扩展途径。经淋巴管向局部淋巴结、软组织转移；或经血循环向骨骼、肝、脾、肾或者其他组织器官转移，最终导致死亡。

2. 超声表现

（1）二维超声：肿瘤形状多样，可以为半球形、V形、不规则形等；可以表现为眼球壁的广泛增厚；可以充满整个玻璃体腔；可以为单一病灶，也可以为多发病灶。肿瘤可以位于眼球的任何部位，但以后极部病变居多，边界清晰，与周围组织之间可以准确地鉴别。

肿瘤内部回声不均匀，70%～80%的病变内可探及不规则形斑块状强回声，即"钙斑"。钙斑之后可见声影。由于肿瘤源于视网膜，受肿瘤生长的影响极易导致视网膜脱离。如果肿瘤蔓延至眶内，可在眶内发现与球内病变相延续且内回声强度一致的病变。如果肿瘤生长过程中破坏了视网膜上的血管，可以并发玻璃体积血。

（2）多普勒超声：病变内可以发现与视网膜中央动、静脉相延续的血流信号，呈树枝状广泛地分布在病变内，频谱特点为与视网膜中央动、静脉完全一致的动脉与静脉伴行的血流频谱。

3. 鉴别诊断

本病主要需与其他同样表现为"白瞳"的疾病进行鉴别，如Coats病、原始永存玻璃体增生症、早产儿视网膜病变、先天性白内障、眼内炎等。详见表2.2.2。

表 2.2.2 白瞳症鉴别诊断

疾病名称	发病年龄	患侧	形状	回声	多普勒超声
视网膜母细胞瘤	婴幼儿期,可有家族史	单侧或双侧	球形,不规则单个或多个病灶	强弱不等,典型者内可见钙斑	树枝状血流,与视网膜中央动、静脉相延续,频谱特征为动、静脉伴行
外层渗出性视网膜病变(Coats 病)	儿童多见	单侧或双侧	类V形条带状,其下均匀点状回声	典型者均匀点状,有流动性	带状回声上有视网膜中央动、静脉相延续的血流,频谱特征亦相同
早产儿视网膜病变	婴幼儿,不足月分娩、吸氧及低体重	双侧	晶状体后花冠状包绕向后,与视盘相连	均匀,中强回声	病变内可见与视网膜中央动、静脉相延续的血流,频谱特征亦相同
原始永存玻璃体增生症	各年龄均可,儿童多见	单侧或双侧	圆锥形,自晶状体向后与视盘相连	均匀,中强回声	病变内可见与视网膜中央动、静脉相延续的血流,频谱特征亦相同
转移性眼内炎及葡萄膜炎	小儿多见	感染侧	虹膜形成后粘连,并发白内障或玻璃体脓肿,牵拉性视网膜脱离	玻璃体内弥漫性弱点状回声,其间可有无回声暗区	无血流信号

4. 临床价值

视网膜母细胞瘤为婴幼儿眼内的恶性肿瘤,直接威胁患儿的生命。由于很多疾病均可表现为"白瞳",单纯依靠裂隙灯显微镜、眼底镜检查对视网膜母细胞瘤的诊断是远远不够的。超声诊断通过对视网膜母细胞瘤形态特征和血流改变的研究,可以准确地诊断视网膜母细胞瘤。

此外,对于视网膜母细胞瘤,可以采用放射治疗、化学治疗、冷冻治疗和激光治疗等保存视功能疗法,应用超声检查可以及时了解治疗后病变的大小和形态变化、血流变化等,为观察治疗效果提供依据。

(六) 脉络膜黑色素瘤

脉络膜黑色素瘤(choroidal melanoma)是由恶性黑色素性瘤细胞组成的肿瘤,其组织发生于脉络膜基质内的黑色素细胞。

1. 病理与临床

临床表现与肿瘤位置和大小有密切关系。位于眼球周边部的肿瘤或体积小的肿瘤早期症状不明显;位于后极部或黄斑区的肿瘤多以视力下降、视野缺损和玻璃体内飘浮物为就诊的主要原因。典型病例眼底检查早期为结节状色素性肿物,由于生长在 Bruch 膜下,故生长速度缓慢;如果随瘤体的增大突破 Bruch 膜和视网膜的色素上皮质,则病变沿破裂处向视网膜下生长,呈典型的蕈状病变,其表面可见斑块状橘皮样色素沉着,可以引起继发浆液性视网膜脱离。

2. 超声表现

(1) 二维超声:肿瘤突破 Bruch 膜后所具备的典型表现一般有如下特征。

病变为典型的蘑菇状,边界清晰。当肿瘤表面有完整的视网膜时,病变的边缘光滑。内部回声不均匀,以中低回声为主。声像图上近场回声强,接近球壁时减弱甚至消失,形成无回声区,即所谓"挖空"(acoustic quiet zone)现象。

肿瘤所在部位的脉络膜被瘤细胞浸润,形成局部脉络膜无回声区,呈盘状凹陷带,称脉络膜凹(choroidal exeavation),一般在病变的基底部,65%的患者可探及这一典型特征。

因声衰减显著，肿瘤后眼球壁及球后脂肪回声较低或缺乏回声，形成声影。用低灵敏度检查更易发现。另外，二维超声还可以显示玻璃体混浊、继发视网膜脱离、肿瘤穿破巩膜后相邻眼眶脂肪内出现低或无回声区等继发性病变特征。

（2）多普勒超声：肿瘤的内部和肿瘤的表面均可探及丰富的血流信号，呈树枝状分布在整个瘤体内，血流频谱表现为单纯动脉型血流频谱，与睫状后短动脉的血流特征相同。

3. 鉴别诊断

（1）脉络膜血管瘤：血管瘤呈橘红色圆形实性病变，表面可有色素沉着。但内回声均匀，为中等强度，无脉络膜凹陷和声衰减等超声特征，荧光血管造影检查与脉络膜黑色素瘤亦不相同。

（2）脉络膜转移瘤：为视网膜下结节状扁平隆起，边界欠整齐。内部回声缺乏变化、比较均一，其典型的边界特点为超声诊断的特征依据之一。

4. 临床价值

对于脉络膜黑色素瘤，手术摘除不是最终的追求目标，如何能够做到既治疗肿瘤又保存患者的有用视力是最高的追求。应用超声检查可以及时了解病变的性质、内部回声变化，准确测量病变的大小等，为保存视力治疗提供帮助。此外，病变内血流信号的情况也是了解治疗效果很好的指标。

（七）脉络膜血管瘤

脉络膜血管瘤（choroidal hemangioma）为良性、血管性、错构性病变。大多数为海绵状血管瘤，毛细血管型血管瘤极为罕见。

1. 病理与临床

临床上将脉络膜血管瘤分为孤立型和弥漫型两类。孤立型脉络膜血管瘤多发生在眼球后极部，边界清晰；弥漫型脉络膜血管瘤无明显界限，一般自锯齿缘延伸至眼球后极部，而且常伴发脑-颜面血管瘤病（Sturge-Weber综合征）。

脉络膜血管瘤发生部位：如果病变发生在黄斑下方，早期可出现视力下降或单眼远视，为瘤体推顶视网膜前移所致。如果肿瘤发生在黄斑区以外的部位且未引起视网膜脱离，可以在相当长的时间内无明显临床症状。

继发性改变：脉络膜血管瘤内无明显细胞增生现象，提示脉络膜血管瘤无生长倾向或仅有缓慢生长倾向。肿瘤病变区的变化以及临床症状的发展主要与肿瘤引起的继发性视网膜病变有关，如视网膜囊样变性、视网膜脱离和色素上皮增生等。继发性青光眼主要见于弥漫性血管瘤，多认为青光眼的发生与前房角组织发育异常有关，由于发病早，可导致眼球体积增大；部分病例合并视网膜脱离，导致晶状体-虹膜隔位置前移、虹膜根部与房角结构前粘连。

2. 超声表现

（1）二维超声：根据肿瘤的形态分为孤立型和弥漫型两类。① 孤立型表现为眼球后极部实性病变，形态以半球形为主。病变边界清晰，内回声均匀，回声强度呈中等程度到强回声。病变与周围组织之间界限清晰，没有显著的声衰减，无挖空征和脉络膜凹陷。部分病例可以同时伴有视网膜脱离、玻璃体积血等的超声表现。② 弥漫型表现为眼球壁回声的普遍增厚，病变早期，如果不仔细分辨可能会漏诊或者误诊为脉络膜水肿，需结合临床特点仔细鉴别。随着疾病的发展，可以有局限的眼球壁增厚，回声强度较正常脉络膜强，与正常脉络膜回声之间界限清晰。总之，病变隆起度不高，一般在5 mm之内。

（2）多普勒超声：在病变的基底部和病变内均可探及十分丰富的血流信号，以基底部分布最为丰富，可以呈"血管池样"表现。频谱为低速动脉型血流频谱，与睫状后短动脉的血流频谱完全相同。但对病变表面的血流信号需要仔细分辨，可能为被覆在肿瘤表面的视网膜血管，因此频谱可以表现为动脉与静脉伴行的血流频谱。

3.鉴别诊断

主要与其他脉络膜实性占位病变相鉴别,如脉络膜黑色素瘤、脉络膜转移癌、脉络膜骨瘤等。

4.临床意义

对于脉络膜血管瘤,一般均可以应用激光、冷冻、放射治疗等方法消灭肿瘤,达到改善视力的目的。因此,应用超声检查可以定量测量病变的大小,应用 CDFI 可以定量测量肿瘤内的血流情况,两者相互结合对疾病的治疗效果的观察有很大帮助。

(八)眼眶海绵状血管瘤

海绵状血管瘤(cavernous hemangioma)是成年时期最常见的眼眶原发性良性肿瘤。

1.病理与临床

海绵状血管瘤主要见于成年人,平均发病年龄接近 40 岁。主要临床表现为轴位眼球突出,无自发性疼痛。晚期可引起视力下降和眼球运动障碍。肿瘤长期压迫可致视神经萎缩、脉络膜皱褶。如肿瘤原发于眶尖早期可致视力下降;肿瘤位于眶前部时可触及有弹性肿物,表面光滑。肿瘤由充满血液的管腔构成,间隔为纤维结缔组织。

2.超声表现

(1)灰阶超声:海绵状血管瘤主要位于肌锥内,呈圆形或椭圆形,边界清楚、光滑,一般不与眶内正常结构粘连,除非肿瘤原发于眶尖。肿瘤包膜完整,显示为边界清晰的占位病变,内部回声较多,且分布均匀。因为肿瘤有一定的弹性,在超声检查时用探头压迫眼球可致肿瘤体积变小。但临床确实可见肿瘤原发于眶尖,且体积较小,所以超声可能出现假阴性。

(2)多普勒超声:肿瘤内血流信号不丰富,部分病例的肿瘤内部可探及点状血流信号。

3.鉴别诊断

(1)神经鞘瘤:与海绵状血管瘤相同,均发生于肌锥内,但神经鞘瘤发病率稍低。海绵状血管瘤具有强回声特征,而神经鞘瘤是低回声肿瘤。

(2)泪腺良性多形性腺瘤:发生于眼眶外上方的泪腺区,因肿瘤质地较硬,常引起局部骨质凹陷,二维超声显示肿瘤后界向后突出,这是海绵状血管瘤所不具备的超声特征。

4.临床价值

超声诊断眼眶海绵状血管瘤准确性可在 96% 以上,检查时应注意病变的位置及其与视神经的关系,这对手术入路的选择非常重要。

(九)泪腺良性多形性腺瘤

泪腺良性多形性腺瘤(benign pleomorphic adenoma of lacrimal gland)是最多见的泪腺良性肿瘤。因肿瘤内含有中胚叶间质成分和外胚叶上皮成分,且形态多样,又称为泪腺混合瘤(mixed tumor)。

1.病理与临床

多见于成年女性,表现为眼球突出和内下方移位,眶外上方可触及硬性肿物。一般无眼睑肿胀和压痛。受病变的影响可导致眼球形变,引起屈光系统改变,导致部分病例伴有视力下降。眼球向上运动受限。肿瘤大体呈圆形或椭圆形,表面常有结节,一般包膜完整。肿瘤呈灰白色,质脆,切面细腻。镜下肿瘤由分化的上皮细胞构成的大量管状结构及形态各异的细胞巢构成,散在透明样、黏液样、软骨样结构。

2.超声表现

(1)二维超声:病变呈圆形或类圆形和椭圆形,边界清楚,内回声较多,分布均匀,声衰减中等。此肿瘤多压迫局部骨质,二维超声显示病变后界呈明显向后突出,骨壁回声光滑。这是泪腺上皮性肿瘤的较典型特征,也是和其他泪腺区肿瘤鉴别要点之一。偶尔可见肿瘤内有液化腔。线阵探头二维图像可以将睑叶和眶叶泪腺病变完整地显示,病变形态不规则,类似椭圆形,内部回声不均匀,以中强回声为主,间有小的囊样无回声区,不能被压缩。

(2) 多普勒超声:病变内可见较丰富的血流信号,病变的周边可探及点状、条带状血流信号,脉冲多普勒频谱分析为中速动脉型血流频谱。

3. 鉴别诊断

泪腺位于眼眶外上方。除了泪腺本身的肿瘤外,还可发生表皮样囊肿、炎性假瘤等。有时此位置的表皮样囊肿和多形性腺瘤有非常类似的二维超声图像,鉴别困难,必要时应参考 CT 图像。在超声上和此瘤类似的是海绵状血管瘤,后者很少发生于泪腺区。

泪腺炎性假瘤在超声上常显示为低回声性占位病变,一般容易鉴别。

(十)视神经胶质瘤

视神经胶质瘤(optic nerve glioma)是发生于视神经胶质细胞的良性或低度恶性肿瘤。

1. 病理与临床

多为单侧发病,病变进程缓慢,不引起血行和淋巴转移。肿瘤可发生于眶内或颅内,但多起自视神经孔附近,向眼眶内或颅内发展。儿童较成人多见,位于眼眶内的肿瘤逐渐增大,导致视力下降、眼球向正前方突出、视神经水肿或萎缩等一系列视功能损害。但一般视力下降多发生在眼球突出之前。眼底检查可见明显的视神经萎缩是本病与其他肌锥内肿瘤相鉴别的重要特点。肿瘤较大的病例眼底可见放射状条纹。如果肿瘤向颅内蔓延,可以引起视神经孔增大,眼底无明显改变。晚期肿瘤增大,眼球高度突出,由正前方变为向眼球的外下突出,可在眼眶的内上触及质地坚硬的肿块。

2. 超声表现

(1) 灰阶超声:视神经呈梭形增粗,内回声较弱,增粗视神经边界回声清晰。应用线阵探头可以清晰地显示增粗的视神经的全貌,视神经可呈扭曲状态,有中度声衰减。视盘回声受到肿瘤的影响可以向眼球内突出,与视神经水肿也有关。

(2) 多普勒超声:为血流不丰富的肿瘤,部分病例可在病变内发现异常血流信号,但需与正常的视网膜中央动脉相鉴别。

3. 鉴别诊断

本病为视神经源性的肿瘤,病变的位置与视神经有关。本病主要需与泪腺混合瘤相区别。详见泪腺混合瘤部分。

(十一)甲状腺相关性免疫眼眶病

甲状腺相关性免疫眼眶病(thyroid-related immune orbitopathy,TRIO)又称内分泌性眼外肌肌病(endocrinic external myopathy)、Graves 病,为甲状腺功能异常引起的以眼球突出、上睑退缩、迟落、复视和眼球运动障碍为特征的一组综合征。

1. 病理与临床

甲状腺相关性免疫眼眶病可发生于甲状腺功能亢进或正常的人,患者有单侧或双侧眼球突出,结膜充血水肿,上睑退缩。二维超声或 CT 常可发现眼外肌肥大,以肌腹部为主,病变最常累及下直肌和内直肌,其他肌肉也可受累。在疾病的早期由于眼眶组织和眼外肌的水肿、炎症,眼球向各方向运动均可受限,并出现复视。在疾病的晚期眼外肌水肿消退,但纤维化改变使之失去弹性,因而向拮抗肌方向运动受限。严重者肿大的眼外肌在眶尖肌锥部压迫视神经和血管,造成恶性突眼,视力下降。组织学检查眼外肌的间质水肿,淋巴细胞浸润。牵拉试验呈阳性,手术时可见肌肉纤维化而失去弹性。在疾病的炎症期应用皮质类固醇激素及免疫抑制药治疗有效。但肥大的眼外肌多不能恢复正常的形态及运动功能。

2.超声表现

(1) 二维超声:眼外肌厚度的增加为本病的主要超声表现,通过对内直肌、外直肌、上直肌和下直肌厚度的测量,将测量结果与正常参考值相比较一般可以确诊。本病超声检查除显示眼外肌增粗外,还可显示眼上静脉增粗,急性期时可以表现为眼球筋膜囊水肿,超声检查表现为球后可见"T"形征,部分病例甚至可见视神经增粗。眼外肌增粗以下直肌和内直肌多见(表2.2.3)。

表 2.2.3 眼外肌测量的正常参考值

肌肉	正常范围(mm)
上直肌/提上睑肌复合体	3.9~6.8
外直肌	2.2~3.8
下直肌	1.6~3.6
内直肌	2.3~4.7
四条直肌厚度之和	11.9~16.9

(2) 多普勒超声:增厚的眼外肌内未见异常血流信号。如果合并眼上静脉增粗,CDFI检查可见眼上静脉的血流信号(正常人一般在眶内无法观察到眼上静脉)。

3.临床意义

TRIO是累及全眼外肌的病变。根据病变的程度、病程的长短,不同眼外肌受累的程度也不同。肌肉止端的改变与肌腹的肥大程度是一致的。在疾病的炎症期,肌腹和肌止端的水肿肥大程度较恢复期更为明显。超声检查可以作为评价眼外肌病变程度和疾病过程的方法之一。

(十二)眼部异物

1.病理与临床

眼部异物(foreign body)临床上常见,并可产生严重后果。按异物性质可分为金属和非金属异物。前者多见,包括钢、铁、铜、铅及其合金颗粒物等;后者包括玻璃、塑料、橡胶、沙石、骨质和木质碎片等。眼部异物可产生多种并发症,如眼球破裂、晶状体脱位、出血及血肿、视神经挫伤、眼眶骨折、颈动脉海绵窦瘘以及感染等。依异物进入眼部的路径、异物存留的部位、异物对眼部结构的损伤及程度而有不同的临床表现。眼球内异物主要表现为视力障碍,若伤及视神经也表现为视力障碍,若伤及眼外肌则出现复视、斜视和眼球运动障碍等。

有些位于前房和晶状体内的异物可在裂隙灯下被直接发现,而另一些位于虹膜后睫状体附近的微小异物,穿孔伤口细小且已闭合,或是巩膜伤口被出血遮挡不易被发现,即使在裂隙灯下也需要仔细辨认,使用常规定位的辅助检查也存在着一定的困难。多数病例需要借助于影像学检查及二维超声等方法寻找异物。

2.超声表现

(1) 二维超声:位于眼球内的异物,不论是金属还是非金属,都表现为眼内的最强回声。异物的形态不规则、回声根据异物的性质不同而不同,但一般都比较均匀。异物之后可见声影。部分异物后的声波逐渐减低直至消失,称"彗尾征"。如果眼内的异物治疗不及时,可以并发眼内炎症,二维超声检查可见异物周围均匀弱点状回声,运动度小。严重的病例可以并发视网膜脱离和脉络膜脱离。

(2) 多普勒超声:异物内无异常血流信号,但部分病例可见"快闪伪像"。

3.临床价值

应用超声检查诊断眼球内异物,对确定异物在眼内的位置有很大帮助,如异物在玻璃体内、眼球壁上等。由于超声检查可以将眼球和异物置于一个平面上,因此可以准确显示异物的位置。此外,应用超声检查可以对异物伴随的情况进行诊断,如是否合并玻璃体积血、玻璃体积脓、视网膜脱离、脉络膜脱离等。

第三节　涎　　腺

一、概述

涎腺(salivary gland),又称唾液腺,属于外分泌腺,主要由腮腺、颌下腺及舌下腺三对腺体组成。还包括位于口咽部、鼻腔以及上颌窦黏膜下层的小涎腺。

腮腺、颌下腺及舌下腺左右对称,均有导管与口腔相连,它们所分泌的唾液经导管排入口腔。腮腺为涎腺中最大的腺体,大多数的涎腺疾病也好发于腮腺,某些疾病可同时累及多个腺体。

腮腺位于面侧区,颧弓以下,下颌角上方,外耳道前下方,咬肌后缘,下颌后窝内,深面与血管神经相邻。面神经穿行于腮腺,将其分为深、浅两叶,也可以下颌骨后缘为界,腮腺肿瘤好发于浅叶。其形状为不规则楔形,腮腺前上缘向前延伸形成副腮腺,其长为 1.5～1.8 cm,宽为 1.0～1.2 cm。腮腺导管始于腺泡腔,经润管、小叶内导管、叶间导管至主导管。主导管从腮腺浅叶前缘发出,并穿过颊肌而开口于口腔颊黏膜,其内径为 1～1.5 mm,长为 5～6 cm。主导管开口的体表投影位于耳屏至鼻翼根部连线的中点上。

颌下腺大部分位于颌下三角、颈深筋膜浅层所形成的颌下腺鞘内,呈椭圆形,大小如鸽蛋或核桃。颌下腺导管内径为 2～4 mm,长约为 5 cm,从颌下腺内侧面发出,开口于舌系带外侧方的舌下肉阜。颌下腺导管开口口径较大,异物容易进入。导管长且走行弯曲,使异物容易滞留而形成结石。

舌下腺位于口底舌下襞下方,形态如杏仁。舌下腺有 5～15 条小导管,从腺体上缘发出,直接开口于舌下皱襞上。也有的多个小管集合成一个较大导管,开口于颌下腺导管或单独开口于舌下肉阜。舌下腺导管多而细,常常因创伤等因素导致破裂或阻塞扩张,形成舌下腺囊肿。

二、超声检查技术

1. 病人准备
涎腺超声检查前,患者一般不需要特殊准备。

2. 体位
病人一般取仰卧位,检查腮腺时,头部偏向对侧或取侧卧位。检查颌下腺、舌下腺时,可在颈后加垫软枕使头部后仰,充分暴露下颌区。

3. 仪器
腮腺、颌下腺位置浅表,检查时多选用线阵探头,频率为 7.0～14.0 MHz。舌下腺位置较深,特别对肥胖病人检查时,应选用低频凸阵探头,频率为 3.0～5.0 MHz。当炎症或肿瘤等因素导致涎腺明显增大时,应联合应用线阵及凸阵探头,既能够保证足够的探测深度,显示疾病全貌,也能够尽量显示病变内部细微结构和血流信息。

4. 检查方法
直接接触皮肤扫查,对腮腺、颌下腺进行纵切、横切及多方位扫查,扫查应全面细致,双侧对比扫查有利于疾病的检出。检查舌下腺时,声束朝向口底,尽可能多切面扫查。

三、正常超声表现

1．二维超声

腮腺纵切或横切时,其形态近似倒三角形。以下颌骨表面延长线为标志,把腮腺分为深浅两叶:浅叶边缘清晰,深叶后缘不容易完整显示。声像图上表现为由近场至远场逐渐衰减的中等强度回声,表面边缘尚清晰,后方及两侧边缘欠清晰。颌下腺纵切呈椭圆形,边界清晰。舌下腺形态可呈椭圆形,两侧舌下腺相连时,其形态近似马蹄形,舌下腺边界不容易完整显示。

涎腺实质为均匀中等强度回声,接近或略高于甲状腺的回声。涎腺的导管不易显示,有时可在腮腺实质内探及与皮肤平行的线状回声,横跃咬肌表面为腮腺导管回声。副腮腺沿腺体前缘向前延伸,实质回声与腮腺一致。在腮腺周缘常常探及数个低回声的小淋巴结。

2．彩色与频谱多普勒

正常涎腺实质内大多为散在分布的点状血流信号,少数显示为条状分布。动脉血流频谱呈高阻型。

3．涎腺测量方法及正常参考值

平行于耳廓纵切腮腺,并取其最大切面,测量上下径(长径)和左右径(厚径)。取腮腺最大横切面,测量前后径(宽径)。平行于下颌骨纵切颌下腺,并取最大切面,测量长径和厚径。舌下腺位置深,不容易完整地显示其长径和厚径,可在最大斜冠状面测其左右径(宽径)。

腮腺长径为 5～6 cm,宽径为 3～5 cm,厚径为 1.5～2.5 cm。颌下腺长径为 3～4 cm,厚径为 1.5～2 cm。舌下腺长径为 2.5～3 cm,宽径为 1.5～2.5 cm。

四、涎腺炎症

1．病理与临床

涎腺炎症多见于腮腺,其次为颌下腺,舌下腺很少见。其病因主要包括细菌性、病毒性及特异性感染,可由周围组织感染蔓延所致,也可为全身性疾病的并发症。根据其病程可分为急性炎症、慢性炎症及复发性炎症。

急性腮腺炎(acute parotitis)以流行性腮腺炎多见,双侧发病或先后发病,单侧少见,是由流行性腮腺炎病毒引起的急性传染病,多发生于 2～14 岁儿童,临床上以非化脓性腮腺肿胀、疼痛、发热为特征,腮腺有压痛,但导管口不红,导管口分泌物清亮。急性化脓性炎症常由金黄色葡萄球菌、链球菌、革兰阴性菌所致,常单侧发生,双侧少见,多发生于免疫功能低下、营养不良和涎石病人群,炎症急性发作时,局部疼痛、皮肤红肿,饮食时症状加剧,口腔内导管开口充血肿胀,严重者可见脓液排出。涎腺结核极少见。

慢性腮腺炎(chronic parotitis)分为阻塞性和复发性。慢性阻塞性腮腺炎因腺导管结石、外伤或异物的梗阻而引起。临床表现:梗阻侧腮腺反复发生肿痛,进餐时症状尤为明显,餐后症状减轻,挤压腺体导管口分泌物为黏稠性唾液或稀脓液。慢性复发性腮腺炎以 5 岁以下儿童多见,既往有流行性腮腺炎病史。临床表现:局部肿胀疼痛反复发作,年龄越小,发作次数越频繁,挤压腺体时,口腔内导管口分泌物异常。

慢性腮腺炎病理表现:腺体正常结构不清,腺泡不同程度变性、萎缩,腺体内小导管节段性狭窄或扩张,管周及间质炎症细胞浸润。

2．超声表现

(1) 急性炎症:细菌性炎症以单侧多见,涎腺腺体中度至重度肿大,包膜不清晰,腺体实质回声减低、不均匀,血供丰富。脓肿形成时腺体实质出现边界不清、回声极不均匀的低回声,内含有点状回声漂浮的液性区时,提示脓肿形成。脓肿单发多见,形态不规则,脓腔后方见声增强效应,腔内无血流信号显示。流行性腮腺炎多为双侧发病或先后发生,腺体增大,回声减低、不均匀,一般无片状低回声区,腺体内血流丰富。

（2）慢性炎症:涎腺腺体无明显肿大,边缘不光滑,腺体实质回声呈弥漫性增粗、不均匀,或表现为局灶性不均匀区、边界不清晰,腺体内血流信号轻度至中度增多。慢性阻塞性炎症可见到腺导管扩张,导管壁增厚、粗糙,腺体内或导管内常可见到呈弧形强回声的结石回声。

3．鉴别诊断

（1）流行性腮腺炎:应与急性细菌性腮腺炎相区别,流行病学、发病特征、血液检查及典型超声图像有助于鉴别。

（2）慢性炎症:应与良性淋巴上皮病相区别,眼干、口干、鼻干等干燥综合征的特有症状有助于两者的鉴别。局灶性炎症易与恶性肿瘤相混淆,病史及随访观察能够帮助鉴别。

4．临床价值

超声对于涎腺导管扩张及结石具有很高的敏感性,对于结石的定位诊断能够帮助临床医师准确地进行手术,减少患者不必要的痛苦。对于腮腺炎肿瘤也可以指导临床有针对性地用药。

五、涎腺结石

1．病理与临床

涎腺结石(sialolithiasis)大多数发生于颌下腺(约占80%),腮腺少见(约占10%),男性多发,以中青年多见,病程长者可为20余年。涎腺结石位于扩张的腺导管内,可单发或多发,常伴发涎腺炎症。小结石可无任何症状,大结石阻塞时,唾液淤滞,引起局部胀痛,进餐时症状加重,停止进食后,上述症状消失,容易反复发作。

2．超声表现

涎腺结石以颌下腺多见,结石大多数为椭圆形,也可为梭形,单发或多发,以单发为主。典型的结石表现为强回声团,后方伴声影,近端腺导管扩张。钙化程度低的涎石多为稍强回声,后方伴淡声影。涎石合并感染时,可见涎腺增大,内可见不规则低回声结节。腺体内血流增多。

3．鉴别诊断

涎腺结石应与腺体内钙化灶相区别,结石位于腺导管内,伴有导管扩张,而钙化位于腺实质内或导管壁。

4．临床价值

对于需要手术摘除涎腺结石的患者,超声可明确较大的涎腺结石存在并准确定位,但较小的结石不易显示,需行X线涎管造影检查。

六、涎腺肥大

1．病理与临床

涎腺肥大亦称涎腺症(sialadenosis),为一种非炎性、非免疫性、非肿瘤性的涎腺良性病变,与肝病、肥胖、糖尿病、高血压及营养代谢异常等全身性疾病有关,以中老年人多见,主要发生于腮腺,颌下腺不多见。临床表现:涎腺肿大,形态无明显改变,呈无痛性、弥漫性及对称性肿大,触诊腺体柔软无肿块,病程较久者稍硬,导管口无红肿,分泌物无异常。

病理改变:涎腺腺胞体积增大,可为正常腺胞的2～3倍,导管系统多无明显改变或因腺泡肿胀轻度受压,腺小体间质无炎症细胞浸润,主要为脂肪细胞沉积。

2．超声表现

（1）涎腺肥大多表现为腮腺双侧对称性肿大,偶见单侧,偶伴有颌下腺肿大。

（2）肿大的腮腺浅叶腺体边界清楚，深叶边界不清楚，颌下腺显示完整。

（3）由于脂肪变性，腺体实质回声稍增强，分布均匀，无局限性回声异常，腺导管常不容易显示，也可有轻度扩张。

（4）CDFI：腺体内可见少量稀疏、点状血流信号分布。

3．鉴别诊断

涎腺肥大应与涎腺慢性炎症相区别，年龄、病史、症状及体征等有助于鉴别。

4．临床价值

对于单侧涎腺肥大者，超声可明确腺体内是否有占位性病变。超声对本病无法明确诊断，仅能提示声像图改变，需结合临床等进行判断。

七、良性淋巴上皮病

1．病理与临床

良性淋巴上皮病（benign lymphoepithelial lesion）亦称干燥综合征，为自身免疫性疾病，包括 Sjogren 综合征和 Mikulicz 病。前者血清中 IgG4 水平较高，SS-A 及 SS-B 抗体水平较低，对激素治疗敏感，后者与其相反，两者临床及声像图表现相似。病理主要表现：早期，淋巴细胞弥漫浸润涎腺实质（腺小叶），一般不越过小叶间的结缔组织，小叶内小导管扩张，腺小叶形态无明显改变；后期，腺泡萎缩，甚至消失。可累及多对腺体。少数的良性淋巴上皮病可能发展为非霍奇金淋巴瘤。

本病多见于女性，中老年多发，主要表现为双侧或单侧腮腺无痛性肿大，大多数病例为弥漫性肿大，少数病例为不对称局灶性肿大。触诊，腺体质地较硬，表面不平。口腔干燥明显，可伴有眼干、鼻干等症状，也可累及腺体外其他器官而出现多系统损害症状。

2．超声表现

（1）双侧腮腺弥漫性肿大，腺体轮廓界限不清，腺体内回声不均，可见散在小低回声灶，呈"网格"样分布。有时可见腺管扩张导致的散在无回声。

（2）少数病灶表现为结节状、团块状，边界不清晰，内部回声不均匀。

（3）CDFI：大多数受累腺体内血流信号明显增多。

（4）颌下腺及舌下腺也可同时存在相应的超声表现。

3．鉴别诊断

良性淋巴上皮病应注意与慢性腮腺炎相区别，病史、症状等有助于鉴别。

4．临床价值

对于临床症状明显的患者，超声显示涎腺典型声像图改变有助于诊断，可以探查是否有多个腺体受累。

八、涎腺囊肿

1．病理与临床

涎腺囊肿（salivary cyst）好发于舌下腺，腮腺、颌下腺少见。涎腺囊肿有以下几种类型：① 潴留性黏液囊肿，囊壁有导管上皮衬里。腺导管发育异常、阻塞或狭窄使局部导管扩张而形成囊肿，囊内潴留黏液。② 外渗性黏液囊肿，亦称假性囊肿，囊壁主要成分是纤维结缔组织或肉芽组织。腺导管破裂、黏液外漏入组织间隙而形成此类囊肿。③ 淋巴上皮囊肿，囊壁内有丰富的淋巴组织，其组织发生来源尚不明确。最常见的是黏液囊肿，约占 77%，其次为腮腺导管囊肿（10.5%）和淋巴上皮囊肿（6%）。

临床主要表现：局部无痛性肿块，质软，境界清楚。囊肿伴发感染时，肿块有明显触痛。外渗性黏液囊肿以青少年居多,潴留性黏液囊肿以老年人居多。舌下腺囊肿多发生于青少年,可自行破溃,也易复发。

2. 超声表现

(1) 涎腺囊肿形态多呈圆形,少数呈哑铃形,如舌下腺外渗性黏液囊肿,其两端分别位于舌下区和颌下区。

(2) 囊壁薄而清晰,边界清楚,囊壁及后方回声增强。

(3) 囊内无回声或含有稀疏细点状回声。

(4) 伴发感染时,囊壁增厚,囊内见密集细点状或絮状回声,类似实性肿块。

(5) 多普勒检测,囊内无血流信号,囊壁上也常无血流信号。

3. 鉴别诊断

腮腺囊肿要注意与第一鳃裂囊肿相区别,后者可伴有鳃裂瘘;舌下腺囊肿要注意与口底皮样囊肿相区别,后者位于口底。涎腺囊肿含有密集细点状回声时,要注意与实性肿瘤相区别。

4. 临床价值

超声对囊肿的检出具有很高的敏感性和特异性,可以明确囊肿的部位、数量与来源腺体,为临床诊治提供重要辅助。

九、涎腺多形性腺瘤

1. 病理与临床

多形性腺瘤(pleomorphic adenoma)或称混合瘤(mixed tumor),是涎腺良性肿瘤中最常见的类型,好发于腮腺,其次为颌下腺,在舌下腺中罕见。肿瘤大部分发生于腮腺浅叶,约占 75%。混合瘤形态多呈圆形,大的瘤体也可呈分叶状,瘤体边界清晰,为纤维组织包绕。大多数的瘤体呈实性,由腺样上皮和间充质组织构成,有的瘤体呈囊性变,也可含有软骨样组织。由于组织学形态呈现显著的多形性及混合性,故命名为多形性腺瘤或混合瘤。

临床主要表现:局部无痛性、缓慢生长的肿块,多为单发,中年女性多发,也可见于儿童及老年人。肿瘤突然生长加速、疼痛或出现面神经麻痹现象,提示恶性,大约 5% 的混合瘤可发展为恶性混合瘤。

2. 超声表现

(1) 大多数混合瘤的形态呈圆形或椭圆形,有的瘤体呈分叶状。

(2) 瘤体边界清晰,包膜完整,瘤体后方组织可出现回声增强。

(3) 瘤内回声多样性,可呈均质或不均质低回声,有的瘤内出现液性区或钙化灶,但囊性变的概率远远低于甲状腺结节。

(4) CDFI:肿块内部及周边常无血流或仅有稀疏血流信号,部分混合瘤内部尤其体积大的瘤体常显示较丰富的血流信号("提篮样"血流),PW 检测多为低阻动脉血流频谱。

3. 鉴别诊断

多形性腺瘤要注意与乳头状淋巴囊腺瘤、恶性混合瘤相区别。恶性混合瘤边界不清楚,瘤内回声不均匀,伴有钙化点,瘤内血流信号增多,血流方向紊乱,动脉血流频谱为高速高阻型。

4. 临床价值

由于混合瘤手术不充分时极易复发,故超声明确肿瘤部位、大小、累及腺体非常重要,还可以鉴别肿瘤与淋巴结,指导临床诊治。

十、乳头状淋巴囊腺瘤

1. 病理与临床

在涎腺良性肿瘤中,乳头状淋巴囊腺瘤(papillary cystadenoma lymphomatosum,亦称 Warthin 瘤)的发生率仅次于混合瘤,好发于腮腺浅叶,特别是后下极,也可同时见于多个涎腺中。乳头状淋巴囊腺瘤起源于涎腺内上皮和淋巴组织,可呈多发性,双侧常见,同侧多灶性也很常见。瘤体形态呈圆形或椭圆形,有包膜。瘤体内呈囊实性,含有大小不等的囊腔,内含黏液样液体,囊壁有乳头状结构。

临床表现:以中老年男性多见,为无痛性生长,病程缓慢,质软,无压痛。肿块时大时小,有消长史是 Warthin 瘤的突出临床特点之一,这与囊内容物的溢出和间质淋巴组织的变化有关,感冒或上呼吸道感染可成为其诱因。

2. 超声表现

(1)Warthin 瘤瘤体多呈圆形或椭圆形,少数呈分叶状。

(2)瘤体边界清晰,瘤体后方可有回声增强。

(3)瘤体内部多呈低回声,也可见到大小不等的囊腔而成片状低回声区,呈分隔多灶性,片状低回声区被线条强回声分割成"网格状",为二维诊断 Warthin 瘤的重要依据。

(4)肿瘤可呈多发性,单个腺体或多个腺体分布。

(5)CDFI:实性瘤体内可见到较丰富的血流信号,其血流分布如淋巴结门样血流,以囊性为主的瘤体血供不丰富。

3. 鉴别诊断

要注意与多形性腺瘤相区别,乳头状淋巴囊腺瘤的特点是瘤体呈多发性、囊实性、多个涎腺分布。多形性腺瘤囊性变少见,且无"网格状"回声。

4. 临床价值

Warthin 瘤术后不易复发,但是容易出现新的肿瘤,故超声在随访过程中不仅要检查手术区域,还要仔细检查对侧腮腺,以便及早发现病变。术前超声检查可以明确肿块部位、大小、数量以及周围有无淋巴结肿大,对手术有较大指导价值。当肿瘤生长迅速时,可以对照前期资料鉴别是否存在恶性病变。

十一、涎腺恶性肿瘤

1. 病理与临床

在涎腺恶性肿瘤中,黏液表皮样癌(mucoepidermoid carcinoma)居首位,是最常见的涎腺恶性肿瘤,好发于腮腺(90%);腺样囊性癌也较多见,但好发于小涎腺。黏液表皮样癌肿瘤多无包膜,瘤内含有大小不等的囊腔,根据病理不同改变,可分为低度、中度和高度恶性,低度恶性黏液表皮样癌不易与良性肿瘤区别。腺样囊性癌呈实性,常有出血灶。

临床表现:肿块生长缓慢,病程后期肿块质硬、触痛、界限不清。高度恶性黏液表皮样癌生长迅速,肿瘤体积相对较大。腺样囊性癌易发生远处转移。

2. 超声表现

(1)恶性肿瘤以单发为主,形态多呈不规则,边缘不清晰。

(2)黏液表皮样癌以不均匀低回声多见,内可含有液性区、呈囊实性,后方可出现回声增强。

(3)腺样囊性癌内部为不均匀低回声,后方常伴声衰减。

(4)瘤体内可见到丰富血流信号,PW 检测多为高速动脉血流频谱。

（5）周围淋巴结常见肿大。

3. 鉴别诊断

涎腺恶性肿瘤，根据其肿块的形态、边界、回声、血供及淋巴结是否肿大，可与良性肿瘤进行鉴别，但低度恶性肿瘤容易与良性肿瘤混淆。

4. 临床价值

超声明确肿瘤发生部位、大小，有无淋巴结转移均有较大临床价值。

第四节　甲状腺和甲状旁腺

一、解剖概要

1. 甲状腺

甲状腺（thyroid）横跨于气管上段，呈"H"形，由左右两侧叶和连接两侧叶的峡部组成，是成年人体内最大的内分泌腺。有30%～50%的人在峡部上缘有一尖端向上的锥状叶。成年人甲状腺重量为15～30 g；侧叶长为3～6 cm，宽为1.5～2 cm，厚为1～2 cm，峡部长为1.2～1.5 cm，厚为2～4 cm。

甲状腺前方为胸骨舌骨肌及胸骨甲状肌，前外方为胸锁乳突肌，两侧叶后方为颈长肌。两侧叶的后内侧与喉和气管、咽和食管以及喉返神经等相邻，后外侧为颈总动脉和颈内静脉。甲状腺表面覆盖有两层被膜，外层称甲状腺假被膜，覆盖甲状腺的前面和两侧；内层称甲状腺真被膜，贴于腺体组织表面，并伸入腺体实质内，将腺体组织分隔为若干小叶。

甲状腺的血供非常丰富，主要由双侧的甲状腺上、下动脉及少数人存在的甲状腺最下动脉构成，在甲状腺内互相吻合，构成丰富的甲状腺动脉供应网。甲状腺的静脉起自甲状腺腺体的表面和气管前面的静脉丛，分为上、中、下3对静脉。甲状腺内主要为滤泡上皮细胞和滤泡旁细胞，主要分泌甲状腺激素和降钙素，生理功能十分广泛，主要是促进人体的能量代谢和物质代谢，促进生长和发育。

2. 甲状旁腺

甲状旁腺（parathyroid）位于甲状腺两侧叶的背面，为黄褐色圆形小体，有薄层结缔组织被膜。成人每个腺体重为30～50 mg；长为3～6 mm，宽为2～4 mm，厚为0.5～2 mm。甲状旁腺的数目和位置变化较大。约90%人群有4个甲状旁腺，每侧上、下2个，有的人为3个或5个腺体。上一对甲状旁腺位置比较恒定，多位于甲状腺侧叶后缘上中1/3交界处。下一对甲状旁腺位置变化较大，约60%位于甲状腺侧叶下极的后缘（正常位置），可异位于甲状腺胸腺韧带内、纵隔和颈动脉鞘内。

上一对甲状旁腺由甲状腺上动脉或甲状腺下动脉或两者的吻合支供应，下一对甲状旁腺由甲状腺下动脉发出的分支供应，甲状旁腺的静脉回流同甲状腺，分别回流至颈内静脉和头臂静脉。

甲状旁腺主细胞分泌甲状旁腺素，具有升高血钙、降低血磷的作用。甲状旁腺素的分泌主要受血钙浓度的负反馈调节，并与甲状腺C细胞分泌的降钙素以及1,25-$(OH)_2$维生素D_3共同调节钙磷代谢，控制血浆中钙、磷的水平。

二、超声检查技术

1. 病人准备

检查前患者无特殊准备。

2．体位

一般取仰卧位,在肩部及颈后垫一小枕使头略向后仰,充分暴露颈部。如果甲状腺肿物较大,可嘱患者头偏向对侧或调整为侧卧位。

3．仪器

一般使用具有高频线阵探头(7.5～12 MHz)的彩色多普勒超声仪对甲状腺和甲状旁腺进行探测。必要时采用扇形探头结合吞咽动作对锁骨后或胸骨后甲状腺肿或异位甲状旁腺病变进行观察。

4．检查方法

(1)甲状腺:① 测量甲状腺大小,必要时计算体积。沿侧叶纵切扫查,取最大切面测量上下径,如果长轴切面难以在同一切面显示,可拓展模式或双幅图像进行上下和左右拼接。横切扫查时取最大横切面测量横径和前后径;用同样的方法测量峡部各径。必要时,测量甲状腺体积,常用的方法为椭圆体计算法,以椭圆体公式($V = \pi/6 \times$ 长径 $\times$ 宽径 $\times$ 厚径)计算两侧叶及峡部的体积,然后相加即为甲状腺的总体积。② 从上至下、从外向内做一系列横切和纵切扫查,观察甲状腺实质及结节的二维超声表现。结节回声水平分为极低回声(低于颈前肌)、低回声(高于颈前肌,低于甲状腺实质)、等回声(与甲状腺实质回声相当)和高回声(高于甲状腺实质回声)。判断甲状腺实质回声水平,以邻近胸锁乳突肌回声作参照。③ CDFI 检查时,嘱患者尽可能不吞咽,浅呼吸,并避免用探头挤压甲状腺。观察腺体和结节的血流信号的分布和丰富程度,测量结节内动脉血流的峰值流速和阻力指数。必要时,测量甲状腺上、下动脉的内径、峰值流速和阻力指数。

如果有锥状叶存在,还需对锥状叶进行详细扫查。

(2)甲状旁腺:① 正常位置甲状旁腺的超声检查方法与甲状腺的基本相似。由于甲状旁腺位置更深,使用的探头频率更低,特别是甲状旁腺明显增大时。② 甲状旁腺常见异位于甲状腺内、颈动脉鞘内、食管后和胸骨上窝,应仔细扫查。③ 嘱患者做吞咽动作,使病灶提升。同时采用扇形探头(扫查方向朝向足侧)在胸骨上窝和锁骨上方进行探测,有可能发现异位于胸骨或锁骨后方的病灶。注意鉴别甲状腺边缘肿瘤与甲状旁腺肿瘤。

三、正常超声表现

1．甲状腺

(1)正常甲状腺左右侧叶上下径为 4～6 cm,左右径和前后径均为 1.5～2 cm;峡部前后径为 0.2～0.4 cm。正常甲状腺大小存在较大个体差异,但侧叶前后径的个体差异相对较小,若侧叶前后径大于 2 cm,为可疑甲状腺肿大,前后径大于 2.5 cm,为明确的甲状腺肿大。

(2)甲状腺被膜为一薄而规整的高回声带,实质为分布均匀的细而密集的中等回声,回声水平明显高于邻近的胸锁乳突肌回声。正常腺体内血流较少,高档彩色多普勒超声仪显示腺体内弥漫性分布的点状、条状血流信号。

(3)甲状腺上、下动脉的平均内径约为 2 mm,为搏动性动脉血流频谱,收缩期峰值流速为 30～50 cm/s,阻力指数(RI)为 0.5～0.7。甲状腺的三对静脉为连续性低振幅频谱。

2．甲状旁腺

由于正常甲状旁腺体积过小(平均大小为 5 mm×3 mm×1 mm),且与周围组织不能形成良好的反射界面,超声很难显示。正常甲状旁腺回声与甲状腺相近或略低,多为边界清楚的卵圆形或圆形的均匀低回声,内部一般无明显的血流信号。

3．甲状腺疾病的超声分类

为了便于超声鉴别诊断,将甲状腺疾病大致分为两大类:甲状腺弥漫性肿大和甲状腺结节。前者包括毒性弥漫性甲状腺肿(原发性甲状腺功能亢进症)、单纯性甲状腺肿、亚急性甲状腺炎、桥本甲状腺炎及原发性恶性淋巴瘤；临床上甲状腺结节被描述为正常大小或弥漫性肿大的腺体内单发或多发结节，包括结节性甲状腺肿、甲状腺腺瘤、甲状腺癌、局限性炎性结节。超声能够区分甲状腺弥漫性肿大与甲状腺结节，具有重要的临床意义，因为前者常常是良性疾病，一般不需外科手术治疗，而后者需重视鉴别诊断，应尽可能发现并鉴别那些需外科手术治疗的恶性结节。但是，需要积极治疗的原发性恶性淋巴瘤也常表现为弥漫性肿大。而甲状腺炎无论以弥漫性肿大还是以结节的形式出现，都不需要进行外科手术治疗。

4．甲状腺疾病的超声鉴别诊断步骤

（1）定位鉴别诊断：需与甲状腺病变鉴别的疾病有甲状旁腺肿瘤、周围淋巴结疾病和食管肿瘤等。

（2）区分甲状腺弥漫性肿大与甲状腺结节：一般来说，超声能很好地区分甲状腺弥漫性肿大与甲状腺结节，当甲状腺结节很大几乎占据整叶腺体或结节呈均匀等回声时，有可能误诊为腺体弥漫性肿大或因回声接近、对比不显著而遗漏结节。观察结节周边晕环或环绕血流信号有助于发现结节。

（3）区分哪一种疾病引起甲状腺弥漫性肿大或甲状腺结节。

（4）鉴别颈部有无异常淋巴结以及淋巴结的良、恶性。

四、甲状腺先天发育异常

（一）甲状舌管囊肿

1．病理与临床

甲状腺的发生开始于胚胎第3~4周，在咽底部（相当于舌盲孔处）的内胚胎层增生，形成甲状舌管后下降到正常甲状腺处，发育成甲状腺峡部及左、右叶，而甲状舌管在胚胎5~6周时，即开始退化、闭锁、消失，若由于某种原因甲状舌管退化停滞，可在出生后有不同程度的保留。可在颈部正中甲状腺下降途径的任何部位出现甲状舌管囊肿（thyroglossal cysts），尚有一部分病例在甲状舌管或囊肿内残留有功能或无功能的甲状腺组织。出生前后还可能发生囊肿穿孔，开口于皮肤或舌盲孔处，成为甲状舌管瘘。

甲状舌管囊肿发生率为7%，65%为单纯囊肿，瘘管占20%，囊肿合并瘘管占15%。

2．超声表现

（1）二维超声：① 多见于颈前区中线上部（舌骨下方），能随吞咽或伸舌、缩舌运动而上下活动。② 通常表现为1~2 cm大小的圆形或不规则形的无回声区，包膜完整，与周围界限清晰，后方回声增强。③ 当囊肿内部液体黏稠时，可表现为类实性低回声；当囊肿合并感染时，内见大小不等的点状回声，囊肿周围软组织增厚，囊肿与周围组织界限不清；当囊肿内残留甲状腺组织时，可探及类甲状腺实质结构；文献报道，囊肿内也可发生乳头状癌，表现为其内实性低回声。囊肿伴窦道形成时，可见一低回声窦道与皮肤窦口相连。

（2）多普勒超声：一般内部无明显血流信号。合并乳头状癌时常在实性部分探及血流信号。合并感染时囊肿周边见丰富血流信号。

3．鉴别诊断

需与颏下慢性淋巴结炎、颈前淋巴结结核和异位甲状腺等相区别。淋巴结及异位甲状腺内部一般可探及血流信号，结核一般有相应病史。当内部液体黏稠时，不要误诊为肿瘤；合并残留正常甲状腺组织或在此基础上发生各类甲状腺病变，应警惕误诊。

4．临床价值

超声可用于鉴别颈前结节的部位、性质、大小、深度及与邻近组织的关系，还可用于鉴别囊实性，明确是否存在窦道等。对合并残留正常甲状腺组织或在此基础上发生各类甲状腺疾病的诊断，也非常有帮助。

（二）异位甲状腺

1．病理与临床

异位甲状腺（ectopic thyroid gland）指生长在正常甲状腺位置以外的甲状腺，是一种胚胎发育异常的疾病。由于某种原因使下降过程滞留，甲状腺部分或全部未下降到颈部正常解剖位置，则形成异位甲状腺或异位甲状腺组织（aberrant thyroid and thyroid tissue）。女性是男性的 4 倍。异位甲状腺常合并正常解剖部位甲状腺缺如；少数为正常解剖部位甲状腺与异位腺体并存。异位的甲状腺腺体绝大多数（90%）位于舌根部，也可出现在喉、气管、心包、胸部等处，其功能与腺体的发育相关，可无临床症状或表现为甲状腺功能减退。

异位甲状腺分为副甲状腺、迷走甲状腺和远处甲状腺。副甲状腺指正常位置有甲状腺，额外甲状腺位于其他部位。迷走甲状腺指正常位置无甲状腺，而甲状腺位于颈部其他位置。远处甲状腺指出现在颈部以外的部位，报道有纵隔甲状腺、腹腔甲状腺、膀胱甲状腺和卵巢甲状腺等。正常位置甲状腺的所有疾病异位甲状腺都可以发生，其病变率并无变化。

2．超声表现

（1）正常解剖部位未能探及甲状腺组织或发现甲状腺较正常明显减小，但声像图无明显异常。

（2）在可能发生异位的部位显示类似正常解剖部位的甲状腺组织回声，如表现为实性均匀的中等回声，边界清晰，有时也表现为不均质的实性团块，与甲状腺组织回声差异较大，CDFI 显示内部血流信号丰富。

（3）异位的甲状腺也可并发各种甲状腺疾病而具有相应声像图表现。

3．鉴别诊断

（1）异位甲状腺与肿物的鉴别：前者表现为类似正常解剖部位的甲状腺回声，如边界清晰的均匀中等回声，分布规则的血流信号；而后者诸如血管瘤、甲状舌管囊肿、纤维瘤、淋巴瘤混合瘤、脂肪瘤等均具有各自特征性的超声表现，在显示这些肿块时应想到是否为异位甲状腺组织，应注意对甲状腺进行扫查，如果发现正常甲状腺部位甲状腺缺如或减小，应考虑存在异位甲状腺可能，难以鉴别者可辅以穿刺活检。

（2）甲状腺缺如与颈前肌肉的鉴别：正常解剖部位无甲状腺组织十分少见。若无典型的甲状腺组织，判断为甲状腺缺如和（或）异位甲状腺时，应注意勿将颈前肌肉误诊为甲状腺组织。

（3）甲状腺先天发育不全与后天性甲状腺萎缩的鉴别：后天性甲状腺萎缩常见于桥本甲状腺炎病程后期，表现为腺体回声减低、不均，并可见许多条状高回声；而甲状腺发育不全和异位甲状腺均可出现甲状腺体积小，但腺体回声无明显异常。

4．临床价值

当在颈部、口腔内或其他可能发生甲状腺异位的部位探及实性肿物，同时发现正常解剖部位未探及甲状腺或甲状腺明显较正常小但声像图无明显异常时，应想到甲状腺发育不全和异位甲状腺，切不可轻易作出诊断，导致将异位甲状腺切除而造成甲状腺功能低下的不良后果。核素显像是发现和诊断异位甲状腺的最佳影像检查方法，可以对甲状腺缺如和异位甲状腺的部位、数量作出明确诊断。

（三）甲状腺 Zuckerkandl 突起

1．病理与临床

甲状腺 Zuckerkandl 突起（Zuckerkandl tubercle）是一种常见的甲状腺变异，指正常甲状腺组织从甲状腺后部或后内侧边缘向气管食管沟后方延伸的突出物，也有人称其为 Zuckerkandl 结节。奥地利维也纳大学解剖学教授埃米尔·扎克坎德尔（Emil Zuckerkandl）于 1902 年首先描述了这一结构，并以他的名字命名。

Zuckerkandl 突起存在于大多数的人群中，双侧甲状腺均可发生，更常见于右侧叶。

2. 超声表现

声像图上显示甲状腺后部或后内侧边缘向气管食管沟后方延伸的与甲状腺组织回声类似的突起样结构,较大者可见其与前方的甲状腺组织有线状折叠的甲状腺包膜回声分隔。

3. 鉴别诊断

当 Zuckerkandl 突起偏大或伴有肿物结节时,可能会被误认为甲状腺结节性病变、甲状旁腺肿大或淋巴结。

4. 临床价值

超声医师应该认识到这一变异,对避免过度诊断和过度治疗非常重要。应该注意的是,任何甲状腺本身的疾病(如甲状腺癌)仍然可以发生在这个结构内。Zuckerkandl 突起在临床上具有特殊的意义,喉返神经直接经 Zuckerkandl 突起的内侧走行,所以 Zuckerkandl 突起是术中定位喉返神经的重要手术标志。

五、甲状腺炎症性疾病

(一) 急性甲状腺炎

急性甲状腺炎是甲状腺发生的急性化脓性感染,又称为急性化脓性甲状腺炎(acute suppurative thyroiditis,AST),是一种甲状腺非特异性感染性疾病,临床罕见。由细菌、真菌、病毒或寄生虫感染所致。急性甲状腺炎起病较急,症状可见高热、出汗、咽痛、吞咽困难及全身不适,甲状腺部位出现局部肿块,触痛明显,局部皮肤发红、发热。Dugar 等人提出临床表现三联征:多结节甲状腺肿、单侧的下咽炎、周围蜂窝组织炎。

1. 病理与临床

AST 病因可为单一病原菌感染,以葡萄球菌、链球菌多见,也可发生混合感染。主要与以下因素有关:① 甲状腺基础疾病继发感染;② 医源性感染,如甲状腺穿刺时消毒不严格;③ 先天性畸形,最常见为先天性梨状窝瘘,是儿童发生此病的主要原因;④ 血行或甲状腺附近的炎症直接蔓延;⑤ 口咽部外伤;⑥ 也可见于免疫缺陷或免疫功能低下患者。

多见于中年女性。发病前1~2周多有咽痛、鼻塞、头痛、全身酸痛等上呼吸道感染史。突然发病,急性期为全身中毒症状,如不同程度寒战、发热、白细胞数增高等,甲状腺肿大、色红灼热、触痛,疼痛牵引耳后枕部,活动或吞咽时加重,严重者可有声嘶、气促、吞咽困难等。若化脓则胀痛跳痛,成脓后可出现波动感。数日内即可见甲状腺肿胀,有压痛和波及至耳、枕部的疼痛。严重者可引起压迫症状如气促、声音嘶哑,甚至吞咽困难等。腺体组织的坏死和脓肿形成可引起甲状腺功能减退。如果未能及时治疗,脓肿发展可穿破周围组织,并发化脓性纵隔炎、气管食管瘘,严重者可因脓肿压迫发生吞咽或呼吸困难,从而危及生命。

2. 超声表现

甲状腺肿大,病变侧腺体内部显示不均质低回声区,如有脓肿形成则可见无回声区,脓肿内可见散在细小光点。CDFI:病灶边缘可见点条状血流信号。超声引导下穿刺无回声区可抽出脓液。

3. 鉴别诊断

(1) 亚急性甲状腺炎。患者具有以下特点时多考虑为 AST:① 一侧颈前区肿痛,多为左侧。② 甲状腺功能检测多在正常范围内;但值得注意的是,即使甲状腺功能异常也并不能完全排除 AST。③ 超声下细针穿刺 AST 得到脓液,穿刺物培养可得到病原体;若穿刺物镜检见到富含多核巨细胞的肉芽肿及单核细胞浸润提示为亚急性甲状腺炎。

(2) 颈痛。多发于颈的侧部,且靠近颏部,具有红肿热痛的特征,部位局限,常见于儿童。

4. 临床价值

超声检查有助于了解甲状腺病变的范围及周围累及情况,了解有无脓肿形成,并可在超声引导下穿刺抽脓进一步明确诊断,还可置管引流进行治疗。

(二)亚急性甲状腺炎

1. 病理与临床

亚急性甲状腺炎(subacute thyroiditis)又称亚急性肉芽肿性甲状腺炎、(假)巨细胞甲状腺炎、非感染性甲状腺炎、移行性甲状腺炎、病毒性甲状腺炎、De Quervain 甲状腺炎等,系 1904 年由 De Quervain 首先报告。本病近年来逐渐增多,临床变化复杂,可有误诊及漏诊,且易复发,导致健康水平下降,但多数患者可得到痊愈。本病有因季节或病毒流行而使人群发病的特点,是一种自限性非化脓性炎性疾病。

多见于中年妇女。发病有季节性,如夏季是其发病的高峰期。起病时患者常有上呼吸道感染,之后出现甲状腺受累,主要表现为颈部疼痛、甲状腺触痛、全身炎症反应。病毒感染后 1~3 周发病,病程一般持续2~3 个月至半年,典型者整个病期可分为早期伴甲状腺功能亢进症、中期伴甲状腺功能减退症以及恢复期三期,可自行缓解消失。

2. 超声表现

(1)患侧甲状腺肿大,被膜下病灶常使甲状腺与颈前肌之间的间隙模糊或消失。

(2)腺体内见边界模糊的散在性或融合性片状低回声,被称为冲洗过征(wash-out sign),此为本病的特征表现。病程初期低回声区常有压痛。CDFI:病灶内血流信号杂乱稀少,在早期有甲亢症状的患者,甲状腺血流也不增加,不出现"火海征",甲状腺动脉不扩张。可显示原有甲状腺血管穿行,周边无明显环绕血管。

(3)病灶回声随病程而改变,恢复期回声增强、不均,低回声区缩小甚至消失,恢复为正常腺体回声。

3. 鉴别诊断

亚急性甲状腺炎主要应与甲状腺癌和局限性桥本甲状腺炎相区别(表 2.4.1)。

表 2.4.1　亚急性甲状腺炎与局限性桥本甲状腺炎、甲状腺癌的超声鉴别诊断要点

	亚急性甲状腺炎	局限性桥本甲状腺炎	甲状腺癌
数量	多发多见,分布于双侧叶	单发多见	单发多见
占位效应	无	无	有
内部回声	片状低回声,边界模糊,可见正常腺体组织	散在条状高回声	实性不均质低回声
钙化	无	无	微小钙化
周围晕环	无	常无	常无
环绕血管	常无	常无	<1/2 圈
内部血流	血供随病程有变化,正常穿行	血供丰富,正常穿行	血供丰富/不丰富,分布不规则,无正常穿行血管
局部疼痛	发病初期常有	无	常无
颈部淋巴结转移	无	无	可伴有

4. 临床价值

超声检查结合患者临床症状和体征不但能明确诊断本病,而且是随访的良好手段。在亚急性甲状腺炎的各个时期都有较明确的声像图改变,对临床疑诊病变能够作出快速诊断。亚急性甲状腺炎尤其注意要与甲状腺癌相区别,难以鉴别时细针穿刺细胞学检查可以提供诊断。

（三）桥本甲状腺炎

1. 病理与临床

桥本甲状腺炎（Hashimoto thyroiditis）又称慢性淋巴细胞性甲状腺炎，是甲状腺炎中最多见的一种，属自身免疫性疾病。好发于 30～50 岁的青中年女性。镜检见病变甲状腺组织中淋巴细胞和浆细胞呈弥漫性浸润。本病起病隐匿，常无特殊症状。体检触及甲状腺正常大小或中度弥漫性肿大，腺体质韧如橡皮。

全身症状与甲状腺功能有关，早期甲状腺激素释放可表现出甲亢的一系列症状，晚期甲减时甲状腺萎缩。

血甲状腺球蛋白抗体（TGAb）和抗微粒体抗体（TMAb）增高。

2. 超声表现

（1）甲状腺两侧叶弥漫性肿大，以前后径改变最为明显，峡部也明显增厚；病程后期可表现为腺体萎缩。

（2）在以淋巴细胞浸润为主的阶段，甲状腺增大明显，呈均匀一致的弱回声，而纤维不多；在纤维组织增生为主的阶段，甲状腺内表现为纤维条状回声较多，回声稍高于淋巴细胞期。腺体声像图主要表现为以下类型：① 弥漫回声减低型。表现为肿大腺体弥漫性回声减低，较为均匀，伴有许多条状高回声，腺体内布满搏动性彩色血流信号，密集如一片火的海洋，称之为火海（inferno）征，与毒性弥漫性甲状腺肿表现类似。② 弥漫网络型。肿大腺体内见许多散在细小低回声而呈网络状改变，CDFI 显示血供丰富，呈弥漫性分布。③ 萎缩型。腺体呈弥漫性萎缩，无或轻度血流信号增加。④ 局限型。病变局限在某一区域。

（3）病程早期甲状腺上动脉流速明显加快，血流量增多。

3. 鉴别诊断

本病鉴别诊断见本节"毒性弥漫性甲状腺肿"和"亚急性甲状腺炎"。

4. 临床价值

仅依赖超声表现常不能对本病作出明确诊断。超声检查结合患者临床症状和体征，尤其实验室检查甲状腺微粒体抗体和球蛋白抗体的滴度明显升高，方能作出明确诊断。桥本甲状腺炎可伴发非霍奇金淋巴瘤以及甲状腺乳头状癌，超声随访过程中发现新出现的结节时需警惕上述恶性病变可能。

六、甲状腺增生性疾病

（一）毒性弥漫性甲状腺肿

1. 病理与临床

毒性弥漫性甲状腺肿（toxic diffuse goiter）又称原发性甲状腺功能亢进症、突眼性甲状腺肿或 Graves 病，是一种伴甲状腺激素分泌增多的器官特异性自身免疫病。遗传、精神创伤和免疫系统异常均被认为是导致本病的主要和直接原因。本病多见于 20～40 岁青年女性，男女比例约为 1∶5。甲状腺的主要病理变化是甲状腺组织的增生和肥大。其临床特征为多器官受累和高代谢状态，主要表现有心慌、怕热、多汗、食欲亢进、大便次数增多、消瘦、情绪激动等。

实验室检查主要表现为总甲状腺素（TT_4）大于正常参考值，总三碘甲状腺原氨酸（TT_3）大于正常参考值，游离 T_3、T_4 升高，血清促甲状腺激素（TSH）下降。

2. 超声表现

（1）甲状腺弥漫性对称性肿大，被膜连续、规整，分界清楚。

（2）未经治疗的初发者，腺体表现可分为两种类型：① 弥漫回声减低型。双侧腺体弥漫性回声减低、较为均匀，CDFI 表现为火海征。② 散在回声减低型。双侧腺体内见多个边界模糊的片状回声减低区，探头挤压后回声增强和范围缩小,CDFI 表现为回声减低处血流信号尤为丰富。此型常见于年龄较大者。

（3）病程较长或反复发作者,腺体回声水平可与正常腺体相当,不均匀,部分病例因形成纤维分隔而伴有条状高回声。

（4）多数病例甲状腺上、下动脉内径增宽,流速明显加快,阻力减低。

3. 鉴别诊断

弥漫回声减低型毒性甲状腺肿需与早期桥本甲状腺炎、单纯性甲状腺肿相区别（表 2.4.2）,散在回声减低型毒性甲状腺肿需与亚急性甲状腺炎、单纯性结节性甲状腺肿相区别（表 2.4.3）。桥本甲状腺炎的病程后期或病程较长者,虽也表现为双侧腺体回声弥漫性减低,但腺体萎缩、纤维化改变更明显,血流信号仅轻度或无明显增加,与毒性弥漫性甲状腺肿声像图表现有较大差异,两者较易鉴别。

表 2.4.2　弥漫回声减低型毒性甲状腺肿、早期桥本甲状腺炎与单纯性甲状腺肿的超声鉴别

	弥漫回声减低型毒性甲状腺肿	早期桥本甲状腺炎	单纯性甲状腺肿
肿大特点	以侧叶长径增大为主	以侧叶前后径和峡部增大为主	以侧叶长径增大为主
腺体回声	弥漫性或散在性回声减低	弥漫性减低伴条状高回声,或网格样改变	正常水平、不均
腺体血供	火海征	火海征或中度增加	正常或轻度增加

弥漫性毒性甲状腺肿患者是指表现为弥漫性回声减低,且未经抗甲状腺功能亢进药物治疗者。

表 2.4.3　散在回声减低型毒性甲状腺肿、亚急性甲状腺炎与单纯性结节性甲状腺肿的超声鉴别

	散在回声减低型毒性甲状腺肿	亚急性甲状腺炎	单纯性结节性甲状腺肿
病灶回声	类实性低回声,边界模糊	类实性低回声,边界模糊	回声水平不一,边界清晰或模糊
血供	回声减低区尤为明显	病变区无或轻度增加	病变区丰富程度不一
占位效应	无,原有血管穿行	无,原有血管穿行	有,原有血管绕行
探头挤压后	回声减低区缩小	病变区无明显变化	实性结节无明显变化

4. 临床价值

由于不同疾病声像图存在相似表现,故仅依靠超声检查较难对本病作出明确诊断,需结合临床症状和体征及实验室检查结果。超声能够准确测量甲状腺体积,了解腺体的血供状况,从而帮助选择治疗方式、计算^{131}I 用量和判断疗效。

（二）单纯性弥漫性甲状腺肿

1. 病理与临床

单纯性弥漫性甲状腺肿（simple diffuse goiter）又称非毒性弥漫性增生性甲状腺肿（nontoxic diffuse hyperplasic goiter）,是单纯性甲状腺肿的早期阶段,表现为滤泡上皮不同程度的弥漫性增生,甲状腺两侧叶呈对称性弥漫性肿大,一般不伴有甲状腺的功能变化和全身症状,为缺乏甲状腺激素引起的代偿性增生。婴幼儿先天性甲状腺肿可表现为增生特别明显,甚至形态上类似肿瘤。但增生仍不能代偿其功能而出现甲状腺功能过低。甲状腺过度肿大者可压迫周围器官组织而产生相应的症状:① 压迫气管造成呼吸困难;② 压迫食管引起吞咽困难;③ 压迫颈静脉、上腔静脉造成头面部及上肢水肿;④ 压迫周围神经引起声音嘶哑或霍纳综合征（Horner syndrome）。

地方性甲状腺肿,TSH 升高,T_3 下降,T_4 下降,甲减时 T_3、T_4 下降。散发性甲状腺肿,一般 TSH、T_3、T_4 正常。

2. 超声表现

（1）甲状腺呈弥漫性、对称性肿大，表面平整，肿大程度常较毒性弥漫性甲状腺肿明显。腺体肿大明显时，可压迫气管、颈部血管，并使血管移位。

（2）病程早期腺体内部回声基本正常；病程后期除腺体实质回声普遍不均外，由于滤泡内充满胶质而高度扩张，腺体内显示弥漫分布的多发薄壁无回声区伴囊内点状强回声。

（3）腺体内血流信号无明显增多，甲状腺上动脉内径正常或稍增宽，流速在正常范围内或轻度增高。

3. 鉴别诊断

本病需与毒性弥漫性甲状腺肿和结节性甲状腺肿相区别，见本节"毒性弥漫性甲状腺肿"。

4. 临床价值

依据甲状腺声像图表现和甲状腺功能正常，较易诊断本病，但有时与单纯性结节性甲状腺肿较难鉴别。超声能够准确测量甲状腺大小，是本病随访和判断疗效的良好工具。

（三）单纯性结节性甲状腺肿

1. 病理与临床

单纯性结节性甲状腺肿（simple nodular goiter）是单纯性甲状腺肿发展至后期的表现。在甲状腺弥漫性肿大的基础上，滤泡上皮细胞反复增生和不均匀复原，形成增生性结节（也称腺瘤样增生）。肉眼所见典型表现为多个结节不对称地分布在甲状腺内，甲状腺变形，表面凹凸不平。结节进一步发展，压迫结节间血管，使结节血供不足而发生变性、坏死、出血等病变。出血和坏死组织可逐渐纤维化，形成不规则瘢痕，其中可发生钙盐沉积。本病一般无明显症状，但肿大的甲状腺可压迫周围组织，如气管和食管而产生相应的症状。

2. 超声表现

（1）甲状腺正常大小或两侧叶不对称性增大，表面不平整。

（2）腺体内见单个或多个大小不等、回声不同的结节，边界清晰或模糊，结节可为 1 cm，也可为 5 cm 以上，多见囊性变，可伴有弧形或颗粒状钙化。结节内血供状态不等，有的增生结节内部血流丰富，甚至呈彩球状。以退化为主（如囊性变、液化、坏死等）的结节内部无或仅见少许血流信号。

（3）结节以外的腺体回声可能表现为均匀、不均或散在的点状或条状高回声，血供无明显增多。

（4）甲状腺上动脉内径正常或稍增宽，流速在正常范围内或稍加快。

3. 鉴别诊断

本病需与单纯性弥漫性甲状腺肿、毒性弥漫性甲状腺肿和甲状腺肿瘤相区别，见本节相应疾病。

4. 临床价值

超声不仅是本病的首选检查方法，而且较易诊断本病，多数患者能够避免进行其他影像学检查。超声可以判别甲状腺增大程度，是以弥漫性病变为主还是以结节性病变为主，病变范围、结节大小和数量，结节是实性还是囊实性，根据声像图特征鉴别良、恶性病变等。但是，超声对结节是否合并癌变、是否合并甲状腺功能亢进症的判断存在一定困难。

七、甲状腺肿瘤

（一）甲状腺腺瘤

1. 病理与临床

甲状腺腺瘤（thyroid adenoma）系较常见的甲状腺良性肿瘤，为滤泡上皮发生的有包膜，具有滤泡细胞分化的肿瘤,可分为滤泡型腺瘤、乳头状腺瘤和混合型 3 种。多发生于 20～40 岁,多见于中青年女性。肿瘤生长缓慢,患者一般无明显自觉症状。若肿瘤内突然出血,则肿块迅速增大,伴局部疼痛。增大的肿块可压迫气管、食管和喉返神经。少数病例可发生功能自主性腺瘤,出现甲状腺功能亢进症状。10%的腺瘤可以癌变。体检触及单个圆形或椭圆形肿块,质韧,表面光滑,无压痛,可随吞咽而活动,与皮肤无粘连。

2. 超声表现

(1)甲状腺组织一般结构正常,血流信号不丰富。腺瘤一般为单发,极少数为多发;大小为数毫米至数厘米;呈圆形或椭圆形,肿物长轴常与腺体的长轴平行,如位于峡部的腺瘤的长轴与矢状面垂直。

(2)肿物内部回声类似正常腺体实质回声,多数为均匀等回声,少数为低回声;较大者易合并囊性变、出血或坏死,内部有不规则无回声区、钙化灶或浓缩胶质。浓缩胶质表现为点状强回声后方伴彗星尾征,此为良性结节的特征性表现。

(3)肿物边界清楚、整齐,有高回声包膜,80%肿瘤周边见规整的薄晕环;后壁及后方回声增强或无明显变化。

(4)CDFI:内部血供程度不等,多数腺瘤内部可见丰富血流信号,有的形成网状或彩球状;周边常见较为完整的环绕血管。高功能腺瘤血流峰值流速较高,在 40 cm/s 以上。

3. 鉴别诊断

甲状腺腺瘤主要应与单纯性结节性甲状腺肿、甲状腺癌相区别(表 2.4.4)。

表 2.4.4　甲状腺癌、甲状腺腺瘤与单纯性结节性甲状腺肿的超声鉴别要点

	甲状腺癌	甲状腺腺瘤	单纯性结节性甲状腺肿
数量	单发多见	单发多见	多发多见
形态	不规则	椭圆形或圆形	规则或不规则
边界	模糊,不整	清晰,整齐,有高回声包膜	清晰或模糊,整齐或不整齐
内部回声	多为实性不均质低回声	均匀,多为等或高回声	回声水平不等
囊性变	少见	常见	常见
晕环	多数无晕环,少数有不规则晕环	常有规则晕环	有或无
环绕血管	无或小于 1/2 圈	常有,大于 1/2 圈	有或无
钙化	微小钙化	少见,粗大	常见,弧形、颗粒状
后方回声	衰减或无变化	无变化或增强	无变化,增强或衰减
血供	病灶血供丰富,分布不规则	实性部分血供丰富,分布尚规则	血供程度不一
颈部淋巴结转移	可伴有	无	无

4. 临床价值

多数甲状腺腺瘤仅凭超声即可作出提示,但少数腺瘤与边界清晰的恶性病变较难区分。另外,超声对腺瘤恶变和功能自主性腺瘤的诊断价值有限。

(二)甲状腺癌

1. 病理与临床

甲状腺癌(thyroid cancer)占所有恶性肿瘤的 1%,好发年龄为 40～50 岁,年轻人中女性多见,老年人中无性别差异。颈部放疗史、Graves 病患者、地方性甲状腺肿患者罹患甲状腺癌的危险性增高。甲状腺癌临床表现因病理类型不同而异。一般不出现甲状腺功能异常。

甲状腺癌分类如下:

(1) 乳头状癌(papillary adenoid cancer)。占所有甲状腺癌的 75%～90%,任何年龄均可发生,病情进展缓慢,可多年无任何症状,生产时间长,绝大多数预后好。

(2) 滤泡状腺癌(follicular adenoid cancer)。占甲状腺癌的 5%～20%,多发于中老年女性,恶性程度较高,易转移,一般有完整的包膜。

(3) 髓样癌(medullary cancer)。占甲状腺癌的 3%～10%,起源于甲状腺 C 细胞(滤泡旁细胞),可产生 5-羟色胺和降钙素,病人可出现腹泻、心悸、脸面潮红和血钙降低等症状。对合并家族史者,应注意多发性内分泌肿瘤综合征 Ⅱ 型(MEN-Ⅱ)的可能。各年龄均有,多见于中年后,单发圆形,界限清楚,无包膜,可有钙化斑,恶性程度中等。

(4) 未分化癌(undifferentiated cancer)。占甲状腺癌的 5%～10%,发展迅速,多发生于老年,恶性程度高,无包膜,常有坏死、出血,预后差。

(5) 弥漫硬化型甲状腺癌(diffuse sclerosing variant papillary carcinoma of thyroid,DSVPC)。为甲状腺乳头状癌的一种亚型,该亚型多发生在 20 岁左右的年轻人,约占乳头状癌的 5%。恶性程度高、转移早、预后差,易被误诊为弥漫性病变而延误治疗。该病由 Vickery 于 1985 年首先描述,较多见于青少年,比一般乳头状癌侵袭性强,常发生颈部淋巴结转移和肺转移。病理的形态特点为:① 肿瘤弥漫性累及一侧或双侧甲状腺;② 无数不规则而粗短的微乳头形成,位于淋巴管小裂隙腔内,亦可有实心性细胞巢;③ 多量鳞状化生灶;④ 大量沙粒体钙化;⑤ 明显的淋巴细胞浸润;⑥ 明显的纤维化。

DSVPC 最可能被误诊为良性的甲状腺弥漫性病变,如淋巴细胞性甲状腺炎或亚急性肉芽肿性甲状腺炎。弥漫硬化型甲状腺乳头状癌多发生在 10～30 岁青少年(有报道最小年龄为 5 岁),女性多于男性,女性与男性比例约为(4～6)∶1,常无自觉症状,多为体检时发现。大约 80% 就诊时已有淋巴结转移,约 50% 以上患者是以颈部淋巴结转移性包块就诊。

(6) 甲状腺转移性癌。常来自黑色素瘤、乳癌、肾癌、肺癌等,一般呈低回声暗区。

2. 超声表现

(1) 边界:较大癌灶常表现为边界模糊,未分化癌可呈蟹足样改变,但髓样癌和微小癌(直径小于 1 cm)表现为边界清晰。癌灶周边晕环常不完整或厚薄不均,环绕血流信号不规整,小于 1/2 圈。

(2) 内部回声:癌灶常表现为实性不均质低回声,较少出现囊性成分。微小癌回声常低于颈前肌肉回声,较大肿瘤回声有所增强,但常低于正常腺体回声。微小钙化(1 mm 左右的点状强回声)诊断恶性的敏感性较低,但特异性较高,微钙化散在、杂乱分布于病灶内,可密集成团,也可稀疏成散点。CDFI:内部血流信号分布不规则,血管扭曲、粗细不等,可见穿支血管,较小的肿瘤内部常常无明显血流信号显示。血流参数无特殊性。

(3) 形态:较大癌灶常表现为形态不规则,纵径>横径。

(4) 弹性成像:一般恶性结节组织较硬,即弹性较差,硬度评分偏高,可以在二维及彩超基础上增加诊断信息。

(5) 合并颈部淋巴结转移癌参见相应章节。

(6) 弥漫硬化型甲状腺癌的超声表现与一般的甲状腺癌不同,以弥漫性改变为特点,极易与亚急性甲状腺炎和桥本甲状腺炎混淆。典型的声像图表现如下:① 甲状腺单侧叶或者双侧叶中度增大,弥漫性改变,甲状腺多呈低回声,弥漫性病变占据甲状腺叶的大部或者全部。② 在病变叶内分布沙粒状钙化,钙化点约为 1～2 mm,散在分布全叶或聚集成团。③ 甲状腺病变区域内血流信号稀少杂乱,少部分患者血流信号丰富。④ 90%～100% 病例伴同侧颈部Ⅲ区和Ⅵ区淋巴结转移,约 50%～70% 病例伴对侧颈部淋巴结转移。转移淋巴结声像图表现与甲状腺癌乳头状淋巴结转移相同。

根据声像图表现分为 3 型:① 弥漫均匀型。甲状腺背景较均匀,沙粒状微小钙化弥漫性、较均匀分布在增大的甲状腺内。本型占 DSVPC 病例的 30% 左右。此型易误诊为桥本甲状腺炎。② 弥漫结节型。甲状腺回声不均匀,病灶中心有低回声结节样改变,结节极不规则,边界不清,沙粒状钙化杂乱分布,浓聚或者稀疏分布于病灶内或分布于整叶内,血流信号增多。本型较多见,约占 DSVPC 病例的 60%～70%。③ 弥漫囊肿型。甲状腺重度增大,较大囊肿直径可在 3～5 cm,囊肿壁和残余甲状腺满布沙粒状钙化。此型易误诊为结节性甲状腺肿,发现沙粒状钙化和寻找颈部转移性淋巴结是鉴别诊断的要点。本型极少见,约占 DSVPC 病例的 3%～5%,因为少见,以囊肿为主,所以极易误诊。

DSVPC 患者多有淋巴细胞性甲状腺炎的背景,癌灶分布不均匀,细针穿刺结果完全有可能是淋巴细胞性甲状腺炎。按甲状腺癌的组织学分类,DSV 是甲状腺乳头状癌的亚型,临床病理常常诊断为乳头状癌,或者病理切片是多灶性微小乳头状癌,也可能在大体病理上见到较大结节状乳头状癌病灶,而忽略周围甲状腺组织内的弥漫性病变。病理诊断是乳头状癌,而超声和其他影像学上甲状腺弥漫性微小钙化,即是 DSV 的特征性表现。

3. 鉴别诊断

甲状腺癌应与单纯性结节性甲状腺肿、腺瘤相区别,有时需与甲状腺炎相区别,参考表 2.4.3 和表 2.4.4。

4. 临床价值

超声是甲状腺癌较为可靠的首选影像学检查方法。超声能够检出甲状腺微小癌,分辨率极高,但是,甲状腺癌具有多种不同病理类型和生物学特征,其复杂多样的声像图表现给超声检查带来困难,可进行超声引导下穿刺活检。

(三)甲状腺淋巴瘤

1. 病理与临床

甲状腺淋巴瘤(thyroid lymphoma)较为罕见,占所有甲状腺癌的 1%～3.5%。主要为非霍奇金淋巴瘤,常见于老年女性患者,以继发性淋巴瘤常见,死于全身性淋巴瘤的患者中 20% 累及甲状腺,原发性淋巴瘤多发生于既往有桥本甲状腺炎的基础上。多为弥漫型,大者可累及甲状腺两侧叶,结节型很少见。典型临床表现为老年女性患者甲状腺迅速增大,并触及质硬的无痛性肿物。

2. 超声表现

(1)腺体弥漫性肿大,回声不均,但无明显结节,易漏诊。

(2)肿大腺体内见边界模糊的不规则低回声区,有纤维束高回声,无钙化灶,多累及整个一叶甲状腺或达峡部,另一侧甲状腺可无病灶。后方回声增强,部分回声极低呈"假囊征"。

(3)CDFI:病变无明显环绕血管,内部可见明显增加的血流信号。

3. 鉴别诊断

本病可合并桥本甲状腺炎、结节性甲状腺肿等病变,给鉴别和诊断带来困难。桥本甲状腺炎一般不破坏包膜,但淋巴瘤可破坏包膜。在有多个结节时,需仔细观察每个结节的形态和内部回声,避免漏诊。

4. 临床价值

甲状腺淋巴瘤多发生于桥本甲状腺炎的基础之上,加上病灶占位感不强,超声检查易漏诊。本病的定性诊断主要依靠细针穿刺细胞学检查、粗针组织活检以及手术活检。

八、甲状旁腺疾病

1. 病理与临床

(1)甲状旁腺腺瘤(parathyroid adenoma)。在原发性甲状旁腺功能亢进患者中,80% 以上由腺瘤引起,为甲状旁腺亢进的主要病因。腺瘤可以单发,也可以是多发性内分泌腺瘤(multiple endocrine neoplasia,MEN)的一部分。多见于女性,以 40～60 岁多见。可有三种类型,即主细胞腺瘤、嗜酸性细胞腺瘤和混合性腺瘤。肿瘤可发生于任何一个腺体,但以下一对甲状旁腺多发,发病率为上一对的 2～4 倍。

(2) 甲状旁腺增生(parathyroid hyperplasia)。约 10%原发性甲状旁腺功能亢进是由原发性增生所致,分为主细胞增生和透明细胞增生两类,前者最为常见。而对于继发性增生,则于慢性肾病的患者中较为常见,维生素 D 缺乏也可引起本病,增生以主细胞为主。增生常累及多个腺体。

(3) 甲状旁腺癌(parathyroid carcinoma)。占原发性甲状旁腺功能亢进患者的 2%～4%,发病年龄较腺瘤略低,平均为 44 岁,发病率无性别差异。大多数甲状旁腺癌是功能性的,无功能性癌较少。

(4) 甲状旁腺囊肿(parathyroid cyst)。少见,95%位于甲状腺的背侧下缘,大小为 1～10 cm。一般无症状,但可出血,大的囊肿可产生压迫症状。约有 70%的甲状旁腺囊肿为非功能性,对患者无不良影响;有功能的可使患者出现甲状旁腺功能亢进症状。

上述前 3 种疾病均可由于钙、磷代谢障碍而引起骨质疏松、脱钙及骨折。另外,甲状旁腺癌还可以出现周围组织浸润、局部淋巴结和远处脏器如肺、胸膜、心包、肝脏、骨骼等的转移而引起相应的临床表现。

2. 超声表现

(1) 甲状旁腺腺瘤:① 肿瘤位于甲状腺与颈长肌、颈总动脉与气管之间,属正常位置。肿瘤为椭圆形、三角形或不规则形,其长轴与身体矢状面平行。② 肿瘤为均匀低回声,边界清晰、规则,可见包膜回声,少数可伴有钙化灶或囊性变。③ 肿瘤与甲状腺之间可见双层中强回声带,可能为甲状腺被膜与腺瘤的包膜所致。④ 肿瘤前缘常有明显的血管绕行,并可见多条动脉分支进入瘤体内,内部血供丰富,有时可显示肿瘤的蒂部。

(2) 甲状旁腺增生:可多发,显示为数个甲状旁腺不同程度增大,形态呈椭圆形或不规则形,内部为均匀低或等回声,一般无囊性变或钙化灶,血供不如腺瘤丰富。

(3) 甲状旁腺癌:① 肿瘤形态不规则或呈分叶状;② 内部为不均匀低回声,可伴有囊性变或钙化灶;③ 肿瘤可侵犯邻近的解剖结构;④ CDFI 显示癌灶内部及周边血供丰富,分布不规则;⑤ 可发现同侧颈部淋巴结转移癌。

(4) 甲状旁腺囊肿:呈壁薄的无回声区,边界清晰,规则。如有附壁的实性乳头样高回声,则可能来自甲状旁腺腺瘤或腺癌的囊性变。

3. 鉴别诊断

(1) 甲状旁腺肿物应与甲状腺结节相区别(表 2.4.5)。

表 2.4.5　甲状旁腺肿物与甲状腺结节的超声鉴别要点

	甲状旁腺肿物	甲状腺结节
部位	甲状腺后方或其他部位	甲状腺内
回声水平①	低回声	多种回声
囊性变	少见	常见
钙化灶	少见	常见
晕环	一般无	常见
周边环绕血管	除蒂部外,一般无	常有
甲状旁腺功能亢进	有	无

① 与甲状腺实质回声水平比较。

(2) 甲状旁腺腺瘤与增生的区别:腺瘤常为单发,而增生常为多发;腺瘤一般大于 2 cm,而增生一般小于 2 cm。

（3）甲状旁腺腺瘤与腺癌的区别：根据肿瘤内部回声明显不均、有钙化灶、侵犯邻近解剖结构和颈部淋巴结转移癌有助于提示腺癌。

4. 临床价值

高频彩色多普勒超声可显示 5 mm 左右的甲状旁腺病灶，诊断敏感性为 90% 以上，已成为引起甲状旁腺功能亢进的肿物术前定位的首选检查方法。如在颈部反复探测未发现肿大甲状旁腺，大致能排除正常位置的甲状旁腺病变，但可遗漏小的病灶；如甲状旁腺功能亢进诊断明确，而超声在颈部未发现异常增大的甲状旁腺，则需辅以 CT 成像、核素显像技术等检查手段寻找异位甲状旁腺病变。弥漫硬化型甲状腺癌好发于年轻人，侵蚀强、转移早、预后差，而临床和声像图极易误诊。掌握声像图特点，可在患者就诊的第一时间确诊，对患者预后关系重大。对甲状腺可疑病变应做常规甲状腺穿刺活检。

附：多发性内分泌腺瘤

（一）病理与临床

多发性内分泌腺瘤为一组遗传性多种内分泌组织发生肿瘤综合征的总称，有 2 个或 2 个以上的内分泌腺体病变。肿瘤可为良性或恶性，可具功能性（分泌活性激素并造成特征性临床表现）或无功能性，可同时出现或先后发生，间隔期可长可短，病情可重可轻，病程可缓可急。MEN 可分为两种类型：MEN 1 及 MEN 2，后者又分为 2 种亚型，即 MEN 2A，MEN 2B。此外，还有不能归属于 MEN 1 或 MEN 2 的混合型 MEN。

1. 多发性内分泌腺瘤病 1 型（MEN 1）

MEN 1 为一常染色体显性遗传疾病，又称 Wermer 综合征，人群中患病率约为（2~20）/10 万。MEN 1 患者中约 10% 其基因突变属新出现的，称为散发性。MEN 1 可有多种临床表现，其发生率于不同家系及同一家系的患病者中变化不一。

MEN 1 的分类：

（1）甲状旁腺功能亢进症。其为 MEN 1 中最常见并最早出现的病变，与腺瘤所致散发性甲旁亢病例相比较，起病较早（20 余岁），男女发病率相仿而非女多于男，在病理上为多个甲状旁腺增生，大小可不一致。诊断依据同于一般散发性病例。甲旁亢所致高钙血症可加重同时并存的胃泌素瘤患者症状及血胃泌素升高水平。

（2）肠胰内分泌瘤。其可为功能性或无功能性，包括以下肿瘤：胃泌素瘤，常伴 Zollinger-Ellison 综合征，约占 MEN 1 中肠胰瘤的 50%~60%。此种胃泌素瘤的特点为体积小、多中心性，且可为异位性，不位于胰腺内，而处于十二指肠黏膜下，同于散发性者，常为恶性，但其侵犯性不如散发性者严重。诊断依据为同时存在高胃泌素血症及高胃酸分泌，据此可与常见的胃酸缺乏症伴高胃泌素血症相区别。必要时可作胰泌素（secretin）兴奋试验，胃泌素瘤患者血浆胃泌素升高。由于 MEN 中胃泌素瘤体积小，其定位诊断较困难，CT 及 MRI 可检出肝转移性病灶，但对胃泌素瘤往往难以确诊，进一步定位方法包括内镜超声、选择性动脉注射胰泌素后肝静脉采血测胃泌素以及放射性核素标记奥曲肽扫描。MEN 1 中胰岛素瘤发生率约占起源于胰岛肿瘤的 20%，其余的为胰升糖素瘤、舒血管肠肽瘤及无功能瘤。MEN 1 中胰岛素瘤亦常为多中心性，定位较困难，内镜超声检查、选择性滴注钙剂后肝静脉采血测胰岛素等有助于定位。

MEN 1 病人 80% 有胰腺 APUD 肿瘤（Ballard，1964），按发病率的顺序排列为胃泌素瘤、胰岛素瘤和血管活性肠肽瘤，偶尔也有其他肿瘤。此外，20%~30% 的胃泌素瘤病人有其他病变，4% 的胰岛素瘤病人有其他病变，而胰腺其他内分泌肿瘤则百分率更小。十二指肠溃疡常是综合征中一个重要组成部分，它通常由胃泌素瘤或甲状旁腺瘤或同时由两者引起。甲状旁腺细胞和 G 细胞之间确实存在微妙的关系。MEN 1 病人不论有无明显的胃泌素瘤，常有高胃泌素血症，切除甲状旁腺瘤后，胃泌素水平即降至正常，与血清钙水平的下降情况相平行。甲状旁腺瘤切除后十二指肠溃疡常愈合。若十二指肠溃疡不愈合或愈合后又复发，胃泌素浓度又上升，则很可能有胰腺胃泌素瘤，需行肿瘤切除或全胃切除术。

（3）垂体瘤。发生率约为 25%，大多为催乳素瘤，可伴或不伴生长激素分泌增多，少数为生长激素瘤、无功能瘤及 ACTH 瘤伴 Cushing 综合征。MEN 1 中垂体瘤甚少为恶性，其诊断、治疗同于散发性病例。

（4）肾上腺腺瘤及其他病变。包括分泌皮质醇的腺瘤可见于 MEN 1。MEN 1 中出现的 Cushing 综合征有 3 种可能性：① 肾上腺腺瘤；② 垂体 ACTH 瘤；③ 类癌伴异位 ACTH 综合征。以垂体瘤较多见。在 MEN 1 中甲状腺腺瘤及其他甲状腺疾病亦较为多见。在 MEN 1 的家族成员中，出现皮下脂肪瘤、皮肤胶原瘤及多发性面部血管纤维瘤者约占 30%～90%，此类表现有助于对这些个体进行筛查，以明确携带 MEN 1 缺陷基因者。

MEN 1 的发病机制：MEN 1 基因位于第 11 号染色体，11q13 带，编码一个含 610 个氨基酸的蛋白质，称为"多发性内分泌腺瘤蛋白"(menin)。根据 MEN 1 中 menin 基因缺陷的状况可推测其为一个抑瘤基因。menin 基因缺陷的性质多样化，并覆盖整个基因，常产生一截短并失去功能的 menin。除通过遗传见于全身细胞的基因缺陷外，在 MEN 1 肿瘤组织中发现 menin 另一等位基因也发生缺失，从而在肿瘤组织中 menin 两个等位基因都发生突变，一个是遗传的，全身细胞都存在，另一个是在一些出现肿瘤的特定组织中发生的获得性突变，于是在这些组织中，menin 两个等位基因功能皆丧失，导致细胞增殖，发生肿瘤，这一现象符合两次打击致肿瘤抑制基因功能丧失致瘤的模型。约 20% 散发性甲状旁腺腺瘤及一部分散发性胰腺内分泌癌、肺类癌亦可出现 menin 基因突变，但此种突变只发生于肿瘤组织而不见于患者的正常细胞，故不形成疾病家族性集聚现象。

2. 多发性内分泌腺瘤病 2 型（MEN 2）

MEN 2 为一常染色体显性遗传疾病。其患病率约占普通人群的(1～10)/10 万，携带有 MEN 2 缺陷基因者，其疾病外显率高于 80%。MEN 2 可分为两种独立的综合征：MEN 2A，又称 Sipple 综合征，以及 MEN 2B。MEN 2A 的临床表现包括甲状腺髓样癌、嗜铬细胞瘤及甲状旁腺功能亢进症；MEN 2B 则包括甲状腺髓样癌、嗜铬细胞瘤及一些身体异常表现，但甲状旁腺功能亢进症少见。

MEN 2 的分类：

（1）甲状腺髓样癌（MTC）。其为 MEN 2 中最常见并最早出现的病变，而且是决定病程进展的最重要因素。MTC 的病理演变开始时为产生降钙素的甲状腺滤泡旁细胞增生，以后发展为癌，常为多中心性，并集中于甲状腺的上 1/3 处，此与正常甲状腺内滤泡旁细胞的分布状况相符。全部甲状腺髓样癌中约 1/4 为遗传性的，后者的分布约 45% 为 MEN 2A，50% 为单一性家族性 MTC，5% 为 MEN 2B，MEN 2B 中的 MTC 为家族性病例中病情最重、发生最早（常在 5 岁前即出现）、进展最快者。MCT 的扩散最初在甲状腺内，继而累及区域性淋巴结，至后期可转移至肝、肺、骨骼。MEN 2 中 MTC 的生化诊断依据为五肽胃泌素或静脉滴注钙促使血浆降钙素明显升高。病理诊断于分化不良的甲状腺肿瘤可用免疫组化染色显示降钙素阳性结果。细胞外淀粉样沉积物可与抗降钙素的抗血清起反应也有助于诊断。

（2）嗜铬细胞瘤。约见于携带 MEN 2 基因个体的 50%，多位于肾上腺，常为双侧性，恶性者少见。病理变化亦经过肾上腺髓质增生阶段，以后发展为肿瘤。诊断方法同一般嗜铬细胞瘤病例。

（3）甲状旁腺功能亢进症。MEN 2 中的甲旁亢与 MEN 1 者一样系由甲状旁腺增生所致，约见于 25% 的 MEN 2A 患者，而于 MEN 2B 中较少见。外科手术对 MEN 2 中的甲旁亢疗效较好，不似 MEN 1 中难治。

MEN 2B 患者呈现一些不见于 MEN 2A 的临床表现，包括一些部位黏膜神经瘤：舌、唇、眼睑及胃肠道，类 Marfan 综合征体态（胸廓凹陷、肢体细长等）。

MEN 2 的发病机制：MEN 2 的发病机制系原癌基因（RET）发生突变所致。RET 为一单链穿膜含酪氨酸激酶的蛋白，在许多起源于神经嵴的细胞（如甲状腺、肾上腺、肠内部神经系等）中表达，在机体的发育中起重要作用。RET 结构上的特征是在其细胞外部分近细胞膜处聚集有多个半胱氨酸,在细胞内部则含有一酪氨酸激酶区段。MEN 2A 患者 RET 基因有突变存在,主要位于细胞外近膜处半胱氨酸,可为错义性突变,或小的 DNA 片段的缺失或插入,皆累及前述的半胱氨酸。家族性甲状腺髓样癌者往往可检出 MEN 2A 中半胱氨酸突变,此外还有其他一些氨基酸突变。MEN 2B 患者的 RET 基因突变不涉及 MEN 2A 中的半胱氨酸及家族性甲状腺髓样癌中的氨基酸,其突变的 95% 以上为甲硫氨酸(Met 918)变为苏氨酸(Thr 918)。

第五节　颈部包块与浅表淋巴结

一、颈部包块

(一)颈动脉体瘤

1. 病理与临床

颈动脉体瘤(carotid body tumor)是一种较为少见的化学感受器肿瘤,为副神经节瘤的一种,发生于颈总动脉分叉部位的颈动脉体。病因不明,一般认为与慢性缺氧有关,在高原地区人群发病率较高。长期慢性低氧刺激,使颈动脉体代偿性增生,最终形成颈动脉体瘤。有家族史者多为双侧发病。

任何年龄均可发病,多数生长缓慢,表现出良性肿瘤的特征,5%~10% 属于恶性。颈动脉体瘤有时也有神经内分泌肿瘤的部分表现,可合并肾上腺肿瘤等其他肿瘤。

主要表现为颈部下颌角下方无痛性肿块,多数生长缓慢,发生恶变或瘤体内变性者,短期可迅速增大。可出现局部压迫症状,如压迫颈总动脉或颈内动脉出现头晕、耳鸣、视力模糊甚至晕厥等脑缺血症状,压迫喉返神经出现声音嘶哑、呛咳,压迫舌下神经出现伸舌偏斜,压迫交感神经出现 Horner 综合征,压迫气管出现呼吸困难等。少数患者合并颈动脉窦综合征,因体位改变,肿瘤压迫颈动脉窦引起心跳减慢、血压下降、晕厥等症状。

有的颈动脉体瘤可向咽部生长,检查时咽侧壁饱满、膨隆。因颈动脉体瘤附着于动脉鞘,故可向侧方移动,但垂直方向活动受限。部分肿块可扪及搏动和闻及血管杂音。颈动脉体瘤的最典型体征是 Fontaine 征:下颌角下的颈部肿块附着于颈总动脉分叉部位,肿块可水平方向移动少许,但不沿颈动脉方向移动。

2. 超声表现

超声表现为颈动脉分叉水平回声不均的圆形实性肿物,边界清,颈内、外动脉夹角增宽,肿物内血流丰富,滋养血管来自颈外动脉分支。

3. 鉴别诊断

颈动脉体瘤较少见,误诊率较高。需要与颈部肿大淋巴结、神经纤维瘤及淋巴瘤等鉴别。

4. 临床价值

超声检查简单方便,无电离辐射,是颈动脉体瘤的首选检查手段,不仅可对其大小、形态和位置作出判断,还可显示其内血流分布和血供来源等。对于鉴别诊断困难者,超声引导下穿刺活检可获取病理诊断。

(二)鳃裂囊肿

1. 病理与临床

鳃裂囊肿(branchial cleft cyst)属先天性鳃裂畸形,由各对鳃裂未完全退化的组织发育而成。咽内及皮外两端均有开口者称为瘘管,仅一端开口者称为不完全瘘管(或窦道);若两端均无开口,仅为残留于组织内的上皮腔隙,因其内有分泌物潴留,称为囊肿。三种病变可以互变。其临床形式多样,解剖关系复杂,易误诊、误治和复发。

鳃裂囊肿的病因学仍有争论,但大多赞同下列鳃源性学说:① 鳃器上皮细胞的残留;② 鳃沟闭合不全;③ 分隔鳃沟与咽囊的闭膜破裂;④ 鳃器的发育异常;⑤ 颈窦存留。以上几种因素也可同时存在。还有学者因囊肿标本大部分有淋巴组织而提出"良性淋巴上皮囊肿学说",认为是一种囊性淋巴结病变或称"良性淋巴上皮囊肿"。

鳃裂囊肿可发生于任何年龄,一般认为男女发病率相当,左右侧无差别。以 30 岁左右多见。瘘管多在婴儿期被发现,而囊肿则容易在儿童或青少年期发生。鳃裂瘘一般发现早,症状典型,多为颈侧胸锁乳突肌前缘可见细小瘘口,挤压时可有少许白色分泌物,也可触及条索状物向深部走行。鳃裂囊肿生长缓慢,其主要临床表现为偶然发现颈部或腮腺区无痛性肿块,逐渐增大或时大时小。鳃裂囊肿容易反复感染,诊治不当容易复发,二次或多次手术引起瘢痕粘连,将增加手术难度,使其更加难以根治,给患者带来痛苦,也可能导致焦虑等心理不适。鳃裂囊肿上皮可癌变。

2. 超声表现

多于胸锁乳突肌上 1/3 深面及前缘,相当于下颌角水平的颈动脉三角内探及圆形肿块。显示内部无回声,后方回声增强;若囊肿合并感染时,囊内呈低弱回声暗区,分布不均。继发感染时,囊壁增厚,毛糙。

3. 鉴别诊断

鳃裂囊肿应与局部囊实性肿瘤相区别,如甲状舌管囊肿、淋巴管瘤、腮腺囊肿、神经鞘瘤、颈淋巴结核、血管瘤、皮样囊肿、颈部腺体化脓性炎症、脂肪瘤等。细胞学穿刺、病理学检查有利于鉴别。

4. 临床价值

超声检查有助于评估鳃裂囊肿的位置、大小、形态、有无感染、瘘管与窦道形成等,对诊断困难者可行超声引导下的细胞学穿刺检查。

(三) 淋巴管囊肿

1. 病理与临床

淋巴管囊肿也称囊性淋巴管瘤(lymphocele),是一种先天性良性错构瘤。在胚胎期静脉丛中的中胚层裂隙融合形成大的原始淋巴囊,引流进入中心静脉系统,以后淋巴囊逐渐退化或发展成与静脉平行的淋巴管系统。若原始淋巴囊未与静脉系统相通,就产生淋巴管囊肿。该病临床并不多见,肿瘤质地软,加压可变形,好发生在颈部、纵隔、锁骨上区、腋窝及膈下,亦可发生在腹股沟等处。多见于婴幼儿,由胚胎发育迷走的残余淋巴组织形成,也可发生于手术后淋巴组织受损。

2. 超声表现

肿瘤呈扁平形、椭圆形或不规则囊形,加压易变形,内有分隔。CDFI 显示囊内无血流信号,其间隔内可有血流信息显示。偶尔因感染或出血突然增大时,肿块呈高回声或液性暗区,内有漂浮移动的细点状回声。

3. 鉴别诊断

本病应与血管瘤、鳃裂囊肿等相区别。

4. 临床价值

超声检查有助于评估淋巴管囊肿的位置、大小、范围等,是诊断和疗效评估的首选影像学方法,还可在超声引导下进行囊肿注射药物硬化治疗。

二、浅表淋巴结

（一）解剖概要

　　淋巴结是哺乳类动物独有的器官,呈豆形,多分布于颈部、胸腔、腹腔、腋窝和腹股沟等,数量约300～400个。淋巴结外层可见被膜,被膜的结缔组织分支伸入淋巴结实质形成相互连接的小梁,构成淋巴结内部结构的支架,淋巴结内部的管道行于其内。淋巴门凹陷入一侧,此处有结缔组织包裹输出淋巴管、血管和神经穿入,输出淋巴管离开淋巴结并汇入相应的引流静脉。凸起侧可见输入淋巴管。淋巴结实质的外周部分为皮质,组成部分为淋巴小结、副皮质区与淋巴窦,其内容纳淋巴滤泡。髓质位于淋巴结中央与门部,由髓索及其间的髓窦组成,淋巴经由输入淋巴管自由流于其中。

　　正常淋巴结质软,常不易触及,表面光滑,无压痛,可推动。淋巴液从输入淋巴管进入淋巴结内皮、髓质内的淋巴窦,最后经输出淋巴管流出。

　　颈部淋巴结分区:颈部淋巴结沿颈部的淋巴管的走行分布。1991年,美国耳鼻咽喉头颈外科基金学院及美国头颈外科学会制定了颈部淋巴结分区方案,将颈淋巴结分为六区。2002年,美国癌症联合委员会(AJCC)补充上了Ⅶ区,如图2.6.1所示。具体如下:

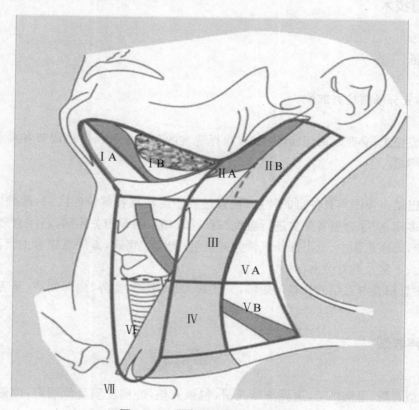

图 2.6.1　颈部淋巴结分区示意图

　　Ⅰ区,颏下及颌下淋巴结,大约有1～14个淋巴结,收纳颏、唇、颊、口底部、舌前、腭、舌下腺和颌下腺的淋巴液。Ⅰ区以二腹肌为界分两部分,其内下方为ⅠA区,外上方为ⅠB区。

　　Ⅱ区,颈内静脉链上区,即二腹肌下,相当于颅底至舌骨水平,前界为胸骨舌骨肌侧缘,后界为胸锁乳突肌后缘。该区淋巴结常是喉癌转移首发部位,在临床中具有重要的参考价值。Ⅱ区以副神经为界分两部分,其前下方为ⅡA区,后上方为ⅡB区。

Ⅲ区,颈内静脉淋巴结中区,从舌骨水平至肩胛舌骨肌与颈内静脉交叉处,前后界与Ⅱ区相同。

Ⅳ区,颈内静脉链下区,从肩胛舌骨肌到锁骨上。前后界与Ⅱ区同,位于肩胛舌骨肌、锁骨和胸锁乳突肌侧缘所围成的区域。Ⅱ,Ⅲ,Ⅳ区共同构成颈内静脉淋巴结链,收纳腮腺、颌下、颏下、咽后壁及颈前淋巴结的淋巴液,因此是颈廓清术中的重点区域。

Ⅴ区,颈后三角区淋巴结,即胸锁乳突肌后缘、斜方肌前缘及锁骨构成的三角区内的淋巴结或称副神经淋巴链及锁骨上淋巴结。后界为斜方肌前缘,前界为胸锁乳突肌后缘,下界为锁骨。Ⅴ区以肩胛舌骨肌下腹为界,上方为ⅤA区,下方为ⅤB区。锁骨上淋巴结即属于ⅤB区。Ⅴ区是鼻咽、口咽、声门下区、梨状窝、颈段食管和甲状腺肿瘤发生转移的高危区域。

Ⅵ区,中央区淋巴结,包括喉前、气管前和气管旁淋巴结;为内脏周围淋巴结,或称前区,包括环甲膜淋巴结、气管周围(喉返神经)淋巴结、甲状腺周围淋巴结,约有 6~16 个,有人把咽后淋巴结也归属这一区。此区两侧界为颈总动脉和颈内静脉,上界为舌骨,下界为胸骨上窝。其中喉前淋巴结位于环甲膜部,收容声门下区淋巴液,在临床中具有重要意义。Ⅵ区是甲状腺、声门和声门下喉、梨状窝顶和颈段食管肿瘤发生隐匿性转移的高危区域。

Ⅶ区,上纵隔淋巴结。两侧界为颈总动脉,上界为胸骨上窝,下界为主动脉弓水平。Ⅶ区与甲状腺癌、下咽癌、颈段食管癌的转移有密切关系。

(二)超声检查技术

1.病人准备

一般无特殊准备。

2.体位

多选用仰卧位,充分暴露检查部位。

3.仪器

常选用高频浅表探头,必要时加用凸阵探头,选择适宜的预设条件。适当调节各项参数有利于清晰显示血流分布及频谱测量。

4.检查方法

不同部位的淋巴结声像图具有各自的特点,检查过程中需注意各部位的区别,准确区分声像图的正常与否。淋巴结复杂多变,应结合患者病史进行着重扫查,如口腔、咽等相关疾病,需注意颏下、颌下及颈上深淋巴结;甲状腺病变,需注意颈中、颈下深及气管旁淋巴结;胸腹腔疾病,需注意锁骨上窝淋巴结;乳腺病变,需注意腋窝,锁骨上、下窝及胸骨旁淋巴结。

检查过程中,注意扫查淋巴结的长轴与短轴,关注其大小、形态、边界、内部回声、是否融合,以及血流分布情况和频谱特征。

(三)正常超声表现

1.二维超声

正常淋巴结类似肾脏,呈椭圆形,边界清晰光滑,包膜完整,外侧皮质呈低回声,内侧髓质呈高回声,淋巴结门部多位于中央区,向内凹陷,部分可位于一端。

2.多普勒超声

不同区域的淋巴结血流检出率不同,血流分布多呈点条状,部分可见树杈状。PW 呈低速、低阻或高阻血流。

3.浅表淋巴结测量方法及正常参考值

淋巴结纵切面测量长径和厚径,长径可超过 30 mm,厚径小于 5 mm,长径/厚径>2。

（四）淋巴结炎

1. 病理与临床

淋巴结是人体中重要的免疫器官,多种因素可刺激淋巴结发生免疫反应。淋巴结炎多由细菌、病毒及真菌等感染导致,一般可见原发病灶。查体可见红、肿、热、痛,部分患者可见"红线"。病理变化呈淋巴结充血、水肿,中性粒细胞、单核细胞及浆细胞浸润,淋巴细胞、巨噬细胞增生,严重时迁延呈脓肿、坏死。慢性淋巴结炎多无明显症状,常发生于腋窝及腹股沟,临床可见局部硬块,质地变硬,可推动,伴有压痛或压痛不明显,炎症反应多不明显。

2. 超声表现

（1）急性淋巴结炎:① 淋巴结体积明显变大,呈椭圆形或类圆形,长径/厚径＞2。包膜清晰连续,相互不融合。② 皮髓质增厚,皮质呈低回声,髓质呈高回声。③ 淋巴结血供丰富,血供自门部进入,髓质呈树杈状分布,然后深入皮质。PW 可见高速低阻血流,PSV 升高。④ 严重时超声检查可见脓肿形成,表现为不规则液性暗区,无血供,髓质不易显示。

（2）慢性淋巴结炎:① 淋巴结轻度肿大,呈椭圆形。长径/厚径＞2,包膜清晰连续。② 皮质增厚,呈低回声,皮髓质分界清晰,髓质正常或增厚。③ 淋巴结血供尚正常,多分布于门部及髓质。

3. 鉴别诊断

急性淋巴结炎需与淋巴结结核相区别,慢性淋巴结炎需与淋巴结反应性增生相区别,可根据患者病史及其他检查结果进行鉴别。

（五）淋巴结结核

1. 病理与临床

结核性淋巴结炎是最常见的一种特殊感染,可见于各年龄段,青少年较多见。病变可见单发,也可合并其他部位的结核,多为肺结核。患者需要及时进行规范的结核治疗,防止病情加重。淋巴结结核多发生于颈部,继发于肺结核。病理可见淋巴结肉芽肿、干酪样坏死、寒性脓肿及纤维化;严重时可见破溃,出现窦道,迁延不愈。

临床表现:颈部单侧或双侧可见多发淋巴结肿大,大小不一,早期淋巴结肿大,可移动,压痛不明显。后期可见色素沉着,淋巴结相互融合,形成团块状,与皮肤粘连不易移动。患者可见低热、盗汗、消瘦等全身症状。

2. 超声表现

（1）淋巴结多发肿大,呈椭圆形,长径/厚径＞2,包膜清晰或不清晰,部分可见融合。

（2）皮质呈低回声,内回声不均,皮髓质界限不清,髓质可偏心、变形或显示不清,部分可见斑片状钙化灶。

（3）坏死组织表现为不规则液性暗区,内透声差,可见点状或絮状回声漂动,提示脓肿形成。

（4）严重者脓肿破溃,病变与周围组织融合,分界不清。

（5）急性期淋巴结血供丰富,分布杂乱。发生干酪样坏死或脓肿形成时血供差。

3. 鉴别诊断

淋巴结结核需注意与转移癌、淋巴瘤等相区别。超声观察淋巴结血供分布可提供帮助,必要时可选择超声引导下穿刺活检。

（六）淋巴结反应性增生

1. 病理与临床

淋巴结反应性增生又称炎性淋巴结增生,是最常见的良性增生性病变。因病理变化无明显特异性,也称非特异性淋巴结炎,主要表现为淋巴细胞、组织细胞及树突状细胞的增生引起的淋巴结增大。

淋巴结增生是人体免疫反应的外在表现。病理大体观:淋巴结充血肿大,表面呈灰红色。组织学:淋巴细胞滤泡增大,可见核分裂象,而皮髓质结构无明显变化。

临床表现:局部淋巴结肿大,压痛不明显,局部皮肤无变化。淋巴结可随原发疾病康复而恢复正常形态。

2. 超声表现

(1) 淋巴结多发肿大,包膜清晰光整,呈椭圆形,长径/厚径>2。

(2) 皮质为低回声,明显增厚,髓质回声可无变化,皮髓质界限清晰。

(3) 淋巴结血供稍丰富或丰富,分布于门部、髓质和/或皮质。PSV 升高,RI 正常或偏低。

3. 鉴别诊断

淋巴结反应性增生需与淋巴结结核、转移性淋巴结相区别,超声扫查见淋巴结皮质均匀性增厚与树枝状血供分布对疾病的鉴别诊断有帮助。

(七) 恶性淋巴瘤

1. 病理与临床

恶性淋巴瘤(malignant lymphoma,ML)约占中国所有恶性癌变总数的 3%~4%,且发病率逐年上升。ML 可原发于淋巴结和结外淋巴组织。淋巴细胞发生恶性增生后,形态、免疫表型及生物学特性上都与相对应的正常细胞类似,有助于对病变的分型。ML 分为霍奇金淋巴瘤(Hodgkin's lymphoma,HL)和非霍奇金淋巴瘤(Non-Hodgkin's lymphoma,NHL),HL 好发于淋巴结,NHL 好发于淋巴结或结外淋巴组织。病理变化为恶性细胞取代了皮髓质的结构,HL 细胞形态为多形性,同时看见特征性 Reed-Sternberg 细胞,NHL 细胞形态表现单一。

临床表现:HL 患者就诊症状常见于局部无痛性肿块,多数患者为临床 I 期及 II 期。部分患者可出现饮酒后淋巴结肿痛及发热症状。NHL 发病部位不确定,可跳跃性转移。早期淋巴结质较软、可活动、无触痛。晚期淋巴结多发受累,质硬、固定、相互融合或伴有发热、消瘦等全身症状。

2. 超声表现

(1) 淋巴结明显肿大,可单发或多发,多发多见,大小不一,较大为 2~5 cm,呈椭圆形或圆形,长径/厚径<2,边界清晰或融合。

(2) 淋巴结回声明显减低,呈低回声或无回声,皮质明显增厚,呈均匀或不均匀低回声,髓质受压形态不规则或显示不清。

(3) 淋巴结内血供增加多,走行扭曲,PSV 升高,RI 正常或偏高。

(4) 临床治疗后,淋巴结各项超声表现可发生改变。

3. 鉴别诊断

恶性淋巴瘤需与淋巴结反应性增生、淋巴结结核、淋巴结转移癌相区别,注意扫查髓质及淋巴门结构。

(八) 淋巴结转移癌

1. 病理与临床

恶性肿瘤易转移至周围淋巴结,其中原发肿瘤发生淋巴结转移所必经的第一批淋巴结称前哨淋巴结。原位癌可以通过淋巴系统转移到相应部位的淋巴结,当癌细胞浸润淋巴液,滞留于皮质窦与髓窦内时,发生分裂、侵犯淋巴结,诱导血管内皮细胞增殖,导致血管增生、分布扭曲、血流紊乱、RI 升高。

临床表现:查体可见无痛性肿块,短时间增大,质地较硬,不易推动。

2. 超声表现

(1) 淋巴结体积增大,常多发,形态呈椭圆形、圆形或不规则,皮质弥漫性增厚或非对称性增厚、隆起,髓质偏心或消失,皮髓质可分界不清,淋巴门显示不清。

（2）转移淋巴结图像多与原发病灶相关,如来源于甲状腺乳头状癌的转移灶内可见簇状分布的点状钙化。

（3）淋巴结内血供丰富,血管走行扭曲、分布杂乱。根据原发病灶的性质,有的血供丰富、RI 呈低阻型,如卵巢癌、甲状腺癌、乳腺癌;有的血供差、RI 呈高阻型,如食管癌、肺癌等。

3. 鉴别诊断

超声检查需分辨出异常淋巴结,防止误诊、漏诊。同时根据淋巴结声像图的特征,判断出原发病灶的来源。

三、临床价值

超声检查可以快速、方便地筛查浅表淋巴结,为临床提供影像学依据,同时超声适合病变发展的各个阶段,可随时观察淋巴结形态、大小、数目、回声及血流动力学参数等各个方面,为临床判断治疗的情况及估测预后。必要时还可以在超声引导下进行穿刺,进行病理学检查。

三维彩色多普勒超声能够清晰地显示浅表淋巴结内细微血管的分布情况,准确判断血管的走行。三维超声断层成像技术能够获得淋巴结的断层图像,帮助临床分析淋巴结融合、粘连情况。超声造影提供了浅表淋巴结内部的血管灌注和分布信息,转移癌表现为癌组织的造影剂不均匀分布、低灌注或充盈缺损,从而与淋巴结反应性增生的均匀性增强相区别。同时超声造影还可以更准确地识别坏死组织与浸润组织,提高穿刺检查的阳性率。

第三章 胸 部 超 声

第一节 乳 腺

一、乳腺解剖概要

(一)乳腺的超声解剖

1. 位置与形态

正常成年女性乳房外形呈大小相似的半球形,位于前胸壁两侧,相当于第2至第6肋软骨水平的浅筋膜浅层与深层,外侧达腋前线或至腋中线,内侧至胸骨内缘,内侧2/3位于胸大肌之前,外侧1/3位于前锯肌表面。有个别范围较大的乳房组织上可达锁骨,下可达腹直肌前鞘,外侧可达背阔肌前缘,内侧可达胸骨中线。95%的乳房上外方呈角状伸向腋窝的腺体组织称乳腺的Spence腋尾区,该部位与胸肌的淋巴结相邻近,在乳癌根治切除时该结构具有重要意义。乳腺中心呈杵状突起为乳头,直径为0.8~1.5 cm,其周围色素沉着区为乳晕,直径为3 cm左右。通过乳头中心做垂直线和水平线,再绕乳晕外做环行线,将乳房分为5个区,即外上象限、外下象限、内下象限、内上象限及乳晕区;此外还可以按时钟法结合乳头距离进行定位,协助临床精准手术。

2. 乳腺叶与乳管系统

乳腺系从大汗腺衍生而来的复管状腺,乳腺叶是乳腺组织独立的结构单位,每一个乳管分支及其所属的腺泡结构构成乳腺叶,其数目和大小因年龄不同而不同,成人每侧乳腺包含15~20个以乳头为中心呈轮辐状排列的腺叶、腺小叶及10~100个腺泡,腺叶之间、腺叶与腺泡之间均有结缔组织间隔。乳腺叶间连接腺体和皮肤的纤维束称Cooper韧带,亦称为乳腺悬韧带,使乳腺保持一定的活动度。乳腺导管系统为输乳管反复分支形成的树枝状的结构。每个腺叶有一根单独的腺管,即输乳管,由乳头皮肤开口部起始向四周辐射,在乳晕深部输乳管扩大,形成输乳窦,而后为膨大的乳管壶腹,其后为大乳管,再分支为中小乳管,最后为末端乳管与腺泡相通。其中大乳管形成壶腹的膨大处是导管内乳头状瘤、导管内乳头状癌的好发部位,因乳管内衬有上皮细胞,其基底层(生发层)明显增生时,可形成不同的病变,如囊性增生病和导管癌等。

(二)乳腺的血供

1. 分布于乳腺的动脉

分布于乳腺的动脉主要包括胸肩峰动脉、胸外侧动脉、乳腺动脉、胸廓内动脉、肋间动脉穿支等。胸肩峰动脉、胸外侧动脉和乳腺动脉多起自腋动脉,胸肩峰动脉供应乳腺深面组织,胸外侧动脉供应乳腺外侧部分,乳腺动脉向内下前方向进入乳腺的外上方,支配该区域的乳腺;胸廓内动脉起源于锁骨下动脉,支配内侧乳腺组织;肋间动脉分支细小,对乳腺的血供意义不大,但在乳腺癌根治术时应注意结扎,避免术后出血。

2. 乳腺的静脉回流

其为乳腺癌血行转移的最重要途径。乳腺静脉网分为横向和纵向两种。横向的静脉网汇合向内形成胸廓内静脉穿支,最终注入胸廓内静脉。乳腺的纵向浅静脉向上与颈根部的浅静脉相交通,可注入颈前静脉。

腋静脉的属支包括胸肩峰静脉、胸外侧静脉、乳腺静脉、肩胛下静脉等与同名动脉相伴行,引流乳腺上、外侧的静脉血。与肋间动脉穿支伴行的为同名静脉,引流乳腺深部的血液回流,向内注入肋间静脉,进而注入奇静脉或半奇静脉,后两者与椎静脉相交通,乳腺癌细胞可经此途径较容易地进入椎静脉系统,从而引起椎骨、颅骨以及盆骨等的转移。

(三) 乳腺的淋巴结和淋巴引流

乳腺的淋巴系由皮肤和乳腺小叶间的浅深两层淋巴管网和淋巴管丛组成的。浅层向乳头、乳晕下集中,而后再经毛细淋巴管注入深层淋巴管网。在胸前壁和外侧壁呈扇形分布,集中走向腋窝,并注入腋淋巴结。

1. 乳腺内部淋巴回流

乳腺表面皮肤的淋巴引流是由浅层和深层淋巴管网组成的。浅层的毛细淋巴管网位于真皮下层,无瓣膜;乳腺组织内淋巴构成深层淋巴管网,有瓣膜,与浅层相比较为疏松且管径较粗,在乳头和乳晕下方形成相对致密的网状结构,称乳晕下淋巴管丛。乳腺内的淋巴管起源于小叶周围,与各级导管相伴行,与乳腺的各级导管结构不同的是淋巴管之间相互吻合成网状,并汇集成集合淋巴管,乳腺实质内的淋巴管网与乳晕下淋巴管丛相交通,集合淋巴管可能伴随深静脉汇入相应的淋巴结。

2. 乳腺外部淋巴回流

乳腺外部淋巴引流区包括腋淋巴结区和乳内淋巴结区。乳腺各部淋巴引流无恒定的界限,一般认为约75%的乳腺淋巴液流向腋淋巴结区,约25%的乳腺淋巴液流向乳内淋巴结区。乳腺外侧部的集合淋巴管向内侧走行,穿过胸大肌和第1~5肋间隙注入乳内淋巴结区;乳腺底部的集合淋巴管穿过胸大肌,经过胸肌间淋巴结或直接沿胸小肌上缘注入腋淋巴结尖群,亦可沿胸小肌下缘注入腋淋巴结中央群;上部的部分集合淋巴管有时可穿过胸大肌,向上直接注入锁骨上淋巴结。

3. 腋淋巴结分群

从乳腺癌的转移特征和病理学角度出发,腋淋巴结分群中应用最多的是以胸小肌为标志的三群腋淋巴结。

(1) Ⅰ组或称下群:胸小肌下缘的所有腋淋巴结。

(2) Ⅱ组或称中群:胸小肌上、下缘之间的腋淋巴结,包括胸小肌深面和胸大、小肌之间的腋淋巴结。

(3) Ⅲ组或称上群:胸小肌上缘的腋淋巴结。

4. 前哨淋巴结

前哨淋巴结(sentinel lymph node)是接收肿瘤区淋巴引流的第一个淋巴结,该淋巴结是肿瘤淋巴结转移的第一站。一般认为瘤细胞播散按照淋巴回流顺序进展,跳跃式的转移罕见,其发生率低于2%。

二、乳腺发育的不同时期

女性乳房一生具有较大变化,在女性的各个时期,乳腺均受机体内分泌激素尤其是性激素的影响而变化,共经历婴幼儿期、青春期、性成熟期或成年期、妊娠期、哺乳期和绝经期六个时期:

（一）婴幼儿期

由于胎儿时期受母体的性腺和胎盘产生的性激素影响，乳房有一定程度的发育和生理活动，因此出生时无论男女乳房均可略隆起，并可触到1～2 cm大的结节，挤压乳头时可见乳汁样分泌物，称为巫乳，一般在出生后2～3天出现，1～3周逐渐消失，随后乳腺进入婴幼儿期的相对静止状态。10岁左右，女孩下丘脑和垂体激素分泌增加，刺激卵泡发育并分泌性激素，为青春期的乳腺发育做好准备。

（二）青春期

青春期是乳腺发育最重要的时期，受性激素等影响，男女乳房发育出现明显区别。乳房在性激素和垂体激素的作用下生长加速，乳头、乳晕也相继增大，且色泽逐渐加深。乳头下可触及盘状组织，无疼痛，少数可由一侧开始，需要了解这一点，以免误诊为肿瘤。此期导管及间质增生，导管扩张，分支增加，最后形成小叶，此时腺体层增厚致密，脂肪组织相对较少。

（三）性成熟期或成年期

月经高潮标志着性及乳腺的成熟，乳腺腺体随卵巢的周期性活动，在雌激素和孕激素的作用下可呈现周期性变化，与子宫内膜一样，可分为增生期与月经期。

增生期：对应的是月经干净至下次月经来潮之前的时期，表现为卵巢内卵泡生长、成熟、排卵和黄体的形成、萎缩，性激素的升高、达峰和降低的周期变化引起乳腺的乳管扩张，上皮细胞肥大增生，以乳管末端为明显，乳管周围有淋巴细胞浸润、纤维增生和间质水肿。整个乳房的变化为体积较前增大，尤其至月经前期，乳房变硬，部分可有发胀感，少数可触及乳房内的小结节，并有疼痛和压痛。月经后症状消失或减轻并逐渐恢复。

月经期：为月经来潮到月经干净的时间段。受低水平性激素影响，表现为乳腺的乳管末端和腺小叶的显著缩小，乳管收缩、上皮细胞萎缩、管周围纤维减少和淋巴细胞浸润减少。无论乳腺增生程度如何，增生期出现的乳房症状在此期内一般均可消失。

乳腺组织随月经周期变化而有增生或缩小，为本时期乳房的最大特点。

（四）妊娠期

妊娠后卵巢不再发生周期性变化，但妊娠黄体的持续存在，为孕妇体内提供大量的性激素，妊娠3个月后孕妇体内的性激素和作用乳腺的相关激素基本上由胎盘产生。一般妊娠5～6周时，乳房开始逐渐增大和明显充血，孕妇常自觉乳房发胀或刺痛，乳房表面的浅静脉明显可见。妊娠前半期乳房增大最为明显。乳管末端小叶融合成大叶，管腔扩张成腺泡，上皮细胞呈立方形，细胞内出现脂肪小滴；以后大叶扩展，腺泡逐渐扩大，其内分泌物增多，乳管周围纤维因受压而大部分消失，代之以较多毛细血管，乳管内亦由分泌物充填。腺泡增生致乳房变韧。乳头增大着色，易勃起。乳晕着色、乳晕上的皮脂腺肥大形成散在的小隆起，称为蒙氏结节。如果妊娠期乳腺中的乳管末端未充分发展成乳腺小叶，在哺乳期将会出现乳汁不足。

（五）哺乳期

胎儿娩出后乳腺进入哺乳期，体内雌激素和孕激素水平降低，催乳素分泌量增加，在催乳素的作用下，腺泡及小叶内导管明显增多，腺泡腔扩张增大，腺泡上皮顶端脱落形成乳汁，进入扩大的导管内储存。

（六）绝经期

进入老年期，由于机体内分泌的变化，乳腺结构也相应发生变化，乳腺小叶和乳管等腺体结构逐渐减少或萎缩,乳管周围的纤维增多,并可出现钙化,小乳管和血管逐渐硬化而闭塞,乳房内仅仅充满了纤维和脂肪组织。肥胖者以脂肪居多,瘦者以纤维组织居多。

三、乳腺超声检查的准备和技术要求

(一)乳腺超声准备和技术方法

1. 患者准备

检查前一般无需特殊准备。临床怀疑乳腺增生症,最好于月经干净后 3~7 天检查,月经周期对乳腺声像图无实质性影响;对于乳头溢液的患者,检查前应避免挤压导管,以便显示扩张导管并判断溢液的原因。

2. 体位

检查时患者取仰卧位或者对侧斜卧位(如果乳腺过大,倒向同侧,则身体向对侧倾斜),检查侧的手臂尽量上抬外展抱头,充分暴露乳腺及同侧腋下。

3. 超声探头

频率要求应该是在保证穿透深度所需的前提下,尽可能使用高频率。目前临床常用的探头频率范围为 5~17 MHz,探头宽度一般为 38~50 mm。

4. 深度要求

最深以显示胸大肌筋膜为准。

5. 增益和 TCG 条件

通过增益和 TCG 调节,图像明暗适中,结构层次清晰显示。

6. 探头扫查方式

以乳头为中心,进行 360°的钟表指针样旋转或探头自上而下、自左而右在乳腺表面的矩形范围内移动扫查全部乳腺。扫查区域应当存在重叠,并且包括乳晕和腋下。

7. CDFI 和频谱多普勒超声

当发现病灶或可疑区域时,可以启动 CDFI 观察相应区域的血流信号存在情况,CDFI 检查时应选择合适的频率、增益和速度范围,以便能显示低速血流信号。当 CDFI 检测不到血流信号存在时,可利用频率多普勒超声测量血流动力学参数,从而间接判断血流速度、阻力指数等信息。

8. 超声新技术

(1)超声弹性成像。超声弹性成像是基于生物组织的弹性(或硬度)与病灶的生物学特性紧密相关发展而来,对于疾病的临床诊断具有重要的参考价值。目前,超声弹性技术分为应变弹性成像和剪切波弹性成像,在乳腺疾病的应用上较为成熟,不仅能够辅助临床鉴别诊断乳腺病灶的良、恶性,还可以通过描绘病变的硬度分布来评估其组织学信息。

(2)超声造影成像。超声造影技术为利用微泡造影剂增加血管内超声波的非线性回波信号进行成像,其中微血管成像技术是利用特殊软件,通过跟踪造影微泡的轨迹,对图像间的差异进行逐帧比较,能明显提高微血管的显示率,有利于显示特别低速的血流,通过乳腺肿物的微血管结构,对病灶的良、恶性作出鉴别诊断。由于超声造影剂适用的频率段相对较低,在高频的乳腺超声检查中的应用价值仍在探索之中。国内外文献报道超声造影技术在乳腺良、恶性疾病的鉴别中有一定的帮助,但缺乏统一的诊断标准,有必要通过大范围的多中心研究,制定完整的诊断规范,促进超声造影在乳腺肿物鉴别诊断中的应用。

(3)自动乳腺全容积成像。它是一项新兴的三维超声技术,利用计算机技术对二维图像的立体重建,自动完成扫描,标准化存储全容积信息,通过三维重建可获得任意平面图像,从而为超声医师提供具有空间关系的超声图像,并可以在计算机帮助下完成体积的测量。其独有的冠状面有助于了解肿块与周围组织及间质的相互关系,汇聚征或太阳征、莲藕征等特有征象的显示为诊断提供了更多的信息,研究发现,汇聚征是区分良、恶性最强的独立预测因子。

(二) 乳腺超声检查适应证

1. 诊断适应证

(1) 乳腺的先天及后天发育异常,包括乳腺发育不良、乳腺不发育、副乳、男性乳腺发育等。

(2) 乳房疼痛及肿块,可疑乳腺肿块,无论何种原因,都应该做乳腺超声检查。

(3) 乳头溢液,判断乳头溢液的性质,是否有导管扩张和其他病变。

(4) 乳腺的急慢性炎症,了解炎症的程度、范围和疗效评估。

(5) 放射学(钼靶)发现为致密乳房者。

(6) 乳腺 X 线图像上不能确定的病变是否存在者。

(7) 有乳腺 X 线检查禁忌时(如妊娠、哺乳和<30 岁)的可疑病变。

2. 介入引导适应证

(1) 超声引导下囊肿穿刺和抽吸。

(2) 实质性肿块的细针抽吸和活检手术。

(3) 术前或者术中进行乳癌的定位引导切除。

(4) 前哨淋巴结活检和瘤旁注射。

3. 术后随访适应证

(1) 乳房切除术或者肿块切除术后肿胀的诊断和随访。

(2) 乳房切除术后胸壁结节性质的评判。

(3) 术后血肿和积液的诊断、治疗及随访。

(4) 假体随访(例如假体外溢、破裂和感染)。

(三) 乳腺病灶的超声定位与测量

1. 乳腺病灶超声定位

(1) 解剖层次定位:大部分乳房部位的病变来自腺体层,少数来自皮肤、皮下脂肪层或胸壁层。在超声检查时,应描述病变所在的解剖层次。乳腺病变的超声定位首先是层次定位,确定病变在乳房的哪一层,是在腺体层还是在脂肪层。这对于病变性质的判定有很大的帮助,对临床诊断和治疗方案的选择有很大的指导意义。

(2) 象限定位法:以乳头为中心,经过乳头的水平线和垂直线将乳房分为外上、外下、内上和内下四个象限,乳头和乳晕所在区域为中央区。象限定位法适用于可触及的较大肿块的定位。

(3) 时钟定位法:以乳头为中心,以 12 时钟位和病变距乳头的距离描述肿块的位置。一般为顺时针方向定位,是目前最常用的描述乳腺病灶位置的方法。

(4) 乳房内、中、外带:以乳头为中心,直径在 30 mm 范围内为内带,30~60 mm 为中带,大于 60 mm 为外带,临床上应用极少。

2. 乳房病灶的测量

病灶的测量应该选取最大径线的切面进行,然后取与之垂直的最大切面上进行二次测量,从而获取病灶的相互垂直的 3 条最大径线。肿块边界清晰时按照边界测量,肿块边界模糊时,测量的范围应包括肿块的边缘部分和周边的声晕,但是声晕不一定包含肿瘤细胞,可能仅是结缔组织反应性增生,或者是纤维腺体实质组织的压缩,但是应当作为肿块的边界部分一并测量,测量时应注意在第一个最大平面上测量平行皮肤的最大径线和垂直皮肤的最大径线。另一最大平面上测量第 3 条径线,同样为平行皮肤测量。

四、正常乳腺组织超声图像特征

正常乳腺的声像图由浅入深依次为以下几层。

（1）皮肤。表现为一条平直带状强回声，厚度约为2～3 mm，边缘光滑且整齐。乳头大小因年龄、发育及经产情况而异。乳头后方常可看到阴影，称乳头阴影，是声波穿过乳头内的致密结缔组织及输乳管周边的结缔组织吸收效应引起的，探头加压或侧动探头，阴影回声会消失。

（2）皮下脂肪和浅筋膜。皮下脂肪层介于皮肤和腺体层之间，除乳头外，腺体层均被脂肪组织覆盖。皮下脂肪层呈低回声，浅筋膜呈线状高回声，两者界限不清。

（3）乳腺腺体层。因人而异，厚薄不一，通常厚度为1～1.5 cm，由腺叶、小叶、腺泡、导管及脂肪等组成。腺体层回声的高低与所含纤维腺体组织和脂肪组织的比例密切相关，而其比例与年龄、经产状态、妊娠、哺乳及停经等关系密切。整体的乳腺超声表现有均匀和不均匀两种，均匀的乳腺在声像图上表现为连续一致的脂肪、韧带、纤维及腺体组织回声，从乳头、乳晕至周边组织腺体逐渐变薄。乳腺的不均匀可以表现为局部性或者弥漫性，声像图表现为腺体不规律增厚、回声增强或者减弱等。老年女性腺体可萎缩至仅3 mm，腺体呈中高回声，间夹杂有低回声，排列较整齐。腺体与皮肤间有三角形的中强回声韧带，称为库柏（Copper）韧带，其后方回声可衰减。深筋膜呈线状高回声，光滑整齐，筋膜间脂肪呈低回声。

（4）正常乳腺导管。非哺乳期处于闭合状态，绝大多数女性乳腺不显示导管的管壁和管腔暗区，仅在妊娠晚期和哺乳期可见扩张的乳腺导管呈管状暗区，管壁呈细的双线样较强回声，乳腺外带在哺乳期通常也不呈现导管的管状暗区。

（5）乳腺后间隙。在超声切面中呈线状或条状低回声，大多数女性的乳腺后间隙菲薄，两层筋膜距离较近甚至紧贴。老年妇女，尤其是脂肪层较厚的乳腺后间隙边界清晰。

（6）胸壁肌层。呈低回声，表现为与解剖结构一致的肌纤维纹理，排列整齐，肌筋膜为连续光滑的线状较强回声。

（7）肋骨。肋骨为较低回声，排列规律整齐，平行肋骨扫查时呈长条状，横断面上呈前方弧形的强回声、中间的弱回声伴后方声影，从而可以和乳腺或前胸部占位区别。

（8）区域淋巴结。正常腋淋巴结多数可被显示，纵断面呈卵圆形，淋巴结皮质表现为位于被膜下的低回声，髓质表现为中心较强回声，皮质低回声与髓质较强回声界面清楚，正常淋巴结血流信号稀少。胸骨旁淋巴结和胸肌淋巴结通常不易显示。

五、乳腺影像与报告系统

超声BI-RADS分类对病灶特征描述的专业术语有了统一的规范标准，有助于临床医生根据恶性风险程度，结合病人心理状态、经济条件等制订个体化的治疗方案，有效减少患者经济负担，避免资源浪费。2013年，美国放射学会推出的乳腺影像报告和数据系统（breast imaging reporting and data system，BI-RADS-US）在我国已经获得公认并广泛应用，现介绍如下。

（一）乳腺超声影像词典

1. 形态

（1）椭圆，即肿块呈椭圆形或卵形（可能包括2个或3个波状起伏，即平缓分叶或大分叶）。

（2）圆形，即肿块呈球形、球状或环形。

（3）不规则形，即肿块既非圆形，也非椭圆形。

2．方位

(1) 平行，即肿块的长轴与皮肤平行，如果肿块仅轻度倾斜生长，可能也应该认为是平行位。

(2) 不平行，即肿块的长轴与皮肤不平行，肿块的前后径大于水平径。相对于皮肤，这些肿块也可能呈倾斜生长。

3．边缘

(1) 光整，指边缘有明确的界定，病灶和周围组织有突然过渡。

(2) 不光整，指肿块边缘任意部分不光整。不光整可进一步描述为模糊（肿块的全部或部分边缘和周围组织间无清晰分界）、成角（部分或全部边缘有锐利角度，通常形成锐角）、微小分叶（肿块边缘具有微小波动）或毛刺（从肿块放射状突出锐利线状物），或是这些特征的组合。

4．回声模式

(1) 无回声，即内部无回声产生。

(2) 高回声，回声高于脂肪组织，或与乳腺纤维成分相同。

(3) 囊实性复合回声，含有无回声（囊性）和有回声（实性）成分。

(4) 低回声，是相对于皮下脂肪而言的，低回声肿块的特征是肿块整个为低水平回声。

(5) 等回声，指和皮下脂肪的回声相同。

(6) 不均匀回声，指实性肿块内部呈多种回声模式的混合。

5．后方回声特征

(1) 后方回声无改变，在肿块深部无后方声影或回声增强，在紧邻肿块后方的区域，其回声和相同深度的其他区域无差异。

(2) 后方回声增强，表现为在肿块深部回声增高的柱状结构。诊断囊肿的一个标准是后方回声增强。回声均匀的实性病灶包括高级别癌，也可表现为后方回声增强。

(3) 后方声影，超声上表现为肿块的后方出现回声减低的区域。在肿块的弯曲边缘，由于声速的改变可见到较细的声影。折射导致的边缘声影没有意义，肿块本身导致的中央声影是反映肿块特性的重要指标之一。

(4) 后方混合性改变，一些病灶有一种以上的后方回声特征。

6．钙化

(1) 肿块内的钙化，肿块内的微钙化容易显示，但钙化的形态不像 X 线显示的容易识别。病变组织内有多个细点状强回声，大小约为直径小于 0.5 mm，散在、不均匀分布在低回声背景病灶内。

(2) 肿块外钙化，和位于肿块内部的钙化相比，超声较不容易发现位于脂肪和纤维组织内的钙化。

(3) 导管内钙化，在 2013 版超声 BI-RADS 分类中未对导管内钙化进行具体定义或描述，仅在图注中指出导管内钙化属于可疑征象。

7．相关特征

(1) 结构扭曲，肿块周围导管扭曲、Cooper 韧带缩短变直或肿块突破解剖平面侵犯脂肪组织。

(2) 导管改变，异常导管表现为一支或多支导管囊状扩张，包括管径不规则和（或）呈树枝状，导管延伸至恶性肿块或从恶性肿块向外延伸，或出现导管内肿块、血栓或碎屑。

(3) 皮肤改变，分为皮肤增厚与皮肤回缩。皮肤增厚是指厚度大于 2 mm，在乳晕周围区域和乳房下皱褶，正常皮肤厚度可达 4 mm，皮肤增厚可以是局灶性的，也可以是弥漫性的；皮肤回缩是指皮肤表面下凹或边界不清，出现牵拉。

(4) 水肿，表现为周围组织回声增强和呈网格状（低回声线构成成角的网状图像，代表扩张的淋巴管或间质积液）。明显的皮肤增厚和水肿常伴随炎性乳癌、乳腺炎和系统性异常（如充血性心力衰竭）出现。

(5) 血液供应，分为无血供、内部血供和边缘血供，不能将血供作为唯一的诊断特征，恶性病灶也可能不是高血供,一些良性病灶(如乳头状瘤和炎性病变)可能表现为高血供。

(6)弹性评估,在2013版超声BI-RADS分类中,正式纳入了弹性成像,一般认为乳腺良性病灶倾向于质地较软,恶性病灶倾向于质地变硬。

8.特殊征象

(1)单纯囊肿,同时满足边缘光整、圆形或椭圆形、无回声、后方回声增强四项特征,是一种良性病灶表现。

(2)簇状小囊肿,一簇直径<2~3 mm的微小无回声,分隔薄,<0.5 mm,无实性成分。和簇状小囊肿有关的组织学诊断包括纤维囊性变和分泌腺化生。

(3)复杂囊肿,囊肿内部包含碎屑,常表现为均匀低回声,无独立的实性成分,具有不易分辨的囊壁。在实际扫查时,这些回声可能出现分层表现,在改变体位时分层可发生缓慢移动。

(4)皮肤内部或表面肿块,包括皮脂囊肿或表皮囊肿、瘢痕、神经纤维瘤和副乳头等。皮肤肿块也可为转移灶,特别是在乳房切除术后的疤痕部位。

(5)异物,包括标记夹、线圈、金属线、导管套管、注射或泄露的硅酮、与金属或玻璃有关的外伤以及植入物。溢出的硅酮或渗出的硅凝胶可通过淋巴管移动并在淋巴结聚集。

(6)淋巴结-乳房内,淋巴结可出现在乳腺的任何部位,但最常见于乳腺外上象限,特别是腋尾部,越靠近腋窝,一般淋巴结越大。正常淋巴结表现为界限清楚的椭圆形团块,常呈肾形,包含淋巴门脂肪。

(7)淋巴结-腋窝,正常腋窝淋巴结的最大径可至2 cm,包含有高回声含脂肪淋巴门。当淋巴结远大于2 cm时,若表现为菲薄环状皮质包绕大块淋巴门脂肪,这种淋巴结可能也是正常的。若淋巴结不显示脂肪淋巴门或淋巴门受压,可能是异常淋巴结。当皮质局限性增厚或者出现皮质回声改变时,要考虑出现转移。

(8)血管异常,如动静脉畸形以及胸壁浅表血栓性静脉炎(隆胸术后可诱发,超声表现为皮下脂肪层内血管扩张,可伴有血栓形成)。

(9)术后积液,完全囊性,有时也包含残留血液产物,在实时成像时可发现移动。

(10)脂肪坏死,典型超声表现为高回声团块,内部区域见低回声区。

(二)BI-RADS分类

BI-RADS的分类情况见表3.1.1。

1.评估是不完全的

0级:需要进一步通过其他影像学检查(如乳腺X线检查或MRI等)进行评估。

在多数情况下,超声检查可对乳腺进行全面评估。当超声作为初次检查时,下列情况则需要进一步做其他检查:一种情况是超声检查乳腺内有明显的病灶而其超声特征又不足以作出评价,此时必须借助乳腺X线检查或MRI;另一种情况是临床有阳性体征,如触及肿块、浆液性溢液或乳头溢血、乳腺癌术后以及放疗后瘢痕需要明确是否复发等,超声检查无异常发现,也必须借助乳腺X线检查或MRI对乳腺进行评估。

2.评估是完全的

(1)1级:阴性。临床上无阳性体征,超声影像未见异常,如无肿块、无结构扭曲、无皮肤增厚及无微钙化等。为使阴性结论更可信,超声检查尽量与乳腺X线检查联合,检查所关注的乳腺组织区域。

(2)2级:良性病灶。基本上可以排除恶性病变。根据年龄及临床表现6~12个月随诊。如单纯囊肿、乳腺假体、脂肪瘤、乳腺内淋巴结(也可以归类1级),多次复查图像无变化的良性病灶术后改变,有记录的经过多次检查影像变化不大的可能纤维腺瘤。

(3)3级:可能良性病灶。建议复查(3~6个月)及其他进一步检查。根据乳腺X线检查积累的临床经验,超声发现明确的典型良性超声特征(实性椭圆形、边界清、不饱满的肿块)病灶,很大可能是乳腺纤维腺瘤,它的恶性危险性应该≤2%,如同时得到临床、乳腺X线检查或MRI的印证更佳。多中心研究数据证实,除了基于超声检查发现的活检外,超声检查短期随访也是安全的,短期随访是一种现在的处理策略。新发现的纤维腺瘤、囊性腺病、瘤样增生结节(属不确定类)、未扪及的多发复杂囊肿或簇状囊肿、病理明确的乳腺炎症、恶性病变的术后早期随访,都可归于该级。

(4) 4级:可疑的恶性病灶。建议活检。此级病灶的恶性危险性为3%～95%。评估4级即建议组织病理学检查:细针抽吸细胞学检查、空芯针穿刺活检、手术活检提供细胞学或组织病理学诊断。超声声像图上表现不完全符合良性病变或有恶性特征均分于该级。目前可将其划分为4A,4B,4C三类。4A级更倾向于良性可能,不能肯定的纤维腺瘤、有乳头溢液或溢血的导管内病灶、不能明确的乳腺炎症都可归于该级,此级恶性符合率为3%～10%;4B级倾向于恶性,此级恶性符合率为10%～50%;4C级提示恶性可能性较高,此级恶性符合率为50%～95%。

(5) 5级:高度可能恶性。声像图恶性特征明显的病灶归于此级,其恶性危险性＞95%,应积极采取适当的诊断及处理,经皮活检(通常是影像引导下的空芯针穿刺活检)或手术治疗。

(6) 6级:已经活检证实为恶性。此级用在活检已证实为恶性,但还未进行治疗的影像评价或监测手术前和新辅助化疗前后的影像改变。

表 3.1.1 BI-RADS 分类表

BI-RADS	评价	超声表现	恶性风险	建议
0	未能完成评价	未能完成评价	有/无	结合其他检查
1	阴性	正常乳腺	0	常规筛查
2	可能良性	囊性、实性、形态规则、边界清楚	0	常规筛查
3	可能良性	典型的良性改变	≤2%	短期(6个月)随访或持续观察
4	可疑恶性	实质性、低回声、极低回声、微钙化、边界模糊/微分叶、纵横比＞1	3%～95%	穿刺活检或手术,即使阴性细胞学结果,也要定期随访
4A		具有一种恶性征象	3%～10%	6个月后复查
4B		具有两种恶性征象	10%～50%	活检
4C		具有三种或四种恶性征象	50%～95%	手术
5	恶性	超过四种恶性征象,尤其是边界不清	＞95%	手术切除
6	恶性	经病理证实的恶性病变		手术切除

六、乳腺不同病理类型疾病的超声特征

乳腺的疾病主要包括来源乳腺组织内成分,根据病因可分为增生性、炎症性和肿瘤性。根据疾病的来源可分为纤维组织来源、乳腺导管来源、乳腺腺叶来源等。目前临床和病理上常根据组织来源进行分类。

(一)乳腺增生症

乳腺增生症(disease of breast cystic hyperplasia)又称乳腺纤维囊性增生病或乳腺小叶增生、乳腺结构不良。病理上表现为乳腺纤维组织及上皮增生,同时伴囊肿形成的一种乳腺结构紊乱的疾病,故也可称为纤维囊性乳腺病。

1．病因与病理

乳腺增生的特征为腺上皮首先增生,逐渐出现纤维组织增生、纤维囊性增生和纤维腺瘤形成等一系列组织形态方面的病理改变。由于疾病各个时期的临床表现不同,从而导致各种各样的命名。从临床与病理角度考虑,该病名以纤维囊性增生病更为合适。好发于 30～50 岁,发生率可高达 15% 左右,乳腺病专科门诊中占 50%～70%,高峰发病年龄为 30～45 岁,绝经后较为少见,但随着保健性食品以及绝经后激素替代疗法的应用,绝经后的发病率也有升高趋势。主要原因有以下几种:① 雌激素、孕激素和催乳素等激素。雌激素可促进细胞蛋白质的合成和糖的利用,增强毛细血管的通透性和促进组织内水钠潴留,引发乳腺导管扩张、延伸。孕激素可使已被雌激素作用的腺泡进一步发育成小叶,还能降低毛细血管的通透性和组织内的水钠潴留。催乳素可促使乳腺上皮生长和发育。当体内雌、孕激素比例失调,雌激素水平绝对或相对增加或孕激素水平相对或绝对减少时,都会造成体内激素内环境失衡,最终引起乳腺结构的紊乱。② 乳腺性激素受体的质和量异常,使乳腺各部分增生程度参差不齐。③ 也有学者认为口服避孕药可能会诱发纤维囊性增生病。④ 黄嘌呤及其他结构相似的药物、吸烟均有可能加重病情。

2．临床表现

根据临床表现可将乳腺增生症分为 4 个不同阶段。

(1) 增生前期(乳痛症):常见青春发育期或青年女性,表现为经前有明显的乳房肿胀、疼痛,有时疼痛可延及肩背部,局部常有疼痛及震动性疼痛。经后乳房疼痛及肿胀逐渐自行缓解,并有松弛感。常伴有痛经、月经失调及经期紧张症。缓解期仅有乳房增厚感,未能扪及结节,属生理变化范围。

(2) 小叶增生:为乳腺增生中最常见的临床阶段,多见于 20～30 岁的青年女性。主要表现为经前期乳房胀痛、不适,痛剧时可延及肩背与腋下。乳房局部常可扪及大小不等的结节或片状组织增厚。经后结节缩小,组织柔软,但结节很难完全消退。病变较多分布于乳房的外上象限或呈弥散性分布。此期在病理中已出现明显的腺上皮增生表现。

(3) 纤维腺瘤或乳头状瘤病:由小叶进一步增生发展而来。临床表现为整个乳腺常均匀增厚,可扪及边界清晰的小结节或纤维腺瘤,活动度好,无压痛,月经后不消失。此期从病理上看,若以腺上皮及纤维组织增生为主,则可由此衍化为纤维腺瘤;若为导管上皮呈乳头状增生,则可发展为乳头状瘤,多发于腺体边缘,呈多发性者,成为乳头状瘤病,有较高的癌变率。

(4) 纤维囊性增生病或硬化性乳腺病:多发生于 30 岁以上女性。表现为乳房坚实、增厚,表面光滑或呈结节状,无压痛。经前、经后无症状与体征的改变,囊肿形成后则表现为乳房内有散在、多发、大小不等的结节。患者常由于乳房扪及结节而就医,部分患者可以出现浆液性或浆液血性的乳头溢液;少数患者可同时有腋淋巴结肿大,甚至可发生癌变。

3．超声表现

根据乳腺增生症的组织病理学形态,声像图表现可分为 4 个类型。

(1) Ⅰ型(单纯型):腺体层内可见较多密集的管道状低至无回声区,管道结构走行扭曲、呈弥漫性分布。

(2) Ⅱ型(结节型):腺体内出现单个或数个低回声结节,直径小于 2 cm,边界尚清,形态规则或不规则,以横纵比<1 多见,周围腺体回声增强致密,与早期乳腺癌很难区分。CDFI 检查结节内部无、乏血供或血供丰富。

(3) Ⅲ型(复杂型):腺体内出现片状低回声或高回声区,范围≥2 cm,边缘不光整,形态不规则,边界不清,或腺体回声弥漫性增粗、增强不均,可见条状或短杆状高回声与低回声相间排列,结构紊乱,部分病灶后方回声衰减。

(4) Ⅳ型(囊肿或导管扩张型):腺体内出现长条形无回声区或大小不等的圆形或椭圆形囊性无回声区,管壁清晰;囊肿可为单发、多发、多房性及复杂性(内部回声多样);部分病例扩张的导管或囊肿壁局限性增厚向腔内突起,或见实性乳头状突向腔内,需要与导管内乳头状瘤相区别。

4．鉴别诊断

（1）小乳癌：指直径为 6～10 mm 的乳腺癌，触诊多为质硬结节无移动。病灶呈极低回声，多呈垂直性生长，内部见微钙化，纵横比＞1，边缘毛刺样改变，周边可检出粗大异常走行的血管，部分病例可见同侧腋窝淋巴结转移性肿大，声像图需要与乳腺增生症Ⅱ型相区别。增生结节触诊多质韧有疼痛感，声像图腺体回声杂乱，多合并单发或多发囊肿，多呈低回声，边界清晰，无浸润感，CDFI 可见丰富血供但无异形血管。腋窝无转移性淋巴结。鉴别困难时可行穿刺或手术后病理检查。

（2）导管内乳头状瘤：好发于 40～50 岁女性，乳头血性溢液是最常见的临床表现。典型声像图表现为扩张的乳管内可见乳头状低回声及周围被无回声区包绕，需要与乳腺增生症Ⅳ型相区别。后者合并乳头溢液多为清水样，且临床多因乳房周期性疼痛就诊，需要手术病理来确诊。

（3）非肿块型非特殊型浸润性癌：非肿块型癌灶多表现为腺体结构紊乱，缺乏明确边缘，仔细观察腺体内可见散在微钙化，CDFI 检查见腺体内部血供丰富、血管分布杂乱不均匀、血管管径粗细不均且走行扭曲，可出现同侧腋窝淋巴结转移性肿大。乳腺增生症Ⅲ型表现为腺体层回声杂乱，结构紊乱，触诊质地柔韧且CDFI 检查腺体层无丰富杂乱血流信号，多有周期性乳房疼痛病史。

5．临床价值

对于有典型临床特征的乳腺增生症患者，尤其是临床触诊发现的局部异常，如结节、界限不清的片状增厚区超声能够进行有针对性的检查，有助于判断临床触诊异常区域的原因，以及是否在此基础上合并其他乳腺疾病。同时，对超声可见的病变（囊肿、实性结节）可进行超声引导穿刺或定期随访。

（二）乳腺纤维腺瘤

乳腺纤维腺瘤（fibroadenoma）是常见良性肿瘤之一，发病率仅次于乳腺囊性增生病，好发于 20～25 岁的青年女性。

1．病因与病理

纤维腺瘤的发生常与以下因素有关：① 性激素水平失衡，如雌激素的过度刺激可导致乳腺导管上皮和间质成分异常增生，形成肿瘤；② 乳腺局部组织对雌激素过度敏感；③ 饮食因素，如高脂、高糖饮食；④ 遗传倾向等。纤维腺瘤起源于终末导管周围小叶间质内的纤维母细胞，手术易剥离，大体表现为质硬、界限清晰的卵圆形结节，表面光滑、切面呈灰白色或褐色，常有肉眼可见的裂缝样腔隙。

2．临床表现

乳腺纤维腺瘤的好发部位以外上象限居多，且多数（约 75%）为单发性，少数为多发性。特征是无痛性孤立肿块，病史叙述中多在无意中偶然发现；肿块呈圆形或椭圆形，直径多在 1～5 cm，偶有巨型纤维腺瘤，直径可超过 10 cm；月经周期对肿瘤大小无影响，亦无异常乳头溢液。生长速度比较缓慢。扪诊肿块表面光滑、边界清楚、质地坚韧、与皮肤和周围组织无粘连，极易被推动，腋窝淋巴结不肿大。

3．超声表现

纤维腺瘤一般呈圆形或椭圆形，形态规则，边界清晰，边缘光滑，内部回声尚均匀，后方回声不变或稍增强，周围组织受瘤体推挤可变形，但多数情况下周围组织形态和回声没有变化，CDFI 在瘤体内部可发现点状血流信号或无血流信号。瘤体回声与其内部组织成分有一定关系，当腺体成分较多时，可表现为等回声或高回声。

4．鉴别诊断

（1）腺病瘤：其病理为局部增生的组织，常见于 35～45 岁女性，病灶体积较小，常＜1 cm，周围无真正意义的包膜显示，外形常不规则。

（2）叶状肿瘤：多见于＞40 岁的女性，肿瘤迅速长大，瘤体呈分叶状、膨胀式生长和内部不均匀性颗粒样回声特征的声像图改变。而纤维腺瘤多发生于青春期，轮廓分叶改变不明显，内部回声多呈低回声，若纤维腺瘤术后短期原位复发,病灶呈分叶状、内部回声不均匀,要高度怀疑叶状肿瘤。

(3)乳房内脂肪组织:部分女性腺体内可出现局灶性脂肪组织,Cooper 韧带可使侧方出现回声失落,造成与纤维腺瘤的混淆。鉴别方法是侧动探头,改变声束方向,脂肪组织的侧方回声失落会消失,而且探头触诊脂肪组织质地较软,腺体内脂肪多数是延续的,内部多无血流信号显示。

(4)乳腺癌:典型纤维腺瘤与乳腺癌的鉴别不难,不典型纤维腺瘤形态不规则,无明显包膜显示,内部回声也可不均匀,造成与乳腺癌混淆,鉴别点主要包括肿瘤的形态、边界、内部回声、血流分布以及血流参数等方面。乳腺癌纵横比常常＞1,肿瘤边缘常可见毛刺状的浸润表现,约半数病人可在肿瘤内查见沙砾样钙化,且多位于肿瘤中心,簇状分布,肿瘤的后方回声衰减,肿瘤内部血流较丰富,分布杂乱,血流频谱多为高速高阻型。

5.临床价值

超声是乳腺纤维腺瘤的首选影像学检查方法,尤其是对年轻女性,超声即可准确地诊断本病,多数患者能够避免进行其他检查,同时,超声能够对未手术的病灶进行定期随访,评估结节的大小、形态有无改变。

(三)导管内乳头状瘤

导管内乳头状瘤(intraductal papilloma)一般认为与雌激素的过度刺激有关,好发于 40～50 岁女性,约75%的病例发生在大乳管近乳头的膨大部分。瘤体较小,带蒂并有许多绒毛,血管丰富且壁薄、质脆,极易出血。

1.临床表现

最常见症状为乳头溢液或血性溢液,通常为白色或鲜红色,由于病灶较小,临床触诊不易扪及肿块,多因偶然中发现内衣血迹而就医;如在乳晕区内扪及质软、可被推动的肿块,轻按可从乳头排出血性溢液,则多可诊断。一般无其他症状(如疼痛),偶可因肿瘤阻塞乳管而出现疼痛,一旦积血排出,疼痛可消失并反复。

2.超声表现

早期病灶较小时,超声图像常无改变或仅表现为乳腺组织增生改变,乳管内有液体聚集时可发现乳管扩张,一般内径在 2 mm 左右,但一旦液体排出,超声多不能发现扩张乳管。如果发现乳管扩张,超声应仔细检查扩张乳管壁是否光滑,当有乳头状瘤存在时,可以发现扩张乳管内低回声或等回声乳头状突出,与乳管壁相连,内部回声较为均匀,血流往往难以显示。较多病灶时,常规超声检查可以在乳头附近发现低或等回声结节状结构,边界清晰,形态规则,内部回声尚均匀,后方无声影,CDFI 可以在内部发现点状血流信号,可同时伴导管扩张,从而形成囊实性混合结构。探头挤压时可见乳头内液体溢出。

乳管内乳头状瘤属良性肿瘤,但 6%～8%的病例可发生恶变,当出现乳头溢液(血),超声未发现改变时,可选择 X 线钼靶乳导管造影检查,乳管镜检查对明确病变部位有一定的帮助。

3.鉴别诊断

(1)乳腺导管内乳头状癌:两者均有乳头溢液,扩张的导管内见中等回声肿块。导管内乳头状癌一般体积较导管内乳头状瘤体积大,形态不规则,肿块附着处导管壁较前者增厚、不规则,肿块回声减低、不均匀,多有明确的动脉血流信号。见表3.1.2。

(2)纤维腺瘤伴囊性变:属于纤维上皮性肿瘤,好发于青中年女性,声像图上表现为规则低回声,边界清晰,CDFI 超声检查可见边缘性血供为主的规则血流信号。合并囊性变时,囊性变多发生于瘤体的周边,呈不规则锯齿状无回声区,需要与中央性导管内乳头状瘤相区别。在临床触诊时,纤维腺瘤瘤体移动度大,而中央型导管内乳头状瘤无移动度,触诊可见乳头溢液或溢血,结合临床检查鉴别不难。

(3)乳腺癌:实体型导管内乳头状瘤倾向于沿导管方向生长,其纵横比近似于 1 或≥1,在病理上可以出现"假浸润"等现象,导致声像图上病灶边缘模糊、毛刺状等改变,酷似乳腺癌,常常造成误诊。熟悉导管内乳头状瘤病理改变的复杂性,对可疑病灶行超声引导下穿刺活检可取得病理学证据。

表 3.1.2　导管内乳头状瘤与导管内乳头状癌的鉴别

	导管内乳头状瘤	导管内乳头状癌
相似点	均有乳头溢液，扩张导管内见中低回声肿块	
鉴别点		
肿块大小	较小	较大
肿块边缘	较规则	不规则
肿块附着处导管壁	平整，回声强	增厚、不规则，后方回声衰减
彩色多普勒	无血流或少血流	多较丰富血流信号

4. 临床价值

超声检查可发现乳晕周围的多种病变，对于乳头溢液的病因诊断有一定的帮助，对于临床有乳头溢液，尤其是单侧乳头溢液、血性溢液者，超声是首选的影像学检查方法。由于导管内乳头状瘤有时可合并不典型增生或者导管内乳头状癌，因此如果术前怀疑此病，应及时进行完整的手术切除。

（四）乳腺叶状肿瘤

1. 病因与病理

乳腺叶状肿瘤（phyllodes tumors of breast，PTB）是由乳腺纤维结缔组织和上皮组成的纤维上皮性肿瘤，是一组从表现为良性有局部复发风险到表现为恶性有远处转移风险的一系列纤维上皮性肿瘤的总称，其发病率占所有乳腺肿瘤的 0.3%～1.0%。乳腺叶状肿瘤尤其是良性叶状肿瘤的表现与纤维腺瘤相似。肿块质硬或韧，表面光滑，边界清楚，活动度尚可，肿瘤大小不一，平均为 4～5 cm，小者直径为 1 cm，大者可占据整个乳房，使乳房增大、变形，肿瘤表面皮肤紧绷并伴有浅静脉扩张。2003 年，WHO 将乳腺叶状肿瘤分为良性叶状肿瘤、交界性叶状肿瘤和恶性叶状肿瘤。

2. 临床表现

乳腺叶状肿瘤平均发病年龄为 45 岁，比纤维腺瘤晚 20 年，青春期罕见，男性极少发病。通常单侧乳腺发病，左右两侧发病率大致相等。临床表现主要是无痛性肿块，起病隐匿，进展缓慢，病程较长，可达几年至几十年之久，部分肿瘤可在短期内迅速增大。触诊常呈圆形或分叶状，表面不平，质地坚韧，边界清楚可活动，部分肿块有弹性感或囊性感等特点。分别有 4% 和 22% 的交界性和恶性叶状肿瘤病人最终会经血行转移至肺、骨、心脏和腹腔等部位而出现相应临床症状。

3. 超声表现

叶状肿瘤超声表现因肿瘤的大小、病理类型（良性、交界性和恶性）不同而有所差异，主要有以下特点。

（1）肿瘤形态及大小：肿瘤大小不等，多数较大，明显分叶或分叶不明显，边缘圆钝，无毛刺状突起。

（2）肿瘤边界：良性叶状肿瘤呈膨胀性生长，即使肿瘤已相当大时仍可保持完整的包膜，此包膜是由邻近受压的乳腺间质构成，而非真正的包膜，在声像图上表现为清晰的带状回声。交界性和恶性叶状肿瘤可向周围组织浸润性生长，范围较大时声像图上可见肿瘤局部边界模糊不清。

（3）内部回声：以实性低回声为主，内部回声不均匀，常可见散在裂隙样无回声区，远方回声增强，肿瘤内亦可见钙化。内部纤维成分的存在使部分肿瘤后方出现栅栏样的回声衰减。

（4）CDFI：在肿瘤边缘或肿瘤内条状分隔处容易探及搏动性的动脉血流信号，良性叶状肿瘤的血流分级多为 0 或 1 级，交界性和恶性叶状肿瘤的血流信号较良性叶状肿瘤丰富，多数为 2 和 3 级，恶性叶状肿瘤阻力指数平均值较高。

4. 鉴别诊断

（1）纤维腺瘤：叶状肿瘤与纤维腺瘤鉴别较难，尤其是对小于 40 岁、肿瘤中等大小的病例。总体来讲，叶状肿瘤与纤维腺瘤在肿瘤形态、后方回声、内部液性回声的显示率、血流丰富程度方面有一定的差异,叶状肿瘤更多表现为浅分叶,更容易出现后方回声增强,内部液化更常见且范围更宽,血流也更加丰富;若肿瘤有短期内长大或有纤维腺瘤切除后复发的病史,应警惕叶状肿瘤的可能。

（2）良性叶状肿瘤与恶性叶状肿瘤:仅从声像图上鉴别比较困难,肿块越大、彩色血流越丰富,交界性和恶性叶状肿瘤概率越大,一旦发现腋窝淋巴结转移则提示恶性叶状肿瘤。

（3）乳腺癌:与叶状肿瘤相比,乳腺癌发病时间短,生长速度快,肿瘤外形极不规则,肿瘤边缘常出现角状、蟹足状突起,内部可出现沙砾样钙化,较大肿块多伴有皮肤和乳头改变,腋窝淋巴结和远处淋巴结转移更常见。

5. 临床价值

乳腺叶状肿瘤的术前确诊率较低,临床误诊率较高,在各项辅助检查中,空芯针穿刺活检诊断率最高,其次为超声检查,钼靶检查无特征性。乳房内圆形或分叶状、大而周边有"透明晕"的肿块是较具特征的 X 线征象特异性指标,CT,MRI 诊断乳腺叶状肿瘤的价值还有待研究。

（五）脂肪坏死

1. 病理与临床

脂肪坏死(adiponecrosis)为非细菌性炎性,好发部位是乳腺或骨性隆起上,可能与外伤、缺血、囊肿抽吸术、组织活检、局部病灶切除术、放射治疗、乳房复位成形术、乳房重建术、置入物移除术、抗凝治疗等有关。

从组织学上看,是由于脂肪细胞的局部破坏,发展为细胞内大小不等的空泡,内充满了脂质物,周边包绕着巨噬细胞、多核巨细胞、成纤维细胞所形成的油脂囊肿,坏死后开始纤维化。乳房脂肪坏死的 X 线摄影从良性、不典型到恶性表现的团块,有时可伴有钙化。

2. 超声表现

声像图表现多种多样,从囊肿到类似恶性的毛刺状肿块。常表现为实质性回声或无回声,后方回声不增强或伴声影,有时呈现极低回声内结节或可见带状高回声区。

3. 鉴别诊断

主要与乳腺癌相区别,乳腺癌一般无外伤病史,肿块不断增大或近来生长迅速。

（六）乳腺癌

据我国统计,乳腺癌(breast carcinoma)已成为妇女恶性肿瘤的第一位,男性也偶见乳腺癌患者。

1. 病理与临床

临床资料统计,乳腺癌的发病年龄多在 40~60 岁,其中又以 45~49 岁(更年期)和 60~64 岁最多见。病因尚不能完全明了。绝经前后雌激素是刺激发生乳腺癌的明显因素。有学者认为,未婚、未育或未哺乳的妇女乳腺癌发病率较高。有乳腺癌家族史的妇女乳腺癌发病率高于无家族史者 15 倍之多,提示遗传因素在发病中的重要作用。其他可能因素有进食高脂饮食和肥胖、胸部多次接受 X 线透视或摄影照射、乳房良性疾病(乳房囊性增生病、纤维腺瘤、乳管内乳头状瘤等)。

绝大多数乳房的恶性肿瘤来源于乳腺的上皮组织(导管和小叶),极少数可来源于非上皮组织(肉瘤)。乳腺癌的病理分类可按肿瘤细胞的分化程度分为分化低的和分化高的两大类;也可以根据肿瘤的细胞成分分为多种类型,如根据组织发生和形态结构而将其分为导管癌、小叶癌和特殊型癌三大类型。① 导管癌较多见,来源于乳腺导管系统,特别是末梢导管,包括非浸润性导管内癌及浸润性导管癌;② 小叶癌较少见,又称腺泡内癌,来源尚未完全确定,有人认为系起源于肌上皮细胞,也有人认为发生于小叶内导管,包括非浸润性的小叶原位癌及浸润性小叶癌;③ 特殊型癌少见,为具有特殊形态结构的一类乳腺癌,如髓样癌、黏液癌、浸润性乳头状癌、大汗腺样癌、腺样囊性癌、鳞状细胞癌、阴性乳腺癌、乳头乳晕湿疹样癌、双侧乳腺原发癌及炎性样癌等。

(1) 分化低的乳腺癌:特点是细胞分化程度低,恶性程度高,包括以下几种。① 硬癌,为最多见的类型之一,约占总数的 2/3。切片见癌细胞较少,体积也较小。呈条索状和片状排列;其间纤维组织较多。临床特点是肿块较小,质地坚硬;恶性程度高,早期即有转移。② 髓样癌,较少见,切片见癌细胞较多,体积也较大,排列紧密,呈索、片状分布;细胞间纤维成分甚少。临床特点是肿块较大,质地较软,易发生溃疡;恶性程度高,早期常有转移。③ 炎性样癌,极为少见。切片见癌细胞呈弥漫性增长,皮肤内的淋巴管和毛细血管内充满大量的癌细胞并可形成癌细胞栓子;细胞间纤维组织极少,局部有明显的水肿及大量的淋巴细胞浸润等。临床表现较为特殊,主要特点为皮肤明显水肿,色多暗红,肿瘤发展迅速而常累及整个乳房,没有明显的占位;部分患者可表现为患侧乳房皮肤干燥,弥漫性鳞屑,增厚如铠甲,故也有称铠甲癌。多见于青年妇女,恶性程度极高,转移早而且广,往往初诊时就发现有远处转移,预后极差,多在短期内死亡。④ 黏液癌,很少见。肿块切面呈胶冻样半透明状;切片见癌细胞数不多,周围伴有多量黏液。临床特点是肿块生长缓慢,转移较晚。

(2) 分化高的乳腺癌:特点是肿瘤细胞分化高,恶性程度较低,包括以下几种。① 腺癌,较少见,起源于腺泡或小乳管。癌细胞排列呈腺样结构。临床特点为肿块常偏大,恶性程度中等,转移较晚。② 导管癌,可分为导管内癌和浸润性导管癌,起源于中、小乳管。切片可见很多极度增生的乳管样组织,管腔内充满癌细胞,中心部分癌细胞可发生坏死。肿块切面可见灰白色半固体状颗粒物质充满小管腔,可挤压出牙膏状物,犹如粉刺内容物,故又名粉刺癌,此型癌恶性程度低、转移晚。③ 乳头状癌(亦称乳头状腺癌),往往起源于靠近乳头的大乳管。亦可由乳管内乳头状瘤恶变形成。此型癌病程较长,肿块较大,有时有囊性变。恶性程度较低,转移较晚。④ 湿疹样癌(亦称 Paget 乳头病),很少见,起源于乳头内的大乳管。癌细胞呈空泡状,在乳头、乳晕的表皮深层浸润发展。临床特点是乳头、乳晕周围皮肤瘙痒、粗糙或皮肤增厚、轻度糜烂,伴有灰黄色痂皮等。此型癌恶性程度低,淋巴转移很晚。⑤ 小叶癌,包括小叶原位癌和小叶浸润癌,一般发生于绝经前妇女。临床上一般摸不到肿块,也无症状。标本肉眼观与一般小叶增生不易区别。镜检癌变小叶体积增大,但小叶轮廓尚保存,小管高度扩张,其中充满单一松散排列的癌细胞。癌细胞呈圆形,大小形状较为一致,核圆形及卵圆形,核分裂象很少。基底膜完整。小叶原位癌经过一定时间可发展为浸润性小叶癌。

临床表现:不同的病理类型,其临床表现出现早晚和表现形式可以不同。临床上较为多见的、较早的表现是患侧乳房出现单发的、无痛性并呈进行性生长的肿块。肿块位于外上象限最多见(占 45%~50%),其次是乳头、乳晕区(占 15%~20%)和内上象限(占 12%~15%)。触诊时肿块质地较硬,表面不光滑,边界不清楚,活动度差。如果患者无自觉症状,在无意中(如洗澡、更衣)发现占位常为就诊的因素;少数病人可有不同程度的触痛或刺痛和乳头溢液。肿块的生长速度较快时,受累的周围组织可引起乳房外形的改变。如癌组织累及连接腺体与皮肤的 Cooper 韧带,使之收缩并失去弹性,可导致肿瘤表面皮肤凹陷;邻近乳头的肿瘤因浸及乳管使之收缩,可将乳头牵向肿瘤方向;乳头深部的肿瘤可因侵入乳管而使乳头内陷。肿瘤较大者可使整个乳房组织收缩,肿块明显凸出。肿瘤继续增长,表面皮肤可因皮内和皮下淋巴管被癌细胞堵塞而引起局部淋巴水肿。由于皮肤在毛囊处与皮下组织连接紧密,淋巴水肿部位可见毛囊处出现很多点状凹陷,形成所谓"橘皮样"改变。

炎性乳腺癌并不多见,一般发生在青年妇女,尤其是在妊娠期或哺乳期。该型乳腺癌发展迅速,病程凶险,可在短期内迅速侵及整个乳房。临床特征是患侧乳房明显增大,皮肤充血、发红、发热犹如急性炎症。触诊扪及整个乳房肿大发硬,无明显局限性肿块。癌细胞转移早且广,对侧乳房亦常被侵及。预后极差,病人常在发病后数月内死亡。

转移途径:

(1) 直接浸润。直接侵入皮肤、胸肌筋膜、胸肌等周围组织。

（2）淋巴转移。为乳腺癌的主要转移途径。其中主要的途径为：① 癌细胞经胸大肌外侧缘淋巴管侵入同侧腋窝淋巴结，然后累及锁骨下淋巴结以至锁骨上淋巴结；转移至锁骨上淋巴结的癌细胞，又可经胸导管（左）或右侧淋巴导管进入静脉血流导致远处转移。② 癌细胞向内侧达胸骨旁淋巴结，继而达到锁骨上淋巴结，之后可经同样途径血行转移。根据文献报道，腋窝淋巴结转移率约为60%，胸骨旁淋巴结转移率为30%～35%。另外，乳腺癌原发部位与转移途径也有一定关系。一般来说，有腋窝淋巴结转移者，原发灶大多（80%）在乳房外侧象限；有胸骨旁淋巴结转移者，原发灶则大多（70%）在乳房内侧象限。

（3）血液转移。癌细胞经血液向远处转移多发生在晚期，有学者认为，乳腺癌的血行转移可能在早期即已发生，以微小癌灶的形式隐藏在体内，成为日后致命的隐患。癌细胞除可经淋巴途径进入静脉外，也可直接侵入血液循环。最常见的远处转移依次为肺、骨、肝。在骨转移中，则依次为椎骨、骨盆和股骨。

乳腺癌的淋巴转移多为同侧腋窝淋巴结肿大。最初转移淋巴结为散在、无痛、质硬、可活动，数目较少，随着病程的发展，肿大的淋巴结数目增多，互相粘连成团，与皮肤或腋窝深部组织粘连而固定。如腋窝主要淋巴管被癌细胞栓塞，可出现患侧上肢淋巴水肿。胸骨旁淋巴结位置较深，通常需要在手术中探查时才能确定有无转移。晚期，锁骨上淋巴结亦肿大、变硬。少数病人可出现对侧腋窝淋巴结转移。

2. 超声表现

乳腺癌的病理类型和超声图像特征有一定的关系，不同的病理类型可以有不同的超声表现，但同一种病理类型也可以表现为不同的超声图像特征，故超声对乳腺癌作出确切的病理分型尚有困难。诊断时主要依据肿块的物理性状（囊性、实质性、混合性、大小和形态、纵横比等）、回声（高、中、低和无回声）、边界（有无包膜、边缘光整与否、分界是否清楚、有无毛刺及蟹足样改变）、内部有无液性暗区及强回声点（坏死液化和钙化点）、血流信号（有无、程度、流速和阻力指数等）等方面综合分析，需与乳腺良性占位病变进行鉴别。

有三种乳腺癌超声具有一定的特征性：① 导管内乳头状癌。乳头下方导管扩张，内充满中低回声区，有蟹足样浸润，后方回声衰减。挤压乳头有分泌物，涂片可找到癌细胞。② 髓样癌。体积较大，直径可为4～6 cm，呈圆球形，边缘光滑，质地较软，后方不衰减。③ 浸润导管癌。又称硬癌，肿物不大，质地坚硬，后方衰减明显是其特点。

（1）肿瘤的大小和形态：乳腺肿块小者为3～5 mm，大者为3～5 cm，绝大多数为单侧单个肿块，50%以上位于外上象限；肿块大多数为实质性肿块，向四周扩张和浸润性生长，即不仅在乳腺组织内沿腺体即导管蔓延，同时向前和后部发展，使肿块的纵横比＞1，恶性肿瘤不具备包膜或无完整的包膜，团块形态多数不规则。

（2）肿瘤的回声：恶性病灶多无等回声或者高回声改变，这是由于恶性肿块以细胞成分即实体组织成分为主，而纤维成分和脂肪相对较少所致，髓样癌部分呈极低回声。

（3）肿块的边缘：肿块的边缘特征是判断良、恶性的关键，乳腺肿瘤的特征性边缘表现包括毛刺征、蟹足征、角状突起。恶性肿瘤细胞沿乳腺导管、纤维组织间隙浸润性生长，根据肿瘤组织向周围不同程度浸润，在肿块的边缘呈不同表现。

（4）恶性晕征和后方衰减：这是乳腺癌的又一表现，肿瘤的恶性晕征是癌细胞穿破导管向间质浸润引起结缔组织反应，炎性渗出或组织水肿及血管生成而形成的边界模糊不清的浸润混合带，声像图上显示为恶性肿瘤周围环绕的具有一定厚度的高回声带。肿块的后方回声衰减与肿瘤内部组织成分有密切相关性，癌组织内间质成分即纤维成分越多，声能的吸收就越高，后方回声衰减越明显。髓样癌后方回声可增强。

（5）肿瘤内部表现：乳腺癌的内部有两大声像图表现，为微钙化和液化表现。微钙化是乳腺癌内小于0.5 mm的点状强回声，病理学检查显示导管内癌的钙化比浸润性导管癌的微钙化更常见。肿块液化坏死是乳腺癌的另一伴发表现，常见于直径＞3 cm的较大肿块，原因是恶性肿瘤生长过程中，血管内皮细胞与肿瘤细胞倍增时间不同，肿瘤生长速度远大于肿瘤微血管形成速度，使肿瘤血供相对不足，局部出现缺血和坏死，即肿瘤生长越快越容易发生液化坏死，如化生性癌；另外肿瘤内部小血管发育不完善，周围肿瘤细胞的挤压使肿瘤血管狭窄和闭塞,更加重了肿瘤组织缺血坏死,导致肿瘤内液性暗区和坏死组织的低回声灶出现。超声对囊实性病灶具有很好的分辨力,对囊性病变内是否有实性成分以及实性病灶内是否有液性成分均可提供准确的诊断信息。

(6) 肿瘤对周围组织的浸润表现:随着乳腺癌病灶的生长,可能侵犯 Cooper 韧带,造成其僵直、增厚,进而肿瘤周围结构扭曲;当肿瘤进一步增大超出腺体层时,可能向前累及脂肪层、皮肤,向后侵犯乳房后间隙、胸大肌层等,产生相应的超声图像改变。皮肤改变表现为厚度增加($\geqslant$2 mm),回声增高;脂肪改变表现为脂肪层增厚、水肿,组织间隙出现线状低回声使脂肪层呈"鹅卵石"样表现;侵犯乳腺后间隙则该间隙变窄、消失,胸大肌筋膜连续性破坏,与肿瘤分界不清。

(7) 肿瘤的血流信号:血管生成是实性肿瘤生长和转移的关键因素,乳腺癌内部血流通常较丰富且多见穿支血管,肿瘤在生长的同时新生血管逐渐形成并进入肿块内部,但血管的生长与肿瘤组织浸润不同步,血流流速及阻力也依血管分布而不同,一般认为恶性肿瘤的动脉多为高速血流、高阻频谱,通常把 $V_{max}\geqslant$ 20 cm/s,RI$\geqslant$0.7 作为乳腺癌的诊断指标之一。

(8) 乳腺癌弹性成像:通常认为,乳腺恶性肿块的组织硬度大于良性肿块,可以通过肿块的弹性评分、肿块与周围组织的应变率比值以及肿块的剪切波弹性数值来反映肿块的弹性信息,进而联合常规超声鉴别诊断乳腺良、恶性病灶。

(9) 乳腺超声造影:乳腺癌无论肿块大小,造影后增强范围多大于二维超声,呈不均匀增强、向心性及整体性充填,灌注模式上以快进快出多见。

(10) 腋窝淋巴结:目前,乳腺癌淋巴结转移的阳性特征主要包括淋巴结纵横比及整体回声的改变,认为淋巴结体积增大,呈圆形,纵横比<2,皮质结构异常,特别是偏心的皮质厚度超过 2 mm,中央髓质变薄,淋巴门偏移或消失,淋巴结血流形态的异常等是诊断腋窝淋巴结转移的可靠证据。但超声对于直径<5 mm 的转移淋巴结很难检测到。

(11) 远处转移:晚期乳腺癌最常见的血行转移部位为骨、肺、肝等。发生胸膜转移时,超声可显示胸腔积液;发生肝转移时,扫查肝脏可发现实质内单发或多发低回声结节。

3. 鉴别诊断

(1) 增生性病变:增生病变表现复杂多样,增生性病变往往具有双侧性、多灶性、病变表现多样等特点。如双侧乳腺多发实质性结节,结节性质相似,大小不一,乳腺内可同时伴发囊肿、导管扩张等改变。对于<1 cm 的单发结节,鉴别依据是结节的二维特征,如边缘、纵横比、内部钙化、血供等。形态规则,边界清楚,纵横比<1,内部无钙化、乏血供等提示增生性病灶可能。病灶形态不规则,边缘毛刺状,纵横比$\geqslant$1,内部沙砾样钙化、血供丰富等超声征象提示乳腺癌可能。

(2) 炎性病变:多数急性炎性病变具有病灶范围宽、形态不规则、边界模糊不清、占位效应不明显等特点,与乳腺癌鉴别相对较易;慢性炎症则多数局限呈团块状,与周围粘连,酷似实质性弱回声包块伴角状突起,容易与乳腺癌混淆,仔细检查多数炎性结节中央有虫蚀状混浊液性暗区并在短期随访过程中发现该区域范围增宽,空针抽吸能抽出脓液和炎性细胞。此外炎性病变早前可有红、肿、热、痛等局部症状,腋窝淋巴结多充血肿大,出现反应性增生改变,而乳腺癌无类似的临床症状,表现为腋窝淋巴结形态异常明显而充血表现不明显。

(3) 糖尿病性乳腺病:糖尿病性乳腺病是胰岛素依赖型糖尿病的一种罕见并发症,又称乳房硬化性淋巴细胞性小叶炎,其声像图具有病变区密度增强、未见明确钙化表现及界限清楚等特点。对于糖尿病病人合并乳腺肿块时应考虑到该病的可能,粗针活检可获得足够的组织满足病理诊断的需要。

(4) 良性肿瘤:以乳腺纤维瘤为代表的良性肿瘤生长缓慢,形态规则,包膜完整,内部均匀,少有钙化,有钙化者多表现为粗大钙斑。也有部分纤维瘤体积大,形态不规则,呈分叶状,内部出现坏死、液化等改变,必要时穿刺活检可明确诊断。乳腺良、恶性肿瘤的超声特征见表 3.1.3。乳腺纤维腺瘤与乳腺癌的鉴别见

表 3.1.4。

4．临床价值

超声能清楚显示肿块的大小、部位并精确定位,方便临床医师的手术决策;超声引导下微创手术可用于切除乳腺良性病变和<1 cm 的恶性病灶。

术后检测主要包括两个方面:一方面,术后 3 年内定期扫查同侧乳腺和腋窝淋巴结,了解有无复发和转移、对侧乳腺和腋窝淋巴结有无新病灶和其他乳腺病变;另一方面,要追踪了解乳腺癌的远处转移,如肝、肺、骨和远处淋巴结如腹腔转移,可定期扫查肝、腹腔、颈部和腹膜后淋巴结等部位。

超声造影对发现肝转移有明显优势,能检出常规超声和其他影像学检查不能发现的微小转移灶。

表 3.1.3　乳腺良、恶性肿瘤的超声特征比较

超声特征	良性	恶性
形态	椭圆形、圆形	圆形、不规则
边缘	光整	分叶状、毛刺状、成角
边界	清晰或欠清晰	欠清晰或不清晰
回声	低回声或等回声	低回声、等回声、高回声或混合回声
钙化	无	细小钙化
纵横比	<1	≥1
彩色超声	点状血流信号或无	条状或网状血流信号
RI	<0.7	≥0.7
后方改变	增强或无变化	无变化或衰减
周围组织	受压或无变化	受压、水肿、扭曲

表 3.1.4　乳腺纤维腺瘤与乳腺癌的鉴别

	乳腺纤维腺瘤	乳腺癌
相似点	低回声肿块	
超声鉴别要点		
肿块形态	椭圆形或分叶状	不规则
肿块边界	清晰,有包膜	无包膜,边缘毛刺或呈角征
内部回声	均匀	不均匀,有微钙化
后方回声	可增强或不变	多呈衰减
侧方声影	有	无
彩色多普勒	可有血流信号,呈低阻力型	多丰富,呈高阻力型
临床鉴别要点		
肿块性质	软	硬
活动度	好	粘连,活动度差

（七）乳腺炎

1．病理与临床

乳腺炎(breast mastitis)好发于哺乳期,多因乳头皲裂、乳汁淤积、中性粒细胞的渗出所致。最常见的病

原体为葡萄球菌和链球菌。

临床表现：急性乳腺炎的主要表现为乳腺红、肿、热、痛。慢性炎症致增厚的皮肤类似橘子皮,乳腺组织活动度减小。通常伴腋下淋巴结肿大,如果形成脓肿,可扪及占位性病变。

2. 超声表现

（1）乳腺炎初期,表现为受累局部出现界限不清的低至无回声区,内部回声不均,病变与周围正常组织无明显分界,但多没有占位性回声。

（2）脓肿形成早期,液化不完全,肿块呈囊实性改变,壁厚不规则,内部回声不均,加压探头可见流动感,脓肿完全液化后,内部无回声,边界相对清晰。

（3）病变所在处的皮肤增厚水肿。

（4）在慢性乳腺炎中,病灶大小不一,多数病灶界限不清,当脓肿内液体吸收不全时,病灶可表现为回声不均的低回声、无回声或混合回声,少数较小的病灶可自行吸收形成瘢痕,形成界限不清的中低回声结构,后方回声衰减,当慢性乳腺炎与乳腺癌超声难以鉴别时,需进行穿刺活检明确诊断。

（5）彩色多普勒超声可见脓肿周边及脓肿内部未完全液化部分有较丰富的血流信号。

3. 鉴别诊断

乳腺炎若表现为无回声,需与乳腺囊肿相区别；如表现为低回声,易与恶性肿瘤混淆。慢性乳腺炎与乳腺癌的鉴别见表3.1.5。急性乳腺炎与炎性乳腺癌的鉴别见表3.1.6。

表 3.1.5　慢性乳腺炎与乳腺癌的鉴别

	慢性乳腺炎	乳腺癌
相似点	包块内部均为低回声	
鉴别点		
肿块边缘	毛刺	毛刺状、角征或蟹足状浸润
内部微钙化	无	多有细小钙化
肿块后缘回声	增强	多衰减
内部血流供应	不丰富	丰富,呈高阻力血流信号
临床症状	发热、压痛	无压痛

表 3.1.6　急性乳腺炎与炎性乳腺癌的鉴别

	急性乳腺炎	炎性乳腺癌
相似点	皮肤红、热、痛	
鉴别点		
皮肤回声	清楚,稍增厚	图像模糊,增厚明显
腺体回声	肿块边界粗糙,脓肿形成时有不规则无回声区	模糊不均,肿块显示清楚或不清楚
肿后方回声	增强	多衰减
彩色多普勒	无血流信号	血流信号增多

（八）乳腺恶性淋巴瘤(malignant lymphadenoma of breast)

1. 病理与临床

恶性淋巴瘤是原发于淋巴结和淋巴结外淋巴组织的免疫系统恶性肿瘤,近30%的淋巴瘤发生于淋巴结外的淋巴组织,乳腺的原发性恶性淋巴瘤极为少见,占结外淋巴瘤的1.7%~2.2%,70%~90%的乳腺淋巴瘤为非霍奇金淋巴瘤,主要病理类型为弥漫性大B细胞淋巴瘤。原发性乳腺淋巴瘤(primary lymphoma of breast,PLB)目前病因不明,可能与以下多种因素综合作用有关:① 病原微生物通过与外界相通的导管侵入人体导致慢性非特异性炎症;② 雌、孕激素作用于淋巴细胞或作用于乳腺组织内小静脉的特异性受体导致功能性淋巴细胞聚集;③ 机体过度免疫反应等。

临床多发生于单侧乳房,单发或多发,右侧多于左侧,以外上象限居多,继发性淋巴瘤多为双侧弥漫性分布。临床表现为乳房内迅速增大、无痛的圆形或椭圆形肿块,质地中等,有弹性,边缘清晰。患者早期无感觉,晚期可有触痛,肿瘤表面皮肤呈青紫色为乳腺淋巴瘤的特征性表现,部分患者可伴有同侧腋窝淋巴结的肿大。

2. 超声表现

可表现为低回声、近似囊肿的极低回声以及病灶内部呈网格状的稍高回声,病灶多数形态规则,边缘光整,边界清晰,呈卵圆形或小叶状,病变纵横比<1,瘤体后方回声不变或者增强。彩色多普勒肿瘤内血流信号多数较丰富且分布紊乱。

3. 鉴别诊断

(1) 乳腺良性肿瘤:多数良性肿瘤周边可见高回声的完整包膜,内部回声比脂肪回声稍低,但不会呈极低回声,也不会出现网格状稍高回声,良性肿瘤周边常见环状血流信号。

(2) 增生性病变:乳腺增生症进展缓慢,病灶多为多发且形态多样,内部一般无血流或有稀疏点状血流,与乳腺淋巴结瘤不难鉴别。

(3) 炎性病变:炎性病变一般会伴有红、肿、热、痛等典型临床症状,而淋巴瘤表现为无痛性乳房肿大或肿块,部分病人可有低热;病程较长的炎性病灶临床症状不典型,病灶的边缘相对规则,内部坏死不明显,与淋巴瘤鉴别困难,必要时可进行穿刺活检证实。

(4) 乳腺癌:乳腺癌大部分表现为边缘不光整呈蟹足样改变、形态不规则、内部沙砾样微钙化、后方回声衰减等典型声像图表现,与乳腺淋巴瘤鉴别相对较容易。

4. 临床价值

对于乳房内短期迅速长大的包块,声像图具有形态规则、回声极低、后方回声增强、病灶内血流信号丰富等特点时,应考虑到乳腺恶性淋巴瘤的可能。乳腺淋巴瘤的MRI表现具有特征性,平扫和动态增强病灶表现为T_1低信号,T_2高信号,增强后病灶可见不同程度强化,结合超声能有效提高乳腺淋巴瘤的术前诊断率,为临床综合治疗提供准确的参考依据。

第二节　胸壁、胸膜腔与肺

一、解剖概要

(一)胸壁

胸壁由骨性胸廓和胸壁软组织构成,外被皮肤,内衬有胸内筋膜,在胸前壁的浅筋膜内含有乳腺。骨性胸廓由胸骨、肋、胸椎及其骨连接而成。胸骨和胸椎分别位于胸壁前、后面的正中。两侧为肋,共12对,构成11对肋间隙。肋间隙被肌肉、神经、血管等填充。肋是胸壁的薄弱部位,当遇到暴力打击时,可出现肋骨骨折,并可能继发气胸或血胸。

(二)胸腔(胸膜腔)

胸腔(胸膜腔)是由胸壁与膈围成的腔隙。上界为胸廓上口,与颈部相连;下界为膈,与腹腔分隔开来;中央部分为纵隔,两侧为胸膜和肺。

胸膜为一薄层浆膜,分为脏、壁两层,脏层胸膜被覆于肺表面,并嵌入肺叶之间(斜裂及右肺水平裂),又称肺胸膜;壁层胸膜衬附于胸壁内面、纵隔的外侧面和膈的上面。脏层胸膜和壁层胸膜在肺根处和肺根下方相互移行构成完全封闭的潜在腔隙,称为胸膜腔,左右各一,互不相同,其内可有少量浆液(1~15 mL)以减少呼吸时的摩擦。正常时胸膜腔内始终为负压。

壁层胸膜按其所在的位置可分为 4 部分:胸膜顶(又称为颈胸膜)、肋胸膜、膈胸膜及纵隔胸膜。两侧胸壁的肋胸膜与膈胸膜的转折处为肋膈隐窝或称肋膈窦(亦称肋膈角)。由于肋膈隐窝所处的位置最低,少量胸腔积液及炎症粘连常出现于此。胸膜的前界是肋胸膜折返至纵隔胸膜的界线。两侧胸膜的前界在第 2~4 胸肋关节互相靠拢,向上、下又各自分离,因此在胸骨后方形成了两个无胸膜覆盖的三角形裸区。上方位于胸骨柄的后方,为胸腺区;下方位于胸骨体下段及左侧第 5,6 肋软骨的后方,为心包区,临床上可经此区进行心包穿刺。胸膜下界为肋胸膜折返至膈胸膜的界线。右起自第 6 胸肋关节,左起自第 6 肋软骨,在锁骨中线上与第 8 肋相交,在腋中线上与第 10 肋相交,后方终止于第 12 胸椎水平。受肝脏位于右侧的影响,右侧胸膜下界往往高于左侧。

(三)肺

肺位于胸腔内纵隔的两侧,左右各一,形似圆锥状。上为肺尖,高出锁骨内侧段 1/3 为 2~3 cm,其前内方有锁骨下动脉斜行经过;下为肺底,位于膈上,右侧肺底较左侧高;外侧为肋面,紧邻肋骨和肋间肌,可见肋骨的压迹;朝向内侧的为内侧面,对向纵隔,此面的中央可见呈长圆形的凹陷的肺门,此处有血管、主支气管、淋巴管和神经进出,这些结构外包胸膜,形成肺根。此外,在肺门附近还有数个淋巴结。右肺较短宽,由水平裂及斜裂分为上、中、下三叶,左肺较狭长,由斜裂分为上、下两叶。两肺下界较胸膜的下界稍高,在各标志线处均较胸膜下界高两个肋骨。深呼吸时,肺下界均可向上、下各移动 3 cm。

肺的血管根据功能分为两类:一类为肺的功能性血管,由肺动、静脉构成,通过肺循环完成气体交换;另一类为肺的营养性血管,由支气管动、静脉构成,支气管动脉发自胸主动脉或肋间动脉,营养支气管管壁、肺血管壁及脏胸膜等。

二、超声检查技术

1. 患者准备
患者无需特殊准备。

2. 体位
需根据检查要求和病变部位灵活选择体位,必要时可在检查过程中改变体位。

(1)坐位:为胸部检查的常用体位,对少量胸水的检查更为敏感。

(2)半卧/仰卧位:术后、外伤、重症及年老体弱无法坐立的患者,可在半卧或仰卧位下经前、侧胸壁或经肋缘下腹壁途径扫查。当病变邻近前胸壁时,可选择仰卧位经前胸壁途径扫查。

(3)俯卧位:当病变邻近后胸壁时,可选择俯卧位经背部扫查,可嘱患者上肢上举,使肩胛骨外移、肋间隙增大以增加声窗。

(4)侧卧位:当病变邻近侧胸部时,可选择侧卧位经侧胸壁途径扫查。亦可用于纵隔病变的扫查,患侧向下,利用重力推压肺组织以利于病变的检出。

(5) 其他体位:如可采用头仰颈部过伸位(仰卧、肩下垫枕),经胸骨上窝或锁骨上窝途径扫查肺尖或上纵隔的病变。

3. 仪器

采用高分辨力实时超声诊断仪。检查胸膜、胸壁及表浅肺组织时,宜应用高频或宽频线阵探头(检查频率为 5～13 MHz)。检查深部肺组织、大量胸腔积液及纵隔病变时,宜应用凸阵或扇扫式探头(检查频率为 2～5 MHz)。声窗窄小时可选用小凸阵探头。中、后纵隔病变可应用经食管探头检查,以便清晰地显示病变及其与周围结构的关系。应用彩色多普勒超声诊断仪可显示病变的血流情况及病变与周围血管的关系。当病变位置表浅时,可适当降低增益、局部放大图像,必要时应用水囊或多涂耦合剂以更好地显示病变。在检查过程中,需根据病变的范围和检查要求实时调节深度、聚焦区及时间增益补偿(time gain compensation,TGC)。

4. 检查方法

超声扫查途径和扫查范围需结合 X 线片和(或)CT 显示的病变部位及检查要求进行选择,目前尚无标准的扫查断面。胸部超声扫查易受肋骨及肺气的干扰,扫查时可嘱患者双手上抬或抱头以使肋间充分展开,同时注意灵活利用患者吸气、呼气的不同状态进行观察。

(1) 经肋间扫查:探头沿肋间隙缓慢滑行移动,结合患者的呼吸运动不断侧动探头,从肋骨上缘向足侧变换角度扫查,警惕遗漏肋骨后方的病变。对于胸膜、胸壁及表浅肺病变应用高频或宽频线阵探头扫查。对于纵隔病变可嘱患者患侧卧位,应用小凸阵或扇扫探头经胸骨旁肋间隙向深方扫查。

(2) 肋缘下和剑突下经腹扫查:在肋缘下和剑突下应用探头经腹向后上方扫查,利用肝、脾作为声窗,以观察肺底、膈、胸膜、胸腔和纵隔等部位的病变。

(3) 经胸骨上窝和锁骨上窝扫查:采用小凸阵或扇扫探头经胸骨上窝或锁骨上窝向深方或下方扫查上纵隔或肺组织的病变。当病变位置表浅时,可采用高频或宽频线阵探头。

(4) 其他:较大的后纵隔病变可经背部脊柱旁断面扫查。中、后纵隔的病变可采用食管内超声检查。

5. 正常超声表现

(1) 经肋间扫查:声像图最表层呈强回声的线样结构,为皮肤,其深方依次可见皮下脂肪、胸壁肌层、肋骨及肋间肌等结构(女性患者前胸壁尚可见乳腺结构)。探头垂直于肋间隙扫查时,肋骨呈弧形强回声伴典型声影,肋软骨呈均匀低回声的类圆形结构,有时中央可见钙化,呈斑块样强回声。肋骨的声影之间可见中低回声的肋间肌。胸膜腔一般位于肋骨强回声表面深方 1 cm 以内、肋间肌的深方。壁层胸膜紧贴胸壁内侧,正常的壁层胸膜表现为不随呼吸移动的弧形线样强回声,此种表现是由壁层胸膜的界面反射所产生的。脏层胸膜紧贴在充气的肺组织表面,与含气肺组织构成强反射界面,表现为线样强回声,而正常肺组织呈强反射体使得深方结构不能显示。生理性的胸腔液体只能在肋膈角处被超声扫查显示,表现为极薄的低回声带,将壁层与脏层胸膜分开,偶见呈双层状。当声束垂直于脏层胸膜-肺组织表面时可形成间隔固定的多重反射,即混响伪像。正常肺随呼吸运动时,脏层胸膜-肺表面的线样强回声及后方混响伪像所致的多条强回声随呼吸而移动,称为"肺表面滑动征",具有特征性。当发生气胸时,胸腔内气体的线样强回声及后方的混响伪像不会随呼吸移动,因此可通过"肺表面滑动征"存在与否将正常的充气肺与气胸鉴别开来。

(2) 经腹扫查:正常膈厚约 5 mm,膈的肌性成分呈一薄的低回声带,其胸腔面覆盖有膈胸膜,表现为弧形线样强回声并可随呼吸移动。当肺组织充满气体时,弧形的膈-肺界面会引起全反射,从而可导致肝、脾产生镜面伪像。当发生胸腔积液时,镜面伪像消失。因此镜面伪像可作为正常含气肺组织和胸腔积液的鉴别依据。

三、胸壁疾病

（一）胸壁炎性疾病

1. 病理与临床

胸壁炎性病变可发生于胸壁的各层结构，既包括皮肤、皮下软组织、肌层等胸壁软组织，亦可累及肋软骨等胸壁支架结构。

胸壁软组织炎症与其他部位的浅表软组织炎症相似，可为急性感染，亦可为慢性炎症。急性感染多为急性蜂窝织炎，为一种急性弥漫性化脓性感染，临床上病变局部出现红、肿、热、痛改变，并向周围迅速扩散，病变处与周围正常组织无明显的界限。感染部位较浅、组织疏松者，往往呈明显的弥漫性肿胀，疼痛较轻；感染位置较深或组织较致密时则肿胀不明显，但疼痛较剧烈。感染进一步发展可导致局部组织坏死而形成脓肿。脓肿可原发于急性化脓性感染的后期或由远处原发感染灶经血行播散或淋巴播散而导致。炎性组织发生坏死，形成脓腔，腔内的渗出物、脓细胞、坏死组织和细菌等构成脓液。脓腔周围往往有明显的充血、水肿和白细胞浸润，周围肉芽组织增生形成不规则的壁。脓肿扩散时，常可形成窦道和瘘管。慢性炎症可由急性感染迁延而来，亦包括特异性的感染，如胸壁结核。慢性炎症病变往往无特异性的临床表现，局部可有压痛，有时触诊可呈肿块样改变。慢性炎症的一种特殊类型是胸壁结核。它是一种比较常见的胸壁疾病，好发于胸骨旁和脊柱旁，绝大多数为继发性感染，常继发于肺结核、胸膜结核或纵隔淋巴结核，但胸壁的病变程度与肺、胸膜等原发病变的轻重并不呈正比，临床上有时在出现胸壁寒性脓肿时，其原发病灶可能静止或愈合。其基本病理变化为结核性肉芽肿和干酪样坏死，如不及时彻底治疗，可形成窦道和脓胸，易迁延不愈和复发。胸壁结核常见于 20～40 岁的中青年人，男性较多，大多数患者症状不明显，或有结核感染反应，如低热、盗汗、虚弱乏力，局部有不同程度的疼痛。局部病灶可表现为肉芽肿样包块，组织发生液化坏死后而形成寒性脓肿，脓肿可自行破溃，穿透皮肤而形成慢性窦道，亦可感染破坏肋骨。

2. 超声表现

胸壁炎性病变种类复杂，超声表现多样，本章仅介绍几种典型的胸壁炎性病变的超声声像图表现。

（1）胸壁急性蜂窝织炎：胸壁急性蜂窝织炎声像图主要表现为病变区域软组织增厚，回声不均匀减低，边界不清晰，形态往往不规则，局部彩色血流信号增多。邻近软组织可出现不同程度的水肿，回声可增强，皮肤层亦可出现增厚。

（2）胸壁脓肿：脓肿形成早期表现为病变内的低回声更加不均匀，出现液化坏死区，呈不规则的无回声，并逐渐融合扩大，形成不规则厚壁脓腔，腔内可见随探头加压流动的细点状中低回声或团絮状杂乱中等回声沉积物，少数内部可见分隔样中等回声。脓肿边缘多不规则或模糊不清，脓肿壁上可见血流信号，脓腔液化区内无血流信号。

（3）胸壁结核：病变部位正常胸壁层次被破坏。病变多呈低回声，形态不一，局限性结核可呈结节状改变，回声较均匀；较大的病变形态不规则，内部回声不均匀。病变处血供大多较丰富。病变周边组织回声多增强。当出现干酪样坏死时，病变内可见液化的不规则无回声区，常可见钙化的强回声，后伴声影。坏死区内无血流信号。当形成寒性脓肿时，可见不规则的厚壁脓腔，内壁不规整，腔内可见碎屑样回声。病变可侵犯邻近的肋骨和肋间肌。可合并出现脓胸或肺内病变。

3. 鉴别诊断

胸壁局灶性的炎性病变应与胸壁肿瘤相区别。与炎性病变相比，肿瘤多为实性的低回声包块，边界更为清晰，质地较硬，部分肿瘤可见包膜，抗炎治疗或抗结核治疗后无明显变化，必要时可行超声引导下穿刺活检加以确诊。胸壁脓肿可通过超声引导下穿刺引流出脓液确诊。

4. 临床价值

应用高分辨力超声诊断仪可以获得胸壁炎性病变清晰的声像图,很好地显示病变的形态、内部回声、与周围结构的关系、病变的血供情况等,为胸壁炎性病变的诊断提供客观依据,并可对病变的转归情况进行随访观察。对于胸壁脓肿可行超声引导下穿刺引流治疗。对于抗感染治疗效果不佳的病例,可进行超声引导下穿刺,进行细菌培养,从而选择最佳的抗生素以提高疗效。

(二) 胸壁肿瘤

1. 病理与临床

胸壁肿瘤可分为良性肿瘤和恶性肿瘤。常见的胸壁良性肿瘤有脂肪瘤、脉管瘤(包括淋巴管瘤和血管瘤)、纤维瘤、神经鞘瘤、神经纤维瘤、错构瘤等,其中脂肪瘤最为多见。起源于肋骨的常见良性肿瘤包括软骨瘤、骨软骨瘤及骨巨细胞瘤等。胸壁恶性肿瘤可起源于胸壁软组织、胸骨及肋软骨,肉瘤最为常见,如脂肪肉瘤、软骨肉瘤、骨肉瘤、尤文肉瘤等,亦可见胸壁转移瘤、恶性神经鞘瘤等。胸壁转移瘤多来源于肺、乳腺、前列腺、甲状腺、肝、胸腺等部位恶性肿瘤的血行转移,少数由肺癌或乳腺癌直接侵袭所致。临床上胸壁良性肿瘤大多边界清晰,表面光滑,生长较缓慢,体积较小,无明显自觉症状,往往为患者无意中触及而发现;少数肿瘤体积较大时可产生压迫症状。胸壁恶性肿瘤往往生长较快,可侵袭周围结构引起粘连疼痛等。

2. 超声表现

(1) 胸壁良性肿瘤

① 胸壁软组织良性肿瘤:肿瘤位于胸壁的软组织层内,声像图表现较为多样,大多呈圆形或椭圆形,形态较规则,边界清晰。

脂肪瘤、错构瘤及纤维瘤回声往往较高,内部血流信号很少。

脉管瘤的声像图表现取决于内部管腔的大小。管腔较大者呈囊样无回声,内可呈多房样改变或纤曲管样结构;管腔很小者呈较高回声。探头加压时淋巴管瘤内部无血流信号,血管瘤内部大多可见较丰富的血流。

神经鞘瘤和神经纤维瘤多为单发,呈低回声结节状或分叶状,有时可见包膜,后方回声可轻度增强,内部回声较均匀,有时可伴有囊变或钙化,多数肿瘤的两端可显示增粗的神经与其连接。多发者病变沿神经走行分布。

② 来源于骨骼的胸壁良性肿瘤:可位于肋骨、肩胛骨或锁骨等处,表现为突出骨表面的实性中低回声病变,呈结节状或分叶状,后方回声大多衰减,内部血流不丰富。部分肿瘤可致骨皮质强回声线连续性中断。

(2) 胸壁恶性肿瘤

胸壁恶性肿瘤位于胸壁软组织、胸骨、肋软骨或神经走行区,可为低回声、中等回声、杂乱的强弱回声相间或混合回声等多种回声类型,形态不规则,边界不清晰,内部回声多不均匀,血流信号大多较丰富。肿物既可向外侧隆出,亦可向内侧生长,不随呼吸运动而移动。肿瘤生长迅速,侵袭性强,可累及周围的软组织、肌层和筋膜层,造成层次结构的模糊不清及破坏。

发生在骨组织的病变可导致局部骨结构的破坏,骨皮质回声中断,病变处可见不规则低回声的肿物,与周围组织分界不清,内部回声不均匀,肿物内可见丰富血流信号。病变未侵犯胸膜时,可见病变内侧的胸膜尚完整或有受压表现,侵犯胸膜时则胸膜回声模糊不清。胸壁转移瘤多有恶性肿瘤病史。

3. 鉴别诊断

典型的胸壁良性肿瘤生长缓慢,形态较规则,表面光滑,边界清晰,内部血流较少,肿瘤呈膨胀性生长,较大时可能对周围结构产生压迫而非破坏。典型的胸壁恶性肿瘤则生长迅速,形态不规则,表面不规整,边界不清晰,内部血流丰富,肿瘤呈浸润性生长,易对周围结构产生侵袭和破坏。然而,大多数胸壁肿瘤难以仅凭超声声像图表现进行病理类型的确诊,需进行超声引导下穿刺活检以进一步明确。

4．临床价值

高分辨力超声扫查可以很好地显示胸壁各层软组织、肌肉、肋骨及肋软骨的层次结构，清晰显示胸壁肿瘤的位置、数量、大小、形态、边缘、内部回声、血流情况，观察肿瘤与胸壁的相对运动、周围组织的受累情况等，为临床提供可靠的诊断信息。对于胸壁占位性病变，由于病变位置较为表浅，超声引导下穿刺活检操作简便易行，故可在超声引导下穿刺行细胞学或组织学检查以确诊病变的病理类型。

四、胸腔（胸膜腔）疾病

（一）胸腔积液

1．病理与临床

正常胸腔内可有 1～15 mL 的生理性液体。任何原因造成其渗出增加和（或）再吸收减少就会出现胸膜腔内的液体积聚，形成病理性的胸腔积液。病理性胸腔积液可分为漏出液和渗出液。

（1）漏出液：常见病因包括充血性心力衰竭、上腔静脉阻塞、缩窄性心包炎、肝硬化、肾病综合征、急性肾炎、低蛋白血症、黏液性水肿等。

（2）渗出液：临床上较为常见，按积液性质的不同可分为下述四种类型。① 浆液性渗出性胸腔积液：最常见的病因为炎性感染，包括肺炎（包括膈下感染）、结核性胸膜炎、真菌性感染等。亦可见于肿瘤（如原发性胸膜间皮瘤或肿瘤转移至胸膜、支气管源性肿瘤、淋巴瘤等）、肺梗死、胶原血管性疾病（系统性红斑狼疮、类风湿关节炎）、气胸、外科术后等；② 脓胸：主要病因为肺部感染、肺结核、化脓性心包炎、外伤（食管瘘）、气胸或胸穿继发感染等；③ 血胸：可见于恶性胸膜肿瘤或肺肿瘤、外伤、肺结核、肺梗死、气胸粘连带撕裂、胸主动脉瘤破裂等；④ 乳糜胸：先天性异常或癌栓、寄生虫阻塞造成淋巴回流障碍，或外伤、胸部手术损伤胸导管时均可产生高蛋白的胸腔渗出液，称为乳糜胸。临床上胸腔积液以渗出液最为常见。中青年患者需首先考虑结核性；老年患者的胸腔积液特别是血性胸腔积液，应首先考虑恶性病变或恶性肿瘤转移。

胸腔积液的出现多伴有基础疾病，故仔细询问病史和观察患者症状，对于胸腔积液的病因诊断十分重要。结核性胸膜炎的患者多有低热、盗汗，炎症性积液多伴有胸痛和发热，有心力衰竭者多为漏出液。少量胸腔积液可无明显自觉症状或仅有胸痛。积液量在 300～500 mL 或以上时，可出现胸闷或轻度气急，大量胸腔积液时呼吸困难加重，可出现明显心悸，而胸痛缓解或消失。

2．超声表现

超声检查对于胸腔积液具有很高的敏感性和特异性。

（1）游离性胸腔积液：

① 少量胸腔积液。常积聚于胸腔最底部及后肋膈窦处，患者坐位，由肩胛下角线至腋后线经肋间扫查，可见膈面上方出现带状无回声区，内部透声良好，常见含气的肺随呼吸上下移动，吸气末无回声区变小。患者取仰卧位时，经腋中线做冠状面扫查，可见膈上出现三角形的无回声区，与胸廓的交角呈锐角。少量胸腔积液须注意与腹水、膈下积液及膈胸膜增厚进行鉴别，扫查时应注意横膈与积液的关系，改变体位观察液体的位置变化有助于鉴别。

② 大量胸腔积液。胸腔内可见大范围无回声区，肺组织受压向上移位，膈肌下移，纵隔可向对侧移位。

（2）包裹性积液及叶间积液：包裹性积液常见于胸膜腔的侧壁或后壁，经肋间扫查胸壁与肺之间可见半月形、椭圆形或不规则形局限性无回声区，胸壁侧基底较宽，内缘与肺分界清晰，有时无回声内可见分隔，无回声区不随呼吸或体位改变而变化。局部胸膜常可见增厚。叶间积液位于叶间裂，呈小范围局限性梭形无回声。

（3）血性胸腔积液或脓胸：早期可见胸腔积液的透声较差，内见密集细点状或斑点样中低回声。后期可见胸腔积液内出现大量带状中等回声或强回声,与胸膜相连,并相互粘连,呈多发分隔样或不规则多房蜂窝状改变。慢性脓胸尚可见胸膜增厚。

3．鉴别诊断

超声表现有助于鉴别漏出液与渗出液,通常漏出液以透声性良好的无回声为主;渗出液有时也可表现为透声性较好的无回声,但大多表现为透声性较差的液体,内部可见细点状回声、分隔或纤维条索等,亦可伴有胸膜增厚(>3 mm)或胸膜结节。胸腔积液的病因多种多样,扫查时须仔细询问患者的病史,细心观察患者的症状体征,结合胸腔积液的超声声像图特点,将有助于胸腔积液的病因诊断。必要时可对胸腔积液进行穿刺抽吸,对液体行实验室检查以明确积液的性质及病因。

4．临床价值

超声对于胸腔积液的显示敏感而又准确。对于少量的胸腔积液(仅 50~60 mL),超声即可敏感地显示。超声有助于显示胸腔积液的特点,将胸腔积液与胸膜增厚、膈下积液、肺实变等相区别,亦可将包裹性胸腔积液与占位性病变区分开来。超声检查简便易行,无放射性损伤,可重复性强,有助于重症患者的床旁检查及对胸腔积液的变化情况进行监测随访。临床上,超声还广泛应用于胸腔积液穿刺抽吸的定位与引导,既可对液体进行实验室检查以进一步明确性质及病因,亦可进行引流治疗。

(二)胸膜肿瘤

1．病理与临床

胸膜肿瘤可分为原发性和继发性两大类。胸膜原发性肿瘤以胸膜间皮瘤为主,较为少见。根据病变的分布情况,胸膜间皮瘤可分为局限型和弥漫型。局限型可为良性或恶性,多数为良性,多见于脏层胸膜,呈孤立性的肿瘤突出于胸膜表面,包膜完整,有较窄的蒂连于胸膜上。少数恶性者肿瘤多发生于壁层胸膜,肿瘤包膜多不完整,肿瘤附着处基底较宽。大多数弥漫型胸膜间皮瘤患者有石棉暴露史,病变广泛分布于壁层胸膜,脏层胸膜亦可受累,胸膜往往显著增厚,可呈结节状改变,伴有大量浆液性、血性胸腔积液,肺组织常受压而萎缩。胸膜间皮瘤可发生于任何年龄,以 40~60 岁为多见,局限型胸膜间皮瘤多无明显症状,偶尔可有胸痛。弥漫型胸膜间皮瘤患者可出现剧烈胸痛、胸闷、气急等症状。

胸膜原发性肿瘤尚包括其他起源于结缔组织或神经的肿瘤,如脂肪瘤、纤维瘤、神经纤维瘤等,均很罕见。

胸膜继发性肿瘤为胸膜转移瘤。转移瘤可来源于肺癌、乳腺癌、胃肠道恶性肿瘤、卵巢癌、肝癌等。表现为胸膜上大小不等的结节向胸腔内突出,并可伴有胸腔积液。合并胸腔积液时病灶易于显示。

2．超声表现

(1)胸膜间皮瘤:

① 局限型胸膜间皮瘤。多数呈圆形或椭圆形实性中低回声结节,直径大多为 2~3 cm,形态尚规则,表面光整,边界较清晰,似有包膜,向胸腔内突出或埋陷在肺里。

② 弥漫型胸膜间皮瘤。可见胸膜呈弥漫性增厚,呈多发结节状或不规则的低回声或不均匀中等回声,病变大多与胸壁分界不清,表面不规整,呈波浪状,基底较宽。多数(约 74%)合并胸腔积液,胸腔积液位于病变内侧与肺表面之间。部分增厚的胸膜可合并钙化(约 20%),表现为强回声伴声影。病变进展可出现肋骨破坏征象。

(2)胸膜转移瘤:胸膜转移瘤可为单发或多发,以多发多见,病变可位于胸膜腔或肺胸膜表面。胸膜可见低回声或中等回声的实性结节。胸膜转移瘤大多合并大量胸腔积液,可为血性胸腔积液,壁胸膜往往广泛增厚,表面可呈结节状或团块样改变。

3．鉴别诊断

局限型胸膜间皮瘤可陷入肺组织中,易与周围型肺肿瘤相混淆。源于壁层胸膜的间皮瘤可通过观察病变与受压肺组织之间存在胸腔积液或呼吸时肺与病变存在相对运动而与肺肿瘤区别开来,发生于脏层胸膜上的病变与周围型肺肿瘤则难以鉴别,必要时可行超声引导下肿物穿刺活检以明确病理诊断。

弥漫型恶性胸膜间皮瘤则应与胸膜转移瘤及弥漫型胸膜增厚相区别。当胸膜结节为连续、驼峰样大结节,增厚的胸膜内缘呈波浪状时,弥漫型恶性胸膜间皮瘤的可能性大。当胸膜结节呈多发散在分布时,胸膜转移瘤的可能性大。弥漫型胸膜增厚边缘一般较为平直,且常伴有肋间隙狭窄。

4. 临床价值

当存在胸腔积液时,超声检查可较敏感地发现胸膜肿瘤,清晰地显示病变的范围、形态、边缘、血流情况、与胸膜和肺组织的关系等。超声还可引导胸膜肿瘤的穿刺活检以明确病变的性质,为临床治疗提供客观依据。然而,对于尚无胸腔积液的病例,胸膜病变在超声上有时可能难于显示,仍需要进行 CT 或 MRI 等其他影像学检查以进一步明确诊断。

五、肺疾病

(一) 肺肿瘤

1. 病理与临床

肺肿瘤以原发性支气管肺癌(简称肺癌)最为常见,其他肺部肿瘤尚包括肺部转移瘤及少见的良性肿瘤,如错构瘤等。

支气管肺癌绝大多数起源于各级支气管黏膜上皮或腺体。根据世界卫生组织(WHO)的组织学分类可分为鳞状上皮癌(简称鳞癌)、腺癌(包括细支气管肺泡癌,简称肺泡癌)、小细胞癌和大细胞癌。按肺癌发生的解剖部位分类可分为中央型肺癌和周围型肺癌。支气管肺癌多数在 40 岁以上发病,发病与吸烟和环境污染密切相关,发病年龄高峰为 60～79 岁,我国肺癌男女发病比例约为 2∶1。5%～10% 的患者发现肺癌时无自觉症状或体征,在查体中偶然被发现。肺癌的临床表现与病变发生的部位、类型、大小、有无转移和并发症相关,主要表现为刺激性呛咳、痰中带血或咯血、喘鸣、气急、发热等症状;肿瘤局部扩展可引起胸痛、呼吸困难、吞咽困难、声音嘶哑、上腔静脉阻塞综合征、Horner 综合征等表现;肿瘤远处转移可引起转移部位的异常表现;肿瘤尚可以作用于其他系统引起肺外表现,称之为类癌综合征,如异位内分泌综合征、肥大性肺性骨关节病等。

身体其他部位的恶性肿瘤可以通过血行转移、淋巴扩散或邻近器官直接蔓延等多种途径转移至肺。成人常见的可转移至肺的肿瘤包括乳腺癌、前列腺癌、结肠癌、甲状腺癌、胃癌、肾癌、子宫颈癌、睾丸癌、骨肉瘤、黑色素瘤等;儿童常见的可转移至肺的肿瘤包括肾母细胞瘤(Wilms 瘤)、肾胚胎癌、骨肉瘤、Ewing 肉瘤等。肺转移瘤可以引起持续咳嗽等呼吸道症状,亦可无明显自觉症状。

肺错构瘤是肺部良性肿瘤的一种,一般为实性致密的球形或卵圆形,也可以是分叶状或结节状,大多数直径在 3 cm 以下,主要组织成分包括软骨、脂肪、平滑肌、腺体、上皮细胞,有时还有骨组织或钙化,常见钙化类型为爆米花样。肺错构瘤生长缓慢,极少恶变。发病年龄多数在 40 岁以上,男性多于女性,绝大多数错构瘤(约 80% 以上)生长在肺的周边部分,临床上大多没有症状和阳性体征。只有当错构瘤生长到一定程度,刺激了支气管或压迫支气管造成支气管狭窄或阻塞时,才出现咳嗽、胸痛、发热、气短、血痰甚至咯血等临床症状。

2. 超声表现

(1) 中心型肺肿瘤:邻近肺门的中心型肺肿瘤由于周围肺组织内气体的干扰常常不能显示。当出现外周肺组织实变时,中心型肺肿瘤可应用超声进行探查。中心型肺肿瘤阻塞气道,使得远端肺组织含气量减少,肺组织出现阻塞性肺不张、阻塞性肺实变时,可见受累肺组织呈楔形或三角形低回声或中低回声,胸膜的线样强回声连续完整。肺组织内可见扩张的支气管,呈平行线样结构,内可见液体("支气管液相")或气体("支气管气相")或气液共存。肿瘤位于三角形或楔形的肺组织的尖端,被实性的肺组织所包绕,大多与周围肺组织分界清晰,肿瘤的内部很少有支气管。肿瘤呈类圆形或不规则形的低回声肿块,肿瘤较大时,内部回声不均匀,中心可出现液化坏死的不规则无回声区。

(2)周围型肺肿瘤:肿瘤位于肺的周边部分,毗邻胸膜,多呈类圆形或分叶状。有时分叶状肿瘤因肺组织内的气体遮挡了肿瘤的两侧,声像图亦可呈类圆形。内部多为低回声,回声多较均匀。大于 5 cm 的肿瘤可表现为等回声。瘤体较大合并坏死者,内部回声不均匀,可见不规则的强回声,中心液化坏死时可见不规则的无回声区。肿瘤周围被含气的肺组织包绕,边界一般较清晰。由于肿瘤后方的含气肺呈强回声伴混响伪像,声像图上易与囊性病变相混淆,需仔细鉴别。

肺错构瘤的爆米花样钙化在超声上易于显示,表现为不规则斑块样强回声,后伴声影,此种表现较为特异。

超声可以显示肿瘤与胸膜及胸壁的关系,从而明确肿瘤的浸润程度。当肿瘤侵犯脏层胸膜时,肿瘤两侧的脏层胸膜逐渐增厚、不平整并向内凹陷,形成"兔耳征"。当壁层胸膜尚未受累时,肿瘤与壁层胸膜间常有少量胸腔积液,分界清晰。超声观察到壁层胸膜的线样回声中断、消失,以及肿瘤失去随呼吸运动的"肺表面滑动征"时,可以确定肿瘤已至少侵犯至壁层胸膜。肿瘤侵犯胸壁时一般体积较大,形态不规则,内部回声不均匀,随呼吸活动受限或固定不动,严重者可侵及邻近肋骨。

3. 鉴别诊断

中心型肺肿瘤需注意将肿瘤与周围实变不张的肺组织区别开来。实变不张的肺组织多呈楔形或三角形,内部可见扩张的支气管结构,肿瘤大多为类圆形或不规则形,内部很少见到支气管,且肿瘤的内部回声较周围的肺组织更低。

周围型肺肿瘤需要与肺炎肺实变、肺脓肿及胸膜肿瘤等进行鉴别。肺炎肺实变病灶常呈楔形或三角形,内部可见细支气管的平行线样结构,邻近胸膜连续性完整。肺脓肿大多呈厚壁脓腔样改变,内壁不光滑,形态不规则,与周边炎性实变的肺组织分界不清,脓腔内可见碎屑及气体,并可出现气-液平面。源于壁层胸膜的肿瘤与受压肺组织之间常存在胸腔积液,呼吸时肿瘤与肺可见相对运动;发生于脏层胸膜上的肿瘤则难以与周围型肺肿瘤进行鉴别。对于超声特征不典型、难以明确诊断的病例,可行超声引导下病变穿刺活检进行病理学诊断。

4. 临床价值

邻近胸膜且无骨性结构遮挡的周围型肺肿瘤可应用超声进行探查,观察肿瘤的形态特征,根据肿瘤与周围结构(如胸膜、胸壁、横膈等)的关系判断肿瘤的浸润范围,并可进行超声引导下穿刺活检以获得肿瘤的病理诊断。然而超声对于中心型肺肿瘤的诊断价值有限,往往需要应用 X 线、CT 等影像学检查或纤维支气管镜等进一步明确诊断。

(二)肺炎症性病变

1. 病理与临床

肺炎症性病变既包括肺实质或间质的弥漫性炎性渗出(肺炎),亦包括肺组织的局限性化脓性感染导致的肺脓肿。

肺炎是由病原微生物或其他因素所致的肺组织炎症,目前仍是一种常见病、多发病。肺炎按病因分类可分为细菌性肺炎、病毒性肺炎、支原体肺炎、衣原体肺炎、真菌性肺炎、其他病原体所致肺炎及物理、化学或过敏因素所致肺炎。按解剖分类可分为大叶性(肺泡性)肺炎、小叶性(支气管)肺炎及间质性肺炎。大叶性肺炎是发生在肺泡上皮的急性炎症,可累及肺段的一部分或整个肺段,肺叶发生炎性改变。根据疾病的病理进展可分为充血期、实变期和消散期。多见于青壮年,起病较急。临床表现为高热、寒战、胸痛、咳嗽、咳铁锈色痰等。小叶性肺炎侵犯细支气管、终末细支气管及肺泡,病变范围常为小叶,沿支气管走行呈多发散在分布。多见于婴幼儿、老年人、术后及重症等免疫力低下的患者。临床常出现寒战、高热、咳嗽、脓性痰,可伴有胸痛、呼吸困难、发绀等症状。间质性肺炎主要侵犯细小支气管壁及周围的肺间质。临床上常见咳嗽、气急、呼吸困难、发绀、头痛、嗜睡、肌痛等。

肺脓肿为肺的局限性化脓性炎症伴坏死液化而形成,以肺组织坏死为特征性改变。最常见的感染途径为吸入式感染,好发于糖尿病患者及免疫力低下的患者。也可继发于大叶性肺炎等肺部炎性病变、支气管扩张、肺梗死及支气管肺癌等其他肺部病变、急性化脓性骨髓炎或亚急性细菌性心内膜炎等所致的败血症或脓毒血症等,肝脓肿、膈下脓肿、肾周围脓肿亦可穿破膈肌累及肺组织而形成肺脓肿。肺脓肿通常临床发病急骤,病情重,变化快,临床常出现高热、寒战、咳嗽、气急、大量脓性痰等。急性阶段若治疗不充分,迁延3个月以上即转为慢性肺脓肿,表现为慢性持续性咳嗽、咳脓痰、间歇性不规则发热,可伴有杵状指(趾)。

2. 超声表现

(1)肺炎、肺实变:炎症实变的肺组织大多呈楔形或三角形,与周围正常的肺组织分界欠清晰。肺炎肺实变时,含气的肺泡腔内充满了渗出的液体及炎细胞,显著改变了肺组织的透声性,病变处表现为中低回声或低回声,有时酷似肝实质的回声,由于实变的肺组织内含液体成分较多,其回声通常较肝实质更低。低回声肺组织内可见支气管回声,呈平行线样结构,支气管内含气时呈分支状强回声,称为"超声支气管气相",支气管内充满液体时呈分支状的管样无回声,称为"超声支气管液相"。实变的肺组织包绕含气的肺泡则表现为球形的强回声,称为"超声肺泡气相"。炎性实变的肺组织内血管结构走行规则,亦呈分支状管样结构,与"支气管液相"相似,但管腔内可见彩色血流信号,多普勒频谱上可见相应的动脉或静脉频谱。

抗感染治疗后,随着炎症的消退好转,病变回声逐渐增强,边界显示不清,范围逐渐变小,直至消失。

(2)肺脓肿:早期肺脓肿呈类圆形低回声,内部回声不均匀,后方回声轻度增强。周边肺组织可有炎性实变,呈更低回声,两者分界不清。脓肿出现液化坏死后,超声表现为厚壁脓腔,内壁不光滑,形态不规则,脓腔透声差,内可见细点状或团絮状中低回声碎屑及强回声的气体,并可出现气-液分层。可伴有胸膜粘连、增厚或胸腔积液。

3. 鉴别诊断

超声支气管气相、肺泡气相、支气管液相及肺血管结构的确定有助于将肺炎肺实变与肺肿瘤及胸膜病变进行鉴别。

肺脓肿需与脓胸及肺肿瘤的液化坏死进行鉴别。脓胸位于胸膜腔,肺组织受压移位;而肺脓肿可见肺组织的液化坏死区并伴有周围肺实变。肺肿瘤液化坏死亦可呈厚壁空洞样改变,多为偏心空洞,内壁不规则,腔内较少出现气-液平面,病变与周围肺组织分界较为清晰;肺脓肿亦可呈厚壁脓腔样改变,内壁不光滑,形态不规则,其与周边炎性实变的肺组织往往分界不清,脓腔内常可出现气-液平面。

4. 临床价值

超声检查有助于肺内炎性病变的检出,可显示病变的形态、范围、边界,可检查实变的肺组织内是否合并占位性病变,可将肺内炎性病变与胸膜病变区别开来。超声尚可应用于引导肺脓肿的穿刺抽吸或置管引流。

(三)肺炎性假瘤

1. 病理与临床

肺炎性假瘤是肺内一种良性病变,病因尚不明确,目前认为是由肺内慢性非特异性炎症产生的肉芽肿机化、纤维结缔组织增生及相关的继发病变形成的瘤样肿块,并非真正肿瘤。病变可发生于任何肺叶,大多位于周边肺组织内,也可见于气管或大支气管内,有的可占据整个肺叶,有时甚至可扩展至胸内筋膜、纵隔或横膈。大体上病变呈实性结节状,镜下病变由各种炎症细胞及间叶组织构成,其中包括浆细胞、淋巴细胞、组织细胞、肥大细胞及梭形间叶细胞等。该病确切的发病率尚不清楚。有学者报告在肺和支气管肿瘤中炎性假瘤的发病率为 0.7%。男、女均可发生，患者年龄范围为 1～70 岁，年轻人多见，多为 50 岁以下。约 50%的患者无自觉症状，其余患者可能出现咳嗽、咳痰甚至咯血、气急、胸痛、发热等症状。炎性假瘤的生物学行为为良性，手术切除可治愈，如切除不完全亦可继续增大。一般预后良好。

2. 超声表现

超声仅能显示靠近周边且无骨性支架遮挡的肺炎性假瘤。多为孤立的类圆形或椭圆形病变，多位于肺的周边，少数为多发病变。边界通常较清晰，病变较大者可界限不清。内部呈低回声，偶见钙化或空洞形成。病变位于周边邻近胸膜时，可引起胸膜增厚粘连。

3. 鉴别诊断

肺炎性假瘤应与肺癌及其他良性肺肿瘤（如肺错构瘤）、肺结核、肺脓肿等相区别。仅凭超声声像图表现，肺炎性假瘤很难与上述病变区分开来。需要结合患者的病史、临床表现、体征及其他影像学检查以进行鉴别，必要时可行超声引导下或 CT 引导下穿刺活检以获得病理学确诊。

4. 临床价值

对于位置较表浅且无骨性支架及肺气遮挡的肺炎性假瘤，超声有助于显示病变的形态、大小、范围、边界、内部结构、与邻近组织的关系、内部血流情况等。尽管单凭超声检查对肺炎性假瘤的定性诊断意义不大，但通过超声引导可选择最佳穿刺路径，对病变进行穿刺活检以明确其病理性质，为临床诊断和治疗方案的选择提供确切的客观依据。

（四）肺水肿

1. 病理与临床

肺水肿指过多的液体从肺血管内向血管外转移引起肺间质和肺泡腔内液体含量增多从而造成肺通气与换气功能严重障碍。按病因可分为心源性肺水肿和非心源性肺水肿。临床表现为极度的呼吸困难、端坐呼吸、发绀、大汗淋漓、阵发性咳嗽伴大量白色或粉红色泡沫痰、双肺布满对称性湿啰音。以下以心源性肺水肿进行描述。

2. 超声表现

肺水肿时肺组织中气体和水的比例发生明显变化，气、液体间的声阻抗增大，超声在气体和水的界面上即产生强烈的混响声束在反射体内来回往返，形成多次反射，表现为弥漫性"彗星尾征"（B 线）。

3. 鉴别诊断

CT 证实弥漫性 B 线的产生主要与靠近胸膜的小叶间隔水肿或纤维化增厚有关。因急性肺间质疾病一般是弥漫病变，肺表面间隔增厚，也可以代表深部的间隔增厚，这就是超声检查能够诊断肺急性间质疾病的原理。间质性肺炎重度肺间质纤维化也可产生弥漫性 B 线，可根据病史、体征及其他辅助检查作出鉴别诊断。

4. 临床价值

肺部超声检查可以作为诊断心力衰竭患者心源性肺水肿的可靠辅助方法之一，并可用于心力衰竭患者心源性肺水肿的治疗监测和左心功能评估。同时还有简便、安全、经济、无辐射及可重复性好等诸多优点，具有重要的临床应用价值。

第三节　新生儿肺

一、肺脏超声常用术语

1. 胸膜线与肺滑

胸膜线(pleural line)是由胸膜与肺表面界面声阻抗的差异所形成的强回声反射,在超声下呈光滑、清晰、规则的线性高回声。如胸膜线消失、粗糙模糊、不规则或不连续等,均为异常。在实时超声下,当探头与肋骨垂直扫描时,于胸膜线处可见脏层胸膜与壁层胸膜随呼吸运动而产生一种水平方向的相对滑动,称为"肺滑"(lung sliding)。源自胸膜线的伪像有两种,一种是与胸膜线平行的 A 线(A-line),另一种是与胸膜线垂直的 B 线(B-line)。胸膜线、肺滑与这两种伪像奠定了肺脏超声的基础。

2. A 线

A 线系声束与胸膜垂直时,因混响伪像形成多重反射而产生的一种与胸膜线平行的线性高回声。A 线位于胸膜线下方,在超声下呈一系列与胸膜线平行的光滑、清晰、规则的线性高回声,彼此间距相等;在肺野内由浅入深,回声逐渐减低,最后消失。

3. B 线、融合 B 线与肺泡间质综合征

起始于胸膜线并与之垂直、呈放射状发散至肺野深部的线性高回声称为 B 线。在实时超声下,B 线随着胸膜线的滑动而运动。当探头与肋骨垂直扫描时,如整个肋间隙内表现为密集存在的 B 线(即 B 线相互融合,难以区分和计数),而肋骨声影仍清晰显示,这种密集的 B 线称为融合 B 线(confluent B-line)。当任一扫描区域内有连续 2 个以上肋间隙存在融合 B 线时称为肺泡间质综合征(alveolar interstitial syndrome, AIS)。

4. 致密 B 线与白肺

当探头与肋骨垂直扫描时,如果肺野内存在过于密集的 B 线,则可能导致整个扫描区域内的肋骨声影几近消失,这种能够导致整个扫描区域内肋骨声影基本消失的 B 线称为致密 B 线(compact B-line);如果两侧肺脏的每个扫描区域均表现为致密 B 线,则称为"白肺"(white lung)。

致密 B 线的根源在于存在肺泡间质综合征。获取致密 B 线的先决条件是探头与肋骨垂直而不是沿着肋间隙扫描,若沿着肋间隙扫描,永远不会有肋骨的声影,则易误诊为致密 B 线。因为一般情况下,肺表面没有致密结构。超声不能观察到没有到达肺脏表面的血管,也不能观察到叶间间隔,同样高分辨率 CT 也不能观察到叶间隔。肺脏表面叶间隔的厚度与两条 B 线的间隔相一致。另外一种产生 B 线的情况就是有磨玻璃样改变的区域,这些区域产生 B 线的数量会更多。

5. 肺实变与肺搏动

肺组织在超声影像上呈肝样变,称为肺实变(lung consolidation),可伴有支气管充气征、肺搏动征、动态支气管充气征或支气管充液征;严重者在实时超声下可见动态支气管充气征。当肺实变范围较大、程度较重而接近心脏边缘时,在实时超声下可见实变肺组织随着心脏的搏动而搏动,称为肺搏动(lung pulse)。

6. 碎片征

当实变肺组织与充气肺组织分界不明确(实变肺组织向充气肺组织的过渡区)时,两者之间所形成的超声征象称为碎片征(shred sign)。碎片征常见于肺炎、胎粪吸入综合征和肺出血等疾病,但最常见于肺出血。

7. 肺点

随着呼吸运动,在实时超声下所见肺滑存在与消失交替出现的分界点称为肺点(lung point)。肺点是气

胸的特异性征象,可准确定位轻、中度三体边界所在的位置,但重度气胸时无肺点。

8. 双肺点

由于病变程度或性质不同,在肺脏超声影像下肺野之间可形成一个明显的分界点,称为双肺点(double lung point)。既往认为双肺点为湿肺的特异性征象,目前发现其在呼吸窘迫综合征、肺炎、胎粪吸入综合征等各种疾病时均可出现。

9. 沙滩征与平流层征

在 M 型超声下,可见由胸膜线上方波浪线样的线性高回声与胸膜线下方由肺滑产生的均匀颗粒样点状回声共同形成的一种类似海滨沙滩样表现的超声影像,称为沙滩征或海岸征(sandbeach sign)。当肺滑消失时,胸膜线下方的颗粒样点状回声被一系列平行线所替代,称为平流层征(stratosphere sign)或条形码征。

10. 肺岛

在超声影像上周围被水肿包绕、至少有一个肋间区域大小、胸膜线与 A 线清晰显示的肺组织区域称为肺岛(spared areas)。存在肺岛表明肺组织内含水量加,可能存在肺水肿。此外,还需与肺点相区别,注意小量气胸的可能。

二、新生儿正常肺脏超声影像学表现

新生儿正常肺脏在超声下呈低回声,胸膜线与 A 线均呈光滑、清晰、规则的线性高回声;两者等间距平行排列,从肺野浅部入深部,A 线回声逐渐减弱至最后消失。在 B 型超声下形成一种类似竹节样的表现,称为竹节征。出生 3～7 d 的新生儿可有少数几条 B 线,但无肺泡-间质综合征,无胸腔积液和肺实变;出生 7 d 以后则 B 线也消失,但在小胎龄早产儿中,B 线可能存在更长时间。在实时超声下可见肺滑。在 M 型超声下,正常肺影像则呈典型的沙滩征。

如胸膜线增粗、模糊、消失或连续性中断,则为异常。A 线消失,存在肺泡-间质综合征肺实变或胸腔积液,以及在实时超声下肺滑消失等,均为异常。

三、新生儿肺脏超声检查的适应证

多种肺部疾病,如气胸、肺炎、胎粪吸入综合征、肺出血、肺不张、胸腔积液、呼吸窘迫综合征、肺水肿和肺泡-间质综合征的诊断,膈肌异常、先天性肺发育异常,以及在超声引导下支气管灌洗液的留取、胸腔积液与气胸的抽吸等均是肺脏超声检查的适应证。

四、新生儿肺疾病

(一)新生儿呼吸窘迫综合征

1. 病理与临床

新生儿呼吸窘迫综合征(respiratory distress syndrome,RDS)又称肺透明膜病(hyaline membrane disease,HMD),系指由于各种原因引起肺泡表面活性物质(pulmonary surfactant,PS)原发性或继发性缺乏,导致由肺泡壁至终末细支气管壁嗜伊红透明膜形成和肺不张,以致患儿出生后不久就出现的以进行性呼吸困难、呼气性呻吟、青紫和呼吸衰竭为主要临床表现的严重肺部疾病。既往认为该病主要见于早产儿,胎龄越小、出生体重越低,发生率越高。但近年来,随着产前皮质激素或(和)产房内 PS 的常规预防性应用及多种技术的早期开展,严重及典型 RDS 在早产儿中已越来越少见,而足月儿 RDS 则越来越多。在外源性 PS 和呼吸机应用于临床之前,RDS 是导致新生儿死亡的主要原因之一。

既往,根据特异的病理改变,新生儿 RDS 被称为 HMD。组织学检查可见肺泡充气不良及萎陷、肺泡内膜大量纤维素沉着形成透明膜、细胞碎片及大量红细胞渗出、肺泡表面活性物质缺乏、肺泡表面张力(即肺泡回缩力)增加致半径最小的肺泡最先萎陷,引起进行性肺不张、肺通气不良,肺潮气量和肺泡通气量下降,但肺血流正常,肺通气血流比值下降,致低氧血症和混合性酸中毒,进而引起肺小动脉痉挛,肺动脉压力与肺循环阻力升高、卵圆孔和动脉导管开放,终致右向左分流而导致持续性胎儿循环(persistent fetal circulation,PFC)。由于肺灌流量下降,肺组织缺氧加重,肺泡壁和肺泡毛细血管通透性增加,液体渗出、肺间质水肿,纤维蛋白渗出并沉着于肺泡表面,致嗜伊红透明膜形成,从而使气体弥散障碍,缺氧、酸中毒进行性加重,进一步抑制 PS 合成,形成恶性循环。

2. 超声表现

(1)肺实变伴支气管充气征:这是 RDS 最重要的超声影像学特点和诊断必备依据,即没有实变则不是 RDS。其特点为:① 实变的程度和范围与疾病程度有关,轻度 RDS 实变可仅限于胸膜下的小范围、局灶性实变;而重度 RDS 则实变范围扩大,并可扩展至肺野深部。② 实变可见于两侧肺脏的不同肺野,也可仅限于一侧肺脏的某些肋间;实变区呈不均质低回声、实变区周围(即非实变区)肺组织呈肺泡间质综合征改变,提示存在肺水肿。③ 支气管充气征呈密集的雪花状、斑点状或细线状,随着病变程度加重,支气管充气征也变得更加粗大。

(2)胸膜线与 A 线消失:见于 100%的 RDS 患儿。

(3)双肺点:在轻度 RDS 急性期或重度 RDS 恢复期可有双肺点。既往认为双肺点是湿肺的特异性和敏感性征象,实际上这种现象的产生与所研究对象的疾病程度和病例数有关。大量临床实践证实,不但在湿肺,在其他疾病如 RDS、肺炎和胎粪吸入综合征等情况下,均可有双肺点。

(4)胸腔积液:15%~20%的患儿可有不同程度的单侧或双侧胸腔积液,随着疾病康复,积液多可自行吸收而无须特殊处理。胸腔积液也是在肺脏超声开展后对 RDS 的新发现、新认识,以往尚无教科书或专业参考书介绍在 RDS 时可有胸腔积液,而在肺脏超声开展后,我们的研究发现 15%~20%的患儿可有不同程度的胸腔积液。

3. 临床价值

长期以来,"呼气性呻吟"被认为是 RDS 的特征性临床表现,一个呼吸困难的新生儿,如果同时伴有呼气性呻吟,则基本上会被诊断为 RDS;而不伴呼吸性呻吟的呼吸困难患儿,则往往会被诊断为其他疾病而很少被诊断为 RDS。肺脏超声的开展也改变了我们长期以来的这一临床观点,即 RDS 可以不伴呼气性呻吟,同样呼气性呻吟也可见于其他疾病,甚至湿肺。对上述长期以来误导临床的错误认识,肺脏超声很容易识别。可见,肺脏超声对 RDS 的诊断和鉴别诊断具有确实可靠的价值。

(二)新生儿暂时性呼吸增快症

1. 病理与临床

新生儿暂时性呼吸增快症(transient tachypnea of the newborn,TTN)又称为新生儿湿肺(wet lung of newborn),是新生儿最常见的呼吸系统疾病之一,为自限性,预后好,多数情况下无须特殊干预,在生后 24~72 h 内自然恢复,病死率低。但 TTN 可引起严重呼吸困难、低氧血症、气胸等,据此认为 TTN 是新生儿呼吸困难最常见的原因,占新生儿呼吸困难的 33%~50%。

TTN 患儿主要表现为呼吸困难,患儿出生时大多正常或有窒息史,数小时后出现呼吸困难。轻者呼吸困难不明显,主要表现为呼吸增快,发绀等缺氧表现不明显;重者表现为严重呼吸窘迫,呼吸显著增快,发绀,吐沫,反应差,但体温正常。肺部听诊可有呼吸音减低或闻及粗湿啰音。动脉血气分析多正常,特别严重者可出现高碳酸血症、低氧血症和代谢性酸中毒。TTN 多预后良好,轻症者 5~6 h 或 1 d 内呼吸即转为正常,严重者可持续 4~5 d 恢复。但临床严重呼吸困难及胸部 X 线检查呈白肺改变者常被误诊为 RDS。

2. 超声表现

TTN 的主要病理改变是肺水肿,我们认为其主要超声表现如下:① 肺泡间质综合征(alveolar interstitial syndrome,AIS)或双肺点。主要见于轻度 TTN;重度 TTN 在急性期主要表现为致密 B 线、白肺或程度较重的 AIS,恢复期也可出现双肺点。② 无论是轻度还是重度 TTN,均可有胸膜线异常、A 线消失等。③ 胸腔积液。部分 TTN 患儿可有不同程度的单侧或双侧胸腔积液。④ TTN 患儿均无肺实变,如存在,可以排除该病。

3. 鉴别诊断

早期以双肺点对 TTN 进行诊断,并将其作为 TTN 与 RDS 的重要鉴别点之一。但随着研究的深入和对肺脏超声认识的提高,发现双肺点并非 TTN 所特有,在其他肺疾病如 RDS、胎粪吸入、肺炎等疾病时也可以存在;而且双肺点也不是 TTN 的敏感性征象,仅在不到 50% 的轻度 TTN 患儿的急性期或重度 TTN 患儿的恢复期出现,而重度 TTN 患儿的急性期并无双肺点征象。重度 TTN 在急性期表现为致密 B 线或白肺,但有少数患儿在恢复期可出现双肺点。进一步分析发现,致密 B 线或白肺仅在重度 TTN 及极少数其他肺疾病的急性期出现,对诊断重度 TTN 具有较高的敏感性(100%)和特异性(95.3%)。超声检查则可非常容易地将 TTN 与 RDS 区别开来。TTN 在超声下均未见肺实变及支气管充气征,而 RDS 则均存在肺实变及支气管充气征。

4. 临床价值

肺实变伴支气管充气征存在与否对 TTN 与 RDS 的鉴别诊断具有决定性意义。在临床工作中,我们针对具有上述临床特点的患儿实施肺脏超声检查,发现很多患儿并不存在肺实变伴支气管充气征,仅表现为严重肺水肿,因此,这些患儿实际上是 TTN 而并非 RDS;按照 TTN 治疗,不但使他们避免了有创呼吸机和外源性肺泡表面活性物质等贵重药物的应用,而且避免了过度治疗所导致的相关并发症或副作用,缩短了病程和住院时间,既节约了医疗资源,也节约了患儿住院费用。

(三)新生儿肺炎

1. 病理与临床

肺炎是新生儿最常见的肺部疾病之一,严重者常并发充血性心力衰竭、呼吸衰竭等严重并发症,甚至导致患儿死亡,有吸入性(如胎粪吸入、胃内容物或乳汁吸入等)和感染性之分,胎粪吸入性肺炎又称为胎粪吸入综合征。

感染性肺炎(infectious pneumonia)是新生儿感染性疾病中最常见的疾病,也是新生儿死亡的重要原因之一。感染可发生在宫内、分娩过程中或出生后,产前感染系病原体经血行通过胎盘、羊膜感染胎儿,或在胎膜早破时从阴道上行感染胎儿;产时感染系胎儿在分娩过程中吸入了产道内被污染的羊水或母亲宫颈分泌物所致;产后感染的病原体主要通过婴儿呼吸道、血行或医源性途径传播。常见病原体为大肠杆菌、葡萄球菌、B 族链球菌、病毒(如巨细胞病毒、单纯疱疹病毒、风疹病毒、柯萨奇病毒、水痘-带状疱疹病毒等)、肺炎克雷伯菌、李斯特菌、支原体和衣原体等。

病变主要在肺泡时,在病理学上可见肺泡壁充血、水肿、炎症细胞浸润,肺泡内充满渗出液,肺泡弥散面积缩小,血气屏障膜厚度增大,弥散时间延长,气体弥散量减少。早期主要是氧的弥散受影响,后期则引起 CO_2 潴留。随着氧弥散量减少,部分静脉血不能在肺内氧合即被输送到肺静脉、体循环动脉系统,导致动脉血氧分压降低,肺泡-动脉氧氧分压差增大。重症肺炎时由于严重缺氧,肺血管内皮细胞肿胀,肺血管痉挛麻痹,肺动脉压力升高;肺毛细血管通透性增加、血液渗出及血流缓慢,肺通气血流比值失衡加重,从而导致进行性缺氧,严重时可导致肺出血。

新生儿肺炎发病常较早,多在出生后 3 d 内发病,常有出生时窒息史,严重宫内感染可致胎死宫内。表现为出生时不哭,复苏后呼吸困难,有三凹征、呻吟、青紫等,口吐泡沫。咳嗽少见,可有呼吸暂停。体温不升或正常,肺部听诊可无明显异常,有时症状与体征均缺乏。上行性感染者以呼吸系统症状为主要表现,呼吸增快、呻吟、体温异常,严重者可发生呼吸衰竭、心力衰竭、抽搐、昏迷、弥散性血管内凝血(DIC)、休克及持续性肺动脉高压等,肺部听诊可闻及干、湿啰音等。血行感染者以黄疸、肝脾大、视网膜脉络膜炎、脑膜脑炎等多系统受累表现更为明显。

2. 超声表现

新生儿肺炎的超声诊断依据主要如下:① 肺实变伴支气管充气征(或支气管充液征),严重大面积肺实变时在实时超声下可见肺滑消失、肺搏动和动态支气管充气征。② 实变区胸膜线异常,A 线消失。③ 非实变区可见较多 B 线或呈 AIS 改变。④ 少数患儿可有不同程度的单侧或双侧胸腔积液。⑤ 偶可见双肺点。

实变伴动态支气管充气征是超声诊断肺炎最重要的超声影像学依据,其特点如下:① 大小和形状不同的低回声区(实变区)。实变的程度和范围与疾病严重程度有关,重症肺炎实变区范围较大,边界不规则或呈锯齿状,实变区边缘可见碎片征,在实时超声下可见动态支气管充气征;轻度肺炎或肺炎早期仅可见累及一个肋间的胸膜下小范围实变区。② 不均匀的低回声反射(即实变)伴不规则的锯齿状边缘。③ 大面积严重肺实变时可见树枝状支气管充气征。④ 实变可位于肺野的任何一个或多个部位,在同一肺野内可存在大小和形状不同的实变区,实变区周围为含气肺组织(可能为水肿)。

胸膜线异常、A 线消失及 AIS 等也是新生儿肺炎常见但非特异性的超声改变。胸膜线异常、AIS 等均与炎症反应及炎症渗出程度有关,严重者可有少量胸腔积液。重症肺炎时在实时超声下可见肺滑消失与肺搏动,肺搏动与肺实变或(和)肺不张的形成及程度有关,被认为是各种原因所致肺不张的特征性改变之一;轻度肺炎则无肺搏动,肺滑也不会消失。

3. 鉴别诊断

肺炎在超声影像上与新生儿胎粪吸入综合征具有十分相似或相同的表现,仅靠超声影像难以把两者区别开来,尤其是初学者,需结合病史及其他实验室检查才能明确诊断。例如,对存在宫内窘迫、羊水胎粪污染和出生时窒息者,当超声影像上呈现上述表现时,可能为 MAS;而对存在胎膜早破、围产期感染史者,则可能为肺炎。但对于晚期新生儿而言,则不存在这样的困惑。

4. 临床价值

我们在借鉴肺脏超声诊断儿童和成人感染性肺炎经验的基础上,在国际上首先对用超声诊断新生儿感染性肺炎的价值进行了探讨,结果证实超声诊断新生儿感染性肺炎准确可靠,且具有较高的敏感性和特异性。在随后的临床研究与观察中,发现各种肺炎均具有相同的超声影像学特点。近来国内外也陆续有关于使用超声诊断新生儿肺炎的报道,均证实超声诊断肺炎准确可靠,且超声的表现甚至还可能早于其他实验室异常,从而有助于早期诊断。

(四) 新生儿气胸

1. 病理与临床

气胸是新生儿临床常见危重急症,也是导致新生儿、早产儿死亡的常见原因之一。胸膜腔由胸膜壁层和脏层构成,是不含气的密闭的潜在性腔隙。任何原因使胸膜破裂,空气进入胸膜形成胸腔内积气,即称气胸(pneumothorax)。新生儿气胸是肺气漏(包括气胸纵隔积气、肺气肿、心包积气和气腹等)的最常见形式。

任何原因引起肺泡充气不均都可造成肺泡破裂,进而导致气胸,气体进入肺间质则形成间质气肿。间质气肿可直接破入胸膜腔形成气胸,气体亦可沿血管、淋巴管或支气管周围到达纵隔形成纵隔气肿;反过来,纵隔的气体亦可进入胸腔形成气胸。如果气体沿大血管进入心包则形成心包积气,进入皮下组织则形成皮下气肿,进入腹腔则形成气腹,偶可见到空气破入毛细血管或淋巴管形成空气栓塞。

小量气胸,肺萎陷在 30% 以下者,对呼吸和循环功能影响较小。大量气胸,患儿可出现严重呼吸困难和发绀,气管与纵隔向健侧移位,伤侧胸部叩诊呈鼓音,听诊呼吸音减弱或消失。气胸形成后胸膜腔内压力升高,甚至负压变为正压,使肺脏压缩,静脉血回流受阻,从而产生不同程度的肺心功能障碍。气胸通常分为闭合性气胸、开放性气胸和张力性气胸三种临床类型。

小量气胸(肺萎陷在30%以下)对患儿的呼吸和循环功能影响较小,多无明显临床症状,或仅表现为呼吸频率增快。大量气胸时,常表现为病情突然恶化,呼吸困难和青紫突然加重,患儿精神萎靡、反应低下。视诊常见严重吸气性呼吸困难,三凹征(+),气管向健侧移位,双侧胸部不对称,患侧胸廓膨隆饱满,呼吸运动减弱。叩诊呈鼓音,听诊呼吸音减弱或消失,心率减慢,心音低钝遥远,甚至心脏骤停。血压下降甚至休克。动脉血气分析显示 PaO_2 降低和 $PaCO_2$ 增高等。

2. 超声表现

气胸的超声诊断依据:① 实时超声下肺滑消失。这是超声诊断气胸最重要的征象,如存在,可基本排除气胸。② 存在胸膜线与A线。如消失,可基本排除气胸。③ 无B线。如存在,也可基本排除气胸。④ 有明确存在的肺点。这是轻、中度气胸的特异性征象,而重度气胸时无肺点,故其诊断气胸的特异性为100%、敏感性在70%左右。B型与M型超声均可发现该点,但M型超声更容易。⑤ 在M型超声下,气体所在部位呈平流层征。

3. 注意事项

用超声检查气胸时,患儿可取坐位及仰卧位。取仰卧位时,要注意检查前胸壁及侧胸壁,多于锁骨中线、腋前线、腋中线逐个肋间隙扫查,探头可垂直或平行于肋骨。当超声探头垂直于肋骨方向扫查时,可借助肋骨的声影判断胸膜线等征象,每个肋间隙应扫查4～5个呼吸周期。当患儿取坐位时,应注意肺尖部的扫查,当发现可疑区域时,应重点扫查。检查时应结合患者病史、体征等综合考虑。

4. 临床价值

超声结果受检查者的水平影响较大,检查者对超声影像的判断直接影响结果的准确性。例如,在某些正常情况及气胸时,均可见发自胸膜线的垂直高回声线条;与B线不同的是,这些高回声线条经过一段距离后即衰减消失(不能达到屏幕边缘),不能掩盖A线,不随呼吸而运动,需要与彗星尾征相鉴别。外周肺气肿时,可见由浅表组织垂直发出的高回声线条且直达屏幕边缘,此时胸膜线及肋骨声影都不可见,需与B线相鉴别。A线可见于正常肺脏、某些疾病(包括气胸),应用超声检查时,需合理、准确地判断影像标准,更加准确可靠的超声征象还需要进一步深入研究才能发现。胸壁皮肤损伤及局部伤口包扎的敷料会限制超声检查的应用,皮下气肿可能会影响检查结果。

第四章 心脏超声

第一节 心脏的解剖与生理

一、心脏的解剖

(一)心包和心包窦

1.心包

包裹心脏和出入心脏的大血管根部的纤维浆膜囊称心包,分内、外两层,外层为纤维心包,内层是浆膜心包。浆膜心包于心包囊的内层,又分脏、壁两层。壁层衬贴于纤维性心包的内面,与纤维心包紧密相贴。脏层包于心肌的表面称心外膜。脏、壁两层在出入心脏的大血管根部互相移形,两层之间潜在的腔隙称心包腔,内含少量浆液起润滑作用。

2.心包窦

浆膜心包脏、壁两层反折处的间隙称心包窦。主要有:① 心包横窦,为心包腔在主动脉、肺动脉后方与上腔静脉、左心房前壁前方的间隙。② 心包斜窦,位于左心房后壁、左右肺静脉、下腔静脉与心包后壁之间的心包腔。③ 心包前下窦,位于心包腔的前下部,心包前壁与膈之间的交角处,由心包前壁移形至下壁所形成,人体直立时,该处位置最低,心包积液常存于此窦中,是心包穿刺比较安全的部位。从剑突与左侧第7肋软骨交角处进行心包穿刺,恰可进入该窦。

(二)心脏

1.心脏的外形、位置和毗邻

心脏是一个中空的纤维性器官,形似一倒置的、前后稍扁的圆锥体,斜位于胸腔中纵隔内,约2/3位于正中线的左侧,1/3位于正中线的右侧。前方对向胸骨体和第2~6肋软骨,后方平对第5~8胸椎,两侧与胸膜腔和肺相邻,上方连出入心脏的大血管,下方为膈肌。心的长轴自右肩向左肋下区,与身体正中线构成45度。心底部被出入心脏的大血管根部和心包反折缘所固定,心室部分随心动周期活动。

2.心腔

心脏被间隔分为左、右两半心,左、右半心由房室瓣分为左心房、左心室和右心房、右心室4个腔。心脏在发育过程中出现沿心脏纵轴的轻度向左旋转,故左半心位于右半心的左后方。

(1)右心房。在心的右上部,壁薄,心腔大,由前、后两部分组成。固有心房位于前部,由原始心房衍变而来;腔静脉窦位于后方,由原始静脉窦右角发育而成。① 固有心房:构成右心房的前部,其内面有梳状肌,是许多大致平行排列的肌束。在梳状肌之间心房壁较薄。处在心耳处时,肌束交错成网。② 腔静脉窦:在后心房的后部,其内壁光滑,并且无肌性隆起。内有上、下腔静脉口和冠状窦口。上腔静脉口、下腔静脉口分别位于腔静脉窦的上部、下部,下腔静脉口前缘有下腔静脉瓣(Eustachian瓣)。冠状窦口位于下腔静脉口与右心房室口之间,其后缘有冠状窦瓣。

右心房后内侧壁主要由房间隔形成。房间隔右侧面中下部有一卵圆窝,为胚胎时期卵圆孔闭合后的遗迹,此处薄弱,继发孔型房间隔缺损好发于此部位,并且可作为右心房经心导管穿刺到左心房的理想部位。右心房内侧壁房间隔前上部,由主动脉窦向右心房凹起而成主动脉隆凸。Todaro腱为下腔静脉口前方心内膜下可触摸到的一个腱性结构,它向前经房间隔附着于中心纤维体(右纤维三角),向后与下腔静脉瓣相延续。右心房的冠状窦口前内缘和Todaro腱之间的三角区称Koch三角,Koch三角的前部心内膜深面为房室结,其尖对着膜性室间隔的房室部。右心房的前下部为右心房室口,血液由此从右心房流入右心室。

(2)右心室。位于右心房的前下方,右心室前壁较薄,仅为左心室壁厚的1/3。右心室腔被一弓形的肌性隆起即室上嵴分成流入道(窦部)和流出道(漏斗部)两部分。① 右心室流入道(即固有心腔):从右房室口延伸至右心室尖,室壁有许多纵横交错的肌性隆起(肉柱)。基部附着于室壁,尖端突入心室腔的锥体形肌隆起,称乳头肌。右心室乳头肌分前、后、隔侧3群:前乳头肌尖端发出腱索呈放射状连于三尖瓣前、后瓣,后乳头肌发出腱索多数连于三尖后瓣。隔侧乳头肌位于室间隔右侧面中上部,发出腱索与隔瓣相连。前乳头肌根部有一条肌束横过室腔至室间隔的下部,称隔缘肉柱(节制束),形成右心室流入道的下界,有防止心室过度扩张的功能。右心室流入道的入口为右房室口,呈卵圆形,其周围由致密结缔组织构成的三尖瓣环围绕。三尖瓣基底附着于该环上,瓣膜游离缘垂入室腔。瓣膜被3个深陷的切迹分为3片近似三角形的瓣叶。按其位置分别称前瓣叶、后瓣叶和隔瓣叶。三尖瓣环、瓣叶、腱索和乳头肌在结构和功能上是一个整体,称三尖瓣复合体,它们共同保证血液的单向流动。② 右心室流出道:又称动脉圆锥或漏斗部,位于心室前上方,内壁光滑无肉柱,呈锥体状,上界为肺动脉口。肺动脉口周缘有3个彼此相连的半月形纤维环,为肺动脉环,环上附有3个半月形的肺动脉瓣。动脉圆锥的下界为室上嵴,前壁为右心室前壁,内侧壁为室间隔。

(3)左心房。位于右心房的左后方,构成心底的大部。其前方有升主动脉和肺动脉,后方与食管相毗邻。左心房可分为前部的左心耳和后部的左心房窦。① 左心耳:较右心耳狭长壁厚,边缘有几个深陷的切迹。突向左前方,覆盖于肺动脉干根部左侧及左侧冠状沟前部。左心耳内壁也因有梳状肌而凹凸不平,但梳状肌没有右心耳发达且分布不匀。② 左心房窦:又称固有心房,腔面光滑,其后壁两侧各有一对肺静脉开口,其前下部借左房室口通左心室。

(4)左心室。位于右心室的左后方,略呈圆锥形,锥底被左房室口和主动脉口所占据。左心室壁厚约是右心室壁厚的3倍。左心室腔以二尖瓣前叶为界分为左后方的左心室流入道和右前方的左心室流出道两部分。① 左心室流入道:位于二尖瓣前叶的左后方,其主要结构为二尖瓣复合体,包括二尖瓣环、瓣尖、腱索和乳头肌。其入口为左心房室口,口周围的致密结缔组织环为二尖瓣环,二尖瓣基底附于二尖瓣环,游离缘垂入室腔。瓣膜分为前叶和后叶,前、后叶借助腱索附着于乳头肌上。左心室乳头肌较右心室者粗大,分为前、后两组。前乳头肌位于左心室前外侧壁的中部,发出7~12条腱索连于二尖瓣前、后叶的外侧瓣和前外侧连合;后乳头肌位于左心室后壁的内侧部,以6~13条腱索连于两瓣叶的内侧瓣和后内侧连合。② 左心室流出道:又称主动脉圆锥,为左心室的前内侧部分,位于室间隔上部和二尖瓣前叶之间,室间隔构成流出道的前内侧壁,二尖瓣前叶构成后外侧壁。此部室壁光滑无肉柱,缺乏伸展性和收缩性。流出道的下界为二尖瓣前叶下缘平面,上界为主动脉口,其周围的纤维环上附有3个半月形的瓣膜,称主动脉瓣。每个瓣膜相对的主动脉壁向外膨出,半月瓣与主动脉壁之间的袋状间隙称主动脉窦。通常根据有无冠状动脉的开口,将主动脉半月瓣及其相应的窦称为右冠状动脉半月瓣、左冠状动脉半月瓣和无冠状动脉半月瓣。

(三)大血管

1. 主动脉

从左心室发出,分为升主动脉、主动脉弓和降主动脉。主动脉根部稍膨大位于主肺动脉和右心耳之间,有三个主动脉窦,前面的两个主动脉窦内分别发出左、右冠状动脉主干。

主动脉弓在胸骨右缘第2肋软骨处转向左后上方,到达第4胸椎左侧时,向下延伸成为降主动脉,其中位于胸腔内部分为胸主动脉。

2. 主肺动脉

位置高于主动脉根,肺动脉瓣口朝向左后上方,几乎与主动脉瓣口呈直角。起始时主肺动脉位于升主动脉左前方,随后斜向左上后方行至升主动脉左侧。在主动脉弓下方,主肺动脉分成左、右肺动脉。右肺动脉较长,几乎呈直角从主肺动脉发出,在升主动脉和上腔静脉之后行向右侧肺门。左肺动脉较短,与主肺动脉之间构成较大的角度。

(四)心壁

心壁由心内膜、心肌层和心外膜组成,其中心肌层是构成心壁的主要部分。

(1)心内膜:其为覆被于心腔内面的一层滑润的膜,由内皮和内皮下层构成。

(2)心肌层:其为构成心壁的主体,包括心房肌和心室肌两部分。心房肌和心室肌附着于心脏纤维骨骼,被其分开而不延续,故心房和心室可不同时收缩。心房肌具有分泌心钠素的功能。心室肌较厚,尤以左心室为甚,一般分为浅、中、深三层。浅层肌斜行,在心尖捻转形成心涡,并转入深层移行为纵行的深层肌,上行续于肉柱和乳头肌,并附于纤维环。中层肌纤维环行,分别环绕左、右心室,亦有联系左、右心室的S形肌纤维。

(3)心外膜:即浆膜性心包的脏层,包裹在心肌表面。

(五)心脏瓣膜

1. 三尖瓣及其瓣器

三尖瓣位于右心房与右心室之间,由三个瓣叶组成,此外还有三尖瓣环、腱索和乳头肌等三尖瓣瓣器。

(1)瓣环。呈三角形,是心脏纤维骨架的组成部分,有三尖瓣瓣叶的基底部附着。三尖瓣环隔瓣附着处横跨膜部间隔中部,将膜部间隔分为心房和心室两部分。膜部间隔为三尖瓣环前端,中部靠近心房侧有冠状静脉窦开口和房室结,位置十分重要。三尖瓣环前缘与右冠状动脉毗邻,相互平行,相当于右房室沟。三尖瓣环上缘靠近右心耳基底部,有时与窦房结动脉毗邻。

(2)瓣叶。三尖瓣的三个瓣叶分别为前瓣叶、后瓣叶和隔瓣叶。前瓣叶最宽大,是三尖瓣的主要部分,通常呈半月形或四边形。后瓣叶最小,位于三尖瓣环的后下方或背侧。隔瓣叶位于三尖瓣环内侧,部分基底部附着于右心室后壁,大部分通过腱索附着于室间隔的右心室面。

(3)腱索和乳头肌。右心室内有三组乳头肌,并有相应的腱索连接乳头肌和三尖瓣叶。前组乳头肌位于右心室前壁中下部,最粗大。室间隔右心室面有许多较粗大的肌束与本组乳头肌相连,包括调节束。起自前组乳头肌的腱索,主要连接三尖瓣前瓣叶,少部分连接后瓣叶。后组乳头肌较细小,起自右心室隔面,其腱索主要连接三尖瓣后瓣叶。圆锥乳头肌位于室上嵴下缘,隔瓣和前瓣交界处下方,其腱索连接三尖瓣隔瓣叶及前瓣叶。

2. 二尖瓣及其瓣器

二尖瓣位于左心房室之间,由两个瓣叶组成,此外还有二尖瓣环、腱索和乳头肌等相应的二尖瓣瓣器。

(1)瓣环。为二尖瓣两个瓣叶基底部的附着处。二尖瓣环前内侧1/3为左、右纤维三角,其余二尖瓣环呈马蹄形,由纤维组织构成。

(2)瓣叶。分二尖瓣前瓣叶和后瓣叶。前瓣叶显得宽大,是二尖瓣的主要部分,位于前内侧。后瓣叶相对较小,位于二尖瓣环的后侧。两个瓣叶之间分别形成前交界和后交界。瓣叶一般分为三部分:① 瓣环基底部,也称附着瓣环部;② 粗糙部或边缘接触部,沿其上缘有一条瓣叶关闭线;③ 中间部或透明部。

（3）腱索和乳头肌。有两组乳头肌：前外侧组乳头肌位于左心室前外侧，中下 1/3 处，多为单个乳头肌，少为两个乳头肌或有两个乳头的单个乳头肌；后内侧组乳头肌多数为多头的乳头肌。

两组乳头肌分别发出许多腱索，经多次分支，呈扇形连接二尖瓣前叶和后叶的前、后两角。

3．主动脉瓣及其周围结构

主动脉瓣及周围结构有主动脉窦、主动脉瓣环、主动脉瓣叶、升主动脉根部和主动脉瓣下组织等。

（1）主动脉窦。也称 Valsalva 窦，主动脉根部与主动脉瓣腔呈壶腹状向外膨出，形成向上开口的袋状小腔。根据窦内冠状动脉的开口，有左、右冠状动脉开口者分别称左冠状动脉窦、右冠状动脉窦，没有冠状动脉开口称无冠状动脉窦。冠状动脉开口部位一般在窦的中部，但位置可出现较大的变异。

（2）主动脉瓣环。为致密的纤维组织环状索条，由主动脉瓣基底部附着，系 3 个弧形环相互连接而成，弧形的顶部和底部不在同一平面。

（3）主动脉瓣叶。主动脉瓣由 3 个半月形瓣叶组成，3 个瓣叶的大小一般相等，位置以左冠状动脉瓣最高，无冠状动脉瓣最低。游离缘在心室舒张期相互合拢关闭，每个瓣叶游离缘的中部增厚，形成游离缘结节，为补隙结节（Arantius 结节），以保证瓣膜紧密关闭。

（4）升主动脉根部。升主动脉在心包腔的部分，其上部称主动脉管，下部称主动脉窦。

（5）主动脉瓣下组织。二尖瓣前叶基底部直接与主动脉瓣左冠状动脉瓣及无冠状动脉瓣基底部相延续。一般在主动脉瓣左冠状动脉瓣后半部及无冠状动脉瓣叶基底部下方为较致密的纤维组织，向下延续连接二尖瓣前叶，共同构成左心室流入道及流出道的分界。由于上述紧密关系，其中某个瓣叶发生严重钙化等病变均可延及附近其他瓣叶。

4．肺动脉瓣

肺动脉瓣位于肺动脉根部，由 3 个半月形瓣叶组成，分别称左瓣叶、右瓣叶和前瓣叶。肺动脉瓣环与右室漏斗部心肌相连，其中左瓣叶所附着的瓣环与漏斗部隔束相延续，右瓣叶所附着的瓣环与漏斗部壁束相延续。左、右瓣叶所附着瓣环的内 1/2 与主动脉壁相毗邻，左、右瓣叶之间的交界处正对主动脉瓣左、右瓣叶之间的交界处，但两个交界处并不完全处于同一水平面。肺动脉瓣交界处稍高，两者之间有圆锥韧带连接。

（六）心脏纤维骨架

心脏纤维骨架在房室口、肺动脉口和主动脉口的周围。由致密结缔组织构成，质地坚韧而富有弹性，提供了心肌纤维和心瓣膜的附着处，在心肌运动中起支持和稳定作用。

心脏纤维骨架包括左、右纤维三角，4 个瓣纤维环（肺动脉瓣环、主动脉瓣环、二尖瓣环和三尖瓣环），圆锥韧带，室间隔膜部和瓣膜间隔等。

（1）右纤维三角。位于二尖瓣环、三尖瓣环和主动脉后瓣环之间，向下附着于室间隔肌部，向前逐渐移行为室间隔膜部，略呈三角形或前宽后窄的楔形。因右纤维三角位于心的中央部位，又称中心纤维体。

（2）左纤维三角。位于主动脉左瓣环与二尖瓣环之间，呈三角形，体积较小，其前方与主动脉左瓣环相连，向后方发出纤维带，与右纤维三角发出的纤维带共同形成二尖瓣环。

（3）4 个瓣纤维环。二尖瓣环、三尖瓣环和主动脉瓣环彼此靠近，肺动脉瓣环位于较高平面，借圆锥韧带（又称漏斗腱）与主动脉瓣环相连。主动脉瓣环和肺动脉瓣环各由 3 个弧形瓣环首尾相互连接而成，位于 3 个半月瓣的基底部。主动脉左、后瓣环之间的三角形致密结缔组织板称瓣膜间隔，向下与二尖瓣前瓣相连续，同时向左延伸连接左纤维三角，向右与右纤维三角相连。

二、正常心脏及大血管的生理概要

(一) 心动周期

心动周期指心脏一次收缩和舒张构成的一个机械活动周期,其长短和心率有关。在一个心动周期中,心房和心室的机械活动均可分为收缩期和舒张期。心房和心室的活动依一定次序和时程先后进行,左、右两个心房和心室的活动周期同步。

心房、心室有一共同的舒张期,两者的收缩期都短于舒张期,心室收缩时间长于心房收缩时间。由于心室在心脏泵血活动中起主要作用,故通常心动周期是指心室的活动周期。心动周期可作为分析心脏机械活动的基本单元。

1. 心室收缩期

心室收缩期可分为等容收缩期和射血期 2 个时相。

(1) 等容收缩期。心房收缩结束后,心室开始收缩,室内压迅速升高,当室内压高于房内压时房室瓣即关闭,此时由于室内压尚低于动脉压,半月瓣仍处于关闭状态。心电图 R 波之后,心室开始收缩,从房室瓣关闭至主动脉瓣开启的这段时间称等容收缩期。此期间左心室内压力急剧升高,心室形态发生变化,但容积并未出现改变。

(2) 射血期。当心室收缩使室内压升高并超过动脉压时,血液冲开半月瓣进入动脉,称射血期。射血期又可分为快速射血期和缓慢射血期。① 快速射血期:在射血早期,由于心室肌强烈收缩,由心室射入动脉的血液速度快、流量大,血流量约占总射血量的 2/3,心室容积明显缩小,室内压继续上升达峰值。② 缓慢射血期:快速射血期结束后,随着心室内血液减少及心室肌收缩强度减弱,心室内压自峰值逐渐下降,射血速度减慢。从主动脉压最高点至主动脉瓣关闭的时间间期为缓慢射血期。

2. 心室舒张期

心室舒张期包括等容舒张期和心室充盈期,后者又可分为快速充盈、缓慢充盈和心房收缩 3 个时相。

(1) 等容舒张期。心室开始舒张,动脉瓣已经关闭,心室压仍高于心房压,二、三尖瓣尚未开放,心室内压力迅速下降,但容积未出现明显变化。

(2) 心室充盈期。随着心室继续舒张和室内压继续下降,当心室内压低于心房压时,血液冲开房室瓣进入心室,心室容积增大,称心室充盈期。① 快速充盈期:心室充盈初期,血液快速流入心室,在此期间进入心室的血液量约占总充盈量的 2/3,是心室充盈的主要阶段。② 缓慢充盈期:快速充盈期之后,随着心室内血液不断充盈,房、室间压力梯度逐渐减小,血液以较慢的速度进入心室,心室容积进一步增大,二、三尖瓣处于半关闭状态。③ 心房收缩期:在心室舒张的最后,下一个心动周期的心房收缩期开始。心房收缩将少量血液射入心室,使心室充盈量进一步增加 10%～30%。

(二) 心脏泵血功能

心脏的主要功能是泵出血液以满足机体新陈代谢的需要,对心脏泵血功能的评定,通常用单位时间内心脏射出的血量和心脏做的功作为指标。

1. 心脏排血量

(1) 每搏排血量和射血分数。一侧心室在一次心搏中射出的血液量称每搏排血量,简称搏出量。在静息状态下,正常成年人左心室舒张末期容积约为 125 mL,收缩末期容积约为 50 mL,两者之差即搏出量,约为 70 mL。搏出量与心室舒张末期容积的百分比称为射血分数。心脏在正常工作范围内活动时,搏出量始终与心室舒张末期容积相适应,射血分数基本不变,维持在 55%～65%。但在心室功能减退、心室异常扩大等情况下,尽管搏出量可能与正常人没有明显差别,但射血分数可明显降低。

(2)心排血量和心指数。一侧心室每分钟射出的血液量称每分心排血量,简称心排血量。心排血量等于心率与搏出量的乘积。左、右心室的心排血量基本相等。心排血量与机体的新陈代谢水平相适应,可因性别、年龄及其他生理情况的不同而变化。以单位体表面积计算的心排血量称心指数。

2．心脏做功量

(1)每搏功(搏功)。指心室一次收缩所做的功,用搏出血液增加的压强能和动能来表示。搏功与机体耗氧量有关,即与搏出量、平均动脉压呈正比。

(2)每分功。指心室每分钟所做的功,即每分功＝每搏功×心率。

3．影响心排血量的因素

心排血量等于搏出量与心率的乘积,凡是影响搏出量和心率的因素均可影响心排血量。在心率恒定的情况下,心室的搏出量取决于心肌纤维缩短的程度和速度。

(1)影响心肌收缩的因素:包括前负荷、后负荷和心肌收缩能力。① 前负荷(容量负荷):指肌肉收缩前所负载的负荷,用心室舒张末期容积表示。前负荷使肌肉在收缩之前处于某种程度的被拉长状态,使肌肉具有一定的长度,称初长度。心室舒张末期容量决定心肌纤维收缩之前的初始长度。当静脉回流量在一定范围内增加时,心室舒张末期容积和心肌初长度增加导致心肌收缩力增强和心排血量增多。② 后负荷:指心肌收缩时遇到的负荷(动脉血压)。当心率、心肌初长度和心肌收缩能力保持不变时,动脉血压升高使得等容收缩期压力升高、等容收缩期延长以及射血期缩短、搏出量减低;同时使得心室舒张末期容积增加、心肌收缩力增强,使下一次搏出量有所恢复。③ 心肌收缩能力:指不依赖前、后负荷而是通过心肌本身收缩强度和速度的改变影响每搏排血量的能力。影响因素包括胞质中的 Ca^{2+} 浓度、被活化的横桥数目、横桥周期中各步骤速率、肌凝蛋白/肌动蛋白 ATP 酶活性以及儿茶酚胺水平。

(2)心率对心排血量的影响:在一定范围内心率增加可使心排血量增加。如心率过快会引起心室充盈时间和充盈量降低,最终导致心排血量减低;同时心率过快还会导致心肌耗氧量明显增加,心肌缺氧会导致心肌收缩力减低。

(三)正常心内压与心内血液循环

在整个心动周期中,由于心房和心室的有序收缩和舒张导致心房、心室和大动脉之间产生压力阶差,从而推动血液有序流动以完成心脏的泵血功能。以左心系统为例说明如下。

1．心房收缩期

心房压＞心室压＜主动脉压,动脉瓣呈关闭状态,房室瓣开放,血流由心房流入心室。

2．心室收缩期

等容收缩期时,心房压＜心室压＜主动脉压,动脉瓣及房室瓣均呈关闭状态,心室内血液不进不出、容积不变;射血期时,心房压＜心室压＞主动脉压,房室瓣呈关闭状态,动脉瓣开放,血流由心室射入大动脉。

3．心室舒张期

等容舒张期时,心房压＜心室压＜主动脉压,动脉瓣及房室瓣均呈关闭状态,血液不进不出、容积不变;充盈期时,心房压＞心室压＜主动脉压,动脉瓣呈关闭状态,房室瓣开放,血液由心房进入心室。

(四)心脏自身血液供应

1．冠状动脉循环的解剖特点

冠状动脉循环是指心脏自身的血液循环,由动脉和静脉两个系统组成。冠状动脉将动脉血输送到心脏各部,冠状静脉将心脏自身静脉血回收至右心房。

冠状动脉循环的解剖特点如下:

（1）血管走行。冠状动脉的主干在心脏外表面走行；小分支常以垂直于心脏表面的方向穿入心肌并在心内膜下层分支成网。这种分支方式使冠状动脉血管在心肌收缩时易压迫。

（2）毛细血管丰富。与心肌纤维1∶1相伴，交换面积大，交换速度快。

（3）缺乏有效的功能吻合支。因吻合支少而细，难以迅速建立新的侧支循环。

2．冠状动脉循环的血流特点

（1）途径短、流速快。

（2）血压较高、灌注压大。

（3）血流量大，冠状动脉血流量占心排血量的4%～5%。

（4）动-静脉氧差大：耗氧量高，对氧的提取率高。

（5）血流量随心动周期波动：心肌的节律性收缩对冠状动脉血流量的影响较大，心肌主要在舒张期得到血液供应。因此，动脉舒张压的高低及舒张期的长短对冠状动脉血流量的影响很大。

3．冠状动脉血流量的调节

（1）心肌代谢水平：在运动、精神紧张等情况下，心肌活动增强、耗氧量增加或心肌组织氧分压降低，均可导致心肌代谢产物腺苷等浓度增加而引起冠状动脉扩张、血流量增加以适应心肌对氧的需要。

（2）神经调节：心脏迷走神经的直接作用是使冠状动脉舒张，但又能使心脏活动减弱和耗氧量降低，继发性引起冠状动脉收缩，两者的作用可互相抵消。心脏交感神经的直接作用是使冠状动脉收缩，但是由于心脏活动加强、代谢加速，代谢产物可引起继发性冠状动脉舒张，交感神经的缩血管作用被掩盖。

（3）激素的调节：肾上腺素、去甲肾上腺素、甲状腺素、血管紧张素Ⅱ和大剂量的血管升压素均能影响冠状动脉血流量，后两者可使冠状动脉收缩、血流量减少。

第二节　心脏超声检查及其正常超声表现

一、检查方法

（一）检查前准备

1．受检者准备

（1）经胸超声心动图，受检者应充分暴露检查部位。

（2）经食管超声心动图，受检者术前应禁食禁水。

（3）不能配合检查的儿童需要镇静后接受检查。

（4）检查前静息5 min，连接同步心电图监护电极。

2．检查者准备

（1）核对受检者资料，询问病史，了解检查目的，选择合适体位。

（2）检查全程为受检者施行人文关怀。

3．体位

经胸超声心动图探查，受检者一般采取平卧位或向左侧倾斜30°～45°，根据需要调整倾斜角度。胸骨旁和心尖切面探查多采用左侧卧位。胸骨上凹、剑突下或肋下切面探查多采用平卧位。胸骨上窝探查时，受检者应仰卧在检查台上，并将颈肩部垫高，充分裸露颈部。剑突下探查时，受检者应膝关节蜷曲、并拢使腹部放松。如受检者心功能不全,可将受检者的头胸位抬高或者半卧位探查,减轻胸闷气短、心慌等症状。对于肋间隙较窄,声束进入有困难的受检者,嘱上举左手臂可能会改善图像质量。

4．呼吸

采集图像前应尽可能将呼吸控制在呼气末并暂时屏气,以排除呼吸对图像质量的影响。(观测下腔静脉内径时除外)

(二)检查常用声窗

(1)心前区:指左胸前区,上起自左锁骨下缘,下至心尖部,内以胸骨左缘,外以心脏左缘所包括的区域。如在右侧探查,应注意标明。

(2)心尖区:指在左侧心尖搏动处探查,如为右心尖,应说明。

(3)胸骨上窝区:探头置于胸骨上窝,向下指向心脏。

(4)剑突下区(或称肋下区):探头置于剑突之下,指向心脏。

(5)经食道探查:将食管探头经口腔插入食管内,从不同角度进行扫查,得到心脏不同切面。

(三)图像观测要求

考虑心脏搏动的变异性,建议正常窦性心律受检者观察3个心动周期,房颤受检者观察5个心动周期。

(四)仪器调节

(1)恰当选择探头,调节仪器成像参数,包括深度、增益、聚焦、彩色取样框大小和位置、血流速度、量程、取样线位置等。

(2)发射频率高低不仅影响图像的纵深分辨力,也影响透入深度。成人受检者进行超声心动图检查时多选用$2.5\sim3.5$ MHz的频率,该频率段具有较深穿透性,但分辨力稍低;儿童则可选用$4.5\sim7$ MHz的频率,该频率段的穿透性虽浅,但分辨力较高。

(3)调节扫描深度。仪器扫描深度视个体情况而定,一般选用15 cm已可窥察心脏全貌,如有心脏明显扩大者则可用$18\sim25$ cm。幼儿因心脏形体较小,在画面上所占比例甚小,故用$8\sim10$ cm的扫描深度已可满意观察。以上仪器各个条件模式下的各种参数的调整目的只有一个:获取最优质的图像,以满足临床工作对疾病的诊断。

二、二维超声心动图常用切面

1．胸骨旁左室长轴切面

探头置于胸骨左缘第3,4肋间,探头指向$9\sim10$点钟,探测平面与右肩、与左腰方向平行,使声束沿室间隔方向垂直下切,获取清晰的左室长轴切面。

主要观察内容:

(1)观察心腔的形态,测定心腔的大小,计算容量及心脏排血功能等。

(2)观察主动脉窦部及升主动脉有无增宽,主动脉壁有无剥离;主动脉瓣的反射强度、厚度、活动幅度,有无赘生物及连枷现象等。

(3)观察主动脉前壁与室间隔的连续完整性,有无中断及骑跨等;主动脉后壁与二尖瓣前叶延续关系。

(4)观察二尖瓣装置有无异常,瓣叶反射强度、活动幅度、开口大小,有无脱垂、增厚、赘生物形成等。

(5)观察心室壁厚度,特别是室间隔与左室后壁厚度比例,有无增厚及因肌性隆起导致的左室流出道狭窄。

（6）测定室间隔的活动幅度、方向及与左室后壁运动的对应情况，确定为同向或逆向运动。

（7）观察心壁运动情况，有无节段性运动异常。

（8）观察左心后壁房室交界处的冠状静脉窦有无增宽。

（9）观察心内有无异常回声反射，如血栓形成、黏液瘤、三心房心的隔膜及左室的异位腱索等。

（10）观察心外有无异常反射，如肿物与心包积液等。

2. 胸骨旁右室流入道长轴切面

在胸骨旁左室长轴切面基础上将探头向受检者右腰方向略微倾斜，可获取此切面。

主要观察内容：

（1）观察右房、右室大小，三尖瓣前叶及后叶附着有无异常。

（2）观察冠状静脉窦长轴并开口于右房以及下腔静脉右房入口。

（3）观察流入道型或心内膜垫型室间隔缺损。

3. 胸骨旁右室流出道切面

在标准胸骨旁左室长轴切面的基础上将探头向受检者左肩方向倾斜，可获得该图像。此切面可以观察右室流出道、肺动脉瓣及其部分肺动脉，可评价室间隔缺损和肺动脉瓣的距离。

4. 心底短轴切面

探头置于胸骨左缘第 2,3 肋间，心底大血管的正前方，探查平面与左腰、右肩方向平行。

主要观察内容：

（1）观察主动脉根部、窦部及是否存在主动脉夹层。

（2）观察主动脉瓣、三尖瓣及肺动脉瓣的形态、厚度、活动度，以及有无畸形。

（3）观察右室及右室流出道有无增宽及狭窄。

（4）观察左、右房有无扩大，其内有无肿物。

（5）观察肺动脉干有无增宽或狭窄，左右分支的大小、位置有无异常。

（6）观察左、右冠状动脉显示是否清晰，主干及分支有无狭窄、扩张。

（7）观察肺动脉分支与降主动脉间有无交通，主动脉根部与肺动脉间有无瘘管。

5. 二尖瓣水平短轴切面

探头置于胸骨左缘第 3,4 肋间，在心底大动脉短轴切面基础上将探头继续向左下倾斜，可获得该图像。

主要观察内容：

（1）观察左、右腔室大小及比例。

（2）观察室间隔有无连续中断，室间隔厚度、活动度、走向与弯曲度。

（3）观察二尖瓣形态，有无狭窄、脱垂、瓣裂等情况，测定瓣口面积。

（4）观察心内有无肿物，心外有无积液。

（5）观察局部心室壁有无节段性运动异常。

6. 乳头肌水平短轴切面

探头置于胸骨左缘第 4 肋间，探测平面与左肩右肋弓连线平行。在二尖瓣短轴切面基础上继续缓慢向左下倾斜，二尖瓣叶会逐渐消失，取而代之的是左、右两侧乳头肌。一个位于 4~5 点钟的是前外侧乳头肌，位于 7~8 点钟处的是后内侧乳头肌。

此切面可观察左右室大小、室间隔、左室后壁厚度、局部心肌运动是否异常及评价乳头肌功能（排除心肌缺血）等。

7. 心尖水平短轴切面

探头置于前胸壁心尖搏动处或稍近端可观察到心尖水平的左室短轴切面。此切面可探查左室心尖部分的心壁厚度及活动情况。

8．心尖四腔心切面

探头置于心尖搏动处，指向 3 点钟方向（可微调）。室间隔、房间隔连线与二尖瓣、三尖瓣连线呈十字形交叉，将左、右心室，左、右心房清晰地划分为四个腔室，称心尖四腔心。在此切面的基础上将探头稍向上倾斜或顺时针略微转动，四腔之间又出现一半环形的主动脉口，即为心尖五腔心，此切面是评价左室流出道、主动脉瓣和室间隔膜部解剖的理想切面。

主要观察内容：

（1）观察各房室腔的大小与形态，测量左、右室横径及长轴的长度，并测定心功能。

（2）观察室间隔及房间隔回声的连续性，有无连续中断，观察缺损的类型。

（3）观察两侧房室瓣的形态、开口大小、厚度、活动度、腱索，以及乳头肌有无异常。

（4）观察两侧瓣叶附着位置是否正常，瓣叶有无瓣裂、穿孔、脱垂及骑跨等情况。

（5）观察室壁厚度及活动情况，有无节段性运动异常及室壁膨出。

（6）观察肺静脉是否回流正常，有无存在部分或完全性畸形引流。

（7）观察心房的方位，心房与心室的对位关系等。

（8）观察心腔内有无肿物。

9．心尖二腔心切面

探头位置同前，在心尖四腔心切面基础上逆时针旋转探头约 30°，声束与室间隔走向平行，但不通过室间隔，着重显示左室与左房，称心尖位二腔心。

主要观察内容：

（1）观察左室的长径，估计大小并进一步测试心脏功能。

（2）观察心壁厚度及活动度、有无节段性室壁运动异常及局部室壁膨出。

（3）观察二尖瓣狭窄和关闭不全的程度。

10．心尖三腔心切面

探头置于心尖部，在心尖两腔心切面基础上继续逆时针旋转探头约 60°直至主动脉根部长轴出现。

此切面可观察心尖，左室流入、流出道，二尖瓣及主动脉瓣。由于主动脉管腔与扫查声束方向平行，因此也是多普勒测量心排出量和主动脉跨瓣压的一个最佳取样位置。

11．剑突下四腔心切面

探头置于剑突下，指向左肩，稍向上倾斜 30°，接近冠状切面。（深度在 20 cm 左右）

主要观察内容：

（1）观察房间隔的连续性，有无中断及部位、类型和长度。

（2）观察房间隔向何侧膨出，有无摆动及其与心脏舒缩的关系。

（3）观察室壁特别是心尖区的运动状态，有无减低或矛盾运动以及室壁膨出。

（4）观察肺静脉回流的入口部位及其与左房的关系。

（5）观察肺静脉、腔静脉回心血量。

（6）观察房、室形态和二、三尖瓣的开放状态。

（7）观察房与室的对位关系。

12．剑突下下腔静脉长轴切面

探头置于剑突下偏向右侧，探查平面与下腔静脉平行，能显示右房、下腔静脉及肝静脉。有时可探查三尖瓣部分瓣叶、右室、房间隔、左房及下腔静脉瓣等。探查时应注意与腹主动脉的无回声带相鉴别。

主要观察内容：

（1）观察下腔静脉及肝静脉有无扩张、搏动现象。

（2）观察注意有无下腔静脉闭塞。

（3）观察右房壁与膈肌间有无较窄的无回声带，诊断少量心包积液。

（4）声学造影时，需观察有无造影剂反射向下腔静脉及肝静脉反流，注意其出现的时间和心动周期的关系。

13. 胸骨上凹主动脉弓长轴切面

探头置于胸骨上凹，指向 12～1 点钟方向，探测平面朝向后下，通过主动脉弓长轴，可显示升主动脉、主动脉弓和降主动脉，三个主动脉分支从右向左分别为无名动脉、左颈总动脉和左锁骨下动脉，其周围可见上腔静脉及右肺动脉等结构。

三、二维图像测量及正常值

（一）二维超声心动图标准测量方法

1. 测量厚度

从该结构一侧回声缘测到另外一侧回声缘的垂直距离，如室间隔厚度指室间隔右心室心内膜面回声至左心室心内膜面回声缘之间的垂直距离。

2. 测量内径

与厚度相似，如左心室腔短轴内径指从室间隔左心室心内膜面回声缘到对侧左心室心内膜面回声缘之间的直线距离。左心室收缩末期尺寸应该在心腔最小处获得，通常是二尖瓣（mitral valve，MV）最初舒张开放前的帧，正好在 MV 瓣叶末端的远端。

美国超声心动图学会（ASE）建议所有 2D 和 3D 测量均可在致密心肌与非致密心肌之间的界面完成。致密心肌是与左室心腔内血液填充的小梁不同的密实均质的心壁。在无法辨识这种界面的情况下，应该在血液-组织界面进行测量。

（1）室间隔和左室后壁舒张末期厚度测量：于胸骨旁左室长轴切面，舒张末期同一帧图像测量。室间隔厚度为室间隔致密心肌与右室心腔的界面至其与左室心腔界面之间的垂直距离。左室后壁厚度为后壁心肌与左室心腔界面至左室后壁心肌与心包界面之间的垂直距离。

（2）主动脉瓣环直径测量：在胸骨旁左室长轴切面，从右冠瓣插入点内缘到无冠瓣插入点内缘，且在心脏收缩中期瓣口开放最大处测量。

（3）左室流出道直径测量：距主动脉瓣环平面下方约 3～10 mm 处，于收缩中期测得。

（4）主动脉窦测量：取自窦的最大直径。窦管交界的测量应在远端窦和管状主动脉起点的交界处进行。管状升主动脉直径是在主动脉窦上方确定的最大径线处测量。

（5）肺动脉主干内径测量：于大动脉短轴切面，肺动脉瓣附着点上方 10 mm 处测量，连线平行于肺动脉瓣环连线，于舒张末期测量。

（6）右心房测量：于心尖四腔心切面，收缩末期测量。右心房上下径为三尖瓣环连线中点至右心房顶部的最大径；右心房横径为房间隔中点到侧壁的距离，注意与右心房上下径垂直。

（二）中国成人超声心动图正常参考值

参考《中国成人超声心动图检查测量指南》（2016），中国成人超声心动图测量的正常参考值见表 4.2.1～表 4.2.9。

表 4.2.1　室间隔及左室后壁舒张末期与收缩末期厚度正常参考值范围

	IVSd(mm)	IVSs(mm)	LVPWd(mm)	LVPWs(mm)
男	6.4～11.4	9.0～16.0	6.3～11.1	8.8～16.2
女	5.6～10.6	8.0～15.0	5.5～10.3	8.2～15.2

注:IVSd——室间隔舒张末期厚度;IVSs——室间隔收缩末期厚度;LVPWd——舒张末期左心室后壁厚度;LVPWs——收缩末期左心室后壁厚度。

表 4.2.2　左心房大小正常参考值范围

	LA-ap(mm)	LA-l(mm)	LA-t(mm)	LAA(cm²)	LAV(mL)
男	23.5～38.7	35.2～58.4	26.7～44.7	8.4～21.0	15.3～60.7
女	22.0～36.8	33.7～56.6	26.2～43.0	8.4～19.4	13.8～55.8

注:LA-ap——左心房前后径;LA-l——左心房长径;LA-t——左心房横径;LAA——左心房面积;LAV——左心房容积。

表 4.2.3　左心室大小正常参考值范围

	LVEDD(mm)	LVESD(mm)
男	38.4～54.0	22.6～38.6
女	36.7～49.7	20.8～35.4

注:LVEDD——舒张末期左心室内径;LVESD——收缩末期左心室内径。

表 4.2.4　左心室容积及收缩功能正常参考值范围

	LVEDV(mL)	LVESV(mL)	LVEF(%)	LVM(g)
男	45.9～127.5	12.4～50.0	52.6～76.2	77.6～194.0
女	33.7～106.7	8.4－43.6	52.8～77.2	57.1～157.5

注:LVEDV——舒张末期左心室容积;LVESV——收缩末期左心室容积;LVEF——左心室射血分数;LVM——左心室质量。

表 4.2.5　主动脉及左室流出道内径正常参考值范围

	Ao-a(mm)	LVOT(mm)	Ao-s(mm)	Ao-asc(mm)	Ao-ar(mm)	Ao-d(mm)
男	16.4～26.2	13.6～25.0	23.8～36.4	20.4～35.0	17.1～31.7	12.8～27.0
女	15.1～24.1	12.0～23.0	21.3～33.5	19.0～32.8	16.4～29.8	12.4～25.0

注:Ao-a——主动脉瓣环内径;LVOT——左室流出道内径;Ao-s——主动脉窦部内径;Ao-asc——近端升主动脉直径;Ao-ar——主动脉弓内径;Ao-d——降主动脉内径。

表 4.2.6　肺动脉及右室流出道内径正常参考值范围

	RVOT(mm)	PV-a(mm)	MPA(mm)	RPA(mm)	LPA(mm)
男	15.0～31.8	13.8～26.4	15.2～26.2	7.6～17.4	8.0～17.4
女	14.6～29.8	13.1～25.3	14.3～26.1	7.0～16.8	7.5～16.9

注:RVOT——右心室流出道内径;PV-a——肺动脉瓣环内径;MPA——肺动脉主干;LPA,RPA——左、右肺动脉内径。

表 4.2.7　右心室大小正常参考值范围

	RV-ap(mm)	RV-l(mm)	RV-m(mm)	RV-b(mm)
男	14.7～29.9	37.1～75.1	16.5～36.9	22.2～42.2
女	14.0～28.2	34.8～68.6	14.8～33.6	19.6～39.2

注:RV-ap——右心室前后径;RV-l——右心室长径;RV-m——右心室中份横径;RV-b——右心室基底横径。

表 4.2.8 右心室前壁及游离壁厚度正常参考值范围

	RV-awt(mm)	RV-fwt(mm)
男	2.1~6.1	2.2~6.6
女	2.2~5.8	2.2~6.2

注:RV-awt——右心室前壁厚度;RV-fwt——右心室游离壁厚度。

表 4.2.9 右心房大小正常参考值范围

	RA-l(mm)	RA-t(mm)
男	35.2~53.6	26.4~44.4
女	32.3~50.7	23.9~40.7

注:RA-l——右心房长径;RA-t——右心房横径。

四、M 型超声心动图常用波群及其意义

M 型超声心动图是在二维超声心动图的引导下显示局部组织的细微结构和运动状态,观察取样线上的界面分布、回声强弱和活动情况。目前,它是测量心脏各腔室的大小和心功能的检测方法,常用的 M 型超声心动图波群主要有下列几种。

(一) 心底波群

于胸骨左缘第 3 肋间探查,心底短轴观或者左心长轴观上经主动脉根部取样,即可获得此波群。此解剖结构自前至后分别为胸壁、右室流出道、主动脉根部及左房。由于此结构均在心底部,故称心底波群。

1. 主动脉根部曲线

心底波群中主动脉根部显示为两条前后同步活动的曲线:上线代表右室流出道后壁与主动脉前壁,下线代表主动脉后壁与左房前壁。两条线在收缩期向前、舒张期向后,多数患者可见重搏波。曲线上各点分别称为 U,V,W,V′。U 波在心电图 R 波之后,为曲线的最低点。V 为主波,在 T 波之后,为曲线的最高点。其后曲线下降至 W,再上升形成 V′,称重搏波。

主动脉根部 M 型曲线同时可反映左房内径在心动周期中的变化。收缩期左房充盈,内径增大,至收缩末期二尖瓣开放前达最大值,因此测量左房内径时相应选择收缩末期。舒张早期左房内径快速减小,舒张中期平坦,舒张晚期(心电图 P 波后)心房收缩,内径继续缩小。

2. 主动脉瓣曲线

主动脉根部曲线间,有时可见一六边形盒样结构的活动曲线。收缩期两线分开,分别靠近主动脉前后壁;舒张期则迅速闭合呈一单线,位于中心处。经解剖切面和声学造影确定,盒状前方开放的主动脉瓣为右冠瓣,后方开放的主动脉瓣为无冠瓣。曲线分开处为 K 点,位于心电图 R 波及第一心音之后,相当于等容收缩末期,主动脉瓣开放。曲线闭合处为 G 点,在 T 波之后,恰在第二心音处,相当于主动脉瓣关闭。有时主动脉瓣开放显示不清,仅可见舒张期瓣膜关闭时的曲线,起点处即 G,终点处即 K。测量时相主动脉内径为心电图 R 波的顶点,左房内径为心电图 T 波的终点。主动脉根部运动幅度与心排出量大小有关。主动脉瓣 M 型曲线亦可用于测定左室射血前期(PEP)和射血时间(LVET)。

(二) 二尖瓣波群

于胸骨左缘第 3~4 肋间探查,左室长轴切面上 M 型取样线经过二尖瓣前叶时即可见一组比较特异的波群,其内有一条活动迅速、幅度较大的曲线,为二尖瓣前叶的反射。

根据声束方向的不同,所见的解剖结构亦有所差异。探头稍向上指时,可见胸壁、右室、室间隔、左室流出道、二尖瓣前叶、左房及房室环区左房后壁,此为二尖瓣(前叶)波群。探头稍向下指时,其解剖结构为胸壁,右室,室间隔,左室流出道,二尖瓣前、后叶及左室后壁。

1. 二尖瓣前叶曲线

二尖瓣搏动曲线和心律具有相同的周期性。临床上将其波动周期标记为 A,B,C,D,E,F,G 七个时间点。正常人二尖瓣前叶曲线呈舒张早期 E 波和舒张晚期 A 波特征性双峰曲线。A 点位于心电图 P 波之后,因心房收缩,血液推动二尖瓣开放形成 A 峰。心房收缩后,心房内压力下降,二尖瓣复位,形成 B 点。一般心房收缩之后,心室立即收缩,二尖瓣关闭,B 点往往不甚明显,而房室传导阻滞患者 B 点清晰可见。C 点在第一心音处,二尖瓣关闭。D 点在第二心音后等容舒张末期,收缩期从关闭起点至终点称为 CD 段,二尖瓣随左室后壁前移。

通常从 A 点至 C 点二尖瓣前叶下降斜坡呈直线状,如果左室舒张末压升高,或因 P-R 间期延长,M 型二尖瓣运动曲线上则可见“B 驼峰”或称“AC 肩”。D 点时左室开始舒张,心室压力小于心房压力,二尖瓣即开放至最大,形成 E 峰,位于心电图 T 波之后。E 点和室间隔间的距离称 EPSS。EPSS 增宽(不存在二尖瓣狭窄时)通常提示左室扩张、左室收缩功能减退或主动脉瓣反流。当二尖瓣狭窄时,CD 段与正常人相同,E 峰后由于房室压力梯度的锐减,二尖瓣位置下降至 F 点,F 点至 G 点,心室缓慢充盈,曲线下降缓慢,曲线平直,直至心房再次收缩,进入下一心动周期。

2. 二尖瓣后叶曲线

正常人在舒张期二尖瓣后叶与前叶活动方向相反,幅度较小,形成倒影样曲线,故曲线上与 A 峰、E 峰相对应处之下降点分别称为 A′峰与 E′峰。两者在收缩期合拢,在曲线上形成共同的 CD 段。舒张期瓣口开放,后叶与前叶分离,形成单独活动的二尖瓣后叶曲线。

(三) 心室波群

于胸骨左缘第 4 肋间探查,在左室长轴切面上 M 型取样线经过二尖瓣腱索水平时可见心室波群。自前至后解剖结构分别为胸壁、右室前壁、右室腔、室间隔、左室腔(及其内腱索)与左室后壁。此波群可测量心室腔的大小与心室壁的厚度等。

1. 室间隔曲线

在二尖瓣波群中部,二尖瓣前叶之前可见活动幅度较小的室间隔曲线。正常室间隔左室面曲线在收缩期向后,舒张期向前,与左室后壁呈逆向运动。在右心容量负荷增加时,则曲线收缩期向前运动,舒张期向后运动,与左室后壁呈同向运动。

2. 左室后壁曲线

正常左室 M 型图像上收缩期室间隔朝后方、左室后壁朝前方运动,左室后壁的运动幅度大于室间隔的运动幅度。ASE 推荐测量标准为:测量时相左室舒张末期为心电图 QRS 波的起点,收缩末期则为室间隔后向运动的最低点,测量时从一界面前沿至下一界面前沿。实践中,左室内径的测量可经由胸骨旁左室长轴切面或左室短轴切面,引导 M 型取样线穿过左室短轴中线。室间隔和左室后壁厚度测量时,则应注意识别右室调节束、室间隔束、腱索、乳头肌等组织。如 M 型取样线无法避开这些组织,可应用二维切面帮助确定室间隔和左室后壁的心内膜面。

(四) 三尖瓣波群

在胸骨旁四腔心切面检查时选择经过三尖瓣前叶的 M 型取样线,可见一活动幅度较大的双峰曲线,为三尖瓣前叶的反射。正常人探测时稍困难,常不能获得连续完整的曲线,当右心扩大,有顺针向转位时,则反而易于观察。由于探头方向不同,所见的解剖结构亦有所差异。当声束向右上倾斜时,依次可见胸壁、右室前壁、右室腔、三尖瓣、右房、房间隔与左房。而当声束斜向左下时,在三尖瓣之后依次为室间隔、左室腔(有时其内可见二尖瓣)及左室后壁。

三尖瓣前叶曲线的形态及波形产生机制与二尖瓣类似,故曲线上各点亦以 A,B,C,D 等命名。

(五)肺动脉瓣波群

于胸骨左缘第 2,3 肋间,右室流出道长轴切面基础上引导取样线记录 M 型曲线,为肺动脉瓣波群。通常只可记录到一个后瓣曲线。肺动脉瓣叶收缩期瓣叶开放曲线朝后移动,舒张期瓣叶关闭曲线朝前移动。瓣叶开放前于舒张晚期(心房收缩)可见瓣叶轻度后向移位,即为 a 凹。a 凹振幅正常为 2~7 mm。肺动脉瓣狭窄时,a 凹加深(>7 mm);肺动脉高压时,a 凹减低或消失。

五、多普勒超声心动图检查方法和正常值

(一)多普勒超声心动图的种类

多普勒超声心动图包括彩色多普勒血流成像(CDFI)、组织多普勒成像(TDI)和频谱多普勒技术 3 种。后者又分为脉冲波多普勒(PW)和连续波多普勒(CW)2 种。

(1) CDFI:主要用于观察心脏和大血管内血流的起始、方向、路径、时相、流速、性质等信息。

(2) TDI:主要用于观察和测量心肌运动速度,定量评价心肌的收缩和舒张功能。

(3) PW:主要用于对心脏或血管局部血流进行定位测量;CW:主要用于测量高速血流,没有定位效应。

(二)多普勒超声心动图检查时的注意事项

多普勒超声心动图检查时应特别注意选择合适的切面,使得观测的血流方向与声束方向间的夹角尽量小于 20°,以保证血流显示及速度测定的准确性。

二尖瓣或三尖瓣血流的检测以心尖四腔心为首选。主动脉瓣或左心室流出道的检测以心尖五腔心为首选。肺动脉瓣血流的检测以大动脉短轴切面为首选。

(三)各瓣口多普勒超声正常表现

1. 正常二尖瓣口血流(心尖四腔心切面)

(1) CDFI:在心尖四心腔切面上,CDFI 显示舒张期一宽阔明亮的红色血流束自二尖瓣口进入左室,近瓣尖处颜色最鲜亮。

(2) PW:声束方向与二尖瓣血流方向平行,PW 取样容积置于二尖瓣瓣尖水平的中央位置,测量舒张早期和舒张晚期的二尖瓣口流速,舒张期二尖瓣血流频谱呈正向双峰波形,第 1 峰(E 峰)较高,为心室舒张早期快速充盈所致;第 2 峰(A 峰)较低,为心房收缩、心室缓慢充盈所致。

2. 正常三尖瓣口血流(心尖四腔心切面)

(1) CDFI:舒张期红色为主血流,由右心房经三尖瓣口流入右心室。

(2) PW:将 PW 取样容积置于三尖瓣口可探及舒张期正向、双峰、窄带频谱,第 1 峰为 E 峰,为舒张期右心室快速充盈所致;第 2 峰较低,为 A 峰,为舒张晚期右心房收缩所致。

3. 正常主动脉瓣口血流(心尖五腔心切面)

(1) CDFI:收缩期蓝色为主血流,由左心室经主动脉瓣口射入主动脉。

(2) PW:将 PW 取样容积置于主动脉瓣口(瓣上方 1.0 cm 处中央位置)可探及收缩期负向、单峰、窄带频谱。上升支速率略大于下降支速率。

4．正常肺动脉瓣口血流（胸骨旁大动脉短轴或右心室流出道长轴切面）

（1）CDFI：收缩期蓝色为主血流，由右心室经肺动脉瓣口射入肺动脉。

（2）PW：调节声束与血流方向平行，将 PW 取样容积置于肺动脉瓣上方 1.0 cm 处中央位置，或将 CW 取样线放置于肺动脉血流中央，可探及收缩期负向、单峰、窄带频谱。

5．正常肺静脉血流（心尖四腔心切面）

（1）CDFI：经胸检查心尖四腔切面右上肺静脉血流方向与扫查声束平行，其他肺静脉分支与声束夹角过大，故常采用右上肺静脉测量其血流速度，可见红色为主血流，由右肺静脉进入左心房。

（2）PW：将 PW 取样容积置于肺静脉口可探及三相波频谱。第 1 峰为收缩期 S 波，第 2 峰为舒张期 D 波，均为正向波，第 3 波在心电图 P 波后出现，呈一负向低振幅 Ar 波。负向波由心房收缩导致肺静脉血流短暂倒流，小于 40 岁的正常人 D 峰与 S 峰大致相等，速度一般在 40～80 cm/s，大于 40 岁者 S 峰略高于 D 峰。

（四）中国成人多普勒超声测量正常参考值

参考《中国成人超声心动图检查测量指南》(2016)，中国成人多普勒超声测量的正常参考值见表 4.2.10～表 4.2.13。

表 4.2.10　左室流出道及主动脉瓣收缩期峰值流速正常值范围

	LVOT-v(m/s)	AV-v(m/s)
男	0.56～1.42	0.79～1.65
女	0.57～1.43	0.84～1.74

注：LVOT-v——左心室流出道收缩期峰值流速；AV-v——主动脉瓣收缩期峰值流速。

表 4.2.11　右室流出道及肺动脉瓣收缩期峰值流速正常值范围

	RVOT-v(m/s)	PV-v(m/s)
男	0.41～1.07	0.63～1.37
女	0.43～1.05	0.62～1.32

注：RVOT-v——右心室流出道血流峰值速度；PV-v——肺动脉血流峰值速度。

表 4.2.12　二尖瓣及右上肺静脉多普勒参数正常值范围

	E(m/s)	A(m/s)	E/A	DT(ms)	A-d(ms)	Ar-d(ms)	Ar-A(ms)
男	0.44～1.18	0.28～1.06	0.42～2.22	79～264	61～240	60～163	−131～52
女	0.48～1.30	0.27～1.17	0.36～2.36	81～254	49～262	64～160	−151～63

注：E——舒张早期二尖瓣 E 峰速度；A——舒张晚期二尖瓣 A 峰速度；E/A——E 与 A 的比值；DT——E 峰减速时间；A-d——A 峰持续时间；Ar-d——右上肺静脉收缩期反向血流 Ar 持续时间；Ar-A——Ar 持续时间与 A 峰持续时间的差值。

表 4.2.13　二尖瓣环组织多普勒参数正常值范围

	e′-s(m/s)	e′-l(m/s)	E/e′-s	s′-s(m/s)	s′-l(m/s)
男	4.0～15.8	5.4～20.6	3.2～14.2	5.5～12.1	5.7～15.9
女	3.8～16.4	5.2～21.2	3.2～15.8	5.1～11.7	5.5～15.3

注：e′-s——二尖瓣间隔瓣环舒张早期速度；e′-l——二尖瓣侧壁瓣环舒张早期速度；E/e′-s——E 与 e′-s 的比值；s′-s——二尖瓣间隔瓣环收缩期速度；s′-l——二尖瓣侧壁瓣环收缩期速度。

六、左心室收缩功能测定

（一）左心室容量的测量

左心室容量可采用 M 型超声、二维或三维超声测量，推荐使用二维或者三维超声测量。三维超声测量无左心室短切问题，在不降低空间分辨力的前提下，尽可能地获得三维显像最大时间分辨力。

1. M 型超声心动图

该方法简便易行，有较高的时间分辨率。测量的前提是设定左心室形状类似椭球体，左心室各部位室壁运动均匀一致。适用于无节段性室壁运动异常者。在标准的胸骨旁左室长轴切面、二尖瓣腱索水平，将取样线垂直于室间隔和左室后壁，测量左室舒张末期内径（EDD）、收缩末期内径（ESD）。按照校正立方体积法（Teichholz 法）计算左室舒张末期容积（EDV）、收缩末期容积（ESV）、每搏量（SV）、射血分数（EF）及缩短分数（FS）等。$V = [7.0/(2.4 + D)]D^3$（V 表示容积，D 表示左室内径）。$SV = EDV - ESV$，$LVEF = SV/EDV \times 100\%$，$LVFS = (EDD - ESD)/EDD \times 100\%$。

对于左心室心腔过大、过小、变形或有明显节段性运动异常的受检者有较大的限制性，可能高估或低估各项指标，且有时取样线难以与室间隔及左心室后壁保持垂直，造成测量值偏差。

2. 二维超声心动图

可用于节段性室壁运动异常者。操作时探头应放置于心尖部位，避免左心室短切。标准的心尖四心腔切面，描记左室舒张末期和收缩末期心内膜，根据椭球体公式采用面积长度法或根据 Simpson 公式原理采用碟片法（MOD）计算左室容积和射血分数。测量容量的最常用方法为改良双平面 Simpson 法。

（1）单面碟片法（四心腔切面）：

$$V = \frac{\pi}{4} \times H \sum_0^n D^2$$

式中 H 为长轴径 L/n，D 为左室短轴，n 为左室分成的碟片数。

（2）双面碟片法：

$$V = \frac{\pi}{4} \times H \sum_0^n D_1 \times D_2$$

式中 D_1 和 D_2 为四心腔和二心腔切面的短轴。

（3）面积长度法：

$$V = \frac{8A^2}{3\pi L} \approx 0.85 \frac{A^2}{L}$$

式中 A 为左心腔断面面积，L 为左室长径。

对于心内膜显示不清的受检者测量受限。如果连续两个及以上左心室节段心内膜显示不清，推荐使用声学增强剂辅助识别心内膜边界。

3. 三维超声心动图

三维超声测量容量无需几何学假设。与 M 型及二维超声相比，三维超声心动图更全面地显示心脏整体情况，可避免左心室短切问题。检查时在图像清晰完整的基础上尽可能提高帧频，适当时可采用全容量模式进行图像采集。可利用声学增强剂辅助显示心内膜边界，以提高容量测量的准确性。三维超声测量的左心室容量更接近磁共振技术的测值。

4. 多普勒测定法

（1）脉冲多普勒技术。主动脉流量公式为 $SV = \pi \times (D/2)^2 \times VTI$，适用于无明显主动脉瓣反流者。SV 为每搏量，收缩期通过主动脉口的流量。左心长轴切面测量主动脉瓣环直径（D）或左室流出道直径，按圆面积公式计算横截面积。心尖五腔心或心尖三腔心切面得到左室流出道或主动脉瓣口频谱,并描记速度-时间积分(VTI)。VTI=平均血流速度×时间。

(2)连续多普勒技术 四腔心切面得到二尖瓣反流频谱,计算左室压力最大上升速率dp/dt。方法是准确测量频谱上1~3 m/s的时间差dt。dp/dt=32/dt。

(二)左心室整体收缩功能

左心室整体功能可通过M型超声、二维或三维超声、组织多普勒超声、斑点追踪等方法测量,常用的指标如下。

1. 左心室射血分数

左心室射血分数(LVEF)在临床实践中已成为评价左心室收缩功能最常用的方法。广泛应用于病情评估、临床决策及预后评价。LVEF由舒张末期容积(EDV)和收缩末期容积(ESV)的测值计算而来,其公式如下:LVEF=(EDV−ESV)/EDV×100%。

推荐应用双平面法(改良Simpson法)测量左心室容量来计算LVEF。如图像质量较好,可采用三维超声进行测量。LVEF男性小于52%,女性小于53%提示左心室收缩功能异常。LVEF在40%~52%范围内的为轻度减低,在30%~40%范围内的为中度减低,小于30%的为重度减低。无明显心脏疾病情况下可根据M型超声测量LVEF。

2. 心搏量

心搏量(SV)指每次心动周期左心室排出的血流量,是定量左心室泵血功能的重要指标。可根据上述检查得出的EDV和ESV计算:SV=EDV−ESV;也可应用多普勒超声心动图技术测量:推荐根据主动脉瓣环血流量进行测定,SV=$\pi \times (D/2)^2 \times$VTI。SV的正常值男性为每搏33~78 mL,女性为每搏29~63 mL。CO为每分钟心输出量:CO=SV×R(心率),为4~7/min。CI为心排指数:CI=CO/BSA(体表面积),为2.5~4.5/(min·m²)。

3. 二尖瓣环收缩期峰值速度

将组织多普勒取样容量置于二尖瓣环间隔或侧壁处测量二尖瓣环收缩期峰值速度(S′),可用于评价左心室整体功能,S′的大小与LVEF具有较高的一致性,S′正常应大于5 cm/s。

4. 整体纵向应变

整体纵向应变(GLS)应在三个心尖标准切面上测量。测量时应选取最佳图像质量、最大帧频,并将左心室短切的可能性降至最低。若单个切面上有两个心肌节段跟踪不理想,应取消GLS的测量,可采用其他替代方法评估左心室长轴功能,如组织多普勒显像测量的S′。

虽然GLS的临床应用远低于LVEF,但多项研究均表明GLS测值稳定,且重复性好,对患者亚临床心功能减低评价及预后方面优于LVEF。目前建议GLS≤−20%为正常参考值界限。GLS的绝对值在女性中略高于男性,且其随年龄增高而降低。

5. 左心室短轴缩短率

左心室短轴缩短率(LVFS)可由二维超声引导M型图像或二维图像上直接获取。该测量操作简便,但左心室整体收缩功能的测量依赖于线性结构的测量,所以对于冠心病或传导异常等造成心室形态异常和/或节段性室壁运动异常患者并不适合应用。

(三)左心室局部功能

1. 左心室节段的划分

根据冠状动脉血液供应的区域可将左心室分为不同节段。通常采用美国超声心动图协会推荐的17节段模式,该模式适用于心肌灌注研究及不同影像技术的对比研究。评估室壁运动观察16节段,不应包括心尖帽,因为该部位正常情况下并无运动。虽然冠状动脉对于心肌节段的血液供应存在某些变异,但各节段可分别划归于三条主要的冠状动脉。

2. 测量方法

评估内容应包括室壁增厚率、心肌节段的运动幅度、应变以及心肌运动的同步性。由于心肌运动可由邻近节段的牵拉或左心室整体移位产生,故局部心肌变形(增厚、缩短等)应为检查的重点。心外膜冠状动脉病变引起的心肌局部功能异常,常常与冠状动脉供血区域有关,而其他原因引起的心肌运动异常,往往缺乏与冠状动脉分布有关的规律性。

(1) 定性分析方法

建议对每一节段的室壁运动采用定性分析方法描述:

① 运动正常或增强,表现为心内膜运动幅度≥5 mm、室壁增厚率≥50%;

② 运动减弱,表现为心内膜运动幅度为 2～4 mm、室壁增厚率<50%;

③ 运动消失(室壁增厚消失或可忽略的室壁增厚),心内膜运动幅度<2 mm;

④ 反向运动(收缩期心肌变薄或伸长,室壁朝向外运动,如室壁瘤)。

可对上述心肌运动进行半定量的记分(对应上述分别为:运动增强(0 分);运动正常(1 分);运动减低(2 分);运动消失(3 分);反向运动(4 分)),将所有节段的记分进行平均后,计算出左心室室壁运动记分指数(WMSI),WMSI=1 为正常,>1 为异常,>2 为显著异常。

(2) 斑点追踪技术对局部室壁运动的定量测定

超声心动图对局部心肌功能的定量评估可采用斑点追踪技术测量局部力学参数。应变及应变率显像可反映心肌主动收缩功能,以区别主动收缩和被动牵拉。最常使用的形变参数是左心室收缩期的长轴峰值应变。由二维斑点追踪技术或三维数据获得的局部心肌力学参数正常参考值尚在研究。

(3) 心肌运动的同步性

主要通过测量左心室不同节段收缩指标达峰时间差获取,可由 M 型超声、频谱多普勒、组织多普勒、斑点追踪及三维超声获取。其中 M 型超声可测量室间隔与左心室后壁运动峰值时差,但受仪器精密度、取样线位置等因素影响较多。频谱多普勒可通过测量心电图 QRS 波形起始到主动脉瓣或肺动脉瓣前向血流频谱起始的时间间隔(射血前时间)反映左、右心室收缩同步性并预测心脏再同步化治疗(CRT)效果,两者之差>40 ms 可认为心室间不同步。将室间隔与左心室后壁间的收缩延迟时间(SPWMD)≥130 ms 定义为室内不同步。组织同步化显像(TSI)等通过测量心电图 QRS 波起始至心肌各节段 S 波达峰时间(T_s)观察同步性,通常认为在心尖四腔心与二腔心切面上的 4 个基底段,达峰时间之差 T_s>65 ms 可反映收缩不同步,同时也可观察收缩后收缩现象应变及应变率显像的预测价值需进一步明确(PSS)。三维超声与上述技术相比最大的优势在于可同时显示各节段的活动,避免心率及切面变化产生的误差。

七、左心室舒张功能

左心室舒张包括等容舒张期和充盈期两个时相,在正常情况下静息或运动状态左心室充盈均不伴有左心室舒张末压的异常升高。影响左心室舒张功能的主要因素则是左心室心肌的弹性或僵硬度。

超声心动图评估左心室舒张功能可在早期发现易患人群如高血压左心室肥厚、糖尿病、肥胖、心肌缺血等患者的心功能异常;心脏收缩功能减退者可评估左心室充盈压升高并有助于判断预后;根据心脏结构估测的左心室舒张功能和充盈压对于鉴别其他疾病如肺部疾病引起的呼吸困难等具有重要的价值。

(一)评估原则

左心室舒张功能测量的"金标准"是有创的心导管检查技术。超声心动图作为间接的估测方法,任何单一指标均不能准确判断舒张功能异常及其严重程度。需要注意临床指标如心率、血压,再结合二维超声心动图和多普勒超声检查,包括左心室容量、室壁厚度、LVEF、左房容量、二尖瓣病变和基本节律等,心肌肥厚是发生舒张功能异常的最常见病理基础;另外,还要考虑图像质量和其他影响因素。在舒张功能评价过程中,左心室充盈压的判断至关重要。

(二)左心室舒张功能评价指标

超声心动图评估左心室舒张功能的指标分为主要指标和次要指标。

1. 主要指标

(1) 二尖瓣舒张期血流速度(E峰、A峰)

心尖四腔心切面彩色多普勒血流条件下,脉冲波多普勒取样容量在二尖瓣瓣尖水平获取舒张早期E峰(心电图T波之后)及舒张晚期A峰(心电图P波之后)峰值速度,两者比值即为E/A值。E峰速度反映了在舒张早期左房与左心室的压力阶差,其受左心室松弛速度和左房压变化的影响;A峰速度反映了舒张晚期左房与左心室的压力阶差,受左心室顺应性和左房收缩功能的影响。二尖瓣E/A值用于确定充盈类型:正常、松弛受损、假性正常化和限制性充盈。

优点:测值具有良好的可行性和可重复性;对收缩功能减低患者,相对于LVEF,进一步判断充盈类型和充盈压与预后相关。LVEF值正常伴有左房扩大的患者,出现限制型充盈障碍,提示预后不佳。

局限性:影响因素较多,对于伴有冠状动脉疾病和LVEF>50%的肥厚型心肌病患者,二尖瓣血流速度与左心室充盈压相关性较差;E/A值与左心室舒张功能呈"U"形关系,难以区分正常和假性正常化类型,尤其对于LVEF正常且无其他异常改变时;不适用于受心律、左心室前后负荷及年龄因素影响较大的患者。

(2) 二尖瓣E峰减速时间(DT)

获取E峰频谱,从二尖瓣E峰峰值测至基线水平即为DT,结合二尖瓣E/A值有助于判断充盈类型。

优点:可行性和重复性较强,尤其LVEF值减低的患者出现DT缩短,提示左心室舒张末压升高,无论对窦性心律还是心房颤动,都具有较高的精确性。

局限性:对于LVEF正常者,DT与左心室舒张末压无相关性;E峰和A峰发生融合时准确性下降;受年龄因素影响(随着年龄增长而增长);不适用于心房扑动患者。

(3) 二尖瓣环侧壁和间隔运动速度(e')

取心尖四腔心切面,组织多普勒取样容积为5~10 mm,于二尖瓣环处侧壁和室间隔及侧壁处获取舒张早期最大速度e',可计算两者的平均值。

临床意义:可以校正左心室松弛受损对二尖瓣E峰流速的影响。

优点:具有较好的可行性和重复性;左心室松弛受损时,左心室充盈压对e'的影响最小;相比传统血流多普勒参数,对负荷的依赖性较小。

局限性:在伴有冠状动脉疾病和节段性室壁运动异常、二尖瓣重度钙化、外科瓣膜病术后以及心包疾病的患者,准确性低;至少采集两个切面以准确定位和调节合适大小的取样容积,不同切面测量结果的临界值不同;受年龄因素影响(随着年龄增长而降低)。

(4) 平均E/e'值

二尖瓣血流E峰速度除以二尖瓣环处侧壁和间隔舒张早期速度的平均值e',即E/e',常规用于估测左心室充盈压。

优点:具有较好的可行性和可重复性;平均E/e'<8通常提示左心室充盈压正常,E/e'>14与左心室充盈压升高具有高度特异性。

局限性:在伴有二尖瓣、心包疾病、冠状动脉疾病和节段性室壁运动异常患者中应用平均E/e'值准确性减低;该比值的"灰色区域"(8~14)不能确定左心室充盈压是否升高;不同切面测量的结果临界值不同。

（5）左房最大容量指数（LAVI）

取心尖四腔心和两腔心切面，冻结二尖瓣开放前1~2帧，保持长径和横径最大，采用二维或三维超声测量左房容量（不应包含左心耳和肺静脉），并应用体表面积进行校正。

临床意义：可用于反映升高的左心室充盈压随着时间变化产生的累积效应，左房容量增加对于死亡、心力衰竭、心房颤动和缺血性卒中具有预测价值。

优点：可行性和可重复性好，可为左心室舒张功能障碍和慢性心血管疾病提供诊断和预后信息。

局限性：即使左心室舒张功能正常，左房扩大仍可见于心动过缓、心房扑动/心房颤动、严重二尖瓣疾病等以及运动员心动过缓等情况；在技术上要求较高，图像质量未达到最优时（包括左房透视缩短现象），测量准确性不高；当伴有升主动脉、降主动脉瘤以及较大的房间隔膨出瘤时，亦很难准确测量左房容量。

（6）肺静脉血流S波、D波及S/D值

取心尖四腔心切面，在彩色多普勒血流引导下，脉冲波多普勒取样容积置于右（或左）上肺静脉下1~2 cm处，分别于收缩早期及舒张早期获取收缩期峰值速度S、舒张早期峰值速度D或其速度时间积分（VTI）。S波速度除以D波速度，或肺静脉S波VTI除以D波VTI即为S/D值。

临床意义：S波反映左房压变化和心室收缩功能；D波反映舒张早期左心室充盈和顺应性，且与二尖瓣E峰速度变化有关，左房顺应性降低和左房压升高与S波速度减低和D波速度增加有相关性。

优点：在LVEF减低的患者中，S波速度下降，S/D值<1，以及收缩期充盈分数（收缩期VTI/整个前向血流VTI）<40%提示左房压升高；对于心房颤动患者，肺静脉舒张期D波速度可选择性地用于估测平均肺毛细血管楔压（PCWP）。

局限性：可行性欠佳，尤其特殊体型或体位无法配合的患者；对于LVEF正常、心房颤动、二尖瓣疾病和肥厚型心肌病的患者，肺静脉收缩期充盈分数和左房压的关系具有一定的限制性。

（7）肺静脉Ar波持续时间

取心尖四腔心切面，脉冲波多普勒取样容积放置于右（或左）上肺静脉下1~2 cm处，测量收缩期肺静脉逆向血流速度Ar波及其持续时间。

临床意义：主要反映左心室舒张、末压的变化。

优点：肺静脉Ar持续时间减去二尖瓣A波持续时间即Ar-A间期>30 ms时，提示左心室舒张末压（LVEDP）升高；不受年龄和LVEF影响；可用于有二尖瓣反流和肥厚型心肌病患者。

局限性：可行性欠佳，尤其特殊体型或体位无法配合的患者；窦性心动过速或Ⅰ度房室传导阻滞患者难以测量。

（8）连续波多普勒测量三尖瓣最大反流速度（TRV$_{max}$）

取胸骨旁短轴和心尖四腔心切面，在彩色多普勒血流模式下采用连续波多普勒获取三尖瓣反流频谱，测量最大收缩期速度。

临床意义：主要用于评估收缩期肺动脉压，与无创获取的左房压之间具有显著相关性。在无肺动脉疾病情况下，收缩期肺动脉压升高提示左房压增高。

优点：收缩期肺动脉压可用于评估平均左房压，具有预后价值。

局限性：只能间接估测左房压；有时难以获取完整的反流频谱；对伴有重度三尖瓣反流和较低的右心室-右房压差患者，估测的准确性依赖于对右房收缩压的可靠性评估。

2．次要指标

（1）彩色多普勒M型测量血流传播速度（Vp）

在心尖四腔心切面，采用彩色多普勒M型模式，调节彩色基线，降低彩色量程直至出现红/黄混叠，测量从二尖瓣水平到左心室腔内舒张早期4 cm混叠区血流斜率。

临床意义：可反映左心室松弛程度，二尖瓣口舒张早期E与Vp比值即E/Vp与左房压相关。

优点：对于 LVEF 减低和左心室扩大的患者，评估左心室松弛性较可靠，但不适用于 LVEF 值正常患者；在 LVEF 值减低的患者中，E/Vp≥25 可合理预测 PCWP＞15 mmHg。

（2）等容舒张时间（IVRT）

取心尖长轴切面或五腔心切面，采用连续波多普勒将取样线放置于左心室流出道，同时显示主动脉射血末期和二尖瓣开放时血流频谱，测量主动脉瓣关闭至二尖瓣开放的时间。

临床意义：正常个体的 IVRT≤70 ms；左心室松弛功能受损而左心室充盈压正常时 IVRT 可延长；当左房压升高时，IVRT 可缩短；在心脏病患者中，与左心室充盈压呈负相关。

优点：整体上具有一定的可行性和可重复性；可结合其他二尖瓣血流参数评估 HFrEF 患者的左心室充盈压；适用于二尖瓣狭窄患者。

3．其他指标

（1）左房整体纵向应变

于心尖四腔心切面进行左房心内膜的斑点追踪，获得左房应变-时间曲线，从而获取左房各节段的整体纵向应变值。左房应变曲线可见两处波峰，分别为心室收缩末期和左房收缩期，分别反映左房存储功能和左房泵功能，两峰之间反映左房通道功能。

（2）负荷超声心动图

对于临床难以解释的活动胸闷、呼吸困难患者，静息状态超声检查左心室充盈压正常、舒张功能Ⅰ级患者适合负荷超声心动图检查，不适合明显左心室充盈压升高患者。检查以运动负荷为主。负荷超声心动图评估患者舒张功能指标的变化，出现平均 E/e′＞14、TRV$_{max}$＞28 m/s、左房容量增大，即左心室充盈压升高和肺动脉高压提示舒张功能异常。

（三）左心室舒张功能评估流程

1．LVEF 正常患者左心室舒张功能异常的主要参考指标

（1）二尖瓣环 e′速度，室间隔 e′＜7 cm/s 或侧壁 e′＜10 cm/s；

（2）平均 E/e′＞14；

（3）左房容量指数＞34 mL/m²；

（4）三尖瓣最大反流速度＞2.8 m/s。

上述评估左心室舒张功能的四项指标中，两个以上指标均未达到临界值，提示左心室舒张功能正常；而两个以上指标超过临界值，提示左心室舒张功能异常；两个指标未达到临界值，则结论不可确定，建议结合临床信息判断；同时存在收缩期心房整体纵向应变减低提示左心室充盈压增高，左心室舒张功能异常。

2．HFrEF 左心室充盈压和舒张功能异常分级方法

LVEF 减低患者和 LVEF 正常心肌病变患者参考临床特点和其他二维超声检查结果后，其左心室充盈压和舒张功能异常分级的评估流程如下：

（1）E/A≤0.8 且 E≤50 cm/s，提示左心室充盈压正常，舒张功能不全Ⅰ级。

（2）E/A≥2，提示左心室充盈压升高，舒张功能不全Ⅲ级。

（3）E/A≤0.8 且 E＞50 cm/s，或 0.8＜E/A＜2，此为灰区，需采用三个指标进行评估：① 平均 E/e′＞14；② 三尖瓣反流速度＞2.8 m/s；③ 左房容量指数＞34 mL/m²。

综合考虑临床和二维图像数据之后，以上三个指标中有两个或三个为阴性，或当仅有两个指标可使用时，若两个为阴性，则均提示左房压正常，舒张功能不全Ⅰ级；有两个或三个为阳性，或当仅有两个指标可使用时，两个均为阳性，提示左房压升高，舒张功能不全Ⅱ级；当仅有两个指标可使用时，若一个为阴性，一个为阳性，或当三个指标中仅有一个可获取时，则舒张功能不全分级不能确定，此时可参考其他指标，如心腔大小、心房应变、肺静脉血流速度和负荷试验结果等。左房最大整体纵向应变＜20%提示左心室充盈压升高。肺静脉收缩期和舒张期血流速度比值(S/D)<1提示左心室充盈压增高,注意LVEF正常时,40岁以下可出现S/D<1。

八、右心功能评价

各种心血管疾病出现右心室功能异常时,其死亡率和心血管病事件增加,因此准确评估右心室结构和功能对于疾病诊断、治疗和预后具有重要意义。临床对右心室功能的评估方法主要有右心导管、MRI、心肌核素显像及超声心动图技术等。心导管技术测量的压力-容量环评估右心功能虽然为金标准,但属有创检查;MRI价格较昂贵,采集技术较复杂;心肌核素显像具有放射性;超声心动图由于操作简便、安全无创、易于重复等特点,在右心功能评价中占有重要地位。

右心室具有独特的结构和功能特征,由肌性流入道、流出道及心尖肌小梁三部分组成。由于右心室腔呈不规则新月形,难以进行标准几何模型假设,流入道和流出道不在同一平面,肌小梁较发达,心内膜边缘不规则,同时在各种疾病影响下右心室形态可有多种变化,因此,不能完全应用左心室超声心动图方法评估右心功能,右心室功能评估更加复杂。超声检查应包括定性和定量指标,如右心室大小、右心房大小、右心室收缩功能,在某些情况下,也需要评估肺动脉压及右心室舒张功能。而随着超声技术的发展,三维超声心动图、应变成像、组织多普勒成像等不依赖心脏几何构型假设的相关技术出现,使右心功能的评估更加准确、全面。

(一)右心室收缩功能

右心收缩功能可采用多个指标评估,推荐指标如下。

1. 二维右心室面积变化分数(2D-FAC)

在心尖右心室四腔心切面测量,右心室面积包括肌小梁、腱索及三尖瓣叶。

$$2D\text{-}FAC=(右心室舒张末期面积-右心室收缩末期面积)/右心室舒张末期面积\times100\%$$

FAC<35%提示右心室收缩功能减低。2D-FAC可反映右心室长轴及径向的收缩功能,但忽略了右心室流出道对右心室整体收缩功能的影响。

2. 右心室射血分数(RVEF)

由于右心室形态不规则和二维超声测量方法的限制性,二维超声检查难以获取右心室容量数据,不建议采用该方法获取RVEF。三维超声心动图可以获取右心室容量及RVEF值,但规范性数据有限,采集方法未统一,对心律及图像质量要求较高,仅在右心室明显扩张及右心室功能异常的患者中推荐应用3D-RVEF进行右心室功能评估,RVEF低于44%表明右心室收缩功能减低。与MRI测量右心室容量相比,三维超声仍然低估了右心室容量。

3. 三尖瓣环收缩期位移(TAPSE)

三尖瓣环右心室壁侧收缩期最大位移的距离称为TAPSE,代表右心室的纵向收缩功能。根据心尖四腔心切面三尖瓣侧瓣环M型曲线,测量三尖瓣环舒张末期至收缩末期的位移距离。斑点追踪技术也可以测量三尖瓣环位移的距离。应用这一方法应假设心尖四腔心切面右心室基底段和其相邻节段位移能够代表整个右心室的收缩功能,而在许多疾病状态下或存在右心室节段性运动异常时这一假设是不成立的。推荐TAPSE作为一种常规评价右心室功能的方法。TAPSE<16 mm反映右心室收缩功能减低。TAPSE可行性和重复性较高,局限性为受取样线的角度及右心室前负荷影响,右心室节段收缩活动异常时不能反映右心室整体功能。

4. 右心室心肌做功指数(RIMP)

其也称MPI或Tei指数,反映右心室整体功能,即收缩和舒张功能。

$$RIMP = (IVRT + IVCT)/ET$$

式中 IVRT 为等容舒张时间,IVCT 为等容收缩时间,ET 为射血时间。

RIMP 可通过频谱或组织多普勒两种方法获取。在右心室流出道通过脉冲波多普勒频谱测量 ET;在三尖瓣口通过脉冲波多普勒测量三尖瓣关闭-开放时间(从三尖瓣 A 波终点到 E 波开始的时间),并用连续波多普勒测得三尖瓣反流时间,两者相减即可得出 IVRT + IVCT。因为测量的是非同一心动周期的时间值,当 RR 间期基本一致时才能获得较准确的结果。组织多普勒方法测量三尖瓣环侧壁速度,可在一个心动周期测量 IVCT,IVRT 和 ET。脉冲多普勒测 RIMP>0.40,组织多普勒测 RIMP>0.55,提示右心室功能不全。RIMP 易于获取,重复性好,避免右心室复杂的解剖结构,有预后价值。限制性为心律失常如心房颤动时,当 RR 间期不固定时不准确,有容量依赖性,右房压力升高时估测不准确。RIMP 不能单独用以评估右心室功能。

5. 组织多普勒三尖瓣环收缩期速度(S′)

组织多普勒取样容量置于右心室三尖瓣环或右心室游离壁基底段中部,可测量收缩期速度 S′。右心室游离壁基底段 S′速度反映右心室整体收缩功能。S′<9 cm/s 表明右心室收缩功能减低,对年轻患者尤为适用,而老年患者缺乏相关研究资料。S′易于获取,重复性好,在区分正常及异常右心室功能方面具有良好的分辨能力,对判断心血管预后有一定价值。但该指标在非右心室基底段重复性差,有角度依赖性。而且右心室基底段单一节段的功能在如右室心肌梗死、肺动脉栓塞等情况下不能完全代表右心室收缩功能。

6. 右心室应变分析(RVGLS)

右心室心肌纵向应变比周向应变能更好地反映右心室收缩功能。右心室应变分析可对右心室整体和局部功能进行评估,尤其是游离壁纵向应变,不依赖几何形状假设,可行性及重复性较好,在多种疾病中显示出预后价值。建议在右心衰竭、肺动脉高压、致心律失常性心肌病和先天性心脏病患者中测量 RVGLS,不建议作为常规临床应用。其数据变异性大,推荐 RVGLS 正常参考值小于 −21%。

(二)右心室舒张功能

评价右心室舒张功能主要观察指标推荐:三尖瓣 E/A、右房大小、下腔静脉内径及塌陷率。参考指标推荐:E 峰减速时间、三尖瓣环侧壁组织多普勒舒张早期运动速度(e′)、肝静脉的脉冲多普勒频谱。这些指标应在平静呼气末测量或取连续 3 个心动周期的平均值,且大量三尖瓣反流可明显影响测量结果。

在心尖四腔心切面于收缩末期测量右心房面积及直径。右心房面积>18 mm²,提示右心室舒张功能异常;右心房面积测量困难时需测量右心房内径,右心房长径>53 mm、横径>44 mm,表明右房增大。

在剑突下腔静脉长轴切面,距右心房入口 5~30 mm 处可测量下腔静脉内径及塌陷率,其为评估右心房压的主要指标。

如下腔静脉内径≤21 mm、吸气末内径塌陷>50%,提示为正常右心房压;如下腔静脉内径>21 mm、吸气末内径塌陷<50%,提示右心房压增高;如在两者之间,提示右心房压约为 8 mmHg(5~10 mmHg)(表 4.2.14)。吸气末内径塌陷<20%,建议评估其他指标。注意以上指标不适用于年轻运动员和接受呼吸机治疗患者。

表 4.2.14 下腔静脉内径及塌陷率与右房压估测

	正常范围 (0~5[3] mmHg)	中度 (5~10[8] mmHg)		重度 (15 mmHg)
IVC 内径	≤21 mm	≤21 mm	>21 mm	>21 mm
吸气塌陷率	>50%	<50%	>50%	<50%

右心室舒张功能异常判断建议:

三尖瓣 E/A<0.8,提示右心室舒张功能受损;

三尖瓣 E/A 在 0.8~2.1 之间且伴 E/e′>6,或者肝静脉明显的舒张期血流,提示右心室舒张功能中度受损(假性正常化);

三尖瓣 E/A>2.1 且伴减速时间<120 ms,提示右心室限制性充盈障碍。

第三节　冠状动脉粥样硬化性心脏病

冠状动脉粥样硬化性心脏病(coronary atherosclerotic heart disease)是指因冠状动脉粥样硬化使血管腔狭窄或闭塞,或(和)因冠状动脉痉挛导致心肌缺血、缺氧或坏死而引起的心脏疾病,简称冠心病(coronary heart disease,CHD)。

冠心病是动脉粥样硬化导致器官病变的最常见类型,是严重危害人类健康的常见疾病之一。在我国,该病的发病率近年来呈明显上升趋势,成为我国成人心脏病住院和死亡的第一位原因,占心脏病的 50% 以上,并且呈现年轻化的趋势。根据其病理解剖、病理生理和临床表现的不同,1979 年,世界卫生组织(WHO)将冠心病分为无症状性心肌缺血(隐匿型冠心病)、心绞痛、心肌梗死、缺血性心力衰竭(缺血性心肌病)和猝死五种临床类型。临床上常将冠心病分为急性冠脉综合征和慢性冠脉综合征两大类,前者包括不稳定型心绞痛、心肌梗死以及冠心病猝死;后者包括稳定型心绞痛、冠脉正常的心绞痛、无症状性心肌缺血和缺血性心力衰竭。

冠心病的病变基础是动脉粥样硬化的不断进展,而易损斑块的破裂导致的血小板聚集和血栓形成是冠心病急性事件的主要原因。因此,对冠心病的早期诊断、药物治疗及介入治疗的疗效评价极为重要。近年来,超声影像技术的研发及仪器的不断升级为超声医学的发展提供了必要的技术支持,为冠心病及各种心脏病变的评价提供了有效的工具,同时超声诊断因其简便、无创性、可重复性及可床旁操作等优势在冠心病诊断中发挥着主要作用。

一、冠状动脉解剖、生理及血流动力学

(一)冠状动脉分支

冠状动脉是心脏十分重要的营养动脉。在正常情况下,冠状动脉有左、右两支,分别起源于主动脉根部及主动脉瓣瓣口上方的左、右冠状动脉窦。

1. 左冠状动脉

主干起自左冠窦,长度和内径不等,一般长为 5~20 mm,内径为 4~5 mm,主干行走于肺动脉主干和左心耳之间,通常在左冠状沟向前下分为前降支和回旋支。

(1) 左前降支。为左冠状动脉主干的直接延续,沿前室间沟下行至心尖部,经心尖切迹转向心脏膈面,多数终止于后室间沟下 1/3 处,并与右冠状动脉的后降支相吻合。

前降支沿途发出很多分支,包括左圆锥支、斜角支、左心室前支、右心室前支和室间隔前支等分支,供血区域有主动脉和肺动脉主干根部、部分左心房壁、左心室前壁、部分右心室前壁、大部分心室间隔(上部和前部)、心尖区和前乳头肌等。

(2) 左回旋支。从左冠状动脉主干发出后,沿左房室沟向左向后行走,终止于靠近心脏左缘的左心室后壁,其终止的部位也可有所不同。

回旋支发出的分支变异较多,主要分支有左缘支、左心室后侧支和沿左房室沟的房室支。房室支有时(约占10%)较长,并从其末端发出后降支和房室结动脉。30%的左回旋支尚发出窦房结动脉。回旋支的供血区域有左心室侧壁和后壁、左心房,有时还供血到心室膈面、前乳头肌、后乳头肌、部分心室同隔、房室结、房室束和窦房结。

2. 右冠状动脉

主干起自右冠窦,发出后向右前方行进于主肺动脉与右心耳之间,沿右房室沟向外向下行走,在心脏右侧缘转向心脏膈面,随后沿后室间沟下行,称为后降支,通常终止于后室间沟的下2/3处附近。

右冠状动脉的主要分支有右圆锥支、右心房支、窦房结支、右心室前支、右心室后侧支、后心室间隔支、后降支和房室结动脉等。右冠状动脉供血区域包括右心房、窦房结、右心室流出道、肺动脉圆锥、右心室前壁、右心室后壁、心室间隔下1/3和房室结,右冠状动脉占优势者尚供血到部分左心室和心尖部。

(二)冠状动脉的分布类型

左、右冠状动脉在心脏的分支分布个体差异很大,相对而言,在心脏胸肋面个体差异较小,而在膈面,左、右冠状动脉分布变化较大。目前最常用的方法为Shlesinger分类法:以心脏膈面的后室间沟为界线,根据后降支动脉主要来自哪一侧冠状动脉而分出右优势型、左优势型和均衡型。人群中右优势型占60%~65%,左优势型占5%~10%,均衡型占25%~30%。右优势型由右冠状动脉在后室间沟内发出后降支,左、右室膈面的血液循环全部或大部分由右冠状动脉供血。左优势型为后降支,由左回旋支发出,并为心脏膈面的血供。均衡型为左回旋支供应左心室膈面,右冠状动脉供应右心室膈面。

(三)冠状动脉及心肌灌注血流动力学

随着冠状动脉介入治疗的广泛开展,如何评价介入治疗后的心肌血流灌注效果日益受到关注。作为冠心病诊断的“金标准”——冠状动脉血管造影术,其仅能观察心外膜直径>100 pm的血管,不能反映心肌灌注的血流信息及微血管病变。经静脉声学造影剂的应用使无创心肌血流显像成为可能,开拓了冠心病研究的新领域。心肌声学造影(myocardial contrast echocardiography,MCE)是利用声波对气体产生强反射的原理,将含微泡的造影剂注入血管,微泡充当红细胞的示踪剂,随血流分布到该血管支配区,通过造影剂的背向散射信号增加,视频灰度增强而确定心肌灌注范围,广泛用于评价心肌血流灌注强度和范围、心肌储备功能,鉴别存活与死亡心肌、顿抑与冬眠心肌,为血运重建术适应证提供决策。

二、冠状动脉疾病的病理和临床

(一)冠状动脉粥样硬化基本病理改变

冠状动脉粥样硬化早期为内膜下脂质沉着、继而局部隆起形成粥样硬化斑块,并逐步进展导致冠状动脉管腔狭窄甚至闭塞,冠状动脉血流量降低,心肌的血氧供需失衡而导致心肌组织的缺血、坏死。根据冠状动脉管腔狭窄面积<25%,26%~50%,51%~70%和>75%分为四级,其中1~2级狭窄通常不产生明显的冠状动脉血流量减少,心肌缺血与冠状动脉狭窄程度有关,但不呈线性关系。研究表明冠状动脉面积狭窄率<85%时(直径狭窄<60%),冠状动脉血流量相对稳定。狭窄程度超过85%,随着狭窄程度增加,血流量急剧下降。斑块好发部位依次为左前降支、右冠状动脉、左回旋支及左冠状动脉主干,病变多发生在近心端分叉处,导致冠状动脉管腔狭窄、血流受阻、冠状动脉储备功能降低。此时,若心脏负荷增加或冠状动脉痉挛,可引起急性一过性心肌缺血,导致临床心绞痛症状发作。若斑块发生出血、血栓形成及冠状动脉痉挛等,可使管腔闭塞、血流阻断、局部心肌缺血坏死,即发生急性心肌梗死。急性心肌梗死后,坏死心肌组织修

复形成瘢痕称为陈旧性心肌梗死。

（二）冠状动脉循环与心肌缺血

心脏的血液供应来自左、右冠状动脉。静息状态下，正常成人的冠状动脉血流量（coronary blood flow，CBF）约占心输出量的 5%（250 mL/min）。心肌能量的产生需要大量的氧，心肌平时从血液中摄取的氧（血液含氧量的 65%～75%）远较其他组织（10%～25%）要多，已接近于最大量。因此，当心肌耗氧量增加时，已难以从血中摄取更多的氧，只能通过增加 CBF 来满足。

正常情况下，冠状动脉具有很大的储备能力，在运动、缺氧等情况时，冠状动脉能够适度扩张。CBF 可增加至静息时的 4～5 倍甚至更多，以满足心肌代谢需要。这种增加冠状动脉血流量的能力被称为冠状动脉血流储备（coronary flow reserve，CFR）。

心肌缺血是冠状动脉供血与心肌需氧量之间发生矛盾，CBF 不能满足心肌代谢需要所致，与冠状动脉病变程度、心肌耗氧量增加以及侧支循环建立情况等多种因素有关。

心肌梗死是冠状动脉内粥样硬化斑块破裂的动态变化过程发展到血栓使冠状动脉完全闭塞，致使冠状动脉相关供血的心室壁心肌因持久缺血而完全或几乎完全坏死，梗死区域心肌坏死导致局部室壁变薄和运动异常的同时还可引发心脏瓣膜和心室整体形态和功能的改变，导致各种并发症的发生。常见并发症包括乳头肌功能不全或断裂、室间隔穿孔、心室游离壁破裂、假性室壁瘤、室壁瘤、附壁血栓等。

1. 乳头肌功能不全或断裂

（1）乳头肌功能不全。因乳头肌缺血导致乳头肌功能不全，也可因心腔明显扩大等原因，导致二尖瓣脱垂、对合不良，从而引起的二尖瓣关闭不全。乳头肌功能不全是心肌梗死后的常见并发症，有资料统计其总发生率可高达 50%。

（2）乳头肌断裂。为乳头肌缺血坏死所致，发生率约为 1%。乳头肌断裂是急性心肌梗死少见严重并发症之一，常致患者发生急性左心衰，较常发生于下壁梗死导致的后乳头肌断裂，可以呈部分或完全断裂。完全断裂者由于急性左心衰竭通常在 24 h 内死亡，部分乳头肌断裂者存活时间较长，但常并发顽固性心力衰竭。

2. 室间隔穿孔

为急性心肌梗死致室间隔缺血坏死、破裂所致，发生率约为 1%～2%。室间隔穿孔常导致患者临床症状突然加重，出现严重充血性心力衰竭，死亡率高。穿孔位置最常见于心尖后部室间隔。心脏听诊时可闻及突发的胸骨左缘 3,4 肋间粗糙的收缩期杂音。

3. 心室游离壁破裂

可发生于左心室壁、右心室壁和心房的任何部位，以左心室前壁和侧壁最常见。可为穿透性，或在局部形成假性室壁瘤的基础上发生破裂，破裂口多出现于梗死部位中部或正常心肌与梗死心肌之间，常呈撕裂状，长度不等，可为单个或多个破裂口，局部多有出血和血凝块。心脏破裂时，患者多突然出现较剧烈的胸痛，并很快出现心电机械分离和心脏压塞，迅速死亡。超声心动图是最佳的无创性检查方法，心室游离壁破裂者可检出心包积液。

4. 室壁瘤

较多见，是急性心肌梗死（AMI）的最常见并发症，占心肌梗死患者的 4%～20%。多见于前壁心肌梗死、单支冠状动脉病变、侧支循环不够完善者。

（1）真性室壁瘤。较大面积心肌坏死后变薄、瘢痕形成，在左心室压力的持续作用下，局部逐渐变薄膨出，称为室壁瘤，大多数发生于左心室前壁、侧壁、心尖部和后壁，但最常发生在室心尖部，与冠状动脉左前降支与左回旋支和右冠状动脉之间缺乏吻合支有关。一般瘤体较大，多为单发，少数可多发，瘤体可呈囊状、靴形、不规则形或球形，向心外膨出，心外膜通常有比较广泛的纤维组织粘连，瘤壁主要由纤维组织构成,通常与正常的心肌组织之间有明确的分界。AMI 发病 24 h 以内所发生的为急性室壁瘤,比较容易发生室壁破裂;心肌梗死愈合期所出现的为慢性室壁瘤,发生破裂者较少见。

（2）假性室壁瘤。较少见,是心室游离壁破裂后,血液进入破裂口,在心肌内或心外膜下形成血肿,在室壁内形成瘤样扩张,但心外膜尚完整或有粘连,心室与瘤体之间多形成瓶颈样改变,瘤体大小不等,多数明显大于心肌破裂口,瘤体的外层很薄,往往仅有脏层心包,容易穿孔破裂。

5. 附壁血栓

附壁血栓是心肌梗死最常见的并发症之一,发生率为 20%～60%,最常发生于室壁瘤内,可脱落发生肺、脑、肾等动脉栓塞,心肌梗死后栓塞的发生率为 1%～6%。

三、节段性室壁运动异常

左心室是心脏最重要的组成部分,各部分左心室壁接受不同冠状动脉分支的血液供应。当冠状动脉因粥样硬化性病变导致血管狭窄和(或)痉挛时,可引起其供血区域的心肌缺血而导致局部心肌的运动异常。为了研究各部位左心室壁厚度、功能状态的变化和比较相应冠状动脉的血液供应状况,一般将左心室壁分为若干个节段,通过超声心动图逐个观察分析各个节段的解剖结构和功能状态,并根据各个节段室壁的收缩运动状态评分,对局部心肌功能进行半定量诊断。通过评价心室的室壁运动异常来间接评价心肌血供状态并推测冠状动脉病变部位。

（一）左心室室壁的节段

迄今已有多种左心室壁节段区分和收缩功能评分标准方法,包括 9 节段法、20 节段法、16 节段法等。目前采用的方法是被 ASE 推荐应用的 16 分法,而 9 分法、20 分法都因为过于粗糙和过于繁杂而很少被采用。

16 节段划分法首先沿左室长轴将左心室壁分为 3 段,产生左心室 3 个环状短轴切面,分别为:① 基底段,从二尖瓣环至乳头肌顶部;② 中段,即乳头肌段;③ 心尖段,乳头肌下缘至心尖。再参考左室长轴和短轴 360°圆周,将基底段和中段按每 60°划分为一个节段,这样一共 12 个节段;心尖部按每 90°划分为 1 个节段(共 4 个节段),这样共计 16 个节段。这种划分法与冠状动脉血供分布密切结合,又使各段容易在 2 个以上超声心动图的常规切面中显示出来。

根据冠状动脉与各室壁节段性的对应关系,左前降支主要分布在左室前壁和前室间隔前 2/3 区域,显示为心尖两腔、左室短轴和长轴切面。左回旋支主要供血区域为左室侧壁、后壁、前壁基底部,显示为心尖四腔、三腔和两腔切面。右冠状动脉为右室壁、左室下壁和后间隔供血。在不同切面图像出现相关室壁节段异常,可推测相关病变的冠状动脉。

近年来,超声方法评价心肌灌注的各项技术逐步应用,心尖顶部心肌段日益受到关注。因此,美国心脏病学会(AHA)建议几种心脏影像学检查方法统一采用 17 段心肌分段方法,在 16 节段划分法的基础上把心尖单独作为一个节段。

（二）节段性室壁运动异常的分析

缺血性节段性室壁运动异常(regional wall motion abnormalities,RWMA)是冠心病在二维超声心动图上的特征性表现:① 室壁运动减低、消失、反常(矛盾)运动;② 室壁收缩运动延迟、时间滞后;③ 心肌收缩时的变形及变形率减低;④ 心肌收缩运动梯度低下;⑤ 室壁收缩期增厚率减低、消失、呈负值。心内膜运动<2 mm 者为运动消失,2～4 mm 者为运动减弱,≥5 mm 者为运动正常。

1. 目测分析

心脏实时运动情况下,目测观察室壁运动幅度。确定是否存在局部室壁运动减弱、消失、反常运动及室壁瘤等,并对异常部位进行定位。

2. 室壁运动记分法(wall motion score,WMS)半定量分析

将室壁运动划分等级,并相应记分。将所有节段的记分相加的总和除以所观察的室壁总数,即得"室壁运动指数"(wall motion index,WMI)。凡室壁运动指数等于 1 者属正常,室壁运动指数>1 者为异常,室壁运动指数≥2 者为显著异常。见表 4.3.1。

表 4.3.1 室壁运动异常划分等级与记分

室壁运动分级	超 声 表 现	室壁运动记分
运动正常	心内膜运动幅度≥5 mm,室壁收缩期增厚率≥25%	1
运动减弱	心内膜运动幅度<5 mm,室壁收缩期增厚率<25%	2
运动消失	心内膜运动和室壁收缩期增厚率消失	3
反常运动	收缩期室壁变薄或向外运动	4
室壁瘤	局部室壁变薄,收缩期与正常心肌节段呈矛盾运动	5

3. 组织多普勒成像(tissue Doppler imaging,TDI)

直接提取心肌运动多普勒信号,获得心肌长轴运动的方向、速度、位移、时相等多项信息,对节段室壁运动进行定性、定量研究。

4. 应变率成像(strain rate imaging,SRI)

心肌应变(strain)和应变率(strain rate,SR)是指心肌发生变形的能力,即心肌长度的变化值占心肌原长度的百分数,而应变率反映了心肌发生变形的速度,是心肌运动在声束方向上的速度梯度,SRI 是对局部心肌组织受力后形变能力的反映,可从时间和空间两个方面反映心肌本身的组织特性。SRI 直接反映心肌的局部功能,更加准确地判断局部心肌的实际运动情况。

四、特殊超声检查在冠心病中的应用

近年来,随着缺血性心脏病内科介入治疗及外科冠脉搭桥术的广泛开展,如何评价受损心肌的血流灌注,功能改善状况也越来越受到关注。因为再血管化治疗仅能提高具有存活心肌患者的生存率,无活性的心肌经再血管化治疗后功能不能恢复。为此,提出了存活心肌的概念,即指冠脉缺血或再灌注后具有收缩力储备的心肌,包括:① 顿抑心肌,指在严重短暂的心肌缺血缓解后(一般少于 20 min),受损心肌功能延迟恢复的状态,即血流已经恢复正常或接近正常时心肌收缩功能仍低下,延迟恢复;② 冬眠心肌,指长期低血流灌注使受损心肌收缩功能适应性下降,心肌降低做功、减少氧耗,以维持细胞活性。两者的共同特点是心肌代谢存在、心肌细胞膜完整、具有收缩储备对正性肌力药物有收缩增强的反应。

临床上评价冠心病患者是否有存活心肌具有重要意义,因为再血管化治疗仅能提高具有存活心肌患者的生存率,而无活性的心肌经再血管化治疗后功能也不能恢复。超声评价存活心肌的常用方法包括负荷超声心动图和心肌声学造影。

(一) 负荷超声心动图

负荷试验的理论基础是增加心脏负荷时心肌耗氧增加,如果冠状动脉有狭窄导致冠状动脉血流储备减低时将不能提供足够的血氧供应而导致心肌缺血。随着负荷的增加,心肌缺血时发生一系列病理生理改变,其出现顺序依次为灌注异常、代谢异常、舒张功能异常、节段性室壁运动异常、ECG 缺血改变、胸痛。由此可见,负荷超声心动图结合超声心肌造影和室壁运动定量分析技术可以早期、敏感地发现负荷状态下心肌缺血导致的灌注异常、心肌收缩和舒张功能异常,为冠心病诊断提供依据。

负荷超声心动图分运动负荷试验和非运动负荷试验两种,运动负荷试验包括踏车试验及平板试验;非运动负荷试验包括药物试验、起搏试验、冷加压试验、过度换气试验等,其中药物试验又包括多巴酚丁胺负荷试验、腺苷试验、双嘧达莫试验等。

多巴酚丁胺负荷实验是公认的检测存活心肌的方法之一,其预测存活心肌的准确率和正电子断层显像(PET)与单光子断层显像(201TI-SPECT)相似,总阳性预测率为83%,总阴性预测率为81%。多巴酚丁胺负荷试验方式属非生理性方法。整个过程中,受试者无需运动,克服了运动负荷试验的缺点,不需特殊设备,操作简单方便,尤其适用于因各种原因无法运动和年老体弱者,在临床工作较为常用。

多巴酚丁胺是异丙肾上腺素衍生物,是人工合成的儿茶酚胺类药物,具有较强的 β_1、受体兴奋作用,即正性肌力作用。小剂量多巴酚丁胺主要增强心肌收缩力,临床上主要用于评价心肌存活性。大剂量则以增加心率为主,并可使收缩压增高,明显增加心肌耗氧,故主要用于检查心肌缺血。多巴酚丁胺负荷试验结果判定标准及其临床意义见表4.3.2。

表4.3.2　多巴酚丁胺负荷试验结果判定标准及其临床意义

静息状态	负荷试验	临床意义
室壁运动正常	运动增强	正常
室壁运动正常	运动异常	心肌缺血
室壁运动异常	恶化	心肌缺血
室壁运动异常	无变化	心肌梗死
室壁运动异常	改善	存活心肌(顿抑或冬眠)

(二)心肌声学造影

冠脉微血管的完整性是心肌存活的必备条件。从心肌微循环灌注的角度检测存活心肌的超声技术是近年来逐步发展起来的心肌声学造影(myocardial contrast echocardiography,MCE)技术。微循环的完整性包括解剖结构的完整以及功能状态的完整,后者即微循环扩张储备功能的完整性。在冠状动脉缺血及再灌注过程中,心肌微循环的有效灌注是确保心肌存活的先决条件,MCE即通过评估心肌的灌注和微血管的完整性来识别存活心肌。

1. MCE 的原理

MCE 利用声波对气体产生强反射的原理,将含微气泡的溶液注入血管,微气泡充当红细胞的示踪剂,随血流分布到该血管支配区,通过造影剂的背向散射信号增加,视频灰度增强而确定心肌灌注范围。因此,MCE 可以用于观察穿壁血管的区域性心肌灌注情况,了解"危险区"心肌范围的大小,并判断阻塞血管(心肌不显影)及侧支循环建立情况(心肌延迟显影);通过心肌显像的范围和声学造影剂心肌排空的速率、灰阶强度来评价心肌血流灌注强度、范围,检测缺血心肌,评估冠脉狭窄程度及冠脉血流储备、心肌梗死溶栓或冠脉介入治疗后心肌再灌注效果,而且在冠脉搭桥术中能为血运重建术适应证提供决策、评价搭桥效果等。

2. MCE 临床应用

MCE 的临床应用广泛:① 确定危险心肌。直观地估测阻塞血管的部位、危险心肌的范围,表现为危险区面积超声反射强度的降低。② 监测心肌再灌注。MCE 可通过溶栓前后心肌显像的灰阶强度、范围等评价治疗的效果,具有简便易行、可床旁操作等优点。③ 识别无复流现象。MCE 研究的对象主要针对心肌间的微血管,是理想的评估急性心肌梗死后微血管复流的手段。④ 评价侧支循环。大部分侧支循环血管的内径<100 μm,MCE 对侧支循环的显示优于冠脉造影。MCE 可通过相应血管支配区域的灰阶强度及心肌不

显影或延时显影以及声学造影剂心肌排空速率来判断血管阻塞的程度和侧支循环的大小及范围。⑤ 识别存活心肌。⑥ 评价冠状动脉血流储备。

3. MCE识别存活心肌

在冠脉缺血及再灌注过程中,心肌微循环的有效灌注是确保心肌存活的先决条件,且微血管的灌注情况与局部心肌的存活性平行相关。MCE即通过评估心肌的灌注和微血管的完整性来识别存活心肌。如果心肌声学造影表现为正常均匀显影或部分显影,则提示为存活心肌,而坏死心肌由于局部微血管的破坏,再灌注后出现无复流现象,MCE表现为灌注缺损。

五、冠心病的超声表现

常规经胸超声心动图检查目的:① 观察心室壁的形态结构和活动状况来判断及评估冠脉狭窄阻塞的大致位置;② 评估瓣膜功能;③ 评估心脏整体收缩及舒张功能;④ 诊断心肌梗死并发症。

(一)冠心病超声心动图诊断思维要点

1. 节段性室壁运动异常

冠心病的超声诊断主要通过节段性室壁运动异常,判断缺血性心肌和梗死心肌。① 受累节段室壁变薄,运动减弱、无运动或矛盾运动,收缩期增厚率减低或消失。② 在室壁厚度和回声方面,急性心梗无明显变化,陈旧性心肌梗死节段室壁变薄,回声增强。③ 未受累节段室壁代偿性运动增强。

2. 腔室大小、形态改变

梗死心腔存在不同程度的扩大。① 左房扩大:由于心肌缺血,心肌收缩、舒张功能减低,左室舒张末期压力增高,可导致左房扩大。② 左室形态失常:因冠状动脉粥样硬化常侵犯左前降支,且左前降支循环较少,易受累缺血,故常出现左室心尖部扩大、圆钝。

3. 心功能减低

① 收缩功能减低:除非缺血严重或范围较大,通常患者的整体心功能多在正常范围,主要表现为节段性收缩功能减低。② 舒张功能减低:表现为二尖瓣口血流频谱E峰降低、A峰增高、E/A<1。E峰降低、E峰减速时间延长>240 ms,表示舒张早期心肌弛缓能力减低。A峰增高,系左房代偿性收缩增强所致。

4. 心肌声学造影

缺血区造影剂充盈缓慢、显影强度减低;梗死区造影剂充盈缺损、周边缺血区造影剂强度减低。

5. 负荷超声心动图

缺血性心肌负荷状态下新出现的室壁运动减低、原有室壁运动异常地加重。

(二)心肌梗死并发症的超声表现

(1) 乳头肌功能不全和断裂。① 乳头肌缺血:乳头肌收缩减弱,收缩期无缩短、增粗,乳头肌回声可增强;二尖瓣收缩期呈吊床样脱入左心房,前后叶对合不良致二尖瓣关闭不全,但无连枷样运动;左房、室扩大;CDFI可见不同程度的二尖瓣反流。② 乳头肌断裂:可见二尖瓣活动幅度增大、瓣叶呈连枷样活动,左心室内可见乳头肌断端回声;乳头肌功能不全时,可出现二尖瓣关闭不全,CDFI可显示二尖瓣大量反流;常合并左心扩大和室壁运动增强。

(2) 室间隔穿孔。室间隔回声中断,常邻近心尖部,缺损周边室壁运动消失;左室、右室扩大;CDFI可显示穿孔处左向右分流。

(3) 假性室壁瘤。室壁连续性突然中断,与心腔外囊状无回声区相通,瘤颈较小,收缩期左心室腔变小而瘤腔增大,CDFI可见血流往返于心室和瘤腔之间。

（4）真性室壁瘤。局部室壁明显变薄、回声增强，收缩期室壁向外膨出，呈矛盾运动。

（5）附壁血栓。左心室心尖部无运动或矛盾运动，心尖部探及团状或带状的血栓回声，活动度小，新鲜血栓回声近似心肌，陈旧性血栓可回声增强。

六、冠心病的超声鉴别诊断

（1）冠心病导致的心肌缺血应该注意与其他冠状动脉病变导致的心肌缺血相区别：如冠状动脉先天性起源异常或冠状动脉瘘、川崎病等，主要依据病史和冠状动脉病变情况确定。

（2）冠心病心肌缺血或心肌梗死合并较严重的心功能不全时应注意与扩张型心肌病、酒精性心肌病等相区别：一般扩张型心肌病和酒精性心肌病左心室壁运动普遍降低，而冠心病所导致左心室扩大、心功能不全为节段性室壁运动异常，其余室壁运动幅度尚可或增强，注意询问病史和参照冠状动脉造影等临床相关资料有助于鉴别。

（3）心肌梗死并发症的鉴别诊断：心肌梗死并发二尖瓣关闭不全、室间隔穿孔、附壁血栓等合并症时，应注意与其他原因（如瓣膜病、先天性心脏病、心肌病等）导致的类似超声表现相区别。紧密结合病史和其他临床资料有助于鉴别。

七、超声检查在冠心病诊疗中的临床价值

随着超声心动图技术的不断发展和完善，超声检查不仅可以提供形态学和血流动力学信息，还可以同时提供心肌血流灌注和功能的评价，极大程度上拓宽了其在临床诊断和治疗中的应用领域。与其他影像学技术（如放射学和核医学）比较，超声具备无创、费用低、便于移动等优势，在心血管疾病的诊断方面有独到的诊断价值。

（1）血管内超声对冠状动脉硬化斑块的评估在冠心病患者的介入性治疗和疗效评价中具有指导意义，是冠状动脉造影技术的重要补充。

（2）经胸超声心动图能够对心脏形态和功能进行全面评价，在心肌梗死及其合并症的诊断以及心脏功能评价中是首选的影像学手段。

（3）负荷超声心动图在缺血心肌诊断、存活心肌评价中具有重要价值，尤其在结合心肌局部功能定量评价新方法（如应变和应变率成像、超声斑点追踪成像等）基础上，能够进一步提高其诊断效能。

（4）心肌声学造影在缺血心肌诊断、存活心肌评价中具有一定的实用价值。

第四节　心脏瓣膜病

一、二尖瓣狭窄

（一）疾病概述

二尖瓣狭窄（mitral stenosis）几乎都是由风湿性病变所致，多造成二尖瓣前、后叶同时受累。表现为瓣叶不同程度的变形、增厚、回声增强及瓣膜联合处粘连、融合，多数病人合并轻度关闭不全。最终二尖瓣严

重纤维化甚至钙化,瓣叶、腱索和乳头肌病变进一步加重,二尖瓣可变成固定、僵硬的漏斗状或管状,瓣口开放似鱼口状,活动度明显降低或消失。

(二)病理与临床

二尖瓣长期狭窄将导致左心房扩张,左房压因此持续性升高,左房代偿性扩张,长期持续升高的左房压将进一步引起肺静脉、肺毛细血管及肺动脉内压力被动性升高。若肺动脉压力持续升高,最终将导致右心室压力负荷过重,心腔扩大,发生右心衰竭。伴有较严重的二尖瓣关闭不全时,左心功能亦受影响。此外,由于较重的二尖瓣狭窄,左房至左室血流的通路发生障碍,左房内,尤其是在左心耳部,血流长期处于低流速和高凝状态,易形成血栓。同时,左房腔的扩大还易引起房颤。

二尖瓣狭窄程度轻时,患者可不表现出临床症状;当有中、重度狭窄时,肺动脉及右心室压将被动性、渐进性增高,出现右心衰竭的相关症状,如肝大、颈静脉充盈怒张等。较典型的体征包括:患者出现"二尖瓣面容"(即双侧面颊红紫),二尖瓣听诊区出现舒张期隆隆样杂音,第一心音减弱而第二心音增强,肺部可出现湿性啰音。

(三)超声表现

1. M型及二维超声心动图

(1)二尖瓣狭窄时,M型超声心动图上主要表现为前后叶开放幅度降低,后叶与前叶运动曲线平行,EF斜率减低,前叶E,A两峰间的F点凹陷消失,严重者A波消失,呈"城墙样"改变。

(2)最常用的观察二尖瓣狭窄的切面是胸骨旁左室长轴切面和胸骨旁二尖瓣水平左室短轴切面,可观察二尖瓣的形态、活动度、瓣口开放幅度及病变性质。观察重点见表4.4.1。

表4.4.1 二尖瓣狭窄常用观察切面及观察重点

二维切面	超声观察重点
胸骨旁左心长轴切面	(1)瓣尖、瓣体部的增厚、粘连、钙化及其程度 (2)二尖瓣活动异常,瓣叶开放受限,呈"穹窿状" (3)左房扩大明显,如伴有肺动脉高压,则右房、右室也可增大
胸骨旁大动脉短轴切面	(1)左房扩大 (2)右室、右室流出道扩大,肺动脉可增粗
二尖瓣水平左室短轴切面	(1)二尖瓣瓣叶增厚,回声增强 (2)舒张期瓣口开放呈鱼口状 (3)采用轨迹法可测量二尖瓣口开放面积
心尖四腔切面	(1)左室不大、左房明显扩大 (2)二尖瓣瓣叶增厚,回声增强,开放幅度小 (3)晚期肺动脉高压时,肺静脉增粗,右房、右室大

(3)心脏形态结构的改变,表现为左心房扩大,单纯二尖瓣狭窄时,左心室大小可在正常范围内或因充盈不足而偏小;病变发展至晚期时,因肺淤血、肺循环阻力增高,可出现不同程度的肺静脉扩张及右心室扩大。房颤时表现为双心房增大,此时也易形成血栓,常附着于左心耳或左心房后侧壁,少数附着于房间隔上,表现为附着在上述部位的形态多样的稍强或低回声团。

2. 彩色及频谱多普勒超声

彩色多普勒显示左室流入道血流经过二尖瓣狭窄口时形成红色明亮细窄的射流束。如合并二尖瓣关闭不全,收缩期左房侧可出现异常反流血流束。

频谱多普勒显示二尖瓣狭窄造成二尖瓣口的血流受阻,从而引起了二尖瓣口血流速度的增快和跨瓣压差增高,故可用脉冲或连续多普勒来测定血流速度。

(1) 脉冲型频谱多普勒(PW)的特点是舒张期出现一单向朝上、离散度较大、平顶且实填的图形。E,A峰存在,E峰下降支减速缓慢。

(2) 连续型多普勒(CW)的特点是全舒张期的向上的实填双峰宽带图。E峰上升陡直,下降缓慢。

3. 二尖瓣狭窄程度定量

(1) 二尖瓣跨瓣压差

依据改良 Bernoulli 方程 $\Delta P = 4V^2$ 可测得二尖瓣口跨瓣压差,常用峰值、舒张末期及平均跨瓣压差表示(平均跨瓣压差是指瞬时跨瓣压差时间积分后的平均,而不是用平均速度来计算跨瓣压差)。跨瓣压差受跨瓣血流量、心率、心排出量及瓣口反流等多因素的影响。

(2) 瓣口面积

① 二维超声直接测量瓣口面积法:无论经食管超声还是经胸壁超声,在二尖瓣水平心室短轴切面直接勾画测得的瓣口面积代表瓣口解剖面积。测量时注意选择精确的、真正横切二尖瓣口的切面;增益条件宜小不宜大,时相应严格控制在舒张早期二尖瓣最大限度开放时;勿将大的回声失落亦勾画在瓣口轮廓内。

② 压差减半时间法:利用经验公式 MVA = 220/PHT 可以测量自然瓣二尖瓣狭窄瓣口的面积,不能用于计算人工瓣的瓣口面积。应用连续多普勒获取二尖瓣血流频谱,PHT 为峰值压差降至其 1/2 时所需的时间,沿频谱下降斜坡描绘后,超声仪可自动计算出 PHT 和 MVA。除瓣膜狭窄程度外,某些因素也可影响PHT,如主动脉瓣反流、左心房顺应性、左心室舒张功能等,PHT 法多用于单纯二尖瓣狭窄。

③ 连续方程法:一般连续方程法所测量的均为有效面积而非解剖面积,故测量值比心导管所测值低,但相关性良好。对二尖瓣狭窄,此法可以估计其面积:

$$MVA = AOA \times TVI_{AO} / TVI_{MV}$$

式中 MVA 为二尖瓣口面积(cm^2),AOA 为主动脉瓣口面积(cm^2),TVI_{AO} 为主动脉瓣口血流时间速度积分(cm),TVI_{MV} 为二尖瓣口血流时间速度积分(cm)。但此法不适于合并有二尖瓣反流或主动脉瓣反流的患者。

④ 彩色多普勒近端血流汇聚(PISA)法:应用血流汇聚法评价二尖瓣狭窄严重程度,不受二维超声直接测量瓣口面积法和多普勒压力减半时间法许多影响因素的限制(如瓣口形状、增厚度、钙化度、合并反流、操作手法、仪器条件等),经胸超声检查时可在心尖左心长轴切面、两腔切面或四腔切面上进行;经食管超声心动图检查时,由于左心房内血流汇聚区显示范围大而清晰,尤其适宜应用该法进行定量研究。计算方法为

$$MVA = Q/V$$
$$Q = 2 \times \pi \times R^2 \times AV \times \alpha/180$$

式中 MVA 为二尖瓣口面积(cm^2),Q 为经过二尖瓣口的最大瞬时流量(mL/s),V 为经过二尖瓣口的最大流速(cm/s),R 为心动周期中最大血流汇聚区红蓝交错界面至二尖瓣口(两瓣尖连线)的距离,AV 为 Nyquist 速度(cm/s),α 为二尖瓣前、后叶瓣尖的夹角。

此法可用于存在明显二尖瓣反流时,但其技术要求较高且测量较烦琐,如汇聚界面和瓣叶夹角测量不准将影响其准确性。

4. 二尖瓣狭窄程度分型

二尖瓣狭窄程度分型见表4.4.2。

表 4.4.2　二尖瓣狭窄程度分型

	轻度狭窄	中度狭窄	重度狭窄
病理解剖学分类	(1) 瓣尖运动良好 (2) 瓣口轻度增厚、钙化 (3) 瓣叶呈穹窿样改变 (4) 腱索增厚	(1) 瓣尖运动减弱 (2) 瓣口增厚、钙化明显 (3) 腱索缩短 (4) 前、后叶交界处钙化	(1) 瓣膜运动明显减弱或无运动 (2) 腱索、乳头肌融合成块影
瓣口面积(MVA)分类(正常 4～6 cm²)	1.5～2.0 cm²	1.0～1.5 cm²	<1.0 cm²
跨瓣压差(ΔP)(mmHg)	5～10	10～20	>20
压差降半时间(PHT)(ms)	90～150	150～219	>220

5. 三维超声心动图

三维超声心动图实时显像可实时、动态、方便地观察到二尖瓣的立体形态结构;全容积显像可自由切割、旋转,从左心房侧或左心室侧观察二尖瓣的短轴立体剖面图。二尖瓣狭窄时瓣膜增厚、钙化,前、后叶联合部粘连,开放受限,瓣口面积变小,瓣口的几何形状不规则。对二尖瓣狭窄的跨瓣血流亦可进行三维重建,可客观揭示该异常血流的立体轮廓、截面、分布与动态改变。

6. 经食管超声心动图

二尖瓣的位置在四个心脏瓣膜中最靠后,经食管超声检查时因探头位于食管内,紧邻心脏深层结构,所以在显示左心房、左心耳、房间隔和整个二尖瓣装置(包括瓣环、瓣叶、腱索和乳头肌)时比经胸壁超声心动图更为优越。此外,与经胸壁超声相比,经食管超声心动图是检出左心房云雾影、左心房尤其左心耳血栓的可靠、必要的检查手段。

(四) 鉴别诊断

(1) 二尖瓣瓣上狭窄:如左房黏液瘤,巨大的瘤体舒张期脱入左室,阻塞二尖瓣口,致二尖瓣开放受限。

(2) 风湿以外的病因:二尖瓣瓣上的血栓、赘生物,二尖瓣淀粉样变性等。

(3) 对于左心室容量负荷增大的疾病,由于流经二尖瓣口的血流量增多,多普勒超声显像表现为色彩明亮、流速加快的血流束,但血流束较二尖瓣狭窄者明显增宽,且为层流。在扩张型心肌病及冠心病等患者中,左心室功能减退,因而二尖瓣开口幅度减小,但血流速度明显减慢,离散度小,仍具层流的特点。配合二维图像的观察均可以进行鉴别。

(五) 临床价值

超声心动图对二尖瓣狭窄的诊断有很高的特异性。可用于:① 对二尖瓣狭窄进行诊断;② 二尖瓣狭窄程度定量评估;③ 确定心脏结构功能的改变及有无合并症;④ 瓣膜形态学评估;⑤ 术中监测、术后疗效评价及随访。

二、二尖瓣关闭不全

(一) 疾病概述

因各种原因使得二尖瓣装置(如二尖瓣瓣叶、瓣环、腱索、乳头肌、左心房和左心室壁)形态结构的完整性和功能协调一致性发生改变,引起二尖瓣在收缩期关闭不紧密,收缩期左室的血液流入左房。二尖瓣关闭不全(mitral insufficiency)病因很多,常见的有感染性心内膜炎、风湿热、腱索断裂、二尖瓣脱垂、乳头肌功能不全、扩张型心肌病、心肌梗死等。

(二)病理与临床

二尖瓣关闭不全的病理生理和临床表现取决于反流量、左心室功能状态和左心房顺应性。多数慢性轻中度二尖瓣关闭不全患者可保持长期无症状。由于左心房容量增加,压力升高,久之导致左心室容量负荷过重,左心室失代偿,功能减退,心排血量降低等症状,最终引起左心衰竭,而进一步引起肺淤血、肺水肿、肺动脉压升高及右心衰竭的发生。

对于急性二尖瓣关闭不全的患者,若反流严重,患者很快发生急性左心功能衰竭,甚至出现急性肺水肿或心源性休克。对于慢性二尖瓣关闭不全的患者,若反流严重,则有心排血量不足,首先可出现疲乏无力的症状,肺淤血的症状出现较晚。

听诊时,二尖瓣听诊区可有较明显的收缩期杂音,一般轻而柔和,可向左腋下或心前区传导。

(三)超声表现

1. 二维及多普勒超声

(1)二维图像特征取决于病因,表现为相应的二尖瓣、腱索或乳头肌的器质性病变,或二尖瓣环扩大引起的收缩期瓣叶对合不良,有的存在明显缝隙。风湿性病变者见瓣膜增厚,回声增强。腱索断裂瓣叶可出现连枷样运动,可导致重度关闭不全,出现大量反流。二尖瓣脱垂者两叶不能闭合,收缩期瓣叶脱向左房侧,出现不同程度的反流。感染性心内膜炎者可检出附着在瓣膜上的赘生物。

(2)彩色多普勒显示收缩期二尖瓣口左心房侧出现蓝色为主的五彩镶嵌血流束。反流束是二尖瓣关闭不全的特征性表现,是诊断二尖瓣反流最直接的根据。二尖瓣前叶病变为主者,反流束为朝向左心房后壁的偏心血流;两叶对合不良者,反流束朝向左心房中央;而后叶病变为主者,反流束偏向左心房前侧。

(3)频谱多普勒见收缩期二尖瓣口左心房侧出现高速度,宽频带湍流。

(4)左心房大,左心室大;晚期患者右心房、右心室也可扩大,在乳头肌功能不全等缺血性心肌病中,可见相关室壁的局部运动异常。

(5)晚期患者左心功能有不同程度的减低。

2. 二尖瓣关闭不全的定量评估

(1)根据彩色反流束半定量估计反流程度:临床常用反流束长度分级法,即反流束局限在二尖瓣环附近为轻度,达左心房中部为中度,达左心房顶部为重度。依据彩色多普勒血流成像勾画的最大反流束面积进行分级,标准为反流束面积<4 cm² 为轻度,介于 4~10 cm² 为中度,>10 cm² 为重度;或根据反流束面积与左心房面积的比值进行分级,比值<20%为轻度,介于 20%~40%为中度,≥40%为重度。尽管根据反流束大小半定量估计反流程度尚存在很多局限性,但因其简单、直观、重复性好、测量误差小,仍得到临床广泛应用,尤其适用于同一患者的对照。

(2)反流分数的测定:根据连续方程的原理,在无二尖瓣反流的患者中,主动脉瓣口血流量应等于二尖瓣血流量,而在单纯二尖瓣反流的患者中,主动脉瓣口血流量加上二尖瓣反流量才是全部左心室心搏量,亦即收缩期二尖瓣反流量应为舒张期二尖瓣前向血流量(代表总的每搏排出量)与收缩期主动脉瓣前向射血量(代表有效的每搏排出量)的差值,各瓣口血流量计算为多普勒速度时间积分乘以该瓣口的面积。反流分数用公式表示为

$$RF = (MVF - AVF)/MVF = 1 - AVF/MVF$$

式中 RF 为反流分数,MVF 为二尖瓣口舒张期血流量,AVF 为主动脉瓣口收缩期血流量。这一评估反流程

度的方法已得到临床与实验室广泛验证,有较高的准确性。轻度反流者 RF<30%,中度反流者 RF 介于 30%～49%,重度反流者 RF≥50%。

(3) PISA 法测定反流量:二尖瓣关闭不全时,大量左心室血通过狭小的反流口反流入左心房中,在反流口的左心室侧形成血流汇聚区,根据此血流汇聚区的大小可定量计算二尖瓣反流量,其计算公式为

$$Q = 2 \times \pi \times R^2 \times AV \times VTI / V$$

式中 Q 为反流量(mL),R 为血流汇聚区半径(cm),AV 为 Nyquist 速度(cm/s),VTI 为二尖瓣反流频谱的速度时间积分(cm),V 为二尖瓣反流峰值流速(cm/s)。

(4) 生理性反流:一般认为反流信号微弱,范围局限,反流束长度<1.5 cm,反流面积<1.5 cm²,反流速度<1.5 m/s,所占面积与左心房面积之比<3.5%,占时短暂≤0.1 s,起始于收缩早期,一般不超过收缩中期,或占时不超过收缩期的 60%,同时无瓣膜形态活动异常或心腔大小改变者为生理性反流。有学者提出全定量评估时,以每搏反流量≤5 mL 为生理性反流。二尖瓣反流程度的评估应采用多个参数综合判断,而不是依赖于单一指征,二尖瓣反流严重程度各参数的半定量评估总结见表 4.4.3。

表 4.4.3 二尖瓣反流严重程度的半定量评估

参数	轻度反流	中度反流	重度反流
左心大小	正常	正常或增大	增大
二尖瓣形态	正常或异常	正常或异常	异常/连枷瓣/乳头肌断裂
反流束长度	局限在二尖瓣环附近	达左心房中部	达左心房顶部
反流束起点处宽度(cm)	<0.3	0.3～0.69	≥0.7
反流束面积	小,中心性(通常<4 cm²或左心房面积的 20%)	不定(4～10 cm²或左心房面积的 20%～40%)	大的中心性反流(通常>10 cm²或左心房面积的 40%)或左心房内偏心性贴壁涡流
肺静脉血流	收缩期为主	收缩期回流减少	收缩期逆流
反流束容积(mL)	<30	30～59	≥60
反流分数(%)	<30	30～49	≥50

3. 三维超声心动图

三维超声心动图使二尖瓣病变的形态更为直观,病变的定位及范围判定更为准确。可以从心房向心室角度,或从心室向心房的角度直观地显示整个二尖瓣口及瓣叶的形态、大小、整个对合缘的对合和开放状态,而这些是二维超声所无法显示的。

4. 经食管超声心动图

经食管超声心动图检查为经胸壁检查方法的重要补充。因探头与二尖瓣口距离缩短,探头频率较高,分辨力良好,有利于识别引起反流的各种解剖结构异常,对病变的形态与性质诊断准确率更高。由于经食管探查不妨碍手术视野,故在二尖瓣关闭不全的外科治疗中可实时监测术中变化是其优势。

(四) 鉴别诊断

二尖瓣反流的定性诊断并不困难。鲜少碰到需要与之鉴别的病变。极少数情况下,需要与位于二尖瓣口附近的主动脉窦瘤破入左心房及冠状动脉左房瘘鉴别。这两种病变的特点是异常血流为双期或以舒张期为主,加之相应的主动脉窦和冠状动脉结构形态异常不难鉴别。

（五）临床价值

超声心动图是无创性明确诊断二尖瓣关闭不全的最佳手段和首选方法。可用于：① 迅速、敏感地确定二尖瓣反流；② 判断二尖瓣关闭不全的严重程度；③ 鉴别二尖瓣关闭不全的病因，这有助于临床判断是否采用整形术或换瓣术；④ 确定心脏结构功能的改变；⑤ 术中监测、术后疗效评价及随访。

三、二尖瓣脱垂

（一）疾病概述

二尖瓣脱垂（mitral prolapse）是各种原因引起的二尖瓣某一个或两个瓣叶在收缩中、晚期或全收缩期部分或全部脱向左心房，超过二尖瓣瓣环水平。多数伴有二尖瓣关闭不全，少数没有明显反流。二尖瓣脱垂是最常见的心脏瓣膜异常，占人群的 3%～5%，女性发病率是男性的 2 倍。各种病因使二尖瓣瓣叶、瓣环、腱索及乳头肌异常导致的脱垂占 60%，如风湿病变、感染性心内膜炎、心肌梗死等；无明显病因者占 30%。原发性二尖瓣脱垂主要是二尖瓣叶、腱索或瓣环等发生黏液样变性，导致瓣叶增厚或冗长、腱索过长或断裂、瓣环扩张等引起的脱垂。继发性脱垂原因常为瓣环与室壁之间大小比例失调、二尖瓣环扩张或发生继发损害、腱索断裂或乳头肌功能失调等。

（二）病理与临床

二尖瓣脱垂多数合并有不同程度的二尖瓣关闭不全，可出现不同程度的二尖瓣关闭不全时的血流动力学改变。

患者可长期无症状，临床症状可有不典型胸痛、心悸，体征有胸骨过小、直背、漏斗胸。心前区听诊闻及收缩中晚期喀喇音是其特点。

（三）超声表现

1. M 型及二维超声心动图

（1）二尖瓣 M 型曲线显示收缩中、晚期，或全收缩期 CD 段呈吊床样改变，与 C,D 两点间的连线距离＞2 mm。由腱索断裂引起的二尖瓣脱垂，瓣叶活动度增加，瓣叶曲线明显向下运动，伴有明显的瓣叶、腱索的扑动。二尖瓣脱垂 M 型超声心动图表现与探头的方向有很大关系，如操作方法不当很容易出现假阳性或假阴性。通常应结合二维和多普勒超声确定是否有脱垂，不宜单纯根据 M 型超声表现诊断二尖瓣脱垂。

（2）诊断二尖瓣脱垂的基本标准是收缩期二尖瓣叶超过瓣环连线水平，位于左心房侧。其超声诊断标准被定义为收缩期二尖瓣一个和（或）两个瓣叶脱向左心房侧，超过瓣环连线水平 2 mm 以上，伴或不伴有瓣叶增厚。其中，瓣叶厚度≥5 mm 者称为"典型"二尖瓣脱垂；瓣叶厚度＜5 mm 者称为"非典型"二尖瓣脱垂。

（3）左心长轴切面（瓣环高点平面）为诊断二尖瓣脱垂的标准切面。大多数情况下，特别是前叶脱垂，该切面表示脱垂时瓣膜移位的最大程度超过马鞍形二尖瓣环的高点。但单纯后叶脱垂仅累及瓣叶内侧部分或外侧扇贝形部分时，则仅在心尖二腔或心尖四腔图上可见，在胸骨旁左心长轴观上不能探及，这种局限性后叶脱垂很少见，一般不发生功能异常。但当合并二尖瓣反流时，多可在胸骨旁长轴观上观察到，表明受累范围很大。从短轴切面观，正常二尖瓣口收缩期闭合成线，舒张期开放呈圆形或椭圆形，而脱垂的瓣叶表现为在收缩期局部呈圆隆的钢盔样，为多余的瓣叶褶皱所致。

（4）心脏腔室大小的改变与二尖瓣关闭不全相同，当心脏收缩时，血流自左心室反流至左心房，左心房增大,左心室也因容量负荷过重而加大。在继发于心脏的其他病变时,二维超声心动图可见相应的超声表现,如由腱索断裂引起的二尖瓣脱垂,可导致连枷样二尖瓣,瓣叶活动度明显增加。

2. 彩色多普勒及频谱多普勒超声

(1)二尖瓣脱垂伴二尖瓣反流的患者,彩色多普勒超声显示收缩期二尖瓣口左心房侧出现蓝色为主的反流束;彩色反流束的形态与走向有助于判别脱垂的部位。前叶脱垂或以前叶为主的双瓣叶脱垂,反流束起自瓣口,沿后叶瓣体及左心房后壁行走,反流程度重时,可见反流束沿左心房顶部折返行走;后叶脱垂或以后叶为主的双瓣叶脱垂,反流则沿前叶瓣体及左心房顶部行走,反流程度重时亦可折返。以上两种反流均为偏心性反流,需注意依据切面上显示的彩色血流束范围来评估其反流程度,往往被低估。双叶对称性脱垂,反流束的方向为中心性。

(2)多普勒频谱显示二尖瓣反流为收缩中、晚期或全收缩期宽频带、高速湍流。

3. 三维超声心动图

三维超声心动图能显示出二尖瓣叶与二尖瓣瓣环本身固有的立体解剖位置关系。二尖瓣脱垂患者,在左心室侧显示时,收缩期可见脱垂的瓣叶向左心房侧凹陷;在左心房侧显示时,则见脱垂部分向左心房膨出。在长轴方位或四腔心方位显示时,脱垂瓣叶呈"瓢匙样"脱向左心房。在三维图像上,瓣叶脱垂的部位、范围、程度及动态变化显示清楚,图像形态逼真,立体感强。三维超声心动图在很大程度上克服了二维超声评价二尖瓣脱垂的局限性,特别是对判断瓣叶与瓣环的位置关系有较大价值。

4. 经食管超声心动图

由于二尖瓣环的非平面特性,多平面经食管超声心动图扫查时,方位、角度及深度的多变性使所得切面更加复杂,不易判断二尖瓣叶活动范围是否真正超过总体的二尖瓣环。然而,不受声窗限制的食管探头能近距离对二尖瓣环及瓣叶进行真正意义的多平面、全方位扫查。此外,术中经食管超声心动图能即时评价二尖瓣整形术或换瓣术的手术效果。

5. 二尖瓣脱垂的定位

二尖瓣叶命名法在超声对二尖瓣脱垂的具体定位诊断中有着重要意义。Carpenter 依据相应的解剖切迹将后瓣的三个扇叶分别命名为 P1,P2,P3。P1 是指邻近前外侧联合的扇叶,接近左心耳部;P2 是指位于中央部的中间扇叶;P3 是指邻近后内侧联合的扇叶。前瓣也相应分为 A1,A2,A3 三部分。由于后叶存在解剖切迹,因此后叶脱垂的发生率较高,约占 67%,且以 P2 脱垂为主,而前后叶脱垂与单独前叶脱垂只分别占 23%和 10%。运用经胸超声二尖瓣短轴切面及其非标准切面可以观察二尖瓣前后瓣的相应结构,由于超声技术的不断发展,除了能获得更加清晰的二维图像外,三维超声还能清楚地显示瓣叶脱垂的具体部位与范围,经食管超声序列切面的深入研究,使对二尖瓣病变具体部位做出精确定位成为可能。

(四)鉴别诊断

(1)假性二尖瓣脱垂:部分正常人在左心长轴观,特别是在心尖四腔观,表现为收缩期瓣叶位置超过二尖瓣瓣环连线,位于左心房侧,易误判为二尖瓣脱垂。对心尖四腔观上瓣叶与瓣环之间的最大垂直距离<5 mm,长轴观上<2 mm 者,如其他各项检查无异常发现,说明被检查者无二尖瓣脱垂,应定期复查,观察瓣叶的位移程度有无加重。各种原因所致的大量心包积液、心脏压塞,左心室腔受压,腱索相对过长可致二尖瓣叶脱垂。但此类患者在心包积液消除后,脱垂的瓣叶又可恢复至正常位置。

(2)其他病因所致二尖瓣关闭不全:其他如风湿性心脏病、二尖瓣先天性发育不全所导致的二尖瓣关闭不全,在超声心动图上有其特征性的改变,与原发性二尖瓣脱垂的鉴别并不困难。

(五)临床价值

超声心动图对诊断二尖瓣脱垂具有很高的敏感性和特异性。可用于:① 明确二尖瓣脱垂的定性诊断;

② 二尖瓣脱垂的定位评价;③ 判断二尖瓣反流的严重程度;④ 鉴别二尖瓣脱垂的病因;⑤ 确定心脏结构功能的改变;⑥ 术中监测、术后疗效评价及随访。

四、主动脉瓣狭窄

(一)疾病概述

主动脉瓣狭窄(aortic stenosis)临床主要见于风湿性心脏病、主动脉瓣二叶畸形并瓣膜钙化和瓣膜退行性病变,风湿性主动脉瓣狭窄常合并二尖瓣病变。主动脉瓣先天性畸形有单叶型、二叶型和三叶型或圆顶型隔膜。婴儿中,单叶型瓣膜畸形可引起严重梗阻,是一岁以下儿童主动脉瓣狭窄最常见的原因。

风湿性主动脉瓣狭窄系由于瓣膜交界处和瓣叶粘连、融合,以及瓣膜环的小叶血管增生,进而导致瓣膜游离缘的回缩和硬化,并在表面和瓣口形成钙化结节,以致瓣口缩小成小的圆形或三角形开口。二叶瓣钙化是成年人与老年人单发主动脉瓣狭窄的常见病因。二瓣化主动脉瓣出生时常无明显狭窄,但由于瓣叶畸形,出生后开闭活动可致瓣叶受损、纤维化及钙化,最终形成狭窄。青少年时期钙化发展较慢,中老年期进展迅速,多伴有中度的主动脉瓣关闭不全。主动脉瓣退行性病变患者的主动脉瓣纤维化、钙化,主要发生在瓣叶根部及瓣环处,形成的主动脉瓣狭窄程度一般为轻至中度。

(二)病理与临床

由于主动脉瓣狭窄,主动脉跨瓣压差增高,使得收缩期左心室射血受到影响,心脏扩张和心输出量减少。主动脉血流减少,从而直接影响到体循环及冠状动脉心肌的血氧供应,患者将出现不同程度的心肌缺血及体循环缺血症状。

突出的临床表现是心绞痛、昏厥和心力衰竭三联征,取决于狭窄的程度和并发症。体征有胸骨右缘第2肋间收缩期喷射性杂音,向右颈部或锁骨下传导。

(三)超声表现

1. M 型和二维超声心动图

(1) 主动脉瓣 M 型曲线见主动脉瓣反射增强,开放幅度减小,主动脉壁 M 型曲线主波低平,重搏波不明显。

(2) 主动脉瓣叶不同程度增厚,回声增强,活动受限,开口间距减小。主动脉根部短轴切面见瓣口开放面积减小。

(3) 主动脉瓣二叶畸形,大动脉短轴切面常见右冠瓣和左冠瓣融合,形成大的前瓣和小的后瓣(约占80%),或右冠瓣和无冠瓣融合,形成大的右瓣和小的左瓣(约占20%),左冠瓣和无冠瓣融合少见。收缩期瓣叶开放呈鱼口状,闭合时如有融合界嵴存在,则形似三叶瓣。长轴切面多见瓣叶不对称,开放呈穹顶状,可合并舒张期瓣叶脱垂。儿童和青少年可仅有狭窄而无明显钙化,但成年患者一般可见明显钙化。主动脉瓣退行性病变钙化多见于瓣叶中部和瓣膜交界处。主动脉瓣叶(二叶或三叶)的钙化程度分为轻度(少量强回声斑伴少许声影)、中度和重度(广泛瓣叶增厚、回声增强伴明显声影)。风湿性瓣膜狭窄特征表现为瓣膜交界处融合,瓣口开放呈三角形,瓣叶增厚和钙化多见于瓣叶边缘,并通常伴有风湿性二尖瓣病变。

(4) 主动脉根部内径增宽,病程长、狭窄重者升主动脉可囊状扩张。

(5) 左心室壁向心性肥厚,其厚度≥12 mm。

(6) 早期左心室不大,左心室舒张功能可降低,收缩功能在正常范围,病变晚期左心室亦可增大,失代偿时左心室收缩功能亦降低。

2. 彩色和频谱多普勒超声

彩色多普勒显示主动脉瓣口收缩期出现五彩镶嵌状的高速射流信号。连续多普勒于狭窄的主动脉瓣口记录到收缩期高速射流频谱,频谱形态为单峰曲线,其上升支速度变缓,峰值后移,射血时间延长。狭窄越重,以上改变越明显,流速也越高。

3. 主动脉瓣口狭窄程度分级

通常利用连续方程式原理测量主动脉瓣口面积,即基于质量守恒原理,通过左心室流出道的血流量等于通过主动脉瓣口的血流量,两者的血流量均是管径或瓣口的横切面积与相应的血流速度时间积分的乘积。通过 Bernoulli 方程可计算狭窄主动脉瓣口面积:

$$A_{AV} = A_{LVOT} \times VTI_{LVOT} / VTI_{AV}$$

式中 A_{AV} 为主动脉瓣口面积,A_{LVOT} 为左心室流出道出口处,即主动脉瓣环下方的面积,假设左心室流出道出口为圆形,则 $A_{LVOT} = \pi D^2/4$,D 为左心室流出道收缩期内径。VTI_{AV},VTI_{LVOT} 分别为主动脉瓣口和左心室流出道出口处收缩期血流速度时间积分,在心尖五腔图上通过频谱多普勒测量。

主动脉瓣口狭窄程度一般根据收缩期主动脉瓣射流的平均跨瓣压差、峰值血流速度及主动脉瓣开放面积综合评定,分为轻、中、重三度,详见表 4.4.4。

表 4.4.4　主动脉瓣口狭窄程度分级

分度	峰值血流速度(m/s)	平均跨瓣压差	主动脉瓣开放面积(cm^2)
轻度	2.6～2.9	<20	>1.5
中度	3.0～4.0	20～40	1.0～1.5
重度	>4.0	>40	<1.0

应注意以下情况可对主动脉瓣狭窄程度的评估造成影响:① 左心室收缩功能不全可降低主动脉瓣口峰速和压差,形成低速低压差性主动脉瓣狭窄,表现为瓣口面积<1.0 cm^2,左心室 EF 值<40%,平均跨瓣压差<30～40 mmHg;② 左心室肥厚导致左心室容积变小时,每搏排血量变小,瓣口面积一定时其瓣口峰速和压差要小于预期值;③ 未控制的高血压会影响瓣膜狭窄程度评估,建议超声检查前应尽可能控制高血压;④ 轻度和中度的主动脉瓣反流对狭窄程度评估影响不大,但重度主动脉瓣反流时,由于收缩期跨瓣血流量增加,瓣口面积一定时其瓣口峰速和压差要大于预期值;⑤ 重度二尖瓣反流使跨主动脉瓣血流减少,导致主动脉瓣口峰速和跨瓣压差降低;⑥ 高心排血量患者(如血液透析,动静脉瘘,甲状腺功能亢进症等)主动脉瓣口峰速和压差增加,应注意区别。

4. 三维超声心动图

三维超声心动图可充分显示主动脉瓣叶的整体形态。主动脉瓣狭窄患者,可见主动脉瓣增厚,瓣叶边缘粗糙,狭窄主动脉瓣口的全貌显示十分清楚。利用三维超声心动图不但可直观简便地对主动脉瓣狭窄作出定性诊断,而且还可对狭窄的瓣口进行更为准确的定量评估。

5. 经食管超声心动图

不同病变的主动脉瓣狭窄,其瓣叶超声图像改变类似于经胸检查,但经食管探查,图像更为清晰,使对病变的判断更为准确。

(四) 鉴别诊断

(1) 主动脉瓣下狭窄和主动脉瓣上狭窄:主动脉瓣下狭窄可观察到主动脉瓣下纤维隔膜、纤维肌性隔膜或肥厚的室间隔基底部伸向左心室流出道,造成左心室流出道的狭窄,主动脉瓣正常或轻度增厚,但开口间距和开放面积无缩小,彩色多普勒显示收缩期左心室流出道的射流束起源于主动脉瓣下狭窄发生的部位。主动脉瓣上狭窄可见升主动脉(通常是窦管交接部)局限性狭窄,主动脉瓣开放正常,彩色多普勒可显示起源于升主动脉狭窄段的高速射流。

（2）导致主动脉血流量增多的疾患：导致主动脉血流量增多的疾患可见于主动脉瓣反流、动脉导管未闭、主动脉窦瘤破裂等。由于主动脉血流量明显增多，引起主动脉瓣口的射流速度增快，但主动脉瓣开放正常，彩色多普勒所显示的主动脉血流为一宽阔明亮的血流带而非窄细的射流束。

（五）临床价值

超声心动图为目前临床上无创性评价主动脉瓣狭窄的首选方法，能清楚地显示狭窄瓣膜的瓣叶形态（数目、厚度、钙化斑等）和活动幅度，明确狭窄程度并提供病因诊断信息。对于经胸超声图像质量欠佳的患者，可行经食管超声明确诊断。不过，尽管瓣膜狭窄程度的超声准确定量评估对于患者的治疗十分必要，但临床决策选择还有赖于其他几个因素，尤其是症状表现。

五、主动脉瓣关闭不全

（一）疾病概述

主动脉瓣关闭不全（aortic insufficiency）是指心室舒张期主动脉瓣不能完全关闭，多系病变累及主动脉瓣或者主动脉瓣环扩张导致关闭不全。继发于各种病因所致的主动脉瓣和（或）主动脉根部病变。在主动脉瓣病变中，风湿性瓣膜病、主动脉瓣退行性钙化是较常见的病因。在主动脉根部病变中，长期高血压导致的主动脉增宽、主动脉夹层、Marfan 综合征等是较常见的病因。风湿性主动脉瓣关闭不全的主要病理改变是瓣叶增厚、瘢痕及钙化形成，导致瓣叶挛缩、变形，边缘向主动脉窦侧卷曲，瓣叶不能完全闭合，因多有瓣叶交界处粘连，故常合并狭窄。主动脉瓣退行性病变多见于 50 岁以上人群，亦表现为瓣叶增厚、挛缩及钙化形成，钙化明显时亦可伴狭窄。

（二）病理与临床

主动脉关闭不全的主要病理生理改变是出现急性或慢性的左心室容量负荷过重，与发病原因的急缓程度有关。左心室容量负荷过重使得左心腔增大，左心室呈现离心性的肥厚；左室容量负荷的加重还使得左室舒张末压力增高，左心房压亦随之增加。如果关闭不全及反流出现较快且程度较重，患者将可能出现急性肺淤血，甚至肺水肿等急性左心衰竭的症状；发病较慢且程度较轻时，以上病变可呈慢性过程。

大部分主动脉瓣关闭不全的患者可不出现临床症状，部分出现症状的患者主要有两大类：一类是患者因心脏搏动有力而感到心悸不适；另一类是左心室病变和心力衰竭引起的如肺淤血、肺水肿等相关表现。若患者已出现心力衰竭，体检时可观察到呼吸困难、血压降低、脉搏细速、肺水肿等体征；中-重度关闭不全时，由于反流使得主动脉舒张压降低，导致脉压增大，出现颈动脉搏动增强、动脉枪击音以及随颈动脉搏动出现的点头征（De Musset 征）。

（三）超声表现

1. M 型和二维超声心动图

（1）M 型曲线提示左心室内径增大，主动脉增宽，搏动明显，重度主动脉瓣关闭不全时主动脉瓣叶闭合线呈现双线，中间存在缝隙。当主动脉瓣反流束朝向二尖瓣前叶时，二尖瓣前叶舒张期可出现快速扑动波。

（2）主动脉瓣叶增厚，反射增强，严重关闭不全时可见闭合处存在明显的缝隙。

（3）左心室腔增大，代偿期室壁活动增强，晚期失代偿时室壁活动减弱，心功能下降。

2. 彩色和频谱多普勒超声

于左心长轴切面、心尖左心长轴切面及五腔心切面进行观察，彩色多普勒显示舒张期左心室腔内起自主动脉瓣的五彩镶嵌状反流束。多数病变情况下，主动脉瓣的三瓣叶同时受损，反流束朝向左心室流出道的中央；如病变主要累及右冠瓣，则反流束朝向二尖瓣前叶；如以左冠瓣或无冠瓣受损为主，反流束则朝向室间隔。在心底短轴切面上，二维彩色多普勒可更清楚地显示反流束于瓣叶闭合线上的起源位置，有的反流束起自三瓣对合处的中心，有的则起自相邻两瓣叶的对合处。如为瓣叶穿孔，则反流束起于瓣膜回声中断处。频谱多普勒可在主动脉瓣口探及舒张期反流频谱，常在心尖五腔切面上用连续多普勒检测主动脉瓣关闭不全的反流速度，在左心功能代偿期其反流峰速度多>4 m/s。

3．主动脉瓣反流程度评估

与二尖瓣反流相同，多个参数也可用于主动脉瓣反流程度的评估，各参数的评估状况总结见表 4.4.5。临床常用的是根据反流束在左心室腔内的形态及其所占的范围大小，对反流程度进行半定量分析。轻度主动脉瓣反流束为细条状，局限于主动脉瓣下；中度反流束长度超过二尖瓣前叶瓣尖水平；重度反流束可充填整个左心室流出道，长度可达心尖部。

表 4.4.5　主动脉瓣反流程度评估

	轻　度	中　度	重　度
左室大小	正常	正常或增大	通常增大
瓣叶	正常或异常	正常或异常	异常/连枷/广泛对合不良
LVOT 反流束宽度	中心型反流束细小	中心型反流束中等	中心型反流束宽大，各种偏心型反流
反流频谱灰度-CW	不完整或浅	浓密	浓密
反流速度下降斜率-CW（PHT，ms）	缓慢，>500	中等，500~200	陡直，<200
降主动脉内舒张期反流-PW	短暂舒张早期反流	中期反流	显示全舒张期反流
VC 宽度（cm）	<0.3	0.3~0.6	≥0.6
反流束宽度/LOVT 宽度（%）	<25	25~45,46~64	≥65
反流束 CSA/LVOT CSA（%）	<5	5~20,46~64	≥60
反流容积 RV（%）	<30	30~44,45~59	≥60
反流分数 RF（%）	<30	30~39,40~49	≥50
有效反流口面积 EROA（cm²）	<0.1	0.1~0.29,0.2~0.29	≥0.3

4．三维超声心动图

三维超声心动图可清楚观察到瓣叶边缘增厚变形的立体形态以及病变累及瓣体的范围与程度。此外，通过多个角度纵向或者横向剖切主动脉瓣，可显示病变主动脉瓣叶及其与主动脉窦、主动脉壁及左心室流出道的立体位置关系。

5．经食管超声心动图

对肥胖、肋间隙狭窄及肺气过多等患者，经胸超声检查常不能清晰地显示主动脉瓣结构及准确判断有无反流，而经食管超声检查主动脉瓣关闭不全则可获取高质量的图像，可更为清楚地显示瓣叶的结构病变及更为准确地评估反流程度，在临床上对评价主动脉瓣反流具有重要价值。

（四）鉴别诊断

主动脉瓣关闭不全的反流束应与二尖瓣狭窄的射流束相区别，前者起源于主动脉瓣口，主动脉瓣有增厚、瓣叶对合处存在缝隙等改变，反流的最大流速一般大于 4 m/s。后者起源于二尖瓣口，可见二尖瓣增厚，开口间距和开放面积减小,射流的最大流速一般不超过 3 m/s。

(五)临床价值

运用二维超声与多普勒超声检查能准确诊断主动脉瓣关闭不全并进行半定量评估,是诊断的首选方法。

六、主动脉瓣脱垂

(一)疾病概述

主动脉瓣脱垂是主动脉瓣关闭不全的一种特殊类型,系不同病因导致主动脉瓣部分瓣叶在舒张期脱入左心室流出道,超过了瓣环连线水平,致使主动脉瓣尖对合错位,引起主动脉瓣关闭不全。后天性病变中常见病因有感染、外伤、结缔组织病以及 Marfan 综合征等。

(二)病理与临床

主动脉瓣脱垂可伴有不同程度的主动脉瓣反流,其血流动力学改变与临床表现类同于主动脉瓣关闭不全。

(三)超声表现

1. M 型和二维超声心动图

(1)M 型曲线显示左心室内径增大,主动脉增宽,主动脉瓣关闭线往往偏心,当主动脉瓣反流束朝向二尖瓣前叶时,二尖瓣前叶舒张期可出现快速扑动波。

(2)脱垂的主动脉瓣舒张期呈吊床样脱入左心室流出道,超过瓣环连线水平,瓣尖对合错位,严重关闭不全时可见闭合处存在明显的缝隙。

(3)主动脉瓣受损严重时,脱垂的主动脉瓣叶可呈连枷样运动,瓣叶活动幅度较大,舒张期脱入左心室流出道内,收缩期又返入主动脉腔内。

(4)左心室扩大,左心室流出道增宽,代偿期室壁活动增强,晚期失代偿时室壁活动减弱,心功能下降。

2. 彩色与频谱多普勒超声心动图

如主动脉瓣脱垂伴有主动脉瓣反流,彩色多普勒表现与频谱多普勒探查类同于主动脉瓣关闭不全。主动脉瓣脱垂时反流束通常为偏心性,如右冠瓣脱垂时,反流沿二尖瓣前叶行走。左冠瓣或无冠瓣脱垂时,反流束沿室间隔行走。

3. 经食管超声心动图

大多数主动脉瓣脱垂患者,经胸壁超声心动图可清楚地显示脱垂的主动脉瓣叶及其程度。但对肥胖、肋间隙过窄、肺气过多及胸廓畸形的患者,经胸检查不能清晰地显示主动脉瓣的形态及其活动,需行经食管超声检查。

(四)鉴别诊断

同主动脉瓣关闭不全。

(五)临床价值

二维超声心动图可显示主动脉瓣脱入左心室流出道的典型征象,是首选的诊断方法。如经胸超声图像质量不佳时,经食管超声心动图可提供主动脉瓣的脱垂部位、范围和程度等重要诊断信息。

七、三尖瓣狭窄

（一）疾病概述

在心脏瓣膜狭窄性病变中，三尖瓣狭窄（tricuspid stenosis）最少见，尤其以单纯三尖瓣狭窄更为罕见，风湿热是最主要的原因，且往往合并主动脉瓣及二尖瓣病变。少见病因包括类癌综合征（通常伴有大量三尖瓣反流）、瓣膜或起搏器心内膜炎、起搏器引起的粘连、狼疮性瓣膜炎和良恶性肿瘤导致的机械性梗阻。

（二）病理与临床

风湿性三尖瓣狭窄时，三尖瓣瓣体的炎症引起瓣叶增厚，相互粘连使瓣口面积减小，开放受限，瓣下的腱索缩短、融合，同时影响瓣叶闭合，引起三尖瓣关闭不全。

三尖瓣狭窄时，瓣口面积缩小，血流由右房充盈入右室受阻，致右房腔增大、压力升高及体循环淤血，出现颈静脉怒张，颈静脉波动和肝、脾肿大，甚至产生腹水和水肿。

（三）超声表现

（1）三尖瓣 M 型曲线显示前叶活动曲线斜率减慢，典型者类似城墙样改变。

（2）三尖瓣增厚，回声增强，可见钙化斑，瓣尖尤为明显，瓣膜开放受限，开口间距小于等于 2 cm。对于类癌综合征患者，可见瓣叶明显不能活动，称为"冻结"现象。

（3）右心房增大，下腔静脉可增宽。

（4）彩色多普勒显示舒张期狭窄的三尖瓣口一窄细血流束射入右心室，一般显示为明亮的红色，狭窄较严重时呈五彩镶嵌状，频谱多普勒在瓣口可记录到舒张期湍流频谱，频谱形态与二尖瓣狭窄相似，E 波下降斜率减低，但流速较低，一般不超过 1.5 m/s。E 波峰速吸气时升高，呼气时下降。

（四）鉴别诊断

三尖瓣狭窄应与导致三尖瓣血流量增多的疾病相区别，后者可见于明显的三尖瓣关闭不全、房间隔缺损等，因三尖瓣口流量增大，舒张期血流速度可增快，但三尖瓣活动幅度不受限，开口间距＞2 cm，且通过瓣口的彩色血流束是增宽而非狭窄的射流束，E 波的下降斜率正常或仅轻度延长。此外，右心功能不良时，三尖瓣活动幅度可减小，EF 斜率延缓，但无瓣叶的增厚粘连，三尖瓣口不会探及高速射流信号，可与三尖瓣狭窄进行鉴别。

（五）临床价值

超声心动图是诊断三尖瓣狭窄的首选检查方法。由于三尖瓣狭窄的超声图像不如二尖瓣狭窄典型，如检查者不提高警惕，仍易出现漏诊，但检查者如能在二维超声心动图上常规观察风湿性瓣膜病患者的三尖瓣形态及活动幅度，则可准确诊断。

八、三尖瓣关闭不全

（一）疾病概述

三尖瓣关闭不全（tricuspid insufficiency）有器质性和功能性两种。器质性较为少见，偶可见风湿性心脏病、乳头肌缺血、腱索断裂等原因；功能性常见，多继发于引起右心室扩大的病变，如二尖瓣病变、右心室梗死、肺动脉狭窄等。三尖瓣环比较薄弱，容易扩大而造成关闭不全。

（二）病理与临床

三尖瓣关闭不全时，收缩期右心室血液沿着关闭不全的瓣口反流入右心房，使右心房压力增高并扩大，周围静脉回流受阻可引起腔静脉和肝静脉扩张，出现肝淤血增大、腹水和水肿等体静脉淤血症状。在舒张期，右心室同时接受腔静脉回流的血液和反流入右心房的血液，容量负荷过重而扩张，严重者将导致右心衰竭。

临床表现与病因、反流程度、发病速度、并发症等有关。单纯器质性三尖瓣关闭不全通常没有明显临床表现，合并右心衰竭时出现相应临床表现。三尖瓣听诊区可闻及收缩期震颤和全收缩期高调杂音，吸气明显，多数有第一心音减弱，第二心音增强。

（三）超声表现

1. M 型和二维超声心动图

（1）除出现原发病变的 M 型曲线改变外，M 型超声常显示三尖瓣 E 峰幅度增大，开放与关闭速度增快。由腱索或乳头肌断裂造成者，可见瓣叶收缩期高速颤动现象。右房室内径均增大，严重的右心室容量负荷过重可造成室间隔与左心室后壁呈同向运动。下腔静脉因血液反流而增宽，并可见收缩期扩张现象。

（2）三尖瓣环可见扩张，三尖瓣活动幅度增大。收缩期瓣叶不能完全合拢，有时可见对合错位或闭合处的缝隙。患有风湿性心脏病者，三尖瓣出现风湿性改变导致的器质性关闭不全可见瓣叶轻度增厚、回声增强、活动较僵硬，有时可合并三尖瓣狭窄，如为二尖瓣、主动脉瓣风湿性病变导致肺动脉高压引起的功能性关闭不全，则瓣叶形态无明显改变。三尖瓣有赘生物附着时赘生物呈蓬草样、絮状或带状杂乱疏松的强回声，呈连枷样运动。三尖瓣瓣膜脱垂时可见脱垂的瓣叶收缩期脱入右心房侧，超过三尖瓣环连线水平，或呈挥鞭样活动，三尖瓣闭合点对合错位，可见缝隙。

（3）右心房、右心室增大。三尖瓣反流程度较重者下腔静脉及肝静脉可见增宽。

2. 彩色多普勒与频谱多普勒

（1）彩色多普勒显示收缩期右心房腔内起自三尖瓣口的反流束，射向右心房中部或沿房间隔走行。对肺动脉压力正常或右心衰竭患者，反流束主要显示蓝色，中央部色彩鲜亮，周缘渐暗淡。继发于肺动脉高压且右心室收缩功能良好者，反流速度较快，呈现五彩镶嵌的收缩期湍流。对严重的三尖瓣反流病例，肝静脉内可见收缩期反流，呈对向探头的红色血流信号，舒张期肝静脉血仍向心回流，呈背向探头的蓝色血流信号，因之随心脏舒缩，肝静脉内红蓝两色血流信号交替出现。在胸骨上窝探查上腔静脉时，亦可见类似现象。

（2）连续多普勒在三尖瓣口可记录到清晰的反流频谱。反流方向自右心室向右心房，故频谱为负向单峰曲线，峰顶圆钝，频谱上升与下降支轮廓近于对称。反流频谱离散度较大，呈实填的抛物线形曲线，轮廓甚光滑，最大反流速度常在 2~4 m/s。此外，在三尖瓣关闭不全较重时，通过瓣口的血流量增加，流速亦增快，故频谱中 E 峰值增高。

（3）正常的肝静脉血流频谱呈三峰窄带波形。在轻度三尖瓣反流时，频谱与正常人相似，但在中、重度反流时，由于右心房内反流血液的影响，收缩期负向 S 峰变为正向（收缩期反流频谱），D 峰仍为负向，但峰值增大。上、下腔静脉血流频谱与肝静脉血流变化相似。

3. 三尖瓣反流程度评估

根据反流束在右心房内的分布范围，可对三尖瓣反流程度进行半定量评估，临床一般采用 Omoto 三级分法：

Ⅰ级：轻度，反流束自三尖瓣口到达右心房的 1/2 处。

Ⅱ级：中度，反流束超过右心房的1/2处，占据大部分右心房腔。

Ⅲ级：重度，反流束到达右心房顶部，腔静脉与肝静脉内亦见反流信号。

也可用反流面积/右心房面积来判定反流程度，<20%为轻度，介于20%～40%为中度，>40%为重度。但应当注意，如彩色增益调节不当、声束与反流束夹角过大或心律失常等因素的影响均可导致测量失准。

4. 计算右心室收缩压

应用连续多普勒和简化的 Bernoulli 方程，可以由三尖瓣反流的最大速度（V）计算出跨瓣压差（ΔP），结合右心房压（RAP，可按5～10 mmHg 估算），最后计算出右心室收缩压（RVSP），公式表示为

$$\Delta P = 4V^2$$
$$RVSP = RAP + \Delta P$$

5. 三维超声心动图

应用实时三维超声心动图可以对三尖瓣环、瓣叶及瓣下结构的立体形态进行观察，可用于探讨三尖瓣关闭不全的发生机制，并指导临床决策，已发生右心衰竭或慢性右心室扩张时三尖瓣环倾斜角度向侧方扩张，几何形态与正常三尖瓣有显著性差异。此外，对反流束的三维容积测定有望成为定量诊断的新途径。

6. 经食管超声心动图

经胸超声心动图基本可满足三尖瓣关闭不全的诊断需求。经食管超声心动图仅用于经胸超声图像质量不佳，或需要观察心房内有无血栓以及三尖瓣位人工瓣的评价。经食管超声心动图所显示的三尖瓣关闭不全的征象与经胸超声检查相似，但更为清晰。

（四）鉴别诊断

（1）生理性与病理性三尖瓣反流的鉴别：许多正常人彩色多普勒超声检查均可以发现轻度三尖瓣反流，谓之生理性反流。最重要的鉴别点是二维超声心动图显示生理性反流无心脏形态及瓣膜活动的异常。其次，频谱多普勒显示生理性三尖瓣反流持续时间较短，多发生于收缩早期，不超过收缩中期，反流束范围局限于瓣环附近，反流跨瓣压差小于30 mmHg。

（2）器质性与功能性三尖瓣反流的鉴别：鉴别的关键点是二维超声心动图显示三尖瓣本身有无形态学的改变，器质性三尖瓣反流瓣叶有原发性病变，如增厚、脱垂、赘生物形成等，功能性三尖瓣反流时瓣叶形态可保持正常，但瓣环扩张。连续多普勒测定反流的最大压差亦可作为鉴别参考。器质性三尖瓣反流跨瓣压差极少>30 mmHg，而功能性反流跨瓣压差常>30 mmHg。

（五）临床价值

诊断三尖瓣关闭不全主要依据多普勒超声在右心房内发现来自三尖瓣口的收缩期反流信号，敏感性与特异性极高，可正确判断病因，测定反流程度，为治疗前后提供追踪观察依据。二维超声心动图显示三尖瓣对合不佳及右心房室扩大等形态改变可作为诊断参考。同时，可通过三尖瓣反流的测量估测右心室收缩压，在临床上已得到十分广泛的应用。

九、肺动脉瓣关闭不全

（一）疾病概述

肺动脉瓣关闭不全（pulmonic insufficiency）大多数是由于肺动脉瓣环扩大和肺动脉主干扩张引起的相对性关闭不全，多继发于各种原因所致的肺动脉高压和肺动脉瓣环扩大者。器质性的肺动脉瓣关闭不全比较少见，可由感染性心内膜炎以及风湿热累及肺动脉瓣所致，更少见的还有类癌综合征、创伤、类风湿关节

相似,心血管组织破坏和赘生物等可产生特殊的病理生理改变。

(1)栓塞:赘生物较大,有时可阻塞瓣口造成瓣口狭窄,赘生物脱落容易造成栓塞,在栓塞部位出现梗死性或化脓性病变,出现有关脏器的组织破坏和功能障碍,以脾、肾、冠状动脉和脑血管最常见。

(2)瓣膜破坏:包括瓣膜变形、穿孔、瓣膜瘤、腱索乳头肌断裂等。瓣膜破裂可程度不等,有的破口较小,严重者出现大面积的瓣叶穿孔,二尖瓣赘生物如延至乳头肌,可导致腱索和乳头肌断裂,造成血流动力学严重障碍。主动脉瓣反流冲击二尖瓣前叶,于该处产生一个继发感染灶;后者破坏二尖瓣的内皮及纤维体,局部瓣膜组织破坏、薄弱,呈瘤样膨出,形成二尖瓣瓣膜瘤,由于左心室压力较高,故该瘤总是突向左心房,收缩期尤为显著。瘤体可完整,也可有不同程度的破裂。

(3)脓肿形成:多数急性和部分亚急性感染性心内膜炎可形成主动脉和二尖瓣的瓣周脓肿。以主动脉根部脓肿最多见。少数患者瓣周感染扩散还可累及室间隔、心肌等。

(4)其他:严重的主动脉瓣赘生物,尤其是发生于左、右冠瓣者,可阻塞或栓塞冠状动脉,造成心肌梗死。局部感染破坏动脉中层,可造成细菌性动脉瘤,破坏主动脉窦壁,可形成 Valsalva 窦瘤。心血管脓肿或动脉瘤破入附近的心血管腔,可形成窦道或瘘管,多数从主动脉根部破入右心室或左、右心房。此外,病变累及心包者可导致急性心包炎,累及传导系统者可引起传导系统功能障碍。

不同患者感染性心内膜炎引起的心脏结构改变程度轻重不一。感染性心内膜炎病变程度轻者只有赘生物形成,无心脏结构破坏。重者伴有心脏结构破坏,其病变常扩展到瓣膜以外组织,常是致命性的。主动脉瓣和人工瓣的感染性心内膜炎,其病变常扩展到瓣周组织引起脓肿、心传导组织的破坏、瘘道形成、人工瓣撕裂及瓣周反流、化脓性心包膜炎等。一般说来,累及主动脉瓣的感染性心内膜炎比二尖瓣的感染性心内膜炎更易发生并发症。右心系统三尖瓣和肺动脉瓣的感染性心内膜炎比左心系统少。右心系统感染性心内膜炎主要发生于新生儿或静脉药物滥用的成年人。

(三)超声表现

1. M 型超声心动图

瓣膜上的赘生物在 M 型超声心动图瓣膜曲线上表现为可见关闭线部位出现绒毛状赘生物附着,常伴有收缩期或舒张期的微小颤动,闭合线间存在缝隙。导致的瓣膜反流可引起相应腔室的增大。

2. 二维超声心动图

二维超声心动图可探及感染性心内膜炎特征性病变的赘生物以及各种并发症,如腱索断裂、瓣膜穿孔、瓣膜脓肿及瓣膜瘤等。

(1)赘生物:赘生物的典型特征为黏附在瓣叶、腱索或房室心内膜表面的形态不规则的中等强度回声,大小不一,数目不等,形态变异较大,可呈绒毛状、蓬草样、带状或团块状等。附着于瓣叶上的赘生物可与瓣叶一同运动,通过短小的蒂与瓣叶相连者有较大的活动度。二尖瓣是感染性心内膜炎最常累及的瓣膜,赘生物可累及二尖瓣的前叶或后叶,或两叶同时累及。赘生物多附着在二尖瓣的左心房面,较大或带蒂的赘生物可于收缩期进入左心房,舒张期摆入左心室。主动脉瓣赘生物常累及一个或相邻两个瓣膜,多附着在瓣叶的瓣体或瓣缘的心室面,偶尔可附着于左心室流出道内室间隔的基底部。较大或带蒂的赘生物可于舒张期进入左心室流出道,收缩期摆入主动脉。三尖瓣赘生物往往比左心系统的赘生物大,且向外生长,舒张期随三尖瓣进入右心室,收缩期返回右心房内。肺动脉瓣赘生物多附着于肺动脉瓣的右心室面,随瓣叶启闭而活动,常阻塞瓣口引起右心室进入肺动脉的血流受阻。人工瓣膜,尤其是金属瓣,由于其回声强,内部组织分辨率较低且后方伴有声影,常常掩盖了赘生物,因此人工瓣膜赘生物的诊断比自然瓣膜者更困难,经食管超声检查将有助于诊断。内膜面的赘生物一般附着在异常高速血流所冲击的心腔血管壁内膜上,如室间隔缺损的右心室面、动脉导管未闭的肺动脉外侧壁以及二尖瓣脱垂的左心房面等,赘生物可随血流冲击而摆动。

（2）瓣膜继发性改变：感染性心内膜炎易引起瓣膜局部组织损害甚至穿孔，造成瓣膜反流，超声可显示瓣体的连续中断及瓣叶的闭合不良；炎症也可侵及房室瓣下的腱索和乳头肌使之断裂，引起瓣膜脱垂或连枷样运动；主动脉瓣赘生物亦可导致主动脉瓣脱垂；人工瓣膜发生感染性心内膜炎时，可导致瓣周漏；二尖瓣少数较大的赘生物舒张期可堵塞瓣口导致瓣口狭窄。超声可显示相应的特征性变化。

（3）严重的并发症：瓣周脓肿在二维超声心动图上表现为瓣环周围大小不等、形态各异的无回声区或回声异常的腔隙，其周围常可见瓣膜赘生物，形成窦道或瘘管时可见无回声区与相应的腔室相通。少数脓肿可位于瓣叶体部或心肌内。二尖瓣瘤表现为二尖瓣前叶瓣体，主要是受主动脉瓣反流血流冲击形成的薄弱瓣体向左心房侧突出形成瘤样结构，该结构收缩期和舒张期始终存在，以收缩期更明显，瘤体破裂时可见瘤体回声的连续中断。

感染性心内膜炎可引起瓣膜破坏穿孔、腱索乳头肌断裂及大血管与心腔间或不同心腔间穿孔或瘘道形成，从而导致瓣膜反流，大血管心腔间或心腔间的分流。这些血流动力学改变均可由彩色多普勒和频谱多普勒探及（详见瓣膜反流的有关章节），从而有助于对病变范围及病变严重程度的估计，为临床治疗方案决策提供重要的信息。

3. 三维超声心动图

实时三维超声能准确地显示赘生物的大小、数目、附着部位、活动度以及它们与瓣膜的关系，为外科医师展现了一个类似于手术野的空间结构图，为手术方案的制订提供了重要的依据。实时三维超声心动图同时也能很好地发现可能发生的感染性心内膜炎并发症。

4. 经食管超声心动图

经食管超声能更清晰地显示二尖瓣及主动脉瓣的结构，发现瓣膜的器质性改变、赘生物的形成以及各种并发症。对于人工瓣膜的感染性心内膜炎患者，经胸壁超声检查时，由于瓣叶回声强且后方有声影，很难显示其赘生物以及左心房侧的结构和血流情况，因此经胸壁超声对二尖瓣位人工瓣赘生物及瓣周漏的诊断有很大的局限性。而经食管超声束方向与经胸壁超声正好相反，且分辨率更高，能更清晰地显示左心房侧的血流及瓣膜结构，因此对人工瓣膜的感染性心内膜炎的诊断有独到的价值。

（四）鉴别诊断

（1）赘生物与瓣膜钙化：瓣膜钙化多见于老年人或风湿性心脏病患者，通常为无活动的强回声斑。赘生物患者常有发热病史，赘生物随瓣叶启闭而活动，除后期钙化表现为强回声外，一般回声相对较弱。

（2）赘生物与原发瓣叶小肿瘤：较大的赘生物，尤其是三尖瓣的大赘生物，常有蒂，可随瓣膜在房室间做往返运动，易与原发瓣叶小肿瘤相混淆。附着在瓣叶上的小肿瘤可为黏液瘤、纤维弹性组织瘤等，通常为单发，形态较规则，常为圆形或类圆形；赘生物多为多发，且形态不规则。如单靠超声难以鉴别，则需结合临床症状、体征及密切观察病情演变加以鉴别，小肿瘤在短期内大小不会有明显变化，而赘生物在治疗过程中大小可有变化。必要时须依靠手术证实。

（3）二尖瓣瓣膜瘤与二尖瓣脱垂：两者在二维超声心动图上均表现为二尖瓣前叶呈瘤样突向左心房侧，但二尖瓣脱垂只在收缩期出现，而二尖瓣瓣膜瘤收缩期和舒张期始终存在，不难鉴别。

（五）临床价值

（1）判断感染性心内膜炎易感的基础心脏病：感染性心内膜炎患者往往都有易感基础心脏病存在，如先天性心脏病、二尖瓣脱垂、风湿性心脏病等，超声心动图检查可以对这些基础心脏病进行明确诊断。

（2）诊断感染性心内膜炎：二维超声心动图能清晰地显示感染性心内膜炎赘生物的附着部位、大小、形态及其活动范围，被认为是当今发现赘生物的最敏感方法。

（3）诊断感染性心内膜炎的并发症：超声心动图能清楚地显示各种并发症引起的心脏结构改变及心脏

血流动力学变化,并可评估心脏功能。

(4) 预后判断、风险预测和手术时机选择:大量研究表明,赘生物的位置、大小、活动度和治疗中的变化,以及是否出现并发症与感染性心内膜炎的预后有关。由于超声不仅能直接观察到赘生物及感染性心内膜炎其他并发表现,还能评价它们施之于心室的血流动力学负荷,因此能用于评估预后及预测风险,有助于更恰当地确定手术时机。

十一、心脏人工瓣

(一) 病理与临床

心脏人工瓣的临床应用已有近 50 年的历史。目前使用的人工瓣主要有机械瓣(mechanical prosthetic valve)和生物瓣(biologic prosthetic valve)两种。机械瓣基本结构由瓣架、阀体、缝环等组成,按结构分为笼球瓣、笼碟瓣、侧倾碟瓣和双叶瓣四种。生物瓣有同种瓣和异体瓣两种。机械瓣由金属结构组成,不存在瓣叶组织变性和钙化等,但需要长期抗凝血治疗防止血栓形成;生物瓣结构接近于自然瓣,血栓发生率低,但易出现瓣叶组织变性、钙化或撕裂等,通常寿命为 10~15 年。

人工瓣包括两个基本部分:① 瓣环(瓣架),环的外周用于与生理位置的瓣环进行缝合固定,环内腔为血流的通道。② 瓣叶,为生物组织或人造材料制成的活瓣,随心动周期开启和关闭。与自然瓣膜不同,除最初应用的球笼瓣外,所有机械瓣均存在一定程度的反流使瓣叶关闭,其瓣口面积小于正常的自然瓣膜。

人造二尖瓣临床上比较常见,植入机械瓣者在瓣膜开放和关闭时通常可听到金属性较清脆响亮的喀喇音。心尖部有较轻的舒张早期杂音,多属正常现象。功能正常的生物瓣没有杂音或杂音轻微。

人造主动脉瓣中,植入机械瓣者在主动脉瓣区可听到瓣膜的开放和关闭音,多较响亮清脆。正常生物瓣一般听不到开放和关闭音。

(二) 超声表现

1. 正常人工瓣的超声特征

(1) 机械瓣

机械瓣由于金属支架与金属瓣叶的强反射,其声衰减遮盖了瓣膜后组织结构的信号,在检查人工瓣膜时,不仅要扫查各种标准切面,还要扫查多种非标准切面以便充分显示瓣膜的内部成分。如二尖瓣位人工瓣口从近胸骨旁短轴切面显示最好,而瓣叶的运动情况则从心尖切面观察更佳,从心尖切面观察左心房内结构显然比较困难时,从高位胸骨旁切面或经食管检查则可清晰显示左心房。当存在多个人工瓣时,经胸切面难以获得满意效果,必要时应采取经食管探查。

以倾斜碟瓣为例:

① M 型超声心动图:显示二尖瓣位人工瓣的曲线,可见支架与瓣叶的强反射。舒张期开放,曲线向上,收缩期关闭,曲线向下。显示主动脉瓣位人工瓣活动曲线,可见人工瓣叶收缩期前移与舒张期后移的运动曲线。

② 二维超声心动图:可见附于二尖瓣口水平的心壁上的支架强反射,倾斜碟瓣的瓣叶在收缩期呈"一"字形,与支架反射的连线平行,将瓣口封闭;舒张期瓣叶一端向前,移向左心室侧,另一端向后,移向左心房侧。舒张期双叶碟瓣的瓣叶略呈两条平行直线,收缩期双碟叶呈"倒八字",双侧瓣叶开放角度对称。胸骨旁左心长轴切面是观察主动脉瓣位人工瓣的常用切面,可见位于主动脉瓣口水平的支架强回声,由于声束与主动脉瓣位呈水平位,对瓣叶活动的显示比较困难,可从心尖长轴切面或心尖五腔切面观察,在这些切面上显示主动脉瓣人工瓣的活动度最为适宜。仔细旋转探头保持瓣膜位于图像的中心部位,可以观察瓣膜的

最大开放情况。

③ 多普勒超声心动图：彩色多普勒可直接显示瓣口的血流形式，观察正常人工瓣的反流形式；频谱多普勒可测量人工瓣口血流速度，判断跨瓣压差有无增大。

④ 三维超声心动图及经食管超声心动图：实时三维经食管超声心动图对于二尖瓣及主动脉瓣的显示有明显优势，可以更加清晰地显示人工瓣的形态、功能和血流，对瓣周漏及血栓形成显示得更加精确、敏感。

(2) 生物瓣

① M 型超声心动图：取样线对向支架的前后缘时可见两条平行的曲线，因支架靠近主动脉根部，受后者的牵拉，故其活动方向与主动脉根部一致。二尖瓣位生物瓣的瓣叶与正常二尖瓣相似，收缩期关闭，M 型曲线上可见瓣叶反射合拢成一条较粗的光带；舒张期开放，瓣叶分别向前后分离。主动脉瓣位生物瓣的活动与二尖瓣恰恰相反，收缩期瓣口开放，瓣叶分离，舒张期瓣口关闭，瓣叶合拢。

② 二维超声心动图：对二尖瓣位生物瓣，可在左心长轴切面和心尖四腔图上清楚地看到两个强回声架脚，轮廓清晰光滑，附着于左心后壁及主动脉根部的后壁上，在二尖瓣水平的非标准左心室短轴切面或三尖瓣位生物瓣的四腔心切面上可见瓣架的三个架脚的反射，呈"品"字形排列。在瓣架中央可见纤细的生物瓣瓣叶活动，与自然瓣叶相同。对于胸骨旁心底短轴切面来说，当增益调至适当水平而且扫查平面位置得当时，生物主动脉瓣叶及其开口可以清楚地显示，应注意观察瓣膜运动和厚度是否正常。正常瓣叶的厚度不应超过 3 mm。

③ 多普勒超声心动图：表现与自然瓣基本一致。

2. 异常人工瓣的超声评价

(1) 人工瓣狭窄

① 跨瓣压差的评价：应用连续多普勒计算人工瓣跨瓣压差的临床价值已得到肯定。大多数正常人工瓣常有一定程度的血流受阻，造成瓣口流率增高及跨瓣压差增大，从而使人工瓣的跨瓣压差的分析较为复杂。例如，生物瓣的跨瓣压差主要取决于其型号的大小，较小型号的瓣膜，跨瓣压较高，存在明显梗阻现象。所以，在分析多普勒测量资料时必须考虑换瓣部位的不同、瓣膜类型和型号大小的不同。单纯跨瓣压差不能确定狭窄程度，因为跨瓣压差不仅与瓣口面积有关，还与跨瓣的流率有关。高流率（贫血、发热、反流量增加等）时跨瓣压差可达到通常被认为是人工瓣狭窄的水平，所以采用多普勒血流速度评估人工瓣跨瓣压差时尚须测量其流率。对二尖瓣位人工瓣而言，压力减半时间（PHT）有助于区别二尖瓣人工瓣跨瓣血流流速增加是由跨瓣的流率增加还是由瓣叶狭窄所致。跨瓣流率增加时 PHT 并不延长，而瓣叶狭窄时 PHT 延长。

② 人工瓣有效瓣口面积：可以根据多普勒连续方程计算二尖瓣口和主动脉瓣口面积；也可以直接用压力减半时间来评估人工二尖瓣口有效面积 MVA。

MVA＝220/PHT 是根据自然二尖瓣测算所得出的公式，尚未被证实能可靠地测定人工瓣有效瓣口面积，但是对于同一患者的随访检查还是有可比性的。当不存在显著二尖瓣或主动脉瓣反流时，连续方程测定主动脉瓣位或二尖瓣位机械瓣有效瓣口面积的公式为

$$EOA_{MP} = (CSA \times TVI)_{LVOT}/TVI_{MP}$$

$$EOA_{AP} = (CSA \times TVI)_{LVOT}/TVI_{AP}$$

式中 EOA_{MP}，EOA_{AP} 分别为二尖瓣和主动脉瓣人工瓣有效面积；CSA 为 LVOT 的横截面积，在主动脉瓣环外缘测量 LVOT 的直径而计算出面积；TVI_{MP}，TVI_{AP} 分别为连续多普勒测定的二尖瓣和主动脉瓣人工瓣血流流速积分。

二尖瓣位人工瓣狭窄时瓣膜活动受限，舒张期前向血流峰速度增加，舒张期平均跨瓣压差增大，压力减半时间延长以及有效瓣口面积减小。二尖瓣位机械瓣的各参数正常值为：舒张期瓣口峰速度≤2.5 m/s，平均跨瓣压差<8.0 mmHg，有效瓣口面积≥1.8 cm²。二尖瓣位生物瓣平均舒张期跨瓣压差≥14 mmHg，有效瓣口面积≤1.1 cm²，则提示瓣口狭窄；主动脉瓣位生物瓣平均舒张期跨瓣压差≥30 mmHg，有效瓣口面

积≤1.0 cm²,则提示瓣口狭窄。

③ 人工瓣狭窄的形态学改变:机械瓣狭窄通常由血栓或赘生物形成所致,经胸超声检出率较低,经食管检查优于经胸超声心动图,可以清晰地观察人工瓣瓣叶活动和开放程度。二维超声检查时可发现光滑的瓣膜或瓣架上出现团块样回声附着。血栓性阻塞位置不同可以造成人工瓣的狭窄,亦能主要表现为反流。生物瓣血栓形成少见。生物瓣狭窄时瓣膜增厚,瓣口开放幅度减小。据文献报道,瓣膜厚度≥3 mm,瓣膜开口<7 mm,则支持生物瓣狭窄的诊断。心脏腔室大小在原有基础疾病改变上出现相应变化。

(2) 人工瓣反流

① 正常反流:正常机械瓣均有少量反流存在。经食管超声可发现接近100%机械瓣存在一定程度反流。人工瓣的正常反流的特点为反流持续时间短,彩色血流色彩单一、深暗,不易显示,通常易与异常反流相区别。有的人工瓣反流有其特征性,如 St. Jude 瓣,可同时显示3条反流束。最多可同时见到4条反流束。Medtronic-Hall 瓣典型者显示一条中央性大的反流束起自于碟瓣中央孔,依据探头方向不同,有时不能看到反流束,有时可看到1~2条小的周边反流束。Bjork-Shiley 瓣显示两条小反流束起自于碟瓣和瓣架间的小的缝隙。

② 瓣周反流(瓣周漏):指存在于缝合环和周围瓣环组织之间的反流,大多由瓣周组织剔除过多或瓣周组织薄弱,或缝线原因等造成。彩色多普勒血流成像可以显示起源于瓣架之外的瓣周反流束。瓣周反流与跨瓣反流的鉴别往往较困难,但以下标准有助于诊断瓣周漏。反流常起源于缝合环之外,而不是穿过瓣膜本身;虽不能确定反流起源于缝合环之外,但明显不是通过前向血流所经过的途径;反流束近端加速区位于人工瓣之外,通常 TEE 有助于确定显著人工瓣反流起源位置。

③ 跨瓣反流:病理性跨瓣反流常见于生物瓣置入和主动脉瓣自身移植,病变原因是瓣叶撕裂和连枷,或是瓣叶增厚、皱缩,亦可见于机械瓣运动失常。跨瓣性反流有时是中央性的,但多数为偏心性,并沿邻近左心房壁走行,因而空间分布常难以显示,其容量难以确定。超声心动图可以确定生物瓣撕裂或连枷瓣的存在,经食管超声检查可提高诊断的敏感性和准确性。

④ 反流的定量:超声心动图不仅可以定性分析人工瓣反流的存在,还能半定量评估反流的严重程度,目前主要从彩色多普勒血流显像中反流束的长度、宽度、面积等方面进行定量分析。有无远端血管血流反流(降主动脉内或肺静脉处逆流)可以判断反流程度,对于人工二尖瓣反流来说,可以结合反流束的形态和肺静脉血流形式来对二尖瓣位人工瓣反流的严重程度进行半定量分级。如果反流仅至左心房中部为轻度反流;如果超过左心房中部但未影响肺静脉血流为中度反流;如果反流造成收缩期肺静脉内或左心耳内血流逆流即为重度反流。降主动脉内逆流则表明存在重度人工主动脉瓣反流。此外,应用血流汇聚法亦可评价人工瓣反流的严重程度。

⑤ 正常与病理性人工瓣反流的鉴别:a. 反流束形状。正常和病理反流束常可根据反流形态来鉴别,机械瓣病理性反流最常见于瓣周漏,其反流束通常是偏心的。b. 反流束的速度分布。速度分布也是区分正常与病理性人工瓣反流的重要特征。典型的 St. Jude 瓣和 Bjork-Shilry 瓣反流为低速血流,仅在近瓣处出现倒错。c. 反流束的位置。辨别反流束的起源,依据反流束所在位置有助于鉴别正常和病理性反流。如确认反流束起自瓣环之外,则高度提示瓣周漏。d. 反流的严重程度。依据彩色多普勒血流图可以半定量地评估反流的程度,借以鉴别正常与异常反流。而且正常的反流束色彩单一,病理性反流为多彩的湍流信号。

(3) 人工瓣赘生物形成与瓣周脓肿

同自然瓣一样,人工瓣感染性心内膜炎的特征亦为赘生物形成,可发生在早期即术后3个月,也可发生在晚期。人工瓣赘生物在超声心动图上表现为附着于瓣膜成分上的不规则回声团块。当赘生物很小时,通常表现为不连续的、不规则的、固定的回声团块;当赘生物增大时,有一定活动度。偶尔可见赘生物向周围扩展并累及邻近结构,向上可延伸至左心房或主动脉瓣位人工瓣的缝合环。人工瓣心内膜炎可能导致瓣周脓肿,表现为在缝线环附近或与其相邻的心肌内存在一不与心血管腔相通的低回声区或无回声区。提示脓肿的间接征象是人工瓣摇荡（prosthetic valve rocking）、Valsalva 窦瘤形成、主动脉根部前壁增厚多≥10 mm 或与间隔相邻的瓣周结构增厚≥14 mm 等。在人工瓣心内膜炎时，瓣环脓肿的形成常会造成人工瓣撕脱和瓣周漏。

经胸二维超声心动图对人工瓣上的赘生物探测的敏感性不高，经食管超声可以大大提高对赘生物的检出率，对小的赘生物尤为有价值。总之，由于人工瓣的特殊性，超声心动图在检测人工瓣心内膜炎方面有一定的局限性，即使超声心动图上未探测到赘生物，也不能排除感染性心内膜炎的可能。

（三）临床价值

目前，超声心动图是检测人工瓣的最有效手段。对瓣膜置换术后的基础超声心动图检查是很重要的，必须强调术后患者 3 个月内检查建立基准多普勒参数作为以后随访的参考。其目的是：① 评价人工瓣形态及功能；② 评价人工瓣功能异常及其病因；③ 术后随访。

第五节　主动脉疾病

一、主动脉夹层

（一）疾病概述

主动脉夹层（aortic dissection）是指主动脉内膜和中层剥离撕开形成的主动脉壁中层血肿，发病率为 0.005%～0.02%，男女之比约为 2∶1，可发生于任何年龄段，50 岁左右多见。

（二）病理与临床

主动脉夹层的形成与主动脉壁中层的囊性变性坏死有关，各种引起主动脉壁胶原及弹性组织退化、断裂、囊性变或中层营养血管破裂形成壁内血肿的病变均可导致主动脉夹层形成。最常见的病因是高血压病，其次是 Marfan 综合征及其他一些疾病，如二瓣化主动脉瓣，主动脉缩窄，主动脉发育不良，动脉粥样硬化，梅毒性主动脉炎，主动脉脓肿、创伤等。

最常发生内膜撕裂的部位是升主动脉，其次是主动脉弓及降主动脉。大多数主动脉夹层发生于主动脉瓣上 5 cm 的升主动脉和左锁骨下动脉处的降主动脉起始部。临床常用 DeBakey 分型及 Stanford 分型方法。

DeBakey 分型根据内膜撕裂的部位及夹层累及的范围，可将主动脉夹层分为以下三型。

DeBakey Ⅰ 型：破口位于升主动脉或主动脉弓部，累及升主动脉、主动脉弓、降主动脉全程。有时甚至延至髂动脉或颈动脉。

DeBakey Ⅱ 型：破口位于升主动脉，但局限于升主动脉，少数累及部分主动脉弓。

DeBakey Ⅲ 型：破口位于左锁骨下动脉远端，累及胸主动脉（DeBakey Ⅲa 型）或腹主动脉（DeBakey Ⅲb）。如血肿向上逆行扩展则称为逆行性夹层。

另一种常用的分型方法是 Stanford 分型，夹层累及升主动脉，无论范围如何，统称为 Stanford A 型；夹层仅累及降主动脉，称为 Stanford B 型。

临床表现通常为剧烈的持续性疼痛、休克等症状。首发症状一般较常见的是突发性的剧烈"撕裂样"或

"刀割样"胸痛或者腹痛。疼痛的位置可在一定程度上反映主动脉受累的部位,胸痛一般可见于累及升主动脉及/或降主动脉上段的夹层,腹部剧痛一般常见于累及降主动脉中下段的夹层。若疼痛有迁移的特征,则要高度警惕夹层进展。如病变累及大的分支,则引起相应器官的缺血。主动脉夹层破裂常常危及生命。近端的主动脉夹层需要立刻手术,但远端的夹层如未出现持续性疼痛或明显的危害重要器官的临床症状,可药物治疗。

(三)超声表现

1. M型超声心动图

可得到提示性诊断,一般不能确诊。主要表现为升主动脉扩张,主动脉外径明显增宽,而内径缩小。主动脉腔内出现与主动脉壁平行的回声带,但容易造成假阳性和假阴性的诊断。

2. 二维超声心动图

(1)主动脉腔内撕裂的内膜,回声呈线状或条索状,随心动周期摆动;

(2)撕裂的内膜将增宽的主动脉分为真腔和假腔;

(3)部分患者可观察到入口及出口,内膜回声连续中断,断端呈"飘带样"运动;

(4)将探头置于不同部位,可观察到不同部位的主动脉病变,但部分患者透声条件差,必要时则需经食管超声心动图检查确诊。

3. 多普勒超声心动图

可观察到破裂口处的血流。一般真腔的血流相对较快,颜色较亮,假腔的血流缓慢,颜色较暗;真腔与假腔的色彩一般不同,两者之间有撕裂的主动脉内膜。内膜破口处显示双向往返的血流信号改变,通常收缩期血流从真腔流入假腔,舒张期从假腔流入真腔,部分患者可有多个破口。频谱多普勒可探及破口处收缩期由真腔流入假腔的高速血流频谱。若夹层内无血流信号或者血流信号充盈与假腔范围不符,则表明夹层内可能有血栓形成。此外,大多数患者存在主动脉瓣关闭不全,超声要实时观察主动脉瓣血流动力学状态,判断是否存在主动脉瓣反流及其程度,为后续治疗提供参考。

4. 区分真腔与假腔

(1)假腔一般较宽,形态可不规则,假腔中常可见自发显影或附壁血栓;真腔一般较窄,形态相对规则。

(2)收缩期真腔管径和面积增大,假腔管径和面积减小,游离的内膜向假腔方向运动;舒张期真腔管径和面积减小,游离的内膜向真腔方向运动。

(3)收缩期真腔内血流速度较快,假腔内血流速度缓慢。

(4)入口处收缩期血流从真腔流入假腔,速度较高;舒张期血流从假腔流入真腔,速度较低。出口处收缩期血流从假腔流入真腔,速度较低。

5. 经食管超声心动图

具有很高的敏感性,因其基本不受胸壁异常、肺气肿及肥胖等因素影响,可清晰显示主动脉壁内的细微变化,尤其对于图像质量欠佳的患者,可弥补经胸超声心动图的不足。改变探头深度、方向及角度可显示主动脉不同节段的长轴或短轴切面及不同水平内膜撕裂的情况,内膜常呈螺旋状或套叠样上升,呈漂浮状。短轴切面可以清晰显示真、假腔的大小及破裂口的部位。假腔中血流淤滞,常可见云雾状影,有时可见附壁血栓。

6. 实时三维超声心动图

随着超声新技术的发展,实时三维超声心动图,尤其是经食管三维超声心动图的发展为诊断主动脉夹层提供了更为准确、方便的方法。能从不同的方向和角度观察内膜撕裂的部位、方向和程度,更直观地显示夹层的空间结构,具有广泛的临床应用前景。

综上,超声心动图检查诊断主动脉夹层时,应注意从主动脉扩张形态、内膜剥离的位置和范围、破裂口大小、真假腔形成的类型和血流动力学改变、是否合并主动脉瓣关闭不全以及是否有心包积液等多方面进行观察，全面诊断。

（四）鉴别诊断

应注意与高血压和冠状动脉粥样硬化患者的主动脉增宽、内膜增厚所形成的伪像相区别。此外，当假腔内充满血栓并和撕裂的内膜融为一体时，与主动脉瘤合并附壁血栓难以区别。此时需多切面仔细观察。

（1）主动脉瘤：主动脉瘤为血管局限性扩张，主动脉壁外层、中层和内膜保持完整；而夹层腔内见撕裂的内膜反射。如果夹层内充满血栓，血栓与撕裂的内膜融为一体时与主动脉瘤伴附壁血栓类似，应注意鉴别。

（2）假性主动脉瘤：① 夹层假腔沿主动脉长轴走行，波及范围较广；假性动脉瘤范围局限。② 夹层假腔血流借入口及出口与真腔相通；假性动脉瘤腔内血流仅借破口与主动脉腔相通。③ 夹层内膜沿主动脉长轴剥离，回声纤细随血管舒缩活动；假性动脉瘤无剥离内膜带状回声反射。

（3）升主动脉伪像光带：升主动脉不一定增宽，光带多不完整、比较细且僵直，多不稳定，切面转换即可消失且不随心动周期而飘动；夹层带状回声随心动周期飘动，回声带两侧的血流信号一侧明亮、一侧灰暗。

（4）高血压、冠心病患者经常存在的主动脉增宽、内膜增厚似壁分离伪像，也是造成彩超误诊的重要原因之一。

（五）临床价值

主动脉夹层起病急，病死率较高，因此早期诊断具有重要的作用。超声心动图是临床诊断主动脉夹层首选的方法。但少数患者经胸超声图像质量较差，显示剥脱的内膜有困难。此时应结合经食管超声心动图检查，能很清晰地显示动脉及内膜结构，对明确诊断、分型及判定破口位置等具有极大的临床价值。但对于远端夹层诊断仍有一定的局限性，应结合其他影像学检查方法，如增强 CT 等。

二、主动脉缩窄

（一）疾病概述

主动脉缩窄（coarctation of aorta）是指主动脉弓至肾动脉之间任何部位的主动脉发生不同程度的狭窄，大血管畸形中比较常见，发病率占先天性心脏病患者的 1.1%～14.0%，常合并主动脉瓣畸形和室间隔缺损等其他心脏畸形。

（二）病理与临床

主动脉缩窄部位多发生于左锁骨下动脉至动脉韧带之间的主动脉峡部。缩窄局部主动脉壁中层通常出现环状增厚和折叠、内膜增厚，出现向主动脉腔的膜状或嵴状突起，造成局部偏心性狭窄，尤其多见于动脉导管附近的主动脉后壁；少数可表现为某段较均匀的管状狭窄，称之为管状发育不良。其发病机制可能与动脉导管闭合时平滑肌收缩累及主动脉壁有关，也可能与胚胎发育期主动脉血流减少有关。多数缩窄范围较为局限，约 10 mm，内径为 2～5 mm，严重者可接近闭锁。预后与病理类型有关。

根据缩窄部位与动脉导管之间的关系，一般分为导管后型和导管前型。

（1）导管后型（Ⅰ型、单纯型或成人型），约占 90%。缩窄部位通常位于发出动脉导管之后的主动脉峡部，病变局限单纯，程度较轻，侧支循环通常较充分。

（2）导管前型（Ⅱ型、复杂型或婴儿型），约占 10%。缩窄部位通常位于发出动脉导管之前的降主动脉，通常在主动脉峡部或向主动脉弓方向延伸，缩窄范围广，程度较重，弓降部多呈管状发育不良。导管前型多数合并 PDA、VSD、大动脉转位和单心室等畸形,侧支循环往往不充分,可早期出现血流动力学异常,病死率较高。

血流动力学状态取决于缩窄类型、程度、侧支循环程度及体肺循环阻力等。可引起左心室心肌肥厚,甚至心力衰竭,狭窄近端血压升高、血管扩张,远端血供减少、血压下降,下肢血压明显低于上肢。临床表现与缩窄类型及程度等有关。病变较重且复杂者出现临床症状较早,患者常出现下半身缺血的症状,如下肢乏力、疲劳、发冷及间歇性跛行等。

(三) 超声表现

1. 二维超声心动图

可清晰显示病变的部位、程度及继发性改变。胸骨上窝主动脉弓长轴切面是诊断本病最重要的切面。

主动脉缩窄的诊断标准:① 头臂干与左颈总动脉之间血管内径小于(等于)升主动脉内径的 60%;② 左颈总动脉与左锁骨下动脉之间血管内径小于(等于)升主动脉内径的 50%,或左锁骨下动脉开口后的降主动脉内径小于(等于)升主动脉内径的 40%。

典型的主动脉缩窄可出现以下改变:① 缩窄部位管腔明显变细或可见隔膜结构;② 缩窄远端主动脉扩张。此外,当患者存在以下情况之一时,提示可能存在主动脉缩窄:① 二尖瓣轻度或重度狭窄伴乳头肌位置异常及左心室肥厚;② 左锁骨下动脉至左颈总动脉之间的距离明显增大。

2. 多普勒超声心动图

彩色多普勒超声心动图显示缩窄前彩色血流汇聚,缩窄处血流速度加快呈五彩镶嵌状,缩窄后血流为多彩扩散的湍流。连续多普勒扫查时,频谱峰值、持续时间和形态与缩窄程度和压差有关,缩窄越重,峰值速度越高,时间越长,持续至舒张期,甚至全心动周期。因此舒张期的流速与压差越高,与峰值压差差距越小,缩窄程度越重。

主动脉缩窄时腹主动脉血流特征:横膈下腹主动脉上段高速血流伴频谱充填,见于降主动脉远心段缩窄,较少见。腹主动脉血流频谱峰值流速下降、加速时间延长或持续存在于收缩、舒张期的单相低速血流,提示由于上游血管狭窄,致使远端血管的灌注压和流量明显下降。

3. 经食管超声心动图

可清晰地显示缩窄部位,评价缩窄远端扩张情况及并发症。

4. 术后评价

治疗以减轻或消除狭窄、减轻左心室后负荷和改善缩窄远端血流灌注为目的,也是术后超声观察的主要参数。主动脉缩窄患者术后主要评价远端腹主动脉血流是否接近正常,有无降主动脉的瘤样扩张或夹层动脉瘤形成。并根据外科手术方式对手术部位进行检查,评价手术效果。

(四) 鉴别诊断

应注意与高血压和冠状动脉粥样硬化患者的主动脉增宽,而后与正常主动脉连续形成的伪像相区别。此外,当假腔内充满血栓并和撕裂的内膜融为一体时,与主动脉瘤合并附壁血栓难以区别。此时需多切面仔细观察。

(1) 主动脉瘤:主动脉瘤为血管局限性扩张,其远端血管正常时,易误认为远端血管管径狭窄,此时用彩色多普勒可以鉴别,缩窄时狭窄处血流会加速,而扩张后的血管流速通常是正常的。

(2) 主动脉弓降部局限的血肿或血栓:如果主动脉弓降部形成血肿从而造成局部管腔狭窄、血流加速,可以多切面观察,主动脉缩窄管壁常是连续的三层结构,而局限血肿常位于主动脉的内中膜之间,且常有胸痛的病史。若局限的血栓形成,多切面观察可见低回声附着于管壁,活动度差,近端与远端的管腔内径几乎相同,且可以观察到主动脉壁的延续性是正常的。

（五）临床价值

常规经胸超声心动图常无明显改变，少数会出现左心室心肌肥厚，容易漏诊。因而检查时应注意观察锁骨上窝切面，提高对主动脉缩窄的检出率，进一步明确缩窄的部位、远端的血管扩张情况，同时评价血管发育情况，为外科治疗方案的选择及术后评价提供重要的参考依据。

三、主动脉弓离断综合征

（一）疾病概述

主动脉弓离断综合征（aortic arch dissociation syndrome）是一组罕见畸形，占先天性心脏病的 1%～4%。系主动脉弓两个节段之间没有血流直接连通，造成主动脉弓缺如或仅残留纤维束。其中，主动脉弓和降主动脉之间完全离断者称为主动脉弓离断或缺如，两者之间仍有残余纤维束而内腔互不通者称为主动脉弓闭锁，两者血流动力学状态无差别。中断以远的弓、降主动脉通过未闭导管提供的右心血供应体循环，患者出现差异性紫绀。

（二）病理与临床

主动脉弓离断按离断部位不同分为三型。A 型：离断部位位于左锁骨下动脉远端，此型约占 40%～70%。B 型：离断部位位于左颈总和左锁骨下动脉之间，此型约占 30%～55%，常合并右锁骨下动脉迷走。C 型：离断部位位于无名动脉和左颈总动脉之间，此型约占 1%～5%。

由于主动脉弓离断和闭锁大多数发生在左锁骨下动脉开口的远端，故上半身血流由左心室供应，而下半身血流则通过未闭的动脉导管由右心室供给。如果主动脉弓离断和闭锁发生在左锁骨下动脉开口的近端，则左锁骨下动脉由降主动脉发出，对着未闭的动脉导管，左上肢与下肢的供血来源相同，均接受右心室的供血，故患者常发生差异性紫绀。右锁骨下动脉有时也可由闭锁段以下的降主动脉发出，此时上肢均接受右心室供血。主动脉弓离断和闭锁若合并室间隔缺损或粗大的动脉导管时，下半身可无明显发绀。由于右心血流不仅要供应肺循环，还要供应体循环，使其负荷明显加重，因此会导致右心房、右心室和肺动脉呈不同程度的扩大，并且肺动脉常呈瘤样扩张。

当主动脉弓离断和闭锁患者合并其他心内畸形或心外畸形时，伴随的损害常会明显影响患者的血流动力学改变，导致早期和严重的难治性心衰。

（三）超声表现

1. 二维超声心动图

二维超声显示升主动脉正常的上升弧度消失，呈垂直向上延伸，并发出头臂动脉，主动脉弓与降主动脉之间的连续性中断，并可显示出盲端。离断的部位不同，其盲端的位置也不相同，其分型表现如下。

A 型：主动脉弓左锁骨下动脉起始部的远端与降主动脉之间的主动脉弓连续性中断，降主动脉通过动脉导管与肺动脉相通。动脉导管大多数粗大，此时降主动脉与动脉导管连接的形态就犹如主动脉弓，但其位置低于正常主动脉弓的位置。

B 型：左颈总动脉与左锁骨下动脉之间的主动脉弓连续性中断，左锁骨下动脉起自降主动脉，降主动脉通过未闭的动脉导管与肺动脉交通。

C 型：无名动脉与左颈总动脉之间的主动脉弓连续性中断，可显示出主动脉弓部的盲端，左颈总动脉和左锁骨下动脉均起自降主动脉，降主动脉通过未闭的动脉导管与肺动脉相通。

对于盲端的探查，无论是哪一种类型的主动脉弓离断和闭锁，均可取主动脉弓长轴切面。此切面可显示降主动脉与主动脉弓回声的连续性中断，并可显示升主动脉直接发出的分支动脉：A 型发出 3 支分支动脉（无名动脉、左颈总动脉和左锁骨下动脉），B 型发出 2 支分支动脉（无名动脉和左颈总动脉），C 型仅发出 1 支分支动脉（无名动脉）。

由于降主动脉与主动脉弓回声连续性中断，故在主动脉弓长轴切面上较难显示降主动脉的起源和走行。胸骨上窝近似主动脉弓短轴切面可显示左肺动脉，于左肺动脉开口处可见粗大的动脉导管与降主动脉相连续，此图像犹如主动脉弓，但其位置低于正常主动脉弓的位置。

左心房和左心室明显扩大（但也可左、右心腔均扩大），左、右心室肥厚，主动脉根部及升主动脉因发育不良而较细窄，肺动脉呈瘤样扩张，肺动脉内径与主动脉内径之比常大于 1.5。可合并其他心血管畸形，如动脉导管未闭、室间隔缺损等。

2. 多普勒超声心动图

脉冲多普勒可显示收缩期肺动脉内异常血流信号，血流加速时间缩短，峰值前移；合并动脉导管未闭或中重度肺动脉瓣反流时，彩色多普勒血流显像显示舒张期肺动脉内五彩血流信号或于肺动脉瓣下显示舒张期的红色反流信号，彩色多普勒血流显像还可显示合并其他心脏畸形及侧支循环的异常血流信号。

3. 经食管超声心动图

经食管超声心动图可清晰显示缩窄部位，评价缩窄远端扩张情况及并发症。由于在主动脉弓离断和闭锁的部位无血流通过，因此无论是用脉冲多普勒还是用彩色多普勒血流显像均不能探及血流频谱或彩色血流信号，这是诊断主动脉弓离断和闭锁的重要依据。

（四）鉴别诊断

1. 主动脉弓离断和闭锁与主动脉缩窄的鉴别

主动脉缩窄与主动脉弓离断和闭锁在临床上有许多相似之处，超声心动图表现也均有左心室肥厚、肺动脉呈瘤样扩张、不同程度的全心扩大等。两者的主要鉴别点是：

（1）主动脉缩窄患者的主动脉弓和降主动脉之间存在正常的连续性，因此取胸骨上窝主动脉弓长轴切面可显示主动脉弓和降主动脉的正常连续结构，主动脉弓位置正常；而主动脉弓离断和闭锁时，两者连续性中断，不能显示降主动脉的起源，仅可探及盲端，在近似主动脉弓短轴切面可显示类似主动脉弓的结构，但位置低于正常，仔细检查可发现它是由肺动脉主干经粗大的动脉导管与降主动脉连接而成的。

（2）主动脉缩窄时，升主动脉常扩张，上升弧度正常，发出的无名动脉内径也大多正常，降主动脉呈狭窄后扩张；而主动脉弓离断和闭锁时，升主动脉常发育不良，内径狭小，升主动脉正常上升弧度消失、呈垂直向上延伸，发出的无名动脉也较细小。

（3）彩色多普勒检查时，主动脉缩窄患者主动脉弓及降主动脉狭窄前的血流色彩暗淡，狭窄处血流加速，血流束细窄，色调明亮，呈五彩镶嵌状；而主动脉弓离断或闭锁时，离断部位由于无血流通过，无论是脉冲多普勒还是彩色多普勒于盲端处均不能探及血流信号。

2. 主动脉弓离断和闭锁与单纯室间隔缺损的鉴别

主动脉弓离断和闭锁常合并室间隔缺损，临床听诊易误诊为单纯的室间隔缺损，手术前正确诊断是手术成败的关键。两者的鉴别要点是：

（1）单纯室间隔缺损时升主动脉内径大多数正常，而主动脉弓离断和闭锁时升主动脉常发育不良。

（2）单纯室间隔缺损伴肺动脉高压时，肺动脉可扩张，但其程度远低于主动脉弓离断和闭锁，后者肺动脉多呈瘤样扩张，其内径与主动脉内径之比常＞1.5，甚至其比值可＞2，而单纯室间隔缺损时两者之比常＜2。

（3）主动脉弓离断和闭锁时左心室肥厚的程度明显超过单纯室间隔缺损时左心室肥厚的程度，若怀疑室间隔缺损伴主动脉弓离断或闭锁时,取胸骨上窝主动脉弓长轴切面可发现主动脉弓与降主动脉回声连续性中断,并可探及降主动脉的盲端,局部不能探及血流信号即可明确诊断。

(五)临床价值

常规经胸超声心动图检查时应注意多切面观察,提高对主动脉离断的检出率,进一步明确离断的部位、侧支循环的情况以及远端的血管走行情况,同时评价血管发育情况,为外科治疗方案的选择及术后评价提供重要的参考依据。

第六节 心 肌 病

心肌病的传统定义是指排除冠心病、高血压性心脏病、瓣膜性心脏病、肺心病、先天性心脏病和心包疾病等,以心肌的病变为主要表现的一类心脏病。1995 年,WHO/国际心脏联合工作组(ISFC)对心肌病进行了重新定义和分类,将心肌病定义为伴有心功能障碍的心肌病变,分为扩张型心肌病(dilated cardiomyopathy)、肥厚型心肌病(hypertrophic cardiomyopathy)、限制型心肌病(restrictive cardiomyopathy)、致心律失常型右心室心肌病(arrhythmogenic right ventricular cardiomyopathy)和未定型心肌病(unclassified cardiomyopathy)。随着心脏分子遗传学的迅速发展,以及对心肌疾病发病机制认识的不断深入,2006 年美国心脏病学会提出最新的心肌病定义和分类方法,提出心肌病为一组临床表现多种多样的心肌疾病,具有结构异常和(或)电异常,由各种原因通常是遗传原因造成,常表现为心室异常肥厚或扩张,但也可以正常。2007 年 1 月,《中华心血管病杂志》发表《心肌病诊断与治疗建议》,建议我国临床医师仍采用 1995 年的 WHO/ISFC 心肌病分类标准。

本章主要阐述扩张型心肌病与肥厚型心肌病,简要介绍限制型心肌病、致心律失常型右心室心肌病及左室心肌致密化不全等常见的心肌病。

一、扩张型心肌病

(一)疾病概述

扩张型心肌病(DCM)是一种原发于心肌、病因及发病机制不明的疾病。主要特征是左心室或双侧心室扩张及收缩功能障碍,伴或不伴有充血性心力衰竭。本病常伴有心律失常,病死率较高。

(二)病理与临床

1. 病理

DCM 心肌细胞减少,间质胶原增殖,残余心肌细胞肥大,蛋白合成增加,室壁先增厚然后再变薄。心腔扩大以两侧心室最为明显,心房表现为不同程度的扩大,心腔内可有附壁血栓,以左心室心尖部最常见。组织学检查显微镜下心肌细胞肥大、变性,心肌纤维化及核变形,无明显的炎性细胞浸润。间质的胶原纤维增多,血管及心肌细胞周围有广泛的大小不等的纤维病灶,尤其多见于左心室内膜下。

2. 临床表现

多数以进行性加重、反复发作的心力衰竭症状为主,表现为胸闷、气短、呼吸困难、不能平卧。主要体征:心尖区可闻及Ⅲ级全收缩期杂音,叩诊心界向左明显扩大。

（三）超声表现

1. M 型超声心动图

（1）室壁运动弥漫性减低，左室后壁显著，其振幅≤7 mm，室间隔振幅≤3 mm。

（2）左室腔明显增大，二尖瓣前、后叶开放幅度小，前后叶 E－E′间距<10 mm，D－E 幅度降低，形成"大心腔，小开口"，但前、后叶仍呈镜像运动，呈"钻石样"改变，E 峰至室间隔距离（E-point septal separation，EPSS）明显增大，一般>10 mm。

（3）主动脉振幅明显减低，主动脉瓣开放小，关闭速度减慢。

（4）左心室收缩功能明显减低，射血分数（EF）小于等于 30%，短轴缩短率（ΔD）≤15%～20%。

2. 二维超声心动图

（1）四个心腔均明显扩大，以左心房、左心室较为显著。左心室呈球形扩大，室间隔向右室侧膨凸，左室后壁向后凹。侵犯右心的心肌病则以右心扩大为主。

（2）左心室各壁厚度相对变薄，室壁回声可增强。部分病例室壁可增厚。室壁增厚率降低小于 25%。

（3）左心室心尖部可形成附壁血栓，呈单发或多发的团块状（条状、半球状）回声附着于心尖部，有的可形成短蒂并随心脏摆动，需与心脏黏液瘤相区别。新鲜血栓回声略低，机化血栓回声增高，机化不全者可回声不均。

3. 彩色多普勒超声心动图

（1）各瓣口血流色彩暗淡，呈均匀的暗淡血流，很少出现色彩混叠，主要是由于患者心功能低下。

（2）本病均合并多瓣膜反流，以二尖瓣及三尖瓣反流较为显著，反流程度会随心室收缩功能、心室大小和瓣环扩张程度不同而发生变化。

4. 频谱多普勒超声心动图

（1）二尖瓣口血流频谱：① 病变早期，A 峰增高、E 峰减低，E/A<1 为可逆性。② 伴有较严重的二尖瓣反流时，二尖瓣 E 峰正常或稍增高，A 峰减低，E/A>1.0，呈"假性正常化"的频谱；但组织多普勒频谱表现为 $A_m > E_m$，以此鉴别。③ 终末期发生严重心力衰竭时，出现"限制性"充盈异常，即 E 峰呈高耸的尖峰波，A 峰明显减低或消失，E/A>1.5～2.0，此时为不可逆性舒张期功能不全。

（2）主动脉瓣口血流峰值流速减低，射血时间缩短。

5. 组织多普勒超声心动图

左心室各壁段心肌组织多普勒频谱 E_m 及 A_m 均明显减低，$A_m > E_m$。

（四）鉴别诊断

1. 缺血性心肌病

缺血性心脏病（ischemic heart disease，IHD）指由于心肌长期供血不足，心肌组织发生营养障碍和萎缩引起纤维组织增生。临床特点是心脏逐渐扩大，心律失常和心力衰竭。与 DCM 鉴别要点如下：

（1）病因：IHD 有明确的心绞痛和心肌梗死的病史，而 DCM 无明确病史。

（2）心脏形态学改变：IHD 主要表现为以左室、左房扩大为主，左室扩大常呈不对称的几何形状，室壁运动呈明显节段性运动障碍为主，可表现为僵硬、扭曲，甚至室壁瘤；而 DCM 常呈普大心，室壁运动弥漫性减弱。

（3）室壁回声：急性梗死区室壁回声一般较低，陈旧性梗死区可呈增强回声且不均匀；DCM 患者心肌回声一般无明显改变。

（4）心肌声学造影：DCM 患者心肌灌注尚在正常范围内，而 IHD 患者会出现局部心肌灌注的充盈缺损。

2. 急性重症心肌炎

心肌炎(myocarditis)是指某种感染源引起的心脏炎症过程,炎症可累及心肌细胞、间质组织、血管和心包。可有发热、头痛、咽痛、流涕等症状,继而出现各种心脏症状,如胸闷、乏力、心律失常等。超声表现如下:

(1) 较为严重的心肌炎可表现为以左心扩大为主,甚至全心扩大,急性期尤为明显,但程度不及 DCM 明显。

(2) 心肌肥厚。室间隔及左室后壁增厚,为短暂性,数月后随病情好转而逐渐消失。

(3) 心肌回声改变。早期急性心肌炎,心肌回声以减低型为主,亚急性心肌炎心肌回声不均匀或者弥漫性增强。

(4) 急性病毒性心肌炎患者,左心室收缩功能减低晚于舒张功能减低,而且心腔扩大不明显,此为区别于其他心脏病的特点之一。

3. 酒精性心肌病及围生期心肌病

两者在超声心动图上鉴别较困难,主要依靠病史,酒精性心肌病患者有长期大量饮酒史。临床表现及超声表现与 DCM 基本一致,超声图像很难区别。戒酒及心肌营养性治疗各心腔可逐渐恢复至正常范围。围生期心肌病发生时间局限在妊娠最后三个月或者产后六个月内,既往无心血管系统疾病,治疗后可有明显改善。

(五) 临床价值

目前超声心动图不能明确诊断扩张型心肌病,金标准仍是心内膜心肌活检。超声可以采用排除法,要排除冠心病、高血压性心脏病失代偿期、特异性心肌病等可以引起心脏扩大的疾病,还要注重结合病史。此外,超声心动图通过定期观察心脏形态及心功能等多项指标,为临床治疗和评估预后提供了重要依据,并且可对心脏的形态及功能进行长期随访。

二、肥厚型心肌病

(一) 疾病概述

肥厚型心肌病(hypertrophic cardiomyopathy,HCM)通常是左室壁非对称性肥厚,常侵及室间隔,伴有左心室流出道收缩期压力阶差。美国心脏病学会基金会/美国心脏病学会(ACCF/AHA)联合发布了 HCM 的诊断和治疗指南,其指出 HCM 为不明原因的左心室肥厚、不伴有心室腔扩张,排除其他可导致心室肥厚的心脏疾病,超声心动图提示左心室壁厚度≥15 mm。家族性者为常染色体显性遗传。特点是左心室或者右心室肥厚,通常是非对称性的,并侵及室间隔,常可发生心律失常及早年猝死。根据有无梗阻,按血流动力学改变将肥厚型心肌病分为梗阻性肥厚型心肌病和非梗阻性肥厚型心肌病。

(二) 病理与临床

1. 病理

左心室壁非对称性肥厚,以室间隔为主,致心腔狭小,左心室流出道狭窄。心脏体积增大,质量增加。偶尔可见左心室对称性肥厚。显微镜下见心肌肥厚,肌束排列明显紊乱,形成特征性的呈"螺蜗样"构形。心肌间质胶原纤维增生,晚期心肌纤维化明显,形成肉眼即可观察到的瘢痕。

2. 临床表现

起病多缓慢。主要症状为:① 乏力、头晕与昏厥史,多在活动时发生。② 呼吸困难,多在劳累后出现。③ 心前区痛,多在劳累后出现。④ 易发生猝死。⑤ 心力衰竭,多见于晚期患者。主要体征:胸骨左缘第4~

5肋间可闻及收缩中期或晚期喷射性杂音,向心尖方向传导,可伴有收缩期震颤,见于有左心室流出道梗阻者。

(三)超声表现

1. M型超声心动图

(1) 二尖瓣前叶舒张期开放时多可触及室间隔,梗阻者二尖瓣瓣体和腱索收缩期膨向室间隔,前向移动,M型超声显示二尖瓣CD段呈多层弓背样隆起,称为收缩期前移现象(systolic anterior motion,SAM)。但SAM不是肥厚型梗阻性心肌病的特异性指标。

(2) 二尖瓣EF下降速率减慢,这是由左室舒张期顺应性下降,左室充盈受限,因而向后漂浮二尖瓣的力量减低所致,E峰常与室间隔相撞。

(3) 左室流出道狭窄,此为肥厚的室间隔突入左室流出道和二尖瓣前叶收缩期前向运动所致,正常左室流出道内径为20~40 mm,梗阻时<20 mm,非梗阻时为20~25 mm。

(4) 主动脉瓣收缩中期提前关闭,右冠瓣呈M形,无冠瓣呈W形,出现收缩期半关闭切迹。

(5) 肥厚的室间隔收缩运动减低,左室后壁收缩运动增强,总体心肌收缩力增强。晚期收缩力下降,射血分数减低。

2. 二维超声心动图

(1) 左心室壁非对称性心肌肥厚。室间隔明显增厚(呈团块状),厚度一般为19~30 mm,甚至可达到40 mm,左心室后壁厚度正常或稍厚,室间隔厚度与左室后壁厚度之比在1.3~1.5以上。

(2) 肥厚的心肌回声增强、不均匀,呈斑点状,毛玻璃样改变,可能与心肌纤维排列紊乱及荧光样物质沉积有关。

(3) 乳头肌肥厚,位置前移,左室乳头肌水平短轴切面均可见前外乳头肌及后内乳头肌增厚,位置前移。

3. 彩色多普勒超声心动图

(1) 左心室流出道梗阻者可显示流出道内收缩早期充满五彩镶嵌的细窄血流束,狭窄越重,色彩混叠越严重。彩色血流最窄的部位即为左心室流出道梗阻部位。

(2) 可合并二尖瓣反流。

4. 频谱多普勒超声心动图

(1) 梗阻性肥厚型心肌病患者左心室流出道流速加快,频谱为负向高速充填状射流。形态为曲线逐渐下降,收缩晚期达高峰,呈"匕首样"。当左室流出道内压力阶差>30 mmHg时,提示有梗阻。

(2) 二尖瓣口血流频谱A峰流速加快,E峰减低,A峰>E峰,这是由心肌肥厚、心室舒张延缓、心肌硬度增加、左室舒张期顺应性下降所致。

5. 组织多普勒超声心动图

室间隔二尖瓣环水平及肥厚的心肌组织多普勒频谱均为$A_m > E_m$。

(四)特殊类型肥厚型心肌病

1. 心尖肥厚型心肌病

心室和(或)心尖部心腔明显狭小,呈"核桃样"改变。收缩期肥厚的心肌呈瘤样突起,凸向心腔,严重者心尖部心腔闭塞。CDFI显示左室流出道内无明显血流加速现象,血流速度正常。

2. 均匀肥厚型心肌病

在左心室长轴、心尖四腔心及左室短轴切面均可见各室壁明显均匀一致的增厚,回声增强,心腔明显减小,一般无左室流出道狭窄。

（五）鉴别诊断

心肌肥厚并非肥厚型心肌病所特有，需结合病史及其他临床特征一起鉴别。

1. 高血压性心脏病

（1）有高血压病史。

（2）超声表现：室间隔与左心室壁增厚，一般为向心性、对称性。增厚的心肌内部回声均匀。早期室壁振幅正常或增高，左室收缩功能正常或稍高；晚期呈离心性肥厚，振幅减低，左室收缩功能减低。左心房内径增大，左心室内径多正常。无 SAM 现象及主动脉瓣收缩中期提前关闭现象。

2. 主动脉瓣及主动脉狭窄性病变

其包括主动脉瓣先天性狭窄（包括主动脉瓣二瓣化）、主动脉瓣下狭窄、主动脉瓣上狭窄、主动脉缩窄、老年性及风湿性狭窄，主要超声表现：

（1）室间隔及左室后壁向心性对称性增厚。

（2）主动脉瓣明显增厚、回声增强，开放受限，严重者钙化。或在主动脉瓣上、瓣下可见膜性狭窄或者局限性主动脉缩窄，这是与 HCM 最主要的鉴别点。

（3）升主动脉内径自瓣上开始有不同程度的狭窄后扩张，可延伸至主动脉弓。

（4）梗阻性心肌病的压力阶差与主动脉瓣狭窄的压力阶差明显不同，前者出现于收缩中期，在收缩晚期达到高峰，位于左室流出道，而后者出现于收缩早期，位置处于主动脉瓣口。

3. 尿毒症性心肌病

（1）有尿毒症病史。

（2）超声表现：心肌回声粗糙，增强，强弱不均，内部呈点、片、条状强回声光点，心内膜回声也明显增强，呈"蛋壳征"。多伴有不同程度的心包积液，心包膜增厚，可有不同程度的钙化。室壁厚度和心腔大小的改变同高血压性心脏病。

（六）临床价值

超声心动图是诊断肥厚型心肌病的首选检查方法，优于其他影像学检查方法，敏感性和准确性高。超声检查能够明确室壁肥厚的部位、程度，直接观察室间隔厚度与左室后壁厚度之比；测量左室流出道的宽度，观察有无左室流出道梗阻。超声心动图对肥厚和梗阻的部位进行定位并对梗阻的程度作出定量分析，为临床药物治疗效果判断提供了重要帮助。

三、限制型心肌病

（一）疾病概述

限制型心肌病（restrictive cardiomyopathy，RCM）是一种特殊类型的心肌病，比较少见，其特点是一侧或者两侧心室有限制充盈及舒张期容量减少，其收缩功能正常或接近正常，心室壁增厚，可能伴增生的间质纤维化。

（二）病理与临床

1. 病理

心室内膜和内膜下纤维组织增生，心内膜明显增厚，心室壁硬化，心室腔缩小或闭塞。右心室心内膜心肌纤维化占优势的病人，右心室舒张末压增高；左心室心内膜心肌纤维化者，左心室舒张末压增高，左心房压增高,肺血管淤血,肺血压增高。

2. 临床表现

临床上以发热、全身倦怠为初始症状,逐渐出现心悸、呼吸困难、水肿、颈静脉怒张等心力衰竭症状,与缩窄性心包炎极为相似。

(三)超声表现

1. M 型超声心动图

M 型超声心室波群可显示心内膜增厚,心肌增厚,室壁运动幅度减低;心室腔变小。

2. 二维超声心动图

(1)心内膜增厚,回声增强,以心尖部较为显著,由异常的回声占据,可致心尖部闭塞,其心内膜最厚可达数毫米,致左心室腔收缩期及舒张期变化不明显。

(2)双心房明显增大,可有附壁血栓。

(3)心室通常减小,心室腔变形,长径缩短。

(4)室壁可有一定增厚,心肌可呈浓密的点状回声。

(5)二尖瓣及三尖瓣可增厚、变形,固定于开放位置,失去关闭功能。

3. 彩色多普勒超声心动图

(1)二尖瓣与三尖瓣轻至中度反流。

(2)二尖瓣与三尖瓣血流充盈时间较短,持续时间短。

4. 频谱多普勒超声心动图

(1)二尖瓣、三尖瓣血流频谱改变:E 峰高尖,A 峰明显减低。E/A>2.0。二尖瓣、三尖瓣血流频谱不随呼吸变化或变化不明显。

(2)肺静脉血流频谱改变:早期肺静脉舒张波(D)和收缩波(S)峰值速度增高,晚期 S 波降低甚至缺如,逆流波(AR)增高(>35 cm/s),时限延长,连续出现于整个心房收缩期。

5. 组织多普勒超声心动图

限制型心肌病各时相心肌运动速度减低,尤以舒张早期运动速度减低显著,舒张早期峰速度与收缩期峰速度比值 $V_E/V_S<1.3$(正常 $V_E/V_S=1.5\sim2.0$)。

(四)鉴别诊断

临床上主要需与缩窄性心包炎相区别。两者较难鉴别,在二维超声心动图上均为双心房明显增大,心室相对减小,可伴有心包积液,腔静脉增宽等,鉴别要点如下:

(1)心包增厚、心包积液明显有助于缩窄性心包炎的诊断,心内膜增厚有助于限制型心肌病的诊断。

(2)二、三尖瓣不随呼吸变化或者变化不明显是限制型心肌病区别于缩窄性心包炎的特征性改变。

(3)两者静脉回流各具特点,缩窄性心包炎的肺静脉血流频谱 D,S 波明显降低。

(五)临床价值

超声心动图检查可观察限制型心肌病的心内膜情况及心腔变化,测量二尖瓣及三尖瓣口血流频谱,对诊断本病有重要的临床价值。同时观察心包情况及血流频谱的变化特征,与缩窄性心包炎相区别,为临床治疗提供依据。但目前,超声心动图检查仍缺乏明确诊断限制型心肌病的特征性改变,所以要确诊该病还需心导管检查,CT,MRI 甚至心内膜心肌活检等其他检查方法。

四、致心律失常型右心室心肌病

(一) 疾病概述

致心律失常型右心室心肌病(arrhythmogenic right ventricular cardiomyopathy,ARVC)旧称致心律失常型右心室发育不良(arrhythmogenic right ventricular dysplasia,ARVD),又称"羊皮纸心",是一种原因不明的心肌疾病,病变主要累及右心室,是一种常染色体显性遗传的家族性疾病。

(二) 病理与临床

1. 病理

右心室心肌被脂肪或纤维组织所代替,早期呈典型的区域性,逐渐可累及整个右心室,甚至部分左心室,室壁变薄,室间隔很少受累。

2. 临床表现

本病的症状有心悸及晕厥,并有猝死的危险。患者多以室性期前收缩、室性心动过速就诊,病变发生于右心室游离壁,所以室性期前收缩常伴右束支传导阻滞。听诊大多数患者无明显异常发现,少数可出现 S3 或 S4,亦可闻及 S2 心音宽分裂。

(三) 超声表现

1. 二维及 M 型超声心动图

(1) 右心室弥漫性或局限性增大,严重者局部瘤样膨出,右心室流出道增宽,心尖部增宽,右心室舒张末径/左心室舒张末径>0.5。

(2) 受累右心室壁明显变薄(1~2 mm),运动明显减弱,肌小梁排列紊乱或消失,右心室节制束异常,构成"发育不良三角区",未受累心肌厚度正常。

(3) 右心室收缩功能减低,以射血分数减低较为显著,左心功能可正常。

(4) 部分病例右心室心尖可见附壁血栓形成。

(5) 右心房常明显扩大。

2. 彩色多普勒与频谱多普勒超声心动图

(1) 多数患者会出现三尖瓣不同程度反流,一般为轻至中度。

(2) 部分患者三尖瓣频谱 A 峰>E 峰。

3. 组织多普勒超声心动图

ARVC 患者瓣环水平组织多普勒 E_m 峰<A_m 峰。QTVI 显示 ARVC 患者右心室壁各节段 V_S,V_E,D_S 明显降低,且峰值时间后移,$V_E/V_A<1$。

(四) 鉴别诊断

ARVC 需与右心室心肌梗死相区别,后者有明确的胸痛病史,右心室梗死区变薄,非梗死区厚度正常;梗死区运动明显减弱或消失,冠状动脉造影显示相应冠状动脉狭窄或闭塞。

(五) 临床价值

ARVC 是一种有家族遗传倾向的心肌病,通常表现为室性心律失常,并常有猝死的危险,因此早期诊断、对亲属进行体检非常重要,目前对右心室的评价仍很困难,需要联合使用不同的超声心动图技术。

五、左室心肌致密化不全

(一)疾病概述

左室心肌致密化不全(noncompaction of left ventricular myocardium,NLVM)又称"海绵状心肌",是先天性心肌发育不良的罕见类型,是由于正常心内膜在胚胎时期发育停止,正在发育过程中的心肌小梁压缩不全,导致心肌呈海绵状。本病有家族倾向,临床表现无特异性,冠状动脉造影显示正常,X线和心电图检查很难将其与扩张型心肌病相区别。

(二)病理与临床

1.病理

NLVM患者心脏扩大,心肌重量增加,乳头肌形态异常。病变可不同程度地累及心室壁,有的可达心肌层内膜面2/3或以上,以心尖部及左室游离壁中间段累及最为常见。病理特征是心室肌小梁突出以及肌小梁之间呈现较深的隐窝状,后者与左心室腔相通。

2.临床表现

NLVM常以渐进性左心功能减退、室性心律失常和心内膜血栓形成、体循环栓塞等为特征,临床症状和体征酷似扩张型心肌病。

(三)超声表现

1.M型超声心动图

(1)左室腔不同程度扩大,室壁运动减低。

(2)左室壁增厚率减低。

(3)左室射血分数减低,收缩功能减低。

2.二维超声心动图

(1)左心室腔内多发、过度隆突的肌小梁和深陷其间的隐窝呈网络样交织,即所谓的"非致密化心肌"。病变多累及左心室中下段,以心尖部、侧壁为主,室间隔基底段基本正常。

(2)病变处心内膜呈节段性缺失,病变区域外层的致密心肌变薄,运动幅度减低。致密化不全心肌与致密化心肌厚度比值>2。

(3)病变区域心腔内可发生附壁血栓。

3.彩色多普勒及频谱多普勒超声心动图

(1)肌小梁隐窝内可见暗淡的血流信号,并与心腔内血流相通,但不与冠状动脉循环交通。

(2)常伴二尖瓣、三尖瓣反流。

(3)二尖瓣血流频谱A峰>E峰。

(4)组织多普勒:同DCM,表现为室间隔二尖瓣环水平组织多普勒E_m峰<A_m峰。QTVI显示患者左心室壁各节段V_S,V_E,D_S明显降低,且峰值时间后移,V_E/V_A<1。只是NLVM的程度不及DCM。

(四)鉴别诊断

(1)扩张型心肌病:DCM左心室内膜光滑,缺乏深陷的隐窝,有时DCM患者在心尖部也有轻度增粗的肌小梁。但心肌致密化不全多发突入腔内的较粗大肌小梁及隐窝,呈网络样交织。

(2)肥厚型心肌病:HCM室壁局部明显肥厚,内见粗大的肌小梁,但肌小梁间无深陷的隐窝,室壁厚度是两者的重要鉴别点。

（3）心内膜弹力纤维增生症：该病心内膜增厚、光滑连续，且多见于婴幼儿，而心肌致密化不全患者的病变处心内膜呈节段性缺失，伴明显隐窝。

（4）左室心尖部血栓形成：心尖部血栓超声往往表现为强度不等的团块样回声，靠近不运动或者运动减弱的室壁节段，但不会出现肌小梁或者小梁间隙。

（五）临床价值

心肌致密化不全如早期诊断，积极采取内科治疗措施和对症治疗对改善患者的预后具有重要的意义。出现症状后再检查治疗则预后较差。而超声心动图是诊断无症状性孤立性心肌致密化不全的准确而可靠的方法。

第七节　心包疾病及心脏占位性疾病

心包是一个包裹心脏和出入心脏大血管根部的纤维浆膜囊，由位于内面的纤维层和位于内面的浆膜层组成。纤维层由致密结缔组织构成，比较坚韧，伸缩性小，浆膜层心包薄而光滑，由外面的壁层和内面的脏层构成，壁层紧附于纤维性心包的内面，脏层覆盖于心脏和大血管根部的表面（即心外膜），在大血管根部处脏层与壁层心包互相延续。心包腔是壁层心包与脏层心包之间的腔隙，正常心包腔内有少量淡黄色液体润滑着心脏表面，一般不超过 50 mL。心包对心脏及邻近器官有一定的保护作用，限制心脏因容量负荷过重而过分扩张；心脏收缩时，心包腔内的负压有助于心房的充盈。此外，心包还具有防止肺部和胸腔的炎症向心脏蔓延的作用，并可保护肺不受心脏搏动时的撞击。

心包疾病包括心包积液，急性、亚急性、慢性心包炎，缩窄性心包炎，心包肿瘤等，其发病率较高，临床表现和预后与心包疾病的病因、种类有关。

一、心包积液

（一）疾病概述

心包积液（pericardial effusion，PE）为任何原因引起的心包腔内液体量增多。常见病因包括特发性、感染性、结缔组织病、全身性疾病、肿瘤、心肌梗死后综合征、物理及化学因素等。心包积液往往是心包炎的最主要表现之一，但心包炎并非必然有心包积液。根据病程，心包积液可分为急性（小于 6 周）、亚急性（小于半年）与慢性（大于半年）三种类型。

（二）病理与临床

心包积液可分为漏出性、渗出性、脓性、血性、乳糜性、胆固醇性等种类，各种病因引起的心包炎都可产生血性渗出液，但以结核病及肿瘤最多见。充血性心力衰竭和肝硬化时心包积液为漏出液。

心包积液的临床表现与病因、积液性质、积液量以及积液产生的速度等因素有关。急性心包炎患者可发生发热、气急、周身不适、乏力、心前区疼痛，咳嗽、深呼吸及平卧位时加剧。心包摩擦音是纤维蛋白性心包炎重要的特异性体征，而且随着心包积液量的增加而减轻或消失。急性大量积液者心尖搏动减弱或消失，心率快、心音弱而遥远。亚急性或慢性心包炎可出现颈静脉怒张、肝颈回流征阳性、肝大、水肿和腹水等。如果积液急剧增加或大量积液引起急性心脏压塞时,可引起明显的血流动力学异常和急性循环衰竭的临床表现,进而导致心脏停搏,是心脏创伤的急速致死原因。

(三)超声表现

1．二维超声心动图

(1) 直接征象:心包积液的直接超声征象是心包腔内出现无回声区。

① 少量心包积液(<100 mL):无回声区一般仅局限于左房室沟和左心室后壁的后方。宽度在0.5～0.8 cm,心脏的前方、侧方以及心尖部通常不出现无回声区。

② 中等量心包积液(100～500 mL):左心室后壁的后方出现较宽的无回声区,同时在心脏的前方、侧方、右心室前壁前以及心尖部的心包腔出现无回声区,宽度在1.0 cm左右,右心室前壁搏动增强。

③ 大量心包积液(>500 mL):心脏四周均可见较宽的无回声区,宽度>2.0 cm,心尖部亦见较多无回声区。整个心脏在心包腔内明显摆动,犹如"蛙泳状",室壁搏动受限。

④ 心脏压塞:大量心包积液或积液急速增加,左心室后壁后方出现的无回声区宽度在3.0 cm以上者可出现心脏压塞的征象,表现为右心室前壁舒张期塌陷征,也可右心房侧壁收缩期塌陷,但心脏压塞并非均与心包积液量有关,部分心脏压塞系心包内积液量短期内明显增加所致,其心包积液总量并不很多。但是纤维蛋白性心包炎心包积液增长缓慢,随着积液量不断增加,心包也会对应伸展,有时即使积液量为2000～4000 mL,心包内压也不会增加得特别明显。

心腔大小的呼吸相改变:心包压塞时心腔内血流变化会随着呼吸相改变而发生显著改变,心腔大小也随之改变。心包压塞时增大的心包压会限制双侧心室的扩张,吸气时静脉回流增加,右心室增大,增大的右心室会使室间隔偏向左心室进而导致左心腔减小;呼气时左心室血流增加,左心室也增大,右心室腔的血流减少,右心腔变小。根据心包压塞时心腔内血流动力学呼吸相的特征性变化,多普勒超声心动图可较敏感地检测出心包压塞时的多普勒参数变化。正常人三尖瓣血流吸气时轻度增加(<17%)、二尖瓣血流吸气时稍微减少(<10%)。当心包压塞时,吸气时二尖瓣E峰较呼气时下降约40%(40%±10%);吸气时三尖瓣E峰较呼气时增加约85%(85%±53%)。左心室流出道血流、右心室流出道血流亦有相似的多普勒超声心动图改变。

(2) 间接征象。

① 漏出液或浆液性渗出性心包积液的无回声区多均匀一致。

② 纤维素性或化脓性积液多在无回声区内出现绒毛状、絮状回声,甚至多发分隔,尤其结核性者,可见脏层心包附有飘摆的多条"水草样"纤维素。

③ 血性心包积液的无回声区透声不良,可出现密集细小的点状回声,甚至不规则团块状回声。

2．M型超声心动图

(1) 少量心包积液时,见左心室后壁后出现三角状无回声。

(2) 中等量心包积液时,左心室后壁后及右心室前壁前均见较宽的无回声区。

(3) 大量心包积液时,上述部位无回声区在2.0 cm左右,M型可出现"荡击波征"。

3．彩色多普勒超声心动图

心包积液时,一般不引起明显血流动力学异常。

(四)鉴别诊断

1．心包脂肪垫

心包脂肪垫多位于右心室前壁前的心包膜内外,厚度多小于8 mm。回声一般较低,动态观察时其厚度变化不大。

2．胸腔积液

胸腔积液较多时，也可在心脏的后侧方出现无回声区，但在壁层心包膜之外，将探头沿液性暗区走行至左腋中线时，可显示其与胸腔液体相连续。同时其他心脏部位未见无回声区。

（五）临床价值

二维超声是诊断心包积液的最佳方法，敏感性强，不仅能够及时提供定性诊断，而且能够对积液壁、积液部位和性质进行评估，还能够准确定位穿刺点或进行超声引导下的穿刺治疗。

二、缩窄性心包炎

（一）疾病概述

缩窄性心包炎（constrictive pericarditis）指由感染或其他原因引起的心包慢性炎症过程导致心包增厚、粘连，形成坚硬的纤维外壳包绕在心脏外层，限制心脏的舒张，使回心血流受阻、静脉淤血、心排血量下降的疾病。多继发于急性或慢性心包炎，发病年龄以 20～30 岁最多，男性多于女性，引起缩窄性心包炎的原因多种多样，目前在我国最常见的原因仍为感染，特别是结核性心包炎，同时其他病因如结缔组织病、心脏手术后、放疗等引起的缩窄性心包炎正在呈不断上升的趋势。

（二）病理与临床

心包受炎症浸润、纤维素沉积继而发生纤维化、粘连，心包变硬、弹性下降，纤维蛋白沉积、肉芽组织形成和机化，使心包明显增厚，尤其在结核性缩窄中，心包显著增厚乃至钙化呈铠甲样改变，心包缩窄部位多发在左、右房室环及右心室前壁、左心室侧后壁。增厚、僵硬及缩窄的心包压迫心脏和大血管根部，限制了心脏的舒张，致心排血量减少，出现代偿性心率增快。同时心房内压增多，残余血量增多，导致两心房不同程度地扩大。正常心包厚度为 1～2 mm，心包增厚时一般为 3～5 mm，严重时可在 1 cm 以上，可以普遍增厚，也可在心脏某些部位增厚且更明显，常以心脏膈面增厚较为显著，心房和大动脉根部次之。由于心脏活动受限，心肌早期可发生失用性萎缩，晚期则发生心肌纤维化。缩窄的心包形成纤维囊或硬壳，束缚心脏，严重影响心脏的舒张和收缩，降低了心排血量并使静脉血液回流受阻。

由于右心室舒张期充盈受限，静脉回流受阻，静脉压升高，引起颈静脉怒张、肝大、腹水、胸腔积液和下肢水肿。而左心室舒张受限引起肺循环淤血，出现呼吸困难、肺水肿等。

（三）超声表现

1．二维超声心动图

（1）两心房明显增大、心室相对变小。

（2）心包增厚、局部回声增强、僵硬，呈"蛋壳样"改变，严重者出现钙化，尤以房室瓣环部位较为显著。当伴有少量心包积液或夹有干酪样物时，形成"三明治样"改变。

（3）下腔静脉和肝静脉均增宽，下腔静脉宽度>2.4 cm。

2．M 型超声心动图

室间隔在舒张早期突然向后运动出现切迹，左心室后壁舒张中晚期运动平直。

3．彩色多普勒血流成像（CDFI）

通常无特异性表现，由于心房扩大、房室环扩张，可导致二尖瓣、三尖瓣相对性反流。收缩期左、右心房内见来源于二尖瓣、三尖瓣口的少量反流。

4. 脉冲多普勒

（1）二尖瓣口舒张期充盈受限，舒张早期 E 峰速度加快，晚期减慢，E/A 比值明显增大，吸气时左心室等容舒张期延长，峰值流速减低。

（2）二尖瓣和三尖瓣口 E 峰速度随呼吸改变显著，二尖瓣口 E 峰吸气时较呼气时下降≥25%，而三尖瓣口 E 峰吸气时较呼气时增加≥40%。二尖瓣和三尖瓣血流 E 峰减速时间缩短≤160 ms。

5. 组织多普勒

缩窄性心包炎患者心肌运动速度减低或正常，二尖瓣环组织多普勒显示舒张早期左心室充盈波 Ea 速度常显著升高。

（四）鉴别诊断

临床上主要需与限制型心肌病相区别。两者鉴别要点是：限制型心肌病主要表现为心内膜增厚；而缩窄性心包炎心包增厚、钙化，常见吸气时室间隔向左室运动，M 型超声可见室间隔舒张早期切迹，另外，二尖瓣、三尖瓣口舒张期血流频谱的呼吸相改变可作为诊断缩窄性心包炎的主要依据。

组织多普勒超声检测显示缩窄性心包炎患者心肌运动速度稍减低或正常，Ea 多大于 8 cm/s，二尖瓣 E 峰呼吸相变化＞25%，肺动脉高压少见；而限制型心肌病患者 Ea 速度降低明显，Ea＜8 cm/s 提示限制性心肌病可能，二尖瓣 E 峰呼吸相变化＜15%，而且心肌速度阶差（MVC）平均值低于正常人及缩窄性心包炎患者。

（五）临床价值

超声心动图对缩窄性心包炎的诊断有较重要的价值。结合患者病史资料，综合评价超声图像表现，往往能够确立诊断，但不如 CT 和 MRI 敏感、准确。

三、心包肿瘤

（一）疾病概述

心包肿瘤非常罕见，原发性良性心包肿瘤可能从胚胎残余发展而来，包括畸胎瘤（最常见）、心包囊肿、脂肪瘤、血管瘤、平滑肌纤维瘤、分叶状纤维性息肉等。畸胎瘤、纤维瘤、平滑肌纤维瘤、血管瘤及脂肪瘤等均属良性间皮组织瘤，它们的共同特点是分化成熟度高，组织结构、细胞形态、硬度及颜色等均与其发源的正常组织相似。良性肿瘤呈膨胀性生长，生长速度缓慢，一般都有包膜，边界规则。原发性恶性心包肿瘤多为间皮细胞瘤和肉瘤，分布广泛，常浸润组织。继发性肿瘤远较原发性肿瘤多见，其中以体内诸器官恶性肿瘤转移到心包较常见，如乳腺癌、霍奇金病、白血病和恶性黑色素瘤等，恶性肿瘤直接蔓延到心包，常见为支气管肺癌、乳腺癌、纵隔恶性肿瘤等。

（二）病理与临床

心包肿瘤早期多无症状，晚期症状有胸部疼痛、发热、干咳和气急。体征上，较早期有心包摩擦音，以后心包渗液，出现心脏压塞。症状有颈静脉怒张、脉压减小、心音减弱、肝大等，病情迅速加重。

（三）超声表现

（1）二维超声心动图上可见心包局部明显增厚，突出于心包内的低回声或强回声团块。

（2）基底部一般较宽，无蒂，回声致密，不均匀，边界清晰，亦可不清晰，无活动性。

（3）心包腔内可出现少许无回声区,所累及的室壁舒缩活动受到限制。当团块为无回声区并呈外膨状时,多为心包囊肿。

根据反复发作心包渗液,特别是血性渗液而缺乏炎症性病变的病史和症状,结合心脏超声检查,一般可作出诊断,如心包穿刺液中检出肿瘤细胞则可确诊。身体其他部位有原发肿瘤而伴发心包渗液症状者,应考虑继发性心包肿瘤。

超声心动图可清楚地显示肿瘤形态、大小、附着部位、活动度和毗邻关系情况,是首选检查方法。

（四）鉴别诊断

心脏肿瘤的鉴别诊断主要根据病史、发病年龄、好发部位、形态、质地、与周围组织的关系、血供情况等方面进行,除了黏液瘤的诊断较为简单外,其他的心脏肿瘤很难通过超声作出病理诊断,还需要与其他非肿瘤鉴别,例如心内正常结构、血栓等,具体见分述。

（五）临床价值

超声心动图在发现心脏肿瘤方面具有较大的优势,多为最早发现的诊断手段,不但无创、价廉,而且有助于了解肿瘤的位置、毗邻关系及血供情况,但无法作出病理诊断,在肿瘤术后的随访中也应用十分广泛。

四、心脏肿瘤

心脏肿瘤（cardiac tumor）包括原发性肿瘤（primary cardiac tumor）和继发性肿瘤（secondary cardiac tumor）,是指发生在心腔、心肌、心内膜、瓣膜或心包内的良性或恶性肿瘤。

心脏原发性肿瘤罕见,尸检显示其发生率仅为 0.05%,而继发性转移瘤的发生率则可高达 1%。原发性心脏肿瘤中约有 75% 为良性肿瘤,恶性肿瘤占 25%,几乎所有脏器和组织的各种类型的恶性肿瘤均可以转移至心脏和心包,心包的转移性肿瘤较心肌者更为常见,而心肌的转移性肿瘤以壁内者较多。

（一）心脏原发性良性肿瘤

心脏原发性肿瘤大多为良性,最常见的是黏液瘤,其次是横纹肌瘤、纤维瘤、脂肪瘤、畸胎瘤和淋巴管囊肿等。

1. 黏液瘤

（1）病理与临床

黏液瘤（myxoma）是最为常见的心脏良性肿瘤,约占 50%,发病年龄以 30～50 岁多见,性别无明显差异。最常见于左心房,约占 75%,其次为右心房,占 20% 左右,发生于心室和瓣膜者甚为少见。多发者可于同一心腔内多处发生,亦可在不同心腔内发生。

肿瘤大多起源于房间隔卵圆窝邻近的原始间质细胞,瘤体具有宽窄不一的瘤蒂,大多数与房间隔卵圆窝部相连,也可发生在心房前后壁、心耳或瓣膜。心室黏液瘤可起自游离壁或室间隔,可有蒂或无蒂。肿瘤大小不等,呈息肉状或分叶状,质软易碎,容易破裂、脱落和出血。

患者主要为劳累后心悸、气急、胸闷,类似二尖瓣狭窄的症状。本病进展较快,最终发生心力衰竭。患者表现为颈静脉充盈、怒张、下肢水肿、肝脾大,甚至有腹水征。瘤栓脱落入体循环可引起脑、肾、肺、肠系膜及下肢动脉栓塞。

（2）超声表现

① 二维超声心动图（以左心房黏液瘤为例）

a. 心腔内出现较强或低回声光团,呈云雾状,瘤体活动度大,舒张期可突入房室瓣口或部分突入左心室或右心室,收缩期会纳入心房腔内,形态可发生改变。

b. 蒂可长可短,宽窄不一。常附着于房间隔左心房面卵圆窝的边缘,也可见于左心房前、后壁及心耳内。少数无蒂,瘤体与心房壁直接连接。

c. 左心房均有不同程度扩大。

② M 型超声心动图

a. 心底波群:左心房中可见异常团块状回声,收缩期出现或变大,舒张期消失或变小;左心房内径增大。

b. 二尖瓣波群:心脏舒张期肿瘤脱入二尖瓣口时,在二尖瓣前后叶之间舒张期出现团块状较强回声,收缩期消失。二尖瓣前、后叶开放时呈方形波,但仍呈镜像运动。DE 段出现窄小缝隙。

③ 彩色多普勒血流成像:舒张期仅在瘤体与二尖瓣前或后叶间的间隙出现明亮的红色血流束。部分影响二尖瓣收缩期关闭时,可见收缩期左心房内出现蓝色为主花色反流信号。

④ 频谱多普勒超声心动图:舒张期二尖瓣口流速增快,仍呈双峰,E 峰后下降斜率减慢。频谱类似于二尖瓣狭窄。

(3) 鉴别诊断

左心房肿瘤常需与左心房血栓、瓣膜赘生物、胸段降主动脉、异常增大的冠状静脉窦、食管裂孔疝等相区别;右心房肿瘤常需与下腔静脉口、右心房血栓、希阿里网及下腔静脉瓣相区别。

(4) 临床价值

超声心动图可清楚地显示肿瘤的形态、大小、瘤蒂长短、附着部位、活动度和毗邻关系情况,并准确判断肿瘤梗阻导致的血流动力学改变,有助于鉴别多种心腔内占位性病变,是首选检查方法。对特征明显的黏液瘤几乎可以作出肯定的病理诊断。

2. 乳头状弹力纤维瘤

(1) 病理与临床

乳头状弹力纤维瘤(papillary fibroelastomas)是发生于心脏瓣膜最常见的肿瘤,约占瓣膜肿瘤的 90%,酷似心脏瓣膜赘生物。随着对乳头状弹力纤维瘤的检出与认识的提高,目前认为乳头状弹力纤维瘤是仅次于黏液瘤的第二位成人心脏肿瘤。有报道称,该肿瘤检出年龄以 60 岁以上者多见,男女患病率无明显差异,可同时伴有瓣膜病变。乳头状弹力纤维瘤外观似叶状,组织学检查显示肿瘤外部由心内膜内皮细胞构成,内部为不含血管的疏松结缔组织,富含黏多糖、胶原、弹力纤维及平滑肌细胞,形成纤细的网状结构环绕中央胶原或致密的弹力纤维核心。

乳头状弹力纤维瘤一般不造成血流动力学改变,但有可能脱落导致组织器官栓塞。

(2) 超声表现

乳头状弹力纤维瘤可发生于所有心脏瓣膜,但以主动脉瓣最多见,其次是二尖瓣,三尖瓣、肺动脉瓣少见。超声心动图显示心脏瓣膜上出现细长的均匀回声,表面呈乳头状,呈圆形、椭圆形或不规则形状,边界清楚,一般位于半月瓣的动脉面和房室瓣的心房侧,90% 为单发,很少累及瓣膜交界处。经胸超声心动图对乳头状弹力纤维瘤的诊断敏感性为 62%,经食管超声心动图为 77%。对于大于 2 mm 的肿瘤,诊断敏感性在 90% 以上。

3. 横纹肌瘤

(1) 病理与临床

横纹肌瘤(rhabdomyomas)是儿童中最常见的原发性肿瘤,多见于 15 岁以下儿童,约占小儿心脏肿瘤的 62%,多发性约占 92%,其中有 50% 的病例伴有结节性硬化症。临床上,肿瘤小者可无症状,大者可向心腔突起,引起阻塞症状,多发性肿瘤常引起严重的充血性心力衰竭。婴儿可在出生时或在出生后数月,由于梗阻而导致严重的心力衰竭。1 岁以内死亡为 60%~78%,5 岁以内死亡为 80%~92%。不伴有结节性硬化症者预后较好。

肉眼观,生长部位以室间隔为多,也可在左、右心室壁,两侧发生率相似,有时可累及心房、乳头肌或广泛弥散。瘤体呈黄灰色,直径为数毫米至数厘米,常为多发性。肿瘤周界分明但无包膜,呈灰白色结节样生长于心肌内,肿瘤大者可长入心腔,引起阻塞症状。镜下观,瘤组织疏松,细胞较大(直径可达 $80~\mu m$),呈卵圆形。细胞质呈空泡状,富含糖原,核居中,核仁明显,核周围的细胞质呈疏网状,细胞形似蜘蛛,故有蜘蛛细胞之称。目前认为本瘤是一种源自胚胎心肌母细胞的婴儿错构瘤。

(2) 超声表现

① 于左心室和右心室心肌内或室间隔内出现单个、多个略强回声或等回声团块,呈圆球状或椭圆状。

② 肿瘤内部回声均匀,境界清晰,与正常心肌有界限,边缘规整,随心脏的舒缩运动,有一定的活动幅度。

③ 肿瘤大小不等,大的可侵占心腔空间,甚至占据整个心腔,使心腔容量减少,位于房室瓣环处者可以部分阻塞二尖瓣或三尖瓣口。

4. 纤维瘤

(1) 病理与临床

纤维瘤(fibroma)较为罕见,其发病率在原发性心脏肿瘤中小于 5%,可发生于任何年龄,但以婴儿及儿童较为多见,90% 发生于 12 岁以下儿童,其中 70% 小于 2 岁。其在儿童中的发生率仅次于横纹肌瘤。心脏纤维瘤可引起心室流出道或流入道梗阻、心力衰竭、心律失常或猝死,故应尽早检出和手术治疗。肿瘤多发生于心室,以室间隔和左室前壁最为多见,约 10% 发生于右室,偶见于右房和房间隔。纤维瘤质地坚硬,没有包膜,肿瘤中央可发生钙化。肿瘤包埋于心肌中,可向心内膜和心外膜生长,但心内膜和心外膜完整。肉眼观,肿瘤多位于左心室或室间隔内。多为单发,大小不一,直径较大者可达 10 cm。其病理生理近似于横纹肌瘤,发展缓慢。

(2) 超声表现

① 超声心动图探查时,重点观察左、右心室壁。纤维瘤多包埋于心肌中,没有包膜,回声反射较心肌强;有的纤维瘤也可向心腔内生长。位于流出道或形体较大的纤维瘤可导致左室或右室流出道梗阻。彩色多普勒可显示其梗阻程度。

② 肿瘤多呈圆形、椭圆形或边界不规则,可以是单发或多发,易被误认为瓣膜赘生物。

③ 诊断时应注意与肥厚型心肌病、心室内肥厚和变异的乳头肌、心内膜、纤维化室壁瘤等相区别。

5. 脂肪瘤

(1) 病理与临床

脂肪瘤(lipoma)为良性肿瘤,但较少见,最常发生于房间隔(脂肪瘤样房间隔肥厚),其次发生于心室,可为单发,亦可多发,也有生长于心肌内、二尖瓣或三尖瓣上的。心脏脂肪瘤起源于心外膜或心包的脂肪,并含有周围结缔组织成分,可以生长到相当大,但显微镜下由成熟的脂肪细胞组成。多数病例无症状,如房间隔脂肪瘤巨大可引起静脉回流受阻表现。大的心包下脂肪瘤可能压迫冠状动脉引起心绞痛或干扰正常的心功能。心脏脂肪瘤主要为孤立性脂肪瘤和浸润性脂肪瘤。孤立性脂肪瘤形同心脏外的脂肪瘤,界限清楚,有较完整的包膜;浸润性脂肪瘤又称脂肪瘤样浸润,位于心内膜心肌和心包脏层,呈弥漫生长,边境不清,可多发并广泛浸润和分隔心肌,影响心电传导,致心律失常和猝死。瘤体也可突入心腔或心包腔,致血流梗阻、瓣膜功能障碍或心脏受压。虽然此类脂肪瘤无包膜,仅有浸润性生长的特点,但由于其生长缓慢且无脂肪母细胞和非典型脂肪细胞,文献仍将其归入良性肿瘤。

(2) 超声表现

超声心动图于心室内可见回声稍增强的团块,呈圆形或椭圆形,与室壁的附着面较大,活动度较小。位于流出道附近的脂肪瘤亦可造成流出道梗阻。利用彩色多普勒和频谱多普勒可观察脂肪瘤对流出道的梗阻程度。

（二）心脏原发性恶性肿瘤

心脏原发性肿瘤中恶性肿瘤甚少见，占25%，主要为横纹肌肉瘤、纤维肉瘤、恶性血管内皮瘤、恶性间皮瘤、黏液肉瘤及淋巴肉瘤等。好发年龄为30～50岁，儿童中少见。肿瘤可侵犯心肌、心内膜和心包，绝大多数发生在右心房。

由于心腔内肿瘤可引起心脏腔室的梗阻并产生相应的症状和体征，心脏肌肉广泛地被肿瘤组织所替代，可导致心肌收缩无力，从而产生心力衰竭。肿瘤细胞浸润至心脏传导系统，可引起心律紊乱，房室束或其束支传导阻滞，可导致患者猝死。肿瘤累及心外膜或心包可产生血心包和心脏压塞征。患者可出现胸痛、昏厥、发热、恶液质、全身不适，充血性左心和（或）右心衰竭等症状。瘤栓脱落可产生体循环动脉栓塞、肺栓塞，可致肺动脉高压。

1. 横纹肌肉瘤

（1）病理与临床

在心脏原发性恶性肿瘤中，肉瘤约占95%，其中以横纹肌肉瘤较为多见。病情进展迅速，表现多样，可在心脏任何部位发病，可因局部浸润、心腔阻塞、远处转移（最常见为肺部转移）而致患者死亡。

（2）超声表现

① 无特异性，可显示心腔增大或者正常。

② 心腔内出现实质性低回声团块，边界欠清晰，多数无蒂，活动度小。

③ 向周围浸润性生长，基底宽，肿瘤附着处基本固定不动。可伴心包积液。

④ CDFI 显示团块内部常见较丰富血流信号。

2. 纤维肉瘤

（1）病理与临床

纤维肉瘤可位于任何心腔，但多起源于右心系统，发生于右心房者占半数以上。可起源于心脏各层，但起源于心内膜或心包膜者，远较心肌多，但均很快浸润心脏全层。

（2）超声表现

① 右心房增大，可见低或略强回声团块，周边不光整，与右心房壁关系密切，无明显蒂及包膜。

② 向心脏内生长者，多数基底较宽，少数有蒂，可阻塞三尖瓣口造成血流梗阻征象，或阻塞上腔或下腔静脉入口。

③ 向心腔外生长者，侵犯心外膜，可引起血性心包积液，起源于心肌的肿瘤可同时向心腔内外生长，易引起心律失常。

3. 恶性血管内皮瘤

（1）病理与临床

恶性血管内皮瘤实属罕见，是一种组成细胞呈内皮细胞分化的恶性肿瘤，最常发生于右心系统。

（2）超声表现

① 多在右心房近房室沟处出现结节状或分叶状低回声或略强回声团块。

② 心包腔内多见无回声暗区（积液）。

③ 右心室巨大肿块累及肺动脉主干、胸壁，甚至包绕右冠状动脉。

④ 右心房、右心室增大。

4. 恶性间皮瘤

（1）病理与临床

恶性间皮瘤起源于心内淋巴内胚层和中胚层间皮细胞。大多数表现为弥漫性生长。临床上多发生于胸膜，可累及心包和纵隔，原发的心包间皮瘤尤为罕见。多侵及壁层和脏层心包，使心包广泛增厚并常蔓延至包括浅层心肌在内的邻近组织,部分可转移至局部淋巴结。心包间皮瘤的发生与石棉、玻璃纤维等暴露有关。

（2）超声表现

① 心包膜壁层和脏层广泛增厚。

② 可见团块状回声,压迫邻近组织,团块回声不均匀,边界欠清晰。

③ 心包腔内可见液性暗区,透声差。

（三）转移性心脏肿瘤

（1）病理与临床

其他部位恶性肿瘤转移至心脏者,可从邻近器官的恶性肿瘤直接浸润而来,如支气管癌、胃癌、食管癌和纵隔肿瘤等,但大多数经血行转移而来。

继发性心脏肿瘤是原发性心脏肿瘤的 20 多倍,转移性肿瘤最常累及心包,其次为心肌,再次为心内膜。恶性肿瘤患者出现进行性加重的心律失常、心脏增大、心力衰竭时应怀疑本病。然而 90% 以上患者没有心脏方面的表现。肺、气管、纵隔和乳腺等胸部恶性肿瘤可以局部浸润心包引起心包积液;肺癌还可侵犯肺静脉、左心房造成二尖瓣阻塞样临床表现;白血病、淋巴瘤和多发性骨髓瘤等常累及心肌;肝癌或其他肝转移肿瘤主要累及下腔静脉和右心房。

（2）超声表现

① 心腔内,尤其是右心房内出现较高或低回声团块,形态不规则,边界不清,大者可阻塞三尖瓣口。

② 可见肿瘤组织顺着血流方向自上、下腔静脉侵入右心房、右心室。

③ 肿瘤与该处血管及心壁组织境界清楚,无紧密粘连,瘤体无包膜。

④ 肿瘤直接侵犯心包,可出现大量心包积液,甚至心脏压塞的超声征象。

⑤ 肿瘤侵入心腔或压迫心腔,致腔室内血流受阻,CDFI 可探及五彩镶嵌的湍流信号。

⑥ 若爬行生长转移性肿瘤,可见肿瘤呈蛇形回声沿腔静脉伸展至右心系统,随血流在心腔中飘动。

⑦ 剑突下切面可辅助判断转移瘤的原始起点和播散途径。

（3）鉴别诊断

① 心腔内血栓:血栓多发生于其他心血管病的基础上,通常有不同的病史和临床表现,超声表现显示血栓回声常为多层线状、基底宽、随房室壁运动而动、振幅小。

② 赘生物:赘生物通常出现于瓣膜或心内膜上,活动度大,多随瓣膜活动,回声不均匀,较大的赘生物难以与心脏肿瘤相区别,需要结合临床表现和其他辅助检查。

③ 兰伯赘生物(Lambl's excrescences):并非心脏肿瘤,一般 60 岁以后,钙质沿主动脉瓣环开始沉积,主动脉瓣膜基底部明显增厚,沿瓣膜闭合缘形成兰伯赘生物,是一种不透明的细小乳头状突起,多见于老年人主动脉瓣容易受损的瓣膜关闭交界缘。

④ 心血管腔内其他团块:异物、房间隔瘤、瓣膜钙化以及异常增大的下腔静脉瓣、异常肌束、假腱索等先天性畸形或变异,有时也需要鉴别。

（4）临床价值

通过超声检查,结合临床表现等,可对心脏肿瘤的性质进行提示性诊断。良性肿瘤的形态多数较规则,内部回声均匀,多有蒂,活动度往往较大,一般不伴有心包积液;恶性肿瘤的形态多呈不规则形,内部回声减低、不均匀,多数无蒂,活动度极小,常伴有心包积液。

虽然超声心动图容易发现心脏肿瘤,但除黏液瘤之外,对其他心脏肿瘤较难在术前作出准确的病理诊断,一般常在术后肿瘤标本或尸检解剖中得到正确的病理诊断。

五、心腔内血栓

（一）疾病概述

心腔内血栓最常见的为左房血栓（left atrial thrombus），其发病机制主要由血流淤滞和纤维蛋白产生，但在某些情况下，心内膜的异常和血小板的激活也参与发病。

（二）病理与临床

许多病因可导致左房血栓形成，如房颤、二尖瓣病变、二尖瓣位人工瓣等。左房壁瘤的瘤腔内亦可有血栓形成。心输出量减低亦可形成心腔内血栓。心腔内血栓并不是一个独立的疾病，常作为心脏疾病的并发症而存在，主要的危害是可导致体循环或肺循环栓塞，严重者可危及患者生命。

（三）超声表现

① 心腔内可见异常团块状回声附着，左心房血栓多附着于左心房侧后壁及左心耳内，心室血栓多附着于心尖部。

② 血栓多为边界清晰的圆形、椭圆形或不规则形，一般基底部宽，无蒂，随房壁或室壁而动。

③ 血栓回声受形成时间长短的影响，早期血栓呈低回声，机化血栓呈高回声，机化不全血栓呈不均匀回声。

④ 经食管超声心动图（TEE）对左心耳或左心房内血栓显示的敏感性高于经胸超声心动图。

（四）鉴别诊断

① 左房云雾影：在探查左房血栓时还应注意与左房内浓密的云雾影相区别，尤其是新近形成的血栓，更应注意对两者的鉴别。云雾影又叫自发性对比回声（spontaneous contrast echo），可发生于心脏的任何部位。左房云雾影的超声表现为弥散于左房内呈漩涡样缓慢流动的微细点状回声，其形态不固定，随心脏舒张呈漩涡样流动，无血流充盈缺损区。实时显像观察较易鉴别。

② 左房黏液瘤：左房内圆形或椭圆形回声，形态可变，舒张时突入二尖瓣口，收缩时回入左房，附着面小，游离面大，有蒂，多位于房间隔近卵圆孔附近，射流束起始于二尖瓣环，从瘤体四周与二尖瓣前、后叶间的狭窄缝隙流入左室。

③ 异位肌束（aberrant bands）：又称假腱索（false tendons），为横跨于左室内的纤维样或肌束结构，正常成人及儿童均可见。正常腱索起至乳头肌，另一端连于二尖瓣。异位肌束则不与二尖瓣相连，可位于乳头肌与室间隔之间，游离壁与游离壁之间，亦可连接游离壁与室间隔。可为单个，可为多个，回声较强，有的较纤细，有的则较粗大，两者亦可同时并存。

④ 欧氏瓣：它是残留的胚胎时期右静脉窦瓣，通常认为是下腔静脉瓣，其起于下腔静脉口，穿过右房的后壁连于卵圆孔的下方。胎儿时期其主要作用是使从下腔静脉回流的营养丰富的血液经过卵圆孔进入左心。超声心动图上表现为右房内一漂浮活动的纤细光带，其一端连于下腔静脉口。

⑤ 希阿里网：它是残留的胚胎时期的静脉窦，正常尸检的发生率为2%～3%，是从冠状窦瓣和下腔静脉瓣穿过右房内部延伸至界嵴的纤维网。超声心动图显示为右房内活动的回声较强的条带状结构，由下腔静脉口延伸至房间隔或三尖瓣，可呈高速扑动。

（五）临床价值

超声心动图是诊断心腔内血栓的首选方法，尤其是 TEE 对临床治疗具有很重要的指导意义，如房颤电复律或射频消融术前、二尖瓣球囊扩张术前,都须常规行 TEE 检查,以防止心腔内血栓的脱落造成栓塞。

第八节　先天性心脏病

一、先天性心脏病超声检查方法

(一)先天性心脏病的分类

1. 非发绀型

(1) 非发绀无分流型:先天性房室瓣和半月瓣病变,如降落伞形二尖瓣、三尖瓣下移畸形(Ebstein 畸形)、先天性主动脉瓣二叶式畸形、先天性肺动脉瓣狭窄;先天性流入道及流出道梗阻性病变,如二尖瓣瓣上环、主动脉瓣下狭窄、主动脉缩窄;右室流出道狭窄;矫正型大动脉转位等。

(2) 非发绀左向右分流型:常见的畸形有房间隔缺损(ASD)、室间隔缺损(VSD)、动脉导管未闭(PDA);少见的畸形有部分型心内膜垫缺损、主动脉窦瘤破入右心房或右心室、冠状动脉-右侧心腔瘘等。

(3) 非发绀左向左分流型:主动脉窦瘤破入左心房(少见病)、冠状动脉-左侧心腔瘘等。

2. 发绀型

发绀型右向左分流:常见的畸形有法洛四联征、法洛三联征、右室双出口;少见且复杂的畸形有完全型大动脉转位、完全型肺静脉异位引流、三尖瓣闭锁、肺动脉瓣闭锁、单心室、永存动脉干等。

(二)系统诊断法

复杂型先心病往往在心房、心室及大动脉水平上发生不同方向的移位、旋转,并按不同的顺序排列组合,同时可能合并多种畸形,所以极易误诊和漏诊。对于复杂型先心病,推荐采用系统诊断法进行系统性及逻辑性分析,才能对疾病进行正确诊断。系统诊断法亦称作节段顺序诊断法,1972 年,由美国心脏病专家 van Praagh 教授等率先提出,后又经过不断改进和完善,如今成为超声诊断复杂型先心病遵循的准则。系统诊断法将整个心脏结构简化成三个节段(心房、心室、大动脉)和两个连接(心房和心室的连接、心室和大动脉的连接),再按以下五个步骤进行逐步诊断,包括:① 心房位置与腔静脉的连接;② 心房与心室的连接;③ 心室袢的类型;④ 心室与大动脉的连接关系;⑤ 大动脉空间位置关系。在复杂型先心病的诊断中,第一步须通过剑突下切面确定心脏的解剖位置及心尖指向,再按节段顺序诊断法逐步判断心脏的各部分结构及异常。

正常心脏结构:心房正位(右房在右侧,左房在左侧),心室右袢(右室在右侧,左室在左侧),房室连接一致(左房与左室连接,右房与右室连接),主动脉与左室连接,肺动脉与右室连接。

对于复杂型先心病,在常规胸骨旁左缘切面检查的基础上,剑突下切面、胸骨右缘切面、胸骨上窝切面检查亦重要,也应当作为常规检查部位。另外,经食管超声心动图可弥补经胸超声心动图的不足之处,有助于对先心病的正确诊断。

(三)右心声学造影

右心声学造影是辅助诊断先心病的一项重要检查方法。虽然彩色多普勒超声对显示先心病左向右分流非常直观且敏感,但在复杂型先心病诊断中不能判断心房位置或确定心内是否存在低速的右向左分流,此时右心声学造影具有不可取代的诊断价值:彩色多普勒超声容易漏诊心内存在的低速的右向左分流,而右心声学造影能很敏感地发现此分流,并有助于肺动静脉瘘、永存左上腔等少见的先心病诊断。右心声学造影剂的微气泡直径比较大,当经外周静脉注入后不能通过肺毛细血管进入人体肺循环,只能在右心系统显影,当心房、心室或大动脉水平存在不同程度右向左的分流时,则在相应水平的左心腔、主动脉内出现不同数量的造影剂微气泡。

以下是常用的两种右心声学造影剂。

1. 二氧化碳微气泡

由5%碳酸氢钠加上各种类型弱酸型制剂(如盐酸、维生素C、维生素B6等)临时配置而成。

配置方法:① 用10 mL的无菌注射器,首先抽取4 mL 5%的碳酸氢钠溶液,然后抽取1 mL 1%的盐酸溶液进行混合,稍加震荡后可产生二氧化碳微气泡。② 用20 mL的无菌注射器,首先抽取10 mL 5%的碳酸氢钠溶液,然后抽取5 mL 5%的维生素C溶液进行混合(按2:1的容量比例进行混合),2 min内可产生二氧化碳微气泡,随后反应会减慢。③ 用10 mL的无菌注射器,首先抽取5 mL 5%的碳酸氢钠溶液,然后再加入300 mg的维生素B6,稍加震荡后即可产生二氧化碳微气泡。

操作方法和注意事项:常取左侧上肢静脉建立外周的静脉通道,成人取以上配置的剂量进行推入,小儿取以上配置剂量的1/3～1/2推入,严重发绀或心力衰竭的患者应当慎用。

2. 含空气的高糖微气泡

根据制备工艺分为声振微气泡和手振微气泡。

(1) 声振微气泡:取10 mL的无菌注射器,先抽取6～8 mL 5%的葡萄糖溶液,拔除针芯后,将使用针尖向下,然后将消毒后的超声波声振仪探头插入针管内,放到液面以下,启动声振仪,振动10～20 s,当溶液由透明状变为乳白色的液体时,将针芯插入针管内,供静脉推注使用。

此种方法制作的造影剂微气泡直径比较小,气泡大小比较均匀,造影效果胜于二氧化碳微气泡,经过临床多次应用,证明比较安全、有效。

(2) 手振微气泡:① 取2支10 mL的无菌注射器;1只无菌三通管;50%的葡萄糖溶液;生理盐水。② 用无菌注射器抽取6 mL 50%的葡萄糖溶液,将其连接于三通管的一个接口上,三通管的另一接口连接一次性无菌注射器,关闭没有接注射器的一侧开关,使得两无菌注射器相通,用手持三通管的两端注射器来回快速推动抽取液,以肉眼观察到注射器里面的透明色液体变成乳白色液体为标准。③ 造影前先建立左上肢静脉通道,检查者将探头固定在需要观察的切面,根据患者病情注射手振50%葡萄糖微气泡1～3次。成人每次注射3～6 mL,儿童每次注射1～3 mL。每次注射后,紧接着注入6 mL的生理盐水。

经过实验研究及多年临床应用,证明手振微气泡不需要声振仪、效果显著,制作方法易行、安全,非常适合在各级医院使用。

(四)先天性心脏病肺动脉压评估

(1) 在无右室流出道或肺动脉狭窄时,右室收缩压等于肺动脉收缩压。用连续多普勒计算肺动脉压方法如下:

① 三尖瓣反流压差计算法:取心尖四腔心切面,用CDFI显示三尖瓣反流束,再用CW测最高反流速度($V_{\max}$),根据简化伯努利方程($\Delta P = 4V_{\max}^2$),压差(PG,mmHg) = $4V_{\max}^2$,PAPS = PG + (5～15 mmHg),其中5～15 mmHg为右房压。

② 心室水平分流计算法:当室间隔缺损(VSD)时,左向右分流的峰值压差(ΔP)代表两心室之间的压差。室缺分流压差(ΔP) = 左室收缩压-右室收缩压,而左室收缩压相当于肱动脉的收缩期血压(SBP),右室收缩压(RVSP)相当于肺动脉收缩压(PAPS)。

$$PAPS = RVSP = SBP - 室间隔缺损收缩期分流压差 \Delta P$$

③ 大动脉水平分流计算法：当动脉导管未闭(PDA)时，左向右分流的峰值压差(ΔP)代表大动脉之间的压差。

$$PAPS = SBP - 动脉导管未闭收缩期分流压差 \Delta P$$

④ 肺动脉瓣反流计算法：正常情况下右心室舒张压接近零，因此肺动脉舒张压(PAPD)＝肺动脉瓣舒张晚期反流压差。

正常情况下右心室舒张压接近零，因此肺动脉平均压(PAMP)＝肺动脉瓣舒张早期反流压差。

(2) 当存在右心室流出道或肺动脉狭窄时，PAPS＝RVSP－右室流出道或肺动脉狭窄压差。

(3) 肺动脉高压程度判断。

正常肺动脉压：收缩压(PAPS)＜30 mmHg，舒张压(PAPD)＜15 mmHg。

轻度肺动脉高压：40～50 mmHg；中度肺动脉高压：50～70 mmHg；重度肺动脉高压：70 mmHg 以上。

(4) 临床意义：以上不同方法计算的肺动脉收缩压(PAPS)与心导管检查得出的结果相关性良好。

二、房间隔缺损

(一)疾病概述

房间隔缺损(atrial septal defect,ASD)简称房缺，指房间隔任何部位出现的缺损造成左房、右房之间出现的血液分流，是最常见的先心病之一，本病可单独存在，也常合并其他的心血管畸形。

房间隔缺损合并肺动脉狭窄称法洛三联征，房间隔缺损合并二尖瓣狭窄称为鲁登巴赫综合征(Lutembach's syndrome)。

(二)病理与临床

房间隔缺损粗略分为原发孔型(Ⅰ孔型)和继发孔型(Ⅱ孔型)，继发孔型最多，约占 95%，原发孔型比较少见。原发孔型位于房间隔的下部，亦称为部分型心内膜垫缺损。

依据胚胎发育及缺损部位的不同，又可将继发孔型房缺分为以下四型：① 中央型，又称为卵圆孔型，约占 75%，缺损位于房间隔中部卵圆窝处；② 下腔型：约占 12%，缺损位于房间隔的后下方紧邻下腔静脉入口处；③ 上腔型，约占 3.5%，缺损位于紧邻上腔静脉入口处下方，常常合并肺静脉异位引流；④ 冠状静脉窦型，又称无顶冠状静脉窦综合征，缺损位于冠状静脉窦与左心房之间，发生率＜1%。

房间隔缺损大部分单发，少数为两个以上或者呈筛孔状。兼有上述两种以上的房缺，临床上又称为混合型房间隔缺损，约占 8.5%。若缺损很大，完全无房间隔则称为单心房。

血流动力学特点：正常情况下左房压高于右房压，缺损处可产生左向右的分流。此时右心室不仅要接受上腔静脉、下腔静脉流入右房的血液，同时还要接受由左房分流入右房的血液，导致右心容量负荷增加，右心系统扩大。严重的病例后期会出现肺动脉高压形成艾森曼格(Eisenmenger)综合征，导致房水平出现右向左分流。

杂音机制：体征在胸骨左缘第 2,3 肋间可闻及较柔和的Ⅱ～Ⅲ级的收缩期杂音，肺动脉瓣区第二心音增强或亢进，其发生机制是增多的血液通过正常的肺动脉瓣口导致肺动脉瓣的相对性狭窄。

(三)超声表现

1. 二维及 M 型超声

(1) 直接征象：房间隔回声中断。在四腔心切面、大动脉短轴切面及剑突下切面显示房间隔中上部回声中断为继发孔型房缺，若房缺上下断端均显示，为继发孔中央型；若房缺上端(心房顶部侧)无房间隔残端显示,为继发孔腔静脉型。剑突下切面有助于上腔型或下腔型房缺的鉴别。房间隔的下部回声中断称为原发孔型房缺。若房间隔残端小,多为混合型房缺;若完全未见到房间隔回声,则称为单心房。

(2)间接征象:右心增大,右室流出道增宽。特别对于儿童患者,间接征象对提示可能存在本病具有重要意义。由于右心容量负荷过重,M 型可表现为室间隔与左室后壁呈同向运动。

2. 多普勒超声

CDFI 显示房间隔回声中断处左向右红色穿隔血流束,由于分流速度不高,湍流显示可不明显。当伴有重度肺动脉高压时,回声中断处 CDFI 可显示右向左蓝色分流束或者分流不明显。频谱多普勒在缺损部位及右房侧显示双期连续性正向左向右分流型频谱,频谱位于基线上方,分流的峰速位于收缩晚期和舒张期,由于心房之间压力一般较低,分流速度多数在 $1.0 \sim 1.5$ m/s。右心容量负荷过重可导致三尖瓣口、右室流出道和肺动脉口前向血流速度增快,肺动脉口血流速度一般可达 2.0 m/s。

3. 经食道超声心动图(TEE)

经胸超声检查图像不清晰者可采用 TEE 检查,TEE 可提高对小房缺及腔静脉型房缺的诊断准确率,TEE 可清晰显示房缺断端与上腔静脉、下腔静脉及冠状静脉窦之间的关系,有助于选择适合的房缺手术方式。另外,TEE 对卵圆孔未闭的诊断较经胸超声心动图检查更为敏感。

4. 实时三维超声心动图

可以显示房缺的部位、形态及与周围组织的毗邻关系。

5. 超声心动图在 ASD 介入封堵中的应用

ASD 封堵术是先心病介入治疗中的主要部分之一,ASD 封堵成功与否和术前正确选择合适的病例、合适的封堵器以及术中监测等都有着密切关系。超声心动图可以直观地显示 ASD 及其封堵器的情况,是检查 ASD、术中监测及术后随访的常规检查方法。

ASD 封堵治疗的手术适应证:① 年龄一般≥3 岁。② 继发孔中央型 ASD 位于房间隔中央卵圆窝部位,四周需均有残余的房间隔组织。③ ASD 断端距上、下腔静脉,二尖瓣环及心房顶部的间距≥5 mm。④ 房水平为单纯的左向右分流或以左向右为主的分流。⑤ 5 mm≤房缺直径≤36 mm。⑥ 不合并其他需外科治疗的心脏畸形。

(四) 鉴别诊断

(1)肺动脉狭窄:肺动脉狭窄可表现为右心增大,右室壁增厚,但 CDFI 房水平无分流信号显示,肺动脉内收缩期前向血流速度较房缺患者明显增快,流速一般>2.5 m/s,而房缺肺动脉口血流速度一般<2.5 m/s,有助于鉴别。

(2)卵圆孔未闭:中央卵圆孔型小房缺应和卵圆孔未闭进行鉴别,典型卵圆孔未闭表现为房间隔断端不在一条直线上,原发隔与继发隔呈现错位状或裂隙状,裂隙处一般为左向右分流,但 CDFI 显示的分流束呈"夹层状斜形"血流信号。

(3)上腔静脉血流:在 CDFI 检查时需要注意不要把流入右房的上腔静脉血流误认为房缺分流信号,可采用频谱多普勒超声进行鉴别:上腔静脉的频谱血流速度及形态随呼吸改变,与心动周期无关,而房缺的分流频谱速度及形态不受呼吸影响,在每个心动周期中一致。

(五) 临床价值

95%以上的房间隔缺损通过经胸超声心动图检查可以进行明确诊断,但小房缺、冠状静脉窦型房缺、腔静脉型房缺在经胸超声心动图检查中可能表现不典型而容易漏诊。不能明确诊断者应加做经食管超声心动图检查,准确评价房缺的大小、部位、分型及其与上下腔静脉的关系,评估能否进行房缺介入封堵治疗。

三、室间隔缺损

（一）疾病概述

室间隔缺损（ventricular septal defect，VSD）简称室缺，指室间隔的任何部位出现缺损，导致左、右室之间存在异常交通。室间隔缺损占先心病的 20%～25%，是常见的先心病之一。室间隔缺损可单独存在，也可作为复杂型先心病的一部分。

（二）病理与临床

室间隔缺损的病理分型方法有很多，从超声解剖及临床应用角度一般分为以下三大类。

1．膜周部室间隔缺损

此型约占室缺的 70%～80%，又可分为：① 嵴下型（膜部前），缺损位于室上嵴后下方，紧邻主动脉瓣；② 单纯膜部型，仅限位于膜部室间隔的小缺损，如果膜部室间隔缺损边缘与三尖瓣隔瓣及其腱索粘连形成瘤样结构，则称为室间隔膜部瘤；③ 隔瓣下型（膜部后），缺损位于三尖瓣隔叶的后下，距离主动脉瓣较远。

2．漏斗部室间隔缺损

此型约占室缺的 20%～30%，又可分为：① 干下型，缺损位于肺动脉瓣及主动脉瓣下，其上缘紧邻肺动脉瓣及主动脉瓣环，主动脉瓣常有不同程度的脱垂；② 嵴内型，缺损位于室上嵴上方及肺动脉瓣下，但其上缘与肺动脉瓣之间存在有肌性组织分隔。

3．肌部室间隔缺损

此型约占室缺的 5%～10%，缺损位于室间隔的肌小梁部，四周均有肌肉组织，可单发或者多发。

Roger 病即小型室缺，缺损直径＜5 mm 或室间隔缺损面积＜0.5 cm²/m² 体表面积，缺损小，室水平左向右分流少，血流动力学变化不大，临床可无症状者。单纯室缺的大小多数在 5～10 mm，可小至 2 mm，缺损一般为单个，少数为多个，缺损可呈圆形、椭圆形、不规则形，缺损残端边缘多增厚。

血流动力学特点：左室压力高于右室压力，缺损处室水平产生左向右分流。VSD 较小时，临床可无明显症状。缺损较大时，早期表现为左室容量负荷过重，随着疾病发展，长期持续肺血流量增加，最终发展为肺动脉高压，可导致双向分流或右向左分流，称为艾森曼格综合征。临床上出现发绀，肺动脉区第二心音亢进。

杂音特征：典型体征是在胸骨左缘第 3，4 肋间闻及响亮、粗糙的全收缩期杂音伴震颤。

（三）超声表现

1．二维超声

（1）心脏形态学变化：小型室缺（＜5 mm）、病程短者，心脏形态学上一般无明显变化，心腔大小多数正常。较大室缺，心腔的形态学变化主要是左心增大，左室壁运动增强；随着疾病发展，右室也可增大，合并肺动脉高压时，右室壁增厚。

（2）直接征象：两个以上切面显示室间隔连续性中断，断端回声可增强。

（3）超声分型：大动脉短轴切面，三尖瓣隔瓣基底部至主动脉根部短轴 12 点方位处为膜周部室缺，缺损部位靠近三尖瓣隔叶根部多为隔瓣下型室缺，靠近三尖瓣隔叶部位（9～10 点钟位置）者多为单纯膜部型室缺，靠近 12 点方位为嵴下型，靠近 12 点方位至肺动脉瓣之间，为漏斗部室缺。漏斗部室缺又分为嵴内型和干下型，绝大多数为干下型室缺。干下型室缺的缺损上缘位于肺动脉瓣下，无肌性组织回声，嵴内型室缺位于主动脉根部短轴 12 点方位，与肺动脉瓣之间有肌性组织回声。缺损位于室间隔的肌小梁部，远离主动脉瓣的室缺为肌部型室缺。

隔瓣下型室缺最佳显示切面为胸骨旁四腔心切面,缺损上缘在三尖瓣隔瓣根部,在收缩期较清晰,距离主动脉瓣较远;单纯膜部型室缺多在 5 mm 以下,最佳显示切面主要是心尖、胸骨旁四腔心及大动脉短轴切面;嵴下型室缺最佳显示切面主要是胸骨旁左心室长轴、心尖五腔及大动脉短轴切面,缺损上缘紧邻主动脉瓣;干下型室缺最佳显示切面主要是大动脉短轴切面和右室流出道切面;肌部室缺位置较低。

2. 多普勒超声

CDFI 显示室间隔回声中断处左向右五彩镶嵌穿隔血流信号,分流束位置有助于室缺分型诊断。频谱多普勒在分流处可探及高速左向右全收缩期湍流信号,分流速度可高达 3～5 m/s。当伴有重度肺动脉高压,出现右向左分流时,分流束 CDFI 则显示为蓝色信号。

3. 室缺合并艾森曼格综合征的超声表现

超声特征为大型室缺合并重度肺动脉高压。二维超声显示右房、室增大,右室壁增厚。由于室缺比较大,主动脉与室缺断端不在同一平面,主动脉前壁有骑跨现象。此时 CDFI 在室间隔回声中断处显示双向低速穿隔血流信号。肺动脉及其分支明显增宽。

4. 超声心动图在 VSD 介入治疗中的应用

术前超声心动图检查可辅助选择合适的病例及封堵器,监测并引导封堵治疗操作。超声心动图可以直观地显示 VSD 及其封堵器的情况,是检查 VSD、术中监测及术后随访的常规检查方法。

VSD 封堵治疗的手术适应证:① 年龄一般≥3 岁。② 缺损部位为膜部型,部分嵴内型及肌部型室缺。③ 缺损大小为膜部或膜周部 3～16 mm,嵴内型 4～6 mm,肌部型 2.5～14 mm。④ 缺损断端距主动脉瓣及三尖瓣的距离＞2 mm,嵴内型断端距肺动脉瓣的距离＞3 mm,肌部 VSD 断端距心尖室间隔的距离＞5 mm。⑤ 室水平左向右分流。⑥ 无病理性主动脉瓣反流或中度以上三尖瓣反流。

禁忌证:干下型 VSD、隔瓣下型 VSD、部分嵴内型 VSD 和部分肌部型 VSD。

（四）鉴别诊断

（1）室缺合并主动脉瓣脱垂:较大的室缺常合并右冠瓣脱垂,CDFI 不仅显示室间隔回声中断处收缩期分流,而且在左室流出道亦显示舒张期反流。另外,脱垂的右冠瓣可部分遮盖室间隔缺损口,造成室间隔缺损口的低估。

（2）主动脉右冠窦瘤破入右室流出道:主动脉右冠窦瘤破入右室流出道大多数合并存在室间隔缺损。由于右冠窦瘤常从室缺口破入右心室,窦瘤瘤体往往遮盖室间隔缺损口,经胸二维超声极易漏诊。超声检查时应注意根据切面改变探头声束方向,避开窦瘤组织。

（3）其他:二维超声心动图对于小的肌部型室缺容易漏诊,但可以通过彩色多普勒超声观察到血流穿过室缺的部位,从而对肌部室缺作出诊断。对合并有复杂畸形的室缺,如果室缺处分流不明显,可能会漏诊。实时三维超声及经食管超声有助于进一步了解室缺的位置、形态及其与周围组织的毗邻关系。

（五）临床价值

超声可以对膜周部、漏斗部、肌部的室缺进行分型诊断。对于小至 2 mm 的左向右分流的室缺,多普勒超声亦可敏感诊断。但超声可能漏诊多发小室缺的室缺个数。术后超声随访可观察补片周围有无裂隙及残余分流。在室间隔缺损的介入治疗方面,术前超声心动图检查可辅助选择正确病例及合适的封堵器,监测并引导室间隔缺损的介入封堵治疗。

四、动脉导管未闭

(一)疾病概述

动脉导管未闭(patent ductus arteriosus,PDA)是指胎儿时期位于肺动脉与降主动脉之间正常连接的动脉导管未能自然闭合,亦是最常见的先心病之一,发生率约为10%~21%,仅次于房缺与室缺。本病可单独发生,也可合并其他心血管畸形。

(二)病理与临床

动脉导管是胎儿时期正常的生理性通道,出生后会闭锁成动脉韧带,如果动脉导管在出生后一段时间内未闭合,则主动脉压在收缩期及舒张期均高于肺动脉压,使得主动脉内的血液持续性经未闭的动脉导管流向肺动脉(大动脉水平左向右分流),造成肺循环血流量明显增加,进而导致左心回血量明显增加,左心房、左心室因容量负荷过重而扩大。如果出生1~2年内动脉导管仍未闭合,则为病理状态。导管粗大者病程晚期出现重度肺动脉高压,可产生右向左分流。

未闭动脉导管位于主动脉峡部小弯侧,一端连在肺动脉主干末端或左肺动脉根部,另一端连接左锁骨下动脉开口处的远端对侧降主动脉前侧壁。动脉导管的长短、粗细不一,多数长为5~10 mm。按其形态一般分为5种类型:① 管型,最多见,约占80%以上,导管管径粗细一致;② 漏斗型,导管主动脉端较肺动脉端更宽;③ 窗型(缺损型),少见,导管短而粗,主动脉与肺动脉呈窗型相通,类似于主动脉与肺动脉之间的间隔缺损;④ 哑铃型,动脉导管中部细,两端粗,此型较为少见;⑤ 动脉瘤样型,动脉导管的两端细而中间呈瘤样扩张,少见。

导管细小者可无临床症状,导管直径达1.0 cm者多有心功能不全症状。典型体征是心界向左下扩大,于胸骨左缘第2肋间闻及收缩及舒张期连续性杂音伴收缩期震颤,当出现重度肺动脉高压时连续性杂音不典型,仅为单纯收缩或舒张期杂音。

(三)超声表现

1. 二维及 M 型超声心动图

(1)心脏形态学变化:对于直径在5 mm以下的动脉导管,心脏大小多数正常。PDA较大者,二维超声显示左心增大,肺动脉内径增宽。当合并肺动脉高压时,右心增大,右室壁增厚。出现重度肺动脉高压时,以右心增大为主,肺动脉及其分支增宽,肺动脉瓣运动幅度增大,M型超声肺动脉瓣曲线"a"波变浅或消失,收缩期呈"W"形或"V"形(此为肺动脉瓣收缩期提前关闭征象)。

(2)直接征象:大动脉短轴切面肺动脉分叉处或左肺动脉开口处有管道样结构与后方的降主动脉相通,二维超声可显示导管的形态、粗细及长度。胸骨上窝主动脉弓长轴切面上,左锁骨下动脉对侧管壁回声失落,并有管道与肺动脉远端相通。儿童患者在剑突下切面检查也可显示动脉导管未闭的直接征象。

2. 多普勒超声

CDFI显示流经动脉导管的异常血流束。当无肺动脉高压或轻度肺动脉高压时,由于在整个心动周期中主动脉压均显著高于肺动脉压,CDFI显示为降主动脉血流经导管进入肺动脉的双期连续性五彩镶嵌血流信号。当重度肺动脉高压时,两大动脉之间压差减小,分流峰值速度会下降,表现为层流(红色)或出现肺动脉血流分流入降主动脉。细小导管二维超声可以无阳性发现,但CDFI可以敏感地显示小至3 mm的动脉导管的分流束,频谱多普勒在肺动脉远端或动脉导管开口处显示连续性双期分流频谱,频谱峰值速度可在4 m/s以上。

（四）鉴别诊断

（1）主-肺动脉间隔缺损：鉴别要点在于主、肺动脉之间异常通道的位置不同，主-肺动脉间隔缺损主要发生在主动脉瓣上方的升主动脉部位，而动脉导管未闭主要发生在降主动脉部位。

（2）冠状动脉-肺动脉瘘：鉴别要点在于冠状动脉瘘分流部位在肺动脉主干内，而动脉导管未闭分流部位在肺动脉主干末端或左肺动脉根部。

（3）由于肺动脉内可能存在湍流，应注意与肺动脉瓣狭窄相鉴别，在 PDA 合并重度肺动脉高压时，由于分流束不典型，应注意与原发性肺动脉高压鉴别，胸骨上窝切面有助于鉴别。

（五）临床价值

二维超声结合多普勒超声联合运用对动脉导管的诊断可以达到很高的诊断准确率，成人细小导管在声窗条件不好的情况下可能会漏诊。尽管经胸超声心动图诊断敏感性及特异性均高于 95%，但是当患者出现严重的肺动脉高压时，经胸超声诊断动脉导管未闭仍有一定困难，可借助声学造影或者心导管检查进一步明确诊断。

五、心内膜垫缺损

（一）疾病概述

心内膜垫缺损（endocardial cushion defects，ECD）又称房室管畸形或房室共同通道，约占先心病的 2%～5%。心内膜垫在胚胎期发育时期形成房间隔下部、室间隔膜部和二、三尖瓣的一部分。心内膜垫缺损是由上、下心内膜垫与房间隔中部和室间隔肌部不充分或异常融合所致。

（二）病理与临床

1．病理解剖分型

（1）部分型。表现为单纯原发孔型房缺，或者原发孔型房缺合并房室瓣裂。

（2）过渡型。表现为存在原发孔型房缺和较小的室间隔流入道部缺损，与完全型心内膜垫缺损不同的是未形成共同房室瓣，二尖瓣、三尖瓣独立存在，可以合并房室瓣裂。

（3）完全型。表现为原发孔型房缺和较大的室缺同时存在，融合成为一大缺损。房室瓣融合形成共同房室瓣，依据共同瓣的形态及腱索附着位置分为 3 型：A 型，约占 75%，共同瓣可区分为二尖瓣与三尖瓣，分别各自有腱索附着在室间隔缺损的顶端或两侧；B 型，少见，共同瓣可区分为二尖瓣与三尖瓣，腱索不附着在室间隔上，而附着在室间隔右室侧；C 型，共同房室瓣无二、三尖瓣之分，腱索呈漂浮状，约占 25%。

2．血流动力学特点

部分型心内膜垫缺损主要为心房水平左向右分流，以右心容量负荷增加为主，有房室瓣裂时则合并房室瓣反流。完全型心内膜垫缺损四个心腔血流相互交通，导致左、右心容量负荷均增加。

3．体格检查

心脏扩大，在心尖部可闻及二尖瓣关闭不全的收缩期杂音，肺动脉高压明显者则可能出现肺动脉听诊区第二心音亢进或分裂。

（三）超声表现

1．部分型心内膜垫缺损

（1）二维超声直接征象：① 在所有四腔心切面上，均显示房间隔下部近十字交叉处回声中断，下界达房室瓣上缘。② 二尖瓣前叶裂:二尖瓣水平短轴切面显示舒张期二尖瓣前叶连续性中断。③ 右心增大,右室流出道增宽。

(2) 多普勒超声:CDFI 显示房间隔回声中断处房水平左向右分流,频谱多普勒可记录到双期连续性分流频谱。合并房室瓣裂时,可探及二、三尖瓣反流信号。

2. 完全型心内膜垫缺损

(1) 二维超声直接征象:① 在所有四腔心切面均显示房室连接处近十字交叉结构消失,即房间隔下部和室间隔上部的回声失落,这是原发孔型房缺与较大流入道室缺共存时的超声表现。完全型心内膜垫缺损回声失落范围一般比较大,常常在 15 mm 以上。② 二、三尖瓣形成共同房室瓣,划分为"前共瓣"和"后共瓣"。通过在四腔心切面上调整超声束方向,共同房室瓣可呈现为"一字形",共瓣开放时,四个房室腔相互交通,四个心腔均扩大,且以右心增大为主。③ 分型。如果共同房室瓣可以区分为二尖瓣和三尖瓣的成分,则为 A 型或 B 型,若房室瓣腱索分别连接在流入道室缺的顶端,则为 A 型;若房室瓣腱索经室缺连接在对侧右室面侧(称之为骑跨),则为 B 型;如果共同房室瓣无二尖瓣和三尖瓣之分,无腱索与室间隔相连接,腱索呈漂浮状,则为 C 型。完全型心内膜垫缺损常常合并继发孔型房缺、肺动脉瓣狭窄、大动脉转位等心血管畸形。

(2) 多普勒超声:CDFI 表现不仅有房、室水平的左向右分流,还有房室之间的分流,再加上二、三尖瓣收缩期反流,因此造成该处彩色血流信号明显紊乱。

3. 过渡型心内膜垫缺损

兼有部分型、完全型心内膜垫缺损的特征。与完全型心内膜垫缺损不同的是未形成共同房室瓣,二、三尖瓣独立存在。瓣下仅有很小的室缺。

4. 左心室-右心房通道(left ventricular-right aterial canal)

它是指膜部室间隔的心房部存在缺损而产生左室和右房之间的交通。有人将之称为部分型房室管畸形。超声诊断要点是:在心尖四腔心切面上,三尖瓣隔叶上方与二尖瓣前叶下方十字交叉处局部回声中断。彩色多普勒可见左室到右房的以蓝色为主的分流信号,直达右房内。

(四) 鉴别诊断

(1) 当某些先心病造成冠状静脉窦明显增宽时,在四腔心切面上可出现类似房间隔下部回声中断的表现,鉴别要点是在其他任意切面均可观察到房间隔下部回声存在。

(2) 部分型心内膜垫缺损合并存在二尖瓣裂时,反流通过原发孔房缺流入右房时,需要注意和左室-右房通道相区别。

(3) 完全型心内膜垫缺损常合并动脉导管未闭、肺动脉瓣口狭窄、肺动脉闭锁、心室左袢、大动脉转位、右室双出口等,在诊断时需注意加以鉴别。

(4) 部分型心内膜垫缺损与继发孔型房缺的临床表现相似,但是超声心动图易于鉴别,前者房间隔缺损在房间隔的下部,缺损下缘为房室瓣环,并常伴有二尖瓣裂,后者房间隔缺损在房间隔的中上部。

(五) 临床价值

超声心动图可以明确诊断部分型心内膜垫缺损(原发孔型房缺)和完全型心内膜垫缺损,结合彩色及频谱多普勒超声观察房、室水平的分流情况及瓣膜的反流情况,即可以判断所属类型以及有无房室瓣裂,并能判断右心容量负荷过重导致的肺动脉高压的程度,对于确定手术方案和指导手术方式的选择具有重要意义。

六、主动脉窦瘤破裂

（一）疾病概述

主动脉窦瘤破裂（ruptured aortic sinus aneurysm，RASA）又称瓦氏（Valsalva）窦瘤破裂，是指主动脉窦存在先天性发育缺陷，缺乏正常的弹力组织和肌肉组织，在主动脉内压力的长期持续作用下，窦壁逐渐变薄，窦瘤向外呈现瘤样扩张膨出，随着窦瘤逐渐扩大，可出现破裂，称为主动脉窦瘤破裂。主动脉窦瘤破裂占先心病的 0.1%～3.5%，男性多于女性。少数后天性主动脉窦瘤破裂可由梅毒、感染性心内膜炎、动脉硬化、主动脉夹层及创伤等原因破坏主动脉窦壁组织引起。

（二）病理与临床

主动脉窦瘤一般认为是主动脉基底部中层弹力纤维先天性缺陷引起的该处结构较薄弱，出生后由于主动脉窦长期受到主动脉内高压血流的冲击，窦壁逐渐变薄呈瘤样扩张，称主动脉窦瘤。窦瘤好发于右冠状动脉窦，约占 69%～90%；其次为无冠状动脉窦，约占 15%～26%；左冠状动脉窦极为少见，约占 1%～5%。主动脉窦瘤的破口一般多数为一个，少数患者可有多个破口。窦瘤破裂最常见为右冠状动脉窦瘤破入右心室或右室流出道，其次是无冠状动脉窦瘤破入右心房。主动脉窦瘤破入室间隔、左心或破入心包腔则极少见。当破入心包时，可立即造成心脏压塞，导致猝死。解剖结构上的缺陷和室间隔缺损分流的虹吸作用，易造成主动脉右冠状动脉窦（右冠瓣）脱垂和关闭不全。

先天性主动脉窦瘤约 30%～60% 合并室间隔缺损，10% 的患者伴有主动脉瓣发育异常，如先天性主动脉瓣二叶式畸形、主动脉瓣脱垂等。

血流动力学特点：主动脉窦瘤未破裂时不引起血流动力学改变。若主动脉窦瘤破入右房和右室时，由于主动脉收缩压和舒张压均高于右心压，故右房、右室内表现为双期连续性分流。

杂音特征：听诊在胸骨左缘第 3 肋间有响亮、粗糙的连续性杂音。

（三）超声表现

1. 右冠状动脉窦瘤破裂

（1）二维超声：胸骨旁左室长轴切面和右室流出道切面显示右冠状动脉窦呈瘤样向外膨出，膨出的右冠状动脉窦连续性中断，窦瘤多破入右室流出道；常常合并室间隔缺损，膨出的右冠状动脉窦可能部分或全部遮盖室间隔缺损口，导致漏诊室缺或低估室缺大小；主动脉窦部明显增宽；窦瘤破入的相应房室腔扩大。

（2）多普勒超声：右冠状动脉窦血流通过窦瘤破裂处呈五彩镶嵌状向右室流出道或右室分流，频谱多普勒呈连续性湍流频谱，分流在舒张期更为明显。右冠状动脉窦瘤破入右心房时优选切面是大动脉短轴，该切面有助于区分右冠状动脉窦瘤和无冠状动脉窦瘤。

2. 无冠状动脉窦瘤破裂

无冠状动脉窦呈瘤样向外膨出，多破入右心房，呈乳头状、窦道状或囊袋状破入右房下部、三尖瓣隔瓣根部，右心扩大。

3. 左冠状动脉窦瘤破裂

左冠状动脉窦呈瘤样向外膨出，多破入左房或左室流出道。大动脉短轴切面可显示窦瘤破口部位、破口大小等，左心扩大。

（四）鉴别诊断

（1）冠状动脉瘘：① 冠状动脉瘘时冠状动脉呈管状或腊肠样扩张，管壁可增厚如同主动脉壁。而主动脉窦瘤呈囊袋状或不规则扩张,壁薄。② 冠状动脉瘘在其异常扩张的结构近端无湍流信号,可追踪显示扩张的冠状动脉直至瘘口,而冠状动脉窦瘤破裂在窦瘤破口处,可记录到连续性湍流信号。

(2)室间隔膜部瘤并室缺:左心室长轴切面室间隔膜部瘤位于主动脉瓣下方,而主动脉窦瘤在任何切面均位于主动脉瓣上方;右冠状动脉窦瘤破裂入右心室时呈连续性湍流,而室间隔膜部瘤并室缺的湍流信号仅发生在收缩期。

(3)室间隔缺损伴主动脉瓣脱垂:右冠瓣可经过室间隔缺损进入右室流出道,反流的主动脉血流除进入左室外,尚可经过室间隔缺损进入右室。多普勒超声既可记录到室间隔缺损所致的收缩期湍流,又可记录到主动脉瓣的舒张期反流,可被误诊为冠状动脉窦瘤破裂。但多普勒血流信号虽为双期但呈非连续性信号。

(五)临床价值

超声心动图是临床诊断主动脉窦瘤破裂的首选方法,能准确显示窦瘤的发生部位、大小、有无破裂及其与周围组织的关系等,对右冠状动脉窦瘤破裂诊断符合率较高,对合并存在的室间隔缺损,由于窦瘤遮挡极易出现漏诊。无冠窦瘤破裂和左冠状动脉窦瘤破裂发生率均较低,超声表现不如右冠状动脉窦瘤破裂典型,需要注意鉴别诊断。主动脉窦瘤破裂病情进展很迅速,临床症状明显,一旦明确诊断应该尽快手术治疗,否则易造成猝死。

七、主动脉口狭窄

(一)疾病概述

先天性主动脉口狭窄(aortic stenosis,AS)是指从左室流出道至升主动脉之间任何部位出现的梗阻,占先心病的3%~6%。先天性主动脉瓣狭窄是先天性主动脉口狭窄中最常见的畸形。

(二)病理与临床

根据梗阻部位的不同,病理上可划分为主动脉瓣狭窄、主动脉瓣下狭窄和主动脉瓣上狭窄。主动脉瓣狭窄多为二叶式畸形,其次为单瓣、三叶瓣、四叶瓣畸形,瓣膜增亮增厚、瓣口狭窄;主动脉瓣下狭窄多为主动脉瓣下室间隔突向左室流出道的膜性狭窄或肌性狭窄;主动脉瓣上狭窄多位于主动脉嵴部(即主动脉窦与升主动脉交界处)。

血流动力学特点:收缩期左室和主动脉之间存在梗阻,导致左室排血受阻,临床上可出现心、脑血管供血不足的表现。

杂音体征:在胸骨左缘第2,3肋间闻及收缩期喷射性杂音,粗糙,向颈部传导,常伴震颤。

(三)超声表现

1.主动脉瓣狭窄

(1)二维超声:主动脉瓣膜回声增亮、增厚,瓣叶开放受限,可合并瓣膜关闭不全;瓣叶数目异常,多为二叶式畸形,其次为单瓣、三叶瓣、四叶瓣畸形;经食管超声有助于明确瓣叶数目,室间隔和左室后壁多呈对称性增厚。

(2)多普勒超声:在主动脉瓣口以及升主动脉内,CDFI呈五彩镶嵌状,频谱多普勒呈收缩期高速射流频谱。当合并主动脉瓣关闭不全时,左心室流出道探测到舒张期反流信号。

2.主动脉瓣下狭窄

(1)二维超声:隔膜性狭窄,在主动脉瓣下1cm左右处有隔膜样回声,呈圆顶状,突向左室流出道,一端与室间隔相连,另一端游离或附着在主动脉根部;纤维肌性狭窄,主动脉瓣下的左室流出道前缘有向心性突起的增厚回声,左室壁弥漫性对称性增厚。

(2)多普勒超声:左室流出道狭窄部 CDFI 呈五彩镶嵌状,频谱多普勒呈收缩期高速射流频谱,流速为 2 m/s 以上。

3. 主动脉瓣上狭窄

(1)二维超声:隔膜性狭窄,在主动脉窦上缘可见一线状回声,中间可见交通口;沙漏样狭窄,在主动脉窦管交界处有环状狭窄,同时有一段升主动脉变细,主动脉内膜增厚;弥漫性狭窄,升主动脉均匀性长管样狭窄,病变可累及主动脉弓;左心室壁对称性增厚。

(2)多普勒超声:狭窄部及远端 CDFI 呈五彩镶嵌状,频谱多普勒呈收缩期高速射流频谱。

(四)鉴别诊断

主动脉口狭窄可引起左心室壁显著肥厚(对称性),需要注意与肥厚型心肌病相鉴别;主动脉瓣下狭窄常合并存在室间隔缺损,检查时需要注意室间隔右室面是否存在分流信号,这有助于鉴别。主动脉缩窄表现为主动脉峡部或其以下的降主动脉局限性缩窄,彩色多普勒显示升主动脉内无高速湍流信号,五彩血流束起自主动脉峡部或者降主动脉。

(五)临床价值

经胸超声心动图可以对主动脉口不同部位的狭窄作出明确诊断,流速越高、压差越大表明主动脉口狭窄程度越重。经胸超声对主动脉瓣叶数目的判断有时存在困难,经食管超声可以清晰地显示主动脉瓣叶数目以及开口情况,有助于明确诊断。

八、主动脉缩窄

(一)疾病概述

主动脉缩窄是指主动脉局限性的缩窄或长段的管样缩窄性病变,占先心病的 1.6%～8%,缩窄约 95% 以上发生在降主动脉起始部(即主动脉峡部)。少数发生在降主动脉远端。主动脉缩窄常合并其他心血管畸形。

(二)病理与临床

主动脉缩窄的病理表现为主动脉管壁中层的变形和环状增厚,主动脉内膜明显增厚,突向主动脉腔内,造成主动脉管腔缩窄,常伴有狭窄后扩张的现象。根据动脉导管与缩窄部位的关系分为以下两型:① 单纯型,又称导管后型,此型临床最常见,约占 90%,多见于成年人。缩窄部位位于动脉导管或者导管韧带之后,狭窄范围一般较局限,程度多较轻,侧支循环一般较丰富,一般认为较少合并其他心血管畸形。② 复杂型,又称导管前型,约占 10%,多见于婴儿期,缩窄位于发出动脉导管之前的主动脉,多呈管状发育不良。病变范围一般较广泛,可累及左锁骨下动脉,侧支循环发育不充分,常合并粗大的未闭动脉导管,也常合并二叶式主动脉瓣畸形、室间隔缺损等其他心血管畸形。

血流动力学特点:① 单纯型主动脉缩窄位于导管韧带之后,下半身的血流通过锁骨下动脉和胸降主动脉间的侧支循环供应,故上、下肢血压有明显差异,临床上肢高血压,下肢低血压,或股动脉搏动减弱、消失是本病的重要体征。② 对于复杂型主动脉缩窄,缩窄后的降主动脉由右心室到肺动脉的未氧合血液通过未闭的动脉导管供血,出现右向左的导管分流,右室容量负荷及压力负荷过重,导致右室壁肥厚,肺动脉高压等,未氧合血同时供应身体上下肢,因此上、下肢血压相差不明显,但下半身有发绀。听诊在胸骨左缘第2,3肋间可闻及收缩期杂音。

(三)超声表现

1.二维超声心动图

(1)直接征象:胸骨上窝主动脉弓长轴切面可见降主动脉起始部(即主动脉峡部)管壁增厚,回声增强,该处内径局限性缩窄,少数缩窄部位较长,部分呈隔膜样狭窄。缩窄后远端的降主动脉可扩张。若合并PDA,在胸骨旁大动脉短轴和胸骨上窝切面可显示动脉导管直接与扩张的降主动脉相连接。

(2)间接征象:可见左室壁增厚,导管前型亦可见右室壁增厚。

2.多普勒超声心动图

(1)CDFI:主动脉缩窄处前向血流束明显变细,色彩明亮,呈五彩镶嵌状。狭窄远端主动脉前向血流呈扩散状。若合并存在PDA,未闭导管处CDFI多呈双向分流信号。

(2)频谱多普勒:在缩窄处记录到收缩期高速射流频谱,速度>2 m/s,频谱峰值后移。通过测量缩窄部位的前向峰值血流速度V_{max}和压差PG,评价缩窄程度。腹主动脉内血流速度多数减低,频谱形态发生异常,表现为正常腹主动脉三相波消失,变为单相低阻的血流频谱(小慢波),类似肾动脉的血流频谱。

(四)鉴别诊断

(1)需要与主动脉弓离断相区别,详见主动脉弓离断章节。

(2)需要与双主动脉弓相区别,鉴别要点在于双主动脉弓分为前、后两支,彩色多普勒显示前后两束血流包绕气管走行,而后汇合成一支降主动脉或直接延续为两支降主动脉。

(五)临床价值

超声心动图可作为术前检查主动脉缩窄部位及狭窄程度、术后评价治疗效果的首选方法。超声心动图可明确主动脉缩窄部位、缩窄处内径和缩窄长度,有助于临床手术方式的选择。术后超声随访主要注意有无术后再狭窄的发生、动脉瘤的形成及锁骨下动脉窃血综合征的发生。

九、主动脉弓离断

(一)疾病概述

主动脉弓离断(interruption of aortic arch,IAA)是指升主动脉或主动脉弓与降主动脉之间的连续性中断,解剖上无连续性或仅仅残留一纤维束相连的一种先心病。该病发病率约占先心病的1%～4%。该畸形临床不易诊断,大部分IAA患儿死于新生儿时期,存活患儿几乎均合并较大的PDA、VSD或分支血管畸形。

(二)病理与临床

依据主动脉弓离断的部位分为A,B,C三种类型:① A型,离断位于左锁骨下动脉起始部远端,降主动脉与未闭的动脉导管相连,常伴有室间隔缺损和重度肺动脉高压,最常见,约占40%～70%。② B型,离断位于左颈总动脉与左锁骨下动脉之间,约占30%～55%。③ C型,离断位于右头臂动脉与左颈总动脉之间,很少见,约占1%～5%。多数患儿在出生后1年内死亡,成活患儿多需要伴有较丰富的侧支循环或者合并粗大的PDA,VSD。临床表现有发绀、收缩期杂音,但非特异性。主动脉弓离断将导致双心室负荷增加,左、右心室不同程度地扩大。肺动脉常呈瘤样扩张,伴有不同程度的肺动脉高压。

(三) 超声表现

1. 二维超声心动图

(1) 胸骨上窝主动脉弓长轴切面主动脉弓降部显示困难或者弓部曲线较直、较长,主动脉弓以下为盲端,无降主动脉与之连接,盲端处显示为纤维组织强回声。或者主动脉弓与降主动脉同时显示,但平面关系错位且不连续。

(2) 分型:A 型,显示与升主动脉弓相连接的有右无名动脉、左颈总动脉、左锁骨下动脉三支大动脉;B 型,显示左锁骨下动脉不起始于升主动脉,而起始于降主动脉;C 型,显示升主动脉正常的上升弧度消失,几乎直接垂直向上延伸,并发出右无名动脉。

(3) 合并存在 PDA 和 VSD。动脉导管一般较粗,室缺多为干下型。

2. 多普勒超声心动图

升主动脉与降主动脉之间无血流相通,远心端可见动脉导管的血流进入,动脉导管内径一般较粗,导管处表现为双向或右向左蓝色血流信号,或轻度五彩镶嵌紊乱的血流信号。

(四) 鉴别诊断

本病需要与主动脉缩窄相区别。

鉴别要点:① 主动脉缩窄患者,二维超声检查主动脉弓及其分支显示完整,主动脉弓和降主动脉较容易同时显示。其间通过狭窄段相连,降主动脉有狭窄后扩张现象。而主动脉弓离断患者,主动脉弓与降主动脉之间呈盲端,两者不容易在同一切面上显示,且降主动脉远端无扩张现象。② 主动脉缩窄患者,CDFI 检查主动脉弓与降主动脉血流连续,在缩窄部位和缩窄远心端呈明亮五彩镶嵌血流信号,频谱多普勒呈高速收缩期射流频谱。而主动脉弓离断患者在盲端处无血流信号显示,降主动脉血流来自未闭的动脉导管。

(五) 临床价值

随着超声心动图检查的普及和心脏超声医生对该疾病认识的提高,超声心动图已成为诊断该疾病的一种简便、易行、较为准确的无创性检查方法。对经手术治疗后的患者,超声心动图有助于评价主动脉弓与降主动脉的血流吻合通畅情况,了解吻合血管或移植血管的功能以及合并畸形的修复情况。

十、主动脉-肺动脉间隔缺损

(一) 疾病概述

主动脉-肺动脉间隔缺损(aortopulmonary septal defect,APSD)又称主-肺动脉窗(aortic-pulmonary window,APW)、主-肺动脉瘘(APF)或部分性共同动脉干。其特征为升主动脉与主肺动脉直接相交通。主-肺动脉间隔缺损是一种非常罕见的先心病,发生率约占先心病的 0.15%~0.6%。

(二) 病理与临床

该畸形是由胚胎期动脉干发育过程中主动脉和主肺动脉之间分隔出现发育障碍,使升主动脉与肺动脉主干的分隔留有缺损所致。

病理解剖一般分为 3 型:① Ⅰ 型(近端型),最多见,缺损位于主动脉与肺动脉近端,紧邻半月瓣上方;② Ⅱ 型(远端型),缺损位于升主动脉远端的左后壁与右肺动脉起始部之间;③ Ⅲ 型(完全缺损型),主动脉与肺动脉之间的整个间隔几乎完全缺如,缺损多累及肺动脉分叉处。

由于缺损位于主动脉和肺动脉之间,其病理生理学及血流动力学改变特点与窗型动脉导管未闭非常相似,APSD 的血液是从升主动脉经过缺损到肺动脉干所形成的左向右双期分流,而窗型动脉导管未闭的血液是从降主动脉经过缺损到肺动脉干所形成的左向右双期分流。由于 APSD 分流量大,易形成阻力性肺动脉高压。

APSD 的临床表现、临床症状和体征不典型,易与其他具有心前区双期杂音的先心病相混淆,加之其病理生理改变与动脉导管未闭基本相似,临床特别容易误诊为动脉导管未闭,但 APSD 患者临床症状出现时间早,症状较重。

(三) 超声表现

1. 二维超声心动图

(1) 直接征象:大动脉短轴切面及高位升主动脉长轴切面,显示升主动脉与主肺动脉之间的间隔出现缺损,缺损大小通常较大,超过 1.0 cm。缺损部位、范围与分型有关。

(2) 分型表现:Ⅰ型,大动脉短轴切面显示主动脉左壁与肺动脉主干近端相通,缺损紧靠半月瓣上方;Ⅱ型,显示缺损在升主动脉的远端,缺损与半月瓣之间有一段的距离;Ⅲ型,主动脉与主肺动脉之间整个间隔几乎完全缺如。

(3) 间接征象:左房、左室增大,室间隔与左室后壁运动幅度增大。缺损大者左室可增大至 60 mm 以上,主动脉与肺动脉内径增宽。合并肺动脉高压者,右室增大、右室壁增厚。

2. 多普勒超声心动图

缺损处,CDFI 可探及双期、连续性左向右分流信号,并延及主动脉及肺动脉内。当缺损范围较大时,湍流程度较轻,可不出现五彩镶嵌的血流征象。当缺损范围很大时,分流虽然呈连续性,但分流速度相对比较低,血流可呈层流。

3. 右心声学造影

注射声学造影剂后,缺损处肺动脉侧出现负性显影时可明确存在主动脉至肺动脉的左向右分流信号。当缺损处主动脉侧内有造影剂微泡出现时,则表明存在肺动脉高压。

(四) 鉴别诊断

(1) 窗型动脉导管未闭(PDA):两者缺损部位不同为主要鉴别点,APSD 位于升主动脉与主肺动脉之间,而 PDA 位于降主动脉与主肺动脉远端分叉处。此外,胸骨上窝主动脉弓长轴切面亦是鉴别两者的重要切面,在该切面,APSD 缺损位于肺动脉短轴的右侧,而窗型 PDA 位于肺动脉短轴的左侧。存在 APSD 时,胸骨旁大动脉短轴及长轴切面显示升主动脉与主肺动脉较之 PDA 增宽更明显,且右肺动脉内径比左肺动脉内径宽,血流速度亦增快。

(2) 共同动脉干:Ⅲ型主-肺动脉间隔缺损应注意与共同动脉干相区别,共同动脉干仅有一组半月瓣,并且无右室流出道;而 APSD 有明确的主动脉瓣和肺动脉瓣组织,并且有右室流出道,鉴别比较容易。

(五) 临床价值

超声心动图对本病的无创性确诊具有重要的价值,能明确缺损部位、范围及分型。本病患者多数由于分流量大,早期容易出现肺动脉高压现象,因此一经诊断应尽早手术治疗。

十一、冠状动脉瘘

(一)疾病概述

先天性冠状动脉瘘(coronary artery fistula,CAF)是指左、右冠状动脉的主干或分支与任何一个心腔或近心腔的大血管之间存在着先天性异常通道。冠状动脉瘘占先心病的 0.26%～0.4%,男性发病率高于女性。

(二)病理与临床

先天性冠状动脉瘘(CAF)通常认为与胚胎发育时期心肌内窦状间隙未退化有关。根据冠状动脉瘘入腔室的不同,将其分类如下:① 冠状动脉瘘入右心系统,占多数,约占60%。冠状动脉多数瘘入右室,其次为右房、肺动脉、冠状静脉窦(CS)、上腔静脉等。② 冠状动脉瘘入左心系统,约占40%。冠状动脉多数瘘入左室,其次为左房。冠状动脉瘘多数为单发畸形,少数可能合并其他类型心血管畸形。

冠状动脉瘘的血流动力学改变特点取决于冠状动脉瘘入部位及瘘口大小。如果瘘入心腔压力越低,瘘口直径越大,瘘口分流量则会越多。如果瘘口的分流量比较大,不仅将导致瘘入腔室容量负荷增加,相应心腔增大,而且也将引起冠脉动脉血流量减低,导致冠状动脉供血区域内心肌缺血。冠状动脉瘘入右心系统和左房的分流呈连续性分流信号,冠状动脉瘘入左室的分流呈舒张期分流信号,这是因为收缩期时左室收缩压与主动脉压几乎一致,收缩期时无分流信号,因此分流仅发生在舒张期,血流动力学改变类似于主动脉瓣关闭不全。

临床体征是在胸骨旁左、右缘第 2～5 肋间有表浅的连续性杂音(当瘘入右心系统时)或舒张期杂音(当瘘入左室时),可伴有震颤。

(三)超声表现

1. 二维超声心动图

(1) 冠状动脉主干和(或)其分支扩张,发生冠状动脉瘘的冠脉多存在起始部扩张现象,扩张冠脉沿左或右房室沟迂曲走行,直径>6 mm,多数>8 mm,严重扩张时直径可在 2.0 cm 以上。

(2) 部分病例可通过追踪迂曲扩张的冠状动脉观察到引流腔室的瘘口。瘘口破入的相应腔室增大,发生病变的冠状动脉支配的室壁可出现节段性室壁运动幅度减低。经胸二维超声心动图检查能否显示冠脉瘘口,主要与冠脉瘘入腔室及瘘口大小有关,左室瘘口多位于左室后壁基底部,瘘入右心系统的瘘口位置比较复杂,二维超声直接显示瘘口位置难度较大。

(3) 间接征象:主动脉根部内径增宽等。

2. 多普勒超声心动图

(1) 在扩张的冠脉起始处血流速度多数不高,CDFI 很少出现五彩镶嵌表现。但扩张的冠脉瘘管内常是五彩镶嵌表现,用 CDFI 追踪瘘管,可提高瘘入腔室和瘘口位置的显示。

(2) 右心系统瘘口及左房瘘口频谱多普勒呈双期连续性分流信号,流速多>2 m/s,左室瘘口呈舒张期分流信号,收缩期无分流信号。CAF 分流特征的不同与主动脉和瘘入腔室的压力阶差有关。

3. 经食管超声心动图

TEE 不但能够清晰地显示冠状动脉近端的扩张情况,而且由于多平面 TEE 可调节超声扫查的角度,故较经胸超声心动图检查能更清晰地追踪扩张冠状动脉的走行和引流部位。

4. 超声在冠状动脉瘘封堵治疗中的应用

超声检查时应从受累冠状动脉起始处观察至瘘入腔室的全程血管,并且需要注意迂曲增宽的血管内有无血栓形成,尤其要注意血管是否存在狭窄及其狭窄程度,以及瘘口直径,以保证顺利将封堵器送达瘘口处。

5.冠状动脉瘘术后超声表现

冠状动脉瘘封堵治疗后,瘘口处的分流信号消失,增大的心腔可减小或恢复正常大小,但扩张的冠状动脉可能仍增宽。

(四)鉴别诊断

(1)先天性冠状动脉瘤:先天性冠状动脉瘤表现为冠状动脉的一段或多段呈瘤样明显扩张,但明显扩张的冠状动脉与心脏各房室腔及大血管之间无交通,心脏各腔室大小正常,CDFI在心腔内无异常血流信号。

(2)川崎病:本病可造成冠状动脉主干和(或)分支增宽、扩张或瘤样扩张,结合典型病史,一般比较容易鉴别。

(3)左冠状动脉异位起源于肺动脉:① 右冠状动脉主干代偿性扩张,直径一般在10 mm内;② 大动脉短轴切面反复探查不能发现左冠状动脉开口;③ CDFI观察到在肺动脉根部的左后侧细小的血流束进入肺动脉即为异常起源于肺动脉的左冠状动脉。

(五)临床价值

对于典型的冠状动脉瘘,超声心动图检查比较容易诊断,并基本上可以取代冠状动脉造影。若冠状动脉瘘比较细小,超声可能容易漏诊。对于冠状动脉多发瘘病例,若多发瘘口位置相距比较近,超声检查不仔细很容易错误诊断为单个瘘口。

十二、肺静脉异位引流

(一)疾病概述

肺静脉异位引流(anomalous pulmonary venous connection,APVC)又称肺静脉异位连接,是指一支或多支甚至全部肺静脉未正常与左房相连而与右房或体静脉异常相连,其中完全型肺静脉异位引流(total anomalous pulmonary venpus connection,TAPVC)占新生儿发绀型先心病的1.5%~3%,部分型肺静脉异位引流(partial anomalous pulmonary venous connection,PAPVC)较完全型肺静脉异位引流更多见。

(二)病理与临床

正常肺静脉分为左上、左下、右上、右下四根肺静脉,分别与左房相连,若肺静脉不与左房相连,而是经过体静脉回流入右房或直接回流入右房,则称为肺静脉异位引流。

完全型肺静脉异位引流依据引流途径分为四种类型:① 心上型(Ⅰ型),较常见,最常见的引流途径是共同肺静脉干—向上经左位垂直静脉—左无名静脉—右上腔静脉入右房,或共同肺静脉干和近心段的上腔静脉直接相连。② 心内型(Ⅱ型),常见,引流途径有:共同肺静脉干经冠状静脉窦(CS)入右房;共同肺静脉干直接开口于右房或左、右肺静脉分别开口于右房。③ 心下型(Ⅲ型),很少见,即膈下型,共同肺静脉干向下经降垂直静脉下行并穿过膈肌食管裂孔进入腹腔,经过腹主动脉和下腔静脉前方汇入门静脉或下腔静脉,最后回流入右房。④ 混合型(Ⅳ型),极少见,指同时存在上述两种类型以上的肺静脉异位连接方式。

部分型肺静脉异位引流常见引流途径为:右肺静脉连接到右房;右肺静脉连接到上腔静脉;左肺静脉通过垂直静脉连接到左无名静脉;左肺静脉与冠状静脉窦连接。

肺静脉异位引流患者多数合并有房间隔缺损(ASD)或卵圆孔未闭(PFO),其中在TAPVC患者中房间隔缺损是维持患者生存所必需的条件,该畸形也可与其他复杂心血管畸形合并存在。

（三）超声表现

1. 二维超声心动图

（1）TAPVC 共同征象：超声多切面、多角度均观察左房壁回声完整，在胸骨旁左室长轴切面和心尖四腔心切面的左房后上方探查到增粗的共同肺静脉干。患者几乎均同时伴有房间隔缺损超声征象。右房、右室增大。

（2）TAPVC 二维超声：① 心上型，胸骨上窝切面容易探查到增粗的上腔静脉和无名静脉，左侧的垂直静脉与左无名静脉相连形成特征性的"静脉弓"。② 心内型，胸骨旁左室长轴切面可见冠状静脉窦（CS）扩大，左房后上方的共同肺静脉干在此处开口，或在右室流入道切面探及共同肺静脉干直接引流入右房内。③ 心下型，两侧肺静脉汇合成一下行的静脉，经膈肌的食管裂孔下行。剑突下横切面探查可见腹主动脉和下腔静脉中间有一圆形异常血管（即下行的垂直静脉）。

（3）PAPVC 二维超声：一般情况下仅有上、下腔静脉和冠状静脉窦开口于右房，开口位置较固定，当发现右房存在其他血管的开口时，需要考虑肺静脉异位引流入右房。左肺静脉引流到左无名静脉时，超声显示上腔静脉内径增宽；左肺静脉引流到下腔静脉时，超声显示下腔静脉内径增宽。左肺静脉引流到冠状静脉窦（CS）时，胸骨旁左室长轴切面显示左房室沟处冠状静脉窦扩张。肺静脉异位引流通常合并房间隔缺损。

2. 多普勒超声心动图

（1）TAPVC：① 心内型，在心尖四腔心切面上 CDFI 显示左房后外侧的共同肺静脉干与右房直接交通或与扩张的冠状静脉窦交通。② 心上型，CDFI 显示上行垂直静脉为朝向探头方向的红色血流信号，频谱多普勒在上行垂直静脉内检测到位于基线上方的静脉频谱。③ 心下型，CDFI 显示下行垂直静脉为远离探头方向的蓝色血流信号，频谱多普勒在下行垂直静脉内检测到位于基线下方的静脉频谱。

（2）PAPVC：① 心内型，可见右房内异常血流束和冠状静脉窦口的血流量增加；② 心上型，可见胸骨上窝降主动脉旁的向上的红色双期血流束（垂直静脉）；③ 心下型，可见膈肌下方引流部位的血流量增大。

3. 右心声学造影

通过左上肢静脉注射造影剂以后，在右心系统显影的同时，造影剂通过房水平进入左心系统显影，表明在房水平存在右向左分流信号，右心声学造影在评价房水平存在右向左分流时较 CDFI 更为敏感。

4. 经食管超声心动图

心脏肺静脉通常位于心脏的后方，距离食管比较近，经食管超声心动图显示肺静脉开口更清晰，当经胸超声心动图显示不满意时，可以加做经食管超声心动图明确诊断。

（四）鉴别诊断

在合并其他复杂畸形时，部分型肺静脉异位引流和部分型三房心的鉴别十分困难。当冠状静脉窦扩张时需要和永存左上腔静脉相区别，在胸骨上窝切面永存左上腔静脉显示为位于降主动脉左侧方的左位上腔静脉。患者无明显发绀时需要注意和单纯房间隔缺损相区别。

（五）临床价值

多数情况下，超声心动图对完全型肺静脉异位引流能够作出正确的诊断和分型，若合并存在多种复杂畸形时可能会漏诊或误诊，部分型肺静脉异位引流若不仔细探查，非常容易漏诊或误诊。超声术前可以评估有无肺静脉引流梗阻及肺动脉高压程度；术后可以评价肺静脉在左房的吻合处有无狭窄或梗阻。

十三、三尖瓣下移畸形

（一）疾病概述

三尖瓣下移畸形又称 Ebstein 畸形（Ebstein's anomaly），三尖瓣前叶冗长呈篷帆状改变，后叶及隔叶呈螺旋形向下移位，形成房化右室，多合并三尖瓣关闭不全。本病是一种较少见的先天性三尖瓣畸形，发病率占先心病的 0.5%～1%。

（二）病理与临床

由于在胚胎时期三尖瓣发育异常，三尖瓣隔叶和后叶附着点下移到右室的心内膜上面，下移的三尖瓣将右室分为近瓣环的无功能的"房化右室"和近心尖的"功能右室"。下移的瓣叶及瓣下结构常伴程度不等的畸形、瓣膜短小或部分缺如，甚至正常瓣下结构消失。前叶虽然正常附着在三尖瓣环上，但瓣叶通常宽大、冗长。常见的合并畸形有卵圆孔未闭、继发孔型房间隔缺损。

临床表现主要取决于房化右室的大小，三尖瓣附着于右室壁的部位及瓣膜功能不全的程度。三尖瓣下移程度越重，房化右室范围越大，三尖瓣关闭不全程度越重，此时右室排血量明显下降，肺动脉血流量明显减少。右房明显扩大变薄，且压力较高，若合并房缺，可因心房压力的变化产生右向左分流导致发绀。

（三）超声表现

1. 二维超声

（1）三尖瓣后叶和隔叶附着点离开三尖瓣环向心尖部位移位，隔叶位置下移、发育不良，部分右室房化。三尖瓣前叶仍位于瓣环处，瓣叶冗长，活动幅度增大，三尖瓣关闭不全，关闭点位置下移。四腔心切面显示房化右心室与右心房合并显示为一巨大的右房腔，功能右心室内径缩小。

（2）正常情况下三尖瓣隔瓣附着部位略低于二尖瓣前叶，如果两者距离在成人患者中超过 1.5 cm，便可以作出诊断。儿童采用隔瓣下移的长度（mm）与体表面积（m^2）之间的指数来判断，若下移指数≥8 mm/m^2，多具有诊断价值。

（3）右心室流入道切面显示三尖瓣后叶附着点下移，与前叶附着点不在同一平面。

2. 多普勒超声心动图

CDFI 右心房和房化右心室内可见收缩期源于三尖瓣口的蓝色反流束，反流束起源明显低于正常三尖瓣环。

3. 实时三维超声心动图

显示三尖瓣前叶篷帆状改变，三尖瓣对合不良。

4. GOSE 分级及评分

GOSE 指数为心尖四腔切面右心房加房化右心室的面积（a）与功能右心室面积（b）加左心房室面积（c）的比值，即 $a/(b+c)$，比值越大，手术效果及预后越差。

GOSE 分级：比值＜0.5 为 1 级；在 0.5～0.99 之间为 2 级；在 1.0～1.49 之间为 3 级；≥1.5 为 4 级。GOSE 4 级的患者只能接受双向格林手术，不宜进行三尖瓣成形术。

（四）鉴别诊断

（1）无发绀者需与继发孔型房间隔缺损相区别，发绀者需与法洛三联征相区别，三尖瓣附着位置正常与否有助于鉴别。

（2）右心容量负荷过重的疾病：房间隔缺损、肺静脉畸形引流、肺动脉瓣关闭不全等疾病出现右心扩大，但三尖瓣附着位置正常。

（3）肺源性心脏病：右心扩大，三尖瓣附着位置正常。

（五）临床价值

超声心动图对三尖瓣下移畸形可以提供房化右心室大小、三尖瓣关闭不全程度的信息，有助于手术方案的制订。

十四、三尖瓣闭锁

（一）疾病概述

三尖瓣闭锁（tricuspid atresia，TA）是指三尖瓣包括瓣下装置缺如或发育不全，右心房与右心室之间无直接交通的一种少见先天性心脏畸形。

（二）病理与临床

其病理特征为三尖瓣瓣叶未发育或发育不全而融合成一肌性或纤维性隔膜，患儿均合并存在房间隔缺损（或卵圆孔未闭），存活患儿多数合并有室间隔缺损或动脉导管未闭。

由于三尖瓣闭锁，右心房与右心室之间无直接通路，体静脉血入右心房后不能直接进入右心室，需经房间隔缺损到左心房，与肺静脉血混合后到左心室，动脉血氧饱和度下降，混合血再通过室间隔缺损进入右心室到达肺动脉。因此，心房水平为右向左的分流，而心室水平为左向右为主的分流。动脉血氧饱和度下降，患者出生后即有发绀，伴肺动脉狭窄者发绀较重。大多数患儿在婴幼儿时期死亡。

（三）超声表现

1. 二维超声心动图

右侧房室瓣口呈肌性隔膜或带状强回声，未见正常三尖瓣结构及启闭活动。双心房、左心室增大，右心室腔明显缩小。房间隔回声中断，若合并存在室间隔缺损，缺损断端偏向右侧。

2. 多普勒超声心动图

CDFI显示右侧房室瓣区无跨瓣血流，心房水平右向左分流，心室水平左向右为主的分流。

（四）鉴别诊断

（1）左心室型单心室：如房室瓣的部位位于心腔中部，房室瓣开放时朝向整个心腔，应考虑单心室的可能性。如房室瓣位于左心房与左心室之间，而右心房与右心室之间无交通，则应考虑为三尖瓣闭锁的可能性。

（2）重度三尖瓣狭窄：三尖瓣有瓣叶的开闭活动，开口很小但有血流信号通过；通常不合并房间隔或室间隔缺损。

（五）临床价值

超声心动图能确诊三尖瓣闭锁，并能观察到三尖瓣闭锁的合并畸形。

十五、肺动脉闭锁

(一)疾病概述

肺动脉闭锁(pulmonary atresia,PA)指右心室与肺动脉之间没有直接连通的先天性心脏畸形,占先心病的0.2%～2.0%。

(二)病理与临床

病理上先天性肺动脉闭锁又分为室间隔缺损、室间隔完整两种类型。肺动脉闭锁大多为肺动脉瓣及其近段主干闭锁,形成一个纤维化的条索或隔膜。室间隔完整型,房间隔交通为右心的唯一出口,肺血的主要来源是未闭的动脉导管或侧支循环。室间隔缺损型,肺部循环多数来自升主动脉、主动脉弓、降主动脉和未闭动脉导管。主动脉增宽且骑跨,可合并存在房间隔缺损或大动脉转位。

由于肺动脉闭锁,血液不能从肺动脉排出,须通过房间或室间交通将体静脉回流的血液自右心系统引流到左心系统,以维持体循环,右向左分流将导致机体缺氧和发绀。患者出生后即出现进行性缺氧和发绀,大多数患儿在出生后6个月内死亡,存活到1岁以上多数合并有巨大房缺和粗大的动脉导管。

(三)超声表现

1. 二维超声心动图

(1)多个切面不能探及活动的肺动脉瓣,主肺动脉近心段呈条索状或团块状回声,远心段可显示肺动脉管腔。

(2)可有房间隔连续中断或室间隔中断。

(3)右心房皆有扩大,多数右心室发育不良,呈壁厚腔小改变。

(4)因存在心房水平右向左和大动脉水平左向右分流,左心容量负荷过重,表现有左心房、左心室增大。存活患儿在肺动脉远端均显示有未闭动脉导管或侧支血管。

(5)主、肺动脉排列关系正常或异常。

2. 多普勒超声心动图

不能显示肺动脉瓣口的前向跨瓣血流,室间隔缺损型CDFI显示心室水平右向左分流,室间隔完整型显示心房水平右向左分流;主肺动脉远段可探及源于未闭动脉导管的花色血流束,可见分流进入肺动脉后直达肺动脉闭锁处折返(背离探头,蓝色),或于主动脉弓与肺动脉分支周围见源于侧支血管的迂曲走行的细小连续性分流信号。部分病例在肺动脉近心端无血流信号显示。

(四)鉴别诊断

(1)法洛四联征:两者表现相似,但本病肺动脉近心端呈索状,不能探及跨肺动脉瓣的前向血流,仅有未闭动脉导管的连续性分流。

(2)永存动脉干:左、右心室与一条大动脉干相连接,动脉干骑跨于室间隔之上,右心室流出道缺如,从大动脉干发出主肺动脉或左、右肺动脉。

(五)临床价值

二维超声能明确显示肺动脉近心段的闭锁、室间隔缺损及增宽骑跨的主动脉,结合多普勒超声显示肺动脉近段无血流、远段来自导管的分流可以明确诊断该畸形。

十六、三房心

（一）疾病概述

三房心（cor triatriatum）是指左心房或右心房内存在一纤维肌性隔膜结构，将心房分为两个房腔，称真房与副房，可分为左侧三房心和右侧三房心，通常为左侧三房心，右侧三房心约占三房心患者总数的8%，本节主要讨论左侧三房心。三房心是一种少见的先心病，仅占先心病的0.1%～0.4%。

（二）病理与临床

胚胎发育时期，由于肺总静脉的吸收障碍或原始左心房发育不良，未能使肺静脉融合并入左心房壁，而演化为一纤维隔膜，将左心房一分为二，分成固有左心房及副房腔。

固有左心房（真房腔）：位于隔膜下部的左心房部分，接受来自副房或心房水平分流的血液，与二尖瓣和左心耳相通，固有左心房的压力一般不高，也称低压腔。副房腔：指位于隔膜上部的左心房腔，接受部分或全部肺静脉回流的血液，副房腔常因血流排出受阻，出现类似二尖瓣狭窄的血流动力学变化，腔内压力升高，也称高压腔。

临床上依据有无分流与分流方向分为以下三型：① 无分流型，房间隔完整，左心房内的隔膜有交通口，若孔口狭小，可产生类似二尖瓣狭窄的血流动力学改变。② 左向右分流型，在副房侧有房间隔缺损，隔膜上有孔，但孔径较小，由于副房为相对高压腔，故来自肺静脉的血流由副房分流到右心房，即房间隔缺损处左向右分流。③ 发绀型，相对少见，与前两型不同之处是隔膜完全封闭且存在两个房缺。副房腔血流的出口是经副房侧房间隔缺损进入右心房，与来自体静脉的血流混合后再经固有左心房侧房缺进入低压腔的固有左心房。血流动力学类似完全型心内型肺静脉异位引流，患者有明显发绀。

（三）超声表现

1. 二维超声心动图

（1）左心房内隔膜回声，在左心室长轴切面上，隔膜自主动脉后壁处向下延伸至左心房后壁中上部。四腔心切面：左心房隔膜横跨左心房腔将左心房分为两个腔，与肺静脉入口相连的为副房腔，与二尖瓣和左心室相连的为真房腔（固有房腔）。

（2）隔膜回声可以是连续完整的，也可以在隔膜中部或侧部有一个或两个孔口呈不连续回声（隔膜孔口），隔膜回声距二尖瓣环较远。

（3）多合并有房间隔缺损，房间隔回声中断。

（4）左心房、右心室增大。

2. 多普勒超声心动图

纤维隔膜上有交通口者，CDFI在固有房和副房交通口可以检测到血流信号，在心尖四腔心切面显示隔膜孔口处和真房侧出现五彩镶嵌射流束。交通口可以在隔膜中央，也可以在边缘部。存在房间隔缺损时，心房水平可以检测到分流信号。副房房间隔缺损处通常为左向右分流束，固有房房间隔缺损处通常为右向左分流束。频谱多普勒在隔膜孔口处可探及舒张期血流频谱，流速一般≥1.4 m/s。其峰值速度估测的跨瓣压差可以推测隔膜的阻隔程度和固有左心房与副房间的压力阶差。

3. 右心声学造影

左心房三房心的副房通常无造影剂显影，当存在副房侧房间隔缺损时，右心房可出现负性显影（副房血流经房间隔缺损分流入右心房）。当存在固有房侧房间隔缺损时，固有房可见造影剂回声（右心房血流经房间隔缺损进入固有房腔)。

4．经食管超声心动图

经食管超声诊断三房心的优势在于探头紧邻心房。对心房异常隔膜及其毗邻关系的显示明显优于经胸超声检查,有助于确定隔膜孔口大小、鉴别诊断其他畸形造成的左心房隔膜回声。

(四) 鉴别诊断

(1) 完全型肺静脉异位引流:肺静脉汇入共同静脉干,血流量大,内径较宽,前壁回声类似于隔膜,与三房心相似,但共同静脉干壁回声位于左心房腔之外有助于鉴别。

(2) 二尖瓣瓣上隔膜:是指在二尖瓣上的左心房部分出现环状隔膜样结构,附着于二尖瓣瓣环水平或稍上方,中部存在大小不等的交通口,造成类似于二尖瓣狭窄的血流动力学改变。二尖瓣瓣上隔膜在左心房内亦可出现隔膜样高回声,但三房心隔膜位于卵圆窝和左心耳之上,二尖瓣瓣上隔膜位于两者之下,其超声特点为三房心的左心房内隔膜回声距二尖瓣较远,二尖瓣形态多正常;二尖瓣瓣上隔膜几乎附着在二尖瓣根部(环部),多伴有二尖瓣发育异常。

(五) 临床价值

三房心病理解剖差异大,本身形态及其与房间隔缺损、肺静脉引流等之间关系复杂,检查时应多切面扫查异常隔膜的位置、起止、开口大小及与肺静脉的关系,有助于分型。对完全型三房心(无分流型),超声心动图检查一般较容易诊断。对部分型三房心(分流型),详细解剖结构的判断有时存在一定的困难。

十七、双腔右心室

(一) 疾病概述

双腔右心室(double chambered right ventricle,DCRV)又称右心室双腔心,本病少见,属于右心室腔梗阻畸形,占先天性心脏病总数的1.5%~2.6%。

(二) 病理与临床

病理特征是右心室漏斗下方存在异常肥厚肌束将右心室分成两个腔,即近端为高压腔(流入道部),远端为低压腔(流出道部),梗阻部位于右心室体部或漏斗部下方,形成右心室中部梗阻,肥厚肌束远侧的心室壁及漏斗部无异常。病理分型根据肥厚肌束的形态分为隔膜型和肌束型。DCRV可独立存在,但多数合并有室间隔缺损,室缺绝大多数为膜周型,多数与近侧高压腔相通,少数为漏斗部室缺与远侧低压腔相通。

单纯性双腔右心室者症状出现较晚,有合并畸形者症状出现早。体检在胸骨左缘第3,4肋间有响亮、粗糙的喷射性收缩期杂音及震颤,传导较广泛,肺动脉第二心音正常或减弱。

(三) 超声表现

1．二维超声心动图

(1) 多切面可显示右心室内异常粗大的肌束,大动脉短轴及右心室流出道长轴切面可见粗大肌束起自室上嵴,横跨右心室中部,止于右心室游离壁。右心室壁和室间隔的心肌局部呈楔形肥厚或舌状肥厚凸向右心室腔,两者相对形成狭窄交通口。右心室异常肌束的存在将右心室分为近三尖瓣(流入道部分)的高压腔和近肺动脉瓣(流出道部分)的低压腔。通常高压腔小于低压腔。

(2) 合并有室间隔缺损者,室间隔连续中断,缺损部位一般位于紧邻三尖瓣的高压腔。

（3）肥厚肌束近端的高压腔右心室壁明显增厚，肌束远端的低压腔右心室壁正常。由于右心室阻力负荷过重，右心室肥厚增大，右心房扩大。合并有室间隔缺损时，双心室增大。

2. 多普勒超声心动图

CDFI 可显示梗阻部位血流色彩变亮、变细，呈五彩镶嵌状血流信号。彩色血流束能准确地显示狭窄口的位置及内径大小。当狭窄严重并伴室缺时，产生心室水平右向左分流。梗阻较轻并伴室缺时，心室水平为左向右分流。将连续波多普勒超声取样容积置于梗阻部位，可检测到高速收缩期射流，可计算高压腔与低压腔间压力阶差，估测右心室腔压力。

3. 经食管超声心动图

TEE 四腔心切面、右心室流出道长轴切面可清晰显示右心室内粗大的异常肌束或肌性隔膜样回声，有助于诊断该畸形。

（四）鉴别诊断

重度 DCRV 合并大的室间隔缺损时易与法洛四联征（TOF）相混淆，主要鉴别点：胸骨旁主动脉短轴切面异常肌束狭窄口位于主动脉圆周9～12点钟相对部位即为双腔右心室；超过12点钟提示狭窄部位在室上嵴之上，即右心室流出道或肺动脉瓣狭窄所致，这是鉴别是否为双腔右心室的主要依据。

（五）临床价值

DCRV 由于症状、体征缺乏特异性，术前易误诊为单纯室缺、法洛四联征、肺动脉狭窄等。如果检查者对本病的超声心动图有足够的认识，可以准确诊断。一般认为多普勒超声评估的右心室梗阻压差＞50 mmHg 或出现自觉症状，则应尽早手术治疗，超声可有效地评估右心室梗阻解除情况。

十八、法洛四联征

（一）疾病概述

法洛四联征（tetralogy of Fallot，TOF）是一组复合型先天性心血管畸形，在发绀型先天性心脏病中占首位，TOF 占先天性心脏病的 10%～14%，包括肺动脉或右心室流出道狭窄、室间隔缺损、主动脉骑跨和右心室肥厚四种畸形，其中肺动脉狭窄是决定病情轻重的最关键因素。

（二）病理与临床

病理解剖特征：① 肺动脉口狭窄，包括漏斗部、肺动脉瓣环、瓣膜狭窄，肺动脉干及分支狭窄；② 室间隔缺损，以嵴下型最常见，缺口通常＞10 mm；③ 主动脉前移骑跨于室间隔之上；④ 右心室肥厚。TOF 若合并存在卵圆孔未闭或房间隔缺损，称法洛五联征。TOF 也可合并存在动脉导管未闭、右位主动脉弓、永存左上腔、冠状动脉起源异常等畸形。

血流动力学：肺动脉口狭窄，进入肺内进行气体交换的血流量减小，导致血氧饱和度降低和机体缺氧。由于室间隔缺损和主动脉骑跨，右室静脉血通过室间隔缺损处进入左心室及主动脉，其分流方向及分流量取决于肺动脉口狭窄程度和右心室压力高低。肺动脉口狭窄较轻时，室水平可出现左向右为主的双向分流，如肺动脉口狭窄严重时，则室水平可出现明显的右向左分流。右心室肥厚程度与肺动脉口狭窄程度相关，狭窄越严重，右心室肥厚越严重。

临床特点：发绀为主要临床表现，约75%的病例在出生后3个月内出现发绀。患儿喜蹲踞，肺动脉严重狭窄的患儿生长和发育迟缓。轻型法洛四联征患儿至成人也可无明显发绀。查体在胸骨左缘第2,3肋间闻及收缩期喷射性杂音,肺动脉第二心音减弱或消失,有杵状指(趾)。本病经手术治疗,预后多良好。

(三)超声表现

1. 二维超声心动图

(1)室间隔缺损:多个切面显示室间隔连续性中断,室缺多较大。

(2)主动脉增宽、骑跨:在胸骨旁左心室长轴切面和心尖五腔心切面显示较清晰,主动脉前壁与室间隔连续性中断,断端室间隔位于主动脉前、后壁之间,形成骑跨征象,骑跨率多数约为50%。骑跨率=(主动脉前壁内侧面至室间隔左心室面的距离/主动脉内径)×100%,在超声检查时也可采用目测初步估测骑跨率。

(3)肺动脉狭窄征象:在TOF患者中几乎都有漏斗部即右室流出道狭窄。右室流出道切面可显示漏斗部异常增厚的肌束或隔膜,二维超声可以评估右室流出道的狭窄类型及程度。右室流出道局部明显变窄者,在狭窄远端与肺动脉瓣之间可见到相对较宽的第三心室,弥漫性狭窄者无第三心室。在二维声像图上通过测量肺动脉瓣环、肺动脉主干判断狭窄程度。由于肺动脉瓣和肺动脉分支并非每一例患者都能清晰显示,因此在评价该部位狭窄程度时可能较为困难。可联合采用胸骨上窝主动脉弓长轴切面和彩色多普勒血流成像提高肺动脉及分支的显示率。

(4)右心房、右心室增大,右心室前壁与室间隔增厚。

2. 多普勒超声心动图

胸骨旁左心室长轴切面室间隔缺损处,CDFI显示心室水平呈红蓝双向过隔血流信号;右心室流出道和肺动脉内,CDFI呈五彩镶嵌湍流信号,并记录到收缩期湍流频谱。需要注意的是右心室流出道狭窄的连续波多普勒频谱与肺动脉瓣狭窄的连续波多普勒频谱图形不同。右心室流出道狭窄的频谱图呈"倒匕首形",而肺动脉瓣狭窄的频谱图为对称的抛物线形。CDFI在心尖五腔心切面见左右心室血流分别进入主动脉。

3. 实时三维超声

实时三维超声可动态立体地显示TOF的病理解剖形态,为研究TOF患者的病理解剖学特点提供了一种新方法。实时三维超声测得的TOF患者的左、右心室容量及收缩功能EF值与MRI高度相关。

4. 右心声学造影

右心室显影后,大量的造影剂进入左心室和主动脉。

(四)鉴别诊断

(1)巨大室缺合并艾森曼格综合征:鉴别要点见室间隔缺损一节。

(2)永存动脉干:重型TOF由于右心室流出道和肺动脉严重狭窄,声窗显示不满意时,右心室流出道和肺动脉显示不清,需要与永存动脉干相区别,检查时可以通过改变探查部位,如通过高位胸骨旁切面或胸骨上窝切面了解是否存在右心室流出道和肺动脉,有助于鉴别。永存动脉干仅有一根大动脉及一组房室瓣,肺动脉及其分支均起源于大动脉。

(3)右心室双出口:右心室双出口患者主动脉骑跨率≥75%。此外通过彩色多普勒超声检查有助于与右心室双出口的鉴别,心尖五腔心切面法洛四联征显示左、右室血流分别进入主动脉,而右心室双出口显示左心室血流进入右心室后再进入主动脉,即主动脉只接受右心室血流。

(4)法洛五联征:临床表现和血流动力学与TOF类似,鉴别要点主要是明确在TOF的基础上是否存在卵圆孔未闭或继发孔房缺。

(5)法洛三联征:两者临床表现类似,但法洛三联征有房间隔缺损、无室间隔缺损和主动脉骑跨现象。

(五)临床价值

超声心动图可观察室间隔缺损的大小、部位,发现主动脉骑跨并测量骑跨率,观察到肺动脉狭窄及右室壁增厚,对 TOF 的诊断符合率很高,但由于声窗原因,部分患者的右心室流出道、肺动脉的图像显示不够清晰,胸骨上窝检查有助于观察肺动脉及分支的发育情况。

十九、大动脉转位

(一)疾病概述

大动脉转位(transposition of the great arteries,TGA)是指主动脉与肺动脉两支大动脉之间的空间位置关系以及与心室的连接关系异常,分为完全型大动脉转位(心房-心室连接一致、心室-大动脉连接不一致)和矫正型大动脉转位(心房-心室连接和心室-大动脉连接均不一致)两种,是小儿发绀型先天性心脏病中较为常见的畸形,发病率占先天性心脏病的 5%～8%。

(二)病理与临床

病理分型:根据心房位、心室袢、大动脉位置关系分为以下三类。

(1) 完全型大动脉转位,主动脉发自右心室,肺动脉发自左心室,TGA 分为多个亚型,最为常见的是大动脉右转位(SDD),约占 80%,即心房正位、心室右袢(正常位)、主动脉位于肺动脉右前方;其次是大动脉左转位(ILL),即心房反位、心室左袢(反位)、主动脉位于肺动脉左前方。TGA 常合并存在室间隔缺损、房间隔缺损、肺动脉狭窄、动脉导管未闭等畸形。

(2) 不完全型大动脉转位,包括右心室双出口(double-outlet right ventricle,DORV)和左心室双出口(double-outlet left ventricle,DOLV)。右心室双出口多见,主要病理特征为两根大动脉全部,或一根大动脉的全部与另一大动脉的大部分起自解剖学右心室,室间隔缺损为左心室的唯一出口,左心室的血液经室间隔缺损进入右心室,然后再进入主动脉和肺动脉,半月瓣和房室瓣没有连接,其间有圆锥组织相隔;左心室双出口的病理解剖特征是两根大动脉全部,或一根大动脉的全部与另一大动脉的大部分起自解剖学左心室,室间隔缺损为右心室的唯一出口。

(3) 矫正型大动脉转位(corrected transposition of the great arteries,cTGA),其特征是房室连接不一致,心室与大动脉连接也不一致,即右心房-解剖左心室-肺动脉,左心房-解剖右心室-主动脉,但血流动力学在功能上得以矫正,故称为矫正型大动脉转位。临床常见两种类型:① SLL 型(多见),心房正位,心室左袢,主动脉位于肺动脉左侧或左前方;② IDD 型,心房反位,心室右袢,主动脉位于肺动脉右侧或右前方。

血流动力学改变:单纯性完全型大动脉转位患者无法存活,存活者均合并心内分流,如 ASD,VSD,PDA等,其是患者赖以生存的基本条件,临床上缺氧、发绀严重。右心室双出口和左心室双出口的血流动力学改变与室间隔缺损大小、肺动脉狭窄程度等有关,多数伴有不同程度的发绀。矫正型大动脉转位若不伴有其他畸形,在儿童期血流动力学无明显变化,至成人期形态学右心室(行使左心室功能)多扩大并伴有三尖瓣重度反流,若伴有其他畸形则出现相应的血流动力学改变。

(三)超声表现

1. 完全型大动脉转位

(1) 绝大多数心房为正位,即右心房在右侧,左心房在左侧。房室连接一致,即左心房与左心室相通,右心房与右心室相通。

(2) 左心室长轴切面显示主动脉发自右心室,肺动脉发自左心室。在心尖或剑突下五腔心切面调整声束方向,避开心房也可见两心室所连接的两大血管。

(3) 大血管短轴切面,正常右心室流出道包绕主动脉根部的形态消失。两大动脉呈前后并行排列,主动脉在右前,肺动脉在左后为大动脉右转位,较常见;主动脉在左前,肺动脉在右后为大动脉左转位。

(4) 合并其他畸形时可显示相应超声征象,如室缺、动脉导管未闭、肺动脉狭窄等。

(5) 多普勒超声可显示合并房、室间隔缺损时的血流分流方向及合并肺动脉狭窄的定性诊断。

2. 右心室双出口

(1) 典型者多切面显示主动脉和肺动脉完全发自右心室。也可表现为肺动脉完全发自右心室,主动脉大部分发自右心室,即主动脉骑跨,但骑跨程度多≥75%。也可表现为主动脉完全从右心室发出,肺动脉大部分发自右心室,即肺动脉骑跨,称 Taussig-Bing 畸形。

(2) 左心室长轴切面显示主动脉后壁与二尖瓣前叶不连续,其间可见强回声团(圆锥肌)隔开,左心室流出道为一盲端。

(3) 大动脉位置有三种情况:① 位置接近正常,此型多见,主动脉位于肺动脉的右后方,两者接近并平行排列;② 主动脉右转位,主动脉位于肺动脉的右侧并平行排列;③ 主动脉左转位,主动脉位于肺动脉左侧并平行排列。

(4) 多切面显示室间隔连续中断,室缺>1.0 cm,缺损可位于主动脉瓣下、肺动脉瓣下、双动脉瓣下或远离主、肺动脉瓣。

(5) 右心室扩大并肥厚,左心室增大或正常。

(6) 常合并有肺动脉口狭窄。

(7) 室间隔缺损成为左心室的唯一出口,CDFI 可显示经室间隔缺损的左心室向右心室的分流。

3. 左心室双出口

在左心室长轴切面和心尖五腔心切面,可观察到两大动脉均起源于左心室,或一条大动脉骑跨于室间隔之上,而另一条大动脉起源于左心室。

左心室双出口通常伴有大的室间隔缺损,室缺多数位于主动脉瓣下,少数为双大动脉瓣下或肺动脉瓣下。合并其他畸形时,超声心动图有相应的表现。

4. 矫正型大动脉转位

(1) SLL 型大动脉转位:① 剑突下切面,肝脏位于右上腹,下腔静脉与腹主动脉位置正常。心房正位,即右心房位于右侧,可见腔静脉汇入,左心房位于左侧,有肺静脉汇入。② 心尖四腔心切面,左侧房室瓣位置较右侧房室瓣位置低(据此判断左侧房室瓣为三尖瓣)。左侧心室有较多肌小梁,而右侧心室内膜较光滑,故判断左侧心室为解剖右心室,即心室左祥,右侧心室为解剖左心室。③ 大动脉短轴切面,主动脉位于肺动脉左侧或左前方。④ 肺动脉与右侧心室(解剖左心室,行使右心室功能)连接,主动脉与左侧心室(解剖右心室,行使左心室功能)连接。

(2) IDD 型大动脉转位:① 剑突下切面,肝脏位于左上腹,下腔静脉位于腹主动脉的左侧。心房反位,即右心房位于左侧,有腔静脉汇入,左心房位于右侧,有肺静脉汇入。② 心尖四腔心切面,左侧房室瓣位置较右侧房室瓣位置高,且左侧心室为解剖左心室(行使右心室功能),右侧心室为解剖右心室(行使左心室功能),即心室右祥。③ 大动脉短轴切面,主动脉位于肺动脉右侧或右前方。④ 主动脉与右侧心室(解剖右心室,行使左心室功能)连接,肺动脉与左侧心室(解剖左心室,行使右心室功能)连接。

(四) 鉴别诊断

(1) 完全型大动脉转位需注意与右心室双出口 Taussig-Bing 综合征相区别,鉴别点是肺动脉完全起自左心室为完全型大动脉转位,肺动脉骑跨在室间隔上则为右心室双出口 Taussig-Bing 综合征。

(2) 矫正型大动脉转位合并室间隔缺损及肺动脉狭窄,血流动力学、临床症状及体征酷似法洛四联征,但法洛四联征心室与动脉连接关系正常。

(3) 大动脉异位,大动脉间相互空间位置关系异常,大动脉与形态学心室连接关系正常。

（五）临床价值

超声心动图对完全型大动脉转位可以较准确诊断,在不完全型大动脉转位中右心室双出口较常见,超声心动图较容易诊断,同时超声有助于判断室间隔缺损与大动脉的关系。超声心动图对矫正型大动脉转位的诊断符合率也较高。三维超声成像可对室间隔和大动脉进行多个方位的观察,直观地显示室间隔缺损和大动脉的立体结构。

二十、永存动脉干

（一）疾病概述

永存动脉干(persistent truncus arteriosus,PTA)又称共同动脉干或共同主动脉-肺动脉干,系原始动脉干在发育分隔过程早期停止,保持胚胎时期从心底发出单一动脉干所致,本病占所有先天性心脏病的0.5%~3%,是一种严重的心血管畸形,预后极差。

（二）病理与临床

基本病理特征是原始动脉干未能正常分隔发育成主动脉和肺动脉,单根动脉干起源于两个心室腔基底部,此大动脉干下仅有一组半月瓣,肺动脉从单根动脉干发出,绝大多数合并高位室间隔缺损,体循环、肺循环和冠状动脉血液均来自此动脉干,根据肺动脉的发出部位分为以下四型:① Ⅰ型,约占47%,主肺动脉起自动脉干的左后侧壁,较短,由此再分成左、右肺动脉。② Ⅱ型,约占29 %,无主肺动脉,左、右肺动脉分别自永存动脉干后壁发出,两者开口较靠近。③ Ⅲ型,约占13%,无主肺动脉,左、右肺动脉分别自永存动脉干两侧壁发出,两者开口间距较远。④ Ⅳ型,约占11%,左、右肺动脉均缺如,肺循环由起自降主动脉的支气管动脉等供给。目前有文献认为该型属于合并室间隔缺损的肺动脉闭锁,不应归入永存动脉干的范围。

永存动脉干同时接受来自左心室的动脉血和右心室的静脉血,导致体循环血氧饱和度降低,患者可出现发绀。由于肺动脉起自主动脉,肺循环与体循环系统承受相同的压力,肺血流量增加,可早期出现肺动脉高压,患者年龄越大,发生阻力型肺动脉高压程度越重,尽早诊断并手术治疗可提高患者的存活率。

（三）超声表现

1.二维超声心动图

（1）左心室长轴切面仅能探查到一根增宽的共同动脉干与左、右心室相连,并与升主动脉延续。动脉干前壁紧邻胸壁,其间无右心室流出道显示。心底短轴切面动脉干左前方没有肺动脉瓣与肺动脉干。室间隔连续性中断,室缺通常为干下型,共同动脉干骑跨于室间隔之上。右心室增大,或四心腔均增大。多切面显示只有一组共同的动脉瓣,瓣可呈二叶、三叶或四叶瓣,瓣叶稍增厚,开放幅度多正常,闭合欠佳。

（2）共同动脉干发出主肺动脉或左、右肺动脉,依据肺动脉发出部位确定分型。部分Ⅰ型永存动脉干在胸骨旁左室长轴切面可发现肺动脉从共同动脉干后壁发出,大部分Ⅰ型及Ⅱ型永存动脉干沿心尖五腔心切面向胸骨旁五腔心切面移动探头过程中,可显示出大动脉长轴图像,在此切面上通过调整声束方向,可发现肺动脉起自共同动脉干的位置。在胸骨上窝升主动脉长轴切面上有时也能发现肺动脉起自共同动脉干的位置。

2.多普勒超声心动图

心室水平探及双向过隔分流,舒张期动脉瓣反流血液可进入右心室;显示共同大动脉干接受来自左、右心室的血流;主肺动脉或左、右肺动脉血流源于共同的动脉干。

(四) 鉴别诊断

(1) 主动脉-肺动脉窗:肺动脉极似发自主动脉,但患者有两组动脉瓣,而永存动脉干者仅有一组动脉瓣。

(2) 肺动脉闭锁合并室间隔缺损:主肺动脉内径很细,超声显示困难,但患者常伴有大动脉位置异常,多角度调整探头方向可显示发育极差的肺动脉,并可见合并的动脉导管未闭。

(3) 严重法洛四联征:主肺动脉严重狭窄,肺动脉瓣开放受限,升主动脉未见发出肺动脉。

(五) 临床价值

永存动脉干Ⅰ型的超声心动图特征较容易显示,因此该型的诊断准确率较高;Ⅱ型和Ⅲ型的鉴别相对困难。对永存动脉干的分型诊断有助于手术方式的选择。

通过三维超声可对室间隔和大动脉进行多个方位的观察,直观地显示室间隔缺损和大动脉的立体结构。

二十一、单心室

(一) 疾病概述

单心室(single ventricle,SV)又称共同心室,指心脏只有一个有功能的主心室腔,是少见而复杂的发绀性先天性心脏病,其发病率占先心病的1%~2%,占发绀型先心病的10%左右。

(二) 病理与临床

单心室大多有两个心室腔,与房室瓣相连为主心室腔,另一个为残余心室。残余心室无流入道,一般没有心房和房室瓣相连,但可与大动脉连接。少数单心室为共同心室腔,即肉眼观察只有左心室或右心室腔。

近年来,从临床实用角度出发,Anderson等将单心室分为三种类型,这种分型快速被临床及影像学科普遍采用:① 左心室型单心室,主腔为解剖左心室,心内膜较平滑,右心室窦部缺如,右心室漏斗部为残余心室,此型最常见;② 右心室型单心室,主腔为解剖右心室,左心室窦部缺如,左心室流出道为残余心室,位于右心室的后方;③ 未分化单心室,仅有一个心室腔,无室间隔残迹,兼有左心室与右心室的解剖特征,此型无明确的残余心室。

单心室的房室瓣多为两组,也可为一组共同房室瓣,瓣叶常有发育异常。绝大多数(70%)的单心室畸形合并大动脉转位,以左转位较常见。

单心室常合并有多种畸形,如肺动脉狭窄、房间隔缺损或共同心房、动脉导管未闭、主动脉弓异常、心脏位置异常、腹腔内脏转位等。

单心室的血流动力学改变取决于单心室腔内动静脉血液混合的程度及单心室腔流出道的阻力,体循环血氧饱和度降低,患者可出现组织器官缺氧、发绀。有肺动脉狭窄或肺血管阻力增高的患者,来自左、右心房的血液在单心室内混合较充分,发绀较明显。无肺动脉狭窄的患者,来自左、右心房的血液在单心室内并不完全混合,临床上可无发绀或发绀程度较轻,但由于肺循环血量增多,心室的容量负荷过重,患儿早期即可出现心力衰竭。

(三) 超声表现

1. 二维超声心动图

(1) 左心室长轴和心尖四腔切面没有室间隔的回声,或心尖部仅有很短的残端,心室呈一扩大的单腔。

（2）多数病例在大心室旁有一发育不良的附属小腔,即残余心室,其内无房室瓣膜活动。在心尖部大心室与残余心室之间有始基室间隔的原始肌块回声,此与正常室间隔的区别为其延伸线不在两侧房室瓣之间,此外正常室间隔有明显的收缩运动,而始基室间隔无明确的收缩运动。

（3）在心室短轴切面根据残余心室和主心室腔的位置可初步判断单心室的类型:残余心室位于右前方,主心室位于左后方即为左心室型单心室;残余心室位于后下方,主心室位于前上方即为右心室型单心室。未分化单心室找不到残余心室。

（4）心尖四腔心切面显示左、右心房或共同心房经一组或两组房室瓣与主心室腔相通。

（5）单心室的主动脉和肺动脉排列关系可正常、镜像或转位。

（6）可以合并存在肺动脉狭窄或肺动脉高压。

2．多普勒超声心动图

由心尖四腔心切面在心脏舒张期可见房室瓣以红色为主的过瓣口血流,流入共同心室或主心室腔,混合后于收缩期进入主动脉和肺动脉。合并房间隔缺损或卵圆孔未闭时,可见心房水平分流;合并房室瓣关闭不全时,在心房侧可见收缩期反流信号;合并流出道狭窄时,在相应平面呈五彩镶嵌状血流信号;合并肺动脉狭窄时,在肺动脉内可记录到收缩期高速射流频谱。

3．右心声学造影

经肘静脉注射造影剂后,先右心房显影,随心脏舒张,立即进入巨大的共同心室,表现为心室各壁之间皆有微泡回声。通常在二维超声心动图检查不能明确心房位置时需右心声学造影进一步检查。

4．单心室术后超声心动图检查

单心室的主要手术方式是腔静脉与肺动脉的吻合术,一般为上腔静脉-肺动脉吻合术（格林手术）,亦可同期或分期进行下腔静脉-肺动脉通道（全腔静脉-肺动脉吻合术）。

（1）上腔静脉-肺动脉吻合的超声检查:采用胸骨上窝主动脉弓短轴切面,可显示上腔静脉与右肺动脉的吻合口,如显示不良可将探头移向右锁骨上以提高显示率。如为双侧双向格林手术,将探头向左锁骨上移动可显示左上腔静脉与左肺动脉的吻合口。注意观察腔静脉及吻合口有无狭窄或阻塞。

（2）下腔静脉-肺动脉通道:采用剑突下检查,首先显示下腔静脉,之后调整声束方向,移行显示与人工外通道的连接,直至显示人工血管与肺动脉的连接。胸骨左缘大动脉短轴也是显示人工血管与肺动脉连接的较好切面。检查时联合 CDFI,观察外通道连接是否通畅。

（四）鉴别诊断

（1）巨大室间隔缺损:未分化单心室由于左、右心室均有发育并肌部室间隔较少发育,应与巨大室间隔缺损相鉴别。鉴别要点主要是判断室间隔是否发育,巨大室间隔缺损室间隔肌部有发育,在心尖四腔心切面可分清两个心尖结构,左心室短轴心尖水平切面仍为两心室结构。而未分化单心室左右心室结构之间的小梁部仅见一小的隆起,未构成室间隔特征,无以上二维超声心动图表现。

（2）三尖瓣闭锁合并右心室发育不良:只有一侧房室连接的单心室需与三尖瓣闭锁相区别。有无形态学右心室及室间隔是主要鉴别点。三尖瓣闭锁时有形态学右心室,左、右心室之间存在室间隔回声。左室短轴切面为左、右心室结构,而单心室因无室间隔,在此切面仅显示单心室断面结构。

（五）临床价值

超声对单心室具有确诊意义,多数可以作出分型诊断。

二十二、左心发育不良综合征

(一) 疾病概述

左心发育不良综合征(hypoplastic left heart syndrome,HLHS)是指左心循环某一部位存在极大狭窄或闭锁,致使左心室严重狭小或缺如,常伴左心室流入道与流出道梗阻,是一组少见而严重的心血管畸形,患病率为 0.05‰～0.25‰,约占整个先天性心血管畸形的 1.5%。

(二) 病理与临床

主要病理改变包括左心腔狭小、二尖瓣和(或)主动脉瓣闭锁或严重狭窄、升主动脉和主动脉弓发育不良、动脉导管开放等一系列病变。心脏外形增大,心尖由右心室构成,右心房、右心室肥厚扩大。左心室流入道及流出道均发育不良,左心室腔狭小甚至仅为一裂隙。主动脉瓣叶小而厚,多为三瓣,有严重狭窄或瓣缘融合形成盲端。升主动脉细长狭小,由于有来自未闭动脉导管的逆向血流,主动脉弓在无名动脉发出后内径相对较宽,但仍然低于正常。主动脉缩窄亦很常见,偶有主动脉弓离断。所有患儿均有动脉导管未闭,且导管粗大。可伴有房间隔缺损或室间隔缺损。

本病是一种预后极差的先天性心脏病,左心室功能不足为其血流动力学的主要改变,在动脉导管开放的情况下,患者的生存依赖于体循环与肺循环阻力的平衡。由于体循环获得的是混合血,故临床出现发绀,肺部多有充血,右心室负荷过重。

(三) 超声表现

1. 二维超声心动图

(1) 极小的左心室腔与扩大的右心室腔形成鲜明对比。超声诊断左心室发育不良的指标:左心室舒张末容积<20 mL/m²(在心尖四腔心或两腔心测量);左心室长轴径/左心室短轴径<0.8(胸骨左缘左心室长轴或心尖四腔心切面)。

(2) 二尖瓣环窄小,二尖瓣环内径<8 mm。瓣叶闭锁或增厚,腱索粗短或缺如。

(3) 主动脉瓣环窄小,收缩期主动脉瓣环<5 mm,瓣膜增厚或闭锁。升主动脉细小或主动脉弓离断。

(4) 右心房、右心室及三尖瓣口明显扩大;右室壁肥厚、搏动增强。

(5) 主动脉闭锁时,室间隔缺损很少见。在二尖瓣闭锁而主动脉瓣开放时,室间隔缺损的发生率相对较高。在胸骨上窝切面上可直接观察到主动脉峡部与肺动脉间的粗大动脉导管。

2. 多普勒超声心动图

主动脉及二尖瓣存在狭窄时,可见二尖瓣及主动脉瓣前向血流加速呈花色;存在闭锁时,没有跨瓣膜的血流显示。

(四) 鉴别诊断

左心发育不良综合征的超声心动图较具特征性,一般不易与其他疾病混淆。

(五) 临床价值

新生儿充血性心力衰竭并心脏增大者应考虑该病。超声心动图为临床诊断 HLHS 及左心重建手术疗效评估的首选影像学诊断方法。

附:右心发育不良综合征

右心发育不良综合征(hypoplastic right heart syndrome,HRHS)是一种少见的发绀型先天性心脏畸形,约占全部先天性心脏病的2.7%。主要病理特征为右心室心腔发育不全及三尖瓣和(或)肺动脉瓣发育不全(闭锁或狭窄)。

超声表现:胸骨旁左心室长轴及短轴、心尖及剑突下四腔心等切面均显示右心室腔狭小,三尖瓣环较小;右心房明显扩大;右心室流入道、小梁部和流出道全部或部分发育不良,常与肺动脉瓣和(或)三尖瓣狭窄或闭锁相伴行;多合并房间隔缺损或卵圆孔未闭。

当存在三尖瓣和(或)肺动脉瓣闭锁时,CDFI在三尖瓣和(或)肺动脉瓣区无跨瓣血流;当三尖瓣和(或)肺动脉瓣狭窄时,相应瓣膜口前向血流束细窄呈五彩镶嵌表现;当合并房间隔缺损或卵圆孔未闭时,心房水平出现右向左分流。

需要注意右心发育不良综合征与重度法洛三联征的区别,重度法洛三联征的肺动脉瓣狭窄严重,而三尖瓣发育正常,其有助于鉴别。

二十三、心脏位置异常

(一)疾病概述

先天性心脏位置异常(malposition of heart)分为胸外心脏和胸内心脏位置异常两大类,本节讨论胸内心脏位置异常。

(二)病理与临床

正常情况下心脏大部分位于左侧胸腔,心尖指向左侧,房室连接一致(左位心)。胸内心脏位置异常系胚胎早期原始心管发育障碍和旋转异常所致,按其在胸腔的部位以及心尖的指向和内部结构的位置异常可分为:① 右位心(dextrocardia),指心脏大部分位于右侧胸腔,心尖指向右。右位心又可进一步分为镜像右位心和右旋心。镜像右位心的左房、主动脉弓、降主动脉、胃、脾位于右侧,右房、下腔静脉、肝脏位于左侧,即心房反位,心室左袢,但心脏和大血管的连接关系正常。镜像右位心合并心血管畸形可达40%~50%。右旋心的心脏轴线指向右,内脏位置正常,心房、心室和大动脉的位置、关系正常,即心房正位,心室右袢。右旋心合并心内畸形的发生率是80%~90%。② 左旋心,其特点为心脏左位而合并完全或不完全的内脏转位,心脏大部分仍位于左胸腔内,心脏轴线向左,心尖向左下,但心房反位,心室左袢。左旋心多合并复杂的心血管畸形。③ 中位心,心脏位于胸腔正中,心脏轴线居胸腔中间,心尖指向前下方,室间隔几乎呈前后位,左、右心室并列,心房和心室的位置可正常或反位,内脏可以是正位、反位或不定位。需要指出的是,许多后天性的疾病或治疗亦可导致正常心脏位置发生改变,使心脏位于右侧胸腔或左侧胸腔更偏左,如胸膜、肺部病变或肺叶切除术后等,这种情况下的心脏位置改变通常称心脏移位。

(三)超声表现

1. 正常左位心

心脏主要位于左侧胸腔,心脏轴线与心尖指向左侧,内脏位置正常,心脏的各个节段与连接正常。

2. 镜像右位心

心脏主要位于右侧胸腔,心脏轴线与心尖指向右侧,内脏转位,心脏的各个节段与正常心脏位置呈镜像反位,即上下、前后方位不变,而左、右位置反转,但心脏的节段连接正常。探头置于胸骨左缘探查不能获得心脏声像图,置于胸骨右缘对应位置则可获得相应的心脏声像图。右侧胸骨旁、心尖及剑突下探查显示,心脏在胸腔右侧并伴有内脏反位,左右心房位置和心室位置与正常相反,即左心房、左心室位于右心房、右心室的右侧,但心房与心室连接关系正常,心尖向右。上腹部超声检查下腔静脉位于脊柱左侧,降主动脉位于脊柱右侧,肝脏位于左上腹。

3. 右旋心

心房反位,心脏轴线及心尖指向右侧胸腔,内脏位置正常,心房与心室连接关系正常。剑突下四腔心切面显示心尖向右;探头置于胸骨右缘及右侧心尖区显示左心房、左心室在左侧,右心房、右心室在右侧;上腹部超声检查降主动脉位于脊柱左侧,下腔静脉位于脊柱右侧,肝、脾位置正常。

4. 左旋心

心脏位于左侧胸腔,心房反位,心脏轴线与心尖指向左侧,合并完全或不完全的内脏转位。心脏的左移程度相对较轻,剑突下四腔心切面显示心尖指向左侧;胸骨左缘心尖四腔心切面显示左心房、左心室在右侧,右心房、右心室在左侧;上腹部超声检查下腔静脉位于脊柱左侧,降主动脉位于脊柱右侧。左旋心多伴有严重的心血管畸形。

5. 中位心

心脏位于胸腔中间,心脏轴线指向下方,心尖朝向前下方,探头于胸骨下缘正中位可获得清晰的四腔心图像,四腔心切面显示心尖指向正中,左、右心室几近并列。上腹部超声检查下腔静脉、腹主动脉与脊柱的关系可正常。

(四) 临床价值

超声心动图能准确诊断右位心及左旋心,对合并的心内畸形多数能作出准确诊断。由于心脏位置异常,获得的标准心脏切面有限,对合并的复杂畸形可能会影响其诊断的正确率。

第九节　其他心脏疾病

一、心内膜弹力纤维增生症

(一) 疾病概述

心内膜弹力纤维增生症(endocardial fibroelastosis,EFE)是一种罕见的心脏疾病,以心内膜胶原纤维和弹力纤维增生为主,导致心内膜弥漫性或局限性增厚,常常累及左心系统,尤其是左心室,也可累及右心系统,临床表现为明显的心力衰竭症状,约80%的患者在1岁内发病,在成人中非常罕见,仅见少数报道,预后较差,病死率高。

(二) 病理与临床

EFE的确切病因不明,可能与下列因素有关:感染、遗传、先天发育障碍、缺氧、心内膜供血不足和自身免疫等有关,其中感染,主要是病毒感染,尤其是腮腺炎病毒、柯萨奇和埃可病毒。

EFE原发性是指单纯的心内膜弹力纤维增生,不合并其他先天性心脏畸形,约占55%;继发性多合并先天性心脏畸形,如室间隔缺损、主动脉缩窄、主动脉瓣狭窄、冠状动脉起源异常等,约占 45%。

EFE 的主要临床表现有气短、呼吸困难、咳嗽等心力衰竭症状,常伴有喂养困难、生长发育迟缓等。

(三) 超声表现

1. 二维超声心动图

主要应用切面有胸骨旁左心室长轴、短轴切面,包括瓣口水平、乳头肌水平和心尖水平,心尖四腔、三腔和两腔切面等。主要超声表现有:① 心内膜增厚、回声增强,呈"蛋壳样"是 EFE 的特征性改变,厚度多>2 mm,以左心室后壁最为明显。② 心脏明显扩大,以左心室为主,呈球状扩大,其他心腔也可有不同程度的扩大。③ 左心收缩及舒张功能下降。EF 值多在 45% 以下,减低的程度与病变的程度密切相关。④ 二尖瓣及腱索、乳头肌增厚、回声增强,出现二尖瓣反流,甚至狭窄。

2. 多普勒超声心动图

二尖瓣口血流频谱可表现为左心室舒张功能减低,呈限制型充盈形态,E 峰形态高尖,减速时间缩短,<130 ms,充盈时间亦明显缩短,A 峰降低甚至消失。彩色多普勒血流显像可显示轻至中度的二尖瓣反流,左心室腔内血流缓慢,尤其是心尖部。组织多普勒可评价左心室局部心肌的功能和运动协调性。

(四) 鉴别诊断

(1) 病毒性心肌炎:临床诊断主要根据病毒感染史、临床症状,以及相关检查,可表现为左心室扩大,室壁运动减低,但无明显心内膜增厚和回声增强。

(2) 扩张型心肌病:也表现为左心室扩大,室壁运动减低,与 EFE 不同,多发生于成年人,且心内膜多无增厚。

(3) 心内膜心肌纤维化:本病属限制型心肌病的一种,病理特征为心内膜和心肌弥漫样纤维化改变,超声心动图表现为心内膜和心肌均回声增强,尤以瓣下、心尖为重,严重时心尖可以闭塞。EFE 与心内膜心肌纤维化无明显的界限,但心内膜心肌纤维化通常以右心室受累为主,亦可为双心室型。

(五) 临床价值

超声心动图检查是临床早期明确诊断和进行鉴别诊断的首选方法,同时可以评价 EFE 的治疗效果和预测其转归。

二、高血压性心脏病

(一) 疾病概述

高血压性心脏病(hypertensive cardiopathy)是继发于长期动脉血压增高后发生的功能性与器质性心脏病。主要改变是高血压引起心脏的后负荷增加,从而使心肌结构和功能发生改变,主要是左室心肌向心性肥厚或离心性肥大,常伴有心、脑、肾及视网膜等器官功能性或器质性改变。

(二) 病理与临床

心脏早期代偿时,左心室后负荷增加,常出现左心室舒张功能受损,而收缩功能多为代偿性增强或正常。随着病程发展,左心室逐渐代偿性向心性肥厚,左室心室腔正常或缩小。心肌细胞数量不增加,只是心肌纤维增粗肥大,心肌耗氧增加,心肌供血不足,另一方面,高血压损害冠状动脉血管,发生粥样硬化,也使供应心肌的血液减少。长期左心室负荷过重,心肌收缩力失去了代偿能力,左心室呈离心性肥厚,心室腔扩大,最终可发生心力衰竭。所以临床上左心室收缩功能常经历代偿期、维持正常范围和失代偿期三个阶段。

大多数患者早期可无明显自觉症状或轻度不适,如头痛、胸闷等,随病程进展,左心室功能异常,患者可出现心慌、气短等症状,劳累后加重,合并冠心病则出现心绞痛症状,如到了心力衰竭阶段,则出现咳嗽、咳痰、呼吸困难,甚至端坐呼吸。

(三)超声表现

1. 二维超声心动图

高血压初期,为克服增加的后负荷,左心室收缩增强,此时一般无明显的左心室肥厚。随着病程的进展,左心室长期处于超负荷状态,代偿性左心室向心性肥厚,左室后壁及室间隔呈均匀性增厚,以心尖部明显,室间隔厚度与左室游离壁厚度之比<1.3,心肌回声均匀,可略增强,心室腔正常或变小,室壁运动可增强或正常。

晚期心肌收缩功能失代偿时,当左心室腔扩大,引起左心室离心性肥厚,左心室壁可以对称性增厚或不增厚,最终发展为左心室心力衰竭。此时二维超声表现为左心腔扩大,左心室心肌肥厚,室壁运动可正常或普遍减低。全心受累时,右心腔也扩大。

高血压性心脏病易合并二尖瓣病变,二尖瓣环扩张可导致反流,腱索易变性、断裂,导致二尖瓣腱索断裂伴脱垂,腱索断裂多发生在后叶。

2. 多普勒超声心动图

彩色多普勒可评估高血压心脏病时二尖瓣反流,程度多为轻度。如合并二尖瓣脱垂,则反流程度根据脱垂程度而不同。在心力衰竭阶段,常伴随三尖瓣反流和肺动脉高压。

通过检测二尖瓣口血流频谱可评估左心室舒张功能。高血压早期即出现左心室舒张功能减低,临床呈轻度舒张功能减低时,二尖瓣口舒张早期 E 峰血流速度减低,舒张晚期 A 峰升高,E/A<1.0;随着舒张功能进一步减低,左心房及左心室充盈压进一步升高,E 峰高尖,减速时间缩短,A 峰明显减低,E/A>2.0,出现左心室限制型充盈障碍表现。对于二尖瓣口频谱假性正常化的患者,可应用组织多普勒成像鉴别。

3. 组织多普勒心动图

近年研究显示,舒张早期 TDI 检测二尖瓣环运动速度之比 E/E′可准确评估左心室舒张功能,该指标与心导管测量左心室舒张末压高度相关。E/E′<8,提示左心室舒张末压正常;E/E′在 8~15 之间,需结合其他舒张功能指标;E/E′>15,提示左心室舒张末压明显增高,肺毛细血管楔压>20 mmHg。

(四)鉴别诊断

(1)肥厚型心肌病:高血压性心脏病左心室心肌肥厚表现为左心室心肌多对称性增厚,心肌回声均匀,而肥厚型心肌病绝大多数表现为非对称性增厚,心肌回声紊乱、增强,呈颗粒样。可结合有无高血压病史进行鉴别。

(2)主动脉瓣狭窄:主动脉瓣狭窄也出现左心室心肌均匀性肥厚,检查时注意观察主动脉瓣有无狭窄性病变,主动脉瓣上、瓣下有无隔膜或异常肌束,降主动脉有无缩窄等。

(五)临床价值

研究表明超声心动图可以非常准确并且及时地对左心室肥厚等征象进行观察和诊断,并检测其合并症,对于高血压心脏病患者的早期诊断及预后评价具有重要的临床价值。

三、肺动脉栓塞

（一）疾病概述

肺动脉栓塞（pulmonary embolism，PE）是以各种栓塞阻塞肺动脉或其分支为发病原因的肺循环和呼吸功能障碍的临床和病理生理综合征。其中发生肺组织坏死时称肺梗死。

（二）病理与临床

栓子包括血栓栓子、脂肪栓子、羊水栓子及空气栓子等，其中90%的栓子为血栓，最常见为下肢深静脉及盆腔静脉血栓。易患因素包括深部静脉血栓史、心脏病、卧床史、肥胖、妊娠、手术及血液高凝状态等。

肺栓塞多发生在双侧，也可发生于单侧，其中右侧多于左侧。肺动脉持续栓塞，可能导致肺动脉高压，继而出现右心室肥厚和右心衰竭。同时室间隔左移，加上周围血管扩张，左心室舒张末容量减小，心排血量和动脉压明显下降，影响重要脏器血液供应，可发生心源性休克导致患者迅速死亡。

根据肺动脉栓塞的发病时间和阻塞程度分为4型：

（1）急性大面积栓塞：急性发生，栓塞阻塞肺动脉的面积＞50%。

（2）急性小面积栓塞：急性发生，栓塞阻塞肺动脉的面积＜50%。

（3）亚急性大面积栓塞：时间超过数周，栓塞阻塞肺动脉的总面积＞50%。

（4）慢性栓塞：指病史长达数月以上，病情逐渐加重，出现慢性肺动脉高压，或大面积肺栓塞患者存活而仍遗留中等以上肺动脉部分栓塞者，一般总的栓塞面积＞50%。

肺栓塞临床表现特异性较低，轻者可无明显症状，重者可发生休克或猝死。相对典型的症状为呼吸困难、胸痛、咯血、咳嗽、晕厥、心悸、烦躁不安、濒死感等。典型肺梗死三联征较为少见，表现为胸痛、呼吸困难、咯血。

（三）超声表现

1．二维超声心动图

（1）直接征象：在大动脉短轴切面上显示右心系统和主肺动脉及分叉处血栓形成，这是最直接和最明确的表现，血栓多为附壁血栓，但也可有活动性血栓。

（2）间接征象：主要表现为主肺动脉及左、右肺动脉内径增宽、右心腔扩大、右室壁增厚、室间隔形态运动异常、下腔静脉扩张淤血等右心压力负荷增大和肺动脉高压等改变。

2．多普勒超声心动图

血栓栓塞时，对于栓子位于肺动脉近心端部位，可伴有局部血流速度加快。栓子如位于左、右肺动脉远端，多普勒超声可通过显示血流充盈缺损情况及时发现栓子。

另有部分患者超声心动图表现无明显异常，可能与起病时间较短、栓塞累及面积较小有关。因而对于超声心动图表现正常的患者，并不能排除其肺动脉栓塞的可能。

（四）鉴别诊断

肺栓塞在临床表现上容易和急性心肌梗死、气胸、主动脉夹层、心包炎及急性呼吸窘迫综合征等疾病混淆。鉴别时需仔细询问病史，并结合超声心动图、血浆D-二聚体、心电图、下肢深静脉超声、肺增强CT和肺动脉造影等检查。其中超声心动图联合下肢深静脉血管超声检查，对排查可疑肺动脉栓塞患者具有重要的意义。

（五）临床价值

肺动脉造影是诊断肺栓塞的"金标准"，但其为有创性临床应用受限。超声心动图作为第一线的筛选性的诊断手段，是诊断肺栓塞的影像学重要组成部分，是急诊情况下最简便实用的诊断工具。

四、肺动脉高压

（一）疾病概述

肺动脉高压（pulmonary hypertension，PH）是多种病因和不同发病机制所致肺血管结构或功能改变，引起肺血管阻力和肺动脉压力升高的临床和病理生理综合征，表现为肺动脉压力增高，继而逐渐发展成右心衰竭。

PH 血流动力学诊断标准：在静息状态下，经右心导管测定平均压肺动脉（mPAP）≥25 mmHg。

（二）病理与临床

肺动脉高压的发病机制包括遗传基因学机制、缺氧机制、内皮损伤机制和炎症机制等。引起 PH 的病因很多，2008 年 Dana Point 第四届肺动脉高压会议将肺动脉高压分为五类：动脉型 PH、左心疾病相关性 PH、肺部疾病所致 PH、慢性血栓栓塞性 PH、原因不明或多种因素所致的 PH。

PH 有原发性肺动脉高压（primary pumonary hypertension，PPH）和继发性肺动脉高压（secondary pumonary hypertension，SPH）两种。原发性肺动脉高压分为原发性丛样肺动脉病、血栓性肺动脉病变和肺静脉阻塞性病变。继发性肺动脉高压分为毛细血管前性肺动脉高压、高动力肺动脉高压及被动性肺动脉高压。

PH 随病因不同而变化，一般在肺动脉的大、小分支均可出现明显的血管病变，小动脉及细动脉受累最为明显。主要改变为肺血管中膜平滑肌层明显增厚，内膜纤维增生，管腔狭窄，肺血管张力增加，总横截面积减小。出现肺动脉高压时，多伴有右心室肥厚、右心功能不全等。

PH 临床表现缺乏特异性，包括不明原因的劳累性呼吸困难、疲劳、胸痛、咯血、晕厥等症状。右心室功能不全时可出现颈静脉充盈或怒张、下肢水肿、腹腔积液和发绀。常见体征是第二心音亢进，三尖瓣反流所致的收缩期杂音。

（三）超声表现

1. 二维超声心动图

（1）多切面观察，显示右心增大，右心室流出道增宽，右室壁增厚，左心室心腔相对变小，右心室/左心室横径比＞1。在大动脉根部短轴切面可显示主肺动脉及左、右肺动脉内径增宽。

（2）室间隔在收缩期和舒张期均偏向左心室侧，左心室偏心指数＞1.1，可见室间隔反常运动。

（3）下腔静脉内径增宽，＞21 mm，随呼吸塌陷率＜50%。有时心包腔可探及无回声区。

2. 多普勒超声心动图

频谱多普勒显示右心室流出道加速时间＜60 ms，肺动脉收缩期中期切迹，彩色多普勒可观察因右心及肺动脉扩张，出现三尖瓣反流和肺动脉瓣反流，判断其反流程度，并测量肺动脉收缩压及平均压。

3. 测量肺动脉压数值的常用方法

（1）三尖瓣反流法：连续多普勒超声（CW）测得三尖瓣反流最高流速 V。根据简化 Bernoulli 方程（$\Delta P = 4V^2$），可计算三尖瓣跨瓣压差 ΔP，即右心室与右心房之间的压差。在没有右心室流出道梗阻的前提下，肺动脉收缩压（SPAP）与右心室收缩压（SRVP）近似相等，即 SPAP＝SRVP＝三尖瓣跨瓣压差（ΔP）＋右心房压（RAP），其中，RAP 根据下腔静脉的情况来估测：

下腔静脉内径＜21 mm，随呼吸内径明显变化，RAP 为 5 mmHg；下腔静脉内径＞21 mm，随呼吸内径明显变化，RAP 为 10 mmHg；下腔静脉内径＞21 mm，随呼吸内径无明显变化，RAP 为 15 mmHg。

正常肺动脉收缩压在 20～25 mmHg 之间；轻度肺动脉高压＜50 mmHg；中度肺动脉高压在 50～70 mmHg 之间；重度肺动脉高压＞70 mmHg。

（2）肺动脉瓣反流法：研究表明肺动脉瓣反流舒张早期峰速 V_B 可以估测肺动脉平均压（MPAP），即 MPAP＝$4 \times V_B^2$。MPAP 也可以通过 PAEDP＋1/3（PASP－PAEDP）来获得，PAEDP 为肺动脉舒张末压。根据静息状态下平均肺动脉压的水平，MPAP 可划分为轻度（25～35 mmHg）、中度（36～45 mmHg）和重度（大于 45 mmHg）。

BSE 将超声心动图的相关指标分为 3 个类别，只要类别中存在一个指标异常，就表示该类别呈阳性。类别 A（心室）：右心室与左心室基底部内径比值、偏心指数；类别 B（肺动脉）：右心室流出道加速时间、肺动脉收缩期切迹、舒张早期肺动脉反流速度、肺动脉内径；类别 C：右心房面积、下腔静脉内径。三尖瓣反流≥2.8 m/h，≥2 个类别阳性，患者存在肺动脉高压的可能性大。

4. 右心室功能测定

目前，超声新技术在右心室功能方面的研究成为未来的发展趋势。右心室形态不规则，二维超声心动图 Simpson 方法检测右心室容积和收缩功能有较大误差，并缺乏公认的标准值。

（1）实时三维超声心动图：研究证实实时三维超声测量的右心室功能及容积更接近心脏磁共振结果，然而，该技术对图像质量要求较高，目前仍缺少大样本的研究。

（2）Tei 指数：即（右心室等容收缩时间＋右心室等容舒张时间）/右心室射血时间。正常值＜0.55。Tei 指数不受心率、右心室压力和三尖瓣反流等因素的明显影响，但当 R-R 间期不同时，其测量结果不可靠，可作为补充。

（3）三尖瓣环位移（TAPSE）：采用 M 型在心尖四腔心切面测量三尖瓣环收缩期位移，正常值≥16 mm。目前推荐作为评价右心室功能的简单方法，重复性好。

（4）右心室游离壁峰值收缩速度：取心尖四腔心切面，采用频谱组织多普勒成像，测量右心室游离壁基底段峰值收缩速度 S′，S′＜10 cm/s 可疑右心室收缩功能减低，推荐作为评价右心室功能的简单方法。

（5）二维应变：是近年来新兴的一项右心功能检查技术，采用二维斑点追踪技术，测定长轴应变及应变率（GLS），克服了右室形态学和容量负荷的影响，不受多普勒角度的局限性，正常应变的绝对值应＞20%，但较耗时且测值变异率大，结果准确性尚不明确。

（四）鉴别诊断

应注意鉴别原发性肺动脉高压和继发于心内其他疾病的肺动脉高压，合并室间隔缺损、动脉导管未闭等先天性心脏病，在 PH 时心内分流速度减低甚至反向，此时应调节彩色多普勒量程，多切面扫查，有效减少漏诊和误诊。

（五）临床价值

右心导管是临床诊断 PH 的金标准，价格较高，且右心导管的有创性造成各种并发症风险。超声心动图操作简单，安全无创，可快速地评估肺动脉压变化及对右心功能的影响，准确性高，不但有助于诊断，而且在疗效评估、疾病随访及预防中均可发挥重要作用。

第五章　腹　部　超　声

第一节　肝　脏

一、解剖概要

肝脏(liver)是人体最大的消化腺,不同于其他腺体,肝接受肝动脉和门静脉的双重血供。肝大部分位于右季肋部和上腹部,少部分向左季肋部延伸。肝脏呈楔形,右端粗大,左端扁薄,其上界在右锁骨中线第5肋的上缘,下界与右季肋缘相齐。肝的上面与膈肌相邻,呈膨隆状,为膈面,下面呈凹陷状,为脏面。附在肝膈面的镰状韧带将肝分成左、右两叶。脏面中央有一"H"形沟。横沟为第一肝门部位,内有肝管、门静脉、肝固有动脉、淋巴管和神经出入。肝管位于下前方,其后为肝固有动脉及门静脉。右纵沟由前部的胆囊窝和后部的下腔静脉窝组成,肝静脉在下腔静脉窝后上端汇入下腔静脉,称第二肝门。腔静脉窝下段尾状叶与下腔静脉之间,称第三肝门,此处有右半肝或尾状叶的一些小短静脉注入下腔静脉,其中常有大支如右后下静脉收集右肝后下段静脉血回流至下腔静脉。左纵沟有肝圆韧带和静脉韧带。左纵沟前部的肝圆韧带走行在肝镰状韧带的游离缘内,向下延至脐部。左纵沟后部有静脉韧带。肝圆韧带和静脉韧带分别为胎儿时期的脐静脉和静脉导管的遗迹。门静脉高压时,脐静脉开放是最常见的侧支循环之一。

肝脏形态先天性变异,除了部分肝可以明显增大或缩小之外,还包括:

(1) 獭尾肝(包围肝),见于5%的成人,是肝左叶外缘向左后方延伸,形如獭尾,尖端超过腋中线,部分覆盖于脾脏的膈面(应注意与脾脏膈面的包膜下血肿相区别)。

(2) Riedel's叶,肝的右下部向下突出生长,如舌状,常称舌叶;发生率在男性中约占2.1%,在女性中约占4.5%。

(3) 肝尾状叶乳头状突,易误诊为肿大淋巴结。

(4) 肝发育不良(hypoplasia)或发育不全(agenesis),如左叶缺如、肝右叶发育不全。

(5) 肝脏位置反转,见于内脏反位,此时肝脏位于左上腹。

(6) 咳纹肝(肝副裂),女性多见,因慢性咳嗽膈肌勒压肝脏所致,在欧洲多见于过度束腰的妇女。

(7) 异位肝:罕见,为附加的肝叶,因其连接血管蒂的退化,成为与肝脏不相连的异位肝组织,见于胆囊壁、肝脏的韧带及胸腔。

(一)肝内管道系统

1. Glisson 系统

门静脉、肝动脉和肝管在肝内分支走行基本相一致,三者外被结缔组织,称 Glisson 系统。肝叶、肝叶段的区分以门静脉血管分支分布范围为基础。

(1) 门静脉。脾静脉和肠系膜上静脉在胰颈后方汇合形成门静脉主干,然后向上、外、后斜行至第一肝门入肝。门静脉主干长为 4~5 cm。在肝门横沟内稍偏右处分左右支。部分人可无门静脉右支,而直接由门静脉主干分右前叶支、右后叶支和门静脉左支成三叉形。

门静脉右支略粗短,长为 1~2 cm。沿肝门横沟右行,分出右前叶支和右后叶支,右前叶支向右前再分出 3~5 支行走在右前叶内。右后叶支向右后上行走分出右后上段支和右后下段支,分布于肝右后叶的上、下段。

门静脉左支分为横段、角部、矢状部及囊部四个部分。横段位于肝门左侧横沟内,长为 2~3 cm,从横部的近侧上缘发出数支分布于尾状叶左半部分。横段与矢状段的转折处呈一角状即为角部,一般为 90°~130°,从角部外侧发出左外叶上段支汇入肝左外叶上段。矢状段的末端为囊部,向内和外分别发出左内叶支和左外叶下段支汇入肝左内叶和肝左外叶下段。

(2) 肝动脉。由肝总动脉分出的肝固有动脉走行于肝十二指肠韧带内,在门静脉的前方及胆总管的左侧上行至肝门分出肝左动脉和肝右动脉,随门静脉分支入肝,其行走大致与门静脉一致。

(3) 肝内胆管与肝总管。毛细肝胆管逐级汇集成上一级肝管,最终形成左、右肝管,在肝门处汇成肝总管。

2. 肝静脉

肝静脉走行与 Glisson 系统呈交叉状,由肝右、肝中、肝左三支静脉组成,于第二肝门处汇入下腔静脉。一般肝右静脉内径大于肝中静脉,肝中静脉内径大于肝左静脉。

肝右静脉收集右后叶和部分右前叶的静脉血,内径为 9~12 mm。肝中静脉收集左内叶和右前叶的静脉血,内径为 8~11 mm。肝左静脉内径稍细,为 7~9 mm,主要收集肝左外叶静脉血。

(二)肝的分叶和分段

肝的分叶和分段的方法较多,目前均以肝裂为基础,并结合肝静脉及肝表面结构标志进行分叶和分段。

国际上较为通用的分段方法是库氏(Couinaud)法。此种方法根据 Glisson 系统的分布和肝静脉的走行将肝分为 8 个区,以肝段(S)命名。其方法将肝尾状叶定为肝段Ⅰ(S1),左肝外叶上段为肝段Ⅱ(S2),左肝外叶下段为肝段Ⅲ(S3),左肝内叶为肝段Ⅳ(S4),右肝前叶下段是肝段Ⅴ(S5),右肝后叶下段和上段为肝段Ⅵ(S6)和肝段Ⅶ(S7),右肝前叶上段为肝段Ⅷ(S8)。

在声像图上,胆囊与下腔静脉左缘的连线是肝左、右叶的分界标志,Glisson 系统中的门静脉分支容易显示,这些分支均位于上述对应的肝脏的分段的中央部,叶段的分界可以想象为两段内门静脉之间的假想平分线。门静脉矢状部是左肝外叶与左肝内叶的分界标志。门静脉左支横部是肝左叶与尾状叶的分界标志。

以肝静脉作为肝脏分叶与分段标志有:① 肝中静脉位于肝正中间裂内,是左、右肝的分界标志;② 肝左静脉位于左叶间裂内,是肝左外叶与左内叶的分界标志;③ 肝右静脉位于肝右叶间裂内,是肝右前叶和右后叶的分界标志。

二、超声检查技术

1. 患者准备

肝脏常规超声检查一般不需要特殊准备,对于某些腹腔胀气明显而影响肝脏显示的患者,可建议其空腹。对于疑有病毒性肝炎者,应嘱其检查前化验肝功能,采取一定的消毒隔离措施,包括探头的消毒等,避免交叉感染。

2. 仪器与调节

多选用凸阵探头,成人检查探头频率多在 3.0~5.0 MHz,儿童或瘦体型成年人可用 5.0~8.0 MHz,对超肥胖的患者可选用 2.5 MHz,对于浅部病灶或小儿可采用线阵探头。检查前应调节仪器各功能处于最佳状态。深度增益补偿(DCG)、聚焦(focus)和增益(gain)应调节至肝脏实质前、后部均显示较为均匀的状态。CDFI 条件下,调节至肝实质刚好不显示彩色斑点伪像,血管内均为彩色血流信号充填但不外溢为佳。脉冲多普勒注意调节好速度范围(scale)和壁滤波(filter)。

3. 检查体位

常采用仰卧位和左侧卧位,必要时还需采取右侧卧位、坐位或半坐位。

(1) 仰卧位:患者仰卧于检查床上,双手上提置于枕后以增大肋间隙的宽度,有利于超声束进入肝,观察肝左叶、右前叶和部分右后叶。

(2) 左侧卧位:右手上提置于枕后,此体位有利于观察肝右后叶、肝门,尤其是右后叶膈顶处。

(3) 右侧卧位:对左叶肥大或左叶外生性肿瘤观察时采用。

(4) 坐位或半坐位:对肝位置较高者或寻找肝左、右叶膈顶部的小病灶时采用。

4. 扫查方法与主要切面

肝扫查时,探头检查范围在右肋间、肋缘下剑突部及剑突下等部位,包括纵、横及斜切面的扫查。检查中应结合患者呼吸和体位的改变获取不同断面图像,同时需要注意探头加压、连续滑行扫查和扇面形摆动扫查等多种手法的应用,尽可能减少漏诊。

(1) 剑突下纵切面:探头置于剑突下纵切,显示肝左外叶。膈面较平滑、前下缘锐利。肝左外叶中部可见部分肝左静脉的主干,肝左静脉长轴线将此部位分为后上方的左外叶上段和前下方的左外叶下段,在上下段中分别有门静脉左外上段支和左外下段支。

(2) 剑突下经下腔静脉纵切面:显示肝后方下腔静脉长轴、较粗的肝中静脉及前方大部分的肝左内叶和后方的尾状叶、下腔静脉前方的门静脉主干等。

(3) 第一肝门斜切面:探头置于右肋缘下,显示门静脉主干横断面和左右支纵切面,即第一肝门。门静脉左支进一步向左延伸为左支横部,而后转向前形成矢状部,转角处后方与高回声静脉韧带相连,矢状部的末端(囊部)延续成高回声肝韧带,肝圆韧带、矢状部及静脉韧带是左内叶和左外叶的分界标志,矢状部、门静脉左支横部及胆囊内侧缘为方叶(S4);横部后方与下腔静脉和静脉韧带间是肝尾叶(S1)。门静脉右支向后延伸分成右前支和右后支,肝右叶前方的胆囊与后方的下腔静脉左缘的连线将肝分为左右两叶。

(4) 右肋缘下第二肝门斜切面:探头放置稍向上倾斜扫查,三条无回声的肝静脉从前方逐渐向后方汇集变粗。从右至左分别为肝右静脉、肝中静脉和肝左静脉。一般在一个断面上同时显示三条肝静脉较困难。肝右静脉将肝右叶分为右前叶和右后叶;肝中静脉将肝分为左右两叶。

(5) 右肋缘下纵切系列断面:探头纵向或稍斜放置。于右肋缘下锁骨中线至腋前线附近纵行扫查,显示肝前下方的胆囊、后下方的肾、第一肝门结构和肝内前下方的肝中静脉和后上方的右静脉的断面,还可以显示门静脉右支的断面,此断面将肝大致分为前方左内叶中部、右前叶和后部右后叶。

(6) 右肋间经门静脉右支切面:探头置于右侧第 7,8 肋间,声束朝向内下方扫查,可显示长轴的门静脉右支、门静脉主干和肝总管;在此主轴面旁还可以找到门静脉右前、右后叶支,肝中静脉和肝右静脉的断面,及肝后方的下腔静脉。

(7) 右肋间肝肾切面:探头置于右腋中线,声束朝内上方扫查。显示肝右静脉的长轴、前方的右前叶和后方的右后叶,同时显示门静脉右前后支。

三、正常超声表现

1. 灰阶超声

正常肝脏左叶小而边缘锐利,剑突下纵切面所示的左叶下缘角通常小于 45°。右叶较厚,边缘较钝,右叶下缘角一般小于60°。正常肝实质回声较密、均匀、细小,其回声强度多高于肾皮质回声,低于胰腺或与胰腺回声相似。肝右叶前后径为8～10 cm,最大斜径为10～14 cm,左叶厚度不超过6 cm,长度不超过9 cm。正常声像图上,可以显示肝静脉及其主要属支、门静脉及其分支和左、右肝管及其二级分支。肝内门静脉管壁回声较强且厚,肝静脉管壁薄且回声弱。肝内胆管与门静脉伴行,管径较细,约为伴行门静脉的1/3。正常状态下肝内动脉较细,通常难以显示。门静脉主干内径约为8～12 mm,正常肝静脉内径约为5～9 mm。

正常情况下,肝圆韧带和静脉韧带容易识别。前者在长轴上显示条带状高强回声,从矢状部末端延伸到肝下缘处,在腹水时可追踪到脐部;横断面上呈一圆形高回声,后方可伴浅淡声影。静脉韧带回声强度比肝圆韧带略低,位于门静脉左支角部的后方。腹水时易显示镰状韧带、三角韧带和冠状韧带。

2. 多普勒彩超

正常门静脉为入肝血流,频谱多普勒呈连续性的血流频谱,随呼吸变化而有轻微的波动,平均流速为15～20 cm/s,受呼吸影响,吸气时增大,呼气时减小。肝静脉为离肝血流,频谱多普勒多呈三相波形,与下腔静脉类似。正常肝静脉血流除受心房压力影响外,也受呼吸因素的影响。吸气时肝静脉各时相的流速加快,而呼气时则减慢。正常的肝静脉收缩期平均流速为28～30 cm/s;舒张期平均流速为20～22 cm/s。肝动脉血流通常在肝内较难显示,有时在门静脉左右支旁可以发现与门静脉伴行的红色偏黄的肝动脉血流,脉冲多普勒呈搏动状动脉血流频谱。

3. 超声造影

经周围静脉注射超声造影剂后,首先从第一肝门部肝动脉开始逐渐向肝内及周边呈树枝状增强(常出现在10～20 s),随后门静脉也增强(常在20～30 s),随着造影剂的进入,整个肝实质回声都增强,表现为弥漫性点状高回声,分布均匀。此后造影剂逐渐消退,肝实质回声降低,最后全部消失。整个过程约为3～10 min。临床上常将肝脏超声造影表现分成三个时期:动脉期(10～30 s)、门脉期(30～120 s)和延迟期(120～180 s)。

四、肝脏良性局灶性病变

(一)肝囊肿

1. 病理与临床

肝囊肿(hepatic cyst)是一种较为常见的肝脏囊性病变,分为先天性和后天性两大类。一般认为起源于肝内迷走的胆管,或因肝内胆管和淋巴管在胚胎期的发育障碍所致。肝囊肿生长缓慢,可为单个或多发,大小不一,小者仅数毫米,大者可在20 cm以上。小的囊肿无任何症状,当增大到一定程度时,可因压迫邻近脏器而出现不适或隐痛,极少数患者可因囊肿破裂或囊内出血、感染而出现急性腹痛。

2. 超声表现

(1)灰阶超声:囊肿多为圆形或椭圆形,囊壁光整菲薄,囊内一般无回声,后方回声增强,常伴有侧方声影。囊肿较小时也可表现为两条短亮线而侧壁显示不清。囊肿合并感染或出血时囊腔内可见微弱点状回声,并可随患者体位改变而移动,这点可以与实性肿瘤进行鉴别。

(2)多普勒超声:肝囊肿内部无血流信号,少数于囊壁可见短线状血流。这一点可与肝内静脉囊状扩张相区别,肝内静脉囊状扩张可显示囊状无回声内充满血流信号,脉冲多普勒可探及静脉频谱。

(3)超声造影:经周围静脉途径的超声造影,肝囊肿内回声无增强,表现为无回声,囊肿壁可显示与肝实质同步增强。

3. 鉴别诊断

(1)肝脓肿:肝脓肿多呈低回声团块,液化脓液可随体位改变而移动,囊壁较厚,有稍高回声的炎性反应圈,结合临床有发热、血化验白细胞增多,较易鉴别。但是,肝囊肿合并感染时与肝脓肿鉴别困难。

(2)肝脏实性小肿瘤:一些<1 cm的肿瘤,因瘤内纤维成分较少,声像图上接近无回声,如微小肝癌、肝淋巴瘤及一些小的转移癌易被误诊为肝囊肿,超声造影显示这些病灶动脉期快速增强,是较好的鉴别方法。

(3)肝内静脉囊状扩张:肝囊肿内部无血流信号,少数于囊壁可见短线状血流,该特点可与肝内静脉囊状扩张相区别,肝内静脉囊状扩张可显示囊状无回声,内充满血流信号,脉冲多普勒可探及静脉频谱。

(4)肝包虫病:有疫区接触史,声像图上表现为无回声囊性病灶,但可从囊中囊或葡萄串征等表现,囊壁较厚可呈双层改变,囊壁钙化可出现强回声伴声影表现等方面进行鉴别。

4．临床价值

肝囊肿无回声的声像图常较典型,特异性高,超声诊断简便,准确率高达98%以上,优于其他影像学检查,是肝囊肿诊断及随访的首选检查方法。

(二)肝脓肿

1．病理与临床

肝脓肿(hepatic abscess)是临床常见的肝脏炎症性病变,分细菌性肝脓肿和阿米巴肝脓肿两种。细菌性肝脓肿多数起病较急,表现有寒战、高热、上腹痛、肝脏肿大并有触痛、白细胞计数增高等。阿米巴肝脓肿起病多缓慢,症状相对较轻,表现为长期右上腹痛或胸痛,有全身消耗性症状和体征。病理变化的一般过程为炎症、部分液化坏死、脓肿形成。细菌性肝脓肿常为多发,可形成许多小脓肿并融合成1个或数个较大的脓肿,而阿米巴肝脓肿多发生于阿米巴痢疾后,阿米巴的溶组织酶直接破坏肝细胞,阿米巴原虫大量繁殖阻塞肝静脉等造成肝组织梗死,临床症状不典型,脓腔较大,以肝右叶单发常见,脓腔内充满褐色黏稠坏死物质。

2．超声表现

(1)灰阶超声:不同病程阶段肝脓肿声像图有不同表现。① 病程早期:脓肿尚未液化,声像图表现为局部低弱回声区,周边常有稍高回声环绕,病变不规则,边界模糊不清。② 病程进展期:脓肿部分开始不全液化,声像图可见液化区无回声,后方回声轻度增强,有时表现为蜂窝状结构,脓肿边界清楚但边缘不光滑。③ 脓肿形成期(典型肝脓肿):脓肿轮廓清晰,液化范围较广,呈无回声区,其内有少许细小点状回声或斑块状回声,脓肿壁常较厚,约为3~5 mm,可厚薄不一。内壁常不光滑呈"虫蚀状",脓肿后壁和后方回声增强。若合并产气型细菌感染,还可见气体强回声。④ 脓肿吸收期:脓肿无回声区逐渐缩小,可见边界清晰的回声减低区,也可见稍高斑块状回声。典型脓肿常有伴发征象,如右侧膈肌活动受限和右侧胸腔反应性积液等。⑤ 慢性厚壁肝脓肿:脓肿无回声区内多有不规则团状或点状高回声,由于脓肿壁肉芽组织形成,与周围组织炎性粘连,脓肿壁厚而不光滑,回声较强,有时可伴有钙化,表现为强回声伴后方回声衰减。

(2)多普勒超声:① 细菌性肝脓肿早期病灶内部及周边有点状或条状彩色血流信号,脉冲多普勒可探及动脉血流信号,且多为低阻力型(RI<0.6)。② 进展期及脓肿形成期,液化区内无彩色血流信号,未液化区域有少量点状或条状彩色血流信号,脓肿壁处偶可见少量彩色血流信号。脉冲多普勒可探及低阻动脉血流信号(RI<0.6)。

(3)超声造影:经周围静脉超声造影,肝脓肿病灶在动脉期表现为实性部分快速增强,而坏死部分不增强,病灶呈典型的蜂窝状改变;门脉期和延迟期原增强部分减退呈等回声改变。如脓肿完全液化,则病灶不增强,呈无回声改变。

3．鉴别诊断

(1)阿米巴肝脓肿与细菌性肝脓肿的鉴别见表5.1.1。

表 5.1.1 阿米巴肝脓肿与细菌性肝脓肿的鉴别要点

鉴别要点	阿米巴肝脓肿	细菌性肝脓肿
病原体	阿米巴原虫	细菌:肺炎克雷伯杆菌、大肠杆菌、铜绿假单胞菌
病史与诱因	酗酒、免疫抑制、病毒感染,继发于阿米巴痢疾之后	高龄、糖尿病、胆道或腹部其他化脓感染
临床表现	起病比较慢,隐匿,病程较长	起病较急,寒战高热、休克、黄疸,脓液往往比较少
超声表现	单个,较大,肝右叶多见,肝增大明显,肝脓肿壁较薄,脓液内有细小均匀点状弱回声,无气体强回声,偶在脓肿壁上见彩色血流信号	单或多发,左或右肝,早期低回声→蜂窝状→无回声区,内有细小点状或斑块状回声,脓肿壁较厚,约为3～5 mm,内壁"虫蚀状",后方回声增强,可有气体强回声
脓液	巧克力酱样,脓液中可找到阿米巴滋养体,细菌的培养(－)	淡黄色,脓液细菌的培养(＋)
化验	WBC↑不显著,粪便阿米巴滋养体(＋),血清阿米巴抗体(＋),血细菌培养(－)	WBC↑,中性粒细胞↑,CRP↑,血细菌培养(＋)
治疗	抗阿米巴＋引流＋营养支持	抗菌治疗＋引流＋营养支持

(2) 肝囊肿:肝囊肿有完整、细薄的囊壁,囊壁厚度均匀一致,囊内为无回声区,透声好,内几无杂乱回声。

(3) 肝血肿:肝实质内血肿常呈不规则形,内部回声不均匀,常有外伤史。

(4) 肝恶性肿瘤:部分肝脏恶性肿瘤因内部出血或坏死出现无回声区,容易与肝脓肿相混淆。但这些病灶常有实质性回声并可探及高阻动脉血流信号,同时临床常无感染症状,如发热、外周血白细胞增高等。

4. 临床价值

典型肝脓肿超声较容易诊断,并能实时引导对脓肿进行穿刺抽吸,做涂片或细菌培养,并注射抗生素治疗。需要注意的是,肝脓肿声像图表现与脓肿的病理过程有关,某一次超声检查常只反映脓肿病程中某一阶段的声像图变化,而各个阶段的病理变化特征不同,故而肝脓肿声像图表现复杂,并且由于抗生素的广泛应用,肝脓肿的临床表现愈加不典型。因此,在肝脓肿的诊断中务必密切结合病史、体征、治疗过程,并进行动态观察。

(三) 肝血管瘤

肝血管瘤(hepatic hemangioma)是肝最常见的良性肿瘤,多在中年以后发病,女性多于男性,单发多见,10%左右为多发性。

1. 病理与临床

病理上分为海绵状血管瘤、硬化性血管瘤、血管内皮细胞瘤及毛细血管瘤,其中以肝海绵状血管瘤(hepatic cavernous hemangioma,HCH)最多见。大体病理为圆形或卵圆形,肿瘤呈紫红色或蓝色,由大小不等的血窦组成。镜下血窦壁为单层内皮细胞敷衬,由纤维间隔支撑与分隔,纤维间隔起自瘤体中心延及整个瘤体。患者症状取决于肿瘤发生部位、大小、增长速度和邻近器官受压情况。位于肝边缘、直径较大或增长快的血管瘤,可表现为上腹闷胀不适、肝区隐痛等症状;位于肝实质内较小的血管瘤多无症状,常在体检或手术中偶尔发现;血管瘤破裂出血,可引起急腹症及出血症状。

2. 超声表现

(1) 灰阶超声:血管瘤多为球形、椭圆形或不规则形。肿瘤较小且位于肝实质深部的血管瘤多不引起肝脏外形的变化,对肝内管道系统也无明显挤压和推移作用。肝被膜下的小血管瘤,易引起局部肝包膜向外突出。直径较大且向表面生长的血管瘤常使肝外形失常,并引起肝内管道结构受压和移位。

根据血管瘤回声,可分为 4 型:① 高回声型,多见于肝内较小血管瘤,肿瘤呈高回声,边缘锐利呈"浮雕"样,或其内见纤细间隔及圆点状无回声区,呈"筛网"状。② 低回声型,见于较大的肝血管瘤,肿瘤实质以低回声为主,周边有整齐的线状强回声环绕,其内有不规则小等号状血管断面回声,瘤体边缘有"周缘裂隙"征;瘤体后方回声可轻度增强。③ 混合回声型,多见于直径>5 cm 的较大血管瘤,边界清晰,外周有不完整的线状高回声环绕,瘤体大小与其对周围组织结构的挤压不相称,无明显的球体占位感。肿瘤内可见低回声、强回声及小的不规则无回声区混合存在,可见粗网格状或蜂窝状结构,分布不均匀。瘤内血窦较大时,瘤体后方回声可以轻度增强。血管瘤伴有纤维化、钙化时,内部回声可更复杂。④ 无回声型,极少见,瘤体一般较小,实质内回声稀少,酷似囊肿。

肿瘤边界:较大低回声血管瘤周边常有带状高回声,呈"花瓣状";较小高回声血管瘤边界清晰锐利,如"浮雕状",称为"浮雕征",在肝血管瘤诊断中有较高特异性。

加压形变:对体积较大位置又浅的血管瘤,经探头适当加压,可见瘤体前后径变小,回声稍增强,放松探头可恢复原状。

(2) 多普勒超声:尽管肝血管瘤内有丰富的血窦,属于富血供的肿瘤,但肝血管瘤内的血流速度极低,彩色多普勒血流信号显示率低,仅少部分血管瘤周边可见短线状血流信号,大多为低速低阻的血流。较小的血管瘤难以检测到血流信号。

(3) 超声造影:经周围静脉注射超声造影剂后,① 动脉期典型表现为周边呈结节状增强或环状增强,中心无增强;② 门脉期表现为逐渐向中央或全部充填;③ 延迟期表现为完全充填。血管瘤充盈速率取决于流体的大小,较小的血管瘤在动脉期或门脉期完全充填,大的血管瘤要在延迟期充填。

3. 鉴别诊断

该病主要需与肝局灶性结节增生、原发性肝癌等相区别,详见表5.1.2。

4. 临床价值

较小的高回声型血管瘤声像图表现具有特异性,具有很高的准确率;而低回声型、混合回声型血管瘤,常规超声检查定性诊断较困难,需结合其他影像学检查方法综合分析。多普勒超声及超声造影的应用可提高低回声及混合回声型肝血管瘤的诊断符合率。

(四)肝局灶性结节增生

1. 病理与临床

肝局灶性结节增生(focal nodular hyperplasia,FNH)是先天性血管发育异常下的肝细胞的增生反应,为良性类肿瘤病变,女性较男性多见,病因不明,口服避孕药可促进其生长。常为单发,多位于肝被膜下,少数位于肝深部。病理上由增生的肝细胞及胆管上皮细胞组成,中心有星形或长条形纤维瘢痕,内有血管及小胆管,但无门静脉,小胆管也不与大胆管相通。

2. 超声表现

(1) 灰阶超声:多位于肝右叶,呈类球形,肿块边界清晰,多呈实性低或等回声,高回声少见,包膜回声不明显,内部回声不均匀,部分中心可见条状或星状瘢痕回声,中心若出现强回声伴声影,是较为特异的征象。结节后方回声常有轻微增高,周围肝组织回声正常。肿块较大时局部肝增大。

(2) 多普勒超声:肝局灶性结节增生可表现为多血流信号,有时可显示有粗大的血管进入病灶中央,随后从中央呈轮辐状走向病灶周围,或呈星状血流,脉冲多普勒显示呈低阻力的动脉血流频谱(RI<0.6),具有诊断特异性。

3. 鉴别诊断

该病应注意与原发性肝癌、转移性肝癌、肝血管瘤、肝腺瘤及肝再生结节相区别,详见表5.1.2。

表 5.1.2 肝脏占位性病变鉴别诊断要点

疾病名称	危险因素	病理	化验	临床表现	灰阶超声	多普勒超声	超声造影
肝海绵状血管瘤(HCH)	无	大小不等的血窦，可有血栓/钙化	无特殊	多无症状，无肝炎/肝硬化	高/低/混合回声，周边后方增强，筛孔/浮雕/裂隙征	内部多无血流信号，周边短线状	向心性增强，周边开始向内填充，慢进慢退
肝局灶性结节增生(FNH)	无	肝细胞增生，中心疤痕(畸形血管)，无门脉	无特殊	多无症状，无肝炎/肝硬化	低/高回声	放射状/星芒状，低阻型频谱	离心性增强，轮辐状，涌泉状
肝腺瘤(HA)	口服避孕药	肝细胞增生，局部假腺管结构，肝窦无扩张	无特殊	女性多见，无肝硬化，腹痛	单/多发，圆形，低回声为主，大者杂乱/略强回声	边缘/分支状血流，低阻频谱	动脉期高增强，快进慢退
肝血管平滑肌脂肪瘤(HAML)	无	厚壁血管/平滑肌/脂肪组织，HMB(+)	无特殊	无	明亮的高/低/混杂回声	边缘+分支状血流，低阻频谱	动脉期高增强，快进慢退
孤立性坏死结节(SNN)	外伤、寄生虫感染	非肿瘤性疾病，凝固性坏死+完整纤维包膜	无特殊	无	低/等/高混合回声	无血流信号	不增强
肝炎性假瘤(IPT)	不明/感染	肝组织局部慢性炎症，炎性肌纤维母细胞瘤	无特殊	右上腹痛/发热/黄疸/体重减轻	低回声/不规则(哑铃形或葫芦状)，边清，后无包膜强衰减，较厚纤维包膜	无(内部及周边探及血流信号)	表现多样、快速不均匀增强、快退/慢退，环状/蜂窝状增强
肝细胞肝癌(HCC)	乙/丙肝，酒精/黄曲霉素	核分裂像，坏死液化/卫星灶/癌栓	AFP↑	男性多，右上腹肿块/腹痛/黄疸	低/等/高/混合回声，声晕/驼峰/结中结，血管绕行，门脉癌栓	少/较富血流，高阻频谱	快进快退，快速整体增强，大者见坏死无增强区
肝内胆管细胞癌(ICC)	肝吸虫/胆道感染	肿块型/管周浸润/管内生长型/胆管癌栓	CA199↑	多无症状，无肝炎/肝硬化/肿块较大	不均匀边界不清，低/等/高/混合回声	少/较富血流，高阻频谱	快进快退，不均匀增强片状无增强/均匀增强
转移性肝癌(MLC)	原发肿瘤	周边癌细胞浸润，内部坏死液化	CEA等↑	原发肿瘤，多/单发	低/等/高/混合回声，晕/牛眼/葡萄征，声晕	少/较富血流，高阻频谱	快进快退，不规则厚壁环状增强
肝母细胞瘤(HB)	染色体异常/遗传/低体重儿	源于未成熟肝胚细胞，上皮型(胎儿/胚胎/间变小细胞)/混合型	AFP↑	3岁以下小儿，腹胀，右上腹肿块/消瘦/黄疸	体积多较大，类圆形，有包膜，低/等/高/混合回声	周边及内部较丰富的血流信号	快进快退，内部可见坏死的无增强区
肝淋巴瘤(HL)	乙/丙肝，肝移植	多为非霍奇金淋巴瘤	无特殊	肝大/不适/发热盗汗/体重减轻	低/混杂回声，后方回声轻度增强，单发/多发/弥漫型	较丰富血流，高阻频谱	快进快退，动脉期轻度增强

4．临床价值

超声检查对 FNH 具有较高的检出率，如显示从中心供血动脉向周围发出的放射状血流信号，呈低阻力频谱，对诊断 FNH 较具特异性。无此征象者定性诊断较为困难，需结合超声造影或其他影像学检查方法进行鉴别诊断，有时还须行超声引导下穿刺组织学活检或细胞学检查。

（五）肝血管平滑肌脂肪瘤

肝血管平滑肌脂肪瘤（hepatic angiomyolipoma，HAML）是一种少见的间叶源性良性肿瘤，通常由血管、平滑肌和脂肪组织以不同的比例构成，免疫组化均表达黑色素瘤相关单克隆抗体 HMB45，具有诊断意义。女多于男（约 4∶1），好发年龄为 29～68 岁，该肿瘤具恶性潜能，有多篇该肿瘤术后复发和转移的报道，故一经诊断宜手术治疗和密切随访。

1．病理与临床

HAML 的大体病理分型有血管瘤型、肌瘤型、脂瘤型和混合型。组织学以上皮样细胞成分的多寡常分为上皮样 HAML 和非上皮样 AML，复发或转移的肿瘤成分均为上皮样细胞，故上皮样 HAML 可能更具恶性潜能。临床上伴结节硬化症者发病年龄偏小，无明显性别差异，可以同时出现肝、肾 AML，并且肝脏也呈多结节性病灶，通常尚伴发有中枢神经系统病变，如大脑皮质结节和皮肤病变及心脏横纹肌瘤、淋巴管平滑肌瘤病。

HAML 呈散发性，单发多见，多发性的占 5.8%～10%。多在体检时发现，肿瘤较小时无任何症状，较大时常有上腹部疼痛、不适感，偶尔因肿瘤自发破裂急诊入院而发现，患者大多无肝炎、肝硬化背景，血清肿瘤标志物阴性。

2．超声表现

（1）灰阶超声：肿瘤呈圆形或类圆形，单发多见，也可多发，边界清晰，回声类型多样，多数表现为明亮的高回声，较具诊断特异性，其回声强度常比高回声型的肝海绵状血管瘤的还要高。也可表现为低回声或高低不均匀的混杂回声。极少数伴出血者表现为混合回声。

（2）多普勒超声：多数肿瘤内显示粗大、丰富的血流信号，部分可显示周边环状或弧形的供血动脉，脉冲多普勒为低阻力型（RI<0.6）。个别较小或位置深在的肿瘤可能探测不到彩色血流。

（3）超声造影：大多数 HAML 动脉期高增强，具有肝脏良性肿瘤"快进不退"的超声造影表现，少数也可出现门脉期和延迟期回声减退，易与肝恶性肿瘤混淆。

3．鉴别诊断

应注意与原发性肝癌、肝血管瘤、肝局灶性结节增生和肝腺瘤鉴别，详见表5.1.2。

4．临床价值

超声对明亮、高回声的 HAML 具有较高的诊断正确率。对于低回声或高低混杂的 HAML，可通过多普勒彩超显示粗大丰富的周边及内部的血流信号，从而有助于诊断。超声造影快进不退的表现也有助于良性病变的判断，诊断时应综合临床表现，有无肝炎及肝硬化，结合血清肿瘤指标综合判断，必要时可行超声引导下穿刺组织学活检明确诊断。

（六）肝腺瘤

肝腺瘤（hepatic adenoma，HA）亦称肝细胞腺瘤（hepatic cell adenoma，HCA），是较少见的肝脏良性肿瘤，通常发生在没有肝硬化的肝脏。有研究表明，4%～8% HCA 患者发生恶变。主要见于育龄妇女，男女比例为 1∶8～1∶10。本病发生的真正原因未明，主要见于：① 自发性 HCA，患者多为儿童及成年男性，女性病例无长期口服避孕药物史，国内报道的大多数病例属自发性 HCA；② 与雌激素有关的 HCA，国外报道的 HCA 病例主要见于生育期妇女，其中 85%～90% 患者有超过 5 年的口服避孕药物史，且与服用避孕药的时间和剂量直接相关;并发现停药后部分HCA可自然消退。③代谢性疾病相关的HCA,常见于Ⅰ型糖原累积症及糖尿病患者,且多为多发性,可达数十个。发生于男性的肝腺瘤可能与糖尿病、糖原贮积症及使用雄性激素等有关,恶变风险高。

1. 病理与临床

HCA多为单发圆形或椭圆形肿瘤,境界清楚,直径在1~30 cm不等,与邻近肝组织之间多有完整或不完整的纤维包膜分隔。显微镜下可见瘤细胞与正常肝细胞相似,少量肝细胞体积可增大,但总体上细胞异型性不明显;细胞可出现程度不一的透明变性、脂肪变性及胆汁淤积,但细胞质染色无异常;细胞排列成片状或梁索状,局部可出现假腺管结构,但肝窦无明显扩张,梁索不增宽;瘤细胞间可见较多管壁厚薄不等的扩张血管,局部可见紫癜样改变,但无胆管和巨噬细胞。43%~75%的病灶内可见瘤内出血坏死。

临床表现随肿瘤大小、部位及有无并发症而不同。5%~10%无任何症状,系查体或手术时偶然发现。约1/3的肝腺瘤患者有腹块及近期发生的右上腹疼痛,可为隐痛,并有恶心、纳差等不适。当肿瘤≥5 cm时,破裂出血风险高,患者可出现突发的右上腹剧痛,查体可发现腹肌紧张,局部压痛、反跳痛,严重者可有失血性休克的表现;黄疸及发热偶见。应当注意的是HCA不仅有破裂出血的倾向,还有恶变为肝细胞肝癌的潜能。

2. 超声表现

(1) 灰阶超声:较小的HCA多为均匀的低回声,边界清楚。肿瘤较大者回声杂乱或呈略强回声。

(2) 多普勒超声:彩色多普勒超声于所有病灶内均见丰富血流信号,呈"彩球征",瘤周测及条状粗大血流。

(3) 超声造影:动脉期呈均匀快速高增强,为向心性充填,早期见包膜下粗大滋养动脉分支显影及周围血管强化,包膜局部持续高增强。门静脉期及门静脉期晚期呈等回声,少数门静脉晚期中心廓清呈低回声。

3. 鉴别诊断

该病要注意与肝局灶性结节增生、肝血管平滑肌脂肪瘤进行鉴别,详见表5.1.2。

4. 临床价值

超声检查简单价廉,无电离辐射,能准确对HCA进行定位和大小测量,通过回声类型、多普勒彩超及超声造影表现等信息初步判定其性质,帮助临床医师作出决策。

(七) 肝孤立性坏死结节

肝孤立性坏死结节(solitary necrotic nodule,SNN)由Shepherd等于1983年首次提出,是临床上一种较为少见的肝非肿瘤性疾病。病因不明,主要有以下几种学说:① 肝血管瘤发生中央硬化坏死导致;② 肝外伤后自身发生的某些良性病变的演化;③ 寄生虫感染;④ 胃肠道恶性肿瘤的患者可能会导致变态反应引发肝脏局灶凝固性坏死。发病高峰年龄在60~70岁,30~40岁发病也有报道,男多于女。

1. 病理与临床

患者多无临床表现,多在体检、尸检或手术时偶然发现,病理特点为结节状凝固性坏死灶,多具有较为完整的纤维包膜,纤维包膜内可见炎细胞浸润,以淋巴细胞和嗜酸性粒细胞为主,病灶内部多无血管成分。SNN病灶可缩小或消失,对于临床上高度怀疑本病且病灶直径较小者,可定期随访观察。因此,如能在术前作出正确诊断,提高对本病的影像认识,可减少不必要的手术创伤,对临床治疗具有积极的指导意义。

2. 超声表现

(1) 灰阶超声:表现为肝内实质性低回声结节,常呈类圆形、椭圆形、哑铃形或其他不规则形等,边界较清晰,内部回声分布欠均匀,后方无增强或衰减表现。

(2) 多普勒超声:内无血流信号,但缺乏特异性,彩色多普勒检查对病灶内是否存在微血管血流灌注的检测有局限性,很难做到术前准确诊断,穿刺活检虽为术前确诊的好方法,但在针吸标本中坏死物质的出现经常被怀疑为癌症,具有一定的局限性。

(3) 超声造影:超声造影能够实时、动态地观察病灶内部及周边的血流灌注过程,有效提高 SNN 诊断的准确率。CDFI 为缺血或少血供型。超声造影显示病灶呈三相无增强,部分病灶动脉相周边可见薄环状强化,内壁光滑锐利,门脉相及延迟相增强环表现为等增强,病灶周边存在微血管分布,镜下显示病灶周边是增生的纤维组织,内伴炎性细胞浸润形成的炎性反应带,这可能是病灶超声造影动脉相出现周边薄环状增强的病理基础。少数病灶内存在分隔样强化,可能与多结节融合病灶内的纤维组织分隔相关,病灶内分隔样强化可能是多结节融合的特点之一。

3. 鉴别诊断

该病应注意与肝炎性假瘤、原发性肝癌、转移性肝癌等进行鉴别,详见表 5.1.2。

4. 临床价值

临床症状及实验室结果对诊断 SNN 无实质性帮助,常规超声检查可发现病灶,但定性诊断困难,超声造影不增强对诊断价值很大。

(八) 肝炎性假瘤

肝炎性假瘤(inflammatory pseudotumor,IPT)是肝组织局部慢性炎症,引起炎性增生并形成境界清楚的肿瘤样团块,2002 年,WHO 软组织肿瘤国际组织学分类专家将其正式命名为炎性肌纤维母细胞瘤。可发生于任何年龄,以 40～70 岁多见,男性约为女性的 2 倍。IPT 多为单发,亦可多发,以肝右后叶多见(53%),其次为左叶(24%),位于肝门部约为 10%,同时累及两叶者较少(13%)。

1. 病理与临床

IPT 是一种不明原因的良性肿瘤。肺和肝是最常见的发病部位。病理表现为炎性增生肿块,病变区肝组织结构破坏、消失,纤维结缔组织增生伴不等量的浆细胞、淋巴细胞、嗜酸性粒细胞以及吞噬细胞浸润等,并常见有残存增生的小胆管。有些还可见不同程度的透明变性或纤维化及瘢痕形成。有的见大量肝细胞坏死,但肝脏通常无硬化。纤维组织增生常合并毛细胆管增生,故在大体标本中形成纤维组织包裹的肉芽性肿块。总之,IPT 有三种基本病理学表现:类似于结节性筋膜炎的黏液性、富血管的炎性区域,紧密排列的梭形细胞及夹杂其间的炎性细胞(浆细胞、淋巴细胞、嗜酸性粒细胞等),稠厚的盘状胶原。

IPT 是一种罕见的肿瘤,发病无明显规律及特异性症状。右上腹痛、发热、黄疸与体重减轻可为肝脏 IPT 的主要临床表现,但很多患者亦可无临床症状,仅在体检时意外发现。肝脏 IPT 极少恶变,如术前明确诊断,可采用保守疗法,如影像学随访,给予抗生素、激素或非甾体抗炎药治疗等。IPT 位于肝门部可压迫、累及胆道发生梗阻性黄疸。极少数可有门脉系统闭塞、腹水等症状。绝大多数患者无慢性乙肝病史。少数患者 AFP 可有轻度升高,可能为炎性肿块刺激周围肝组织、对邻近肝细胞有所损害以及伴发肝炎及肝硬化等造成部分肝细胞变性或增生所致。

2. 超声表现

(1) 灰阶超声:表现为实质性低回声病灶,外形多不规则,可呈哑铃形或葫芦状,边界清晰,后方无增强,衰减少见,部分可见较厚的纤维包膜。

(2) 多普勒超声:炎症早、中期,CDFI 可在内部及周边探及血流信号,也可表现为无血流信号。

(3) 超声造影:超声造影表现多样,多数动脉期表现为整体不均匀高增强,门脉期减退,延迟期廓清,与肝实质同步或快于肝实质,类似恶性肿瘤的表现。也可表现为环状增强和蜂窝状增强的模式,如有坏死则表现为不增强。

3. 鉴别诊断

具有多种临床表现及影像学特征,诊断困难,可被误诊为恶性肿瘤。鉴别诊断需紧密结合临床病史,注意与原发性肝癌和转移性肝癌相区别,详见表 5.1.2。

4. 临床价值

超声易于发现 IPT,但其复杂的病理改变导致多种多样的声像图表现。病灶可能富血供,也可能乏血供,表现为多种造影增强模式,诊断一直是困扰临床的难题,确诊主要依赖于影像学引导下的活检。

(九) 肝紫癜

1. 病理与临床

肝紫癜(peliosis hepatis,PH)是一种罕见的肝脏血管源性良性病变,可发生于任何年龄,多见于成人,无性别差异。最早由 Wagner 于 1861 年报道。主要以肝实质多发大小不等的充满血液的窦腔,并可同时累及脾、肺及骨髓等器官的网状内皮系统为其临床特点。虽为良性病变,但可因破裂造成大出血,甚至死亡。国内外大多为个案报告,临床及影像上误诊率高。

肝紫癜多数与服用激素、免疫抑制剂、避孕药物有关。也可能与长期慢性消耗性疾病如结核、恶性肿瘤、肾移植、血液病有关。病理特征性表现:肝窦腔隙呈多灶性囊状充血改变,又称血囊肿,直径为 1 mm 到数厘米;切面呈"瑞士奶酪样"改变;大体分为局限型或弥漫型,后者较少见。镜下示囊腔内充盈大量红细胞,以肝细胞索为界,可见支持肝细胞和肝窦的网状纤维破坏是 PH 与扩张肝窦的区别所在。病理表现按形态学分为两种类型:① 充血的囊腔内表面布满内皮细胞,形成源于中央静脉瘤,称静脉扩张型;② 囊腔内表面无内皮细胞,常伴有肝实质的出血坏死,称实质型。

肝紫癜发病率低,多无明显临床症状,部分患者可有腹部胀痛、门脉高压、胆汁淤积、乏力、黄疸、腹水等症状,也可合并肝功能不全、衰竭等,但这些表现没有特异性,临床诊断较为困难。窦腔破裂后可发生腹腔大出血、休克甚至死亡;局限型病灶局限,症状较轻或无症状,仅在尸检时偶然发现。弥漫型则可累及全肝,因腹胀、腹泻入院行影像检查发现病灶。

2. 超声表现

(1) 灰阶超声:超声表现因病灶的大小、范围、病灶与肝窦是否相通、病变内出血所处时期、是否存在血栓而不同;局限型肝紫癜病灶表现为不均质低回声区,边界清,外形不规则,无占位效应。

(2) 多普勒超声:病灶内血流信号不明显。

(3) 超声造影:表现多样,有的病灶表现为动脉期周边结节状增强,内部大片无增强,类似血管瘤;有的病灶动脉期轻度不均质高增强,门脉晚期廓清。有的表现为缓慢的离心性增强,不同于 FNH 快速离心性增强,该种增强方式较具特征性。

3. 鉴别诊断

需与肝血管瘤、肝细胞肝癌、转移性肝癌、肝脓肿、肝囊肿出血及肝包虫病等进行鉴别,需结合多种影像和临床相关病史等综合考虑。

(1) 血管瘤:高/低回声,周边回声增强,CEUS 显示周边结节状增强,门脉期与延迟期基本完全填充。

(2) 肝腺瘤:低回声,富血供。CECT:快进慢出。

(3) 原发性肝癌:包括 HCC,ICC 等,典型表现为"快进快出",常伴肝炎、肝硬化且 AFP 增高等。

(4) 肝转移瘤:年龄较大,原发肿瘤病史,CEUS 周边环形强化,无渐进性强化特点。弥漫性结节性肝紫癜易与肝脏转移瘤混淆。无原发肿瘤时,注意肿瘤标记物检查,肝紫癜患者肿瘤标记物为阴性。

(5) 肝脓肿:典型表现为出现"三环征"。肝脓肿多数表现为环形强化,肝紫癜多为轻度环形强化,肝脓肿外周的"环"是肉芽组织成分,强化较肝紫癜明显。肝脓肿病人多数伴有高热、白细胞增多等感染症状,而肝紫癜很少出现感染相关症状。

(6) 出血性囊肿及血肿:病史 + 超声造影无增强。

(7) 囊性肝包虫病:巨大的肝紫癜出血酷似囊性肝包虫病。

4. 临床价值

PH 虽为肝脏良性病变,严重的 PH 可出现肝衰,病灶破裂出血可导致低血容量性休克死亡。超声检查能提供有价值的形态学和造影对比信息,有利于诊断,但确诊往往非常困难。需要注意的是,尽管对于肝实质性占位性病变,超声引导下穿刺活检有助于获取病理诊断,但 PH 特点是无内皮细胞衬覆的含血腔隙,穿刺活检可能无法获得有特征性的、具有诊断价值的病理细胞或组织,而且,穿入含血腔隙可能导致难以停止的出血,甚至可能是致命的大出血,因此对怀疑 PH 的病例,活检需要谨慎,活检后必须密切观察生命体征。

(十) 肝包虫病

1. 病理与临床

肝包虫病(hepatic echinococciasis)即肝棘球蚴病,是一种人畜共患寄生虫病,在我国多分布于西北畜牧地区、内蒙古和四川等地。因吞食棘球绦虫虫卵后,其幼虫在人体肝脏寄生引起。包虫病在我国有两种,即细粒棘球蚴所致的单房性棘球蚴病和多房棘球蚴所致的多房性棘球蚴病。以前者多见,多为单发,生长缓慢。患者常有多年病史,病程呈渐进性发展,就诊年龄以 20～40 岁居多。初期症状不明显,可于偶然中发现上腹部包块开始引起注意。

单房性棘球蚴病由寄生于肝内的蚴虫发育所形成,表现为囊腔样。外层为纤维包膜,构成棘球蚴外囊,内囊分化为两层,外层为角化层,无细胞结构;内层为生发层,可以不断芽生出具有空腔化作用的细胞,逐渐扩大为生发囊腔,即母囊,在母囊壁上又可产生数量不等的带有吸盘、小钩的原头蚴,发展为子囊、孙囊,生发层还可向囊腔内长出较小的生发囊泡,由母囊脱落,进入囊液,聚集成囊砂。多房性棘球蚴在肝内以群架的小囊泡向周围组织浸润扩散,呈外殖性芽生,无被膜形成,在肝内形成肿块状或弥漫性结节状损害。

2. 超声表现

(1) 灰阶超声:肝包虫病的表现根据其发病过程可分型如下。① 单囊型,表现为肝内单个圆形或类圆形无回声区,边界清晰光滑,囊壁增厚完整,为中高回声,壁厚为 3～5 mm,可呈双层,内层为欠规则的内囊,外层为光滑而回声强的外囊,两层之间的无回声间隙通常<1 mm,囊肿后方回声增强。同时可出现细小的点状反射堆积于囊底,随体位改变而漂浮,形成飘雪征。② 多囊型,表现为大的囊肿内有多个大小不等的圆形小囊,呈葡萄串状或蜂窝状,偶见小囊中又含有更小囊,形成肝包虫病特征性的"囊中囊"表现。③ 混合型。多由于老化和机械、化学性损伤以及感染使包虫囊肿出现一系列变性、退化、坏死等改变,声像图可见内囊分离,囊肿壁内、外间隙扩大,呈"套环征";内囊破裂塌陷于囊液中呈卷曲条带中高强回声,呈"水上百合花征";子囊退化,囊内组织破碎机化时,整个囊肿完全失去囊性特征,类似实性表现。小囊间及大囊内可见有囊砂形成的大小不等的颗粒状强回声,可随改变体位而移动。囊肿后方回声增强。伴有囊壁钙化者,在囊壁可出现斑片状或弧状强回声,伴有声影。

肝包虫病继发性表现包括病变区肝局部被膜隆起,肝增大,肝包虫病变周围管道受挤压,变细或移位,肝活动度常因增大的囊肿而受限。

多房性包虫病少见,多由肝泡状棘球蚴的无数小泡性囊肿集合而成,因囊壁回声强而密集,周围有较多间质,多表现为类实质性团块回声,形态不规则,在较大的病灶中心出现坏死液化形成不规则的无回声区;亦有病灶呈小结节状弥漫分布,病灶内有许多点状和小圆圈状钙化强回声等特征性表现。

(2) 多普勒超声:均表现为无彩色血流信号,但在病灶并发感染时则可在炎症区出现彩色血流。

(3) 超声造影:经周围静脉途径超声造影,病灶表现为无增强,呈无回声,边界清楚。

3. 鉴别诊断

(1) 肝囊肿:呈圆形无回声,囊壁单层、细薄清晰,后方回声增强,内部常无分隔。

(2) 肝脓肿:常有较厚但厚薄不均的脓肿壁,脓腔内可有无回声或低回声,多普勒彩超常能在实质部分或囊壁上测及彩色血流信号。

4. 临床价值

超声成像可以明确肝包虫囊肿大小、部位、个数及内部形态,较其他影像诊断法更能真实地显示肝包虫囊壁及内囊结构特征,操作简便,诊断准确度较高。

肝包囊虫病需根据流行病学资料,典型的超声表现,如"囊中囊征"、"套环征"、"水上百合花征"或囊内有囊砂征等征象,结合 Casoni 试验或血清学检查阳性结果,即可确定诊断。部分声像图不典型的肝包虫病应注意与肝内其他囊性病变相区别,但疑及肝包虫病时切勿做穿刺抽液检查,以免导致囊液外溢,发生其他部位的种植。

(十一)肝结核

1.病理与临床

肝结核(tuberculosis of liver)较为少见,是结核杆菌感染后累及肝脏的疾病,因缺乏特异的症状和体征,故临床误诊误治率较高。多数肝结核系全身粟粒型结核的一部分,称继发性肝结核,患者主要有肝外肺、肠等结核引起的临床表现,一般不出现肝病的临床症状,经过抗结核治疗肝内结核可随之治愈,临床上很难作出肝结核的诊断。

主要症状有慢胜低热、食欲不振、消瘦及乏力,肝区或右上腹痛及肝大。发热多在午后,有时伴畏寒和夜间盗汗;有低热者也有弛张型者,高热在 39~41 ℃,有发热症状者占 91.3%,凡有结核或有明确结核病史者,长期反复发热,且排除其他原因者常有肝结核的可能。肝大是主要体征,半数以上有触痛、肝质硬、结节性肿块;约 15% 的患者因结节压迫肝胆管可出现轻度黄疸,10% 的病例有腹腔积液。

2.超声表现

肝脏形态、轮廓无明显改变,或有轻度肿大。较小病变呈低回声,分布较均匀,境界较清晰,远侧多无增强效应。较大病变常呈较强回声区,分布多不均匀,境界清晰,轮廓不规则或分叶状,远侧无增强效应。当病灶内有干酪样坏死时,可出现低回声或无回声区。当病灶内出现钙化时,呈境界清晰的类圆形强回声区,伴明显声影。

3.鉴别诊断

(1)局限性肝结核瘤有时与肝癌难以鉴别。而粟粒型肝结核有时易与弥漫型肝癌混淆,但后者病情严重,病程发展较快,AFP 阳性,结合慢性肝病史等,一般可以鉴别。

(2)肝结核形成脓肿后应与阿米巴性或细菌性肝脓肿相区别。细菌性肝脓肿多继发于胆道感染,全身中毒症状严重,有寒战、高热,而阿米巴性肝脓肿多有脓血便史,脓肿一般比较大,脓液呈巧克力色,一般不难鉴别。

(3)对具有黄疸的病例,慎勿误诊为病毒性肝炎、肝硬化、钩端螺旋体病、败血症等,尤其当患者有结核病史或治疗无效而日渐恶化时,应警惕该病的可能并做相关检查。

(4)肝脾肿大、高热、黄疸、贫血、恶病质,应与淋巴瘤、急性白血病、恶性网状细胞增多症相区别,可查骨髓象和淋巴结活检。

4.临床价值

本病除见到钙化的强回声伴声影外,单凭声像图表现一般难以诊断,常需结合临床及其他检查来考虑。超声可发现肝大及肝内较大的病灶,亦可在其引导下做病灶穿刺检查。

五、肝脏恶性局灶性病变

(一)原发性肝癌

1.病理与临床

原发性肝癌(primary liver cancer)是我国常见的恶性肿瘤之一,死亡率高,在消化系统恶性肿瘤死亡率中仅次于胃、食管,居第3位。在部分地区的农村占第2位,仅次于胃癌。原发性肝癌发病年龄多在中年以上,男多于女,发病隐匿。从组织学考虑,原发性肝癌可分为肝细胞肝癌(hepatocellular carcinoma,HCC)、肝内胆管细胞癌(intrahepatic cholangiocarcinoma,ICC)及混合型三类。

(1) HCC的发病与乙肝及丙肝病毒感染和酒精性肝硬化有关,约2/3患者血清AFP升高。根据大体形态,通常分为三型:① 块状型,最多见,多发于肝右叶,肿块直径>5 cm,>10 cm者为巨块型,可为单个巨大肿块或多个瘤结节融合而成,周围可见小的卫星癌结节。多数病例在门静脉系统中有癌栓形成,少数病例肝静脉或下腔静脉中也可出现癌栓。巨块型肝癌的内部多伴有出血、坏死和胆汁淤积,易发生自发性破裂。② 结节型,肿瘤直径为1.0~5.0 cm不等,癌结节可单发或多发,为多中心发生或肝内转移所致,大多伴有严重肝硬化。③ 弥漫型,最少见,癌结节小且数目众多,弥漫分布于肝,大多伴有明显肝硬化,癌结节与周围肝组织分界不清,易与肝硬化混淆。另外,将肝内出现单个癌结节且直径<3 cm者,或肝内癌结节不超过2个且2个癌结节直径之和<3 cm称为小肝癌。单个肿瘤直径≤2 cm的肝癌定义为微小肝癌。原发性肝癌极易侵犯门静脉分支,癌栓可经过门静脉系统导致肝内播散,甚至阻塞门静脉主干引起门静脉高压表现;经淋巴转移可出现肝门淋巴结肿大,其次为胰周、腹膜后、主动脉旁及锁骨上淋巴结。此外,还可出现膈肌及附近脏器直接蔓延和腹腔种植性转移。

(2) ICC按其大体形态,也分为三型:① 肿块型,最为常见,占ICC的60%~80%。② 管周浸润型,占15%~35%,沿胆管系统和门静脉弥漫性浸润,致胆管狭窄或扩张。③ 管内生长型,占8%~29%,多表现为乳头状、息肉状或颗粒状生长,沿胆管蔓延。ICC的组织学类型包括腺癌、腺鳞癌、鳞癌、黏液癌、印戒细胞癌等多种类型。大多数为不同分化程度的腺癌。肿瘤常有丰富的间质反应,甚至出现局部钙化。多数肿瘤可见多少不等的黏液。癌细胞常浸及汇管区、汇管区血管或神经,可循淋巴引流途径形成肝内转移或转移至局部淋巴结。部分ICC患者的血清CA199升高,对ICC的诊断具有提示作用。

肝癌早期多无临床症状,出现症状时已属中、晚期。主要表现为肝区疼痛、上腹饱胀、食欲减退、乏力、消瘦、发热、肝脾大、黄疸和腹水等。

2. 超声表现

(1) HCC

① 灰阶超声:HCC结节多呈圆形或类圆形,结节内部回声可分为低回声型、等回声型、高回声型、混合回声型,而以低回声型和混合回声型较多见。癌结节内部回声多不均匀,部分肝癌具有周围暗环,有较高的诊断特异性。癌结节后方回声常可呈轻度增强变化,尤其是小肝癌。此外,大部分肝癌具有肝硬化背景。不同病理类型肝癌的超声表现也不尽相同,具有各自的特征。a. 块状型,块状型肝癌边界清楚,形态比较规则,周边常有声晕,内部回声多不均匀,瘤体较大时表现为多个结节融合状,即"瘤中瘤"表现。伴有急性出血时可见腹腔游离积血。b. 结节型,肿瘤呈一个或多个球形或椭球形,边界清晰,边缘可见低回声声晕,肿块多呈高回声,也可表现为等回声或不均匀回声,肿块可见"镶嵌样"结构。周围肝实质常伴有肝硬化表现。c. 弥漫型,肿瘤数目众多,弥漫散布于肝脏,其直径多在1.0 cm左右,内部以不均匀低回声多见,也可出现不均匀高回声。常伴有肝硬化,声像图上有时很难区别瘤结节和硬化结节,超声诊断颇为困难,但弥漫型肝癌易伴发门静脉及肝静脉内广泛性癌栓,且弥漫型肝癌肝动脉血流丰富,呈高速血流。

HCC继发征象:a. 卫星癌结节,多见于巨块型肝癌周围肝组织内,直径<2 cm,呈圆形或椭圆形,多呈低回声,周边可伴声晕。b. 癌栓,可以表现为门静脉管腔内边界清晰的等回声或低回声团块,癌栓周围可有血流通过,或门静脉管腔完全阻塞,无血流信号;也可表现为一支或数支门静脉癌栓填充,且管壁受浸润而连续性中断或显示不清,门静脉干周围形成广泛的吻合支而呈"海绵样"改变,多普勒超声显示门静脉内血流充盈缺损,其周见筛网状彩色血流信号。肝静脉与下腔静脉癌栓,表现为肝静脉与下腔静脉腔内中、低回声团块,但管壁回声多正常。c. 肝内血管压迫,肿块压迫肝内血管管腔变窄,发生移位或环绕肿块边缘。d. 肝内胆管压迫,肿块压迫某一支肝内胆管引起远端胆管扩张,位于肝门部的肿块则可使肝内胆管普遍

扩张。

靠近肝被膜肿块局部肝被膜膨隆,肿块紧邻肝膈面时可引起右侧膈肌抬高,肿块位于肝脏面时可压迫右肾及胆囊等脏器,使之移位。

② 多普勒超声:HCC绝大多数原发性肝癌肿块(包括部分门静脉癌栓)内及周边可见斑片状、线状乃至呈树枝状分布的彩色血流信号,频谱呈高速的动脉频谱,阻力指数可高可低。伴发门静脉癌栓的患者,门静脉血流可由向肝血流变为逆肝血流,门静脉-肝动脉短路时可在门静脉腔内检测到动脉样搏动频谱。

③ 超声造影:HCC典型表现是动脉期快速增强和快速消退,整体完全增强和斑片状增强,其增强的强度明显高于其周围的肝组织。如病灶有坏死可呈现不均匀增强,在门脉期及延迟期病灶常呈低回声改变,这种较典型的超声表现对诊断HCC有较高的特异性和敏感性。

(2) ICC

① 灰阶超声:ICC超声与HCC有所不同,其多无肝硬化背景,单发多见,发现时病灶通常较大,边界不清,形态不规则,以不均质低回声团块表现多见,高回声者少见。

② 多普勒超声:多为乏血供,少数富血供,脉冲多普勒可测及高RI(>0.6)动脉血流频谱。

③ 超声造影:ICC的超声造影表现多样,可分以下几种表现。a. 快速整体增强型,多见于直径<3 cm ICC,与HCC的造影表现相似;b. 快速厚壁环状增强型;c. 快速树枝状增强,门脉期分叶状,消退较快;d. 快速不均匀性增强型,内见条片状未增强区或低增强区;e. 类肝脓肿型,病灶表现为厚壁增强伴大片未增强区。

3. 鉴别诊断

需要注意与肝血管瘤、转移性肝癌、肝硬化结节、肝脓肿、肝局灶性结节增生、肝腺瘤、HAML和不均匀脂肪肝等进行鉴别,详见表5.1.2。

4. 临床价值

超声对HCC的诊断准确度高,并可反映肝癌位置、大小、数目及血管内栓子等情况,在肝癌诊断中有独特的优势。随着现代超声技术的进展,超声在肝癌的诊断、治疗及疗效观察中均发挥着重要的作用。术中超声常可以发现小病灶并判断肿瘤与血管的关系,从而指导手术方式及术后治疗;超声引导下肝肿瘤穿刺在肝癌定性诊断中发挥重要作用;超声引导下肝癌消融治疗为无法手术的患者提供了新的治疗方案;经周围静脉注射微泡造影剂对肝癌的诊断、鉴别诊断及治疗后疗效观察都提供了有价值的信息。ICC较为少见,诊断难度相对较高,超声造影表现多样,需结合临床及血清CA199等化验检查综合判断。

超声成像也有一定的局限性:受患者体型及肠道气体的干扰,有时观察不满意;对于肝顶部肿块显示效果不佳;不易检查出等回声肿瘤。

(二)转移性肝癌

1. 病理与临床

肝是多种恶性肿瘤最易发生转移的器官。胃肠道及胰腺肿瘤最易转移至肝,其次是乳腺癌、肺癌、肾癌、鼻咽癌、妇科恶性肿瘤等。转移途径有门静脉、肝动脉血行转移和淋巴结转移,邻近脏器如胆、胃等肿瘤也可直接浸润播散至肝。转移性肝癌(metastatic liver carcinoma,MLC)常为多发性,少数转移也可为单个结节。MLC较少合并肝硬化和侵犯门静脉形成癌栓。癌结节自发性破裂者也很少见。

MLC早期无明显症状和体征,一旦出现临床症状,病灶多已巨大或数目众多。出现类似原发性肝癌的症状,但多较轻。

2. 超声表现

(1) 灰阶超声:① 结节型,最为多见,常多发,多结节可以融合,形成"葡萄串征",偶有单发。肿块内部回声多种多样,可为低回声、强回声或混合回声,且常出现"牛眼征",即高回声中央部有小片状无回声区或弱低回声,为出血坏死所致;或"靶环征",即肿瘤周边有较宽的低回声晕环绕,其边界清晰,内部为比较均匀的高回声或等回声。② 巨块型,单发为主,直径为 5～10 cm,内常发生大片出血、坏死,声像图上主要表现为混合型回声。③ 浸润型,位于肝周邻器官如胃、右肾、胆囊等部位的肿瘤可直接浸润至肝。声像图显示原发癌与肝脏毗邻部有不规则肿块,其边界不清晰,内多为不均匀的低回声。有时从声像图上难以区分何为原发癌。

根据回声类型,转移性肝癌可分为:① 高回声型,肿块内部回声高于正常肝组织,常见于结肠癌、胃癌、食管癌。② 等回声型,肿块内部回声与正常肝组织接近,周围常伴有声晕、血管绕行和局部肝被膜隆起等征象。③ 低回声型,肿块内部回声低于正常肝组织,多见于乳腺癌和胰腺癌。④ 无回声型,肿块表现为无回声,囊壁可厚薄不均,多见于鼻咽癌。⑤ 混合回声型,肿瘤内部回声高低不均匀,见于较大的转移性肝癌。消化道、卵巢、骨肉瘤及部分腺癌的肝转移瘤可见肿块内出现弧形或块状强回声,伴声影。

周围组织的继发征象:MLC 罕见有门静脉、肝静脉或下腔静脉癌栓出现。

(2) 多普勒超声:MLC 彩色多普勒显示率不高,部分富血供肿瘤肝脏转移,可见肿块周边血流信号。

(3) 超声造影:经周围静脉超声造影,MLC 常在动脉期呈快速环状增强或整体增强,且消退较快,常在动脉晚期或门脉早期即呈低回声表现,出现消退的时间明显比原发性肝癌早。

3. 鉴别诊断

需要注意与肝血管瘤、肝脓肿、ICC、肝腺瘤、HAML 和不均匀脂肪肝等进行鉴别,详见表5.1.2。

4. 临床价值

超声是筛查有无肝转移瘤的首选影像检查方法,多普勒超声有助于检出肿瘤的血供情况,经周围静脉注射微泡造影剂有助于检出小的实性病变,超声引导下穿刺活检有助于病变定性诊断。有脂肪肝、肝硬化背景的 MLC 不易由超声检出,需结合其他影像学检查方法。

(三) 肝母细胞瘤

1. 病理与临床

肝母细胞瘤(hepatoblastoma,HB)是由胚胎性肝组织发生的恶性肿瘤,起源于胚胎早期未成熟的肝胚细胞,为儿童期常见的恶性肿瘤,约占儿童肝脏肿瘤的 79%,85%～90%发生于 3 岁以下的小儿。肿瘤生长速度快,体积多较大,发病机制尚不清楚,可能与如下因素有关:染色体异常、遗传因子、低出生体重、妊娠期的各种外界不良因素(母亲口服避孕药、应用促性腺激素、母亲孕期大量饮酒)等。HB 可发生于肝左叶或右叶,以右叶居多。

HB 在病理上可分为上皮型和混合型。上皮型的分化程度从高到低依次是胎儿型、胚胎型和间变小细胞型。混合型是在以胎儿型和(或)胚胎型上皮为主的结构中出现少量间叶成分,常见的是成熟的骨、软骨及骨样组织,类似纤维肉瘤或肌源性肉瘤的梭形细胞。其预后以胎儿型最好,其次为胚胎型,间变小细胞型最差,混合型则视上皮和间质成分的分化程度而异。

此病发病初期症状多不典型,多为无意中触摸腹部时发现,肿瘤较大为 5～17 cm。主要表现为腹胀、无症状的右上腹块或"肝肿大"。后期可出现上腹部或全腹膨隆、恶心呕吐、食欲不振、体重减轻、腹泻、发热、黄疸等表现。部分因肿瘤压迫横膈,表现为呼吸困难。体检可发现肝脏明显肿大,常伴有腹部静脉曲张,晚期患儿伴有腹水,并有恶性体征。HB 90%～100%的患儿血清甲胎蛋白(AFP)明显增高,并与肿瘤的增长呈正相关递增。

2. 超声表现

(1) 灰阶超声:肿瘤多数体积较大,形态较规则,为圆形或类圆形,有包膜,边界清晰或不清晰,可单发,也可以是多发结节样,肿块回声可表现为等回声、低回声、强回声及混合回声,多位于肝右叶,常推移右肾,不伴有肝硬化。

（2）多普勒超声：多数可在周边及内部探及较丰富的血流信号。

（3）超声造影：仅周围静脉的超声造影表现符合肝恶性肿瘤"快进快退"的超声造影特征,内部可见因肿瘤坏死而出现的大片无增强区。

3．鉴别诊断

需要注意与肝血管瘤、肝脓肿、HCC 等进行鉴别,详见表 5.1.2。

4．临床价值

超声显像检查能观察肿块的部位、范围大小与周围脏器的关系,且在显示肿瘤形态、肿瘤内钙化或骨化及囊变方面具有优势,可为临床制订肿瘤治疗方案及判断预后提供参考。超声检查简便易行,并且价廉、无电离辐射,可作为 HB 影像学检查的首选方法。3 岁以内的男孩进行性腹胀或右上腹无痛性肿块,AFP 明显增高,超声发现肝脏有实质性肿块时,应高度怀疑肝母细胞瘤。

（四）肝淋巴瘤

1．病理与临床

原发性肝淋巴瘤(primary hepatic lymphoma,PHL)是指首发病灶位于肝内的淋巴瘤,多数病理组织学为非霍奇金淋巴瘤。乙肝或丙肝病毒感染后易发生原发性肝淋巴瘤,肝移植后免疫抑制剂的应用明显增加原发性肝淋巴瘤的发生,常形成肿块包埋门静脉,引起胆管和血管的阻塞。

据报道,结外组织淋巴瘤发生率高达 40%,几乎可发生于结外任何组织,其临床表现各异,早期诊断常较其他恶性肿瘤复杂。PHL 占所有结外淋巴瘤 1% 以下,大多表现为单发肿块,病灶较大,质地均匀,边界较清,其内可有坏死;少数病例表现为多发病灶或肝内弥漫浸润,与继发性肝淋巴瘤表现相似。肝脏 PHL 发病率低,临床与影像学表现无特异性,术前常难以正确诊断。临床表现为肝区胀痛或上腹不适,肝肿大,发热、盗汗及体重减轻。

2．超声表现

（1）二维超声:声像图多表现为不规则或圆形低回声,后方回声稍增强,较大的表现为低回声与高回声混杂。

（2）多普勒超声:可探及病灶内短线状或线状血流信号。

（3）超声造影:动脉期快速增强或轻度增强,门脉期及延迟期廓清,部分病灶有边缘增强。

3．鉴别诊断

需要注意与肝血管瘤、原发性肝癌、转移性肝癌及继发性淋巴瘤等进行鉴别,详见表 5.1.2。

4．临床价值

超声显像检查能观察肿块的部位、范围大小与周围脏器的关系,且在显示肿瘤形态、血流等方面具有优势,可为临床制订肿瘤治疗方案及判断预后提供参考。超声检查简便易行,并且价廉、无电离辐射,可作为肝淋巴瘤影像学检查的首选方法。

六、肝脏弥漫性病变

（一）脂肪肝

1．病理与临床

脂肪肝(fatty liver)是由于各种原因(过量饮酒、肥胖、糖尿病和药物毒性作用等)引起的肝细胞内脂肪堆积过多的病变。正常肝含脂肪约 5%,当肝内脂肪含量增加或肝细胞内出现大量脂肪颗粒时,称为脂肪肝。镜下观察受侵肝细胞分布在肝小叶中央静脉周围或在汇管区周围。

2. 超声表现

(1) 灰阶超声：肝实质回声增强，使肝包膜显示不清，轮廓较模糊，肝体积均匀性增大。肝脏前方增强，后方减弱。根据脂肪浸润范围分为：① 弥漫性脂肪肝，肝内脂肪均匀性累及全肝，表现为整个肝回声增强，称"明亮肝"，同时出现不同程度声衰减。② 局限性脂肪肝，肝内脂肪部分堆积，又可分为叶段型、团块型及小叶间型三种。叶段型脂肪肝的脂肪浸润局限于一个或多个叶段，声像图显示有一个或多个叶段回声增强、边界与肝静脉一致；团块型脂肪肝表现为一个或多个回声增强区，形态欠规则，边界清晰，其余肝实质回声正常；小叶间型脂肪肝为脂肪组织堆积在肝横窦周围、胆囊旁、第一肝门区，门静脉或肝静脉主支周围，声像图表现为不规则的片状低回声，可呈三角形、条形等多种不规则形态，边界清楚，内部回声均匀。肝内管道结构多显示欠清，各级分支不易显示，血管管腔变窄，管壁回声模糊，但不出现血管移位或受压中断现象。

(2) 多普勒超声：由于脂肪肝造成声衰减，CDFI 显示肝内血流信号较正常明显减弱，出现门静脉、肝静脉等血流颜色变暗、变少，甚至消失。脉冲多普勒显示血流频谱形态仍为正常。而非均匀性脂肪肝，CDFI 常无彩色血流显示。

(3) 超声造影：主要用于鉴别非均匀性脂肪肝与局灶性肝病。经周围静脉注射造影剂后，肝内不均匀脂肪区域出现与肝实质同步增强和同步减退，呈等回声，在动脉期和门脉期未见异常回声区。

3. 鉴别诊断

(1) 肝细胞癌：局限性脂肪肝常需与肝癌相区别，前者在脂肪肝背景中见低回声正常肝组织，多数呈不规则形，不同断面观察往往不是圆球形，有正常血管通过，走行正常无扭曲及绕行。后者有肝炎、肝硬化病史，肿物多呈低回声有球体感，周边有晕环和后方回声增强等。

(2) 肝血管瘤：局限性脂肪肝多呈条片状。血管瘤多呈圆形，边界清晰，内可呈网格状改变，周边常有相对较厚的强回声壁。多普勒超声与超声造影的表现有助于诊断。

(3) 肝镰旁假病灶：多位于左叶内侧段或（和）左叶外侧段前缘镰状韧带旁。其机制为：① 镰旁肝局部特殊血供因素；② 镰旁肝局部脂肪浸润。

4. 临床价值

典型脂肪肝声像图表现为"明亮肝"，不难提示诊断，但是局限性脂肪肝常与肝血管瘤相混淆；当弥漫性脂肪肝残存低回声时，正常肝组织也可表现为酷似肝肿瘤，应结合其他影像检查或超声引导下穿刺活检。

（二）肝硬化

1. 病理与临床

肝硬化（liver cirrhosis）是一种常见的慢性进行性疾病，是肝受一种或多种因素引起的损害，使肝细胞变性坏死，继而出现肝细胞结节状再生及纤维组织增生，最终导致肝小叶结构和血液循环的破坏和重建，使肝变形、变硬而形成肝硬化。本病早期无明显症状，后期出现一系列不同程度的门静脉高压和肝功能障碍，甚至出现上消化道出血、肝性脑病等并发症。

肝硬化种类很多，临床上最常见的是门脉性肝硬化，其次为坏死后性肝硬化、胆汁性肝硬化、淤血性肝硬化、寄生虫性肝硬化等。

2. 超声表现

(1) 灰阶超声：肝失去正常形态，肝表面高低不平呈锯齿状，具结节感。肝实质回声增高、增密，分布不均匀。肝静脉分布失常，主干扩大，分布扭曲，管壁回声增高。门静脉内血栓，侧支循环开放，胃左静脉扩张，脐静脉重开。肝门区和脾门区静脉海绵样改变。脾大、腹水。

(2) 多普勒超声：门静脉血流增密，色彩变淡，流速减慢，常低于 15～20 cm/s。肝静脉粗细不一，血流可呈双向流动。肝动脉代偿增宽，血流增加。侧支循环。

(3) 超声弹性成像：超声弹性成像通过测量超声在肝内的剪切波速度来反映肝脏的硬度，尤其是实时剪切波弹性成像技术的应用,对肝纤维化和肝硬化能做出较好的定量诊断。

3．鉴别诊断

(1)弥漫性肝癌:常伴有肝硬化,门静脉分支内多可见到癌栓的回声,单发较大的再生结节与肝细胞癌的声像图鉴别多较困难。

(2)先天性肝纤维化:有家族倾向,好发于婴幼儿和青少年。

(3)脂肪肝、慢性肝炎和其他弥漫性肝实质性病变:主要依靠肝穿刺组织学活检。

4．临床价值

常规超声对典型的肝硬化较易作出诊断,尤其是已引起门静脉高压、脾脏肿大者。但在肝硬化早期,声像图表现缺乏特征性,难以作出诊断。肝硬化患者易并发肝细胞癌,应注意超声随诊。

(三)血吸虫性肝病

1．病理与临床

血吸虫病(schistosomiasis)是我国水网地区常见的寄生虫病,我国多以日本血吸虫感染为主,常累及肝,寄生的血吸虫卵随血流沉积于肝内门静脉内,在门管区等处形成急性虫卵结节,引起肝损害,甚至肝硬化。急性血吸虫病临床表现有畏寒、发热、腹痛、腹泻、肝脾大,慢性血吸虫病临床表现为消瘦、贫血和体力下降;晚期可形成血吸虫性肝硬化。

2．超声表现

(1)灰阶超声:① 肝血吸虫病在急性期缺乏特征性表现,主要为肝轻度肿大,以左叶较为明显,内部回声增强、增粗,分布欠均,脾轻度增大。② 血吸虫性肝硬化,典型者表现为肝实质网络状高回声,呈"地图样"改变,回声高于正常肝。肝门区及肝内门静脉管壁回声增强、增厚,肝静脉变细。

(2)多普勒超声:晚期门静脉高压时,可显示门静脉主干流速减低、血流反向、静脉曲张和侧支循环形成等。

3．鉴别诊断

患者有流行区疫水接触史,肝回声增强呈"地图样"改变。结合阳性虫卵检查即可诊断血吸虫病。

(1)原发性肝癌:肝癌呈低回声者有一定的立体感,或有晕环,多普勒超声能在瘤内测及动脉血流有助于鉴别。血吸虫肝病结节回声区带不规则,无低回声晕。

(2)肝海绵状血管瘤:低回声型肝海绵状血管瘤酷似肝血吸虫病网络中的低回声,鉴别较为困难。彩色多普勒常可在周边出现彩色血流,通过超声造影可显示典型的周围向中央的增强方式,从而诊断肝血管瘤。

4．临床价值

急性期血吸虫肝病声像图无特征性,血吸虫肝硬化肝实质有特征性"地图样"回声,易于和其他肝硬化相区别。

(四)淤血性肝病

1．病理与临床

淤血性肝病(congestive liver)又称心源性肝病,是右心衰最重要和较早出现的体征之一。主要是由慢性充血性心功能不全引起,尤其是右心衰竭导致静脉回流受阻,使下腔静脉、肝静脉压力升高,继而肝内中央小静脉扩张,肝因长期淤血缺氧,使肝细胞萎缩、坏死以及纤维化。患者可有腹痛、恶心、呕吐、心脏扩大及颈静脉怒张等症状。

2．超声表现

(1)灰阶超声:肝脏径线增大、肝静脉增宽(多达到或超过 10～12 mm)、下腔静脉增宽(前后径多＞18 mm),其波动现象减弱或消失,并时而见腔内由血流速度缓慢所致的云雾状回声;肝内回声密集增强,病程长者可增粗、增强。同时,还可发现肾静脉和下肢静脉内径均增宽。门静脉内径可在正常范围内,晚期可出现门静脉高压声像图表现,如腹水,严重者还可见胸腔积液和心包积液。

(2)多普勒超声:下腔静脉和肝静脉内的血流颜色变暗,闪烁现象变弱;脉冲多普勒显示肝静脉的离肝血流及下腔静脉回流速度降低,并且其两相或三相波形减弱甚至消失。

3. 鉴别诊断

早期淤血性肝病与其他各种原因所致早期肝病难以鉴别,晚期淤血性肝病则可根据患者下腔静脉及肝静脉增宽以及心脏改变与其他肝病进行鉴别。

4. 临床价值

声像图显示有下腔静脉与肝静脉扩张、肝大及回声减弱是反映肝淤血的直接证据,提示有右心衰竭,超声诊断有较高的特异性,易于区别淤血性肝硬化或其他类型肝硬化。彩色多普勒为进一步确定诊断及分析病因提供了更多的依据。

七、门静脉疾病

(一)门静脉血栓

1. 病理与临床

多见于慢性疾病如肝硬化或门静脉高压时,由于门静脉血流缓慢,脾大,脾功能亢进及血小板降低,影响凝血机制而产生血栓,也可见于一些感染外伤或肿瘤压迫,侵犯门静脉等疾病,临床上分为急性和慢性、肝内和肝外、原发和继发以及部分和完全性等。

2. 超声表现

(1)灰阶超声:门静脉管壁规整,清晰,连续,多合并肝硬化。① 新鲜血栓,门静脉扩张,血栓位于门静脉腔内,呈低回声或弱回声,易漏诊;② 陈旧性血栓,呈等回声或稍强回声,门静脉管径相对变窄。

(2)多普勒超声:门静脉血流速度缓慢或测不到血流信号,栓子内不能探及血流信号。

3. 鉴别诊断

主要是与门静脉癌栓进行鉴别,血栓一般无肝癌表现,癌栓则有,超声造影可显示癌栓动脉期增强。

(二)门静脉癌栓

门静脉癌栓与血栓表现相似,尤以肝癌多见,门静脉癌栓旁多有原发肿瘤。癌栓呈低回声或中等偏高回声,门静脉内径增宽多较血栓者更明显。CDFI 显示栓子内有彩色血流信号并为动脉频谱,CEUS 显示动脉期快速增强,有助于癌栓的诊断。

(三)门静脉海绵样变性

1. 病理与临床

门静脉海绵样变性是指正常门静脉被很多细小海绵状血管所代替,是由于肝内门静脉先天发育异常、缺损或继发性门静脉狭窄造成肝内门静脉支不能正常显示,位于门静脉支及胆管周围的静脉形成侧支循环并增粗扭曲,多位于肝门、肝内门静脉主干支部位。

2. 超声表现

(1)灰阶超声:门静脉主干显示不清,其部位可见许多蜂窝状或管网状无回声。

(2)多普勒超声:CDFI 显示在肝门区网格样或蜂窝状无回声区结构内见单色暗淡血流信号,脉冲多普勒探及静脉血流频谱。

3. 鉴别诊断

(1) 胆道扩张:后者门静脉结构显示正常。

(2) 肝硬化门脉高压门静脉主干周围侧支循环环:门脉高压时可引起门脉周围侧支循环建立,表现为扭曲增宽的静脉,超声可表现为网状,但内径增宽,门静脉主干及分支内径也增宽,其内无网状回声。

4. 临床价值

彩色多普勒诊断门静脉海绵状变性减少了血管造影等有创检查,显示门静脉阻塞程度,并根据侧支情况评估机体代谢能力。

(四)门静脉高压

1. 病理与临床

门静脉高压是指各种原因导致门静脉血流受到阻碍,发生淤滞使门静脉系压力升高而引起的一系列症状。门静脉高压主要表现为门-体侧支循环形成,食管下段、胃底贲门处黏膜下的静脉曲张,直肠静脉丛形成痔核,还表现为脾大、脾功能亢进、呕血和腹水等。

2. 超声表现

(1) 灰阶超声:① 肝体积缩小,边缘变钝,包膜不平整。肝回声粗糙不均匀,有结节感。② 门静脉主干增粗,直径>1.3 cm,脾门脾静脉主干>0.7 cm。③ 脾大,厚度>4.0 cm,长度>11 cm。④ 门-体侧支循环形成,脐静脉开放、胃冠状静脉增宽,胃底食管静脉曲张,胰腺体尾周围脾-肾和胃-肾静脉支增宽增多。⑤ 腹水。

(2) 多普勒超声:CDFI 显示门脉高压早期,门静脉内血流仍为红色,严重者门静脉内为红色和蓝色双向血流,血流平均速度减低,血流量减少。

3. 鉴别诊断

声像图显示脾大、门-体静脉分流的超声征象,多普勒测量门静脉血流速度低于正常,即可诊断门静脉高压。

4. 临床价值

超声不用注射任何造影剂就可以显示门静脉系统及其主要侧支循环血管,并能进行形态学评估;当超声显示门静脉内径增宽时,可提示门静脉高压。

第二节　胆　道　系　统

一、解剖概要

胆道系统包括胆囊和各级胆管,具有储存、输送和浓缩胆汁的功能。

1. 胆囊

胆囊(gallbladder)位于肝脏右叶脏面的胆囊窝中,体表标志为右锁骨中线与第 9 肋软骨的交叉处。正常胆囊的大小、形态及位置可有较大的变异,一般长径为 70~90 mm,前后径和横径为 25~35 mm,容量为 35~40 mL。分为底、体和颈三部分,胆囊颈部与胆囊管相接,相接处囊状膨大,称为 Hartmann 囊,胆囊结石常滞留于此处。胆囊壁由外向内分为外膜层、肌层和黏膜层,厚度一般<3 mm。

2. 胆管

胆管(biliary ducts)通常分为肝内胆管和肝外胆管。

（1）肝内胆管。由毛细胆管、小叶间胆管逐步汇合成左、右肝管，左、右肝管长度分别平均为 16 mm、8 mm，直径约为 2 mm。肝内胆管在肝内与门静脉伴行，呈树枝状分布。

（2）肝外胆管。包括肝总管、胆囊管和胆总管。

左右肝管于肝门处汇合成肝总管，肝总管长为 30～40 mm，直径为 4～6 mm，走行于肝十二指肠韧带外缘，左侧为肝固有动脉，左后方为门静脉。

胆囊管延续于胆囊颈部，朝向左后下方，长为 25～40 mm，直径为 2～3 mm，胆囊管的黏膜为粗大的螺旋式黏膜皱襞，称为 Heister 螺旋瓣，能控制胆汁的出入。

肝总管和胆囊管平行下降走行汇合形成胆总管。胆总管长为 70～90 mm，直径为 6～8 mm，按其走行分为四段：① 十二指肠上段，位于门静脉右前方，肝固有动脉的右侧。② 十二指肠后段，位于门静脉右前方，下腔静脉前方。③ 胰腺段，约 2/3 的人贯穿胰头部实质，1/3 的人位于胰头背侧的沟内，走行中继续向右弯曲，位于下腔静脉前方。④ 壁内段，约 70% 的胆总管壁内段与胰管在十二指肠肠壁入口处汇合，形成肝胰壶腹（Vater 壶腹），之后形成同一出口，开口于十二指肠乳头部，开口处有 Oddi 括约肌围绕，口径约为 9 mm。

一般将肝总管和胆总管十二指肠上段称为肝外胆管上段，其余部分称下段。

胆道系统的血供主要来自肝右动脉、胆囊动脉、十二指肠后动脉或胰十二指肠后上动脉。

二、超声检查技术

1. 患者准备

患者应于检查前禁食 8 h 以上，24 h 内低脂清淡饮食。如胃肠道气体较多影响检查，尤其影响肝外胆管检查时，可尝试适量饮水后观察。禁止服用可引起胆囊收缩的药物。钡剂可能影响超声检查，故患者需在钡剂造影 3 d 后行超声检查。胆道 X 线造影剂也会影响胆囊功能，因此，超声检查需在胆道 X 线造影 2 d 后进行。脂肪餐用于需要观察胆囊收缩功能和胆道扩张程度的患者。

2. 体位

仰卧位是胆道系统超声检查最常用的体位，可嘱患者平静呼吸、屏气或深吸气等以清晰显示观察部位。左侧卧位为必要的补充体位，该体位可以提高肝外胆管的显示率，有利于发现胆囊颈部结石。半坐位、坐位或立位可帮助观察和鉴别胆囊小结石。

3. 仪器

采用腹部检查条件，探头选择凸阵、线阵、扇扫探头，一般选用 3～5 MHz 凸阵探头，小儿可选用 5～7 MHz 探头，观察胆囊底部等靠近腹壁的结构时，可选用高频线阵探头。对于胆囊血流的观察，应注意随时调节焦点位置、彩色灵敏度、彩色显示范围、滤波频率等，并设法消除伪像。

4. 检查方法

（1）胆囊：多选用右肋下及右肋间斜向扫查，充分显示胆囊全貌，最大切面测量胆囊大小，主要观察：胆囊大小，胆囊壁厚度、是否光滑及连续性，胆囊内病变的部位、大小、数目、形态、回声、血供等，应特别注意充分扫查胆囊颈部、底部及胆囊管。

（2）胆管：多选用剑突下、右肋下和右肋间扫查。根据胆管走行，肝内胆管可沿伴行的门静脉追踪扫查，肝外胆管上段应于肝门部门静脉主干旁追踪，之后连续追踪胆总管，可以胰头作为透声窗观察胰腺段胆总管。注意观察肝内外胆管的走行、内径、透声、连续性、管腔内及周围是否有异常回声。

（3）脂肪餐试验：可用于胆囊收缩功能的观察、生理性与病理性胆管扩张的鉴别。先测量并记录胆囊大小和肝外胆管内径，在进食油煎鸡蛋 45～60 min 后，在同一切面、同一部位重复测量。

三、正常超声表现

1．胆囊

正常胆囊形态多变,长轴多呈梨形,短轴多呈圆形或椭圆形,颈部可呈分隔状。胆囊大小差异较大,正常长径不超过 90 mm,前后径不超过 40 mm。正常胆囊轮廓清晰,壁薄且光滑,厚度为 1～3 mm,囊内为无回声区,后方回声增强。胆囊管纤细,常不能显示。

2．胆管

正常肝内胆管内径多为伴行门静脉内径的 1/3 左右,声像图只能显示一级肝内胆管(肝总管)和二级肝内胆管(左、右肝管),二级以上的分支一般不易显示。肝外胆管上段与门静脉伴行,以肝做透声窗易于显示,内径为伴行门静脉内径的 1/3～1/2,其纵断面与门静脉平行形成双管结构,横断面位于门静脉右前,与门静脉和位于门静脉左前方的肝固有动脉组成"米老鼠征",肝外胆管上段与肝固有动脉分别为"米老鼠"的右耳和左耳。肝外胆管下段与下腔静脉平行,常因为气体干扰难于显示,采用探头加压、饮水或使用超声成像剂充盈胃十二指肠等方法可提高其显示率。正常成人肝总管内径不超过 4 mm,胆总管内径不超过 6 mm,部分胆囊切除患者及老年人肝外胆管内径会稍增宽,但一般不超过 10 mm。

3．脂肪餐实验

脂肪餐阴性为食用脂肪餐后胆囊大小减少 1/3 以上,肝外胆管内径不增加或减少至正常且无临床症状者。胆囊大小减少不足 1/3,肝外胆管内径增大 2 mm 以上为异常。

四、胆囊疾病

(一)先天性胆囊异常

1．病理与临床

先天性胆囊异常(congenital anomaly of gallbladder)种类繁多,发生率较低,多无症状,如合并胆囊炎、结石等,可出现相应的临床症状。

(1)数目异常:缺如、双胆囊。

(2)位置异常:肝内胆囊、肝左叶胆囊、右肝后下胆囊、腹膜后胆囊以及胆囊悬垂位或横位。

(3)形态异常:褶皱胆囊、双房胆囊、间隔胆囊、多隔胆囊、胆囊憩室等。

(4)附着异常:如漂浮性胆囊、胆囊先天粘连。

(5)体积异常:小胆囊、巨胆囊。

2．超声表现

(1)褶皱胆囊:其为最常见的先天性胆囊异常,胆囊内见自褶皱向腔内延伸的高回声皱襞,胆囊被分隔成 2 个或多个腔,每个腔之间是相通的。

(2)胆囊缺如:极少见,空腹状态下胆囊床无胆囊结构,确诊有赖于 X 线胆道造影。

(3)双房胆囊:也称为分隔状胆囊,胆囊床可见两个独立、分离而又各自完整的囊腔,中间有完整的分隔,但在胆囊颈部分隔有缺损,两腔相通。

(4)双胆囊:较少见,胆囊区域显示两个胆囊,两胆囊结构完整并相互独立,有各自的胆囊管或胆囊管共干。两个胆囊可大小相似或者不一,其间不相通,边缘完整。

(5)肝内胆囊:多切面和多体位检查胆囊完全被肝组织覆盖,胆囊壁无游离部分。

(6)胆囊憩室:胆囊壁局部向外呈圆形囊腔样突起,与胆囊腔相通,相通处较宽,憩室内可有小结石。

3．鉴别诊断

（1）胆囊缺如和小胆囊及胆囊萎缩鉴别：真正的先天性胆囊缺如极少见，应仔细寻找萎缩残存的病变胆囊以排除后两者。

（2）双胆囊与肝外胆管囊状扩张症鉴别：肝外胆管囊状扩张症可见肝外胆管部位的圆形或者椭圆形无回声区，与双胆囊极易混淆，此时应仔细扫查，前者可见胆管局部中断与囊性回声直接相连，后者胆管连续无中断。

4．临床价值

超声可作为先天性胆囊异常诊断的首选检查，但由于受胃肠道气体等因素影响，有时难以探查胆囊结构及胆囊与胆管的关系，故易出现误诊或漏诊，可结合其他影像学检查作出诊断。

（二）胆囊结石

1．病理与临床

胆囊结石（cholecystolithiasis）是最常见的胆囊疾病，在急腹症中发病率仅次于阑尾炎。胆囊结石按化学成分不同分类如下。

胆固醇结石：内部成分主要是胆固醇，含钙较少，X线平片可不显影。

胆色素结石：内部成分主要是胆色素，主要位于胆管内，X线平片可显影。

混合性结石：内部成分主要是胆固醇、胆色素和钙盐，在胆囊结石中最多见，X线平片可显影。

胆囊结石的大小与临床症状相关，当结石较大时，不易引起胆囊的梗阻，病人长期无明显不适感，胆囊结石的发生与慢性胆囊炎常并存且互为因果，合并慢性胆囊炎时，可出现上腹部不适、嗳气、隐痛等症状；当结石嵌顿时，可表现为阵发、加剧的右上腹绞痛，同时伴有右肩或者胸背部的放射痛，可有恶心呕吐。如果继发感染出现化脓性胆囊炎症状时，需及时临床诊治，可行超声引导下经皮胆囊穿刺置管术。

2．超声表现

（1）典型胆囊结石声像图表现

典型胆囊结石有3个特征：① 胆囊腔内出现强回声团，形态稳定无变化；② 后方伴声影；③ 强回声团可随体位改变移动。

（2）不典型胆囊结石声像图表现

① 胆囊充满型结石：a. 胆囊无回声区消失，胆囊区内可见弧形或半月形强回声光带，后方有较宽的声影，胆囊后壁不显示。b. 可有特征性的声像图表现，增厚的胆囊壁低回声带包绕着结石的强回声团，其后方带有声影，构成囊壁-结石-声影（wall-echo-shadow）三联征，即"WES 征"。

② 胆囊颈部结石：a. 当结石未在颈部嵌顿时，有胆汁衬托结石易于显示，横断面可见"靶环征"；b. 当结石嵌顿于颈部时，周围没有胆汁衬托，强回声团不明显，可表现为胆囊肿大，此时可借助结石后方的声影诊断。

③ 泥沙样结石：结石质地松软，声像图表现为沿胆囊后壁分布的强回声带，内为点状及斑点状强回声，回声强弱不等，随体位改变移动时强回声带的形状和大小均有改变，后方多伴有声影。

④ 胆囊壁内结石：胆囊壁常增厚，胆囊壁内可见一个或数个微小强回声斑，后方出现多重反射回声（"彗星尾征"），体位改变时不移动。

3．鉴别诊断

（1）胆囊结石的扫查易受胆囊旁胃肠道气体的影响，后者亦可表现为强回声团伴声影，但多体位多切面扫查可见其位于胆囊壁外，当胃肠道蠕动时，可见其形态及位置发生变化。

（2）胆囊内泥沙样结石应与胆囊内非结石性高回声鉴别，后者包括胆泥、陈旧性胆汁、凝血块、脓性分泌物、软组织肿瘤等，但其后方均无声影，软组织肿瘤随体位改变不移动，其余可缓慢移动。

（3）应注意胆囊内回声伪像、肠气旁瓣伪像、部分容积效应及多重混响均可于胆囊内见高回声，但变换体位、适当调节仪器及多切面观察，可排除此类伪像。

4.临床价值

超声是胆囊结石诊断的首选影像学方法，在有胆汁充盈状态下，超声可显示直径为 0.2 mm 的结石，尤其对于 X 线不显影的胆囊结石，超声有很大的优势。

（三）急性胆囊炎

1.病理与临床

急性胆囊炎（acute cholecystitis）是胆囊管梗阻伴有细菌感染而引起的胆囊急性炎症病变，90%以上是由胆囊结石引起的。

主要的病因是胆汁滞留和细菌感染，其中大肠埃希菌、葡萄球菌、链球菌、伤寒杆菌、产气杆菌和厌氧杆菌等为主要致病菌。急性胆囊炎胆囊壁出现充血、水肿、糜烂和出血，或血供障碍、缺血、坏疽、穿孔，造成胆汁性腹膜炎和内胆瘘。

临床表现主要为突然发作的右上腹部绞痛，持续加重，可向右肩背部放射，常伴有恶心、呕吐、发热或寒战，少数患者出现轻度黄疸。由胆囊结石引起者，夜间发病是一特点。体格检查可见右上腹压痛，肌紧张及反跳痛，墨菲（Murphy）征阳性，部分患者可触及肿大的胆囊。

根据炎症程度的不同，可分为单纯性急性胆囊炎、急性化脓性胆囊炎和急性坏疽性胆囊炎三种。

2.超声表现

（1）单纯性急性胆囊炎：胆囊轻度增大，张力增高，胆囊壁轻度增厚、毛糙。

（2）急性化脓性胆囊炎：胆囊显著肿大，前后径往往超过 40 mm；胆囊壁弥漫性增厚，>3 mm，呈强回声，其内出现连续或者间断的弱回声带而呈"双边征"，内外缘轮廓线模糊；胆囊内胆汁透声性减低，出现较多的回声。

（3）急性坏疽性胆囊炎：胆囊体积增大；壁明显增厚且薄厚不均，多>5 mm，回声不均匀或呈多层弱回声带，气性坏疽时囊内可伴气体多重反射。

（4）胆囊穿孔：当肿大的胆囊突然缩小，胆囊壁连续性中断，胆囊周围出现积液，整个胆囊轮廓模糊不清，胆囊周围组织的炎症改变与回声增多的胆囊形成边界模糊的炎性肿块，穿孔如与十二指肠形成内瘘时胆囊腔内可有积气。

（5）胆囊腔内出现稀疏或粗大的絮状回声，后方无声影，也可以出现沉积性回声带。

（6）胆囊结石：可于颈部发生嵌顿。

（7）胆囊收缩功能差或丧失。

（8）超声 Murphy 征阳性：探头深压胆囊区，嘱患者深吸气，患者感到疼痛加剧而屏气不动。

3.鉴别诊断

（1）胆囊体积增大：胆总管梗阻时，可见胆囊增大，但同时出现肝内胆管扩张；长期禁食或胃切除术后的患者也可出现胆囊增大，但是以长径为主，胆囊内回声增多，可见点状沉积物，且壁一般无增厚，进食后改善。

（2）胆囊壁增厚水肿：肝硬化、低蛋白血症、急性肝炎、右心衰竭、腹水等也可引起胆囊壁的增厚，甚至呈双边影，但是胆囊大小一般正常，超声 Murphy 征阴性，结合临床和实验室检查结果，易于鉴别。

（3）胆囊内沉积物：稠厚的胆汁多呈密集的点状低回声，分布均匀，而化脓性胆囊炎沉积物以脓性和坏死组织为主，回声杂乱不均匀。

4.临床价值

超声是临床诊断急性胆囊炎的首选检查方法，多可明确病因及并发症，诊断准确率高，可清晰显示胆囊大小、轮廓、壁水肿及内外情况，并可便捷地进行随访。

（四）慢性胆囊炎

1．病理与临床

慢性胆囊炎（chronic cholecystitis）可能是急性胆囊炎反复发作的结果，也可能是胆囊结石长期慢性刺激和化学损伤的结果。病理过程为炎症、结石反复刺激胆囊壁，致其纤维结缔组织增生，黏膜萎缩，囊壁增厚，进而导致胆囊的收缩功能和胆汁浓缩功能逐渐减低或消失，慢性炎症长期刺激和结石的形成互为因果。胆囊管因炎症狭窄或梗阻，可使胆囊内胆汁淤积，无法进入胆总管，胆色素被吸收，而胆囊黏膜仍会分泌一定量的黏液，形成胆囊积水，即所谓"白胆汁"。

一般症状不典型，可有腹胀、隐痛、反酸、厌油等"消化不良"的症状。体格检查部分患者右上腹有轻压痛或不适感，少数患者可触及肿大的胆囊。

2．超声表现

（1）轻症或早期慢性胆囊炎，声像图可无明显改变，或仅有壁稍厚，囊内可见结石或沉积物。

（2）炎症严重或急性发作时可见胆囊不同程度增大，壁增厚，可见"双边征"，囊内结石增多并出现沉积物，多为陈旧稠厚的胆汁或炎性胆汁团，可随体位改变时缓慢移动和变形。

（3）部分患者合并胆囊充满型结石，可出现"囊壁-结石-声影"三联征（"WES征"）。

（4）增生性胆囊炎，胆囊壁显著增厚，甚至可超过15 mm，一般增厚较均匀，也可表现为结节样增厚，胆囊壁多呈低回声或等回声，黏膜面平滑自然。

（5）萎缩性胆囊炎，长期炎症刺激导致胆囊严重萎缩，外形显著缩小变形，囊腔小，囊壁稍增厚或明显增厚，甚至超声难以发现胆囊。

（6）脂肪餐实验显示收缩功能差或无功能。

3．鉴别诊断

慢性胆囊炎的囊壁增厚应与胆囊腺肌症和厚壁型胆囊癌进行鉴别。

（1）慢性胆囊炎与胆囊腺肌症鉴别：胆囊腺肌症囊壁内可见罗-阿窦（Rokitansky-Aschoff sinus），脂肪餐实验显示收缩功能亢进。

（2）慢性胆囊炎囊壁增厚与胆囊癌鉴别：慢性胆囊炎囊壁增厚呈弥漫性，连续性好；厚壁型胆囊癌表现为囊壁局限性或弥漫性增厚，增厚不均匀，内壁不规整，CDFI可显示其内血流信号丰富。超声造影可准确区分两者，慢性胆囊炎胆囊壁各层次结构清晰，呈"双轨征"，囊壁无中断，囊内实性团块，如胆泥无增强，胆囊癌表现为囊壁中断、破坏、层次不清，造影剂可见快进快出特征。

（3）萎缩性胆囊炎与先天性无胆囊和小胆囊鉴别：见本节先天性胆囊异常。

4．临床价值

对于轻症或早期，慢性胆囊炎超声诊断价值有限，但对囊壁增厚的慢性胆囊炎可作出正确诊断。

（五）黄色肉芽肿性胆囊炎

1．病理与临床

黄色肉芽肿性胆囊炎（xanthogranulomatous cholecystitis，XGC）是一种少见的特殊类型的良性胆囊炎性疾病，发病率很低，占胆囊炎的0.7%～13.2%。基本病因可总结为结石-梗阻-胆汁流出不畅；胆囊黏膜溃疡破裂-胆汁渗入；组织细胞增生。发病机制可能与结石、胆道梗阻、免疫、脂糖代谢等因素相关。其病理特征为胆囊壁增厚，内见黄色或棕色结节，镜下肉芽肿内见特征性泡沫细胞，按形态和累及范围可分为局限型和弥漫型。局限型表现为胆囊壁正常结构受到不同程度破坏，代之以结节性肉芽肿结构，胆囊壁增厚，壁间形成单一或多发病灶，直径为3～30 mm的黄绿色结节；弥漫型表现为病变浸润胆囊壁全层，并向外侵犯脂肪结缔组织及临近器官。

XGC 的临床症状和体征与慢性胆囊炎、胆囊结石类似,可有急性发作,后期可出现胆囊肿大、壁厚、内瘘形成等,与周围组织、脏器致密粘连,甚至形成肿块,表现为类似恶性肿瘤的局部浸润。胆囊壁肉芽肿压迫胆总管时,还可出现阻塞性黄疸。相比于胆囊癌,XGC 黄疸、上腹部肿块、厌食、体质量下降等少见,半年内急性胆囊炎发作是胆囊壁增厚型的一个重要特征。部分病例 CA199 可轻度升高。XGC 长期慢性进展是否会转变为胆囊癌目前尚无定论。

2. 超声表现

① 胆囊壁局限性或弥漫性增厚;② 部分患者可在胆囊壁内探及低回声结节;③ 部分病灶内部可出现强回声钙化;④ 胆囊壁可不连续或显示不清晰;⑤ 可出现胆囊周边脏器的侵犯;⑥ 少数病例可出现胆囊肠瘘,此时胆囊内出现游离气体回声;⑦ 多伴有不同程度的胆囊结石或胆囊内胆泥沉积;⑧ CDFI 显示部分病灶可见线状或分支状动脉血流;⑨ 超声造影多表现为"快进快退"增强方式,部分病灶达峰时可见壁内局灶性不增强区。

3. 鉴别诊断

XGC 与厚壁型胆囊癌无论是临床还是超声均难以鉴别,两者超声造影多表现为"快进快退",均可合并胆囊结石,侵犯周围脏器,但 XGC 出现胆囊内壁的连续性中断或不清晰、胆囊壁内探及动脉血流的比例要低于胆囊癌,超声造影时出现壁内小灶样不增强区较胆囊癌常见。

4. 临床价值

超声较易发现黄色肉芽肿性胆囊炎,但与胆囊癌的鉴别较为困难,超声引导下穿刺组织学活检对诊断有一定的价值。

(六) 胆囊癌

1. 病理与临床

胆囊癌(carcinoma of gallbladder)是胆道系统最常见的恶性肿瘤,占消化道恶性肿瘤的 1.5%,位居消化道恶性肿瘤第 5 位。

原发性胆囊癌是一种恶性程度较高的肿瘤,早期无特殊临床表现,大多数患者发现时已经有肝脏侵犯或远处转移,预后较差。胆囊癌晚期侵犯浸润周围组织可引起右上腹的持续性疼痛,伴有黄疸、恶心、呕吐、厌食和体重下降等。

胆囊癌以胆囊底部多见,其次为体部和颈部。组织学类型有腺癌、鳞状细胞癌、透明细胞癌、小细胞癌和未分化癌等,其中腺癌最常见,占 80% 左右。大体分型为小结节型、蕈伞型、厚壁型、混合型和实块型。

胆囊癌转移途径主要为局部浸润和淋巴转移,局部浸润以肝脏转移最常见;淋巴转移常发生于胆囊、肝门和胰腺周围的淋巴结,压迫胆道致梗阻性黄疸;胆囊癌也可沿胆囊管浸润生长直接导致胆道梗阻。血型转移较少见。

2. 超声表现

(1) 直接征象:① 小结节型,较早期病灶一般较小,呈乳头状中等回声突入囊腔,基底较宽,表面不光整;② 蕈伞型,肿块呈低回声或中等回声蕈伞状突入囊腔,基底宽而不规则,该处囊壁连续性破坏,可单发,也可多发或相互融合呈不规则团块状;③ 厚壁型,胆囊壁呈局限性或弥漫性不均匀增厚,以颈部、体部显著,外壁不光滑,内壁线不规则,胆囊腔不均匀性狭窄或扩张;④ 混合型,较多见,胆囊壁增厚同时伴有蕈伞状或乳头状肿块突入腔内;⑤ 实块型,晚期表现,正常胆囊腔消失,整个胆囊表现为低回声或回声粗而不均匀的实性肿块,边缘不规则,常伴有结石强回声,因向周围组织浸润,故与周围正常组织分界不清。

CDFI 显示胆囊壁或肿块内探及丰富的动脉血流信号,阻力指数多小于 0.4。

超声造影显示绝大多数肿块增强,早期呈迅速高增强并迅速减退为低增强,胆囊壁连续性及完整性破坏,各层次结构显示不清。

（2）间接征象：可出现向肝脏侵犯及肝内转移灶、肝门部胆管梗阻，肝胆管扩张、胆囊颈或胰头等部位淋巴结肿大。

3．鉴别诊断

（1）厚壁型胆囊癌与慢性胆囊炎鉴别：见本节"慢性胆囊炎"。

（2）实块型或结节型胆囊癌与胆囊腔内异常回声鉴别：胆囊癌肿块内多可探及动脉血流信号，胆囊腔内异常回声包括胆泥、沉积物、凝血块均无血流信号显示，与囊壁间界限清晰，可移动，超声造影多可确诊。

（3）小结节型胆囊癌与胆囊隆起样病变鉴别：较小的胆囊癌不易与胆囊息肉样病变鉴别，但前者结节基底部宽，结节周围可有囊壁增厚，结节内探及动脉血流。

（4）实块型胆囊癌与肝实性肿瘤鉴别：肝门部肿块常可显示正常或移位的胆囊回声，鉴别容易。但如果肝门肿块合并胆囊不显示时，需注意鉴别，此时可根据肝主裂强回声线判断是否为胆囊肿块，正常肝主裂强回声线由门静脉右支根部指向胆囊颈部。

4．临床价值

胆囊癌早期症状不明显，就诊时多为中晚期，此时超声表现特异，诊断准确性高，并可发现肝内或肝门部转移，为临床提供可靠信息。

（七）胆囊息肉样病变

1．病理与临床

胆囊息肉样病变（polypoid lesions of gallbladder）又称胆囊隆起样病变，是超声检查发现直径＜15 mm的胆囊壁局限性增厚突入胆囊腔内的小结节样病变的总称。包括肿瘤性息肉（如腺瘤及腺癌）和非肿瘤性息肉（如胆固醇性息肉、炎性息肉、腺瘤样增生等）。

胆囊胆固醇沉着症（cholesterosis）又称胆固醇性息肉，是局部胆固醇代谢失衡造成胆汁内胆固醇含量增高，沉积于胆囊壁黏膜上后被巨噬细胞吞噬，逐渐形成向黏膜表面突出的黄色小颗粒。

胆囊腺瘤（adenoma of gallbladder）是最多见的胆囊良性肿瘤，女性较多见，腺瘤来源于胆囊黏膜上皮，可发生于胆囊的任何部位，分为单纯性腺瘤和乳头状腺瘤，后者有恶变倾向，腺瘤体积较大时应考虑有恶变可能。

2．超声表现

（1）胆囊胆固醇沉着症：① 常多发，多见于胆囊体部；② 囊壁见乳头状或桑葚样结节突向胆囊腔，结节基底部较窄，或有蒂与囊壁相连，蒂细；③ 体积较小，一般不超过 10 mm，不随体位改变移动；④ CDFI 可显示息肉内的血流信号。

（2）胆囊腺瘤：① 可多发，多发生于颈部和底部；② 自胆囊壁向胆囊腔隆起的乳头状或圆形强回声或中等回声结节，基底部较宽、偶见蒂；③ 平均体积较胆固醇性息肉大，一般不超过 15 mm，＞13 mm 应高度警惕恶变可能。

3．鉴别诊断

（1）息肉样病变主要需与胆囊颈粗大皱襞鉴别：多切面、多体位从不同方位观察，粗大皱襞呈对称性改变。

（2）堆积的无声形结石、凝血块、浓稠的胆汁、胆泥、异物多可随体位改变移动，息肉样病变不随体位改变移动，形态也不发生改变，超声造影可以帮助鉴别。

（3）胆囊腺瘤是一种肿瘤性息肉，一般基底部较宽，非肿瘤性息肉的蒂很细，没有发现蒂。

（4）胆囊息肉样病变的大小与良恶性有着较密切的关系，直径＜5 mm 首选考虑胆囊胆固醇性息肉，＜10 mm 结节以胆固醇性息肉多见，10～13 mm 倾向于胆囊腺瘤，＞13 mm 要考虑恶变倾向。

4．临床价值

息肉样病变由于体积小，无症状，多是在体检超声检查中发现。超声对于息肉样病变的检出率很高，可以清楚地显示息肉样病变的部位、大小、数量、形态等,动态随访其变化。

(八) 胆囊腺肌增生症

1. 病理与临床

胆囊腺肌增生症是一种非炎症、非肿瘤性的良性病变,有学者认为是癌前病变,有报道癌变率为 6.4%。其病理特征为胆囊壁黏膜层增生和肌层增生,黏膜上皮多处外突形成罗-阿窦(Rokitansky-Aschoff sinus),典型者窦扩大成囊,深入穿透肌层,一般不超过浆膜面。好发于成人女性,症状不典型。

根据病变范围可分为:① 节段型,胆囊壁增厚,体部或体、颈交界处形成狭窄,狭窄处最厚为 0.5~1.2 cm。② 局限型,此型最多见,占 50% 以上,范围为 1.5~2.0 cm,厚度为 0.5~1.2 cm,有的结节表面中央可见脐状凹陷。③ 弥散型,囊壁弥漫增厚,散在分布增生、扩张的罗-阿窦。

2. 超声表现

胆囊腺肌增生症主要表现为:① 胆囊壁增厚;② 胆囊壁内可见罗-阿窦;③ 合并小结石时,可见点状或斑状强回声伴彗星尾征;④ 脂肪餐实验显示胆囊收缩功能亢进;⑤ 超声造影特征性表现为增强病灶内出现小的无回声区。

3. 鉴别诊断

胆囊癌为恶性侵袭病变,癌组织呈浸润性生长,可破坏胆囊壁正常层次结构;慢性胆囊炎则是在急性炎症基础上,组织瘢痕修复,因此在化脓性胆囊炎或坏疽性胆囊炎患者中,同样会出现胆囊内壁或外壁连续性中断;而胆囊腺肌病是一种以腺体和肌层增生为主的良性胆囊疾病,不会导致层次结构的改变。

4. 临床价值

超声诊断胆囊腺肌症敏感度较高,尤其是出现彗星尾征时,超声造影可辅助诊断。

(九) 胆道蛔虫症

1. 病理与临床

胆道蛔虫症(bile duct ascariasis)是肠蛔虫的并发症,包括胆囊蛔虫和胆管蛔虫。蛔虫成虫寄生于小肠中下段,当人体全身及消化道功能紊乱、驱虫不当、受手术刺激等时,可激惹虫体异常活动,加之蛔虫喜碱厌酸、有钻孔习性,在胆管炎、结石及括约肌松弛等情况下更易引起成虫钻入胆道。钻入胆道者 80% 在胆管内,大多停留在胆总管,因其机械刺激,引起括约肌强烈痉挛收缩,出现胆绞痛,但是体征不明显。蛔虫所引起的胆管阻塞是不完全的,故极少发生黄疸,主要是蛔虫带入的细菌导致胆管炎症,严重者出现胆管炎、胰腺炎症状。

2. 超声表现

(1) 胆囊蛔虫:多为弧形或卷曲样管状回声,纵切面可见胆囊内双线状高回声带,横切面呈"同心圆"状。

(2) 胆管蛔虫:肝内外胆管不同程度扩张,扩张的肝外胆管内出现均匀性中等回声或高回声条索,边缘光滑,形态自然,与胆管壁分界清晰,典型者可见到蛔虫假体腔的低或无回声带,呈"等号状",表现为两条光滑平行线。

(3) 蛔虫死后萎缩、碎裂成段后呈片状或团粒状高回声。

(4) 多条蛔虫显示为重叠的、线状强回声带。

(5) 实时扫查观察到虫体蠕动,具特异性诊断意义。

3. 鉴别诊断

胆道蛔虫需与胆道结石相区别。胆道蛔虫临床症状典型,表现为疼痛剧烈而体征轻微,声像图表现为特有的"等号状"改变,且可发现虫体蠕动,鉴别容易,但虫体坏死破碎后与结石不易鉴别。

4. 临床价值

胆道蛔虫是常见急腹症之一,典型的胆道蛔虫超声可以作出可靠诊断,是诊断本病最简单、有效的首选检查方法。但虫体萎缩、碎裂成段后与结石难以鉴别,合并胆管炎时超声显示欠清,诊断困难。

五、胆管疾病

(一)先天性胆道闭锁

1.病理与临床

先天性胆道闭锁(congenital biliary atresia)指肝内外胆管闭锁,根据发生部位可分为肝内胆管闭锁,或肝内、近端肝外胆管闭锁,此型手术难以矫正;肝外胆管闭锁,可发生于肝外胆管任何部位,一般可通过手术矫正。先天性胆道闭锁主要表现为患儿出生后全身黄疸不退且进行性加重,大便不黄如陶土色。如不及时治疗,可逐渐且迅速地发生胆汁淤积性肝硬化,肝脾肿大,腹水,进一步发生门脉高压,消化道大出血,甚至死亡。

2.超声表现

根据部位可分为两型。

(1)肝内型:肝内、外胆管均不显示,胆囊仅显示为胆囊窝内的高回声带,伴有肝脾肿大、肝脏回声增强、脾静脉增宽、腹水等征象。

(2)肝外型:根据胆管闭锁发生的部位,胆囊和肝外胆管的显示不同。若闭锁的部位在胆囊管汇合口以上,则胆囊和肝外胆管近端难以显示,可出现肝内胆管扩张,肝大,闭锁的胆管呈强回声光带;若闭锁的部位在胆囊管汇合口以下,则胆囊和肝外胆管近端显示,可出现胆囊肿大,肝内胆管扩张,肝大等。

该病若未及时治疗,晚期可表现为肝硬化、门脉高压等声像图改变。

3.鉴别诊断

有时与新生儿肝炎较难鉴别:新生儿肝炎患儿肝内、外胆管,胆总管,胆囊声像图正常,胆道闭锁患儿肝外胆道不能显示,胆囊缩小或不显影,并伴有肝大、脾大。

4.临床价值

超声对大多数先天性胆道闭锁可作出提示性诊断,特别是对胆道闭锁合并肝外胆管囊性扩张,并可提示闭锁的部位及范围等。

(二)先天性胆管囊状扩张

1.病理与临床

先天性胆管囊状扩张可发生于除胆囊外的肝内、外胆管的任何部位,胆管末端狭窄或闭锁以及胆管壁先天性发育不良是本病的基本因素,可分为5种类型。

Ⅰ型:胆总管囊性扩张型,包括胆总管囊性扩张、节段性的胆总管囊性扩张以及胆总管梭状扩张。

Ⅱ型:胆总管憩室型,较少见,仅占2%~3.1%,在胆总管侧壁有囊肿样扩张,囊肿以狭窄的基底或短蒂与胆总管侧壁连接,胆管的其余部分正常或有轻度扩张。

Ⅲ型:胆总管囊肿脱垂型,罕见,仅占1.4%,病变表现为胆总管末端扩张并疝入十二指肠内,此型在临床上有时被误诊为十二指肠内息肉或肿瘤。

Ⅳ型:是指多发性的肝内或肝外的胆管扩张,既可以是肝外胆总管扩张同时合并肝内胆管扩张,也可以是肝外胆管的多发性扩张。

Ⅴ型:发生于肝内胆管者,为先天性肝内胆管囊状扩张症,称Caroli病。多数学者认为这是一个独立的疾病,与先天性胆管扩张症有着本质的区别。有学者认为这是一种常染色体隐性遗传病,但许多病例无法追寻典型的遗传家族史。

按发病部位,声像图可分三大类:肝外胆管囊状扩张,肝内胆管囊状扩张以及肝内、外胆管均囊状扩张。

本病的典型临床表现为腹痛、黄疸和腹部包块三联征,腹痛常为间歇性发作,临床上具有典型的三联征者非常少见,大部分病人无特异性临床表现。继发结石感染后可出现发热、肝大、肝区疼痛等类似急性肝脓肿的表现。

2. 超声表现

肝外胆管囊状扩张主要表现为:① 胆总管部位可见球形或梭形的囊性无回声区,单发或多发;② 无回声区与近侧胆管相通;③ 无回声边界清晰,囊壁薄,若合并感染,则在囊内可见点状回声,囊壁增厚;④ 无回声近侧的胆管不扩张或轻度扩张,与肝外胆管扩张不成比例;⑤ 胆囊或胆管部囊性无回声内可合并结石;⑥ 合并胆管癌时,无回声内可见实性回声,或仅表现为囊壁增厚。

肝内胆管囊状扩张主要表现为:① 肝内可见多个圆形或梭形无回声;② 无回声沿胆管分布并与之相通;③ 无回声边界清晰,壁光滑;④ 若合并感染,无回声内出现胆泥或脓栓回声,亦合并结石;⑤ 可同时合并肝外胆管囊状扩张。

3. 鉴别诊断

(1)上腹部囊肿如肝囊肿、胰头囊肿、右肾囊肿、小网膜囊囊肿等,当囊肿较大时,易误诊为先天性胆管囊状扩张,此时应观察囊肿与胆管的解剖位置关系,观察囊肿与胆管是否有交通,先天性胆管囊状扩张与近端胆管可见交通。

(2)肝内胆管囊状扩张症可见无回声区与肝内胆管相通,肝多发囊肿则多位于肝实质内,囊腔与肝管、囊腔与囊腔之间不交通。

4. 临床价值

超声成像能清晰地显示肝内、外胆管扩张的程度和范围,区分各种类型,但磁共振胰胆管造影(magnetic resonance cholangiopancreatography,MRCP)等影像学对胆道的成像更直观。

(三)胆管结石

1. 病理与临床

胆管结石(bile duct calculi)按来源可分为原发性和继发性两种。原发性胆管结石是指原发于胆管系统内的结石,结石的性质大多为含有大量胆红素钙的色素性混合结石。继发性胆管结石是指胆囊内结石通过扩大的胆囊管进入胆总管而形成的结石。结石的形状和性质多与胆囊内的结石相同。多数呈多面形的胆固醇混合结石。由于继发胆道感染,结石的外层带有胆红素钙沉着。胆管结石根据结石的部位不同,可以分为肝内胆管结石和肝外胆管结石,我国以肝外胆管结石较多见。

胆总管结石的典型临床表现为 Charcot 三联征:胆绞痛、寒战、发热和黄疸。临床较多患者缺乏完整的三联征表现。多数病人有突发性右上腹绞痛,可放射至右肩背部,少数人可完全无痛,仅有上腹闷胀不适感;约 2/3 的患者可在急性腹痛发作后出现寒战和高热;一般在腹痛 12～24 h 后开始出现黄疸,此时腹痛常已缓解,黄疸一般不深,有波动性的特点,有时黄疸也可为少数胆总管结石病人唯一的临床表现。

2. 超声表现

(1)肝内胆管结石:① 肝内出现强回声伴声影,沿胆管走行分布;② 强回声近端小胆管扩张呈小双管、囊状或分叉状,与伴行的门静脉形成"平行管征";③ 结石周围可见细窄无回声带环绕;④ 结石一般不随体位改变移动;⑤ 合并肝脓肿可见脓肿征象。

(2)肝外胆管结石:① 常多发,好发于左、右肝管汇合部和左肝管内;② 肝内、外胆管扩张,肝外胆管管壁可有增厚,回声增强;③ 管腔内出现固定的强回声团,并能在两个互为垂直的断面中得到证实;④ 强回声团与胆管壁之间有分界,典型的可见液性暗环包绕结石强回声而成为"靶环样";⑤ 回声团后方伴有声影,部分结石结构疏松、较小或呈泥沙样,可呈中等或较弱回声,后方伴淡声影或不明显。

3. 鉴别诊断

(1) 肝内胆管结石与肝内胆管积气鉴别：见本节肝内胆管积气。

(2) 肝内胆管结石与肝内钙化灶鉴别：肝内钙化可见于肝内任何部位，但以肝周围多见，近端胆管不扩张；肝内胆管结石沿胆管走行分布，近端胆管可见扩张。

4. 临床价值

超声是肝内外胆管结石首选的检查方法，尤其是肝内胆管，有肝脏作为透声窗，显示率较高，肝外胆管尤其是胆总管末端的结石，由于易受到胃肠道气体干扰，诊断准确性低，可尝试饮水后观察。

(四) 肝内胆管错构瘤

1. 病理与临床

肝内胆管错构瘤（bile duct hamartomas，BDH）是一种较少见的良性病变，尸检发现率约 0.69% ～ 2.8%。BDH 是先天性发育障碍疾病，源于内胚层，属于胆管板畸形的一种，是胚胎时期肝内胆管发育过程被扰乱或停滞所致。胚胎时期，肝内胆管从肝门部向远端重塑，该病变发生于该过程的较晚阶段，因此病变多表现为小的、外周及小叶内胆管的纤维化。可与其他胆管板畸形伴发，如 Caroli 病、先天性肝纤维化或常染色体显性遗传性多囊肾等。

该病多无明显临床症状，多在手术或尸检时偶然发现。实验室检查无特异，部分患者可出现转氨酶、胆红素异常。

2. 超声表现

(1) 肝内弥漫多发微小囊性病变，直径多＜1.5 cm，囊壁较厚，形态不规则，可为菱形、多角形、圆形或长条形等，以前两者较常见。

(2) 少数病例仅表现为肝实质回声弥漫性增粗。

(3) 可同时合并多发高回声小结节。

(4) 肝内可出现多发点状强回声伴"彗星尾征"。

3. 鉴别诊断

(1) 肝囊肿：肝囊肿大小不一，囊壁菲薄，分布无规律，圆形多见，边缘光整，不合并多发点状强回声伴"彗星尾征"及高回声小结节；而胆管错构瘤小囊壁由胆管上皮构成，并周围绕以纤维组织，故多数病灶尽管有一定的张力，但不易扩张呈圆形，其边缘不如肝囊肿那样锐利、光整、清晰。

(2) 肝实质弥漫性病变：多有慢性肝病病史，加压扫查显示肝脏质地较硬，多不合并肝内点状强回声伴"彗星尾征"。

(3) Caroli 病：为肝内胆管非梗阻性扩张，也表现为沿胆管分布的囊性病变，但病变与胆管相通，而胆管错构瘤与胆管不相通，且多合并肝内点状强回声伴"彗星尾征"及高回声小结节。

(4) 肝多发血管瘤：超声上也可表现为多发高回声小结节，但多不合并不规则小囊性病变及点状强回声伴彗星尾征。

(5) 肝内多发转移瘤：如表现为高回声小结节，则与胆管错构瘤较难鉴别，但后者多小而弥漫，最终需病理证实。

4. 临床价值

肝内胆管错构瘤超声特征表现为肝内多发不规则小囊状病变，部分合并多发高回声小结节和（或）多发点状强回声伴"彗星尾征"，这些特征有助于提高该病的超声诊断率，但 BDH 的诊断金标准为 MRI 及病理。

(五) 肝内胆管囊腺瘤与肝内胆管囊性癌

1. 病理与临床

肝内胆管囊腺瘤（intrahepatic biliary cystadenoma）是一种极少见的良性囊性肿瘤，容易发生癌变，即肝内胆管囊性癌(intrahepatic biliary cystadenocarcinoma)。胆管囊腺瘤几乎全见于女性患者。常为多房性,有边界清楚的纤维包膜,包膜内可以有平滑肌组织。包括黏液型及浆液型两种组织学亚型:黏液型更常见,衬以位于基底膜上分泌黏液的柱状,立方形或扁平的上皮细胞,可见到息肉状或乳头状突起,囊壁内可见由泡沫细胞、胆固醇结晶和含有脂褐素的巨噬细胞组成的黄色肉芽肿;浆液型由多发的小囊腔组成,衬以单层立方形细胞,细胞胞质内含有糖原,肿瘤细胞位于基底膜上但没有黏液型纤维间质。

患者临床症状无特异性,可出现腹痛,体格检查可触及包块,少数患者伴有黄疸。

2．超声表现

(1) 瘤体大小差异较大,因早期多无症状,就诊时多较大,有报道最大可达 35 cm。

(2) 声像图表现为多房囊性肿块,与周围肝组织分界清晰,内部可见纤细的分隔。

(3) 与肝内胆管关系密切,但与胆管管腔无连通,临近胆管不扩张,但当瘤体较大时,与肝内胆管关系显示不清。

(4) 部分无回声区内可见壁上结节。

(5) 超声造影多表现为动脉期囊壁、分隔、实性部分或壁上结节高或等增强,而门脉期或延迟期良恶性病变均可消退为低增强。

(6) 若病灶中实性成分增多,囊壁或分隔上有实性结节且直径>1 cm 者,应高度怀疑肝内胆管囊腺癌的可能。

3．鉴别诊断

(1) 部分肝囊肿出血时可出现纤维分隔结构,但囊壁及分隔超声造影可表现为无增强或延迟期为等增强,这与肝内胆管囊腺瘤(癌)延迟期呈低增强可区别。

(2) 肝脓肿:肝脓肿内一般可见密集点状回声,随体位改变浮动,其内分隔超声造影一般呈无增强,结合临床症状可鉴别。

(3) 肝内胆管乳头状瘤:其与胆管相通,乳头状肿物生长于胆管壁上,而肝内胆管囊腺瘤(癌)与胆管不相通,乳头状物位于囊肿内壁上。

4．临床价值

超声发现肝内囊实性肿块时应考虑到肝内胆管囊腺瘤的可能,但对于肝内胆管囊腺瘤及囊腺癌的鉴别较困难,需最终病理确诊。

(六) 肝外胆管癌

1．病理与临床

肝外胆管癌(bile duct carcinoma)指原发于肝左、右管汇合部至胆总管下端的肝外胆管恶性肿瘤,以远端胆总管和左、右肝管汇合处多见。

按大体形态可分为三型:① 管壁浸润型,最常见,可见于胆管的任何部位,由于受累的管壁增厚可致管腔变小或狭窄,进而可发生胆道梗阻表现;② 肿块型,较少见,肿块的直径较大,为1.5～5.0 cm,见于较晚期的胆管癌;③ 腔内乳头状型,最少见,可见于胆管的任何部位,但汇合部更为少见,此型可将胆管腔完全阻塞,癌组织除主要向管腔内生长外亦可进一步向管壁内浸润生长。

胆管癌组织学类型包括乳头状腺癌、管状腺癌、黏液腺癌、腺鳞癌、鳞状细胞癌、平滑肌肉瘤、纤维肉瘤,其中以乳头状腺癌最常见。

临床表现主要为梗阻性黄疸,进行性加重,伴有上腹部不适、食欲缺乏、消瘦、皮肤瘙痒等,如合并胆道感染可有寒战、发热等。当肿瘤位于胆管中部且不伴有结石及感染时,多为无痛性进行性梗阻性黄疸,黄疸一般进展较快,不呈波动性。当肿瘤位于胆总管下端时,体检可扪及肿大的胆囊,如肿瘤发生破溃出血,可伴有黑便或大便隐血试验阳性、贫血等表现。

2. 超声表现

（1）直接征象

① 乳头型或结节型：a. 扩张的胆管远端显示出软组织肿块；b. 肿块呈乳头状、圆形或分叶状阻塞于扩张的胆管内；c. 肿块边缘不整齐，形态不规则；d. 肿块以中等或略低回声多见，与胆管壁无分界。

② 截断型或狭窄型：a. 扩张的胆管远端突然截断或狭窄闭塞，呈"V"字形；b. 见不到明显边界的肿块，因肿块沿胆管壁浸润性生长，与周围组织分界不清。

③ 肝门部胆管癌发生于肝外胆管上段或左、右肝管汇合处，表现为肝内胆管的明显扩张，肝外胆管一般不扩张，胆囊缩小甚至萎缩。

④ 超声造影：各型肿瘤强化与周围肝实质或胆管壁同步增强，呈高或中等增强，小肿瘤均匀性增强，较大者增强不均匀，动脉晚期消退，呈快进快退特点；门脉相消退为边界清晰的明显低增强病灶，胆管壁连续性中断，侵犯周围组织时边界不清，延迟相或晚期亦呈低增强。

（2）间接征象

① 病灶以上肝内外胆管有不同程度扩张；② 肝体积弥漫性肿大，回声增粗，胆囊可肿大；③ 肝门部淋巴结及肝内可有转移；④ 肝外胆管癌乏血供，CDFI 一般难以显示血流。

3. 鉴别诊断

（1）胰头癌多表现为胰头体积增大伴其内低回声团，同时伴有胰管扩张，尤其是胰管扩张而胆管扩张不明显。十二指肠乳头癌等壶腹部周围肿瘤与胆总管远端癌的鉴别比较困难，需要病理才能完全区分。

（2）胆管癌与非肿瘤性原因所致的胆管扩张的鉴别：胆管结石、胆管炎症、胆泥等均可导致胆管扩张，但结石和胆泥的回声特点与肿瘤不同，超声造影有助于鉴别。硬化性胆管炎多表现为肝内胆管狭窄，管壁增厚、僵硬，但管腔的外径并无明显缩小，需胆道造影及病理才能完全鉴别。

（3）胆管癌与肝肿瘤及肝门部肿大淋巴结的鉴别：肝肿瘤及肝门部肿大淋巴结与胆管壁分界清晰，胆管壁连续性好，胆管呈外压性改变。胆管癌呈浸润性生长，侵犯胆管壁及周围组织，边界可不清晰，胆管壁连续性中断。

4. 临床价值

超声是肝外胆管癌的首选影像学检查方法，能够清晰地显示肝内、外胆管扩张程度及范围、病变胆管形态及走行改变，超声造影可辅助诊断，评估肿瘤周围侵犯程度，为临床提供可靠信息，指导临床选择手术治疗方案。

（七）胆管炎症

1. 病理与临床

胆管炎症包括急性化脓性胆管炎（acute suppurative cholangitis）和原发性硬化性胆管炎（primary sclerosing cholangitis）。

急性化脓性胆管炎死亡率较高，多继发于胆管结石和胆道蛔虫症，另外胆管狭窄和胆管肿瘤等亦可继发此症。在原有结石等阻塞性疾病的基础上发生胆管感染，在含有脓性胆汁的胆管高压的作用下，肝内小胆管及其周围的肝实质细胞发生炎性改变，产生大片坏死，形成肝内多发性小脓肿。在后期，可发生感染性休克，肝、肾衰竭或弥散性血管内凝血等一系列病理生理性变化，此即为急性梗阻性化脓性胆管炎或称急性重症胆管炎。该病起病急骤，突发剑突下或右上腹剧烈疼痛，一般呈持续性，继而发生寒战、高热，高热为弛张型，近半数患者可出现烦躁不安、意识障碍、昏睡乃至昏迷等中枢神经系统抑制表现，同时常伴有血压下降。多数病人有黄疸，但黄疸的深浅与病情的严重性可不一致。实验室检查显示白细胞计数明显升高和右移，血清胆红素和碱性磷酸酶值升高，并有肝功能损害表现，血培养常有细菌生长。

原发性硬化性胆管炎又称狭窄性胆管炎，病因不明，实质上不是一种化脓性疾病，以肝内、外胆管的进行性炎症、纤维化、狭窄和闭塞为特征,导致慢性胆汁淤积,最终导致胆源性肝硬化,临床上较少见,有一定的恶变倾向。原发性硬化性胆管炎一般无胆石,亦无胆管手术史,不少病例同时伴有溃疡性结肠炎。少数人还伴有纤维性甲状腺炎及后腹膜纤维化等疾病。发病年龄多数为30～50岁,男性多于女性。目前认为,细菌和病毒感染、免疫功能异常以及某些先天性遗传因素是本症可能的发病因素。该病临床表现主要为梗阻性黄疸,呈进行性的缓慢过程。一般无上腹绞痛病史,仅有上腹不适和胀痛,伴有明显的皮肤瘙痒,有食欲减退、恶心和乏力等非特异性表现。

2. 超声表现

(1)急性化脓性胆管炎:① 肝外胆管增粗,管壁增厚,胆管腔扩张;② 扩张胆管内可见结石、蛔虫回声;③ 胆汁内可见密集细点状回声或絮状沉积物;④ 肝内胆管扩张,可伴有胆囊增大;⑤ 肝内、肝周可并发脓肿。

(2)原发性硬化性胆管炎:① 胆管壁明显增厚,回声增强,厚度为4～6 mm,甚至超过10 mm;② 受累节段胆管腔内径狭窄或闭锁,呈僵硬强回声带;③ 狭窄以上胆管轻中度扩张;④ 累及胆囊致胆囊壁增厚,胆囊收缩功能减低或消失;⑤ 早期可出现肝脾肿大。

3. 鉴别诊断

(1)急性化脓性胆管炎与硬化性胆管炎的鉴别:两者均可表现为胆管内结石,胆管壁增厚,但前者起病急,临床症状明显,后者表现为进展缓慢的胆管壁增厚,临床表现出持续性缓慢进行性加重的黄疸,容易鉴别。

(2)硬化性胆管炎与胆管癌的鉴别:两者鉴别较为困难。胆管癌管壁增厚呈局限性,局部管腔有截断感,近端胆管扩张显著,硬化性胆管炎管壁增厚均匀呈强回声,范围较广泛,近端胆管扩张较轻,与临床黄疸症状不符。

4. 临床价值

超声诊断急性化脓性胆管炎准确直观,并可与其他急腹症鉴别,对疾病早期诊断临床价值大,并可在超声引导下行胆管穿刺置管引流减压术,是临床诊断急性梗阻性胆管炎首选的影像检查方法。硬化性胆管炎超声表现特异性不高,需结合内镜逆行胰胆管造影术(ERCP)或经皮胆道造影等影像学检查或穿刺活检才能确诊。

(八) 胆管积气

1. 病理与临床

胆管积气(pneumobilia)是指气体积聚于胆管内,临床较常见,常继发于胆道手术、T管引流、胆肠内引流、Oddi括约肌松弛等疾病。由于体位因素,气体多位于右前叶和左内叶胆管内,也可同时分布于肝内、外胆管。患者多数同时合并反流性胆管炎,表现为上腹部疼痛、发热等,但较少引起胆道梗阻或黄疸。

2. 超声表现

(1)肝内出现带状、条索状或串珠状强回声,沿胆管分布,与胆管前壁分界不清,后方可伴有"彗星尾征"。

(2)强回声带不稳定,随体位改变向人体靠上侧移动,同时形态也有改变。

(3)胆管可无扩张。

3. 鉴别诊断

胆管积气需与肝内胆管结石、门静脉积气相鉴别,详见表5.2.1。

4. 临床价值

超声可敏感准确诊断胆道积气,并可发现潜在的胆道疾病,但对于胆道积气合并结石者,鉴别较为困难。

表 5.2.1　胆管结石、胆管积气与门静脉积气的鉴别要点

	胆管结石	胆管积气	门静脉积气
病史	腹痛、黄疸；可有胆道手术史	多有胆道手术史或溃疡病史	胃肠道感染，如坏疽性阑尾炎，坏死性小肠结肠炎
声像图特征	圆形/不规则/条索状，形态固定/边界清/管腔中央，后方声影清晰	条索状不稳定强回声，紧贴管腔前壁，与门静脉伴行	移动的点状回声
CDFI	后方闪烁伪像	积气处闪烁伪像，门静脉血流清晰	可见血流
胆管扩张	多有	多无	无
改变体位	形态和位置无变化	形态和位置改变	点状回声可移动
分布	局部胆管内或多发	多位于胆总管/肝内胆管	主干及左右支
CT	胆管内高密度影	胆管内气体影	低密度气体影

第三节　胰　　腺

一、解剖概要

胰腺（pancreas）是腹膜后位器官，质软无纤维包膜，分为头、颈、体、尾四部分，各部无明显界限。

胰头部位于腹中线右侧，十二指肠弯内，胆总管部分穿行于胰腺实质内，钩突是胰头的一部分，前方为肠系膜上静脉，后方为下腔静脉。

胰颈为胰头和胰体之间的狭窄部分，其前方与胃幽门和部分网膜囊相邻，后方为肠系膜上动、静脉，肠系膜上静脉常于此与脾静脉汇合成门静脉。

胰体向脊柱左侧延伸，向后、向上行至左肾上腺和左肾上部的前方。胰体的前方借网膜囊与胃相隔，上方有腹腔动脉和脾动脉，胰腺下方有左肾动脉，后方有腹主动脉和脾静脉。脾静脉的走行与胰腺长轴一致，穿行于胰体后上缘。常以腹主动脉、肠系膜上动脉和脾静脉的前方定位胰体。

胰尾终止于脾门，位于脾静脉前方。

胰腺具有外分泌和内分泌两种功能。外分泌功能指胰腺分泌胰液，通过胰腺导管排入十二指肠。胰腺导管分主胰管和副胰管，主胰管直径为 2～3 mm，起自胰尾，贯穿整个胰腺至胰头右侧，开口于十二指肠降部左后壁处的十二指肠乳头，约 70% 的胰管在肠壁入口处与胆总管末端汇合成 Vater 壶腹。副胰管较主胰管短而细，一端通过胰头上部，在 Vater 壶腹上方进入十二指肠，另一端与主胰管相连，当主胰管发生梗阻时，胰液可通过副胰管排入十二指肠。胰腺每天分泌 750～1500 mL 的胰液，主要成分为各种消化酶（胰淀粉酶、胰蛋白酶、糜蛋白酶、弹性蛋白酶、胶原酶等）、水和碳酸氢盐等。胰腺内分泌功能主要来源于胰岛，主要分泌胰岛素、胰高血糖素、生长抑素等。

胰腺的血液供应主要来源于腹腔动脉发出的十二指肠上、下动脉和脾动脉的分支。胰腺的静脉一般与同名动脉伴行，最终经脾静脉、肠系膜上静脉汇入门静脉。

胰腺的淋巴引流途径常与脾血管伴行，可经胰腺周围的淋巴结和脾门淋巴结注入腹腔动脉、肠系膜上

动脉和腹主动脉等处的淋巴结。

二、超声检查技术

1．患者准备

检查前一天低脂饮食,检查前禁食8～12 h,清晨空腹检查,胃肠道胀气明显的患者检查前需做胃肠道准备。如果患者已进行了消化道钡剂造影或胃镜检查,应在1天后进行胰腺超声检查。在检查期间,部分胰腺显示不清晰者,可饮水充盈胃后检查。

2．体位

仰卧位是检查胰腺最常用的体位,嘱患者深吸气后以肝左叶作透声窗,可清晰显示胰腺。右侧卧位有利于观察胰头,左侧卧位有利于观察胰尾,也可行坐位、半卧位以及俯卧位检查。

3．仪器

胰腺位于腹膜后,位置较深,一般选用中心频率为3.5 MHz的凸阵探头,消瘦者及儿童选用5～10 MHz的凸阵或线阵探头。依据患者个体情况及探查部位,适当调节仪器。

4．检查方法

患者常规选仰卧位,探头从剑突向下移动,在相当于第1～2腰椎平面做连续横断面扫查,以显示胰腺长轴切面,脾静脉是识别胰腺的标志,胰尾扫查时探头应向左上适当倾斜15°～30°,左肋间扫查,以脾脏作为透声窗,可观察脾门区胰尾。

三、正常超声表现

1．二维声像图

(1) 超声测量胰腺大小一般测量各部分的厚度,胰头测量不包括钩突,胰体测量以腹主动脉或肠系膜上动脉前方为准,胰尾测量以脊柱左侧为准。胰腺正常值大小报道不一,一般认为胰头<25～30 mm,胰体、胰尾<20～25 mm。

(2) 胰腺形态一般有三种类型:① 哑铃型,胰头、胰尾粗,胰体较细;② 蝌蚪型,胰头部大,体、尾部逐渐变细;③ 腊肠型,胰腺头、体、尾粗细大致相等。

(3) 胰腺回声呈中等回声或中等偏高回声,略高于肝实质,分布均匀,胰腺的主胰管呈单条或两条线状回声,高分辨率超声可清晰显示管腔,内径通常≤2 mm。

2．多普勒声像图

彩色多普勒及频谱多普勒声像图对正常胰腺的评估临床价值不大。

3．超声造影

正常胰腺在10～20 s开始强化,实质期到达峰值,60 s后强化逐渐减低,实质期强化水平均一。

四、胰腺疾病

(一) 急性胰腺炎

1．病理与临床

急性胰腺炎(acute pancreatitis)是最常见的胰腺疾病,临床表现起病急,多见于青壮年。主要发病原因为胆道结石和酗酒。

根据病理形态和病变严重程度,可分为急性水肿型胰腺炎和急性出血坏死型胰腺炎。两型无根本差异,仅代表不同的病理阶段:前者胰腺局限或弥漫性水肿、质地变硬、表面充血、包膜张力增高;后者胰腺进一步高度充血水肿,呈深红、紫黑色,镜下见胰组织结构破坏,有大片出血坏死灶、大量炎细胞浸润。晚期坏死胰腺组织可合并感染,形成胰腺脓肿。

急性胰腺炎起病较急,表现为突发的剧烈上腹痛,可向背部放射,伴有恶心、呕吐、发热、黄疸等,实验室检查可见血、尿淀粉酶升高。根据临床表现,急性胰腺炎分为急性轻症胰腺炎和急性重症胰腺炎:前者病情较轻,预后较好;后者病情严重,可出现感染、脓毒血症、多器官功能障碍、休克等炎症并发症,死亡率较高。

2. 超声表现

(1)水肿型:约占90%。胰腺形态弥漫性肿大,少数可表现为局限性肿大,主要以前、后径增大为主,胰腺轮廓较清晰、光整,若水肿消退,胰腺形态可恢复正常;胰腺呈低回声或极低回声,后方回声增强,水肿严重者,可无回声;肿大的胰腺压迫和炎性浸润,脾静脉、门静脉、下腔静脉等可受压变窄,有时难以显示;超声表现明显滞后于临床症状或血尿淀粉酶的升高。

(2)出血坏死型:胰腺肿大更明显,边缘不规则,边界模糊、不清;胰腺实质多呈高回声,表现为密集的较粗的不规则高回声,分布不均,进一步坏死液化时,胰腺内可出现片状无回声区及低回声区,胰腺及周围组织呈混合回声区,可由强回声、弱回声和无回声混杂而成;胰腺周围静脉明显受压,难以显示。环绕胰腺外周出现一层弱回声带,是重要的间接征象;另外还可出现局部积液、血肿、假性囊肿,胸、腹、盆、心包腔积液,肠袢扩张、积气或积液。

(3)胰腺假性囊肿:一般出现在急性胰腺炎发病2~4周后,表现为胰腺局部或周围的无回声区,边界较清楚,囊壁毛糙或光滑,后方回声增强,多为单房,少数囊肿内可见分隔。

(4)胰腺脓肿:是重症胰腺炎的严重并发症,早期病变部位回声增粗、不均,边界不清,随病情发展,变为低回声甚至无回声区,内部可见点状回声。

(5)急性胰腺炎主胰管多无扩张,少数轻度扩张,存在胰液外漏时胰管扩张可减轻,如明显扩张时,应考虑合并胰腺癌或者慢性复发性胰腺炎。

(6)彩色多普勒超声更难显示胰腺内血流,出血坏死区及脓肿形成区血流信号完全消失。

(7)超声造影:① 水肿型,强化一般较均匀,包膜完整,边界清晰;② 出血坏死型,强化不均匀,坏死区不增强,胰腺形态失常,边界不清,包膜不完整,胰周可见假性囊肿形成的不规则不强化区。

3. 鉴别诊断

急性胰腺炎需与胰腺癌相区别:急性胰腺炎局部增大时,表现为局部肿大,回声减低,边缘规则,探头按压上腹部疼痛明显,动态观察其大小回声短期内可有变化;胰腺癌形态、边缘多不规则,后方回声可衰减,向外突起或向周围浸润,与周围组织分界不清。有时两者鉴别困难,可结合临床资料、实验室检查或超声引导下经皮胰腺肿块穿刺活检以明确诊断。

4. 临床价值

超声可明确诊断急性胰腺炎,评估并随访胰腺肿胀程度及并发症,为临床选择治疗方案提供可靠信息,但易受急性胰腺炎后麻痹性肠梗阻胃肠胀气的影响,部分患者检查受限。

(二)慢性胰腺炎

1. 病理与临床

慢性胰腺炎(chronic pancreatitis)多见于中年男性,最常见的病因是胆道感染与胆石症。病理主要是各种因素造成的胰腺组织和功能的持续性损害,胰腺出现不同程度的腺泡和胰岛组织萎缩,胰腺呈弥漫性结节状改变,与周围组织分界不清,胰管变形、不同程度扩张,其内可有蛋白质栓和结石形成,严重阻塞后可形成胰管囊肿,胰腺实质进一步出现纤维化、钙化及假性囊肿,导致不同程度的胰腺内、外分泌功能障碍。

临床上主要表现为腹痛、腹泻、脂肪泻、糖尿病、消瘦、营养不良等。

2. 超声表现

(1) 体积正常或不同程度萎缩。

(2) 回声表现为局灶性或弥漫性增粗、增强,并可见钙化灶。

(3) 形态不规则,边缘不光整。

(4) 导管不同程度扩张,呈串珠状。

(5) 导管内可见结石,常多发,大小不等,沿胰管走行分布。

(6) 胰周可见假性囊肿形成,部分可见胰管与假性囊肿相通。

(7) 可合并门静脉和(或)脾静脉栓塞。

(8) 胆囊或胆管内可见结石,胆结石和胆管炎与慢性胰腺炎共存或互为因果。

3. 鉴别诊断

(1) 慢性胰腺炎与老年、肥胖者胰腺的鉴别:正常老年人胰腺回声均匀性增强、体积小,肥胖者胰腺回声增强、形态饱满,但均无胰腺钙化和胰管结石等。

(2) 慢性胰腺炎与胰腺癌的鉴别:慢性胰腺炎出现局限性肿块时声像图和胰腺癌相似,胰腺癌的肿块致局部形态明显失常,内为低回声,边界不清晰,胰管扩张均匀,管壁光滑,可见截断征象,肿块内无胰管回声,肿块周围可见淋巴结转移,慢性胰腺炎的肿块多为高回声,急性发作为低回声,胰管扩张不均匀,呈串珠状,无胰管中断征象,肿块周围无淋巴结转移。

4. 临床价值

超声可直接显示胰腺,根据胰腺内钙化和胰管内结石等典型声像图确诊本病,但诊断准确性小于 CT 和 MRI,另外,还可行超声引导下经皮胰腺肿块穿刺活检明确诊断或超声引导下胰周积液或囊肿穿刺置管引流进行治疗。

(三) 自身免疫性胰腺炎

1. 病理与临床

自身免疫性胰腺炎(autoimmune pancreatitis,AIP)是自身免疫介导的特殊类型胰腺炎,其病理特点为胰腺弥漫性肿大伴淋巴细胞浸润和纤维化,大体标本胰腺坚硬或呈硬结状,部分病人可见局限性肿块,部分病人表现为胰腺钙化和胰腺增大,镜下可见小叶间隔增厚,并有胰腺腺泡的破坏、胰腺实质纤维化和静脉炎,导管周围间隙可见高密度的浆细胞及淋巴细胞浸润。免疫组化显示浸润的淋巴细胞为 $CD8^+$ 及 $CD4^+$ T 淋巴细胞,也有少量 B 淋巴细胞。AIP 出现胰腺外器官受累情况时,肺、胃、十二指肠、结肠、胆囊、胆管系统、肾脏、腹膜后腔、涎腺和甲状腺等器官中均会发现大量 IgG4(+)细胞。根据组织病理学特征,AIP 可分为两型:1 型为不伴粒细胞性上皮损害的淋巴浆细胞硬化性胰腺炎,多见于亚洲老年男性患者,血清 IgG4 水平明显升高,对激素治疗反应敏感;2 型为伴粒细胞性上皮损害的特发性导管中心性胰腺炎,常见于欧美患者,发病年龄相对较年轻,性别差异不大,血清 IgG4 水平多正常,对激素治疗有应答。

AIP 平均发病年龄为 50~60 岁,以梗阻性黄疸为主要临床症状,系胰内胆总管狭窄所致,其次为腹痛,少数病人也可表现为急性胰腺炎。该病可累及涎腺、肺和肾脏等器官,发生率占 AIP 的 19%~50%。AIP 可合并糖尿病,糖尿病在 AIP 病人中的发生率可高达 50%。

2. 超声表现

AIP 超声分型可分为弥漫型和局限型。

(1) 常规超声:弥漫型 AIP 表现为胰腺弥漫性肿大,呈"腊肠样"改变,伴实质回声减低,回声增粗,内可有高回声斑点;局限型 AIP 表现为胰腺局部肿大或呈"肿物样",受累节段呈肿物样低回声,回声与胰腺实质回声相近,分界不清,无明确肿瘤边界,内部可见纤维化样高回声斑点。CDFI 有报道肿大胰腺内血流丰富,有研究则表现为少许血流或未见血流。部分 AIP 患者常有主胰管局部狭窄伴其远端扩张,胆总管胰内段狭窄伴其上段胆总管和肝内胆管扩张。

(2) 超声造影:AIP 病变胰腺与正常胰腺实质动脉相同步增强,静脉相同步退出,无异常强化区,可能是由于 AIP 间质内的血管无明显破坏和增生,因而病变区域与正常胰腺实质血供的超声造影表现相近。

(3) 胰腺外受累器官表现:超声可很好地显示 AIP 胰腺外器官病变。累及颌下腺炎表现为颌下腺弥漫性回声减低、不均,可见纤维条索样高回声。累及肾脏表现为双肾皮质回声增强,弥漫性病变等。

3. 鉴别诊断

AIP 尤其是局限型 AIP 声像图很难与胰腺癌相区别,AIP 的低回声假肿物内的高回声斑点具有特异性,有助于鉴别 AIP 与胰腺癌,高回声斑点可能是诸多被压缩的小胰管形成的,超声造影 AIP 胰腺与正常胰腺同进同退亦可辅助诊断。

4. 临床价值

AIP 声像图有一定的特征性,并可观察其他器官受累情况,但较难与胰腺癌进行鉴别,可行超声引导下胰腺穿刺组织学或细胞学活检进一步确诊。

(四) 胰腺囊肿

1. 病理与临床

胰腺囊肿(pancreatic cyst)可分为真性囊肿和假性囊肿两大类。

真性囊肿:少见,由胰腺组织发生,多位于胰腺内,囊壁内层为上皮细胞覆盖,可分为先天性囊肿、潴留性囊肿、退行性囊肿、赘生性囊肿与寄生虫性囊肿。

假性囊肿:多见,是继发于急、慢性胰腺炎或者胰腺外伤后胰液外渗被邻近组织包裹而成,囊壁内无胰腺上皮细胞覆盖,由纤维组织构成,多与主胰管相通,大小不一。

2. 超声表现

(1) 真性囊肿:① 先天性囊肿,单发或多发,体积较小,呈圆形或椭圆形无回声区,内呈单房或多房,边界清晰,内壁光滑,后方回声增强;② 潴留性囊肿,多单发,体积较小,位于主胰管附近或与胰管相通,可并发胰管结石、胰腺钙化等;③ 寄生虫囊肿,壁厚,表面光滑,回声增强,部分囊内可见子囊和头节,表现为多发团状、点状强回声,子囊可有囊中囊表现;④ 囊肿内出现出血或感染时可见沉积物样回声。

(2) 假性囊肿:① 胰周(多发生于胰体尾部)可探及圆形或椭圆形液性暗区,边界清晰,少数内部可见散在光点回声或不规则低回声;② 多单发,大小不一,多呈单房;③ 较大的囊肿可压迫胰腺或周围组织;④ 不典型假性囊肿可表现为囊内分隔,因感染、出血、凝血块可使内部回声明显增多,囊肿壁钙化等;⑤ 囊肿破裂可出现腹腔或腹膜后积液。

3. 鉴别诊断

(1) 真性囊肿与假性囊肿的鉴别:真性囊肿较少见,女性居多,体积小,常位于胰腺组织内,假性囊肿较多,常见于男性,体积大,有胰腺炎症或外伤病史,多位于胰腺周围,形态多不规则,囊内可见点状或絮状高回声。

(2) 胰腺囊肿与囊腺瘤或囊腺癌的鉴别:囊腺瘤或囊腺癌多呈囊实性改变,囊性结构内有乳头状结构,彩色多普勒可于囊壁及分隔处探及血流信号,超声造影囊壁及分隔处可见增强,假性囊肿的囊壁及分隔无血流信号,超声造影无增强。

4. 临床价值

超声诊断胰腺囊肿敏感性很高,且有较高的诊断准确率,彩色多普勒和超声造影可用于鉴别胰腺囊肿与囊腺瘤和囊腺癌,并可在超声引导下经皮穿刺囊肿抽液行淀粉酶检查,帮助确诊本病,同时还具有治疗作用。

（五）胰腺囊性肿瘤

1. 病理与临床

胰腺囊性肿瘤占胰腺肿瘤的 10%～15%，多数为良性或低度恶性，有多种病理类型，常见的有：

（1）浆液性囊腺瘤（serous cystadenoma，SCN）：好发于 40～60 岁中老年女性，易发生在胰尾部，无恶变倾向，分为微囊型、多囊型和寡囊型。微囊型由多发小囊构成，囊内含透明液体，囊壁光整，可呈蜂窝状，有的可见中央纤维瘢痕；多囊和寡囊型由数个或单一大囊组成，无中央瘢痕。

（2）黏液性囊腺瘤（mutinous cystadenoma，MCN）：MCN 以 30～50 岁中年女性多见，易发生在胰尾部，多无明显临床症状。MCN 常较大，由单囊或几个大囊组成，囊内充满黏液，囊腔内常有分隔，为潜在恶性肿瘤。如囊壁厚薄不均，出现壁结节，常提示为黏液性囊腺癌（cystadenocarcinoma）。

（3）导管内乳头状黏液性瘤（intraductal papillary mucinous neoplasm，IPMN）：好发于老年男性，依发生部位分为分支胰管型、主胰管型和混合型。病理上起源于主胰管或分支胰管的上皮组织，以乳头状增生并分泌大量黏液为特点，大量黏液堵塞主胰管或分支胰管并使之扩张，行 ERCP 有时可见乳头有黏液溢出。

根据肿瘤细胞及组织结构异型性分为良性、交界性和恶性。临床上可无症状，可表现为急性胰腺炎反复发作或慢性胰腺炎、梗阻性黄疸、脂肪泻和糖尿病等。胰腺囊腺癌临床罕见，多由胰腺囊腺瘤恶变而来，囊腺癌晚期可累及周围组织和器官，如胃、十二指肠、结肠等，可出现局部淋巴结或肝转移。

上腹胀痛或隐痛、上腹部肿块是胰腺囊性肿瘤的主要临床表现，位于胰头部的囊腺瘤可压迫胆总管下段，出现肝肿大、胆囊肿大、梗阻性黄疸，另外还可出现体重减轻、消化道出血、各种胃肠道症状等。

2. 超声表现

（1）胰腺囊腺瘤：① 胰腺内分叶状多房囊性包块及混合性包块，以体尾部多见；② 包块后壁及后方回声增强，边缘不规则，可见乳头状实性回声突向腔内；③ 增厚的囊壁及乳头状结构可见少量血流信号；④ 超声造影瘤体内部实质与周围胰腺组织同时均匀增强，早期等于或高于胰腺实质，囊腺瘤消退较慢，晚期略低于胰腺实质。

（2）胰腺囊腺癌：① 呈不规则分叶状囊性肿块，囊壁较厚，晚期胰腺周围淋巴结肿大，肝内出现转移灶；② 包块周边及内部实质可见比囊腺瘤更丰富的血流信号；③ 囊腺癌造影剂消退较快，晚期增强程度低于周围胰腺实质。

3. 鉴别诊断

（1）囊腺瘤与囊腺癌的鉴别：两者鉴别较为困难，如间隔光带较厚，实性部分较多，生长较快应考虑有恶性可能，其次超声造影囊腺癌瘤体增强消退较快，增强晚期低于周围腺体组织，但最终需病理检查。黏液性囊性肿瘤为大单囊或多囊，囊壁厚薄不一，内可见粗细不等的分隔和（或）壁结节，增强后囊壁、分隔和壁结节强化伴有中央瘢痕的 SCN 诊断容易，多囊和寡囊型 SCN 与 MCN 有时鉴别困难。

（2）胰腺囊性肿瘤与假性囊肿、真性囊肿的鉴别：胰腺假性囊肿多继发于胰腺炎，有相应病史，且病变边缘多光整，无壁结节，胰腺真性囊肿的壁菲薄，无强化。

（3）主胰管型 IPMN 易误诊为慢性胰腺炎，分支胰管型 IPMN 需与囊腺瘤相区别：SCN，MCN 的囊性病变与胰管不相通，IPMN 是相通的，MRCP 有助于显示囊性病变与胰管间的关系。

4. 临床价值

胰腺囊腺瘤或囊腺癌临床表现无特异性，声像图难以鉴别，超声造影有一定的价值。

（六）胰腺癌

1. 病理与临床

胰腺癌（carcinoma of pancreas）是消化道常见的恶性肿瘤之一，可分为原发性和继发性，原发性多见。

胰腺癌多发于胰头部,其次为体尾部,弥漫性胰腺癌可累及整个胰腺,较为少见。胰腺癌最常见的是腺癌,占80%以上,其次为腺泡细胞癌,其他类型还有腺鳞状细胞癌、黏液囊腺癌、黏液性腺癌、多形性癌和胰岛细胞癌等,但均较少见。胰腺癌生长较快,早期易发生转移,主要为淋巴转移和直接浸润,其次为血行转移和沿神经鞘蔓延。

胰腺癌的临床表现与肿瘤发生部位、病程早晚及肿瘤生长速度等相关,胰头癌出现症状较早,体尾部癌出现症状较晚,早期症状不典型,一旦有症状,已属晚期。腹痛、进行性黄疸为胰头癌的常见症状,90%胰腺癌有迅速而明显的体重减轻,晚期常伴恶病质,乏力与食欲减退较常见。体格检查早期无特异性,晚期可触及结节状质硬肿块。

2. 超声表现

(1) 形态大小:胰腺局部局限性肿大,呈结节状、团块状、不规则局部隆起,较小肿块可见局部向外突起,轮廓略显不规则,较大时呈"蟹足样",边界不清,向周围浸润,弥漫型表现为胰腺弥漫性肿大而失去正常形态。

(2) 回声:肿块多呈低回声,高回声者少见,分布不均匀,肿瘤内出血则表现为不规则无回声;强回声者较少见,组织学分类多为黏液腺癌和腺泡细胞癌。较大胰腺癌后方可出现回声衰减,当肿块内部出现液化或黏液腺癌时,后方回声可增强。

(3) 胰管:胰头或胰体部癌时,近段主胰管扩张,侵犯主胰管时可致胰管闭塞。

(4) 肿瘤或肿大淋巴结浸润或压迫胆管,导致梗阻部位以上的胆管扩张,胆道扩张的出现一般早于黄疸,因此有助于早期诊断胰头癌。

(5) 周围血管受压、移位、梗阻,甚至被包绕于肿块中,侵犯血管壁时,血管壁局部连续性中断。胰头癌可引起下腔静脉变形移位,胰腺钩突部肿瘤可见肠系膜上静脉前移,胰体、尾部肿瘤可致周围肠系膜上动脉和脾静脉受压变形移位。

(6) 侵犯及转移征象:胰腺可直接侵犯十二指肠、胃后壁、脾脏、胆总管等周围脏器,腹膜后淋巴结肿大,晚期可出现肝内转移灶、腹水等。

(7) CDFI:较小的肿块内很少能检出血流信号,肿块较大时,可探及点、线状血流信号。

(8) 超声造影早期增强肿块较胰腺实质晚,肿块内可见不规则瘤血管缓慢向心灌注,达峰时间及加速时间较长,其强度也小于周围胰腺实质,故早期呈低增强。晚期增强水平均低于周围胰腺实质。

3. 鉴别诊断

(1) 胰腺癌与胰岛细胞瘤的鉴别:功能型胰岛细胞瘤体积较小,呈均匀性低回声,常伴有低血糖症状;无功能性胰岛细胞瘤体积通常较大,包膜完整,边界清晰,生长缓慢,病程较长。超声造影可以鉴别两者,胰岛细胞瘤增强早于周围胰腺实质,达峰时间短,增强速度快,增强水平较周围实质高。

(2) 胰腺癌与胰腺囊肿的鉴别:液化范围较大的胰腺癌有时与胰腺囊肿相似,但前者除液腔外还可见实性成分和不规则边缘以及周围浸润、转移等征象,一般可以鉴别。

(3) 胰腺癌与壶腹癌及胆总管下段癌的鉴别:见本节梗阻性黄疸的鉴别诊断。

4. 临床价值

超声诊断早期胰腺癌较为困难,当出现胆管、胰管扩张时,超声易于显示,超声造影可定性诊断,也易于显示周围器官和血管的浸润,超声引导下经皮胰腺穿刺活检有助于确诊。

(七) 壶腹部癌

1. 病理与临床

壶腹部癌(carcinoma of ampulla)是指发生于壶腹部、十二指肠乳头附近和胆总管下端的肿瘤。组织学类型以腺癌多见,其次为乳头状癌、黏液癌等,大体形态有肿瘤型和溃疡型两种。肿瘤早期就可以出现浸润,首先阻塞胆管和(或)胰管开口,引起黄疸和消化不良,当肿瘤出现溃烂、坏死、脱落时,可使梗阻部位暂通,黄疸减轻。肿瘤浸润肠壁可引起十二指肠梗阻和上消化道出血,晚期患者可累及周围大血管或脏器,出现淋巴结转移或肝转移,但发生均较胰头癌晚。

临床表现为较早出现的黄疸,较胰头癌早,黄疸进行性加重或有波动,可伴随有胆囊肿大、肝大、粪便呈陶土色等。早期即可因胆总管扩张而发生上腹疼痛,进食后较明显,随着肿瘤浸润范围增大或并发炎症,疼痛加重,并可出现脊背痛。还可出现发热、食欲缺乏、饱胀、消化不良、腹泻、贫血、消瘦等。

2．超声表现

(1) 肿瘤位于扩张的胆总管末端,内以低回声为主,少数表现为高回声或混合回声,部分表现为管壁增厚。

(2) 肿块体积较小,边缘多不规则,有浸润时边界不清。

(3) 较早出现胆管、胰管扩张,胆管扩张程度较胰管显著。

3．鉴别诊断

壶腹部癌需要与胰头癌、胆管癌、胆管结石相鉴别,见本节梗阻性黄疸的鉴别诊断。

4．临床价值

壶腹部肿瘤体积小,位置隐蔽,但由于出现临床症状早,胆管扩张明显,故早期较易被发现,但是与壶腹部的炎性狭窄或其他良性疾病较难鉴别,需结合病史或其他检查才能确诊。

(八) 胰腺神经内分泌肿瘤

胰腺神经内分泌肿瘤(pancreatic neuroendocrine tumors, pNETs)起源于胰腺内分泌细胞或全能干细胞,是第二常见胰腺实性肿瘤,占胰腺肿瘤的1%～3%。大多数 pNETs 是散发的,少数是遗传综合征的一部分。本病多见于成年人,男女发病率无明显差别,单发常见,少数可以多发,可位于胰腺的任何部位。根据肿瘤是否分泌激素及临床表现分为功能性和无功能性两种,其临床表现复杂多样,功能性 pNETs 按其所分泌的激素不同又分为多种,其中胰岛细胞瘤最为多见,其他类型罕少见;无功能性 pNETs 多因体检或非特异性局部压迫症状被发现,也可因肝脏等部位的转移而就诊。病理上,pNETs 具有高度的异质性,其生物学行为多变,可为良性,也可具有高度侵袭性。2010 年 WHO 根据 Ki-67 增殖指数和核分裂数将其分为 G1,G2 和 G3 三级,G1,G2 级多见,又称神经内分泌瘤,G3 少见,又称神经内分泌癌,且认为所有 pNETs 均具有不同程度的恶性潜能,手术切除是唯一有效的治疗手段。

1．病理与临床

胰岛细胞瘤(islet cell tumor)是最常见的胰腺内分泌肿瘤,常见于20～50岁,好发部位依次为胰尾、体、头部,异位胰腺也可发生。胰岛细胞瘤分为功能性和无功能性两种,其中功能性胰岛细胞瘤约占60%,较早即出现明显的临床症状,90%的瘤体直径<2 cm,主要包括胰岛素瘤、胃泌素瘤、高血糖素瘤、生长抑素瘤、血管活性肠肽瘤和胰多肽瘤 6 种,以胰岛素瘤较为常见。不同细胞类型的胰岛细胞瘤的临床表现见表 5.3.1。

表 5.3.1 不同细胞类型的胰岛细胞瘤的临床表现

名称	产生激素	主要临床表现	实验室检查
胃泌素瘤 (G 细胞瘤)	胃泌素	顽固性溃疡,水样腹泻,偶有脂肪泻,体重下降	胃酸分泌过多,基础胃泌素大于 500 mg/L,十二指肠有溃疡
胰岛素瘤 (β 细胞瘤)	胰岛素	发作性低血糖,清晨多见,常有多食和肥胖	血糖小于 50 mg/dL 时,胰岛素水平仍高

续表

名称	产生激素	主要临床表现	实验室检查
胰高血糖素瘤 （α细胞瘤）	胰高血糖素	大泡性移行坏死性红斑,舌炎,高血糖,消瘦,贫血	血浆胰高血糖素水平升高
生长抑素瘤 （D细胞）	生长抑素	腹泻,贫血,高血糖,消化不良,胆石症	血浆生长抑素水平升高
舒血管肠肽瘤 （非β细胞）	血管活性肠肽	低血钾,低血氯,高血钙症状,面红,腹泻,消瘦	低血钾,基础胃酸低,血浆舒血管肠肽水平高

功能性胰岛细胞瘤主要是胰岛素瘤,由β细胞形成,临床上很少见,据国外统计发病率为(3~4)/百万。功能性胰岛素瘤典型的临床症状为 whipple 三联征:阵发性低血糖,甚至出现昏迷及精神神经症状,每天空腹或劳动后发作;发作时血糖低于 2.8 mmol/L;口服或静脉注射葡萄糖后,症状可立即消失。随病程延长,低血糖症状逐渐加重,发作时间延长,发病次数增多,甚至餐后也可诱发低血糖。身体逐渐肥胖,记忆力、反应力下降。胰岛素瘤诊断的主要挑战是定位。80%以上的胰岛素瘤直径<2 cm,一般不引起胰腺轮廓的改变,B超、CT 和 MRI 均难以发现。胰岛素瘤定位诊断检查一般分为形态学定位和功能定位两大类。形态学定位主要有:① 腹部超声,总体诊断率不高,约为 35.1%。原因是胰腺位置较深,易受肠道气体、腹腔脂肪及脾脏的干扰。② CT 平扫,定位准确率较低,为 40.0%~67.9%;而螺旋 CT 薄扫、动脉增强 CT 扫描的阳性率在 90%以上。③ 其他形态学检查还有 MRI、彩色多普勒超声内镜（ECDUS）、腹腔镜超声和术中超声（IOUS）,其中 ECDUS、腹腔镜超声是近年来胰岛素瘤术前定位的新技术,据报道其检出率高于 CT 和腹部超声,术中超声检查能有效发现术中不能触及的肿瘤,如胰头及钩突深部小的肿瘤,从而弥补了单纯术中扪诊的不足,使术中定位的准确性提高,减少了盲目性。

胰高血糖素瘤是胰岛 α 细胞瘤,分泌过量的胰高血糖素,产生的一系列典型症状群称胰高血糖素瘤综合征,如轻度糖尿病、迁移性坏死性皮炎、舌炎、口角炎、外阴阴道炎、低氨基酸血症、贫血和体质量减轻等,其中迁移性坏死性皮炎为该病最具特征性的临床表现,又称高血糖皮肤病综合征。60%为恶性,常在早期转移。偶尔可由胰岛 α 细胞增生引起。肿瘤直径一般为 1.5~3 cm,有时整个胰腺均为肿瘤。早期手术切除肿瘤后,皮肤损害和糖尿病可迅速消失。

该瘤临床少见,女性好发,多见于 40~70 岁中老年人,绝大多数为绝经期的女性。多数病程达 1 年以上,有的超过 12 年。肿瘤多单发,好发于胰尾部,其次为胰体部,胰头部最少。突出的症状为皮疹和糖尿病。皮疹的表现具有一定特点,临床称为表皮坏死性游走性红斑,开始主要为区域性红斑,也可为脱屑性红色丘疹及斑疹,常呈环形或弧形,可为大疱、糜烂、结痂,由于易被细菌及酵母菌所感染,出现坏死溶解性大疱状斑疹。最初病变部位开始愈合时,愈合处留有色素沉着,病变可从一个部位移向另一个部位。其红斑可发生于全身各部位,但以躯干、下腹、腹股沟、臀部、会阴、下肢及面部部位较多见。病变自出现至愈合需 1~2 周。95%以上的病人都有糖尿病症状,症状多较轻,往往经饮食控制或口服药物即可得到控制;偶尔病情较重,需要大剂量胰岛素才能控制。

2. 超声表现

功能性胰岛细胞瘤好发于体、尾部,单发较多见,体积一般较小,直径约为 1~2 cm,瘤体回声均匀,以低或无回声为主,边界清晰规整,有时可见包膜。较大者内部回声不均匀、可见粗大的斑点状高回声或液化坏死无回声。

无功能性胰岛细胞瘤体积一般较大,边界清晰,内部回声较低,不均匀,可伴有无回声区及后方回声增强效应,压迫周围血管可出现相应压迫症状。

神经内分泌肿瘤系富血供肿瘤,通常超声造影动脉相为高增强,静脉相为稍高增强或等增强,高增强是胰腺神经内分泌肿瘤的增强特征。

3．鉴别诊断

胰岛细胞瘤与胰腺癌的鉴别：结合临床表现有助于鉴别诊断。

4．临床价值

超声检查简单价廉，无电离辐射，是胰腺内分泌肿瘤首选的筛查方法。但超声受胃肠道气体影响，一些较小的肿瘤，尤其是胰尾部的肿瘤容易漏诊。超声较易发现体积较大的胰岛细胞瘤，对于体积较小的肿瘤，术中超声较为敏感，可准确定位，指导临床手术治疗。

（九）胰腺实性假乳头状瘤

1．病理与临床

胰腺实性假乳头状瘤（solid pseudopapillary tumor of pancreas，SPTP）是一种较为罕见的低度恶性潜能的肿瘤，好发于15～35岁的年轻人，以女性多见，预后良好。病理上 SPTP 多体积较大，呈圆形或椭圆形，多为囊实性肿块，大多有完整包膜，病理切片实性部分呈灰白或灰红色，可见坏死、囊性变及出血。镜下显示肿瘤细胞呈实片状和假乳头状排列，细胞形态一致，无明显异型性，特征性表现是假乳头区可见环绕纤维血管轴心的假乳头结构。SPTP 可发生于胰腺任何部位，以胰体、尾部多见。

SPTP 多无明显临床症状，多数患者于体检或者无意间扪及腹部肿块而就诊，少数患者可有腹痛、腹胀等症状，很少有梗阻性黄疸。实验室检查常用肿瘤标志物如 CA19-9 等，多在正常范围内。

2．超声表现

（1）病灶可为实性、囊实性团块，后者又可以实性为主或以囊性为主。

（2）肿块一般边界较清晰，周围可见较清晰的包膜。

（3）部分肿块较大时，难以判断与胰腺的关系，表现为上腹部肿块。

（4）少数患者可出现胰管扩张，部分病灶可伴钙化。

（5）CDFI 显示部分病灶实性部分可见点状或短线状血流信号。

（6）超声造影显示肿瘤与胰腺同步或稍晚于胰腺增强，瘤内造影剂退出早于胰腺，强化程度可高、等或弱于胰腺，部分肿瘤可见包膜及分隔样强化。

3．鉴别诊断

（1）与胰腺癌囊变鉴别：胰腺癌多见于老年男性，肿块多边界不清，可向周围组织侵犯，囊变区多位于一处，边缘不规则，超声造影多表现为实性区域低于胰腺实质的增强，造影剂从周边向中心充填。

（2）与无功能性胰腺神经内分泌肿瘤鉴别：两者超声造影动脉期均可为高增强，静脉期神经内分泌肿瘤一般为高增强或等增强，可与 SPTP 静脉期呈低增强相鉴别。

（3）胰腺病变鉴别诊断见表 5.3.2。

4．临床价值

SPTP 超声具有一定的特征性，超声造影能提供更多的诊断信息，但需最终病理证实。

表 5.3.2 胰腺病变鉴别诊断表

疾病种类	胰腺实性假乳头状瘤	胰腺囊腺瘤	胰腺假性囊肿	胰腺内分泌肿瘤	胰腺癌囊变
临床病史	常见于年轻女性（"女儿瘤"）	黏液性常见于30～50岁女性（"妈妈瘤"）；浆液性常见于40～60岁女性（"奶奶瘤"）	多有急性胰腺炎、外伤、手术病史	常见于青中年男性	常见于中老年男性

疾病种类	胰腺实性假乳头状瘤	胰腺囊腺瘤	胰腺假性囊肿	胰腺内分泌肿瘤	胰腺癌囊变
二维超声	实性或囊实性肿块，边界清晰，周边可见较清晰的包膜，可伴钙化	多房囊性肿块或混合性肿块，边缘不规则，可见乳头状结构	胰周圆形或椭圆形液性暗区，部分可见分隔、透声差	低回声或无回声，部分可见包膜	肿块结节状或团块状，边界不清，可见囊性变
CDFI	实性部分点状或短线状血流信号	增厚的囊壁及乳头状结构可见少量血流信号	囊壁及分隔无明显血流信号	血供较丰富	血流信号稀疏或无明显血流信号
CEUS	动脉期周边环状高增强，实质期呈低增强，部分内见无增强区	实质部分呈等或高回声，与胰腺同步减退呈等回声	囊壁及内部均无增强	系富血供肿瘤，通常动脉相和静脉相均为高增强	乏血供，多表现为低于胰腺实质的低增强和快退

（十）梗阻性黄疸

1. 病理与临床

梗阻性黄疸(obstructive jaundice)有由肝内、外各级胆管机械性梗阻引起血清中胆红素升高，致使皮肤、黏膜和巩膜发黄的症状和体征。梗阻性黄疸只是征象而不是独立的疾病，与胆道梗阻并非同一概念，一侧的肝胆管梗阻不一定出现黄疸，因为对侧肝叶有能力排除足量的胆红素。

梗阻性黄疸分为肝外梗阻和肝内梗阻两种，前者较为常见。临床上梗阻性黄疸病因按胆管本身分为3种类型：

（1）胆管外因素，如胰头癌、肝门区转移性淋巴结压迫侵犯胆道等。

（2）胆管内因素，如胆管结石、胆道蛔虫等。

（3）胆管壁因素，如胆管损伤、炎症、肿瘤、先天性胆管闭锁等。

梗阻性黄疸主要表现为皮肤呈暗黄色，完全梗阻者可为黄绿及绿褐色，可伴有皮肤瘙痒、心动过缓，尿色加深，粪便颜色变浅甚至呈白陶土色，并常有出血倾向，尿结合胆红素实验阳性，不同的病因还会有相应的临床症状。

2. 超声表现

（1）胆管扩张与病因声像图表现

① 肝内胆管扩张：正常左、右肝管内径一般＜2 mm 或小于伴行静脉内径的 1/3，左、右肝管内径＞3 mm，二级以上肝内胆管与伴行门静脉分支形成小平行管征。

② 肝外胆管扩张：肝外胆管内径＞6 mm 为扩张，在 7～10 mm 之间为轻度扩张，＞10 mm 为显著扩张，扩张的胆总管与伴行的门静脉形成"双筒猎枪征"。

③ 胆管外因素：如肝门部、胰头部、壶腹部肿瘤可见相应部位肿块回声。

④ 胆管内因素：a. 胆道蛔虫，可见平行光带呈"空心面征"；b. 结石，可见胆管内强回声伴声影；c. 沉积的泥沙样结石、胆泥，可见点状强回声，前者伴声影；d. 陈旧性炎性胆汁，呈絮状光团、光斑；e. 胆管癌，可见胆管局部不规则团块回声等。

⑤ 胆管本身因素：a. 胆管炎性狭窄，可见管壁增厚；b. 先天性胆总管囊状扩张，局部可见囊状无回声与近端胆管相通。

（2）梗阻部位的判断

① 肝内外胆管扩张、胆总管扩张、胆囊肿大，提示胆总管下段梗阻；合并胰管扩张，则提示十二指肠

Vater 壶腹水平发生阻塞。

② 肝外胆管正常或不显示,而肝内胆管或肝左、右管仅一侧扩张,提示肝门部梗阻。

③ 肝总管水平梗阻胆囊不增大,胆总管水平梗阻则胆囊增大。

④ 单纯胆囊肿大,肝内、肝外胆管均正常者,则提示胆囊颈管处梗阻或胆囊本身病变。

⑤ 胆总管扩张而胆囊不增大,可能由胆囊颈部阻塞或胆囊本身疾病所致,因而不能只根据胆囊是否增大来判断梗阻部位。

3．鉴别诊断

梗阻性黄疸的鉴别诊断见表 5.3.3。

表 5.3.3　梗阻性黄疸的鉴别诊断表

	胰头癌	壶腹部癌	胆总管远端癌	胆总管结石
发病率	不少见	少见	少见	多见
病程	短	短	短	长
黄疸	进行性加重	时轻时重	时轻时重	时轻时重
肿瘤位置	多位于胰头	位于 Vater 壶腹水平	位于胆管下段	无肿块
肿瘤大小	多数体积较大	体积多较小	体积大、小均常见	无
肿瘤内回声	多数低回声	多为强回声	多数回声增强	无
胰头肿大	有	无	无	无
胰腺增大	多有	无	无	合并胰腺炎时可有
主胰管扩张	多见	多见	无	下段结石可有
胆囊肿大	常肿大	常可肿大	常可肿大	常可肿大
胆囊结石	无	无	无	多有
胆总管扩张	多见,进行性加重	多见,进行性加重	多见,进行性加重	轻或中度
胆管壁形态	正常	轻度增厚	增厚、僵硬	正常或炎性增厚
胆管内回声团	无	壶腹部胆管内可见乳头状高回声	胆管内可见乳头状低回声	强回声,后方伴声影
下腔静脉	受压移位	正常	正常	正常
胰周血管受压推移现象	常见	有	少见	无
临近器官及淋巴结转移	多见,出现早	可见,出现晚	可见,出现晚	无

4．临床价值

超声检查具有安全、便捷、准确、价廉等特点,可清晰显示胆管扩张,并进一步推断梗阻部位和梗阻病因,是梗阻性黄疸的首选影像学方法。但当患者胃肠道胀气时,胆总管下段显示不佳。

第四节 脾 脏

一、解剖概要

脾脏(spleen)位于左季肋部稍靠后方的横膈下,是人体最大的淋巴器官,长轴大致与第10肋平行,正常情况下在左肋弓下不能触及。脾分膈、脏两面,脏面中央为脾门,其间有数条脾动静脉血管和神经淋巴管出入。脏面上前方和胃邻接,下方自前向后分别是结肠脾曲和左肾上极。脾外形似蚕豆或半月状,正常长约为10～12 cm,宽为6～8 cm,厚为3～4 cm。脾前缘有2～3个切迹。

在脾附近,尤其在胃脾韧带和大网膜中可存在副脾,出现率约为10%～40%。副脾的位置、大小和数目不定,诊断时需予以注意。脾可以位于腹腔其他部位,称异位脾。脾先天发育不良者形态小,超声不易查见。内脏转位者,脾和肝位置置换。

二、超声检查方法、正常脾声像图

1. 患者准备
脾脏的超声检查以空腹状态最佳。如遇胃肠气体较多,可饮用500 mL水充盈胃腔作为透声窗进行检查,嘱患者呼吸配合有助于脾脏检查。

2. 体位
(1) 右侧卧位为脾脏超声检查最常用的体位。此时,脾脏往前下移动,便于从肋间不同断面扫查脾脏。
(2) 患者不易变动体位或需显示脾脏冠状面时采用仰卧位,但易受肋骨遮挡的影响。
(3) 俯卧位较少用。主要用于脾脏在其他体位不能显示时及需要与其他脏器病变鉴别时。

3. 检查方法
多采用凸阵弧形探头,亦可采用扇形探头或线阵探头,探头频率多用2.5～3.5 MHz,儿童可用5 MHz。探头顺着腋前线至腋后线于第7～11肋间斜切,通过脾门显示脾静脉时,测量其厚度并在脾显示范围最长时测量其最长径(最大斜径)。探头垂直脾长轴,显示横断面图像,可测量其横径。脾增大超过左肋弓者需要增加左侧肋弓下及左侧腹的检查范围。

4. 超声表现
长轴断面呈类三角形,表面平滑,外侧缘弧形向外突,内侧缘中部内凹,为脾门,有脾动、静脉出入。正常脾实质呈低回声,分布均匀,回声强度一般稍低于正常肝组织。

5. 正常脾的测量
成人脾的长度<11 cm,脾门的厚度为3～4 cm。

三、脾大的诊断标准

(1) 脾门部厚径:成人>4.0 cm,左肋缘下能容易地探及脾边缘。
(2) 最大长径>11 cm。
(3) 面积测量:最大长径×脾门厚径≥40 cm²。

四、脾相关疾病

(一) 副脾

1. 病理与临床

副脾(accessory spleen)是指在正常的脾以外存在的与正常脾结构相似、功能相同的组织,是常见的脾脏先天性变异,发生率为15%~40%。它可与正常脾完全分离或由结缔组织相连,多呈球形,并具有单独的动、静脉。副脾常为单个,多时可见4~5个,常见于脾门,其次发生于脾蒂血管和胰尾周围;也可发生于脾胃韧带、脾结肠韧带、大网膜、小肠或结肠系膜、骶前、左侧附件或左侧睾丸周围等。副脾无特殊临床表现,偶可发生自发性破裂、栓塞和蒂扭转等。

2. 超声表现

脾门处存在一个或多个圆形或椭圆形的等回声结节。边缘清晰,包膜光整,回声强度与正常脾相似,但与正常脾的分界清楚。约半数副脾有与脾门处动、静脉相同的血管分支。CDFI显示副脾血管门及反向走行动、静脉。

3. 鉴别诊断

(1) 脾门淋巴结:常为继发改变,多发常见。声像图上表现为大小不等、边缘光整的低回声结节,其内部回声通常比正常脾脏低。CDFI显示无与脾门相通的血管分支。若脾门淋巴结为单发时则鉴别困难。应该紧密结合临床病史,随诊观察结节大小变化有助于鉴别,短期内迅速增大则提示为淋巴结继发性改变可能性大。

(2) 多脾综合征:其为一种罕见的先天畸形。声像图上可显示两个或两个以上的脾回声,聚合在一起。同时合并先天性心脏畸形,有助于与副脾的鉴别。

(3) 肾上腺肿瘤:可伴有肾上腺功能异常,CDFI显示无脾门血管进入,应注意结合临床病史。

(4) 胰尾或腹膜后肿瘤:CDFI显示后者无脾门血管进入。

4. 临床价值

治疗血液病或肝硬化要求切除脾时,需要彻底切除。超声检查可使副脾得以术前确诊并定位,减少手术的盲目性。但是由于副脾体积小,位置不定,因而超声检查较易漏诊,而且副脾也可多发,以致不易发现全部的副脾,使超声的应用受到一定的限制。

(二) 脾大

1. 病理与临床

脾大(splenomegaly)多数是全身性疾病的一部分。因此临床表现有不同程度的脾大外,主要是全身性疾病的表现,脾大常见的病因分为:① 感染性脾大,包括急性感染,如病毒性感染、细菌性感染、寄生虫感染等;慢性感染,如慢性病毒性感染、慢性血吸虫性感染、慢性疟疾、梅毒等。② 充血性脾大,如肝硬化,慢性充血性右心衰竭,脾静脉、门静脉栓子形成等。③ 血液病及其他原因致脾大,如白血病、恶性淋巴瘤、溶血性贫血、系统性红斑狼疮等结缔组织病和网状内皮细胞增多症等。④ 脾肿瘤及脾囊肿。

2. 超声表现

(1) 灰阶超声:脾大主要表现为超声测值增加。有以下异常声像图之一者,可考虑脾大:① 成年脾厚径超过4 cm或最大长径超过11 cm;② 面积指数超过20 cm^2;③ 在无脾下垂的情况下,脾下极超过肋下,或脾上极达到腹主动脉前缘;④ 仰卧位时脾容易显示,而且能清楚显示2个以上切迹。

声像图对脾大程度的估测:① 轻度肿大,脾测值超过正常值,但仰卧位检查,深吸气时声像图脾下极不超过肋弓下缘 3 cm；② 中度肿大，脾明显增大，但下极不超过脐水平线；③ 重度肿大，脾下极超过脐水平线以下，并可显示脾周围器官受压移位或变形。

脾大时，脾内部回声通常无明显改变，或回声增粗、回声轻度增强，CDFI 显示脾血管增宽。

（2）多普勒超声：彩色多普勒显示肿大的脾内血流增多，脾静脉的血流速度多较正常值降低。当脾静脉内血栓形成时，彩色多普勒可示脾静脉血流消失或变细等。

（3）超声造影：表现为轻度延迟的整体增强，增强强度略低于正常脾脏，其增强早期的不均匀表现可能更明显一些。超声造影定量分析，为脾肿大诊断提供了更多的定量参数。

3. 鉴别诊断

（1）腹膜后巨大肿瘤：有时腹膜后巨大肿瘤将脾脏推向上方或后方而不能显示，而占据脾区的腹膜后肿瘤被误为脾脏，可以通过左肋缘下方的扫查来寻找。

（2）肝左叶巨大肿瘤：肝左叶巨大肿瘤伸展向脾区方向有时会与肿大的脾脏相混淆。通过肿块的回声及显示正常的脾脏可予以鉴别。

4. 临床价值

超声检查很容易确定有无弥漫性脾大，但对病因的鉴别诊断价值有限。超声检查可以对脾大程度的变化进行监测，了解病程进展和评价疗效。

（三）脾破裂

1. 病理与临床

脾破裂（splenic rupture）可分为自发性和外伤性两种，自发性脾破裂可见于血友病患者或接受抗凝治疗者。外伤性脾破裂为常见腹部损伤之一。根据损伤的范围和程度脾破裂可分为 3 种类型。

（1）真性破裂：脾实质和包膜同时破裂，发生腹腔内大出血，为临床最为常见的类型。轻者为线条破裂，重者为粉碎破裂。前者可发生进行性腹胀和贫血，后者可发生腹腔内急性大出血。

（2）中央破裂：为脾实质内部破裂。可在脾实质内形成血肿，致脾在短期内明显增大，临床可没有明显出血症状。

（3）包膜下破裂：为脾包膜下脾实质出血。由于包膜完整，故血液积聚在包膜下，形成张力性血肿，暂时没有出血现象。经过一个时期（短者数小时，长者数天或几周），可因包膜破裂，发生腹腔内急性大出血现象。有的小血肿可被吸收，形成囊肿或纤维化，如脾破裂邻近脾门部，可能撕裂脾蒂内大血管，造成出血性休克。

脾破裂的临床表现与破裂类型、失血量和速度有关。患者可有不同程度的腹痛、左肩胛牵涉痛、左上腹压痛和腹肌紧张。亦可表现为贫血貌、心率加快、腹腔移动性浊音等。脾周围血肿偶被网膜包绕时，左上腹可叩出固定浊音区（Balance 征），如多发性损伤，易受其他脏器损伤症状掩盖而难以确诊。

2. 声像图表现

（1）灰阶超声：① 真性破裂声像图表现与破裂程度有关。多数表现为脾包膜连续性中断，局部回声模糊，或有局限性无回声区，实质内有不均匀性回声增强或减低区。脾外或腹腔内显示异常无回声区。② 发生中央破裂，脾外形不同程度增大，轮廓清楚、包膜光整。实质内回声不均匀，可见不规则的回声增强或减低区，有血肿形成者，脾实质内可见不规则无回声区。③ 包膜下破裂会导致脾大、变形，被膜光整。包膜下血肿部位可见局限性无回声区，多为月牙形，其内可见细小点状回声，出血时间较长者，可见血凝块形成的强回声光团，或机化形成的高回声条索。当血肿较大或内部压力较高时，脾实质可有凹状压痕。

（2）多普勒超声：脾破裂时脾内或包膜下血肿，CDFI 一般均不能探及血流信号。

（3）超声造影：超声造影能明确地显示脾脏损伤病灶，帮助明确诊断。注射造影剂后，脾破裂区域显示为边缘清晰的轻度增强或不增强区，尤其在增强晚期更为明显。脾挫裂伤病灶表现为垂直于脾脏表面的边缘清晰的低回声带。若造影剂从脾表面溢出至脾周围,常提示有活动性出血。

如无合并其他脏器(如肝、肾)破裂,中央型和包膜下破裂,脾外均无异常无回区。

由于脾外伤属于腹部脏器闭合性损伤,超声检查除应注意脾及其周围外,还应检查肝、胆囊、胰、双肾、腹膜间隙及腹膜后区,甚至还应观察有无胸腔积血。

3. 鉴别诊断

(1) 脾囊肿性疾病:表现为脾实质内出现圆形或椭圆形无回声区,边缘清晰,后方回声增强。

(2) 脾分叶畸形:由于探及的脾切迹可表现为自脾表面向内延伸的裂缝状回声带,脾呈分叶状,内部回声正常。如有腹外伤史,可被误诊为脾破裂或左上腹肿瘤。

4. 临床价值

超声检查有助于临床对脾外伤做及时而明确的诊断,协助临床判断脾外伤的类型和程度,估计腹膜腔出血量。此外超声检查还有助于同时发现其他较复杂的并发症和内脏损伤,为选择合理的治疗方案提供可靠依据。对于进行保守治疗的患者,超声检查可以监测病情进展和判断预后,脾周血肿难以自行消散者,超声引导下穿刺引流可以取得良好效果。当患者局部疼痛体位受限时,会给超声扫查带来一定的困难;破裂口和活动性出血的显示常较困难;对脾破裂程度和范围估计不够准确。病程较长或无明显外伤史的陈旧性脾破裂有时与脾肿瘤难以鉴别,因此必须结合临床和其他检查综合分析。脾破裂的超声造影表现具有一定的特征性,对明确诊断具有很大的帮助。

(四) 脾囊肿

1. 病理与临床

脾囊肿(splenic cyst)临床少见,可分为寄生虫性和非寄生虫性两大类,后者按有无内衬上皮成分可分为真性和假性两类。① 真性囊肿:真性脾囊肿的囊壁有细胞层,是一类原因不明的疾病,可能是先天发育异常或组织迷入所致。有表皮样囊肿、皮样囊肿、血管和淋巴管囊肿等。其中表皮样囊肿多见于青年,常为单发性,最大直径可达 30 cm,色质浓稠,为淡红色或褐色,可有胆固醇结晶;皮样囊肿病理所见囊壁内衬鳞状上皮及附属器,为皮肤全层结构,可有神经组织和骨组织等,囊内可有白细胞、脂肪小体和胆固醇结晶。② 假性囊肿:囊壁无内皮细胞被覆,多由纤维结缔组织或仅由脾包膜本身构成,较真性囊肿多见,约占非寄生虫囊肿的 80%。囊肿多为单房性,可有外伤或脾梗死病史,囊肿可以很大,纤维化的囊壁常发生透明变性。如有广泛钙化,称钙化囊肿。

小的囊肿常无临床症状,当囊肿增大压迫和刺激邻近脏器时,才产生器官受压症状,以左上腹不适或隐痛最多见,有时亦可累及脐周或放射至右肩及左腰背部;如果压迫胃肠道,可导致腹胀或消化不良、便秘等。

2. 超声表现

(1) 灰阶超声:脾内可见大小不等的圆形无回声区,合并出血、感染时,内部可有弥漫性低、中强度回声。囊壁锐利清晰,若囊壁钙化,可显示斑块状强回声伴声影,其后壁及后方组织回声增强。脾外形可不规则或明显畸变,囊肿周围的正常脾组织被挤压变形。

(2) 多普勒超声:囊肿内无彩色血流信号,部分病例可见囊壁上有点状彩色血流。

(3) 超声造影:显示脾囊肿内不增强,呈无回声区。

3. 鉴别诊断

(1) 脾假性囊肿与脾包膜下血肿的鉴别:后者多呈新月形,内部有细点状回声,同时结合临床病史,后者新近有外伤史,脾区疼痛和叩击痛较明显。

(2) 脾囊肿与脾脓肿的鉴别:后者边缘回声较强、模糊,内部常有云雾样点状及带状回声。同时需结合临床病史,后者有全身感染及脾区疼痛和叩击痛。

(3) 脾囊肿与脾肉瘤的鉴别:后者加大增益后,可见点状回声出现,而且边缘缺少囊肿的明亮囊壁回声及侧壁声影。结合临床病史,有时可显示脾门处淋巴结及肝转移灶。

(4)脾囊肿与多囊脾的鉴别:后者是一种先天性疾病,脾明显肿大,脾内布满大小不一的囊性无回声区。囊肿之间无正常脾组织回声为其特征。可伴有多囊肝及多囊肾。

(5)脾囊肿与胰腺假性囊肿、肾积水及腹膜后囊肿的鉴别:仔细探查无回声区与脾关系可获得诊断依据。

4. 临床价值

超声显像对脾囊肿具有很高的诊断敏感性和特异性,为目前诊断脾囊肿的首选检查方法。

(五) 脾脓肿

1. 病理与临床

脾脓肿(splenic abscess)是一种比较少见的继发性感染性病变,发病率为 0.14%~0.7%,病死率较高。原发病灶大多不明显,脾脓肿本身的症状可在原发感染消失后几周乃至几个月后才出现,脾脓肿的常见感染原发病因有:① 由其他部位的感染病灶经血运播散至脾,占病例总数的 75%~90%,但腹腔内感染也可经由门静脉进入脾。② 脾的损伤或梗死,占脾脓肿的 10%~25%。即使较小的外伤也可形成脾血肿,并因继发感染而导致脾脓肿。脾梗死可由脾动脉结扎、栓塞后引起。③ 邻近脏器感染直接侵入脾引起脓肿,但临床较少见,占脾脓肿发病原因的 10% 以下。④ 免疫抑制或缺陷患者,脾脓肿多为单发,少数为多发。临床表现多不典型,早期主要表现为发热、左上腹痛及白细胞数升高。当脓肿位于脾下极时,可于肋下叩及触痛明显的肿大脾。部分脾脓肿可能发生破裂,并发弥漫性腹膜炎,或破入左膈下、胃、结肠或小肠。外伤性继发感染的脾脓肿破裂常合并大出血。

2. 超声表现

(1)灰阶超声:① 脾大。半数以上脾脓肿患者有脾大。脾大的程度与脓肿发生的部位、大小及数量有关。单发或早期脓肿脾大可不明显。② 脾内异常回声。小而散在的多发性脾脓肿,早期超声显像可无特殊改变;较大的脓肿早期在脾实质内表现为单个或多个圆形、卵圆形或不定形的回声增强或减低区,边缘不规则,其内回声不均匀。随着病情的进展,病灶内坏死液化,内部出现不规则无回声区,其间有散在的小点状及斑片状高回声,可随体位改变而浮动,偶尔有气体强回声。无回声区壁厚,不规则,后方回声增强,可伴有左胸积液。当病灶回声介于脾被膜与实质之间,并使脾表面局部隆起时,应考虑脾被膜下脓肿。超声导向下穿刺引流可抽出脓液。

(2)多普勒超声:脓肿早期可探及彩色血流信号,并可测及动脉血流。成熟时,内部液化区未见血流信号,而在脓肿壁可出现线状彩色血流,其动脉的阻力指数多为低阻型。

(3)超声造影:脾内脓肿表现为边缘清晰,周围回声环状增强,内部轻度增强的病灶,尤其在造影晚期表现更明显。脓肿内部的分隔可见增强表现,其内部坏死、液化部分未见明显增强。脾包膜下或脾周脓肿病灶表现为周围环状增强,中心未见明显增强。

3. 鉴别诊断

(1)脾囊肿:囊壁薄,轮廓清晰,内部呈完全透声。

(2)脾血肿:因出血量和时间的不同而表现为低回声、高回声或无回声。结合外伤史及声像图的动态变化有助于鉴别。

(3)脾梗死、脾淋巴瘤和脾转移瘤,参考表 5.4.1。

4. 临床价值

脾脓肿病死率高达 60%。早期症状不明显,术前诊断十分困难。孤立性脾脓肿如能早期正确诊断,经外科手术切脾及抗生素治疗,可获得较好疗效。超声显像可清晰显示病灶,对脾脓肿的早期诊断和治疗有重要价值。

（六）脾梗死

1．病理与临床

脾梗死（splenic infarction）指脾内的动脉分支栓塞，导致脾局部组织的缺血坏死。脾梗死多为由左心附壁血栓及瓣膜赘生物脱落引起的凝固性坏死。还可见于腹腔动脉内血栓、动脉插管术等导致动脉分支阻塞。也可因红细胞增多症、恶性肿瘤、淤血性脾大等使脾局部缺血坏死而形成。梗死多在脾实质的前缘部，较大梗死病灶中央产生液化形成囊腔。

临床表现上轻度脾梗死可仅有低热、白细胞增多；严重者可突然发生左上腹疼痛，并向左肩放射，伴高热，脾周围炎，甚至继发为脾脓肿。左季肋部突发性疼痛并进行性加重是本病的症状特征，某些病例临床表现不明显。

2．超声表现

（1）灰阶超声：声像图表现为典型的尖端朝向脾门部的楔形或不规则形回声异常区，边界清楚，内部回声因病程长短不同，梗死早期为均质性低回声或弱回声，周缘为回声更低的晕环，随着病程的延长，内部回声逐渐增强而且不均匀，因纤维和瘢痕形成，病变体积趋于缩小。当梗死区坏死液化时，形成不规则无声区，可能发展为假性囊肿。局部钙化后，出现伴有声影的强回声斑。由脾淤血、白血病等引起的脾实质局部坏死，多数发生液化，形成不规则无回声区，无回声区内可见细点状回声，少数未液化的坏死灶形成高回声区。

（2）多普勒超声：病灶内部无血流信号，偶尔可见脾血管在近病灶处血流中断或绕行。

（3）超声造影：与正常脾实质相比，脾梗死区未见造影剂充填，呈无回声区，其边界清晰锐利，增强早期可观察到梗死区旁的脾动脉分支增强时突然中断的现象。梗死区周围有时可有轻度环状增强的高回声环绕。

3．鉴别诊断

注意与脾血肿相鉴别，脾血肿常有外伤史，脾实质内低回声病灶，无楔形外形，CDFI 内未见血流信号。与脾肿瘤的鉴别请参考表5.4.1。

4．临床价值

超声检查不仅能及时发现脾梗死，还可以准确了解梗死的部位和范围，判断其严重程度，估计发生梗死的时间，监视病情变化，为制订合理的治疗方案提供临床依据，是脾梗死诊断的首选方法。但陈旧性梗死易与脾脏肿瘤混淆。超声造影的应用使得鉴别较为容易。

（七）脾血管瘤

1．病理与临床

脾血管瘤（splenic hemangioma）是脾最常见的良性肿瘤，可以是全身性血管瘤病的一部分。根据其组织学表现分为毛细血管性、海绵状和混合型血管瘤，成人以海绵状血管瘤多见，儿童多为毛细血管瘤。海绵状和混合型血管瘤可伴有大小不同的囊变区。病变单发或多发，可位于脾实质内或向表面突出，通常无包膜，大多数病变的直径在 2 cm 以下，直径＞2 cm 的病变中有 20% 可发生破裂出血。肿瘤生长缓慢，病史长达数年以上。一般无临床症状，最常见的临床表现是左上腹无痛性包块。

2．超声表现

声像图特征与肝血管瘤相似，大部分表现为较有特征的边界清晰的高回声结节，有时可见周围血管进入病灶，产生边界清晰的高回声结节现象。当有大的血窦或囊变存在时，相应区域呈无回声区，少数脾血管瘤呈低回声。瘤体血管窦腔隙显著扩大者，多有显著脾大。脾静脉若发生栓塞或合并血流在窦腔内凝固，则往往加速脾大进程。CDFI 显示瘤内未有血流信号，周围有点状或短线状血流。

表5.4.1 脾脏占位的鉴别诊断要点

疾病名称	病因	病理	临床表现	灰阶超声	多普勒超声	超声造影
脾梗死	左心附壁血栓及瓣膜赘生物脱落	脾内动脉分支栓塞致凝固性坏死	低热/白细胞增多/左上腹疼痛伴高热	尖端朝向脾门的楔形/不规则低回声区	无血流信号	梗死区无增强,周围可有轻度环状增强的高回声环绕
脾囊肿	原因不明、外伤/脾寄生虫	寄生虫/非寄生虫性,真性/假性囊肿	多无症状,左上腹不适/胀痛	类圆形无回声,分隔少/纤细	无血流,纤细分隔可测及血流	无回声区无增强,可见纤细分隔增强
脾脓肿	脾外伤/梗死/其他疾病/临近部位感染	化脓性感染,葡萄球菌/链球菌/厌氧菌和需氧革兰阴性杆菌	寒战高热,左上腹痛及白细胞数升高	脾大、单/多个类圆形无回声区,内有散在点状及斑片状高回声	早期短线/液化区无流,脓肿壁可见线状血流	周围环状增强,内部轻度增强的病灶/分隔可见增强,坏死部分无增强
脾血管瘤	不明	毛细血管性、海绵状和混合型血管瘤	病史长达数年,一般无临床症状	高回声多见,界清/小蜂窝状/边缘裂隙征	周围点状/短线状血流,瘤内无血流	类似肝血管瘤
脾错构瘤	脾内副脾	杂乱脾组织构成的肿瘤样结构/无包膜	一般无临床症状	圆/椭圆形稍强同声,边清,内回声不均匀,可见条带状回声	内血流丰富/动、静脉频谱	快速高增强
脾淋巴管瘤	不明	囊性扩张的淋巴管构成	多无症状,体检时发现	脾大、稍高回声型/较大的蜂窝状回声	较少显示彩色血流信号	蜂窝状增强
脾炎性假瘤	炎性病变的修复过程	黄色肉芽肿/浆细胞肉芽肿/硬化性假瘤	一般无症状,可有左上腹不适/疼痛	边清,不均匀低回声/高回声/弧形强回声包膜	肿物内可有有血流信号	类似肝炎性假瘤
脾淋巴瘤	HL/NHL,后者多见	Hodgkin/non-Hodgkin淋巴瘤,以后者多见	脾大、单发/多发、脾门淋巴结肿大	低/弱回声的圆形实质性,均匀/不均匀,边界清晰	线状彩色血流,高速高阻力动脉血流	动脉期高增强
脾转移瘤	卵巢/胃/肠/肺/乳腺恶性肿瘤/黑色素瘤	来源于其他器官上皮生殖系恶性肿瘤的恶性肿瘤	无症状/原发病灶引起的症状	脾大、高/低/混合/无回声声块	实性部分可探及点线状血流	周边环状增强
脾血管肉瘤	不明	分化不良的血管内皮细胞覆衬血管腔	左上腹痛/发热/巨脾/脾破裂/血性腹水;消瘦和贫血	病变往往巨大,单/多发,高回声/低回声/液化坏死无回声	肿瘤内血流丰富,多为动脉血流	不均匀高增强

3．鉴别诊断

需要与脾错构瘤、脾转移瘤相区别,具体请参考表5.4.1。

4．临床价值

脾血管瘤临床症状缺乏特异性,超声诊断敏感性和特异性较高,为目前诊断脾血管瘤及随访观察的首选检查方法。

（八）脾错构瘤

1．病理与临床

脾错构瘤(splenic hamartoma)又称脾内副脾,是由杂乱排列的脾组织构成的肿瘤样畸形,组织成分和正脾一致,主要结构是和脾窦相似的血窦样管腔,其轮廓不如正常脾窦的轮廓清楚,肿物无包膜,但边界清晰,一般无临床症状。

2．超声表现

声像图表现为脾内圆形或椭圆形稍强间声区,边界清晰,内回声不均匀,可见条带状回声。CDFI显示肿物内血流信号丰富,频谱分析可探及动、静脉血流。

3．鉴别诊断

(1)脾错构瘤与脾血管瘤的鉴别:见本节血管瘤。

(2)脾错构瘤与脾转移瘤的鉴别:后者为低回声或混合回声者易于鉴别,后者为稍强回声时,CDFI显示前者血流丰富,后者血流不丰富。结合临床病史,后者有原发肿瘤病史有助于鉴别诊断。

4．临床价值

脾错构瘤超声检查有一定的特异性,为目前诊断脾错构瘤及随访观察的首选检查方法。

（九）脾淋巴管瘤

1．病理与临床

脾淋巴管瘤(splenic lymphangioma)系由囊性扩张的淋巴管构成,又称脾海绵状淋巴管瘤或脾囊性淋巴管瘤。其发生基础是先天性局部发育异常阻塞的淋巴管不断扩张。临床多无症状,常在体检时发现。

2．超声表现

二维超声上与脾血管瘤表现相似,多为稍高回声型或蜂窝状结构,边界清,内分布欠均匀;扩张的淋巴管也可弥漫分布,导致脾脏增大,脾脏被大量的大小不等的小囊性病变占据,脾脏的主要血管网走行基本正常。彩色多普勒较少显示彩色血流信号。超声造影常显示病灶轻度增强,并可出现树枝样逐渐填充整个病灶,其消退也较慢,与脾血管瘤相似。

3．鉴别诊断

需注意与脾血管瘤、脾囊肿相区别,鉴别要点请参考表5.4.1。

4．临床价值

超声较易发现和诊断脾淋巴管瘤,是目前诊断脾淋巴管瘤及随访观察的首选检查方法。

（十）脾炎性假瘤

1．病理与临床

脾炎性假瘤(inflammatory pseudotumor,IPT)病因不明,被认为可能是一种炎性病变的修复过程,按组织成分分为3种类型:黄色肉芽肿(以组织细胞为主)、浆细胞肉芽肿(以浆细胞为主)和硬化性假瘤(显著纤维化)。后者肿物内可伴有玻璃样变及钙化,多有厚薄不一的纤维包膜,偶可见蛋壳样钙化。一般无临床症状,可有左上腹不适及疼痛。

2．超声表现

边缘清晰的结节，内部回声不均匀，可为低回声或高回声，包膜钙化时可见弧形强回声，伴声影。CDFI显示肿物内可有血流信号。

3．鉴别诊断

脾炎性假瘤需与脾淋巴瘤及脾转移瘤相区别，请参考表5.4.1。

4．临床价值

脾炎性假瘤较少见，超声检查可以发现病变，但声像图特异性不强，仅可作出良性病变诊断，需超声引导下穿刺活检进一步明确诊断。

（十一）脾淋巴瘤

1．病理与临床

脾是淋巴瘤（lymphoma）最易累及的实质脏器，原发脾淋巴瘤虽远比继发脾淋巴瘤少见，但仍是最常见的脾原发恶性肿瘤。原发脾淋巴瘤可分为Hodgkin和non-Hodgkin淋巴瘤，后者多见。多发生在脾动脉分支周围的淋巴样组织。其诊断标准为：① 脾（包括脾门淋巴结）受累；② 无浅表淋巴结淋巴瘤；③ 无骨髓受累。左上腹疼痛及肿块是最常见的症状，部分患者伴有发热，体检脾明显增大，浅表淋巴结多无异常，可有脾功能亢进和外周血细胞减少，个别病例有鼻出血、齿龈出血、皮肤紫癜等。

2．超声表现

脾脏体积增大，脾实质回声减低或正常，脾内出现多个低回声或弱回声的圆形实质性肿块，内部回声分布可均匀或不均匀，边界清晰但无明显的肿瘤包膜。随着肿瘤增大，低回声团块可相互融合或呈分叶状。个别呈蜂窝状低回声，内有条状间隔。彩色多普勒可显示瘤体及周边线状彩色血流，并可测及高速高阻动脉血流。超声声像图可表现为4型。

Ⅰ型：脾正常或增大，内部回声减低，无占位性病变特征。

Ⅱ型：粟粒样病变，脾实质内可见密布的小弱回声区，间以较厚的高回声分隔，呈筛孔样。

Ⅲ型：多灶病变，脾实质内多发低或极低回声病灶，无包膜，内部回声均匀。当肿瘤融合时，可呈分叶状。CDFI示肿瘤内动脉血流信号。

Ⅳ型：孤立性病变，脾实质内单发低回声肿物，形态不规则，边界清晰，肿瘤内部可发生液化坏死，可见无回声区，CDFI示肿瘤内动脉血流信号。

脾门淋巴结肿大常提示淋巴瘤的可能。

3．鉴别诊断

需要与脾大、脾转移癌、脾囊肿等相区别，请参考表5.4.1。

4．临床价值

超声为脾淋巴瘤诊断的首选检查方式，有助于临床制订合理治疗方案。超声引导下穿刺活检是目前确诊脾淋巴瘤的重要手段。

（十二）脾转移瘤

1．病理与临床

脾转移瘤（splenic metastasis）是指起源于上皮系统的恶性肿瘤，不包括起源于造血系统的恶性肿瘤。可源于卵巢癌、胃肠道恶性肿瘤、肺癌、乳腺癌，少数也可源于生殖系统的恶性肿瘤、恶性黑色素瘤等。原发肿瘤细胞可通过血行、淋巴途径转移至脾。转移灶肉眼常表现为多数结节或单个结节，结节界限清楚，病灶中央可有液化坏死。亦可表现为多数微小结节和弥漫性浸润。少数情况可转移到副脾。转移性脾肿瘤早期多无特殊症状或仅表现为原发病灶引起的症状。在脾明显增大时，可产生类似原发性脾肿瘤的症状。部分患者还伴有脾功能亢进、恶性贫血、胸腔积液、恶病质等。脾功能亢进可能是癌患者贫血原因之一。恶性脾肿瘤偶尔可发生自发性脾破裂。

2. 超声表现

声像图表现较复杂,共同表现为不同程度的脾大和脾实质内团块状回声,内部回声水平与肿瘤的病理结构有关。组织界面多的肿瘤呈高回声或混合性回声;组织界面少的肿瘤呈弱回声,甚至无回声,肿瘤内部有坏死、液化时可类似囊肿表现;肿瘤形态可不规则,周围水肿或有较多血管者,可出现低回声晕环。

3. 鉴别诊断

请参考表 5.4.1。鉴别困难时,需紧密结合临床病史,必要时超声引导下穿刺活检。

4. 临床价值

脾转移瘤声像图无特异性,结合临床病史可作出诊断。超声检查是脾转移瘤首选影像学检查方法,在诊断和随访中有重要价值。

(十三)脾血管肉瘤

1. 病理与临床

脾血管肉瘤(splenic hemangiosarcoma)是来自血管内皮罕见的高度恶性肿瘤。原发性脾恶性肿瘤占全身恶性肿瘤不足 1%,脾血管肉瘤约占脾恶性肿瘤的 7%。组织学表现为由非典型增生和分化不良的血管内皮细胞覆衬不规则血管腔构成。肿瘤在脾实质内形成多数紫红色结节,常伴有出血、坏死及囊性变,也可伴有纤维化和钙化。临床主要表现为左上腹痛、发热、巨脾、消瘦和贫血,1/3 患者发生脾破裂和血性腹水。

2. 超声表现

超声检查可发现脾增大乃至巨脾,脾实质内可见单发或多发肿物或结节,病变往往巨大,可为高回声或低回声,常见液化坏死所致无回声区。多发结节时可相互融合,边缘不光整。肿物多较大,向脾轮廓外突出生长,引起脾形态改变。伴破裂出血者可探及脾周液性无回声区。CDFI 显示肿瘤内血流丰富,多为动脉血流。

3. 鉴别诊断

主要与脾血管瘤和脾转移瘤相区别,详见表 5.4.1。

4. 临床价值

超声检查可以发现病变,结合声像图特点可作出定性诊断,但明确诊断困难。超声检查可作为患者随访及评价疗效的首选检查方法。

第五节 食管与胃肠

一、解剖概要

(一)食管

食管(esophagus)是消化道的一部分,上连于咽,起自第 6 颈椎下缘平面,下穿过膈肌的食管裂孔于第 11 胸椎左侧接胃的贲门,位于脊柱前方,全长约为 25 cm,依其行程可分 3 段,即颈部、胸部和腹部。食管全程有 3 处狭窄:第一处狭窄位于食管和咽的连接处;第二处狭窄位于食管与左支气管交叉处;第三处狭窄为穿经膈肌处。这些狭窄处异物容易滞留，也是肿瘤好发部位。食管壁厚为 0.3～0.6 cm，具有消化道典型的 4 层结构，即黏膜层、黏膜下层、肌层和浆膜层。

（二）胃

胃（stomach）是人体消化系统中的重要器官，通常将胃分成贲门部、胃底部、胃体部和胃窦部。胃小弯呈内凹形，胃大弯呈外凸形，与食管相连处称贲门，与十二指肠相连处称幽门。正常成人的胃容积可达 1.5 L。当特别充满时，可下垂达脐或脐以下，在极度收缩时（饥饿时）可缩成管状。

胃的形态、大小、位置因人而异，主要由人体肌张力和体型所决定，随体位及胃充盈程度而变化。① 角型胃位置比较高，胃体和胃角几乎呈横位，整个胃呈上宽下窄型，胃角钝，几乎呈牛角型，多见于超力型体型、矮胖体型；② 钩型胃是指胃底和胃体斜向右下或者垂直，幽门转向右上方，形似钩，角切迹明显，胃下极达髂嵴水平；③ 瀑布型指胃底呈囊袋状，向后倾倒，多见于正常人；④ 长型胃胃肌紧张力低，胃底、胃体几乎垂直，胃下缘低于髂嵴水平，整个胃的位置均在脊柱的左侧，角切迹呈锐角，此型多见于瘦长体形者。

胃有两壁（前壁和后壁）、两缘（上缘为凹缘，较短，朝向右上方，称胃小弯，其最低点有较明显的弯角叫角切迹；下缘为凸缘，较长，朝向左下方，称胃大弯）和两个口（入口为贲门，即胃与食管连接处；出口称幽门，为胃下段连接十二指肠处）。食管左缘与胃大弯所成的锐角称贲门切迹；胃大部分位于上腹部的左季肋区，以贲门口周围直径 4.0 cm 的范围叫贲门部，贲门平面以上向左上方膨出的部分叫胃底，是胃最固定的部位。贲门和胃底以下的部分叫胃体。胃体的下部接胃幽门窦。胃小弯侧胃体与幽门窦间有一折弯，名为角切迹。角切迹右侧至幽门的部分叫幽门部，临床上常称胃窦，在幽门部的胃大弯侧有一个不太明显的浅沟，叫中间沟，此沟将幽门部分为左侧的幽门窦和右侧更为缩窄的幽门管，幽门部的胃小弯附近是溃疡的好发部位。

胃壁由黏膜层、黏膜肌层、黏膜下层、肌层和浆膜层 5 层构成。肌层由 3 层平滑肌构成，外层为纵形，中层为环形，内层为斜形，其中环形肌最发达，在幽门处增厚形成幽门括约肌。

胃的营养动脉来自腹腔动脉，在胃大弯和胃小弯处各形成一动脉弓。胃小弯的动脉弓由胃左动脉和胃右动脉组成；胃大弯的动脉弓由胃网膜左动脉和胃网膜右动脉吻合而成。胃左动脉起源于腹腔动脉。胃网膜右动脉起源于胃十二指肠动脉。胃短动脉来自脾动脉，约 4～6 支，经胃脾韧带至胃大弯，分布于胃底外侧区。胃静脉与动脉平行，汇流入门静脉。胃左静脉（冠状静脉）直接汇入门静脉或经脾静脉汇入门静脉；胃右静脉直接汇入门静脉。胃网膜左静脉汇入脾静脉，胃网膜右静脉汇入肠系膜上静脉。胃短静脉汇入脾静脉。

（三）小肠

小肠（small intestine）包含十二指肠（duodenum）、空肠（jejunum）和回肠（ileum），是食物消化、吸收的主要部位，上端接幽门，下端通过回盲瓣连接大肠，是消化道中最长的一段，成人全长约为 5～7 m。十二指肠是小肠首段，无肠系膜，位于幽门和十二指肠悬韧带之间，大部分位于上腹膜后，总长约为 25～30 cm，呈 C 形，包绕胰头，是小肠中最粗和最固定的部分，分为 4 部分：球部、降部、水平部及升部。上接胃幽门，下连空肠。球部长约为 3～5 cm，多数与胆囊相邻；降部长约为 7～8 cm，沿第 1～3 腰椎右缘向下行走，内邻胰头，后方与右肾及下腔静脉毗邻，前方有横结肠跨越，降部左后缘与胰头间有胆总管下行；水平部长约为 10～12 cm，位于胰腺下方，于第 3 腰椎平面下腔静脉的前方自右向左横行，穿越肠系膜上动脉于腹主动脉侧，再向前下方转折延续为空肠，其转折处的弯曲称为十二指肠空肠曲。在十二指肠降部的后内侧壁上有十二指肠乳头，是胆总管和胰管的共同开口，胆汁和胰液由此流入小肠。空肠和回肠也称系膜小肠，上 2/5 名为空肠，位于左上腹，黏膜皱襞密集明显，下 3/5 名为回肠，迂曲较多，黏膜皱襞逐渐稀少，位于右侧腹和下腹腔。空肠和回肠在形态和结构上是逐渐改变的，并无明显界限，并借助于小肠系膜固定于腹膜后壁，有一定的活动度。

小肠的营养动脉来自肠系膜上动脉的分支,静脉经肠系膜上静脉回流入门静脉。

(四) 大肠

大肠(large intestine)的主要功能是吸收水分,将不被消化的残渣以粪便的形式排出体外。全长约为1.5 m,起自右髂窝,沿右侧腹腔上行至肝下,然后转向左侧至脾部,由脾部沿左侧腹腔下行至左侧髂窝,然后返入右上方,由右上方再折入小骨盆,约于第三骶椎水平续接直肠,后止于肛门,分为盲肠、阑尾、结肠和直肠。

盲肠位于右髂窝内,长为6~8 cm,是大肠起始部,下端游离呈囊袋状,左接回肠,上续接升结肠,内侧与右侧腰大肌邻接。盲肠与回肠交界处,有突向盲肠腔内的上、下两片唇状瓣,称为回盲瓣,有抑制小肠内容物过快进入盲肠和防止大肠内容物返回入小肠的功能。

阑尾开口于回盲瓣下方的盲肠内后壁,末端游离,呈细长蚯蚓状盲管,长约为7~9 cm,位置多变异,常见位置有回肠前或后位、盲肠下位、盲肠后位、盆位及腹膜外位等。

结肠分为升结肠、横结肠、降结肠、乙状结肠4部分,升结肠位于右侧腹,降结肠及乙状结肠位于左侧腹,横结肠位于上腹部,围绕在腹腔边缘形成结肠方框。空肠和回肠盘踞其内。升结肠及降结肠属于间位脏器,位置相对固定。升结肠是盲肠向上延续的部分,至肝右叶下方转向左侧形成横结肠。横结肠左端行至脾下后,折向下行至左髂嵴处形成降结肠。左髂嵴平面以下至第3骶椎上缘的一段结肠叫乙状结肠,位于下腹部和小骨盆腔内,借助乙状结肠系膜连于后腹壁,肠管弯曲,有一定活动度。

结肠的营养血管包括由肠系膜上动脉分出的回结肠动脉、中结肠动脉及自肠系膜下动脉分出的左结肠动脉及乙状结肠动脉。静脉由肠系膜上、下静脉汇入门静脉。

直肠全长约为15~16 cm,接续乙状结肠,走行于骶、尾骨前方,穿盆膈终于肛门。盆膈以上部分称为直肠盆部,以下部分称为直肠肛门部或肛管。男性直肠前方与膀胱、精囊、输精管和前列腺相邻;女性直肠前方与子宫及阴道后壁相邻,直肠后方与骶骨、尾骨相邻。

直肠由外纵、内环两层平滑肌构成。环形肌在肛管处特别增厚,形成肛门内括约肌,围绕肛门内括约肌的周围有横纹肌构成的肛门外括约肌,括约肌收缩可阻止粪便排出。

直肠的营养动脉来自直肠上动脉(肠系膜下动脉分支)、直肠下动脉(髂内动脉分支)、肛门动脉(阴部内动脉分出)。静脉在肠壁周围形成直肠静脉丛,一部分伴随动脉上行汇入门静脉,一部分经髂内静脉入下腔静脉系。

二、超声检查技术

(一) 病人准备

(1) 检查胃需空腹8~12小时,无梗阻症状。肠道检查前需排便。检查前日晚餐进清淡饮食,不宜食过油难消化及易产气食物。必要时采取洗胃或服用缓泻药清理胃肠道。超声检查宜在X线胃肠造影或纤维内镜之前进行。急腹症患者不必受以上限制。

(2) 胃超声扫查,经腹壁胃充盈扫查,需空腹饮水500~800 mL或服用胃肠口服声学造影剂400~600 mL。临床怀疑胃肠梗阻、穿孔、胰腺炎者禁忌口服造影剂。

(3) 结肠超声检查(经腹壁/结肠充盈扫查)。

① 检查前需排空大便。

② 乙状结肠及直肠上段检查可嘱受检者充盈膀胱。

③ 需保留灌肠者,检查前日晚餐进流食,睡前服轻泻剂,晨起排便,清洁灌肠。

④ 灌肠用 38 ℃生理盐水 800～1500 mL 或采用按比例稀释的胃肠声学造影剂。液体量可根据病变部位、体型、梗阻程度增减。

(二)体位

检查胃开始可采取半卧位,然后左侧卧位及右侧卧位。肠道常采取仰卧位。

(三)仪器

采用二维高分辨力实时超声诊断仪。探头一般选用凸阵、线阵式,经腹超声频率一般用 3～5 MHz,小儿、瘦长体型或浅表区域可选用 5～7 MHz 或更高频率探头。消化道内镜超声需要特殊设备和探头。

(四)检查方法

(1)将事先准备好的温开水 500～800 mL 连续饮下。

(2)现有粉状胃超声造影剂,通常将一包粉状物导入杯内,先用开水搅拌成糊状,然后加温开水至 500～800 mL,充分搅匀后连续饮下。

(3)胃双重造影。近年在口服胃对比剂的同时进行静脉注射造影剂检查胃肿瘤,其方法是在口服胃对比剂显示病灶后,采用可静脉注射的造影剂,配置好以后,快速推注,观察肿瘤造影剂灌注的时间、边界等。并同时记录动态图像,检查结束后逐帧分析。

(4)检查结肠可采用 1500 mL 左右温开水或糊状液性造影剂经直肠连续缓慢灌注。

(5)在饮用造影剂检查时可采取上腹纵切,观察食管下段及贲门,进一步向左连续扫查观察胃底、胃前后壁、大弯侧,然后向右扫查至幽门,同时右侧卧位观察十二指肠球部及降部。

(6)结肠灌注对比剂超声检查时沿着乙状结肠跟踪造影剂充盈的部位连续扫查。

主要切面:

1. 食管

(1)颈段切面:经颈部于甲状腺左叶深方气管旁横断面先探查食管短轴,然后旋转探头 90°至食管长轴切面进行探查。

(2)贲门、食管下段切面:探头斜置左季肋下近剑突处,向左后方旋转扫查,可获得食管下段及贲门长轴;下进行十字交换扫查,即可获得贲门及食管下段短轴切面。

2. 胃肠

(1)胃底切面:探头斜置左季肋部,向左后上腹旋转扫查,角度范围为 0～80°,该切面可较完整地显示胃底周壁。

(2)胃体切面:探头在左上腹纵置移扫,即可显示胃体长轴;探头置于左上腹横置移扫,即可显示胃体短轴。

(3)胃角切面:探头横置腹部,在脐周上、下 3～5 cm 处连续横扫,可获得类似"双环征"声像。双环连接处是胃角横断面,其左侧环是胃体部,右侧环是胃窦部。

(4)胃窦切面:探头长轴斜置脐部与右上腹间,以不同角度扫查获取该部位胃腔最长声像图,在以此方位进行左右或上下移扫,可获得完整的胃窦长轴;在胃窦长轴切面的探头位置,进行十字交换后连续扫查,即可获完整的胃窦短轴切面。

(5)胃脐下斜切面:探头斜置脐周与左上腹,向右前方连续扫查,可显示清晰的胃脐下切面;该切面有利于观察胃小弯和胃角部小病灶。

(6)十二指肠切面:探头纵置右上腹,其上端向右旋转 60°,向左旋转 30°,探头下端相对固定,在此范围可获得大部分的十二指肠声像图。

正常人可根据空肠、回肠及结肠的腹部体表投影进行广泛扫查,多因肠道积气及内容物产生的强反射致肠壁测量困难。

空腹常规筛选检查:经腹壁对胃、小肠和大肠区域做空腹常规探查。扫查时可按解剖分区行"割草坪"式扫查,然后对可疑区域进行重点检查。

(1) 胃充盈检查:嘱患者饮水或口服超声造影剂 500～600 mL。然后,依次采用左侧卧位、仰卧位、坐位(或站立位)、右前斜位、右侧卧位,对贲门、胃底、胃体、胃窦、幽门和十二指肠做系统观察。

(2) 结肠灌肠经腹检查(少用):清洁灌肠后,患者取右侧卧位,经肛门置管。然后取仰卧位,灌注 37.5～38 ℃的生理盐水 1500 mL。沿直肠、乙状结肠向上直至盲肠按逆行顺序做结肠的经腹超声检查。液体量可根据部位、体型适当增减。

(3) 直肠扫查法:① 旋转式直肠内超声检查,采用旋转式带水囊的直肠探头,自上而下地进行直肠腔内扫查,主要适用于整个直肠和肛管的黏膜、黏膜下组织及其周围结构,可用于观察肿瘤对直肠壁的浸润程度,准确判断肿瘤侵犯的部位及大小。② 端扫式直肠探头和双平面直肠探头也可用于直肠壁及直肠周围结构扫查,但观察范围不够全面,一般重点用于前列腺检查。③ 直肠内放置水囊经腹超声检查,从肛门放入连接胶管的乳胶囊,经胶管向囊内注水,同时排净气体,将水囊充盈后持探头在小腹区对直肠及周围结构进行扫查,主要用于检查直肠癌和黏膜下或周围病变以及前列腺病变,患者检查前应充盈膀胱。

注意事项:① 采用"边扫查观察、边适当加压"的胃肠扫查技巧。根据正常胃肠具有管壁柔软、层次结构清晰、管腔张力低(含气液)、可压闭等诸多特点,采用这种特殊技巧,比较容易发现胃肠道包括阑尾炎症、肿瘤、梗阻等多种疾病。② 注意对肠管长轴和短轴的不同切面及方向进行扫查,避免遗漏较小病变。③ 不时地嘱患者吸气鼓腹配合,目的在于判断该段肠腔内气液流动、肠管之间或肠管与腹膜间有无粘连,鉴别肿物位于腹膜腔内或腹膜后(腹膜后肿物出现"越峰征")。

三、正常超声表现

(一) 正常食道与胃肠声像图共同特征

(1) 食道、胃壁和胃腔:食道及胃壁结构自内向外依次为黏膜层(强回声)、黏膜肌层(低回声)、黏膜下层(强回声)、肌层(低回声)、浆膜层(强回声),壁层次间厚度匀称。胃体壁黏膜面光滑、规则,其大弯和后壁可见少量黏膜皱襞细小起伏。饮用造影剂后食管下端和贲门显像清晰,造影剂通过无滞留,管壁回声清晰,表面光滑,管腔无狭窄,生理结构规则。正常胃肠壁层次结构清晰、连续性良好,厚度均匀,管壁无异常增厚、结节或肿物隆起,表面不应出现异常凹陷,如溃疡,且管壁回声无异常减低或增强。

(2) 可压缩性:正常管壁柔软,管腔张力低,管腔可以压闭而无压痛,管腔无扩张、局部狭窄、变形或移位,腔内无潴留。

(3) 胃肠蠕动:正常胃肠有生理性蠕动。例如,进标准餐后,胃蠕动大约每 20 秒 1 次。自胃体向幽门部呈节律性、对称性管壁收缩。蠕动波在声像图上呈小丘状隆起,每分钟蠕动≥2 次或振幅不变者为正常;每分钟蠕动<2 次或振幅减弱者为蠕动减弱;未见蠕动或病变处蠕动中断者称为蠕动消失。小肠包括十二指肠、空肠、回肠均有活跃的蠕动功能,小肠无蠕动、蠕动亢进或频繁出现的逆蠕动,均为异常。

(4) 十二指肠随幽门开放逐渐充盈,球部形态呈"三角形"或"椭圆形",边界规整、清晰,球壁黏膜面光滑,其大小形态随蠕动和幽门开放出现规律变化。十二指肠降部和水平部肠腔充盈后不如胃壁边界清楚,肠壁黏膜面可见细小黏膜皱襞。十二指肠壁结构完整,自内向外分别为强回声层(黏膜层)、低回声层(黏膜肌层)、强回声层(黏膜下层)、低回声层(肌层)和高回声层(浆膜层)。

正常胃肠超声测量参考值：

贲门管径长：贲门管径通常为5～12 mm；

胃壁厚度：胃腔充盈500～600 mL造影剂时，胃壁厚度一般为3～6 mm；

黏膜皱襞厚度：胃腔充盈500～600 mL造影剂时，胃体黏膜皱襞厚度为4～6 mm，胃窦和胃底部黏膜皱襞厚度通常小于胃体部；

幽门管径：在幽门开放时内径宽度为2～4 mm，长度为5～8 mm；

十二指肠球部面积：通常为3～5 cm²；

肠壁厚度：肠腔充盈时肠壁厚度为3～4 mm；

肠腔内径：充盈时肠腔内径<3 cm。

(二) 胃

胃内常常含有大量气体，图像多表现为混合回声后方伴"不清洁"声影，其声像图随其内容物多少、收缩状态及断面部位的不同而表现各异。

造影剂充盈后，高分辨率仪器将胃壁分为5层结构：表现为3条强回声线和两条低回声线呈相间平行排列。从黏膜面起，第一层强回声线为黏膜层与腔内液体产生的界面回声；第二层低回声线是黏膜肌层；第三层强回声线是黏膜下层；第四层低回声线是固有肌层；第五层强回声线为浆膜层与周围组织之间产生的界面回声。

正常人胃壁厚度范围为3～5 mm。成人胃幽门部胃壁厚度<6.0 mm，小儿或新生儿<4.0 mm。

(三) 十二指肠

(1) 球部位于肝左内叶脏面下方、胆囊内侧。幽门开放时可见液体充盈，呈三角形或椭圆形。

(2) 降部位于胰头外侧。当肠管充盈时，位于降部后内侧的十二指肠大乳头有时可见。

(3) 水平部位于胰头下方，在腹主动脉和下腔静脉前方横过，通过肠系膜上动脉与腹主动脉的夹角。

(4) 升部较短，在胰体、尾足侧续接空肠，常常不易获得较理想的充盈图像。

(四) 空、回肠

充盈状态下，正常空、回肠管腔内径<3 cm，管壁厚度<2 mm。肠管张力低，蠕动活跃。肠管无蠕动、蠕动亢进伴有逆蠕动均属异常。

(1) 空肠：续于十二指肠升部，分布在左上腹和中腹部。液体充盈时，空肠长轴切面可见黏膜面的环状皱襞呈密集的梳形与肠管长轴呈垂直排列。当肠梗阻时，肠管扩张、张力较高、皱襞水肿，表现为"琴键征"。

(2) 回肠：续于空肠，主要位于右侧腹和下腹腔，靠近盲肠（回盲部）和乙状结肠。黏膜面环状皱襞逐渐稀少，长轴切面内膜面相对平坦，区别于空肠。

(五) 结肠

正常情况下，超声难以显示出大肠精确而易于辨认的图像，一般根据解剖关系及肠道内容物进行识别。结肠内常常因为充盈气体和粪便表现为肠腔内强回声团伴声影，表面肠壁呈波浪状。升结肠和降结肠属于间位脏器，位置较为固定，可以升结肠或者降结肠作为解剖标志，对各段结肠进行顺序扫查。升结肠、横结肠、降结肠、乙状结肠在腹壁的体表投影大致呈"门框样"分布。结肠袋内也可为有回声的液体充盈。结肠袋之间的低回声细小间隔代表着半月襞。

结肠壁很薄且柔软、回声较低，不易清晰显示，充盈状态下其厚度一般<3 mm，空虚时<5 mm。黏膜面光滑。结肠管腔张力低，有较大的可压缩性，腔径一般<3.5 cm。

四、食管疾病

（一）食管憩室

1．病理与临床

食管憩室（diverticulum esophageal）是指食管壁的一层或全层向外突出，内壁覆盖有完整上皮的盲袋结构，按部位可分为咽食管憩室，发生于咽与食管连接部；食管中段憩室，见于食管中段，靠近气管分叉处；膈上憩室。咽食管憩室又称 Zenker 憩室，为食管少见的良性疾病，常在 50～80 岁发病，约占食管憩室的60％，多于超声检查时意外发现。咽食管憩室好发于环咽肌上方与食管结合部的后壁，团块出现在甲状腺后方，食管前方，可见团块与食管壁相延续。咽食管交界处的后部有咽下缩肌与环咽肌，此二肌之间缺乏肌纤维，是解剖学的薄弱间隙，为憩室好发部位。这种缺失在左侧更为明显，因此咽食管憩室好发于左侧，呈现为甲状腺左叶背侧含气体样结节，气体形态不稳定，随吞咽动作发生流动而改变。早期多无症状，或有轻度的咽部异物感和瞬时的食物停滞感，但随憩室的增大，可出现呃逆、反流、口腔异味等。

2．超声表现

（1）甲状腺左后方及右后方出现不均质低回声团块影，其内可见强回声；多切面扫查可见肿块边缘的低回声壁与食管壁相连；吞咽动作后可见肿块与甲状腺有相对运动。经吞咽或饮水后扫查，肿块可有形态及回声的改变，患者做吞咽动作或饮水后，肿块中央原有的强回声减弱或消失，或变为点线状强回声，纵切面扫查时可见食管与病灶间有液体相连。

（2）CDFI：病灶周边低回声（食管壁）带可见点条状血流，非环状血流。

（3）口服超声造影：SonoVue 造影剂与生理盐水按 1：200 配制约 20 mL 备用，嘱患者喝一大口并含在口中，然后患者仰卧位进行谐波超声造影，造影时嘱患者将含在口中的含造影剂的生理盐水吞下，如显示病灶即刻增强显影，则诊断明确。该方法原理类似食道吞钡造影，且方便快捷，无 X 线电离辐射。

3．鉴别诊断

（1）甲状腺占位性病变伴钙化：较大的咽食管憩室常向前推挤甲状腺而似位于甲状腺内，则不易与甲状腺肿瘤相区别，尤其在甲状腺存在多发结节时更易误诊。口服造影剂后可见食管内造影剂进入该混合回声内部，中心部呈快速高增强，持续观察可见造影剂缓慢流动，周边低回声区无造影剂灌注，呈持续无增强，而甲状腺结节经口服造影剂后无此改变，可以与之相区别。

（2）甲状旁腺瘤：甲状旁腺位于甲状腺背侧，远离气管，较大的咽食管憩室可表现为甲状腺后方甲状旁腺部位的肿块，一般甲状旁腺肿瘤的后方无明显声影，嘱患者反复吞咽及饮水后观察或者口服造影剂观察肿块内部回声变化加以鉴别。

（3）颈部肿大淋巴结：在肿瘤术后随访患者中，咽食管憩室可能被误诊为复发或转移的气管旁淋巴结，咽食管憩室在吞咽动作后形态有改变时与肿大的淋巴结较易鉴别，当变化不明显时，需多切面扫查观察和口服造影剂观察肿块内部回声变化。

4．临床价值

单纯二维超声诊断憩室比较困难，当食管前壁憩室突入甲状腺时，与甲状腺图像重叠，如果认识不足很容易和甲状腺来源肿瘤，尤其是甲状腺癌相混淆，因为存在将憩室内气体误认为钙化的可能。误诊为甲状腺肿瘤有可能会进行穿刺，甚至手术。过去该疾病的诊断依据是食道钡餐 X 造影检查，上消化道内窥镜检查，食管压力测定，以了解是否存在食管运动功能障碍的病因。随着超声造影技术的普及，超声医师可经食管超声造影检查实时准确地诊断咽食管憩室。

(二)食管裂孔疝

1. 病理与临床

食管由后纵隔通过膈肌后部的孔进入腹腔,此孔称为食管裂孔。食管裂孔疝(hiatal hernia)是指腹腔脏器(主要是胃)通过膈肌食管裂孔及膈肌食管间隙进入胸腔的病变,是膈疝中最常见者,达90%以上。

病因分为先天性和后天性因素。前者是由于膈肌食管裂孔的发育不良和先天性短食管;后者是由于膈食管膜松弛,食管裂孔扩大;食管绝对或相对变短;食管胃角(His角)增大等。

病理分型:滑动型食管裂孔疝(Ⅰ型)和食管旁型食管裂孔疝(Ⅱ型)。Ⅰ型多见,占75%~90%,表现为在腹腔压力增高的情况下,贲门和部分胃底经扩张的食管裂孔突入胸腔后纵隔内,在腹腔压力降低时,胃疝入胸腔内的部位可自行回纳至腹腔。Ⅱ型少见,表现为胃的一部分在食管左前方通过增宽的食管裂孔进入胸腔。

临床主要表现为胃食管反流症状,如胸骨后烧灼痛、反流反酸、打嗝和反胃等。严重者可出现消化道出血、反流性食管狭窄、疝囊嵌顿等并发症的相应症状。

2. 超声表现

(1) Ⅰ型,滑动型食管裂孔疝。膈上见胃囊(贲门及部分胃底位置上移至胸腔内),膈肌食管裂孔增宽,≥25 mm;食管胃角(His角)变钝。

(2) Ⅱ型,食管旁型食管裂孔疝。少见,表现为膈上食管一侧有胃囊,而食管-贲门连接部位置正常。

3. 鉴别诊断

(1) 膈壶腹:食管远端稍扩张的囊性结构,与胃相通;膈壶腹或前庭对应食管下括约肌的位置。

(2) 术后改变:食管切除术后,部分胃拉入胸腔,多有原发病史。

(3) 食管膨出性憩室:膈上区大的囊状突起,在大多数钡被清空后仍可见龛影;来源于食管远端10 cm的侧壁;憩室内缺乏胃皱襞,有助于区分疝。

4. 临床价值

诊断食管裂孔疝常用的检查方法有食管吞钡和上消化道造影、上消化道内镜检查和高分辨率食管测压法。可通过上消化道内镜检查诊断食管旁疝,但食管吞钡造影才是最敏感的诊断性检查。对于轴向跨度＞2 cm的滑动型食管裂孔疝,可通过食管吞钡造影、内镜检查或食管测压法进行诊断。相比之下,轴向跨度＜2 cm的小型滑动型食管裂孔疝只能术中确诊。随着超声造影技术的普及,超声造影可以直观方便地观察食管裂孔疝,提供更加方便快捷的诊断。

(三)食道下段癌(lower esophageal cancer)

1. 病理与临床

食管癌是一种地域性分布很强的恶性肿瘤,世界各国和地区的发病率相差很大。我国高发,排在恶性肿瘤的第4位,年新发病例在15万以上,占世界年发病例总数的一半多。食管癌准确的病因仍不完全清楚。多数认为,食管黏膜上皮肿瘤的发生是多种因素联合作用、长期慢性刺激的结果。同食管腺癌发生关系最密切的是Barrett食管。食管分为颈、胸、腹三段(胸段又分为上、中、下三段)。颈段:食管入口至胸廓入口处。胸段:胸廓入口至胃食管交界处。腹段:食管裂孔到贲门处(腹段食管长为1.5 cm)。食管癌多半发生在食管中段。上段、中段、下段食管癌的发生比例分别为15%,50%和35%。病理类型以鳞癌为主,约占95%。临床通常将食管腹段与食管胸段下段统称为食管下段。食管癌的早期症状多不典型、没有特异性、时好时坏和反复出现。常见不适包括大口固体食物哽噎感、食管内异物感、胸骨后疼痛、不适或哽噎感,下段食管癌还可以出现剑突下或上腹部不适、呃逆、嗳气等。中晚期食管癌的临床症状主要包括:吞咽困难,梗阻;疼痛,多为进食时吞咽痛,晚期者出现持续性胸骨后或背部疼痛,其性质为钝痛或隐痛,亦有烧灼痛或刺痛,并伴有沉重感;出血,少数食管癌病人也会因呕血或黑便而来医院就诊,肿瘤可浸润大血管特别是胸主动脉而造成致死性出血;声音嘶哑,常是肿瘤直接侵犯或气管食管沟淋巴结转移后压迫喉返神经引起。

2．超声表现

(1) 食管正常强回声气线环绕低回声管壁的规则回声破坏消失,管壁不规则增厚,回声不均匀,短轴切面管腔强回声呈偏心状;累及食管全周的病灶,表现为肥厚的管状肿块,管腔强回声居中。部分病例可见食管外膜中断破坏。

(2) 根据包块与食管强回声气线是否为同向移动可判断包块是否来源于食管。

3．鉴别诊断

超声探查食管下段主要以肝脏左叶作为透声窗,当食管下段肿块较大,与肝脏左叶及尾状叶分界不清时,容易被误诊为肝脏转移癌,可通过口服超声造影剂判断肿块与食管壁是否为同向移动,判断肿块是否来源于食管,鉴别困难时可借助内镜进行检查并取组织进行病理活检。

4．临床价值

超声检查可以清晰地显示颈段食管及腹段食管(腹段食管以肝脏作为透声窗显示相对容易),为临床从超声角度提供进展期及晚期食管癌的病情进展信息。胸段食管因位置特殊,周围含气脏器和骨架结构阻碍了超声波的传播,但胸段偏偏是食管癌相对高发的部位,故超声检查不能作为食管肿瘤的筛查首选。

五、胃的疾病

(一) 胃溃疡

1．病理与临床

胃溃疡(gastric ulcer)可见于任何年龄的患者,20~50 岁多见,男性多于女性,是消化道最常见的疾病之一。它是指胃黏膜受损超过黏膜肌层的慢性溃疡。临床表现为周期性上腹痛,反酸、嗳气等症状,可并发呕血、便血、幽门梗阻及胃穿孔等病变。

胃溃疡是一种多因素引起的疾病。胃黏膜侵袭因素增强和防御因素削弱,导致溃疡的发生,其中胃酸分泌过多,幽门螺杆菌感染和服用非甾体类抗炎药等是已知的主要病因。胃溃疡多发生在胃小弯及窦部,病变多数是单个发生,直径多在 0.5~1.5 cm,典型的溃疡呈圆形或椭圆形,其边缘常有增厚、充血水肿,溃疡基底光滑、清洁、富含血管的肉芽组织和陈旧瘢痕组织,表面常覆以纤维素膜或纤维脓性膜而呈灰白或灰黄色。

2．超声表现

(1) 胃溃疡部位局限性增厚,一般<1.5 cm,其黏膜面出现凹陷。

(2) 增厚的胃壁呈低回声,壁增厚最大范围一般<5.0 cm。

(3) 溃疡凹陷部位形态尚规整,边缘对称,不随蠕动变化而消失。

(4) 溃疡凹陷部壁层次模糊,凹底光滑,表面附增强回声斑。

(5) 较大溃疡通常呈腔外型凹陷,并可显示"黏膜纠集"。

(6) 多发性溃疡者可显示互不相连的多处胃壁增厚伴凹陷。

(7) 未饮用胃造影剂时二维超声检查胃溃疡一般较难发现。当连续超声观察发现溃疡凹陷不规则扩大,进展迅速或凹陷缩小,而周围隆起明显增厚、范围扩大、形态不规则时,应高度警惕溃疡恶变。

3．鉴别诊断

(1) 胃良性溃疡需与溃疡型胃癌鉴别(表 5.5.1)。

表 5.5.1　胃良性溃疡与溃疡型胃癌的鉴别

	胃良性溃疡	溃疡型胃癌
溃疡形态	陷坑状	火山口状
溃疡特点	腔外型、规则	腔内型、不规则
溃疡口	光滑、口底一致	口小、底大
溃疡底部	回声强、平滑	回声低、不平整
周缘形态	城墙状、匀称	堤坡状、不匀称
周缘壁厚	一般<15 mm	多数>15 mm
隆起壁回声	较强、均质	较低、不均质
黏膜纠集征	有	无
桥征	有	无
蠕动跳跃	一般没有	均有
周围浸润	少	多见
远处转移	无	有

（2）胃溃疡与糜烂性胃炎的鉴别：前者胃壁局限性增厚，黏膜面不完整、凹陷。后者病变广泛，胃壁结构完整，故容易鉴别。

4. 临床价值

应用胃声学造影检查法，单纯从声像图上很难鉴别良恶性溃疡，超声虽可显示胃壁 5 层结构及其溃疡数目、大小和深度等断面征象，但敏感性较低，对浅表或较小溃疡容易漏诊，胃及周围肠管的内容物、残胃及肥胖等均可影响超声检查，超声不作为胃溃疡的常规检查方法，主要依靠胃镜检查诊断。胃镜下病理活检是最终确诊的方法，由于超声无创伤、无痛苦，病人易接受，可反复多次检查，适用于接受药物治疗的溃疡患者的疗效观察，对不宜行胃镜检查的患者可作为一种筛选的检查方法。胃溃疡穿孔时急腹症，超声可发现肝前间隙游离气体，穿孔部位低回声伴少量积液等。

（二）胃癌

1. 病理与临床

胃癌（gastric carcinoma）是源自胃黏膜上皮的恶性肿瘤，占胃恶性肿瘤的 95%，是消化道最常见的恶性肿瘤之一，早期无明显症状，当形成溃疡或梗阻时才出现明显症状。临床表现为无节律性上腹痛，恶心呕吐、消瘦、黑便、乏力、食欲减退等，晚期胃癌可触及腹部肿块，出现腹水、淋巴结转移、恶病质等。好发部位依次为胃窦（包括幽门前区）、小弯、贲门、胃底和胃体。组织学来源主要是腺癌。此外，较常见的还有黏液癌（包括印戒细胞癌）和低分化癌（包括髓样癌和硬癌）。胃的转移性肿瘤罕见。

病理可分为早期胃癌和进展期胃癌。① 早期胃癌：癌组织局限于黏膜层和黏膜下层，无论有无淋巴结转移，均称为早期胃癌。可分隆起型、浅表型和凹陷型。<0.1 cm 的胃癌统称为微小胃癌，为早期胃癌的始发阶段。② 进展期胃癌：癌组织浸润达肌层或浆膜层，也称中、晚期胃癌。进展期胃癌可分为结节/肿块型（Borrmann Ⅰ型）、局限性溃疡型（Borrmann Ⅱ型）、浸润性溃疡型（Borrmann Ⅲ型）、局限性浸润和弥漫性浸润型（后者称 Borrmann Ⅳ型）等主要类型。

早期常无特异性症状，当形成溃疡或梗阻时才出现明显症状。可出现不同程度的上腹不适，随病情发展逐渐出现钝痛、隐痛、恶心、食欲缺乏、嗳气和消瘦等症状，部分出现呕血、黑粪或吞咽困难。当胃癌浸润穿透浆膜侵犯胰腺或横结肠系膜时，可出现持续性剧烈疼痛，并向腰背部放射。极少数癌性溃疡穿孔的患者也可出现腹部剧痛和腹膜刺激征象。晚期可触及腹部肿块,出现腹水、淋巴结转移、恶病质等。

2. 超声表现

(1) 早期胃癌:胃壁局限性低回声隆起或增厚,病变形态不一,边界不清,一般起始于黏膜层,当侵犯黏膜下层时,局部回声可出现断续现象。病变黏膜面也可呈小火山口样征象。依据早期胃癌的病理分型,超声可分为隆起型、平坦型和凹陷型。早期经腹超声检查相当困难且仅限于隆起型,敏感性约为15%。因此早期癌诊断主要依赖纤维胃镜检查,包括对高危人群定期筛查。纤维胃镜结合超声内镜的检查,对早期癌的进一步诊断和明确临床分期极有帮助。

(2) 进展期胃癌:胃壁异常增厚隆起,形态不规则,内部回声较低、不均质,胃壁层次破坏,病变通常侵犯肌层或浆膜层,可表现为胃壁结构紊乱、中断,浆膜回声线不完整。通常胃壁隆起>5.0 cm,厚度>1.5 cm,黏膜面显示多峰征与多凹征。腔狭窄、胃蠕动跳跃、减弱或消失。可分为肿块型、溃疡型和浸润型。① 肿块型胃癌:基底宽,呈低回声或不均质病灶,边缘可不规则;② 溃疡型胃癌:肿物突向胃腔,基底宽,肿物表面溃疡凹陷呈"火山口征";③ 弥漫或局限增厚型胃癌:病变可限于胃窦区或弥漫至整个胃壁("皮革胃"),其短轴断面呈假肾征或"面包圈征"。

胃双重造影:在饮用胃对比剂显示肿瘤局部胃壁增厚时,随后静脉注射造影剂,可观察到肿瘤导致增厚的胃壁造影剂快速灌注后回声增强,肿瘤的轮廓更清晰,浸润的范围更明确,并可同时观察到肿瘤外周转移的淋巴结被造影剂灌注后不同程度增强。同步记录动态图像,进一步研究分析造影剂进、出时间等。

胃癌转移征象:① 直接扩散。肿瘤蔓延浸润到肝脏、胰腺、网膜和腹壁,声像图显示胃壁浆膜层回声线连续性中断,肿瘤与邻近器官分界模糊,粘连伴局部出现边界不清的肿块等。② 淋巴转移。多见于胃周(小弯侧、大弯侧)、腹腔动脉旁、主动脉旁淋巴结肿大,可以单发和多发,也可呈融合性。③ 血行转移。肝转移癌常为多发性,边界较清晰,多呈类圆形的低回声结节或较强回声。典型病例呈"靶环状"。④ 腹膜种植转移。胃癌细胞,特别是黏液癌细胞浸润至浆膜层,可脱落到腹膜腔,种植于腹膜、腹壁、盆腔器官,发生转移瘤。声像图表现为胃浆膜层回声连续性中断、腹腔积液,可合并肠粘连。此外,女性胃癌患者可转移至卵巢,为双侧或单侧性实性肿瘤,称Krukenberg瘤。对于女性卵巢肿物合并腹水者,应注意寻找胃或其他部位有无原发癌。

3. 鉴别诊断

(1) 胃良性肿瘤:仅占胃肿瘤的3%。可分为两类:一类来自胃黏膜上皮组织,为息肉样腺瘤,比较少见,一般不超过2 cm,有蒂,乳头状,向表面隆起,与基底宽的息肉样腺癌不同;另一类比较多见的是胃壁间质细胞瘤,过去学者们认为它是胃平滑肌瘤,大多数为良性肿瘤,有2%的患者为平滑肌肉瘤。

(2) 胃恶性淋巴瘤:发生在黏膜下,有息肉样、结节/肿物型、弥漫增厚型等多种类型,尽管有低回声、黏膜保持完好的特点,有时与腺癌也很难鉴别。此时,病理组织学检查显得极为重要,因为它涉及本病治疗方案的制订及预后的判断。

(3) 良性溃疡:部分非典型的溃疡型胃癌需与良性溃疡相鉴别(见表5.1.1)。

4. 临床价值

(1) 典型胃癌由于胃壁增厚伴破坏后层次不清,超声诊断不难,且可判断肿瘤的浸润深度、有无周围淋巴结转移病灶等。作为一种无创性的诊断方法,胃超声检查的优点不仅在于它可以显示胃壁层次的断面结构,还可清晰显示胃癌的部位、大小、形态及其侵犯范围和深度,判断有无周围转移病灶等,可以弥补胃镜和X线检查的不足,为临床选择治疗方案提供依据。

(2) 超声检查对于胃癌淋巴结转移的敏感性仅为60%,与淋巴结的大小、部位、仪器性能和检查者技术有关。关于残胃癌的超声检查,因其位置深在,受干扰因素多,尤其残胃与空肠吻合者难以显示,除非肿瘤体积很大。

(3) 胃镜有助于无症状早期胃癌以及癌前病变的筛查,同时完成组织学活检。内镜超声有助于进一步对早期胃癌的诊断和进行胃癌分期。内镜超声检查结果与胃癌病理分型有很高的一致性,对提高胃癌的诊断水平具有重要价值。

(三)胃肠间质瘤

1. 病理与临床

胃肠间质瘤(gastrointestinal stromal tumors,GIST)是一类起源于胃肠道间叶组织的肿瘤,占消化道间叶肿瘤的大部分。Mazur 等于 1983 年首次提出了胃肠道间质肿瘤这个概念,GIST 与胃肠道肌间神经丛周围的 Cajal 间质细胞(interstitial cells of Cajal,ICC)相似,均有 c-kit 基因、CD117(酪氨激酶受体)、CD34(骨髓干细胞抗原)表达阳性。

GIST 多发于中老年患者,40 岁以下患者少见,男女发病率无明显差异。大部分发生于胃(50%~70%)和小肠(20%~30%),结直肠占 10%~20%,食道占 0~6%,肠系膜、网膜及腹腔后罕见。GIST 病人有 20%~30%是恶性的,第一次就诊时有 11%~47%已有转移,转移主要在肝和腹腔。

GIST 表现为胃黏膜下、胃壁内或浆膜外结节。腔内型肿物位于黏膜下,向腔内生长。黏膜层多数完整并被抬起,有时可见黏膜面小溃疡,基底较平整。短轴断面显示局部胃腔变窄。壁间型表现为肌层的肿物同时向腔内、腔外生长,使黏膜层向腔内、浆膜层向腔外隆起。外生型比较少见。肿物主要向外生长,浆膜面膨出明显,但连续性完整,黏膜面无明显膨出,胃腔变形不明显。此型易漏诊或误诊为胃外肿物。

2. 超声表现

(1) 胃(肠)壁局限性肿物,多呈类圆形,大小通常在 2~5 cm,加压扫查时质地较硬。

(2) 多数肿物内都呈均匀的低回声,边界清晰,但无明确包膜。

(3) 声像图类型:① 腔内型,多见。肿物位于黏膜下,向腔内生长。黏膜层多数完整并被抬起,有时可见黏膜面小溃疡,基底较平整。短轴断面显示局部胃(肠)腔变窄。② 壁间型,肌层的肿物同时向腔内、腔外生长,使黏膜层向腔内、浆膜层向腔外隆起。③ 外生型,比较少见。肿物主要向外生长,浆膜面膨出明显,但连续性完整,黏膜面无明显膨出,胃(肠)腔变形不明显。此型易漏诊或误诊为胃外肿物。

(4) 部分肿物直径>5 cm,当肿物形态不规整、黏膜面不光滑、存在较深在的不规则形溃疡、肿物内部回声不均匀增多、出现片状无回声区(出血坏死)时,高度提示恶性。

3. 鉴别诊断

(1) 腔内型胃间质瘤与胃息肉的鉴别:后者起自黏膜层,基底部常带蒂,呈中等偏强回声,随胃蠕动而移动。

(2) 恶性胃间质瘤与肿块型胃恶性淋巴瘤的鉴别:后者起自黏膜下层,内部呈均匀性弱回声,生长迅速,预后差。

(3) 恶性胃间质瘤还需与胃癌进行鉴别:根据胃癌组织起自黏膜层、呈浸润性生长、分布不规则等特点不难与前者区分。若肿瘤较大,表面出现溃疡,则鉴别困难。

4. 临床价值

超声检查不仅可确定肿瘤部位、大小、侵犯胃壁层次的深度,有无邻近脏器和淋巴结转移,还可根据肿瘤轮廓、形态、内部回声特征、瘤体的大小及与局部胃壁关系提示肿瘤的良性或恶性。胃镜不易发现较小的黏膜面无破坏的肿瘤和腔外型肿瘤,因此对于可疑病变需结合胃肠造影、内镜超声、CT 或 MRI 检查综合判断。

(四)胃平滑肌瘤及胃平滑肌肉瘤

1. 病理与临床

胃平滑肌瘤占胃良性肿瘤的 17%~46%,胃体、胃窦发生率较高,占 2/3。胃平滑肌瘤为间叶组织良性肿瘤,来源于较深部胃壁肌层,单个或多个圆形、卵圆形大小不等的结节,直径为 2～4 cm,或位于黏膜下肌层内或浆膜下。边界清楚,无真包膜。瘤体<2 cm,长时间无临床症状,瘤体较大,或继发破溃或发生坏死。患者出现上腹饱胀不适、隐痛、食欲缺乏及上消化道出血等症状。极少变为胃平滑肌肉瘤。

胃平滑肌肉瘤较少见,多起源于胃壁的第四层肌层。原发性少,大部分由良性胃平滑肌转化而来。瘤体生长迅速,易发生变性、坏死,多经血路转移。发病者多见于青年人,肿瘤较大,上腹部可触及肿块。症状同胃平滑肌瘤,但较为严重。

2. 超声表现

胃平滑肌瘤多<5 cm,局部胃壁明显增厚,呈圆形或卵圆形,向腔内突出,内部回声较均匀,边界清楚,肿块可在壁内、黏膜下或浆膜下。瘤体与相邻的正常胃壁层次连续性中断,分界明显。

胃平滑肌肉瘤肿块较大,为 7～10 cm,因发生坏死表面黏膜溃疡回声杂乱,内部出现不均匀的强回声及中心液性区。可成"假肾征"回声。胃平滑肌肉瘤的低回声可形成胃壁肌层内肿块、黏膜下肿块或浆膜下肿块。胃平滑肌肉瘤术后肝转移多见,周围淋巴结大。

3. 鉴别诊断

胃平滑肌瘤主要与胃息肉、胃良性间质瘤进行鉴别,鉴别困难时需胃镜下取活检诊断。胃平滑肌肉瘤主要与恶性胃间质瘤、胃淋巴瘤及胃癌进行鉴别。当肿瘤较大,鉴别困难时,仍需依靠电子胃镜进行活检诊断。

4. 临床价值

超声作为一种无创检查,不仅可以清晰地显示胃壁各层次结构,判断肿瘤起源于哪一层,还可以实时动态观察肿瘤局部转移情况,但对于肿瘤较大、表面破溃坏死的,超声鉴别诊断较困难,可借助纤维胃镜进行进一步诊断。

(五) 胃息肉

1. 病理与临床

胃息肉(gastric polypus)是指黏膜面凸到腔内过度生长的组织,发病年龄在 40 岁以上,早期无明显症状,如息肉表面发生糜烂、溃疡者可出现上腹不适、腹痛、恶心呕吐及消化道出血等症状,部分患者可出现间歇性幽门梗阻。仅凭临床症状难以诊断。

病理上将其分为炎性和腺瘤性两种。前者为黏膜炎性增生形成,较常见;后者由增生的黏膜腺上皮构成,较少见,多单发,表面呈结节状,多数有蒂,大小一般不超过 2 cm,属癌前病变。

2. 超声表现

(1) 胃腔内充盈造影剂后,可显示自胃黏膜层向胃腔内突出的略低的或近似中等回声团块。

(2) 多为单发,也可多发。形态多样,一般呈圆形或类圆形,境界清晰,表现光滑。

(3) 大小为 1～2 cm,基底狭窄,呈蒂状,改变体位不能与胃壁分离。

(4) 局部胃壁各层结构的连续性和蠕动正常。

(5) 病灶内常见短棒状血流束,血流信号丰富。

3. 鉴别诊断

(1) 需与息肉型胃癌及胃巨皱襞症(Menetrier 病)鉴别。息肉型胃癌生长快,多>2 cm,基底较宽,对胃壁有浸润,附着处可见黏膜中断。胃巨皱襞症声像图特征为黏膜皱襞回声粗大,呈"琴键"状。

(2) 胃体部单峰状蠕动波也可被误认为本病。延长观察时间,可见其向幽门部推进或消失,故易于鉴别。

4. 临床价值

胃息肉较小,超声检查容易漏诊。对已发现的胃息肉病变,用超声检查随访其变化有重要价值。当息肉增大、实质回声不均匀减低时,和局部胃壁间的层次结构不清时应警惕癌变可能。

六、肠道疾病

(一) 十二指肠球部溃疡

1. 病理与临床

十二指肠溃疡(duodenal ulcer)指发生于十二指肠的慢性溃疡,是消化道最常见的疾病之一,十二指肠溃疡好发于十二指肠球部,约占90%。发病年龄多数为青壮年,男性多于女性,其比例约为(2~4)∶1。一般呈圆形或椭圆形,直径通常<1 cm。多为单发,亦可为多发。溃疡可以慢性侵蚀血管导致大量出血;还可以破坏整个肠壁造成穿孔。邻近组织常伴有纤维增生,并发生痉挛或瘢痕收缩,使球部产生畸形。

临床多表现为中、上腹周期性、节律性疼痛,伴有反酸、嗳气。后壁穿透性溃疡疼痛可放射到后背。其疼痛规律一般为疼痛-进食-缓解-疼痛。当溃疡伴有并发症时,可出现呕吐咖啡样物、黑粪、梗阻以及穿孔等相应的临床表现。

十二指肠溃疡主要见于球部,约5%发生在球后部位,称为球后溃疡。在球部前后壁同时出现溃疡者,称对吻性溃疡。胃和十二指肠均有溃疡者,称复合溃疡。十二指肠溃疡的直径一般<1 cm,溃疡相对浅表,表面常覆以纤维素或纤维脓性膜。溃疡进一步发展,穿透胃或肠壁全层,与周围粘连穿透入邻近器官,或形成包裹,称为穿透性溃疡。溃疡病急性穿孔是溃疡病的严重并发症之一,临床以十二指肠球部溃疡穿孔多见。溃疡多次复发,愈合后可留瘢痕,瘢痕收缩可引起溃疡病变局部畸形和幽门梗阻。

2. 超声表现

(1) 溃疡一般较小,其黏膜面可见凹陷,并可见固定强回声附着。

(2) 病变周围呈低回声,有时可见"黏膜纠集征"。

(3) 部分球部可因瘢痕挛缩导致形态不规则,面积变小,多<3 cm²。

(4) 球部管壁轻度、不规则增厚,厚度<1.0 cm。

(5) 蠕动时可伴有一过性"激惹现象"。

3. 鉴别诊断

(1) 十二指肠球部溃疡与十二指肠球炎的鉴别:十二指肠球炎的声像图表现为球部面积变小,球壁黏膜皱襞增粗、增厚,其形态通常不发生明显畸变,球壁黏膜面规整,无凹陷,借此可以与十二指肠溃疡相鉴别。

(2) 十二指肠球部溃疡与十二指肠癌的鉴别:十二指肠癌通常发生在降部,病变呈占位性病变。肠壁明显隆起,隆起处黏膜面可出现凹陷,其凹陷形态极不规则。此外,肠壁隆起厚度一般>10 mm,以不均质低回声为主,并可出现周围脏器或远膈脏器的转移,通常与十二指肠溃疡不难鉴别。

4. 临床价值

十二指肠球部浅表性溃疡超声表现不典型,诊断较难,超声不作为十二指肠溃疡的常规检查方法。胃充盈法超声检查能显示球部的大小、形态、溃疡部位及周围结构的变化,可动态观察充盈剂在球部的排空情况,为临床提供诊断参考。尤其对部分不典型的十二指肠球部或球后溃疡,超声诊断时应慎重,需要内镜检查才能确诊。

(二) 小肠肿瘤

1. 病理与临床

小肠肿瘤(small bowel tumor)包含十二指肠肿瘤、空肠肿瘤及回肠肿瘤,是指从十二指肠起到回盲瓣止的小肠肠管所发生的肿瘤。小肠占胃肠道全长的75%,其黏膜表面积约占胃肠道表面积的90%以上,但是小肠肿瘤的发生率仅占胃肠道肿瘤的 5%左右,小肠恶性肿瘤则更为少见,约占胃肠道恶性肿瘤的 1%。发生于十二指肠的良恶性肿瘤发病率低,起病隐匿,缺乏特异性症状,早期诊断困难。十二指肠肿瘤好发部位以降部为多,其次是水平部和球部。病理类型有溃疡型、息肉型、环状狭窄型和弥漫浸润型。组织学以腺癌为多,约占 73%,其余分别为间质瘤、淋巴瘤和类癌等。原发性十二指肠恶性肿瘤包括十二指肠癌、乳头部癌、肉瘤和类癌。乳头部肿瘤易产生胆总管阻塞。空肠及回肠恶性肿瘤有腺癌、淋巴瘤、平滑肌肉瘤。小肠越向远端,肿瘤的发生率越高,以回肠最多见,其次为空肠,十二指肠最少。就单位小肠黏膜面积发生率而言,十二指肠肿瘤的发生率最高。

临床表现为不同程度的腹痛、腹部包块、肠梗阻等,部分患者大便潜血阳性或黑粪。如转移至腹膜则有腹水。超声检查一般用于出现高位梗阻症状,如呕吐、腹痛的患者,饮水或口服造影剂有助于超声观察。

2. 超声表现

(1) 二维超声:空肠及回肠肿瘤多数呈靶环征或假肾征,如肿瘤向腔外生长仅表现为圆形或不规则形低回声块,边界不清,内可伴有无回声暗区,病变处肠壁僵硬,蠕动消失,当肠壁明显增厚致肠腔狭窄,病变近端肠管可出现不同程度扩张,甚至出现肠梗阻,局部浸润和转移性病灶多数发生于晚期病人,如腹膜淋巴结肿大、肝内肿块等。十二指肠恶性肿瘤常以降部肠壁不对称性增厚的低回声包块多见,易浸润胆总管。

(2) 多普勒超声:在增厚肠壁和肿块内可检出不同丰富程度的血流。

(3) 间接征象:① 肠道梗阻征象,肿物所在部位以上肠道扩张、液体和内容物滞留及肠道积气现象。② 胆道梗阻征象,其特点为胰管和胆总管下段明显扩张,胆囊增大而肝内胆管仅轻度扩张或无扩张。③ 肠系膜上动、静脉推移现象,见于十二指肠水平部肿瘤。④ 周围淋巴结和远隔脏器转移征象。

3. 鉴别诊断

(1) 肠梗阻:主要指肠管内容物的下行发生了急性通过障碍。引起肠梗阻的常见原因有右小肠肿瘤、大肠肿瘤、炎症或腹部手术粘连、肠套叠等,此类病因造成的肠梗阻称为机械性肠梗阻,麻痹性肠梗阻常由手术麻醉等引起。病理生理改变是梗阻以上肠管扩张、积液、积气,如不能及时解压,时间过长严重可引起肠穿孔、肠壁坏死。临床表现以腹部阵发性绞痛、腹胀、呕吐、肠鸣音亢进为主,严重者可发生水电解质紊乱和休克,完全性梗阻时病人无排便、排气。声像图表现为肠管扩张,扩张的范围取决于梗阻部位的高低,扩张的肠管内积液造成无回声暗区伴肠内容物形成的点状、条状高回声;肠壁黏膜皱襞水肿、增厚,部分形成"鱼背骨刺"状排列。机械性肠梗阻可见肠蠕动明显增强,肠内容物随蠕动来回漂移;肠道肿瘤引起肠梗阻,此时可发现实性低回声块、靶环征或假肾征。

(2) 肠套叠:导致肠梗阻除了上述超声表现外,超声表现特点是套入部位可见多层肠管平行套入,纵切时内呈管状暗区伴上方肠管扩张,横切时呈圆形团块,内回声杂乱。无回声暗区套入水肿增厚的肠壁形成低及高回声,团块内彩色多普勒显示血流丰富,肠壁血管受挤压导致相对狭窄,频谱表现流速增快。成人常见是因肠道肿瘤引起,儿童多数是因肠系膜淋巴结肿大引起。

(3) 因手术、炎症等引起的肠梗阻需结合临床病史与肠道肿瘤加以区别。

小肠肿瘤需与肠系膜和大网膜肿瘤相区别,单凭声像图既不能定位,也不能定性,小肠 X 线造影和血管造影有助于肿瘤定位,诊断肿瘤的组织来源和良恶性可在超声引导下行穿刺活检。

4. 临床价值

在肠道肿瘤表现靶环征时要与非肿瘤性病变引起的靶环相区别,如肠道炎症性疾病:结核、克罗恩病、缺血性肠炎等,它们都因肠壁水肿及组织增生和肠壁痉挛而形成靶环。原发性小肠肿瘤发病率低,早期缺乏典型的临床表现,无理想的有效检查方法,因此临床诊断较为困难,误诊率较高,为 42%~79%。常用的消化道钡剂造影、纤维肠镜检查对于壁内型及腔外型肿瘤很容易造成假阴性结果,因此难以获得满意的检查效果。超声检查虽然不是诊断小肠肿瘤的敏感方法,但如发现可移动性肿块,即可对其大小、形态、内部回声特征进行评价,对估计病变浸润范围、寻找转移淋巴结和其他脏器转移有一定价值,因此超声是检查小肠肿瘤必要的弥补手段之一。

（三）结肠癌

1．病理与临床

结肠癌（carcinoma of colon）是起源于大肠黏膜上皮的恶性肿瘤，可发生于结肠的任何部位，以直肠、乙状结肠和直肠乙状结肠交界处最为常见。其发病率高，占消化道肿瘤的第二位。病因不清，可能与环境和遗传有关。肠道的其他慢性炎症也有癌变的可能，如溃疡性结肠炎，有 3%～5% 的癌变风险。经腹超声发现的大肠癌多属中、晚期。

结肠癌的大体分类：① 息肉型，肿瘤向腔内呈息肉状、结节或菜花状突出，多为分化良好的腺癌，生长缓慢，转移迟，手术切除预后好。② 溃疡型，癌组织向肠壁深层及周围浸润，早期形成溃疡，底部深达肌层，边缘高耸如火山口样，表面有坏死物附着，多为腺癌，分化差，淋巴转移早。③ 浸润型，癌组织纤维组织多质硬，局部肠壁增厚，沿肠壁环状浸润，造成肠腔环状狭窄，镜下为硬癌，常早期血行或淋巴转移。组织学为黏液腺癌或印戒细胞癌。

结肠癌的浸润和转移有直接扩散，淋巴、血行转移及腹腔种植等途径。临床表现为便血、排便习惯改变、腹部包块等。较晚期患者可合并梗阻症状，如腹痛、便秘、腹胀、呕吐和肠蠕动亢进等，有时可见肠型。严重者可出现腹水、肝大、黄疸、左锁骨上窝淋巴结肿大等，均属晚期表现。

2．超声表现

（1）声像图基本特征：① 肠壁增厚，表现为肠壁不均匀增厚或向腔内、腔外生长不规则肿块，多呈"假肾征"或"靶环征"表现。② 肠腔狭窄，由于肿瘤在肠壁呈环形浸润生长，致肠腔狭窄变形，其肠腔显示如"线条状"改变。③ 肿瘤回声，肿瘤一般呈低回声或强弱不均的实质性回声，多伴有较丰富的血流信号。④ 梗阻征象，肿物部位近端肠管扩张、内容物滞留。根据肿瘤浸润生长方式以及狭窄程度的不同，分为不完全性或完全性肠梗阻。⑤ 其他征象，肿瘤部位肠管僵硬，肠蠕动消失。⑥ 肿瘤转移征象，包括局部系膜淋巴结肿大和（或）肝等器官内转移灶。

（2）声像图分型：按肿瘤的形态和声像图特征可分为以下几型。① 肠内肿块型，肿瘤呈局限性隆起，向腔内突起，表面不规则或呈菜花状，肿块与肠壁相连，周围肠壁多正常。② 肠壁增厚型，不均匀增厚的肠壁呈低回声，包绕肠腔含气内容物，即"靶环征"。斜断面扫查呈"假肾征"。③ 肠外肿块型，肿瘤向管腔外生长浸润，管腔受压、狭窄，变形不明显。④ 混合型，肿瘤向腔内凸出，并侵犯肠壁全层，向浆膜外生长浸润，无包膜，边界不清。

3．鉴别诊断

（1）结肠间质肉瘤：肿瘤可向肠腔内或肠腔外生长。肿物一般较大，直径多＞5.0 cm，形态规则或不规则的瘤体内可见大片液化坏死区，溃疡深大而不规则，肿瘤内可发生假腔。结肠间质肉瘤易发生肝和周围淋巴结转移。

（2）结肠恶性淋巴瘤：以回盲部最多见，表现为肠壁增厚或形成肿块，呈弱回声，透声性较好。

（3）肠结核：好发部位为回盲部，文献报道该处发生率占肠道结核的 40%～82.5%。增殖型肠结核由于极度增生的结核性肉芽肿和纤维组织使肠壁形成瘤样肿块，声像图显示为肠壁局限性增厚、边缘僵硬、管腔狭窄变形，与结肠肿瘤容易混淆。鉴别诊断需结合病史、体征以及其他检查资料进行分析，X 线钡剂灌肠对肠结核的诊断亦具有重要价值。

4．临床价值

经腹超声尚不能作为早期结肠癌的检查手段，主要适合于进展期结肠癌，可弥补临床触诊的不足，较为特征性的"假肾征"为临床提供重要的诊断线索，以便 X 线钡剂造影和纤维肠镜进一步证实。还可用来提示进展期结肠癌有无肝和淋巴结转移。结肠癌的准确分期尚需要依赖 CT 等其他检查。经腹超声引导下穿刺活检有助于确定病理组织学诊断、分级和鉴别诊断。高频经直肠超声和超声内镜可清晰显示肠壁的五层结构和病变侵犯范围;三维超声检查可进一步全面评估肿瘤的形态、大小、浸润深度和范围等,并可观察周围淋巴结肿大情况。

(四) 肠梗阻

1. 病理与临床

肠梗阻(intestinal obstruction)分为机械性肠梗阻、动力性肠梗阻及血行障碍性肠梗阻三种,是指肠腔内容物由于病理因素不能正常运行或通过肠道时发生障碍,是常见而严重的急腹症之一。病因多,病理变化复杂,临床后果严重。肠粘连是小肠梗阻最常见的原因,肿瘤是导致结肠梗阻最常见的原因。其典型临床表现为腹痛,呕吐,腹胀,停止排气、排便。机械性肠梗阻因肠腔狭窄,内容物不能通过而致;动力性肠梗阻因肠壁肌肉运动紊乱致麻痹性或痉挛性肠梗阻;血行障碍性肠梗阻为血液循环障碍(肠系膜血管血栓或栓塞)所致。还可分为完全性肠梗阻和不完全性肠梗阻。

2. 超声表现

由于肠梗阻的病因、梗阻部位、病程长短以及有无绞窄等有所不同,其声像图可有多种表现。

(1) 肠梗阻表现为梗阻近端肠管连续高张力显著扩张,其内充满大量液体和肠内容物。小肠梗阻时,小肠内径多>3.0 cm;结肠梗阻时,结肠内径多>5.0 cm,肠壁变薄。立位或坐位纵行扫查时可见"气液分层征"。

(2) 梗阻近端肠管蠕动频繁、亢进,蠕动波幅度增大,伴有肠内液体往复流动。梗阻局部肠蠕动减弱或消失。麻痹性肠梗阻肠蠕动亦减弱或消失。

(3) 肠壁改变:肠袢纵断面黏膜皱襞清晰,可伴有水肿增厚,表现为"琴键征"或"鱼刺征"。肠袢弯曲扭转可形成"咖啡豆征"。

(4) 绞窄性肠梗阻的动态变化:① 肠蠕动由增强迅速减弱,以至完全消失。② 由肠间无或少量积液征象;逐渐转为大量积液。

(5) 提示肠梗阻原因的特殊声像图征象:① 梗阻末端强回声团提示巨大结石、各类粪石引起的梗阻或蛔虫性肠梗阻;② 梗阻末端低回声团块提示肠管病变,如肿瘤、克罗恩病等;③ 沿肠管长轴呈多层低和中等回声相间的结构,即"套袖征",短轴切面呈"同心圆征",为肠套叠;④ 肠壁均匀性显著增厚,回声减低,内部血流信号明显减低且发病急速者,提示肠系膜血管阻塞;⑤ 阴囊内、腹壁内见到肠管回声是肠管疝出或嵌顿的佐证;⑥ 腹腔内见到闭袢状肠管扩张时,提示肠扭转或粘连。

3. 鉴别诊断

一般扩张肠管不易诊断肠梗阻的病因,但肠套叠或肠肿瘤等梗阻时有特殊征象。例如,肠套叠时横断面声像图呈多层"同心圆征"。当肿瘤导致梗阻时,可见肠壁增厚,肠腔回声偏离中心或呈"假肾征"。蛔虫如扭结成团可以堵塞肠腔,病人以少年和儿童居多,有蛔虫病史,声像图上小肠扩张可不严重,但可显示线团状的蛔虫征象。

4. 临床价值

超声检查肠梗阻首先需判断肠梗阻的有无,其次寻找梗阻的部位及梗阻的原因。梗阻的部位表现为扩张肠管与萎瘪肠管交界处。超声检查诊断小肠梗阻能早期发现小肠积液扩张和肠蠕动改变,早于 X 线检查。

超声可连续动态监测腹腔肠管病变情况及腹腔积液情况,如短期内发现腹水明显增多、肠蠕动由强变弱、阵发性绞痛的剧烈程度有所减轻,常提示病情恶化。

另外,对妊娠女性疑有肠梗阻者,因 X 线检查对胎儿有电离辐射,超声检查可作为首选。

（五）肠套叠

1. 病理与临床

肠套叠（intussusception）是指一段肠管及其系膜套入邻近的另一段肠腔内，为小儿外科常见急诊，多在6个月至2岁之内发生，95%原因不明，5%是继发于肠管的器质性病变，包括梅克尔憩室、重复畸形、肠管息肉、腹型紫癜。成人肠套叠多继发于肿瘤。大多表现为近侧肠管套入远侧肠管，而远侧肠管套入近侧者罕见。肠套叠肠管横断面有三个筒，外筒为鞘部，中筒和内筒为套入部。外筒与中筒以黏膜面相接触，中筒和内筒以浆膜面相接触。鞘部的开口处为颈部，套入部前端为顶部。鞘部肠管持续痉挛，使套入的肠管因血管受压而发生充血、水肿、肠壁增厚，甚至坏死。肠套叠的类型最多见的是回盲型，其次为回结型，回回型、结结型较少。

肠套叠的主要临床表现为腹痛、呕吐、血便、腹部包块。腹痛为突然发生，间歇性反复发作，发作时常呕吐。发作数小时内多数排果酱样黏液便。体检时腹部可扪及活动性包块。肠套叠发病后可出现肠梗阻的表现。

2. 超声表现

声像图表现：① 同心圆征，肠壁水肿不严重，外层肠壁的黏膜、黏膜下层及套入部各层未被过度牵拉变薄，此时外层肠壁结构依稀可辨。② 炸面圈征，外层肠壁水肿增厚，呈环状低回声，肠壁结构无法辨认。③ 炸面圈内新月征，外层肠壁依然是低回声环，其内可见受套入部肠管挤压增厚的肠系膜，呈新月形高回声。此外套入部肠管周围可见一枚或数枚大小不等的肠系膜淋巴结，部分患者套筒近端肠管可探及积液扩张等肠梗阻的表现。成年人应注意套入的肠管头端有无肿瘤等异常回声。CDFI有助于显示套叠肠管壁和系膜的血流信号，完全缺乏血流信号提示肠壁缺血坏死。

3. 鉴别诊断

肠套叠的超声图像具有特征性，一般较易诊断，主要应与肠道肿瘤相区别。后者起病慢，病程相对较长，声像图多数表现为"假肾征"，边缘欠规整，很少有同心圆征。成年人肠套叠多由继发因素造成，要特别仔细地探查套入肠管头端，查看是否有肿瘤存在。

4. 临床价值

超声对肠套叠诊断的准确率在92%以上，与传统采用的X线空气或钡剂灌肠检查比较，方法简便、迅速，结果准确、可靠。在超声监视下，对小儿单纯性肠套叠利用加温生理盐水灌肠复位治疗效果良好，与国内报道的X线下空气灌肠复位成功率相近，且无X线辐射，为治疗肠套叠开辟了新途径。

（六）急性阑尾炎

1. 病理与临床

急性阑尾炎（acute appendicitis）是由各种原因引起阑尾血液循环障碍，使阑尾黏膜受损后继发感染的疾病，是外科最常见的急腹症之一。典型的阑尾炎表现为转移性右下腹痛，此外还可有恶心、呕吐，形成粘连时偶有肠梗阻的症状。实验室检查：白细胞、中性粒细胞增高，C反应蛋白增高。依据其病理改变分为单纯性阑尾炎、化脓性阑尾炎和坏疽性阑尾炎，从阑尾充血水肿、细胞浸润到明显肿胀，治疗不及时可导致脓肿形成和阑尾壁缺血坏死，甚至穿孔。

2. 超声表现

正常阑尾超声不易显示，国内外报道其显示率为50%～60%。正常阑尾纵断面呈盲管状结构，横断面呈同心圆形，管壁层次清晰，柔软并可压缩。外径<7 mm（平均为4.5±1.0 mm）。

阑尾炎声像图表现如下。

（1）早期阶段可因肠壁水肿、肠管积气明显，超声检查无阳性发现。典型者阑尾增大，通常内径为成人

≥7 mm,儿童≥6 mm,阑尾壁水肿增厚≥3 mm,或呈双层,盲肠部肠壁也水肿增厚。且阑尾周围系膜增厚,这是炎症的重要诊断指标。加压时管腔不可压缩,局部压痛明显。

(2)发生单纯性阑尾炎时,炎症限于黏膜层。发生化脓性阑尾炎时,阑尾肿胀明显,黏膜破坏,浆膜充血,外被脓胎,阑尾腔内积脓。发生坏疽性阑尾炎时,黏膜大部分溃烂,阑尾壁坏死,极易穿孔,穿孔后形成阑尾周围脓肿。

(3)阑尾腔内可见积气。阑尾腔内可伴有粪石样强回声,后方伴声影。粪石嵌顿于阑尾根部时,阑尾根部增粗伴有腔内积液(脓)征象。

(4)间接征象:① 阑尾系膜增厚或阑尾周围网膜脂肪组织增厚,回声增强,不可压缩并伴有压痛;② 患儿常伴有周围肠系膜淋巴结肿大;③ 相邻回肠/盲肠黏膜增厚。

(5)多普勒彩超:充血水肿的阑尾壁内可显示条状血流,当形成脓肿时包块内见散在杂乱彩色血流。CDFI 或 CDE 发现位于浅表的阑尾和炎性脂肪血流信号增加则有助于诊断,腔内张力过高、坏疽性阑尾炎和深部阑尾炎可无血流信号出现。因此 CDFI 可作为阑尾炎辅助诊断。

3. 鉴别诊断

在诊断中首先应显示阑尾全程,对于腹壁脂肪较厚及阑尾位置深在的患者应结合阑尾周围系膜、网膜回声改变及临床症状、实验室化验指标进行综合判断,必要时需结合 CT 进行协助诊断。阑尾周围炎表现为包绕在阑尾周围的无回声带,阑尾穿孔形成的周围脓肿表现为阑尾旁较大的局限性不规则无回声区。还应将发炎的阑尾与含液的肠管进行鉴别,肠管管腔内径较大,可压闭,动态观察可见蠕动及环状皱襞,并与上、下端肠管连通,阑尾一端可见盲端。

急性阑尾炎需与下列疾病进行鉴别。

(1)右侧输尿管结石:常表现右侧肾脏积水,输尿管走行区可探查强回声结石伴后方声影。

(2)克罗恩病:超声表现为末段回肠及回盲部肠壁增厚、回声减低,肠腔肠壁内可见多发溃疡。

(3)右侧卵巢肿物扭转:多在附件区探查到卵巢肿物回声,且在蒂部探及旋转感。

阑尾炎穿孔时,还须与各种急腹症进行鉴别。

(1)右侧宫外孕或黄体囊肿破裂:患者为育龄女性,宫外孕者多有停经史,黄体囊肿破裂多为月经中后期,无转移性右下腹痛。腹盆腔可出现较多积液无回声或混合回声,穿刺可吸出不凝血液。

(2)胆囊或上消化道穿孔:主要表现为穿孔部位有不规则的囊性或囊实性包块,压痛明显。而阑尾部位无明显包块。胆囊穿孔有胆囊结石病史,上消化道穿孔超声检查或立位腹部平片均可见右膈下游离气体。

4. 临床价值

超声检查具有方便快捷、无电离辐射等优点,对于阑尾炎的诊断,其优点还表现在:

(1)高分辨力超声对急性阑尾炎的检出率较高,可确定阑尾的变异位置,对指导手术、确定切口位置有一定帮助。

(2)能准确提示阑尾有无穿孔,周围有无渗出、粘连、脓肿形成等重要信息,有利于选择合理的治疗方法。

(3)方法简便,无创伤,便于重复,对疑有阑尾炎的儿科患者、孕妇等常作为首选。但对于体型肥胖、腹部胀气显著的患者,超声检查仍然困难,需要进一步行 CT 检查。

七、克罗恩病

1. 病理与临床

克罗恩病(Crohn disease)为肠道慢性肉芽肿性炎症,可累及胃肠道任何部分,以末段回肠及右半结肠多见。病变单发或多发,常分散累及数段肠管,长度不一。病变肠管之间的肠管及其系膜仍为正常。儿童期病变在十二指肠和空肠较少。主要病理改变为淋巴组织阻塞增生。肠壁全层及周围淋巴结中可见到类肉瘤样反应,一种非干酪样肉芽肿。可有肠瘘和脓肿及肠管粘连形成。病变后期肠壁纤维化导致肠狭窄。

临床表现:① 腹痛,间歇性疼痛,当炎症累及肠壁全层并有渗出累及腹膜时转为持续性疼痛。有时表现为右下腹局限性疼痛,症状酷似阑尾炎。② 腹泻,70%~90%的患者大便次数增多。③ 发热,小部分患儿病程中有发热,体温为 38~39 ℃。④ 腹部肿块,23%的患者右下腹可触及肿块,为局部肠壁增厚、肠管扩张及周围系膜增厚、粘连。⑤ 并发症,慢性梗阻,长期便血,肠瘘、肠穿孔。

2. 超声表现

多为一段末段回肠肠壁全层增厚,厚度可在 4 mm 及以上,肠壁层次可辨。当有慢性穿孔或肠瘘时可见局部肠系膜增厚呈高回声,肠间可见不规则的条片状低回声粘连带(同一般的感染后改变),并可见局部或肠间脓肿。

3. 鉴别诊断

在儿童中最需鉴别的是腹型紫癜。腹型紫癜也可累及多段肠管,超声图像两者无显著性差别,但过敏性紫癜十二指肠受累者常见,此外病变肠管多在左侧腹,回盲部及末段回肠相对少见,且多数患儿四肢及关节周围可见到细点状出血性皮疹。此外还需要与淋巴瘤进行鉴别,淋巴瘤多伴发全身症状,且很少发生肠瘘,鉴别困难时可考虑内镜下组织活检病理协助诊断。

4. 临床价值

内镜可以显示肠腔内病变及对病变部位进行取材活检,但对于肠管与肠管间的关系显示不清,超声对于肠壁的炎性病变有其独特的优势,可以清晰地显示各层肠壁结构,对于病变部分及病变周围肠管都能清晰显示,可以作为消化内镜诊断疾病的有利补充。

八、新生儿坏死性小肠结肠炎

1. 病理与临床

新生儿坏死性小肠结肠炎(necrotizing enterocolitis of newborn,NEC)是常见的新生儿急腹症之一。发病机制:目前国内外学者一致认为,早产及低体重儿的胃肠道功能不成熟、缺血在灌注损伤、喂养不当、炎症介质作用是引发坏死性小肠结肠炎的重要因素。临床表现:腹胀、呕吐、便血,严重者会出现休克。病理:肠道病变以弥漫性或斑点状肠壁坏死及肠壁内积气为特征。病变范围不一,短者仅数厘米,长者可累及整个小肠,结肠也可同时受累。最常受侵犯的部位是回肠末段和结肠。肠壁受损程度也不一,可从仅有浅表的黏膜溃疡至肠壁全层坏死,甚至穿孔。显微镜下可见肠黏膜呈凝固性坏死,黏膜下层可弥漫性出血及坏死,肌肉层也有断裂或坏死,最严重者肠壁各层均坏死伴穿孔。

2. 超声表现

肠壁均匀增厚,多为小肠,肠腔无狭窄,肠管无积液扩张。部分病例在增厚的肠壁内可见到星点状的气体回声,即肠壁积气。当病变后期出现门静脉积气时亦可见到门静脉内的气体回声。当超声仅表现为肠壁增厚时,需要结合临床综合判断。腹胀、便血患儿,超声未发现阳性征象时,不能排除坏死性小肠结肠炎的可能,新生儿病情进展迅速,可短时间内复查。

3. 鉴别诊断

与单纯肠壁增厚的小肠结肠炎进行鉴别,需要结合患儿的临床症状进行综合判断,此外部分患儿胃肠道屏障功能受损时会出现一过性门静脉积气,此时需要与 NEC 引起的门静脉积气相区别,前者经过治疗,积气可以很快消失。

4. 临床价值

腹部 X 线平片是诊断 NEC 的主要手段,一旦怀疑 NEC 应立即摄 X 线平片,但早期 X 线征象多为非特异性的肠道动力改变,很难诊断为 NEC,应每隔 6~8 小时随访腹部平片,观察动态变化。随着国内外开展腹部超声检查,对观察肠壁血流状况,是否存在腹水、门静脉积气等,超声比 X 线平片更有优势,可作为 X 线平片检查的补充。

九、胃肠先天性异常

(一)先天性肥厚性幽门狭窄

1. 病理与临床

先天性肥厚性幽门狭窄(congenital hypertrophic pyloric stenosis)是指幽门括约肌增厚,致使幽门管狭窄,胃内容物通过受阻的疾病,是小婴儿最常见的呕吐原因之一。患儿一般在生后 2~3 周出现呕吐,进行性加重。呕吐呈喷射状,呕吐物为胃内容物,吐后食欲旺盛。

2. 超声表现

幽门肌层厚度≥4 mm,幽门管长度>20 mm,幽门直径≥14 mm,幽门管腔内径≤2 mm,横断面似面包圈,纵切面可见幽门管细长,胃窦及胃腔扩大,蠕动增强,胃排空延迟。

3. 鉴别诊断

先天性肥厚性幽门狭窄声像图具有特征性,一般无需鉴别诊断。主要区别于幽门痉挛,幽门痉挛时肌层增厚不超过 4 mm,临床可通过使用阿托品缓解。

4. 临床价值

超声可清晰地显示幽门处肌层厚度、幽门管长度及幽门管直径,对于临床怀疑幽门肥厚性狭窄的患儿可作为首选检查方法。

(二)十二指肠狭窄或闭锁

1. 病理与临床

十二指肠部位在胚胎发育过程中发生障碍,形成十二指肠部的闭锁或狭窄(duodenal atresia or stenosis),发生率约为出生婴儿的 1/10000~1/7000,多见于低出生体重儿,闭锁与狭窄的比例约为 3∶2。在全部小肠闭锁中占 37%~49%。合并畸形的发生率较高。

在胚胎第 5 周起,原肠管腔内上皮细胞过度增殖而将肠腔闭塞,出现暂时性的充实期,至第 9~11 周,上皮细胞发生空化过程形成许多空泡,以后空泡相互融合即为腔化期,使肠腔再度贯通,至第 12 周时形成正常的肠管。如空泡形成受阻,保留在充实期,或空泡未完全融合,肠管重新腔化发生障碍,即可形成肠闭锁或狭窄。常伴发其他畸形,如先天愚型(30%)、肠旋转不良(20%)、环状胰腺、食管闭锁以及肛门直肠、心血管和泌尿系畸形等。多系统的畸形同时存在,提示与胚胎初期的全身发育缺陷有关,而非单纯的十二指肠局部发育不良所致。有人认为胚胎期肠管血液供应障碍,如缺血、坏死、吸收、修复异常,亦可形成十二指肠闭锁或狭窄。

十二指肠闭锁或狭窄为新生儿常见的十二指肠梗阻原因。表现为出生后即呕吐。临床上以狭窄多见。十二指肠狭窄多为膜式狭窄。膜可以发生在十二指肠降部与水平部交界处,也可在空肠起始部,以前者居多。膜上有一小孔,直径为 1~5 mm。

先天性十二指肠闭锁可位于十二指肠的任何部位,以十二指肠第二段壶腹部多见,梗阻多数发生于壶腹部远端,少数在近端。常见的类型有:

(1)隔膜型。肠管外形保持连续性,肠腔内有未穿破的隔膜,常为单一,亦可多处同时存在;或隔膜为一膜状的蹼,向梗阻部位的远端脱垂形成风袋状;或于隔膜中央有针尖样小孔,食物通过困难。壶腹部常位于隔膜的后内侧或近、远侧。

（2）盲段型。肠管的连续中断，两盲端完全分离，或仅有纤维索带连接，肠系膜亦有楔形缺损。临床上此型少见。

（3）十二指肠狭窄。肠腔黏膜有一环状增生，该处肠管无扩张的功能；也有表现为在壶腹部附近有一缩窄段。

梗阻近端的十二指肠和胃明显扩张，肌层肥厚，肠室间神经丛变性，蠕动功能差。肠闭锁时远端肠管萎瘪细小，肠壁菲薄，肠腔内无气体。肠狭窄时远端肠腔内有空气存在。

婴儿出生后数小时即发生频繁呕吐，量多，含有胆汁，如梗阻在壶腹部近端则不含胆汁。没有正常的胎粪排出，或可排出少量白色黏液或油灰样物，但亦可有1～2次少量灰绿色粪便。高度狭窄时的症状与闭锁相似。狭窄程度轻者，间歇性呕吐可在出生后数周或数月出现，甚至在几年后开始呕吐。因属于高位梗阻，一般均无腹胀，或仅有轻度上腹部膨隆，胃蠕动波少见。因剧烈呕吐，有明显的脱水、酸碱失衡及电解质紊乱、消瘦和营养不良。

2．超声表现

胎儿期十二指肠闭锁造成十二指肠球状扩张、胃泡明显扩张，两泡在幽门管处相通，即"双泡证"，常伴有羊水过多。新生儿根据膜的位置表现为十二指肠降部扩张或降部与水平部均扩张，张力增高，可见高回声的膜状组织突向远端肠腔，持续观察可见滞留液从膜上的小孔射出。隔膜多位于十二指肠大乳头附近。

3．鉴别诊断

胎儿期应注意与腹部囊性包块（包括肠源性囊肿、小网膜囊肿、胆总管囊状扩张、腹膜后囊性病变等）、胃与膀胱、胃与结肠等形成的假性双泡征相区别，如果两个回声区不相通，则是非十二指肠梗阻形成的双泡征。另外，双泡征的发生发展与胎儿吞咽、吮吸、胃部环形肌发育的成熟度及胃蠕动功能有关。一般在中晚孕期才会出现典型腹部双泡征征象。

新生儿期应注意与引起十二指肠梗阻扩张的疾病，如环状胰腺进行鉴别，后者十二指肠发育正常，仅胰腺发育异常，动态观察胰腺形态可与之鉴别。

4．临床价值

超声检查具有无创、实时、简便、快捷的优点，对胎儿及新生儿十二指肠闭锁及狭窄者能清晰显示肠管扩张及肠腔内情况，还能观察局部病变与周围器官的关系，可作为该病诊断与鉴别诊断的首选检查。

（三）环状胰腺

1．病理与临床

胚胎第5周腹胰芽沿左、右不同方向绕到十二指肠背侧与背胰芽融合，形成一个环绕十二指肠的胰腺。环状胰腺（annular pancreas）是胰腺的一种变异，并非少见。偶尔可引起十二指肠梗阻的表现。发病率大约为1/250，但其真实发病率并没有得到准确的报道，因为这种变异很多情况下是无症状的。环状胰腺在儿童和成人中同样常见。成人和儿童的临床表现可能不同。成人环状胰腺25%～33%的病例为无症状，常常是影像学检查过程中偶然发现的。然而，它可以导致胰腺炎、十二指肠阻塞和胆道阻塞。成人更常见的症状包括腹痛、餐后饱胀、呕吐和消化性溃疡引起的胃肠出血。在儿童中，环状胰腺的发现可能与其他先天性异常或十二指肠梗阻有关。多为降部梗阻并在新生儿期即出现症状。表现为腹部胀气隆起，腹痛和恶心、呕吐。

2．超声表现

十二指肠积液扩张，位置偏高，位于降部的中部，并与胰头关系密切，有时十二指肠边缘可见菲薄的胰腺组织环绕。十二指肠腔内见不到膜状组织。

3．鉴别诊断

主要需要与引起十二指肠梗阻扩张的疾病，如十二指肠膜式狭窄或闭锁进行鉴别，后者十二指肠发育异常,肠腔内可见隔膜,前者系胰腺发育异常,动态观察胰腺形态及十二指肠腔内有无隔膜进行鉴别诊断。

4.临床价值

超声、CT、MRI 均能清晰显示胰腺头部完全或不完全包绕十二指肠的现象,影像诊断不难。影像检查过程中,更要注意环形胰腺导致的相关并发症的表现,譬如十二指肠梗阻、胰腺炎、胆管或胰管异常等。

(四)消化道重复畸形

1.病理与临床

消化道重复畸形(duplication of digestive tract)是一种少见的先天性异常,指附着于消化道系膜缘具有与消化道壁结构相同的囊状或管道样组织,可发生于自舌根到直肠的消化道任何部位。其中,小肠重复畸形发病率最高,其次是食管。临床无特征性表现,由于受畸形所在部位、大小、类型以及是否有异位的消化道黏膜和胰腺组织等的影响,不同时期出现不同的临床症状,常见的有消化道出血、梗阻、腹痛、腹部包块、肠套叠、腹膜炎等。病理分类可分为:① 囊肿型,约占 80%,囊肿呈圆形或类圆形,位于小肠系膜侧,大小不等,多与肠腔不相通,少数可有交通,囊肿位于肠壁肌层外侧者称肠外囊肿型,位于肠壁肌间及黏膜下者,称肠内囊肿型。囊内为无色或黄色黏液样分泌物,内含胃蛋白酶和盐酸。囊肿可随分泌物增多而增大。② 管状型,重复的肠管呈管侧缘,与主肠管平行,外观呈平行管状,短者数厘米,长者可超过 100 cm。有正常的肠壁结构,一端为盲端,一端可与附着的正常肠管交通,部分重复肠管呈囊袋样,与肠管不相通,少数的管状重复肠管有独立的系膜血供。囊肿型和管状型的壁结构与正常消化道壁相似,有完整的平滑肌层和黏膜层,与正常肠管有共同的浆膜层,内衬黏膜,可为相邻消化道黏膜或迷生的胃黏膜或胰腺组织,因此可发生溃疡出血、穿孔。

3.超声表现

分为囊肿型和管状型。

囊肿型:又分为腔外型和腔内型。腔外型:表现为紧邻肠管的圆形或类圆形囊肿,边界清晰,内壁光整。壁偏厚,厚度约为 2 mm,可探及肌层结构,类似消化道壁结构。囊液较清亮,囊内无分隔。小的囊肿可继发肠套叠,在套入头端可见囊腔回声。十二指肠重复多为十二指肠降部旁的囊肿型。腔内型在重复畸形病例中是较少见的类型,多在婴幼儿期发现,多造成肠梗阻。好发于回盲部,回盲部肠腔内见囊肿,并见近段肠管异常积液扩张。

管状型:可呈一萎瘪的黏膜明显增厚的肠管,黏膜厚度约为 5 mm,可为不规则的积液管状结构,也可两者并存。通常管状型可探及与一段正常肠管关系密切,以上表现较易辨认,但有一种声像图与正常肠管形态相同的管状型,目前超声无法辨认。

3.鉴别诊断

囊肿型需要与肠系膜囊肿相区别,女性应与卵巢囊肿相区别,管状型较小的应与梅克尔憩室相区别。

(1)肠系膜囊肿:位于肠管之间,囊壁菲薄,无张力,可变形,单房或多房,不蠕动。

(2)卵巢囊肿:只见于女性,常为单侧,偶为双侧,超声显示为附件或子宫直肠凹内囊性肿块,边界清晰,形态规则,呈圆形或椭圆形,囊内透声良好。

(3)梅克尔憩室:表现为位于中下腹部的小囊肿,多为圆锥形或圆柱形,多发生在肠系膜对侧缘,多因并发症就诊,60%含有异位胃黏膜,核素扫描可以诊断。

4.临床价值

随着超声检查技术的发展,超声能实时动态显示病变肠管的部位、形态、大小及与周围肠管的关系,可作为诊断该疾病的首选检查方法。

(五)小肠旋转不良(intestinal malrotation)

1.病理与临床

正常胚胎第 6~8 周因中肠生长迅速,突向体外的脐腔形成生理性脐疝,中肠继续生长并以肠系膜上动脉为轴逆时针旋转90°,第10周中肠从脐腔退回腹腔,并逆时针再转180°,脐腔闭锁正常旋转后,升、降结肠由结肠系膜附着于后腹壁,盲肠降至右髂窝,小肠系膜以 Treitz 韧带开始由左向右下方附着于后腹壁。肠旋转不良是多基因、复杂因素复合作用的一种疾病,包括一系列的旋转异常,包括旋转失败(结肠在左边,小肠在右边)、反向不旋转(小肠在左边,结肠在右边)、反向旋转(十二指肠在肠系膜上动脉前方,结肠在肠系膜上动脉后方,小肠在右边,盲肠错位)、不完全旋转(不旋转和正常旋转之间的一系列异常)。肠旋转不良患者的症状是外源性腹膜带(Ladd 带)穿过十二指肠水平段导致近端肠梗阻、中肠扭转或者两者皆有。有的在出生后一个月出现呕吐,几乎都是胆汁性呕吐,也有在晚年出现症状或者一生均无症状。肠旋转不良合并中肠扭转时,可出现不同程度的十二指肠梗阻以及肠系膜上动静脉受压、肠壁缺血坏死所致便血等症状。主要病理畸形为:① 索带压迫十二指肠造成梗阻;② 中肠扭转;③ 盲肠及回盲部高位或位于左侧腹。

2. 超声表现

肠旋转不良不合并肠梗阻时主要表现为腹腔肠管位置异常,如大多数小肠位于右侧腹,结肠位于左侧腹,或者小肠在右侧腹,结肠在左侧腹,阑尾位于中腹盆腔、左侧腹或右上腹。当合并中肠扭转时可出现以下肠梗阻表现:① 十二指肠近段扩张;② 十二指肠梗阻点呈鸟嘴样改变;③ SMV 围绕 SMA 顺时针旋转(Whirlpool 征);④ 十二指肠及系膜随之旋转。

3. 鉴别诊断

当见到肠系膜上静脉围绕肠系膜上动脉旋转,并可见到系膜旋转时形成的一个中等回声的团块,移动探头可见其有明显的旋转感,此征象为中肠扭转的特征性改变,一般容易鉴别。探查时可见十二指肠降部积液扩张,需要与十二指肠闭锁或狭窄及环状胰腺进行鉴别。

4. 临床价值

胃肠道是一段长的连续性管道,疾病较多、较复杂,需要连续动态进行观察分析和判断,超声能够逐段对胃肠道进行观察,观察胃肠的正常走行及分布,对于肠旋转不良合并或者不合并中肠扭转能进行准确的诊断。

(六) 卵黄管畸形(yolk tube malformation)

1. 病理与临床

卵黄管指的是胚胎期间中肠与卵黄囊之间的连接通道。一般情况下,胚胎发育至第4周后卵黄囊会逐渐成为原始的消化管,卵黄囊与原始消化管的中肠仍然相互连接,随着胚胎的逐渐成熟,中肠与卵黄囊的相连段会变得狭长,进而成为卵黄管。胚胎发育到第10周后,卵黄管与消化道断离并逐渐闭锁。胎儿娩出后脐部与消化道之间不再连通,若卵黄管在胚胎发育过程中发生程度不同的结构残留或异常,则会出现类型不同的卵黄管发育异常症状。

卵黄管发育异常分为6种类型:① 脐肠瘘(omphalo-enteric fistula)。胚胎发育中卵黄管管腔开放,远端管口由脐根部向体外开放,近端向肠腔开放。可表现为脐带脱落后脐孔面不愈合,呈鲜红色凸起的黏膜面,可有气体与分泌物由此溢出。因管腔瘘管与小肠相通,故分泌物中含有肠内容物,带有臭味儿。② 脐窦(umbilical sinus)。卵黄管远端残存,并向脐孔方向开口。残留的管道位于腹膜外,表现为局部可见鲜红色凸起的黏膜面,窦道内黏膜分泌黏液,常使周围皮肤糜烂,经久不愈,但不含肠内容物。③ 脐茸(chopped navel)。又称脐息肉,为卵黄管闭合后,脐孔处有少许残存的肠黏膜组织,但是无瘘孔或窦道。局部可见鲜红色黏膜面位于脐中央,可有少量分泌物,继发感染时有脓性分泌物。如黏膜受摩擦或损伤时,可有血性分泌物。④ 梅克尔憩室(Meckel's diverticulum)。其为卵黄管退化不完全在回肠远端形成一盲囊。憩室一般长为2~5 cm,顶端常游离于腹腔内或可有残索与脐相连。⑤ 卵黄管囊肿。较少见,卵黄管两端已闭合,中段残存管腔,腔内黏膜面的分泌物不能排出,逐渐淤积致使管腔扩大成囊肿。⑥ 脐部肠道索带。索带位于脐部与远端回肠或梅克尔憩室或肠系膜根部或肝门之间。一般不引起症状。

2．超声表现

（1）脐肠瘘：表现脐部与小肠间可见条形低回声瘘道。

（2）脐瘘：脐下低回声或无回声区，与腹腔无相通。

（3）脐茸：脐孔处向外局部隆起的低回声结节，体积小，直径为 0.4～1 cm，基底表浅，内部无管道结构，回声均匀一致，与腹腔无相通。低回声内部见丰富血供，呈"火球状"改变。

（4）梅克尔憩室：脐水平以下可见一黏膜增厚，形态异常，管道结构，边界清楚，长为 1～3 cm，壁厚为 0.2～0.4 cm，一端与肠管相通，一端为盲端。腔内萎瘪，或偶可见积液。

（5）卵黄管囊肿：中、下腹部有逐渐增大的囊性肿物。

（6）脐部肠道索带：一般超声不易显示。

3．鉴别诊断

（1）脐尿管囊肿/瘘：脐肠瘘（卵黄管瘘）与之的区别为卵黄管发育异常位置在腹腔内，和回肠相通（除脐茸、脐窦），漏出物为肠内容物，易伴感染而有臭味，手术时需打开腹膜。而脐尿管囊肿在脐与膀胱尖部之间的腹壁间隙内，脐尿管瘘为脐尿管先天性未闭锁，与膀胱尖部相通，临床表现有漏尿液，手术时不进入腹腔。

（2）肠重复畸形：梅克尔憩室需要与肠管型肠重复相区别，鉴别困难时可手术治疗，两者手术方式是一样的。卵黄管囊肿需要与囊肿型肠重复相区别，前者囊壁无消化道管壁结构，可以此鉴别。

（3）脐炎：脐带脱落后，残端不易干燥导致细菌繁殖，表现为脐部有脓性分泌物，可伴有恶臭味。脐周皮肤有炎症反应，如发红、发肿现象，局部皮温增高，多为葡萄球菌感染。可予以局部清洗并消毒，酌情选用抗生素治疗，但需警惕脐部炎症所致的败血症。

（4）脐肉芽肿需与脐茸相区别：脐茸属于卵黄管发育畸形，脐肉芽肿与卵黄管无关。脐肉芽肿主要因断脐后脐孔创面受异物刺激（如爽身粉、血痂）或感染，在局部形成息肉样小的肉芽组织增生，并非肠黏膜组织，直径为 0.2～0.5 cm，表面湿润，有少量黏液性和带脓血性分泌物，经久不愈。如护理不当，可继发脐周化脓性炎症。治疗可用硝酸银烧灼或搔刮局部。一般容易治愈。如无效，考虑在新生儿期内手术切除。

（5）脐疝：以脐部为中心的突起，脐部表面皮肤正常，突起物为小肠，多呈圆形，哭闹等增加腹内压的因素可使突出物更明显，按压疝囊可回纳，多数随年龄增长有愈合趋势。

4．临床价值

目前常规的脐肠瘘和脐窦检查多需将泛影葡胺等造影剂在脐端开口处注入，再行正侧位腹部片检查。然而对于肉眼无法辨认、脐部开口较小、局部炎症较重的患者，以及卵黄管异常发育所导致的同时发生两种病变的患者，因其没有脐部开口而无法实施造影检查，近年来多选用超声进行诊治及鉴别诊断。超声检查能够对卵黄管异常发育的脐部病变走向和结构进行清晰观察，在脐肠瘘、脐窦、脐茸等所导致的脐部渗液卵黄管发育异常患者的诊治中，具有较高的准确率和特异性。但对于部分可能存在脐肠瘘合并脐茸、脐窦合并脐茸现象，或脐端脐肠瘘及脐窦开口较小，而脐茸基底较大，则不易清晰观察。

第六节　腹膜后间隙

一、解剖概要

腹膜后间隙为腹膜壁层与腹后壁之间的间隙。上自膈肌，下至盆隔膜。两侧以腰方肌外缘和腹横肌的腱部为界，前面为后腹膜及脏器的附着处，主要为肝脏裸区、肠系膜根部、十二指肠的降部和横部、升结肠、降结肠以及直肠的一部分；后面为腰大肌、腰方肌等。

腹膜后间隙由前向后可分为肾前间隙、肾周间隙、肾后间隙。① 肾前间隙，位于后壁层腹膜与肾前筋膜、侧锥筋膜（侧锥筋膜由肾前、后筋膜于外侧方相互融合而成）之间，向上延伸至肝脏裸区，向下经髂窝与盆腔腹膜后间隙相通。左右两侧借胰腺相互通连。内含的组织器官主要有胰腺的大部分、十二指肠腹膜后部分、升结肠、降结肠及肝动脉、脾动脉等。② 肾周间隙，位于肾前、后筋膜之间，两层筋膜间充满脂肪组织并包裹肾脏，故又称肾周脂肪囊。通常认为肾周间隙在上方呈封闭状态，但是，在右肾周间隙注入对比剂后做 CT 扫描，发现对比剂量直接进入肝裸区，提示右肾周间隙向上开放并与肝裸区相通，而且有研究认为左肾周间隙向上也可能与膈下的腹膜外间隙相通。肾周间隙在向下延伸的过程中，前层融合盆腔脂肪组织，后层与髂筋膜疏松融合，在肾周间隙下方略向内成角，开口于髂窝。两侧肾周间隙在大血管前方与中线相通；肾周间隙内组织器官主要有肾上腺、肾、输尿管和肾门处的肾血管以及较多的肾周脂肪。③ 肾后间隙，位于肾后筋膜、侧锥筋膜和腹内筋膜之间，两侧续腹膜外脂肪，内侧界为肾后筋膜后层与腰方肌筋膜融合部，上抵膈下，下达盆腔。两侧肾旁后间隙在脊柱前方不相通；在外侧，两侧肾旁后间隙可能通过壁层腹膜与腹横筋膜之间的潜在间隙经腹前壁相通。间隙内含有腰交感干、血管、乳糜池、淋巴结。

腹膜后间隙内容物大多来自中胚层，主要的组织器官除上述各间隙内脏器外，还有淋巴网状组织、腹腔神经丛、交感神经干、血管、结缔组织、胚胎残留组织及原始泌尿生殖嵴残留成分等。腹膜后脏器组织的存在及腹膜后间隙与周围的连通关系为腹膜后疾病（出血性、感染性、肿瘤性疾病）的发生、发展及其在腹膜后间隙和盆外间隙之间的相互扩散构筑了一条潜在通道。

腹膜后间隙内的血管主要有腹主动脉、下腔静脉及它们的分支或属支。腹主动脉沿脊柱下行至约 L4 处分为左、右髂总动脉。下腔静脉由左、右髂总静脉在 L4，L5 处汇合而成，紧贴于腹主动脉的右侧上行。

腹膜后间隙的淋巴组织主要走行于腹部大血管周围，收纳下肢、盆腔及腹膜后脏器的淋巴，向上形成左、右腰干后注入乳糜池。

腹膜后间隙的神经主要由交感神经的周围部和一些内脏神经丛组成。交感神经的周围部由脊柱两旁的椎旁神经节及节间支组成的交感神经干、位于脊柱前方的椎前神经节及其发出的分支和交感神经丛等共同构成。内脏神经丛由交感神经、副交感神经和内脏感觉神经在分布至脏器的过程中互相交织形成。

二、超声检查技术

1. 患者准备

需禁食 8 h 以上，若禁食后胃肠道积气仍较多，病人可行排便、服缓泻药或清洁灌肠，也可以在检查时大量饮水或口服胃肠声学显影剂，以扩大声窗，减少或避免胃肠内容物的影响。

2. 体位

病人一般取仰卧位，充分暴露腹部，必要时也可行侧卧位、半卧位、站立位或胸膝卧位等相结合。为避开胃肠气体干扰，还可采用俯卧位经背部扫查。需要经直肠超声检查盆腔内包块时可选取截石位。

3. 仪器

实时超声诊断仪都可以用于腹膜后间隙的检查，仪器的调节以能清晰显示观察部位为原则，多采用扫查角度大的凸阵探头（3.5～5.0 MHz）对腹膜后间隙进行扫查，也可选择线阵、扇形扫描探头。扇形探头体积小，扫描角度大，高频线阵探头对位置表浅的腹膜后间隙显示较清晰，可对一些细节进行显像。

4. 检查方法

（1）从上至下、从外向内做一系列横切、纵切和斜切连续扫查，避开肠腔气体，必要时采用经背部扫查。观察腹膜后间隙正常组织器官或病变的位置、数目、大小、形态、内部回声、周边有无包膜及其与周围组织脏器的毗邻关系等。

（2）多普勒超声检查,观察病变的血流信号的起源、分布和丰富程度,观察病变内血流的频谱特点,测量病灶内的峰值流速和阻力指数。

（3）超声造影检查,观察超声造影后病灶的图像特点、时间-强度曲线及动态血管模式曲线,获取峰值强度、上升支斜率、下降支斜率、不同强度内斜率、不同水平跨峰时间等指标,用于腹膜后良、恶性疾病的诊断和鉴别诊断。

（4）三维超声成像技术在腹膜后脏器及病变中的应用有待进一步开发和研究。

三、正常超声表现

正常腹膜后间隙位于腹腔深部,前有胃肠道内气体强烈反射,后有脊柱、髂骨及肥厚的肌肉遮挡,常难以清晰显示。对病灶进行超声解剖定位,腹部纵向扫查,将肿瘤位于图像中央,嘱患者做腹式深吸气,可见腹腔脏器越过腹膜后病灶向足侧移动,而病灶位置不动,称"越峰征",以此观察与腹膜后脏器、腹膜后大血管及腹膜后肌肉等的关系。为排除肠气干扰,常需加压检查,但对嗜铬细胞瘤患者加压可能会诱发高血压危象,需注意观察患者感应。

四、腹膜后肿瘤

（一）腹膜后囊性肿瘤

1. 病理与临床

腹膜后囊性肿瘤较少见,种类颇多,常见者为囊状淋巴管瘤和囊性畸胎瘤等。

腹膜后囊性肿瘤增大后,周围脏器受肿物的挤压,常可发生形态、位置和病理生理学的改变,如压迫输尿管可引起输尿管及肾积水,如压迫肠管可引起肠管梗阻等。腹膜后囊性肿瘤发生部位不同,引起的临床症状亦不同。

2. 超声表现

（1）二维超声:① 肿物为椭圆形、分叶状或不规则管状等,壁薄,表面光滑,境界清楚。② 肿块内部一般显示为无回声区,可有分隔,呈多房样,囊性畸胎瘤等无回声区中可探及密集细小光点回声;改变体位时可显示暗区内光点漂浮移动征象,有时尚可见毛发样细条状强回声移动,或"面团征"等。③ 由于腹膜后肿瘤位置深,随呼吸和体位的变换,肿瘤活动幅度常比腹腔内脏器和腹腔内肿瘤小。

（2）多普勒超声:肿瘤内一般无明显血流信号。当囊内伴有分隔时,需注意分隔中有无血流信号。

3. 鉴别诊断

（1）腹膜后囊性肿瘤与输尿管囊肿的鉴别:前者发生于腹膜后间隙,后者常发生在输尿管末端,突入膀胱;输尿管囊肿随输尿管的喷尿活动形态可有变化,输尿管囊肿可有增大或缩小的改变;合并有结石时,输尿管内可见结石样强回声等;由于输尿管囊肿的存在,同侧或双侧的输尿管可有全程积水声像和肾积水声像,而腹膜后囊性肿瘤压迫引起的输尿管和肾积水常可观察到肿瘤压迫处以上部位的输尿管和肾积水的声像。

（2）腹膜后囊性肿瘤与腹膜后间隙脓肿的鉴别:腹膜后囊性肿瘤在临床上多表现为病变对周围脏器的压迫症状,而腹膜后脓肿,多源于腹膜后脏器的炎性病变播散,病人常有寒战、发热、白细胞增多、腰痛等临床症状;腹膜后间隙脓肿的病人在超声检查中还可发现相应原发脏器病变的声像图表现。

（3）腹膜后囊性肿瘤与腰大肌寒性脓肿的鉴别:腰大肌寒性脓肿表现为病侧腰大肌肿胀,病变的肌纤维内可显示坏死的无回声区,该病常伴有腰椎结核的临床症状及超声表现,主要表现为受侵椎体骨质破坏,脊柱椎体前缘强回声线中断，椎体变小，回声减弱不完整，局部骨质及其周围出现不规则低回声区。

（4）腹膜后囊性肿瘤与腰大肌血肿的鉴别：腰大肌血肿的病人常有明显的外伤史，受伤的腰大肌纤维部分中断，局部结构不清，因出血可发现局部无回声区，因血液向周围渗透可使局部肌纤维之间间距加大。腹膜后囊性肿瘤多无明显的外伤史，超声表现一般为壁薄、表面光滑、境界清楚的囊性包块。

（5）此外腹膜后囊性肿瘤还需与肾上腺囊肿、卵巢囊肿、阑尾黏液囊肿等相区别，鉴别主要在于病变的发生部位不同。

4. 临床价值

超声诊断腹膜后囊性肿瘤的敏感性较高。它可以明确病变的位置、大小、数目、形态、内部供血情况等，但是对于较小的腹膜后囊性肿瘤，受肥胖、胃肠道气体等影响，容易漏诊。超声在判断腹膜后囊性病变的来源时常有困难，此种情况下，我们能否借助超声造影来进一步判断病变的来源有待进一步研究。

（二）腹膜后实性肿瘤

1. 原发性腹膜后实性肿瘤

（1）病理与临床

原发性腹膜后实性肿瘤是指发生在胰腺、肾上腺、肾等腹膜后脏器以外的肿瘤，即发生于腹膜后各间隙的肿瘤，临床少见。原发性腹膜后实性肿瘤的病理类型较多，具体见表 5.6.1。主要来自脂肪组织、肌肉组织、纤维组织、筋膜和血管、神经、淋巴造血组织及胚胎残留组织等，还包括一些来源不明的肿瘤，如未分化癌、未分化肉瘤及成肌细胞瘤等。原发性腹膜后实性肿瘤以恶性者居多，其中又以脂肪肉瘤最多。良性肿瘤则以神经纤维瘤、神经鞘瘤等神经源性肿瘤常见。除恶性淋巴瘤外，原发性腹膜后实性肿瘤通常不发生远方淋巴结转移，仅在局部浸润。由于腹膜后间隙较大，肿瘤位置较深，临床症状大多出现较晚，发现时常较大，肿瘤内部可能已发生坏死、出血、囊性变、纤维化或钙化。除少数有功能性化学感受器瘤病人早期可出现高血压或糖尿病等症状外，大部分病人在肿瘤生长至相当大体积后出现腹部包块、腹痛或压迫症状时才被发现。当肿瘤增大压迫胃肠道、胆道，刺激直肠等时，可出现食欲缺乏、恶心、呕吐、黄疸、里急后重和排便次数增多等症状；压迫下腔静脉、髂静脉、淋巴管时，可出现下肢、阴囊水肿；累及输尿管、膀胱时，可出现肾积水和尿急、尿频、排尿困难；压迫腹主动脉和腰丛、骶丛神经根时，可引起腰背痛、下肢痛或下肢酸胀无力等。有些病例，如恶性淋巴瘤等还可引起发热、消瘦、乏力等全身症状。

表 5.6.1　原发性腹膜后实性肿瘤的病理类型

肿瘤来源	良性肿瘤	恶性肿瘤
脂肪组织	脂肪瘤	脂肪肉瘤
平滑肌、横纹肌	平滑肌瘤、横纹肌瘤	平滑肌肉瘤、横纹肌肉瘤
纤维组织	纤维瘤	纤维肉瘤
血管	血管瘤、血管内皮瘤、血管外皮瘤	血管肉瘤
淋巴管	淋巴管瘤	淋巴管肉瘤
多成分间叶组织	间叶瘤	间叶肉瘤
淋巴组织	假性淋巴瘤、淋巴错构瘤	恶性淋巴瘤
组织细胞	瘤样纤维组织增生瘤	黄色肉芽肿、恶性纤维组织细胞瘤
神经组织	神经鞘瘤、神经纤维瘤、神经节细胞瘤	恶性神经鞘瘤、神经纤维肉瘤、成神经细胞瘤
异位肾上腺和嗜铬细胞	嗜铬细胞瘤、化学感受器瘤	恶性嗜铬细胞瘤、恶性化学感受器瘤
胚胎残留组织	畸胎瘤、脊索瘤	恶性畸胎瘤、精原细胞瘤、胚胎性癌、恶性脊索瘤
来源不明组织	成肌细胞瘤	未分化癌、未分化肉瘤等

(2) 超声表现

① 肿瘤形态多样,可圆或扁,可呈哑铃状、长条状、结节状、分叶状或大块状;生长速度慢、体积小的良性肿瘤多包膜完整、轮廓清晰、境界清楚;体积较大的呈膨胀性生长的良性肿瘤,还可见到侧方声影。体积较大呈浸润性生长的恶性肿瘤多无完整包膜或包膜厚薄不均,轮廓或境界不清,对邻近器官有挤压,与邻近器官界限难以辨清。

② 肿瘤内部多呈均匀或不均匀的低回声或中等强度回声,肿瘤发生坏死、出血、囊性变、纤维化或钙化时,可相应地出现不规则低回声、无回声或强回声区。

③ 有的肿瘤包绕、挤压腹膜后的大血管,声像图上显示血管在肿瘤中穿行或大血管受压向前及对侧移位。

④ 富含血管或淋巴管的肿瘤、脂肪瘤或脂肪肉瘤等质地柔软,向肿瘤加压时,可有一定的形变或移动。

⑤ 不同的肿瘤其好发部位不同。脂肪肉瘤好发于肾周围脂肪组织,很少发生于盆腔,神经源性肿瘤及异位的嗜铬细胞瘤多见于脊柱两侧,位于盆腔骶骨前的肿块以畸胎瘤、骶椎脊索瘤及神经纤维瘤为常见。

⑥ 腹膜后良性肿瘤内血流信号常稀疏,恶性者血流较丰富,内部更易找出动脉血流信号。但是,有些病变二维彩超不能显示肿瘤血流,必须叠加立体的三维血流成像才能显示,此时需借助三维血流或者灰阶血流显示病变的血供。

⑦ 超声造影时,腹膜后恶性肿瘤病灶内的血流灌注量大,流速快,恶性肿瘤内超声造影剂充盈表现为进入快,衰减时间较长,肿瘤的最大强化程度远大于良性肿瘤;恶性腹膜后肿瘤其造影剂进入方式以从内部开始向周边扩展的中央型较多,良性腹膜后肿瘤其造影剂进入方式以从病灶周边开始向内部扩展的周边型较多。恶性腹膜后肿瘤的造影剂灌注缺损发生率较良性腹膜后肿瘤高。

(3) 鉴别诊断

① 与腹腔内脏器肿瘤的鉴别:原发性腹膜后肿瘤表现为腹膜后固定的占位性异常回声,活动度较小,与腹内脏器有分界,深呼吸运动或改变体位观察可见两者之间的相对位置有变化;对于腹腔内脏器肿瘤,原发脏器会有相应的声像图变化,如脏器肿大、轮廓变形、内部结构紊乱等;超声显示的腹主动脉及其分支的走行、分布和形态改变以及肿瘤的血供来源,也可用于鉴别腹腔内或腹膜后肿瘤。

② 与腹膜后脏器内的肿瘤的鉴别:对此必须熟悉腹膜后间隙的解剖层次,了解胰腺、十二指肠、肾及肾上腺等腹膜后脏器的形态和邻接关系及声像图特征。从多方位扫查,观察肿块与这些脏器的关系。

③ 与肿瘤转移性淋巴结肿大的鉴别:单凭声像图所见有时很难对两者进行鉴别,除结合病史资料分析外,恶性淋巴瘤可合并浅表淋巴结肿大,淋巴结一般为类圆形,回声较低或极低,发生肠粘连或腹水者甚少;肿瘤转移性淋巴结肿大,如合并腹膜转移,往往伴发肠粘连和腹水。必要时可行超声引导下的穿刺活检进行鉴别。

④ 与腹膜后纤维化的鉴别:腹膜后纤维化病变可表现为一个回声较均匀、形态较规则、范围较广泛的包块或肿块,而腹膜后肿瘤常呈结节状或分叶状包块。腹膜后纤维化时腹主动脉、下腔静脉等血管常无明显移位,病变内不会有明显血流信号;而腹膜后肿瘤对腹主动脉、下腔静脉和输尿管主要是压迫、推移,常使腹主动脉抬高并使之远离椎体,病变内有丰富的血流信号,并可侵蚀破坏周围骨质结构,甚至可在血管内形成癌栓。

(4) 临床价值

腹膜后原发肿瘤种类繁多,形态多样,声像图缺乏特异性,难以判定具体组织学来源和病理性质。但超声检查可以区分肿块来源于腹腔还是腹膜后,并定位肿块所在位置,了解肿瘤的大小、数量、物理性质,肿瘤是否浸润,对邻近的实质性脏器和血管的破坏程度,有助于临床手术前估计肿瘤能否切除以及手术后的疗效观察,判断预后。

超声引导下穿刺肿块组织做病理检查,可以确定肿瘤的组织学来源,但其存在一定的假阴性率,为了提高穿刺的阳性率,可借助超声造影检查清晰显示病变后对超声造影增强区域进行活检。超声造影剂是血池造影剂,不会出现在血管以外的区域。超声造影时坏死区呈现充盈缺损,近血管周围的肿瘤细胞生长活跃,表现为超声造影增强,可避开坏死及液化区,使定位取材比常规超声更准确,可以大大提高腹膜后原发肿瘤经皮穿刺活检的成功率,有助于恶性病变的确诊。

2. 继发性腹膜后实性肿瘤

(1)病理与临床

人体内其他部分的恶性肿瘤可以通过两种方式侵犯腹膜后间隙:① 直接蔓延,腹膜后器官的恶性肿瘤(如肾脏、肾上腺、胰腺和十二指肠等)直接向腹膜后间隙浸润生长。② 淋巴道转移,其他部位的原发肿瘤通过不同淋巴结途径转移至腹膜后,位于腹腔动脉旁的淋巴结群是腹腔脏器、盆腔脏器及下肢、男性生殖器等淋巴液汇合处,发生转移常见。该种类型的腹膜后继发肿瘤大部分以肿大淋巴结的形式存在。肿瘤合并腹膜后转移时,病人除有原发肿瘤症状及肠梗阻、肾积水、胆道梗阻等肿瘤周围脏器受侵、受压后的症状外,还可有消瘦、恶液质、腹水等晚期肿瘤病人的临床表现。

(2)超声表现

① 转移到腹膜后的肿瘤主要侵犯的是淋巴结,其声像图主要表现为低回声型肿块,较小的肿块内部一般回声均匀,无明显衰减。较大的肿块内部可发生坏死、纤维化等改变,表现为肿大淋巴结髓质消失或变形,内部回声不均匀,见片状高回声区或点状强回声。

② 孤立性转移的淋巴结呈散在的圆形或卵圆形结节,边界清楚,多个肿大的淋巴结丛集时,可呈蜂窝状或分叶状肿块,与周围组织分界不清。

③ 肿瘤对腹部大血管及其分支造成挤压推移或浸润时,可出现血管受压抬高及血管被包绕的征象。

④ 腹内脏器肿瘤直接侵犯腹膜后间隙时可出现相应的超声改变。

⑤ 通过直接蔓延方式侵犯腹膜后间隙的肿瘤多与原发肿瘤连为一体,其后缘贴近脊柱或腰大肌,移动性甚小。

⑥ 肿瘤较小者不易探及血流信号,较大者可探及点状、杂乱不规则条状血流信号。

(3)鉴别诊断

与腹膜后原发性肿瘤的鉴别:腹膜后转移癌的患者多有原发性肿瘤的病史或有肿瘤切除病史。超声检查除发现腹膜后淋巴结肿大外,未手术切除的病例有时能发现腹内原发病变的超声特征。超声扫查发现腹膜转移引起的肠粘连和腹水时有助于对腹膜后继发性肿瘤的判断。对原发病灶不明的,必要时可在超声引导下穿刺活组织做病理检查,以确定肿瘤的组织学来源。

(4)临床价值

腹膜后继发性肿瘤的检查在临床上具有重要的指导意义。

① 临床已明确原发灶,在手术前检查腹膜后有无肿大淋巴结及浸润征象,是明确能否根治和评估预后的重要因素之一,为手术方式和治疗方法的选择提供参考;对需要进行化疗或放疗的,在化疗或放疗前,先行腹膜后检查确定有无转移及转移的病灶数量、大小、位置等,以便对疾病分期和制订治疗方案。化疗或放疗期间或行化疗或放疗后,定期检查腹膜后转移灶的大小、形态、数目变化,为临床判断病情及疗效提供重要依据。

② 不同发生部位的原发肿瘤,其淋巴结转移分布有一定的特点,如消化系统器官的恶性肿瘤淋巴结转移以第一肝门区、胰腺周围、肠系膜上动脉分叉处多见;盆腔脏器恶性肿瘤淋巴结转移以双侧髂血管旁、腹主动脉旁多见。对于原发病灶未明确的病例,可根据腹膜后转移性肿大淋巴结声像图特征及分布部位,初步判断原发病灶的来源。

值得一提的是,超声检查腹膜后具有一定局限性。当病灶位置深,胃肠道大量气体干扰或晚期病人出现大量腹水、肠粘连时,超声不易检出转移性病灶,此时需要结合 CT 等其他检查对疾病作出正确诊断。

五、腹膜后间隙脓肿

1．病理与临床

腹膜后间隙脓肿主要来源于重症胰腺炎，阑尾炎，十二指肠穿孔，升结肠、降结肠穿孔或继发于肾盂肾炎、肾外伤、肾脓肿向周围播散等，是一种较严重的外科感染疾病，临床症状主要有寒战、高热、白细胞增多等。结核性寒性脓肿病变多见于腰椎或十二肋骨。在体格检查中，常表现为腹部或腰部的压痛性肿块。但是由于腹膜后间隙脓肿位置深在，临床症状常被原发疾病所掩盖，早期诊断常有困难。

2．超声表现

（1）二维超声：① 腹膜后间隙的囊性包块形态常表现为圆形、椭圆形、条状或梭形，壁厚、不光整；② 边界不规则，与周围组织分界不清；③ 内部有坏死组织时，可有不规则斑点状回声，并随体位改变移动；④ 脓肿后壁和后方回声可增强；⑤ 脓肿往往与原发病灶或腹内邻近脏器的炎症病灶并存，超声可观察到相应脏器疾病的声像图表现；⑥ 随着时间的推移，脓肿大小及内部回声会有一定的改变，恢复期脓肿内坏死组织逐渐减少，病变范围逐渐缩小。

（2）多普勒超声：脓肿腔内一般无血流信号，在较厚的脓肿壁上常可探及星点状血流信号。

3．鉴别诊断

（1）与腹膜后间隙血肿的鉴别：腹膜后间隙血肿多为外伤或者腹部手术后并发症，结合病史常可作出正确诊断。另外，对腹膜后间隙血肿做动态观察可发现血肿逐渐吸收演变的过程，必要时的超声引导下穿刺抽液可以对两者进行鉴别。

（2）与腹膜后囊性淋巴管瘤的鉴别：腹膜后囊性淋巴管瘤多见于婴幼儿，无外伤史，多无明显症状，声像图上呈单房或多房性无回声区，有完整包膜回声，包膜较薄而光滑完整；而腹膜后脓肿多源于腹膜后脏器的炎性病变播散，病人常有寒战、发热、白细胞增多、腰痛等临床症状，声像图上病变壁厚、不光整，边界不规则，与周围组织分界不清。

（3）与腹膜后寒性脓肿的鉴别：腹膜后寒性脓肿病灶多位于腰大肌内、椎旁；病变多来源于脊柱结核，当病变破坏椎体时，脓液流入腹膜后间隙形成寒性脓肿，并可沿腰大肌鞘膜下降至腹股沟韧带下部；临床上病人多有低热、盗汗、乏力等结核的症状。

4．临床价值

腹膜后间隙脓肿在疾病的发展过程中，可出现各种不同的声像图，这给我们单凭声像图表现来诊断腹膜后间隙脓肿带来一定的困难。且腹膜后间隙脓肿并无特异性超声图像，所以须密切结合临床才能提高诊断的正确率。若诊断有困难，可利用超声显像做动态观察，根据病灶动态变化情况来确诊，或借助超声引导下的脓肿穿刺抽液来诊断腹膜后间隙脓肿的存在。另外，超声检查有时很难显示脓肿的全貌，特别是对病变范围广泛的脓肿，往往只能检出其中的一部分而漏诊其余部分，这类病人还需要结合其他影像学的检查作出正确诊断。

六、腹膜后间隙血肿

1．病理与临床

腹膜后间隙血肿大多数是由骨盆及脊柱骨折引起，约占发病率的 2/3；其次是由腹膜后脏器（如肾、膀胱、十二指肠和胰腺等）及软组织损伤等引起，另外大血管本身的病变，如腹主动脉瘤破裂出血引起者少。

腹膜后间隙血肿因出血程度、范围及引起血肿的损伤脏器部位不同而出现不同的临床表现，并常因合并其他脏器损伤而被掩盖。一般来说，除部分伤者可有腰肋部瘀斑外，突出的表现是内出血征象，还可出现腰背痛、腹肌紧张、压痛、反跳痛和肠鸣音减弱或消失等肠麻痹症状。另外,当血液在腹膜后间隙广泛扩散而形成巨大血肿时,可引起失血性休克;伴尿路损伤者则常有血尿,血肿进入盆腔者可有里急后重感,并可借直肠指诊触及骶前区有伴波动感的隆起。

2．超声表现

(1)急性期血肿呈无回声或低回声包块,后壁及后方回声可增强,血肿壁可厚而不规则,边界欠清晰,可沿腹膜后间隙延伸;出血时间长,当血肿内有血凝块形成时,内部可出现低回声团块,动态观察,团块逐渐变小被吸收。彩色多普勒无回声及低回声内未探及血流信号。

(2)血肿周围可合并一些脏器损伤的声像图表现。如肾前间隙的血肿,可因周围肠道损伤而合并出现肠道外气体声像;由脊柱骨折引起的血肿,可发现脊柱骨折的声像。

(3)血肿周围还可出现一些脏器受压的声像图改变,如脊柱骨折引起的肾后间隙较大血肿,可使肾脏自腹后壁向前移位。

3．鉴别诊断

(1)与腹膜后间隙脓肿的鉴别:详见前述。

(2)与腹膜后囊性淋巴管瘤、皮样囊肿的鉴别:腹膜后囊性淋巴管瘤、皮样囊肿在临床上多表现为病变对周围脏器的压迫症状,而腹膜后间隙血肿的病人多有外伤史,常合并骨盆或腰椎骨折,病人有相应的临床症状,当出血较多时可出现休克症状。前者声像图上多呈单房或多房性无回声区,有完整包膜回声,包膜较薄而光滑完整,彩色多普勒分隔处可探及血流信号;后者声像图上常无完整包膜,形态不规则,与周围组织分界不清,彩色多普勒图像一般无彩色血流信号。

(3)与腹膜后寒性脓肿的鉴别:腹膜后寒性脓肿病灶多位于腰大肌内、椎旁,病变多来源于脊柱结核。临床上病人多有低热、盗汗、乏力等结核的症状。

(4)陈旧性腹膜后间隙血肿与腹膜后间隙肿瘤的鉴别:除了通过临床病史不同鉴别外,超声造影也是对两者进行鉴别的有效方式,腹膜后间隙肿瘤内多可见造影剂的充盈,而陈旧性血肿内部完全不充盈,包膜光整。

4．临床价值

超声显像对腹膜后间隙血肿诊断准确率较高,它不仅可以对血肿准确定位,还可以大致定量。由于这种优势的存在,它逐渐代替了以往具有损伤性的血管造影术对腹膜后间隙血肿的诊断。对于有外伤史的患者,在体格检查的基础上应用超声扫查并结合血、尿常规检验,血细胞比容测定和血、尿及腹腔穿刺液生化检查,还可以正确诊断并存的胰腺和空腔脏器损伤。超声检查可以实时、动态地监测腹膜后间隙血肿的吸收,在腹膜后血肿的诊断、随访中都具有重要意义。

七、特发性腹膜后纤维化

1．病理与临床

特发性腹膜后纤维化(idiopathic retroperitoneal fibrosis)系以腹膜后组织慢性非特异性非化脓性炎症伴纤维组织增生为特点的少见疾病,增生的纤维组织常包绕腹主动脉、髂动脉、输尿管等空腔脏器而产生一系列临床表现,如非特异性的腹痛、背痛、腰痛、肾和输尿管积水以及高血压等,其中输尿管周围发生纤维化粘连,压迫上尿路引起肾积水和肾功能衰竭最为常见。本病可发生于任何年龄,以 40～60 岁者多见,约占 2/3,但儿童也有发病。男性发病较多见,是女性的 2～3 倍。

该病首先由 Ormond 在 1948 年报道,其发病率为 1/500000～1/200000,根据发生原因不同可分为特发性和继发性两种。约 2/3 的患者无明显诱因,为特发性腹膜后纤维化。近年来,特发性腹膜后纤维化被认为是一种与免疫球蛋白 Ig4 相关的疾病,是一种全身性炎症性疾病。继发性腹膜后纤维化约占 1/3,与某些药物、炎症、外伤、放射性物质和肿瘤等因素有关。

2. 超声表现

（1）二维超声：① 范围多为肾动脉水平以下的腹主动脉及下腔静脉周围，向下延伸到髂血管周围，后缘常与腹主动脉前壁密不可分，两侧与后腹膜腔后壁粘连且气体干扰显示欠佳。腹主动脉、下腔静脉管腔清晰或有动脉硬化表现，常无明显移位。多数学者认为病变一般位于肾动脉分叉下方，但也有学者的研究认为其病变可在腹膜后广泛分布，可侵及肾动脉、胰腺、横结肠甚至蔓延至纵隔。② 病变常包绕一侧或双侧输尿管，引起输尿管和肾盂、肾盏扩张积水。病变累及肠管时可引起肠梗阻。

（2）多普勒超声：腹膜后纤维化病灶内常无血流信号，被包绕的血管内可探及血流信号，出现血管狭窄时，血管频谱形态会发生改变。

3. 鉴别诊断

（1）与腹主动脉瘤伴发血栓的鉴别：腹膜后纤维化表现为腹主动脉内膜清晰平整，可伴有钙化，低回声位于腹主动脉的前方及两侧，范围较大，很难探及边界。腹主动脉瘤并血栓形成表现为动脉管腔局限性扩张，外壁清晰，低回声位于动脉管腔内且不规则，附着处动脉内膜不清晰，并可探及动脉瘤的边界。

（2）与腹膜后肿瘤、转移性淋巴结及淋巴瘤的鉴别：腹膜后纤维化主要分布于主动脉前方及两侧，很少引起主动脉移位，为均一的低回声团块，范围广泛，边界探查不清，但非融合状或分叶状，无肠系膜淋巴结转移及腹腔种植，肿块内部多无血流信号。

（3）与多发性大动脉炎的鉴别：大动脉炎多见于青年女性，超声显示受累管壁正常结构消失，不规则增厚，管腔狭窄或闭塞等；而腹膜后纤维化表现为血管被低回声病变包绕，但动脉壁各层结构清晰。

4. 临床价值

超声在腹膜后纤维化的诊断方面有它独特的优势，甚至可以作为首选。在临床工作中，超声医生应加深对该病的认识，提高超声诊断腹膜后纤维化的敏感度。在检查中发现肾、输尿管积水时，除了想到结石、炎症或肿瘤等病因外，还应想到腹膜后纤维化的可能，遇到下腹部、腰骶部疼痛，伴有肾功能异常、血沉增高的患者时，应该考虑到该病的可能。

第七节 肾 上 腺

一、解剖概要

肾上腺是腹膜后成对的内分泌腺，左右各一，位于双侧肾脏的内上方，相当于第11肋与第1腰椎椎体水平，左侧略低于右侧。正常肾上腺高为3~5 cm，宽度为2~3 cm，厚度为0.2~0.8 cm，重量为4.5~5.0 g。左侧肾上腺为半月形，位于主动脉外侧，胰尾后上方，较右侧稍长、偏大、位置偏高；右侧肾上腺为三角形，部分位于下腔静脉后方，膈肌脚前方，肝右叶内侧，比左侧位置偏低、体积稍小。肾上腺表面披一层薄的包膜，周围为脂肪组织。

肾上腺组织由外向内分为被膜、皮质和髓质三层。肾上腺皮质和髓质在发生、结构与功能上均不相同，实际上是两种内分泌腺。皮质来自体腔上皮（中胚层），髓质来源于神经冠（外胚层），与交感神经系统相同。在胎儿期皮质和髓质相互靠近，形成肾上腺。肾上腺皮质较厚，位于表层，约占成人肾上腺的90%，皮质的外层呈鲜黄色，内层为红棕色，髓质呈灰色。

肾上腺皮质由外向内分为球状带、束状带和网状带。球状带细胞分泌盐皮质激素，主要是醛固酮，调节电解质和水盐代谢；束状带细胞则分泌糖皮质激素，主要是皮质醇，调节糖、脂肪和蛋白质的代谢；网状带细胞分泌性激素。肾上腺髓质由交感神经细胞和嗜铬细胞组成，分泌去甲肾上腺素和肾上腺素，去甲肾上腺素的主要功能是作用于心肌，使心跳加快、加强；肾上腺素的主要作用是使小动脉平滑肌收缩，血压升高。

肾上腺的血供极为丰富，肾上腺上、中、下动脉分别来自膈下动脉、腹主动脉和肾动脉。肾上腺动脉进入被膜后，分支形成动脉性血管丛，其中大部分分支进入皮质，形成窦状毛细血管网，并与髓质毛细血管沟通。少数小动脉分支穿过皮质直接进入髓质。肾上腺静脉不与动脉伴行，主要以静脉窦形式分布于肾上腺皮质和髓质，回流的小静脉注入中央静脉。右侧肾上腺中央静脉直接注入下腔静脉，左侧肾上腺中央静脉则注入左肾静脉。

二、超声检查技术

1. 病人准备

为减少胃肠内容物引起的肠道气体干扰，以空腹检查最宜；对于腹部胀气严重或便秘者，检查前一晚应清淡饮食，睡前服用缓泻药。

2. 体位

肾上腺的检查体位常采取仰卧位、侧卧和俯卧位。由于正常肾上腺组织薄，位置深，一般在声像图上不易显示，不同的探测体位需要使用不同的探测手法。

3. 仪器

应用腹部超声诊断仪，成人常用 3.5～5.0 MHz 探头；肥胖者可适当降低探头频率，选用 2.5 MHz 探头；体瘦或少年儿童可选用 5 MHz 探头；新生儿可选用 7.5 MHz 探头，其中弧形凸阵探头因具有较宽阔的深部视野和较好的深部聚焦功能而最常被应用。

为获取满意的肾上腺图像，需对超声仪器进行设置调节。二维超声探查时应注意对扫描深度、增益等的调节，并调整聚焦点位置及聚焦数。由于肾上腺位置较深，彩色多普勒血流图较难显示，为提高彩色血流显示的灵敏度，应注意对彩色总增益、滤波范围、多普勒取样角度、多普勒取样容积及血流速度范围等的调节。

4. 检查方法

超声检查肾上腺时应采用多种体位与途径，以避免遗漏病变。探测体位包括仰卧位、侧卧位及俯卧位，探测途径包括肋间、肋下、上腹部、侧腰部及背部。检查过程中，还需指导患者配合呼吸动作以获取满意的图像。

（1）仰卧位经肋间斜切面探测右侧肾上腺：将探头置于腋前线第 7,8,9 肋间，以右肝为声窗做斜行扫查，在右肾上极上方及下腔静脉附近呈一带状或三角形低回声区，这是较常见的右侧肾上腺探测体位及途径。

（2）左侧卧位经腰部探测右侧肾上腺：将探头置于腋后线或更后方，在肾内侧探及下腔静脉，在肾上极、肝与膈肌脚之间可探及右侧肾上腺，这是较常见的右侧肾上腺探测体位及途径。

（3）仰卧位经肋间斜切面探测左侧肾上腺：将探头置于腋前线第 7,8,9 肋间，以脾为声窗向后方扫查，在脾、腹主动脉和膈肌脚之间可探及左侧肾上腺，这是较常见的左侧肾上腺探测体位及途径。

（4）右侧卧位经腰部探测左侧肾上腺：在左侧第 9,10 肋间沿腋后线以脾和左肾为声窗扫查，在腹主动脉与左肾上极之间可探测到左侧肾上腺，这是较常见的左侧肾上腺探测体位及途径。

（5）仰卧位经肋间横切面探测肾上腺：将探头置于第 9,10 肋间，右侧于腋前线和腋中线，左侧于腋后线或更后方做横切面扫查，在腹主动脉外侧与下腔静脉后外侧可探及肾上腺。

（6）俯卧位经背部纵切面探测肾上腺：俯卧位将探头沿着肾长轴纵切扫查，显示肾上极内上方，在左肾上极内上方与腹主动脉前外侧之间可探及左侧肾上腺,在右肾上极内上方与下腔静脉前外侧之间可探及右侧肾上腺。

(7) 仰卧位右肋缘下斜切探测右侧肾上腺:将探头置于右肋缘下,以肝为声窗,在右肾上极与其内侧的下腔静脉之间可探及紧贴右肾上极的右侧肾上腺。

(8) 仰卧位右肋缘下纵切探测右侧肾上腺:将探头置于右肋缘下沿锁骨中线纵切,显示右肾纵轴切面,右肾上方内侧可探及右肾上腺。

(9) 仰卧位上腹部横切探测肾上腺:将探头置于上腹部胰腺水平做横切扫查,在胰腺后方探测肾上腺,右侧肾上腺可以右肝为声窗,左侧肾上腺可以充盈的胃腔为声窗,显示肾上腺。

三、正常肾上腺的超声表现

正常肾上腺儿童显示率高于成人,这是因为儿童的肾上腺占肾大小的1/3,而成人的肾上腺只占肾大小的1/13,而且儿童肾周脂肪远少于成人,故易显示。儿童肾上腺声像图上的形态较多,可呈一字形、Y形、V形或三角形等,声像图上中间为较薄的强回声带,周围为较厚的低回声带。成人肾上腺右侧可以肝为声窗,而左侧由于胃肠积气等原因相对较难显示。成人肾上腺声像图多呈三角形或带状低回声,外周部则是较低的皮质回声,中央为较强的髓质回声。

四、常见的肾上腺疾病

肾上腺疾病是指由于肾上腺皮质或髓质增生或肿瘤而引起的一系列临床症状。按发生部位分为肾上腺皮质疾病和髓质疾病两类,肾上腺皮质疾病包括肾上腺皮质功能亢进、肾上腺皮质功能不全、肾上腺性征异常症及肾上腺皮质腺瘤和腺癌,其中肾上腺皮质功能亢进主要包括皮质醇增多症(库欣综合征)和原发性醛固酮增多症。肾上腺髓质疾病包括嗜铬细胞瘤、神经母细胞瘤、节细胞神经瘤等。

肾上腺肿瘤按有无功能分为功能性和无功能性两大类,功能性肾上腺肿瘤指肿瘤具有内分泌功能;低或无功能性肾上腺肿瘤是指无或无明显激素活性的肾上腺肿瘤,主要从皮质或髓质的间质细胞等发生,主要有低或无功能性皮质腺瘤和腺癌、神经母细胞瘤、节细胞神经瘤,另外还包括转移性肿瘤、囊肿、脂肪瘤、血肿、腺癌等。

(一)皮质醇增多症

1. 病理与临床

皮质醇增多症(hypercortisolism)又称库欣综合征(Cushing's syndrome),是各种原因引起肾上腺皮质分泌过多的糖皮质激素所致疾病的总称。由垂体分泌促肾上腺皮质激素(ACTH)过多而引起的库欣综合征称库欣病。而垂体外病变,如支气管肺癌(尤其是燕麦细胞癌)、甲状腺癌、胸腺癌、鼻咽癌等有时可分泌一种类似ACTH的物质,具有类似ACTH的生物效应,从而引起双侧肾上腺皮质增生。肾上腺皮质腺瘤及腺癌是库欣综合征的另一病因,属于非促肾上腺皮质激素依赖性库欣综合征。

临床表现为向心性肥胖、满月脸、水牛背;因蛋白质过度消耗造成皮肤菲薄,毛细血管脆性增加,呈现典型的皮肤紫纹;糖代谢异常,血糖升高,糖耐量降低;电解质代谢异常,如低钾血症;除此之外,还会有月经紊乱、性功能减退、高血压、骨质疏松、溢乳等临床改变。

2. 超声表现

(1) 肾上腺内改变:皮质醇增多症常见于肾上腺皮质增生,以双侧弥漫性增生多见,少数为结节性增生。声像图上少部分双侧肾上腺皮质弥漫性增生表现为肾上腺皮质低回声带增厚,多数病例超声图像无明显改变;肾上腺结节性增生表现为肾上腺区直径约为 1 cm 的结节,较大的结节直径可在 2~3 cm。肾上腺皮质腺瘤超声表现为肾上腺区圆形或类圆形均质低回声肿块,直径为 2~3 cm,形态规则,边界清楚,与周围组织有明显分界。肾上腺皮质腺癌肿瘤生长迅速,超声表现为体积较大的肾上腺区肿块,直径常在 6~8 cm,甚至更大,形态不规则或呈分叶状,内部回声不均,可见坏死或钙化,与周围组织分界不清,部分可伴有腹膜后肿大淋巴结或肾静脉、下腔静脉癌栓。由于肾上腺位置较深,彩色多普勒对低速血流显示不太敏感,故不易显示其血流信号。

(2) 肾上腺外改变:肾上腺皮质醇增多症在肾上腺外改变为肾周脂肪层或肾上腺周围脂肪回声明显增厚,回声增强。

3. 鉴别诊断

(1) 与肾上腺醛固酮瘤的鉴别:醛固酮瘤相比之下要小一些,为 1~2 cm,此外两者临床表现和生化指标也有差异,可以此鉴别。

(2) 与嗜铬细胞瘤的鉴别:嗜铬细胞瘤一般体积中等,为 3~5 cm,嗜铬细胞瘤内部一般呈中等回声,边界回声高而清晰,可伴有无回声区,彩色多普勒显示实性部分血流信号较丰富,而引起皮质醇综合征的瘤体多没有血流信号,此外两者临床表现和生化指标也有差异,可加以鉴别。

4. 临床价值

超声对肾上腺皮质腺瘤和腺癌所引起的皮质醇增多症,通过结合其临床症状和生化检查可作出明确的诊断,对于肾上腺皮质增生则较难鉴别,需要进一步结合其他影像学检查明确诊断。

(二) 原发性醛固酮增多症

1. 病理与临床

原发性醛固酮增多症(原醛症)(primary hyperaldosteronism)是由肾上腺的皮质增生或肿瘤引起醛固酮分泌增多所致。发病年龄多为 30~50 岁,女性较男性多见。分泌过多醛固酮的肾上腺皮质腺瘤称醛固酮瘤(又称 Conn 瘤)。醛固酮瘤常发生于左侧肾上腺,以单发多见。醛固酮瘤是原醛症最多见的原因,占原醛症的 60%~80%。双侧肾上腺皮质增生是原醛症的第二大病因,占原醛症的 20%~30%,又称特发性醛固酮增多症。其他原因引起醛固酮增多症的如醛固酮癌、异位分泌醛固酮的肿瘤以及地塞米松可抑制性醛固酮增多症等。一部分肾上腺皮质腺癌也会分泌大量醛固酮,肿瘤直径多在 3 cm 以上。异位分泌醛固酮的肿瘤较少见,可发生于肾内的肾上腺残余或卵巢肿瘤。糖皮质类固醇可抑制醛固酮增多症,多见于青少年男性,用生理代替性的糖皮质类固醇数周后可使醛固酮分泌量、血压及血钾恢复正常。

原醛症分泌过多的醛固酮导致体内水钠潴留,血容量增多,肾素-血管紧张素系统受抑制,继而出现以高血压、低血钾及碱中毒为主的临床表现。高血压是本病的早期症状,多为缓慢进展的良性高血压,但常规降压药疗效不佳,随着病情进展,可致心、脑、肾等靶器官受损。由于大量醛固酮释放促进尿钾排泄过多,可有肌肉无力、麻痹、软瘫等低血钾症状,甚至出现吞咽和呼吸困难,长期低血钾可造成肾远曲小管空泡变性,肾浓缩功能下降,患者出现口渴、多尿、夜尿增多和低比重尿等表现。同时,因细胞内大量钾离子丢失,细胞外钠和氢离子进入,血清钙水平也会下降,患者出现肢端麻木和手足抽搐等症状,尿液呈中性或碱性。

2. 超声表现

原发性醛固酮增多症的病变发生在肾上腺皮质球状带,病变分为肾上腺皮质腺瘤、肾上腺皮质腺癌和原发性肾上腺皮质增生。醛固酮瘤是原发性醛固酮增多症最多的一种类型,发生在肾上腺皮质球状带。超声表现为肾上腺内 1~2 cm 大小的低回声肿块,呈圆形或类圆形,边界明亮清晰,肿瘤内一般没有明显的血流信号。肾上腺皮质增生的声像图可表现为皮质增厚,但大多数情况下皮质没有明显改变,如果是皮质结节性增生,其结节可达 1 cm 左右。肾上腺皮质腺癌的超声表现为体积较大的肾上腺肿块,呈圆形、椭圆形或分叶状,可同时伴有皮质醇增多症的临床表现。

3．鉴别诊断

与肾上腺结节样增生的鉴别：两者鉴别存在一定的困难，若仔细观察可见结节性增生无明显包膜，与其周围的肾上腺组织亦无明显分界，内部回声多比较高；而腺瘤有较明显的包膜，内部多呈低回声，与周围腺体组织的高回声差别较大。以上声像图表现有助于两者的鉴别。

4．临床价值

由于醛固酮瘤大多体积较小，在超声检查中容易漏诊，直径为 1 cm 以上的肿瘤容易被发现，1 cm 以下的肿瘤有时会漏诊，此时须结合其他影像学检查如 CT、核素扫描等共同作出诊断，提高检出率。

（三）肾上腺皮质腺瘤和腺癌

1．肾上腺皮质腺瘤

（1）病理与临床

肾上腺皮质腺瘤（adrenal cortical adenoma）常单侧单发，有薄层包膜，大小为 1～3 cm，镜下多为类似束状带的泡沫状透明细胞，富含类脂质，瘤细胞排列成团，由含有毛细血管的少量间质分隔。部分腺瘤为功能性的，可引起醛固酮增多症或库欣综合征，无功能性腺瘤往往无明显临床表现，在形态上与功能性腺瘤没有明显区别。

（2）超声表现

肾上腺功能性腺瘤和无功能性腺瘤在形态上无明显差异，前者发现时瘤体一般较小，呈圆形或类圆形低回声肿块，直径为 1～3 cm，边界清楚，内部回声均匀；后者由于无明显临床表现，发现时体积较大。

（3）鉴别诊断

① 与肾上腺皮质腺癌的鉴别：肾上腺皮质腺瘤瘤体一般较小，呈圆形或类圆形肿块，直径为 1～3 cm，边界清楚，内部回声均匀；腺癌一般体积较大，往往有 5～8 cm，肿块呈圆形或椭圆形，也可为分叶状，内部回声不均匀，彩色多普勒可发现腺癌内部血流信号较丰富。

② 与肝右叶肿瘤的鉴别：肾上腺皮质腺瘤一般边界清楚，肿瘤与肾和肝之间的分界线形成"海鸥征"，呼吸运动时肿瘤与肝之间出现不同步运动，肝肿瘤没有以上特点。

2．肾上腺皮质腺癌

（1）病理与临床

肾上腺皮质腺癌（adrenal cortical adenocarcinoma）较少见，多为功能性，发现时一般体积较大，直径可在 5～8 cm。肿瘤内常见出血、坏死及囊性变。镜下可见瘤细胞大小不等，分化差异性高，核分裂象多见。肿瘤呈浸润性生长，破坏正常肾上腺组织，并可侵犯周围脂肪组织甚至肾脏。肿瘤可转移到腹膜后淋巴结或肺、肝等处。主要的临床表现有腰部肿块、腰痛以及肿瘤转移症状。

（2）超声表现

肾上腺皮质腺癌一般体积较大，肿块呈圆形或椭圆形，也可为分叶状，内部回声不均匀，可伴有液性区或钙化。彩色多普勒可发现肿瘤内部血流信号较丰富。由于肿瘤可侵犯肾上腺周围组织，在超声检查时需关注肾脏、肝脏及腹膜后等邻近器官是否出现肿块图像。

（3）鉴别诊断

与肾上腺嗜铬细胞瘤的鉴别：两者体积一般都较大，内部都可伴有出血或钙化，肿块内都可发现彩色血流信号，超声较难鉴别两者，此时可依靠临床表现、生化检查及其他影像学检查进行鉴别。其他鉴别诊断请参考表 5.7.1。

（4）临床价值

肾上腺皮质腺瘤和腺癌的发病率相对较低，多数没有临床症状，故不易被发现。近年来由于人们对健康体检日益重视以及医学影像技术的进步，肾上腺肿瘤的检出率也日益增加，大多数肾上腺占位性病变可通过超声检查发现。

表 5.7.1　肾上腺肿瘤鉴别诊断

诊断	回声类型	大小形态	单（双）侧	临床表现	化验检查
囊肿	无回声	3～5 cm	单侧	无或胀痛不适	无异常
Conn 腺瘤 Curshing 腺瘤	低回声	<2 cm 或 2～3 cm	单侧	低钾、麻痹等肥胖等	血醛酮升高，血钾低血皮质醇高
嗜铬细胞瘤	混合回声	3～5 cm	单侧或双侧	阵发性高血压、心悸	血 ACTH，尿 VMA 升高
皮质癌或神经母细胞瘤	低回声	>5～7 cm，分叶状	单侧	发热疼痛	50%有血皮质醇升高
转移性肿瘤	低回声	大小不定	双侧或单侧	原发癌病史	无异常
髓样脂肪瘤	高回声	大小不定，呼吸变形	单侧	无或胀痛不适	无异常

（四）嗜铬细胞瘤

1．病理与临床

嗜铬细胞瘤（pheochromocytoma）多发生于肾上腺髓质，绝大部分为单侧单发，有 10%发生于双侧肾上腺，10%为恶性，10%发生在肾上腺外，10%多发，故嗜铬细胞瘤又称"10%肿瘤"。嗜铬细胞瘤好发于青壮年，多见于女性，10%为儿童发病，10%具有家族性发病特点。肿瘤大小不一，有包膜，呈灰红色、灰褐色，常见出血、坏死、囊性变及坏死灶。恶性嗜铬细胞瘤可转移到肝、肺、骨骼、淋巴结等处。肾上腺外的嗜铬细胞瘤一般为多发性，位于主动脉两侧交感结或嗜铬体处，也可见于膀胱壁、卵巢、睾丸等处。

由于肿瘤细胞可分泌去甲肾上腺素和肾上腺素，以去甲肾上腺素为主，偶尔也分泌多巴胺及其他激素，故临床上主要有儿茶酚胺过高的症状。表现为血压增高，但也有 10%的患者不伴高血压。嗜铬细胞瘤患者的高血压多呈间歇性或持续性发作，发病时症状剧烈，血压骤升并伴有头痛、发汗、末梢血管收缩、脉搏加快、血糖增高及基础代谢上升等症状，这种高血压发作对病人非常危险，甚至会引起死亡。

2．超声表现

肾上腺嗜铬细胞瘤的声像图表现为肾上腺区圆形或椭圆形肿块，边界清楚，球体感明显。肿块大小多为 4～5 cm，也有直径为 10 cm 的肿瘤。肿块内部多呈中等回声，当肿瘤出血或囊性变时，内部可出现无回声区或钙化，CDFI 可在肿瘤内发现点状血流信号。肾上腺外的嗜铬细胞瘤多位于肾门附近，较大的肿瘤会推挤肾向外侧移位。此外，腹主动脉旁、髂血管旁、膀胱壁也可发现等回声的肿瘤。嗜铬细胞瘤也见于膀胱壁层，肿块处膀胱黏膜光滑，一般不向膀胱突出。恶性嗜铬细胞瘤的瘤体一般较大，转移到肝内表现为圆形或类圆形的低回声肿块，边界清楚。

3．鉴别诊断

（1）与肾上腺醛固酮瘤的鉴别：体积小的嗜铬细胞瘤需与醛固酮瘤进行鉴别，嗜铬细胞瘤内部回声多为等回声，而醛固酮瘤多为低回声；嗜铬细胞瘤内部回声常因出血或坏死而表现不均匀并有液性区，而醛固酮瘤内部回声多均匀；此外，两者的临床表现和生化指标也有不同。

（2）与肾上腺皮质腺瘤的鉴别：嗜铬细胞瘤一般较皮质腺瘤大，为 3～5 cm，嗜铬细胞瘤多呈等回声，内部回声欠均匀，常伴有无回声区，彩色多普勒可探及星点状血流信号，而皮质腺瘤多呈低回声，内部回声均匀，彩色多普勒多没有血流信号显示。

（3）与肾上腺皮质腺癌的鉴别：详见前述。

4. 临床价值

超声对嗜铬细胞瘤的诊断准确率高,可作为首选检查方法,对 1 cm 以上的肿瘤均可准确定位;对<
1 cm 的肿瘤,超声诊断有一定的困难,需结合其他实验室检查和影像学检查综合分析。[131]I-间碘苯甲基胍
(^{131}I-MIBG)造影的原理是 MIBG 在化学结构上类似去甲肾上腺素,能被肾上腺髓质和嗜铬细胞瘤摄取,故
对嗜铬细胞瘤检查有特异性,能鉴别肾上腺或肾上腺以外其他部位的肿瘤是否为嗜铬细胞瘤,对嗜铬细胞
瘤的诊断及定位提供了特异和准确率高的方法。

(五)肾上腺神经母细胞瘤

1. 病理与临床

肾上腺神经母细胞瘤(adrenal neuroblastoma)多见于儿童,恶性程度很高,常为多发性,转移范围广,以
眼部和肝脏较多。婴幼儿肾上腺神经母细胞瘤临床表现多为腹部包块,预后较差。

2. 超声表现

肾上腺神经母细胞瘤多表现为体积较大的实性肿块,形态不规则,与周围组织分界不清晰,可呈分叶
状,肿块内部回声不均匀,如有出血或坏死则可形成斑片状强回声伴声影。由于肿块较大,会对周围脏器造
成挤压。

3. 鉴别诊断

肾上腺神经母细胞瘤要与肾母细胞瘤进行鉴别,两者皆为婴幼儿腹部恶性肿瘤,早期都不出现临床症
状,发现腹部包块时肿瘤都较大,两者的不同之处是肾上腺神经母细胞瘤来源于肾上腺,肿瘤虽对肾有挤
压,但仍能探及完整的肾结构,而肾母细胞瘤不能探及完整的肾结构。

4. 临床价值

超声作为一种无创、无辐射性检查,在诊断肾上腺神经母细胞瘤方面具有重要价值。但由于本病在早
期没有明显的症状,且预后较差,故婴幼儿如能够进行超声普查,对本病的早期诊断和及时治疗会很有帮助。

五、其他肾上腺疾病

(一)节细胞神经瘤

节细胞神经瘤(ganglioneuroma)多发生于颈部至盆腔的交感神经节,是一种起源于交感神经细胞的良
性肿瘤,较少发生于肾上腺,一般为无功能性肾上腺肿瘤。本病多无临床症状或症状轻微,有时有上腹部不
适、隐痛、腹胀、腹泻、乏力等表现,如瘤体较大,腹部可扪及包块;偶有一部分肿瘤会释放儿茶酚胺,出现多
汗、头痛、头晕、高血压、男性化及重症肌无力的症状。

节细胞神经瘤超声表现为圆形或类圆形肿块,内部回声均匀,呈低回声,边界清楚,如肿块内部出血,可
出现无回声液性区。

(二)肾上腺髓样脂肪瘤

肾上腺髓样脂肪瘤(adrenal myelolipoma)是一种少见的无功能性良性肿瘤,由不同比例的成熟脂肪组
织和骨髓造血组织组成,多发生于肾上腺的髓质,偶见于肾上腺外组织。多无临床症状,偶尔因肿瘤对周围
组织的机械压迫或肿瘤内部出血及坏死产生不典型的腰痛和腹痛症状。

肾上腺髓样脂肪瘤在超声图像上通常体积较大,肿瘤边界清楚,有薄膜回声,呈圆形或椭圆形,内部回
声取决于髓样脂肪瘤的组织成分,尤其是成熟脂肪组织的含量和分布。若肿瘤内部脂肪组织分布均匀,则
声像图表现为均匀高回声型;若肿瘤内部脂肪组织分布不均,存在以造血组织为主的成分,则声像图表现为

高回声和低回声相间的不均质回声。由于在肾上腺来源的各种肿瘤中,只有髓样脂肪瘤含有脂肪组织,因此无论是均匀高回声型还是不均匀回声型,均具有特征性的声像图表现。

(三)肾上腺转移性肿瘤

肾上腺转移性肿瘤多来源于乳腺癌、肾癌、肺癌等,其中小细胞肺癌较其他类型的肺癌更易发生转移。肾上腺转移瘤初始于肾上腺髓质,而后累及皮质,因此很少影响肾上腺皮质功能,故以原发肿瘤的临床表现为主,除非肿瘤巨大引起腰痛等压迫症状。

肾上腺转移瘤超声表现为双侧肾上腺区低回声肿块,偶有单侧肾上腺区低回声肿块,呈圆形或椭圆形,也可呈不规则形,边界清楚,内部回声均匀,如果肿瘤内出血或坏死,内部回声不均,可有无回声液性区。

(四)肾上腺性征异常症

因肾上腺的某种先天性或后天性疾病引起的外生殖器及性征异常,称肾上腺性征异常症(adrenogenital syndrome)或肾上腺生殖综合征。本病可由肾上腺增生和肾上腺肿瘤引起,病变主要发生在皮质网状带。疾病有两类:先天性肾上腺皮质增生症中的 21-羟化酶或 11β-羟化酶缺陷症及肾上腺皮质分泌雄性激素的肿瘤,其中恶性腺瘤多于良性腺瘤。

因肾上腺产生和分泌的性激素以雄性激素为主,雌性激素很少,故肾上腺性征异常症主要表现在女性患者向男性转化。如发生在青春期前,则男孩子不完全早熟,女孩呈男性化。成人发病以女性较多,女性患者表现为男性化,男性患者表现为肌肉发达,体力过人。由于本病雄激素过量,抑制垂体分泌促性腺激素,病人常伴有性腺萎缩、性功能紊乱、女性闭经、男性阳痿和性欲减退的表现。

肾上腺性征异常症的超声表现取决于其病因。肾上腺皮质增生引起该病者占很大比例,此外,还有肾上腺腺瘤、腺癌,两者的治疗方法不同。超声、CT、MRI 可对三者进行鉴别诊断。鉴别遇到困难时,可应用肾上腺同位素碘化胆固醇闪烁扫描加地塞米松抑制试验,皮质腺瘤较正常吸收较多量的放射标记物,皮质增生摄取量正常,皮质癌则不显示。

(五)肾上腺皮质功能低下

肾上腺皮质功能低下为两侧肾上腺绝大部分破坏而引起皮质激素不足的一种疾病。本病可分原发性及继发性。原发性慢性肾上腺皮质功能低下又称 Addison 病,是肾上腺结核、特发性肾上腺皮质萎缩和肾上腺转移瘤等原因导致肾上腺皮质功能受损而引起的肾上腺皮质功能低下。继发性肾上腺皮质功能低下多见于下丘脑-垂体功能低下患者,由于促肾上腺皮质激素释放因子(CRF)或促肾上腺皮质激素(ACTH)的分泌不足,导致肾上腺皮质萎缩。临床表现为皮肤和黏膜色素沉着、乏力、食欲缺乏、低血压等。

超声对肾上腺结核和肾上腺转移瘤可作出提示性诊断,但对肾上腺皮质萎缩无法诊断。肾上腺结核声像图表现为双侧肾上腺低回声区,肾上腺皮、髓质界限消失,肾上腺的两层结构已无法分辨,病程较长的肾上腺结核会伴强回声钙化灶,随着治疗进程,肾上腺的低回声区大小会相应改变。肾上腺转移瘤声像图详见前述。

第八节　泌尿系统与前列腺

一、解剖概要

（一）肾

1. 肾的解剖

肾属后腹膜实质性脏器，形似蚕豆，位于腰部脊柱两侧，紧贴于腹后壁。右肾位置略低于左肾 1～2 cm，右肾的前方有右肝、十二指肠及结肠肝曲，左肾的前方有胃、脾、胰尾及结肠脾曲。肾门位于肾中部内侧，是肾血管、输尿管、神经及淋巴管的出入之处。肾门处从前往后依次有肾静脉、肾动脉和输尿管，三者合称肾蒂。肾门向肾内延续为肾窦，肾窦内含有肾动脉、肾静脉、肾盂、肾盏和脂肪组织等。肾盂在肾窦内向肾实质展开，形成 2～3 个大盏和 8～12 个小盏。正常成人肾盂容量为 5～10 mL。

肾实质由皮质及髓质组成，其厚度为 1.5～2.5 cm，肾皮质位于外层，厚度为 0.8～1.0 cm，髓质位于内层，由 10～12 个肾锥体组成。皮质伸入锥体间的部分称为肾柱。肾锥体的尖端与肾小盏的相接处称为肾乳头。肾包膜是位于肾表面的一层纤维膜；肾周筋膜则呈囊状包裹肾，内含有丰富的脂肪组织，起固定和保护肾的作用。

2. 肾的血管

（1）肾动脉：起源于腹主动脉，在肠系膜上动脉分支下方约 1 cm 左右的两侧分出右肾动脉和左肾动脉。左肾动脉则行经左肾静脉、胰体尾部后方进入左肾门；右肾动脉走行于下腔静脉、胰腺头部和肾静脉之后，在肾静脉水平进入右肾门。双侧肾动脉到达肾门附近处分为前后两支经肾门进入肾窦。前支较粗，后支较细。前支进入前部的肾实质，后支进入后部的肾实质。根据其分布的区域，可将肾实质分为上段、上前段、下前段、下段和后段，除后段血液由后支供应外，其余各段血液均由前支供应。

由前支和后支肾动脉分出大叶间动脉进入肾柱，沿肾锥体周围向肾表面伸展，达到髓质与皮质交界处时，大叶间动脉呈弓状转弯称为弓状动脉。弓状动脉呈直角向肾皮质分出小叶间动脉，再从小叶间动脉分出入球小动脉进入肾小球。

不经肾门直接入肾实质的动脉称为迷走肾动脉或副肾动脉，其发生率约为 20%。迷走肾动脉多起源于腹主动脉或肾上腺动脉。

（2）肾静脉：出球小动脉在肾实质内形成毛细血管网后再汇合形成肾静脉，肾内静脉与其同名动脉伴行，在肾门附近合成左、右肾静脉。左肾静脉则向右行经肾动脉和腹主动脉前方，肠系膜上动脉后方注入下腔静脉，当肠系膜上动脉压迫左肾静脉的时候，可引起左肾静脉回流受阻，形成扩张，临床上称之为"胡桃夹"现象。右肾静脉向左行经肾动脉前方，注入下腔静脉。

（二）输尿管

输尿管连接肾盂与膀胱，是一对由肌性黏膜组成的管道状结构。成人输尿管长度为 24～32 cm，内径为 5～7 mm。在解剖因素的影响下，输尿管有 3 个生理性狭窄，第一狭窄在肾盂输尿管连接部；第二狭窄在输尿管跨越髂血管处；第三狭窄在输尿管膀胱连接部。临床上将输尿管分为上、中、下 3 段，又称腹段、盆段及壁间段。由肾盂输尿管连接部至髂血管处为上段；髂血管至膀胱壁为中段；由膀胱壁外层至输尿管膀胱开口处为下段。

输尿管腹段位于腹膜后,沿腰大肌前面斜行向外下走行,周围有疏松结缔组织包绕,在腰大肌中点的稍下方处,男性的输尿管经过睾丸血管的后方,而女性输尿管则与卵巢血管交叉。输尿管进入骨盆时,经过髂外动脉的前方。

输尿管盆段较腹段短,沿盆腔侧壁向下后外方走行,经过髂内血管、腰骶干和骶髂关节的前方或前内侧,在坐骨棘平面,转向前内方,经盆底上方的结缔组织直达膀胱底。

输尿管壁间段指斜行在膀胱壁内的输尿管,长约为 1.5 mm。当膀胱充盈时,壁内部的管腔闭合,有阻止尿液反流至输尿管的作用,如输尿管内部过短或肌组织发育不良,则可能发生尿液反流。儿童该部输尿管较短,因此,易发生膀胱输尿管反流现象,但随着生长发育,壁内部输尿管的延长,肌层的不断增厚,大部分儿童其膀胱输尿管反流现象会逐渐消失。

(三) 膀胱

膀胱是储存尿液的器官,其形状、大小、位置及壁的厚度随尿液充盈的程度而异。正常成年人的膀胱容量一般为 300～500 mL,最大容量可达 800 mL。膀胱空虚时呈三棱锥体形,充盈时呈椭圆形,膀胱分尖、体、底、颈 4 部分,膀胱尖部朝向前上方,膀胱底部朝向后下方,尖部与底部之间为膀胱体部,膀胱颈部位于膀胱的最下方,与男性前列腺及女性盆膈相连。男性膀胱位于直肠、精囊和输尿管的前方,女性膀胱位于子宫的前下方和阴道上部的前方。

膀胱是一个肌性的囊状结构,膀胱内壁覆有黏膜,正常膀胱排空时壁厚约为 3 mm,充盈时壁厚约为 1 mm。膀胱底部内面有一个三角形区域,位于两侧输尿管口与尿道内口之间,此处位置固定、厚度不会改变,称为膀胱三角区,是肿瘤、结核和炎症的好发部位。

膀胱的生理功能是储存尿液和周期性排尿。正常人在每次排尿后,膀胱内并非完全空虚,一般还有少量尿液残留,称残余尿。正常成人的残余尿量为 10～15 mL。

(四) 前列腺

1. 前列腺的解剖

前列腺是由腺组织和平滑肌组成的实质性器官,呈前后稍扁的板栗形,位于尿生殖膈上,上端宽大称为前列腺底部,邻接膀胱颈;下端尖细称为前列腺尖部,底与尖之间的部分称为前列腺体部。正常前列腺重为 8～20 g,上端横径约为 4 cm,上下径约为 3 cm,前后径约为 2 cm,前列腺的体积与性激素密切相关,小儿前列腺较小,腺组织不明显,性成熟期腺组织迅速生长,中年后腺体逐渐退化。前列腺内有 30～50 个管状腺埋藏于肌肉组织中,形成 15～30 个排泄管开口在前列腺尿道精阜两侧的隐窝中,前列腺分泌的前列腺液即由此排出,腺泡腔内的分泌物浓缩凝固后形成淀粉样小体,可发生钙化而形成前列腺结石。前列腺位于盆腔的底部,其上方是膀胱,下方是尿道,前方是耻骨,后方是直肠。前列腺的左右由许多韧带和筋膜固定。前列腺与输精管、精囊紧密相邻,射精管由上部进入前列腺,并开口于前列腺尿道精阜部。前列腺包膜坚韧,但在射精管、神经血管束穿入前列腺处和前列腺与膀胱连接处及前列腺尖部处存在薄弱,不利于对肿瘤和炎症的限制。

2. 前列腺的分区

(1) 五叶分法:前列腺传统上分为左右侧叶、后叶、中叶和前叶。两侧叶紧贴尿道侧壁,位于后叶侧部前方,前叶和中叶的两侧;后叶位于射精管、中叶和两侧叶的后方;中叶位于尿道后方两侧射精管及尿道之间;前叶很小,位于尿道前方、两侧叶之间,临床上无重要意义。

(2) 内外腺分法:从生理病理角度将前列腺分为内腺和外腺。内腺为前列腺增生好发部位,外腺为肿瘤好发部位。

（3）区带分法：由 McNeal 提出，他把前列腺划分为前基质区、中央区、周缘区、移行区和尿道旁腺。前列腺前纤维基质区由非腺性组织构成，主要位于前列腺的腹侧，该区既不发生肿瘤也不发生增生。中央区位于两个射精管和尿道内口至精阜之间并包绕射精管，较五叶分法中的中叶范围略大，占前列腺体积的 20%～25%，发生肿瘤的比例为 8%～10%；周缘区位于前列腺的外侧、后侧及尖部，占前列腺体积的 70%～75%，约 70% 的肿瘤发生在该区；移行区位于精阜之上、近段尿道及近端括约肌周围，占前列腺体积的 5%～10%，此区是前列腺增生的好发部位，肿瘤的发病比例为 20%～24%；尿道旁腺局限于前列腺近端括约肌内，约占前列腺体积的 1%。

3. 前列腺的血管

前列腺的血供主要来源于髂内动脉的膀胱下动脉，血供较丰富，分支到前列腺可分为两组：前列腺包膜组和前列腺尿道组。后者在膀胱颈与前列腺连接处沿尿道纵轴走向发出分支，主要供应膀胱颈部和尿道周围腺体。包膜组动脉供应前列腺的腹侧和背侧，主要供应前列腺边缘部位。彩色血流图上可显示两组动脉分支，尤其是左右尿道支动脉和包膜组动脉。

二、超声检查技术

（一）病人准备

肾超声检查一般不需做特殊的准备，若同时检查输尿管和膀胱，需让受检者在检查前 60 min 饮水 500～800 mL，并保持膀胱适度充盈，以使肾盂、肾盏显示更加清晰。

经腹壁探测前列腺需充盈膀胱，但应避免过度充盈。经直肠探测前列腺需做探头清洁、消毒，是否充盈膀胱根据检查需要而定。经会阴探测前列腺一般无需特殊准备。

（二）体位

肾、输尿管和膀胱超声探测的常用体位为仰卧位、侧卧位，由于肾的位置靠后，故探测时还可采取俯卧位。经腹壁探测前列腺最常采用仰卧位，也可根据检查需要采用侧卧位或截石位。

（三）仪器

（1）肾、输尿管和膀胱的超声探测：探头类型首选凸阵，成人常用的探头频率为 3.0～3.5 MHz，儿童常用的探头频率为 5.0 MHz，其优点是视野广阔，容易获得整个肾的切面图像。

（2）前列腺的超声探测：

① 经腹壁探测。探头首选凸阵探头，成年人常用的探头频率为 3.5 MHz，儿童常用的探头频率为 5.0 MHz。

② 经会阴探测。首选小凸阵或扇形超声探头，成年人常用的探头频率为 3.5 MHz，儿童常用的探头频率为 5.0 MHz。

③ 经直肠探测。选用双平面直肠探头或端射式直肠探头，探头频率为 4.0～9.0 MHz。

双平面腔内探头为两种单平面扫描方式的组合，按正交扫描方向设计，获得纵向及横向的切面图像。端射式探头将晶片安装在探头顶端，其扫描视野较大，便于从多角度扫描脏器，但获取的纵切面图像不如线阵纵向扫描清晰，且横向扫描获取的是斜冠状切面，较难获取真正的横切面图像。

（3）微探头导管超声：随着超声医学影像技术的发展，超声新技术已广泛应用于泌尿系诊断的多个领域，经腹体表超声通过使用二维、彩色频谱多普勒、彩色能量多普勒、谐波等超声技术能够清晰显示肾、膀胱这些体积较大的泌尿系脏器，并对其病变作出诊断和鉴别诊断，而对于输尿管、尿道、肾盂等这些体积较小、位置较深的泌尿系脏器及特殊部位则可以通过腔内探测的方式进行超声检查;将微型导管化的探头插入尿道、输尿管或肾盂,能够近距离地探测病变,发现尿路早期的微小病变。

微探头导管超声由微探头和导管两大部分组成。微探头可分为机械旋转式和多晶片电子相控阵扫描式两种。机械旋转式探头多为单晶片探头,通过机械马达驱动旋转产生实时二维声像图,而多晶片电子相控阵扫描式探头不仅可以显示灰阶实时图像,还能显示彩色血流图像,导管部分的外径在 3.5~8 F,长度为 95~200 cm。

微探头导管超声的探测方法包括导丝引导和直接插入两种。对于尿道、膀胱可以采用直接插入法,将导管直接从尿道外口插入进行探测;而肾盂、输尿管的探测可借助膀胱镜用导丝导引插入或直接插入。探头插入后对尿路进行逐层横断面扫描。

(四) 检查方法

1. 肾的超声检查方法

(1) 仰卧位冠状切面扫查:此体位较常用,扫查右肾以肝为声窗,扫查左肾以脾为声窗,透声好,声像图清晰,同时还能清晰显示肾内血流情况;但当腹部胃肠气体干扰时,此切面观察肾上极欠满意。

(2) 侧卧位经侧腰部扫查:左侧卧位时检查右肾,右侧卧位时检查左肾。侧卧位检查可使肠管移向对侧,有利于肠道气体较多的病人肾的显示,扫查时也可利用肝或脾作为声窗,对肾进行冠状切面及横切面的扫查。

(3) 俯卧位经背部扫查:嘱受检者俯卧位并暴露两侧腰背部,对肾进行纵切面及横切面的扫查。这个途径受肋骨影响少,易获得整个肾的声像图,但对于背肌发达的受检者,声衰减明显,图像不够清晰。

2. 输尿管的超声检查方法

(1) 侧卧位经侧腰部探测:探头在侧腰部沿着肾盂、肾盂输尿管连接部探测到输尿管腹段。

(2) 俯卧位经背部探测:探头沿着肾盂、肾盂输尿管连接部探测到髂嵴以上的腹段输尿管。

(3) 仰卧位经腹壁探测:探头置于下腹部,先找到髂动脉,在髂动脉的前方寻找扩张的输尿管,再沿着输尿管长轴向下探测至盆腔段输尿管及膀胱壁内段输尿管,或先找到膀胱输尿管出口处,再沿输尿管走行向上探测。

3. 膀胱的超声检查方法

(1) 经腹壁扫查:病人仰卧位,探头置于耻骨联合上方,做多切面的扫查。

(2) 经直肠扫查:检查前排清粪便,检查时病人取膝胸位、截石位或左侧卧位。检查时在探头表面涂以少量耦合剂,然后外裹一个消毒隔离套,外涂以耦合剂,插入肛门即可检查。经直肠探测,主要观察膀胱三角区。

4. 前列腺的超声检查方法

(1) 经腹壁探测:经腹壁探测最常采用仰卧位,也可根据检查需要采用侧卧位或截石位。探头放置于耻骨上,利用充盈膀胱作为声窗,对前列腺做多切面的扫查。

(2) 经直肠探测:方法同经直肠探测膀胱,该方法可清晰显示前列腺形态、大小及内部结构,径线测量准确,是前列腺的最佳探测径路。检查前应常规行肛指检查,在了解直肠肛门有无异常的同时可事先了解前列腺的情况,以便有重点地进行之后的超声探测。前列腺检查无论使用哪种类型的探头,都必须系统全面地探测,以免漏诊。扫查范围包括整个前列腺及周围静脉丛、精囊、膀胱底部及邻近组织结构。做横断面扫查时可自下往上或自上往下进行扫查,做纵断面扫查时可先显示尿道轴向结构,然后做顺时针或逆时针旋转,做旁正中切面系列扫查。

(3) 经会阴部探测:病人取膝胸位或左侧卧位。局部涂以耦合剂。在会阴部或肛门前缘加压扫查,探测前列腺。

三、泌尿系统正常超声表现

（一）肾的正常超声表现

1．正常声像图

正常肾二维声像图从外向内分别为周边的肾轮廓线、肾实质和中央的肾窦回声。肾包膜光滑、清晰，呈高回声。肾窦回声位于肾中央，宽度一般占肾的 1/3～1/2，通常表现为长椭圆形的高回声区，其回声强度高于胰腺回声。肾窦回声是肾窦内各种结构的回声综合，它包括肾盂、肾盏、血管、脂肪组织等的间声，边界毛糙不整齐，中间可出现无回声区，当大量饮水或膀胱过度充盈时，可略增宽，但<1.0 cm，排尿后此种现象可消失。肾包膜和肾窦之间为肾实质回声，呈低回声，包含肾皮质和肾髓质（肾锥体）回声，肾锥体回声较肾皮质回声低。正常情况下彩色多普勒诊断仪能清晰显示主肾动脉、段动脉、大叶间动脉、弓状动脉直至小叶间动脉及各段伴行静脉。正常时肾能随呼吸运动而活动。

2．正常测量值

（1）正常肾大小：男性正常肾超声测量值的长径为 9～12 cm；宽径为 4.5～5.5 cm；厚径为 4～5 cm。女性正常肾超声测量值略小于男性。

（2）正常肾动脉血流速度测量值：肾动脉主干及分支收缩期峰值流速（PSV）通常<60 cm/s；阻力指数（RI）为 0.56～0.70，搏动指数（PI）为 0.70～1.40；加速度为 (11 ± 8) m/s^2；加速时间<0.07 s。

（二）输尿管的正常超声表现

正常输尿管超声一般不能显示，当大量饮水使膀胱充盈时，输尿管才能显示，表现为中间呈无回声的两条平行明亮条带状回声且有蠕动，正常输尿管回声分离一般为 0.1～0.3 cm。输尿管开口处位于膀胱三角的左、右两上角，稍向膀胱内隆起，彩色多普勒可显示输尿管开口处向膀胱内喷尿的彩色信号。

（三）正常肾、输尿管腔内声像图

使用微探头超声探测肾盂、肾盏，其正常声像图表现为肾盂内腔面光滑，肾盂腔呈无回声液性区，黏膜层呈带状高回声，黏膜下层呈带状低回声，黏膜及黏膜下层连续完整。肾锥体呈三角形低回声，肾实质呈中等偏低回声，肾包膜呈带状高回声，肾盂与输尿管连接部是一个重要的解剖标志，该处声像图表现为输尿管腔突然变大。

（四）膀胱的正常超声表现

1．正常声像图

正常膀胱充盈时，膀胱壁呈光滑带状回声，厚度为 0.1～0.3 cm，膀胱内尿液呈无回声，膀胱形态随尿液充盈情况不同而变化。

2．膀胱容量测定

膀胱容量指受检者有尿意、急于排尿时，膀胱所能容纳的尿量。一般在腹中线处取膀胱的纵断面，测其上下径（d_1）与前后径（d_2），然后将探头横置，取膀胱的最大横断面，测量左右径（d_3），通常按容积公式计算：$V(\mathrm{mL})=0.52d_1\cdot d_2\cdot d_3(\mathrm{cm}^3)$。正常人膀胱容量为 250～400 mL。

3．残余尿量测定

残余尿量指排尿后未能排出而存留在膀胱内的尿量。残余尿量应在排尿后立即测量。正常情况下残余尿量<10 mL。

（五）前列腺的正常超声表现

1. 正常声像图

经腹部探测前列腺，正常前列腺横切面呈栗子状，包膜完整光滑，内部呈低回声，分布均匀。前列腺纵切面呈椭圆形或慈姑形，尖端向后下方，正中矢状面可见稍凹入的尿道内口，在前列腺的后上方两侧可见对称的长条状低回声，为精囊。

经直肠探测前列腺，纵切图可显示膀胱颈部、前列腺底部、体部、尖部、前列腺部尿道和射精管。尿道内口距精阜的距离可在超声图像上测量。以射精管、尿道、膀胱颈部为标志，可较明确定位中叶、后叶和侧叶。两侧精囊在横切图上呈"八"字形，对称分布于前列腺底部上方，形态自然，底部较大，颈部较小，精囊内可见纤细扭曲的条状回声，囊壁厚度<1 mm。

2. 正常超声测值

（1）上下斜径（长径）：须在经直肠正中矢状断面上测量，因经腹扫查常不能完整显示其下缘，故测量通常不准确。

（2）左右径（宽径）：在经直肠最大横断面或经腹壁最大斜断面上测量。

（3）前后径（厚径）：在经直肠正中矢状断面或横断面上测量。

正常前列腺的宽径、长径、厚径大致分别为 4 cm，3 cm，2 cm。

3. 前列腺体积的计算

通常使用椭球体公式计算，即 $V = 0.52(d_1 \cdot d_2 \cdot d_3)$，$d_1$，$d_2$，$d_3$ 分别为前列腺的 3 个径线。前列腺形态越接近椭球体则计算值越精确。由于前列腺密度的数值接近 1.05，所以体积的数值大致等于重量的数值。正常前列腺重量随年龄变化，儿童期前列腺在 10 g 以下，青春期前列腺开始迅速增大，20 岁后可达到 20 g，当前列腺增生时其体积增大。

四、肾脏疾病

（一）肾先天性变异和发育异常

1. 肾缺如

肾缺如分单侧肾缺如和双侧肾缺如，以单侧肾缺如多见，又称孤立肾，孤立肾的体积可达正常肾的两倍，同时伴有膀胱三角区一侧不发育，无输尿管开口，或输尿管也发育不全。超声除了发现一侧肾明显增大以外，肾的内部结构并无异常。

双侧肾缺如出生时已死亡或出生后数分钟至数日内死亡。超声在胎儿期和新生儿期均不能发现肾。

2. 融合肾

融合肾指两侧肾相融合的一种先天性肾发育异常疾病，有各种类型，如马蹄肾、盘形肾、乙状肾、块肾等，其中最常见的是马蹄肾。马蹄肾指两侧肾的上极或下极在身体中线处融合，形如马蹄，其中下极融合的比例占90%以上。马蹄肾的超声表现为腹主动脉或下腔静脉前方扁平低回声区，此为马蹄肾的峡部，如合并肾积水或肾结石则会出现相应的声像图改变。

3. 重复肾和双肾盂畸形

重复肾和双肾盂畸形单侧发生率比双侧要高。重复肾多融为一体，较正常肾脏稍大，仅有肾表面的浅沟分隔，但肾盂、输尿管及血管可以分开。双肾盂是上、下组肾盏过早汇合形成两个肾盂，然后再汇集成一条输尿管，而重复肾和重复输尿管多同时存在，重复输尿管可开口于膀胱，也可异位开口于尿道、前庭或阴道。重复肾和双肾盂畸形超声表现为肾窦呈不连接的两个高回声团，重复肾的上位肾往往发育较差，体积较小,可见集合系统轻度分离,还有一部分的重复肾上位肾盂积水形成类似囊肿回声,需要与肾囊肿相区别。

4. 异位肾

肾位置异常又称异位肾,是指肾发育过程中不能上升到正常位置,而出现在髂腰部、盆腔、对侧腹腔或胸腔。超声表现为在正常肾窝内无法探及肾回声,而在髂腰部、盆腔或对侧腹腔发现肾回声,此外还常能发现肾结石或肾积水的声像图改变。

5. Benin 柱

Benin 柱(Column of Bertin)也称肾柱肥大,是肾脏较常见的变异。其特征为椎体间与皮质无分界的均匀低回声突入肾窦,酷似肿瘤。其回声因切面不同可能略高或低于皮质,但不会与皮质有明显差别。CDFI 显示其边界有叶间动脉和弓状动脉,超声造影显示其与皮质增强完全一致。

6. 驼峰肾

多在左肾中下部外侧局部隆起,呈驼峰状,故名。可能为发育过程中受脾脏压迫形成。

鉴别诊断:

① 融合肾和重复肾的鉴别:融合肾一般指两肾融合成一个肾,分为同侧融合肾和对侧融合肾,同侧融合肾位于身体一侧,须与重复肾相区别,要点是重复肾的对侧能探及正常肾而同侧融合肾的对侧无法探及正常肾。此外,彩色多普勒能发现同侧融合肾有两套肾蒂血管系统,而重复肾一般只有一套肾蒂血管系统。

② 异位肾和肾下垂及游走肾的鉴别:肾下垂是指患者由卧位变为站立位后,肾脏下移幅度超过一个椎体,即 2～4 cm,常见于瘦长体型的人,游走肾则是由于肾蒂较长且筋膜松弛,肾脏活动度大,位置不固定,移动度可跨过脊柱的现象。异位肾除了位于腹腔之外还可位于盆腔甚至胸腔。

③ 肾缺如和肾发育不全的鉴别:前者常伴有对侧肾代偿性增大,而形态和内部结构皆属正常;后者表现为肾体积明显缩小,肾实质变薄,而肾内结构基本正常,有别于肾萎缩。

临床意义:超声能够显示大部分的肾脏先天性异常,但仍有一部分异常需要结合其他影像学检查。比如,对重复输尿管的异位开口位置的显示,对异常肾盂或肾血管的显示,结合 CT 或肾盂输尿管造影检查可进一步明确诊断。

(二)肾积水

1. 病理与临床

肾积水是指因尿路梗阻使肾内尿液不能正常排出,引起肾盂、肾盏尿液滞留,肾盂内压力增高,从而导致肾盂、肾盏扩张及肾萎缩的病理改变。

肾积水的病因包括上尿路先天性梗阻,如输尿管节段性的无功能,输尿管狭窄、扭曲、粘连、束带或瓣膜结构、迷走血管压迫、先天性输尿管异位、囊肿,双输尿管等;上尿路后天性梗阻,如输尿管结石、肿瘤、瘢痕、纤维化、扭转等;下尿路的各种疾病造成的梗阻,如前列腺增生,膀胱颈部挛缩,尿道狭窄、肿瘤、结石甚至包茎等;外源性疾病造成的梗阻,如盆腔的肿瘤、炎症,胃肠道病变,腹膜后病变等。

肾积水临床表现为腰部或下腹部疼痛,根据梗阻发生的快慢可以表现为剧烈的绞痛、胀痛或隐痛。泌尿系结石引起的肾积水表现为剧烈的肾绞痛,而泌尿系肿瘤引起的肾积水往往是逐渐出现的隐痛,有时却没有任何症状。如果泌尿系梗阻的部位在膀胱以下,可以出现排尿困难,如前列腺肥大症常表现为排尿费力、夜尿增多等症状。此外,由于泌尿系梗阻的存在,可以反复出现泌尿系感染。少数患者在双侧肾积水很长时间,甚至出现肾功能不全、无尿时才被发现。

2. 超声表现

肾积水在声像图上的表现分为轻、中、重度三种程度。

(1)轻度肾积水:肾的大小、形态没有改变,在声像图上出现肾窦分离超过 10 cm,肾盂、肾盏均有轻度扩张,但肾实质厚度和肾内彩色血流不受影响。

（2）中度肾积水：肾盂、肾盏分离，肾盏扩张较为明显，积水的各个肾盏彼此分开，因各人肾盂、肾盏原有形态不同，表现为形态各异的肾积水声像图，例如，花朵样或烟斗样无回声区，肾实质回声正常。

（3）重度肾积水：肾体积增大，形态失常，肾盂、肾盏明显扩大，肾窦回声被调色板样或巨大囊肿样的无回声区所取代，肾实质厚度明显变薄，肾实质内彩色血流明显减少或消失，同侧输尿管扩张并与肾盂相连，输尿管也可不扩张。

3. 鉴别诊断

（1）中度或重度肾积水与多囊肾或多发性肾囊肿的鉴别：中度或重度肾积水易与多囊肾或多发性肾囊肿混淆。鉴别要点是多囊肾表现为双侧发病，肾内充满大小不等的囊肿且彼此不相通；多发性肾囊肿表现为单侧或双侧肾内多个囊肿，囊肿之间彼此不相通；而肾积水的无回声区则彼此相通，同时可伴有同侧输尿管扩张。

（2）生理性肾窦回声分离与病理性肾积水的鉴别：在生理情况下，膀胱过分充盈、大量饮水或利尿药、解痉药的应用，可使肾盂内存有少量尿液，声像图出现肾窦回声分离。不同于尿路梗阻而引起的肾积水，在排尿后或利尿期过后，肾窦回声分离现象可消失，妊娠妇女常因激素作用出现双侧对称性轻度肾窦回声分离的生理现象。一般 1.5 cm 以上的肾窦分离可确定为肾积水，而 1.0 cm 以下的肾盂分离可能为生理性肾窦分离。

4. 临床价值

肾积水只是一种临床表现，肾积水的梗阻原因和梗阻部位的判断对临床诊治更为重要。超声能够发现泌尿系的肿瘤、结石、输尿管囊肿、前列腺增生等引起肾积水的病变，但对于输尿管先天性狭窄、炎性粘连等疾病则需要结合其他影像学检查作出诊断。

超声对肾积水的诊断不需要使用造影剂，没有 X 线辐射，对无功能的肾也能很好地显示。超声对肾积水的显示非常敏感，能够发现 0.5 cm 以上的肾盂分离，同时还能测量肾实质的厚度，了解肾积水引起的肾实质萎缩情况。值得注意的是，肾盂分离程度的尺寸界定不是绝对的，需要结合临床。肾盂分离与肾积水不应等同。另外，肾盂分离的前后径测量是很重要的。

（三）肾囊性病变

1. 病理与临床

肾囊性病变种类较多，多数是先天性的，也有后天发生的，其囊性占位的大小、形态、部位、数目各不相同。根据囊肿数目多少可分为孤立性肾囊肿、多发性肾囊肿和多囊肾；根据病变的部位可分为肾皮质囊肿和肾髓质囊肿。

临床上较常见的类型有单纯性囊肿、多囊肾、肾盂旁囊肿和肾钙乳症等，其中发病率最高的是单纯性肾囊肿，此病发展缓慢，多无症状。当囊肿感染或出血时可出现腰痛或腹痛。肾盂源性囊肿是指位于肾实质内与肾盂或肾盏相通的囊肿，肾盂源性囊肿内有结石形成时称为肾钙乳症。肾盂旁囊肿又称肾盂周围囊肿，一般是指肾窦内或位于肾盂旁向肾窦内扩展的肾囊肿。多囊肾是一种先天性遗传病，有成人型与婴儿型两种。成人型多囊肾表现为双肾受累，肾体积增大，肾内皮质与髓质布满大小不等的囊肿，肾实质受囊肿压迫而萎缩，逐渐丧失功能。临床上可出现恶心、呕吐、水肿、高血压等肾衰竭的症状。婴儿型多囊肾发病早，预后较差，囊肿小而数量极多。

2. 超声表现

（1）单纯性肾囊肿：圆形或椭圆形的无回声区，边界清晰，囊壁薄而光滑，内部回声均匀，后方回声增强，可伴有侧壁声影，囊肿常向肾表面凸出，巨大的囊肿直径可超过 10 cm。

（2）多房性肾囊肿：肾内圆形或椭圆形无回声区，边界清晰，表面光滑，在无回声区内有菲薄的分隔，呈条带状高回声，后方回声增强，可伴有侧壁声影，肾体积可增大。

（3）肾盂旁囊肿：位于肾窦或紧贴肾窦的囊性无回声区，超声表现同肾囊肿，由于囊肿位于肾窦回声内，容易压迫肾盂、肾盏，造成肾积水。

（4）肾盂源性囊肿：囊壁光滑的无回声区，后方回声增强，一般体积不大，不向肾表面凸起。

（5）肾钙乳症：囊性无回声区内伴强回声和声影，随着被检者体位改变，强回声朝重力方向移动；微小的肾钙乳症也可表现为肾实质内小的无回声囊肿，伴有彗星尾征。

（6）多囊肾：两肾增大，随病情轻重不同，肾增大程度各异。囊肿的多少和大小也各不相同，囊肿少而大者病情轻；囊肿多而小者病情反而严重。声像图所见往往是全肾布满大小不等的囊肿，肾内结构紊乱，不能显示正常肾结构，肾实质回声与肾窦回声分界不清。囊肿随年龄的增大而逐渐增多增大。囊肿出现得愈早，预后愈不佳。肾体积增大，形态失常；双侧肾发病，可伴发多囊肝、多囊脾、多囊胰等病变。

（7）婴儿型多囊肾：因囊肿小而数量极多，超声多不能显示出囊肿的无回声特征，而仅表现为肾体积增大，肾内回声增强，肾内结构欠清，肾实质呈蜂窝状小囊性结构或弥漫性强回声改变的声像图特征。

3. 鉴别诊断

多囊肾与肾多发性囊肿的鉴别：多囊肾为双肾发病，双肾体积增大，表面不规则，全肾布满大小不等的囊肿，甚至肾实质回声与肾窦回声都分不清楚；而肾多发性囊肿多为单侧，囊肿的数目较多囊肾少，囊肿以外的肾实质回声正常。如果囊肿较大，则可对局部肾实质造成挤压。

4. 临床价值

超声诊断肾囊肿有其独到之处，根据声像图容易与实质性肿块鉴别。典型的肾皮质囊肿一般不会与囊性肿瘤混淆。对较难诊断的囊性肾癌可行超声造影和超声引导下穿刺，囊性肾癌造影时囊壁不光滑，穿刺液多为血性，穿刺液做细胞学检查可发现肿瘤细胞。单纯性肾囊肿、多房性囊肿、肾盂旁囊肿均可在超声引导下做囊肿穿刺硬化治疗，疗效颇佳，基本一次可以治愈。

（四）肾实质性占位性病变

肾实质性占位按肿瘤发生的部位可分为肾肿瘤和肾盂肿瘤，按病理类型可分为良性肿块和恶性肿块两大类。肾恶性肿瘤主要包括肾癌、肾盂癌、肾母细胞瘤、肾淋巴瘤、平滑肌肉瘤、脂肪肉瘤及转移性肿瘤，其中以肾癌最为多见。而肾良性肿瘤中以血管平滑肌脂肪瘤最为多见，肾脂肪瘤、嗜酸细胞瘤、纤维瘤、血管瘤等良性肿瘤则发病率较低。

1. 肾癌

（1）病理与临床

肾癌病理上又称肾细胞癌，是成人肾恶性肿瘤中最多见的一种，占肾恶性肿瘤的 85% 左右。肾癌的肿瘤组织一般分布比较均匀，但随着肿瘤的生长也会出现出血、坏死等变化。肾癌的转移途径多由血循环转移至肺、肝、脑及骨骼等器官，肿瘤也会转移到肾门淋巴结及腹膜后淋巴结。肿瘤向周围生长会直接侵犯肾盂、肾盏、肾周筋膜及肾外脏器。

肾癌症状表现主要包括血尿、腹部包块和疼痛。血尿是肾癌最常见的临床症状之一，由肿瘤侵犯肾盂或肾盏黏膜而引起。40%～60% 的病人会发生不同程度的血尿，如果血块凝结堵塞输尿管，则可引起肾绞痛症状。体形瘦长的患者较易被触及腹块，位于上腹部肋弓下，一般腹块可随呼吸运动而上下移动，如果固定不动，提示肿瘤可能侵犯肾周围的脏器结构。肾癌引起的疼痛除血块堵塞输尿管引起的绞痛外，多为钝痛，是由肿瘤生长牵张肾被膜，或是肿瘤侵犯周围脏器或腰大肌所造成的疼痛。此外，肾癌还有发热、高血压、血钙增高、血沉增快等临床表现。如果肿瘤发生转移，还会引起相应的症状，比如肿瘤发生肝转移会造成肝功能异常，肿瘤癌栓阻塞肾静脉或下腔静脉引起精索静脉血液回流障碍，造成精索静脉曲张。

肾癌的分期主要有 Robson 分期法和 TNM 分期法。Robson 分期法中，Ⅰ期：肿瘤位于肾包膜内；Ⅱ期：肿瘤侵入肾周围脂肪，但仍局限于肾周围筋膜内；Ⅲ期分为Ⅲa，Ⅲb 和Ⅲc 期，Ⅲa 期肿瘤侵犯肾静脉或下腔静脉，Ⅲb期区域性淋巴结受累，Ⅲc期同时累及肾静脉、下腔静脉、淋巴结；Ⅳ期分为Ⅳa和Ⅳb期，Ⅳa期肿瘤侵犯除肾上腺外的邻近器官，Ⅳb期肿瘤向远处转移。TNM分期法是国际抗癌联盟提出的根据肿瘤大小、淋巴结受累数目和有无转移并结合手术及病理检查，来确定的肿瘤分期方法。

（2）超声表现

肾癌的二维超声表现为肾内实质性占位性病灶，呈圆形或椭圆形，少数肿块也可呈不规则形。较小肿块多呈高回声，而较大肿块多呈低回声，其内部回声可均匀，也可不均匀或出现多个等回声结节，回声不均匀的肾癌，常因肿瘤内出血或液化所致，多见于5 cm以上的肾癌。

肾癌的彩色血流图表现多样，肿瘤内部彩色血流信号可以丰富，也可以稀少，甚至没有血流信号，还有一些肿瘤表现为周边血流信号丰富的抱球形彩色血流信号。

肿瘤侵犯周围结构时可表现为肾包膜连续性中断，肾活动度受限；肾癌向内侵犯肾盂、肾盏，可造成肾盂积水；肿瘤血行转移时，肾静脉与下腔静脉会出现低回声栓子，肾门或腹主动脉旁出现低回声肿块则可能为肾癌淋巴结转移。

2. 肾母细胞瘤

（1）病理与临床

肾母细胞瘤又称Wilms瘤，是儿童最常见的肾实质性肿瘤。肿瘤的发生与先天性畸形有一定的关系。进行性增大的腹部肿块是肾母细胞瘤最常见的症状。肾母细胞瘤早期临床上可无任何明显症状，发现时往往已很大，侵占肾的大部分，巨大肿块的下缘可达盆腔，对周围器官产生压迫症状伴有气促、食欲缺乏、消瘦、烦躁不安等表现。肿瘤侵入肾盂可出现血尿，肾血管栓塞或肾动脉受压缺血会导致高血压。部分病例可出现腹痛。程度从局部不适、轻微疼痛到绞痛、剧烈疼痛伴有发热。常提示肾母细胞瘤包膜下出血。肿瘤发生转移时，因下腔静脉梗阻可有肝大及腹水，还可出现胸腔积液、低热、贫血、恶病质等表现。

（2）超声表现

Wilms瘤表现为肾实质圆形或椭圆形肿块，有球体感，内部回声中等稍强，一般回声均匀。肿块边界清晰，肿瘤内坏死液化时可出现无回声区。较大的肿瘤会压迫肾窦引起肾积水的表现，较大的肿块向周围延伸会引起肾被膜及周围结构破坏的征象。CDFI可在肿瘤周边或内部发现点状或条状血流信号，脉冲多普勒多显示为高速高阻血流频谱。有肾门淋巴结转移者在肾门附近可探及低回声肿块，并可伴有患肾在呼吸时活动度受限。肾静脉及其分支有癌栓时，可见下腔静脉内等回声癌栓随心搏来回活动。癌栓严重者，阻塞下腔静脉，导致下腔静脉增粗，彩色血流消失。

3. 肾血管平滑肌脂肪瘤

（1）病理与临床

肾血管平滑肌脂肪瘤通常又称错构瘤，多见于女性。以单侧肾发病为主，肿瘤无包膜。呈圆形或类圆形。本病可同时伴有结节性硬化症，系常染色体显性遗传，是家族遗传性疾病，多为双肾多发肿瘤，80%的病人脸部有蝴蝶状色素沉着或痤疮，可同时伴有大脑发育迟缓、智力差、癫痫及其他心肺病变。我国血管平滑肌脂肪瘤绝大多数并不伴有结节性硬化。

患肾血管平滑肌脂肪瘤者多无明显临床症状，当肿瘤出血时，患者会突发急性腹痛、腰部肿块及低热，严重时会发生休克。

（2）超声表现

肾血管平滑肌脂肪瘤超声表现为肾实质内高回声或强回声团块，无声影，形态规则，边界清晰，内部回声分布均匀，当肿块较大且发生出血时，内部回声不均匀。高回声与低回声层层交错，呈"洋葱样"改变。小的错构瘤一般没有彩色血流信号，大的错构瘤可有少量的彩色血流信号。

4．肾盂肿瘤

（1）病理与临床

肾盂肿瘤临床表现为无痛性间歇性血尿，其最常见的病理类型是移行上皮乳头状瘤，病变发生于肾盂黏膜，发病率较肾实质肿瘤要低，占肾实质肿瘤的 10% 左右，多见于 40～60 岁的成人。肾盂癌系发生在肾盂或肾盏上皮的一种肿瘤，多数为移行细胞癌，少数为鳞癌和腺癌，后两者约占肾盂癌的 15%，它们的恶性程度远较移行细胞癌高。临床所见移行细胞癌可在任何被覆有移行上皮的尿路部位先后或同时出现，30%～50% 的肾盂移行上皮癌患者可同时出现膀胱移行上皮癌。如肾盂与输尿管同时有肿瘤，则出现膀胱癌的可能性增至 75%。肾盂癌最常见的症状为血尿，有 70%～90% 的病人临床表现早期最重要的症状为无痛性肉眼血尿，少数病人因肿瘤阻塞肾盂输尿管交界处后可引起腰部不适、隐痛及胀痛，偶可因凝血块或肿瘤脱落物引起肾绞痛，部分肿瘤引起肾积水会出现腰部包块，还有少部分病人有尿路刺激症状，晚期肾盂癌患者会出现贫血等恶病质。

（2）超声表现

肾盂肿瘤的超声表现为肾盏或肾盂内低回声肿块，可呈乳头形、平坦形、椭圆形等，当肿瘤＞1 cm 时可出现肾盂分离，如果肾盂内有积水，肿瘤较易被发现；如果没有肾盂积水、肿瘤较小或肿瘤沿着肾盂地毯状浸润性生长时，则难以被发现。肾盂肿瘤内彩色血流信号一般较稀少。肿块引起梗阻可出现肾盂或输尿管积水；当肿瘤发生种植转移时，同侧输尿管及膀胱内会发现肿瘤转移的表现。

肾盂肿瘤早期不易被发现、微探头导管超声具有近距离高频率精细探测的优势，能够发现上尿路早期的微小肿瘤。肾盂移行上皮肿瘤声像图表现为肾盂内形态不规则的低回声病灶，肿块固定，肾盂肿瘤侵犯肾盂与肾癌累及肾盂的鉴别要点是肾盂肿瘤大部分仍位于肾盂而肾癌主要位于肾实质。

鉴别诊断：

（1）肾癌与肾柱肥大的鉴别：① 肾柱肥大是肾皮质向肾髓质锥体间延伸的部分，其回声强度与肾皮质相同且与肾皮质相延续；② 肾柱肥大多为位于肾中上部的单个肾柱，左侧发生率多于右侧；③ 肾柱肥大呈圆形或类圆形，但没有球体感；④ 肾柱肥大不会引起肾形态改变或压迫肾盂引起积水；⑤ 肾柱肥大增强超声造影其灌注与肾皮质一致。

（2）肾癌与肾脓肿的鉴别：① 肾癌超声表现为肾实质内肿块，边界清晰，一般来说肾的活动度不受限，而肾脓肿边界不如肾癌清晰，肾活动度一般明显受限；② 肾脓肿有高热、寒战、乏力的感染症状和腰部叩击痛的体征，而肾癌多没有这些症状和体征；③ 肾脓肿经过抗炎治疗后体积会逐渐缩小，而肾癌不会有这种动态变化。

（3）肾癌与肾上腺肿瘤或肝肿瘤的鉴别：① 肾上腺肿瘤易与肾上极肿瘤混淆。鉴别要点是肾上腺肿瘤位于肾上方肾包膜外，与肾有较明显的界限，肿块与肾内部结构没有关系，不会引起肾内结构变形等改变。② 肝肿瘤易与右肾肿瘤混淆，鉴别要点是肝肿瘤位于肝包膜内，向肾凸出，呼吸时随肝一起运动，而肾肿瘤则相反，位于肾包膜内，向肝凸出，呼吸时随肾一起运动。

（4）肾癌与肾血管平滑肌脂肪瘤的鉴别：当肾癌直径较小时，血管密集，管腔细小，使病变处产生多界面的回声增强而表现为高回声，由于肿瘤较小彩色血流图上多为少血供表现，这种不典型表现常与高回声少血供的肾错构瘤混淆，采用超声造影技术对两者鉴别有一定的价值。部分的肾透明细胞癌表现为"快进慢退高增强"的增强模式，即肿瘤开始增强较周围皮质早，较周边肾皮质增强快，达峰时肿瘤显影强度高于肾皮质，造影剂消退较慢，消退期肿瘤显影强度高于肾皮质，而肾血管平滑肌脂肪瘤造影以"慢进快退低增强"的模式为主，仅有少数血管较丰富的肾错构瘤表现为高增强。

（5）肾盂肿瘤与肾盂内凝血块的鉴别：肾盂内凝血块有时与肾盂肿瘤的回声十分相似，但凝血块一般会随体位改变移动或排出后消失，而肾盂肿瘤没有这种现象，动态观察可以鉴别。

临床价值：

超声检查能够基本区别出不同类型的肾肿瘤，对临床判断肾肿瘤的良、恶性有较大的帮助。随着超声仪器分辨率的提高,对大小在 1 cm 左右的肾肿瘤,超声也能发现,为临床早期发现及早期治疗提供了有利的条件。

但对于体积较小的肾盂肿瘤,如果没有肾盂积水的衬托,超声则较难发现,微探头导管超声具有近距离高频率精细探测的优势,能够发现上尿路早期的微小肿瘤,X 线肾盂造影和增强 CT 则也是对超声诊断的良好补充。静脉肾盂造影结合逆行肾盂造影对肾盂肿瘤诊断的阳性率比常规经腹超声高。在 CT 平扫及加用对比剂增强扫描后,能清楚地显示病变浸润范围及周围器官的关系,对肾盂肿瘤的诊断正确率较高,CT 扫描还能发现肾周围浸润和区域淋巴结转移。对于中、晚期肿瘤,超声能检查肾静脉和下腔静脉栓子、肾门旁及腹主动脉旁淋巴结转移情况,对膀胱内的肿瘤种植也能检出,为临床全面评估提供了依据。

(五)肾结石

1. 病理与临床

泌尿系统结石是泌尿系的常见病,结石可发生在肾、输尿管、膀胱和尿道的任何部位。肾结石的临床症状主要表现为腰痛、血尿及尿中沙石排出,结石梗阻时可引起肾积水。肾结石的化学成分多样,主要为草酸钙及磷酸钙,结石的大小也差别较大。

2. 超声表现

肾结石的典型声像图表现是肾内强回声,其后方伴声影。小结石及一些结构疏松的结石后方可无声影或有较淡的声影。根据结石的大小、成分及形态的不同,强回声可以呈点状、团状或带状。小结石常呈点状强回声;中等大小的结石或结构疏松的结石常呈团状强回声;大结石或质地坚硬的结石常呈带状强回声。如果结石引起梗阻会出现肾盏或肾盂积水的声像图改变。

3. 鉴别诊断

超声诊断肾结石需与以下肾内强回声病变的声像图鉴别诊断。

(1)肾窦内灶性纤维化或管壁回声增强:肾窦内点状或短线状强回声,改变探头的探测角度后可转变成长线状或等号状。

(2)肾内钙化灶:肾皮质或肾包膜下,呈不规则斑片状强回声,后方伴声影或彗星尾征。

(3)海绵肾:先天性肾髓质囊性疾病,肾内强回声位于肾锥体的乳头部,呈放射状排列,可见扩张的小管。

(4)肾钙质沉积症:早期表现为肾锥体周边强回声,随着钙质沉淀的增多,整个锥体都表现为强回声。

4. 临床价值

超声能检出 X 线和 CT 不能检出的透光结石,X 线对 0.3 cm 的小结石一般不能检出,而超声可以检出。超声还能对肾结石进行术中定位,有助于手术取石的顺利进行。

尽管超声能显示 X 线无法显影的结石,超声对肾结石的探测也有局限性。由于仪器分辨力的限制,位于肾窦内的小结石容易被肾窦回声掩盖,故探测时需多切面扫查,并调节仪器的增益和聚焦深度。此外,单发性鹿角形结石或体积较大的单发性形态不规则的结石,超声可能显示为多枚结石,不如 X 线平片直观。

(六)肾结核

1. 病理与临床

肾结核是较常见的肾特异性感染,也是泌尿系结核中最常见的类型,病变发生过程非常缓慢,临床表现以尿频、尿急、尿痛及血尿为主。长期慢性的尿频、尿急、尿痛及血尿,或者是一般抗炎治疗经久不愈的膀胱炎,尤其是男性青壮年出现尿路感染,尿液培养又无一般细菌生长,则应考虑泌尿系结核的可能。肾结核的病因主要为结核杆菌经血行感染肾,肾结核的早期由肾皮质内的结核结节,形成结核性肉芽组织,中央为干酪样坏死组织,边缘为纤维组织增生。如病灶逐渐浸润扩大,会形成干酪样脓肿或空洞。随着病情进一步发展,肾内充满干酪样、钙化物质,甚至形成肾积脓,全肾破坏。肾盂输尿管交界处结核结节和溃疡、纤维化会导致输尿管狭窄、肾积水,加快肾功能破坏。

2. 超声表现

肾结核的声像图复杂多样,包括以下改变:肾形态饱满不规则,肾盂、肾盏扩张,肾内囊状无回声区以及肾内纤维化或钙化产生的强回声。肾结核的另一个声像图特点就是变化多端,以上声像图表现可同时出现。

3. 鉴别诊断

由于肾结核常有多种声像图改变,故需与肾结石、肾积水、肾囊肿、肾肿瘤等病变进行鉴别。

(1)肾结核与肾结石的鉴别:肾结核可形成钙化,声像图上表现为强回声,可伴有声影,类似肾结石,两者的区别是肾结石的强回声通常位于肾窦内,有较明确的形态,声影出现率较高;而肾结核钙化多位于肾盂、肾盏周边或肾实质内,回声多不均匀,呈带状、斑片状或点状强回声,边界不清;肾结石多数不引起梗阻,故肾盂和输尿管积水的概率较低,而肾结核引起肾积水的概率较高。

(2)肾结核与肾肿瘤的鉴别:肾结核可出现肾外形增大及团块样回声,易与肾肿瘤混淆。两者区别是肾内结核肉芽肿缺乏球体感,低回声区边界不清晰,无包膜回声,内部多呈强回声或较强回声而不均等;而肾肿瘤边界清楚,球体感明显,内部较少出现强回声。肾结核破坏肾盂及输尿管会引起肾盂结构挛缩,输尿管壁增粗、管腔扩大及肾积水等改变;而肾肿瘤中这些表现则较少见。

(3)肾结核性肾积水与肾结石引起的积水的鉴别:肾结核积脓和肾结核积水由于输尿管继发病变高,致不完全性梗阻,故声像图常有不同特点——肾盂、肾盏多有破坏呈虫蚀状,集合区无回声分布多呈弯曲状或不规则扩张,扩张程度不重,多数为轻度,中度以上很少。肾结石引起的积水集合系统多呈平直扩张。此外,肾结核输尿管回声增强,有僵硬感,扩张程度轻,与肾积水不成比例。

(4)肾结核与肾囊肿的鉴别:肾囊肿超声表现为在肾实质内出现圆形或椭圆形无回声区,囊腔内壁光滑,其后壁回声增强,两侧壁后方可有声影,如囊肿向内发展,其集合系统可见受压征象;如囊肿向外发展,肾局部向外突出变形。肾结核囊肿形态多不规则,囊壁增厚毛糙,有时厚薄不均,甚至呈锯齿状,囊内壁有不均匀的斑片状强回声,囊内无回声区内有云雾状回声,合并钙化时,内有强光团伴声影。

4. 临床价值

超声检查作为肾结核的影像学诊断方法之一,可通过多切面、多角度观察肾及肾实质内的结核病灶,通过对肾实质的薄厚、病灶占整个肾的比例及输尿管的观察,估计肾功能受损程度和输尿管病变的轻重。对中、重度肾结核的诊断与分型具有较高的临床运用价值。对于轻度肾结核,超声改变不明显,应密切结合患者临床病史、症状,利用实验室及其他影像学检查作出诊断。

(七)肾脓肿

1. 病理与临床

肾脓肿也称肾皮质脓肿,是指肾实质因炎症化脓而被破坏,形成脓性包囊。病变先在肾皮质内形成多数小脓肿,小脓肿逐步融合成较大脓肿时才称肾脓肿,全肾均被破坏而形成大脓肿时则称脓肾。致病菌主要为大肠埃希菌和其他肠杆菌及革兰阳性细菌,如副大肠埃希菌、变形杆菌、粪链球菌、葡萄球菌、产碱杆菌、铜绿假单胞菌等。极少数为真菌、病毒、原虫等致病微生物。多由尿道进入膀胱,上行感染经输尿管达肾或由血行感染播散到肾。女性的发病率高于男性。

本病的临床表现主要有发热、腰痛和膀胱刺激症状。患者一般突发寒战、高热,伴有全身疼痛以及恶心、呕吐等。大汗淋漓后体温下降,以后又可上升,持续1周左右。腰痛表现为单侧或双侧,并有明显的肾区压痛和肋脊角叩痛。由上行感染所致的急性肾盂肾炎起病时即出现尿频、尿急、尿痛、血尿,以后出现全身症状。血行感染者常由高热开始,而膀胱刺激症状随后出现,有时不明显。发生脓肾者多数病人同时存在肾结石及尿路梗阻等病变。

2. 超声表现

患肾局部出现低回声区,可与周围组织粘连,边界模糊不清,病灶局部向肾包膜外隆起,肾的活动度明显受限。肾脓肿液化后,形成无回声液性区,边界清,形态欠规则。当肾脓肿治疗后,无回声区又转为低回声区,并逐步消散,但肾活动度仍受限制。

3. 鉴别诊断

肾脓肿要与肾癌相区别,详见肾癌的相关章节。

4. 临床价值

肾脓肿是肾实质的化脓性感染,初始为肾局部感染,如果炎症没有及时治疗并得到控制,就会向周围扩散引起肾周脓肿或脓肾,腹部超声检查能够了解肾脓肿的大小、位置和深度以及肾周围有无积液或积脓,彩色血流图及彩色能量图能够显示肾皮质血流灌注情况,发现肾脓肿引起的肾皮质缺血区域的范围,对肾脓肿的临床评估有较大的帮助。此外,超声引导下经皮肾脓肿定位穿刺、脓液细菌培养、脓腔冲洗引流注射药物治疗等方法也被证实操作方便,效果良好,而且并发症较少。

(八)肾周脓肿

1. 病理与临床

肾包膜与肾周围筋膜之间的脂肪组织发生感染性炎症,称肾周围炎;如果发生脓肿,则称肾周脓肿。本病多由葡萄球菌或革兰阴性杆菌所引起,其感染途径主要有血源性感染和肾外组织直接感染。血源性感染是指肾外化脓性病灶的细菌经血流播散到肾皮质,在皮质表层形成小脓肿,脓肿向外穿破入肾周围组织,而引起肾周和肾旁脓肿;肾外组织直接感染是指肾邻近组织创伤,感染直接蔓延到肾周围组织形成脓肿。肾周脓肿的临床症状与肾脓肿相似,除有恶寒、发热、腰痛及腰背部叩压痛之外,有时还可摸到肿块。

在原发化脓性病变基础上出现恶寒、发热、腰痛、肾区叩击痛及压痛,在脊肋下摸及痛性肿块,伴有皮肤肿胀,即应考虑有本病的可能。尿路平片,可见肾区密度增加,肾轮廓不清,腰大肌阴影消失,脊柱凹向患侧,患侧膈肌隆起。肾盂造影可见到肾内占位性病变,体位改变时肾不移动。

2. 超声表现

肾周脓肿主要表现为肾实质与肾包膜间呈新月形、弧形的无回声或液性低回声影,内部可有散在飘浮光点,后方回声有增强。患肾轮廓线模糊,边缘毛糙,肾周脂肪囊变形或变小,患肾活动度明显下降。

3. 鉴别诊断

肾周脓肿须与肾包膜下血肿或肾周血肿相区别。肾周血肿肾包膜下无回声区,内可见点状回声,若继发感染也可出现发热、腰痛等与肾脓肿相似的症状。鉴别要点是肾周血肿一般可有相应的外伤病史,肾活动度虽减低,但不如肾周脓肿明显,此外在肝、脾肾之间可出现腹腔游离性积液,而肾周脓肿一般没有。

4. 临床价值

肾周脓肿的超声图像特点较为明显,而且超声扫描安全、便捷、价廉,可实时动态检查,为临床医师评价疾病疗效、指导临床治疗提供较大的帮助。

(九)肾功能不全和移植肾

1. 病理与临床

肾功能不全是由多种原因引起的肾小球严重破坏,使身体在排泄代谢废物和调节水电解质、酸碱平衡等方面出现紊乱的临床综合征。分为急性肾功能不全和慢性肾功能不全。

急性肾功能不全的病因包括肾前性、肾性和肾后性。肾前性因素主要指各种原因引起血容量绝对或相对不足而导致肾严重缺血、肾小球灌注不足,肾小球滤过率降低,不及时纠正会导致不可逆的肾组织坏死。常见原因有心血管疾病,如急性心肌梗死等;感染性疾病,如细菌性败血症等;出血性休克,如消化道大出血等。肾性因素主要为急性肾小管坏死,病因有严重脱水、失血而长期休克,误用血管收缩药引起的缺血性急性肾小管坏死等。肾后性因素多由尿路梗阻引起,主要原因有结石、血块和肿瘤压迫等。

慢性肾功能不全可分为肾功能不全代偿期、肾功能不全期(氮质血症期)、肾衰竭期(尿毒症前期)和肾功能不全终末期(尿毒症期)。

随着医疗水平的进步,晚期尿毒症患者除了透析治疗外,肾移植已成为一种理想的治疗方法,肾移植主要的并发症是急、慢性排斥反应。

2. 超声表现

(1)急性肾功能不全:肾前性因素造成的急性肾功能不全声像图表现为下腔静脉扁瘪,而双肾没有明显异常改变,胸腹腔可有积液的表现。肾性因素造成的急性肾功能不全声像图表现为双肾体积增大,皮质增厚,回声增强,也可表现为锥体回声减低,锥体增大,可出现肾周积液或腹水的表现。肾后性因素造成的急性肾功能不全除了结石、肿瘤等病因的声像图改变外,双肾肾盂积水是主要的超声表现。

(2)慢性肾功能不全:慢性肾功能不全的肾功能储备代偿期声像图上双肾没有明显的改变,肾功能终末期超声表现为双肾萎缩,肾皮质回声增强,肾实质回声减弱,肾皮髓质回声分界不清,直至双肾结构显示不清。肾功能不全期和肾衰竭期的超声表现则介于前两者之间。

(3)移植肾:移植肾的位置通常位于一侧髂窝内,肾凸缘偏向外前,肾门偏向内后,移植肾的大小略大于正常肾,内部回声和正常肾相同。

移植肾急性排斥时最明显的表现是肾体积迅速增大,肾透声性增强。慢性排斥时表现为肾体积渐次增大,然后逐渐缩小,肾窦回声减少乃至消失,最终肾萎缩。此外移植肾的合并症还包括肾周血肿、肾旁脓肿、尿液囊肿、淋巴囊肿及吻合口动脉瘤等,这些合并症超声均表现为肾旁低回声或无回声区,结合病史可以帮助鉴别诊断。

移植肾无排斥时,彩色多普勒超声表现为肾动、静脉及其分支血流通畅,肾内血管树丰富完整。移植肾发生排斥时,彩色血流信号明显减少,急性排斥反应尤为明显,肾段动脉阻力指数(RI)≥0.85。

3. 临床价值

对急性肾衰竭者超声一般能大致区分是肾前性、肾性还是肾后性;但对慢性肾衰竭的病因鉴别能力有限,仍需肾穿刺活检病理才能作出诊断。

目前对于肾移植术后合并症的监测,主要采用二维超声和彩色多普勒超声观测移植肾图像,测定肾血流阻力指数等方法,这些方法在临床的应用给肾移植术后合并症的监测提供了很大的帮助。然而,由于多普勒技术对探测低速血流的敏感性较差,同时,肾外压迫可使肾血管阻力增加,这些都会影响对肾血流灌注状况的判断,故仍需要寻找新的更有效的观测肾血流灌注的评价方法。

五、输尿管疾病

(一)输尿管先天发育异常

1. 先天性输尿管狭窄

(1)病理与临床

先天性输尿管狭窄(congenital ureterostenoma)是指由于先天发育的原因导致输尿管某一段口径狭小,影响尿液排泄,致使肾盂、肾盏尿液潴留。先天性输尿管狭窄的病理机制尚不明确,多数学者认为系胚胎发育早期(第4周末),由中肾管发育而来的输尿管芽迅速增长,尾端形成输尿管时发育异常所致。其病理改变为狭窄段肌层肥厚、发育不良或纤维组织增生。多见于肾盂与输尿管连接部。常发病于青少年及儿童期。临床上男性多于女性,左侧多于右侧。早期或轻度狭窄时常无症状,严重时可有腰痛、血尿等,临床触诊可于患侧腰部触及肿大的肾脏。

（2）超声表现

① 肾盂输尿管连接部狭窄时，集合系统不规则扩张为无回声，无回声下端呈"漏斗状"为其特征性表现。肾盂向外膨隆，输尿管上、中、下段均无扩张。② 输尿管中段狭窄时，集合系统及输尿管上段扩张；内为无回声，扩张的程度与狭窄程度、狭窄部位、狭窄时间相关。③ 输尿管下段狭窄时，尤其是输尿管开口处狭窄时，集合系统及输尿管中、上段均扩张。

（3）鉴别诊断

先天性的输尿管狭窄的间接征象是肾盂、肾盏及输尿管扩张，狭窄处直接征象显示有时较困难，应与后天性的输尿管结石、肿瘤及炎症等病因导致的输尿管狭窄相区别，需沿着扩张的输尿管由上而下查找梗阻部位及病因。

（4）临床价值

超声能够清晰准确地观察到肾脏、输尿管的形态，通过对直接征象和间接征象的查找，可明确病因，为临床治疗方案提供客观的依据。

2. 输尿管囊肿

（1）病理与临床

输尿管囊肿（ureterocele）是一种先天性疾病，常因输尿管开口狭窄，输尿管壁内段肌层薄弱，致使输尿管下段膨大，凸入膀胱内形成囊肿。囊肿远端有狭小出口，尿液可从此处排入膀胱，呈节律性变化。80%以上的囊肿来自重复输尿管，女性多于男性；10%～20%的输尿管囊肿来自一条输尿管，囊肿开口于正常输尿管开口处。单侧或双侧发病，早期常无症状，由于输尿管囊肿出口狭窄，晚期会引起输尿管及肾盂积水，出现尿路梗阻的症状。

（2）超声表现

输尿管囊肿超声表现为输尿管末端向膀胱内膨出的呈圆形或类圆形的无回声区，壁纤薄光滑。囊肿的膨大与缩小呈有节律性的改变，尿液流入膀胱前囊肿增大，从顶端出口排入膀胱后囊肿缩小。当囊肿内合并结石时，无回声区内可见强回声伴声影。

（3）鉴别诊断

输尿管囊肿要与膀胱憩室进行鉴别，膀胱憩室超声表现为膀胱壁向外突出的无回声区，随着膀胱充盈及排空，无回声区的大小会相应地增大及缩小，甚至消失。而输尿管囊肿超声表现为膀胱三角区两侧输尿管开口处，圆形或类圆形的无回声区，壁纤薄光滑，随输尿管蠕动及尿液的排出，囊肿会有一定节律的增大和缩小。

（4）临床价值

输尿管囊肿患者早期因无症状，一般不会做膀胱镜检查，不容易被发现，晚期的患者因肾功能损害，静脉肾盂造影不显影，因此，也不能明确诊断。超声对本病不论哪一期均能作出明确诊断，是首选的影像学检查方法。

由于输尿管囊肿也会伴发结石或其他的泌尿系畸形，因此，观察输尿管囊肿时应注意其内部回声情况，发现输尿管囊肿的病例，同时要常规检查肾盂及输尿管，并注意是否合并重复肾、双输尿管畸形等。

3. 巨输尿管症

（1）病理与临床

先天性巨输尿管症（congenital megalourethra）又称原发性巨输尿管症，是输尿管功能性梗阻，致使肾盂、肾盏、输尿管扩张。输尿管远端无任何器质性梗阻。先天性巨输尿管症多为单侧，常见于左侧，男性多见。无特异性症状，继发结石及感染时可出现尿急、尿痛等症状。

（2）超声表现

患侧肾脏集合系统见中度以上的无回声。患侧输尿管迂曲扩张，以中、下段为著。

（3）鉴别诊断

巨输尿管症应与输尿管远端狭窄及结石等器质性梗阻导致的输尿管扩张相区别,于膀胱的后外方多切面检查发现呈腊肠形或长条形无回声相互连通,并对输尿管全程进行分段检查,发现输尿管全段呈不同程度的扩张,可提示巨输尿管症。

（4）临床价值

超声可准确显示肾盂肾盏及输尿管是否积水、积水程度及部位。可鉴别器质性及功能性梗阻,对造成积水的病因也能提供有价值的信息。

（二）输尿管结石

1. 病理与临床

输尿管结石多数来源于肾,由于尿盐晶体较易随尿液排入膀胱,故原发性输尿管结石极少见,但如有输尿管狭窄、憩室等诱发因素,尿液滞留和感染会促使发生输尿管结石。输尿管结石大多为单发,临床多见于青壮年,20～40岁发病率最高,男性发病率明显比女性高。输尿管结石能引起尿路梗阻和肾积水,并危及患肾,在双侧输尿管梗阻、孤立肾的输尿管结石梗阻或一侧输尿管结石梗阻使对侧肾发生反射性无尿等情况时可发生急性肾功能不全,严重时可使肾功能逐渐丧失。输尿管结石的大小与梗阻、血尿和疼痛程度不一定呈正比。在输尿管中、上段部位的结石嵌顿堵塞或结石下移过程中,常引起典型的患侧肾绞痛和镜下血尿。疼痛可向大腿内侧、睾丸或阴唇放射,常伴有恶心、呕吐及血尿症状。输尿管膀胱壁间段最为狭小,结石容易停留。由于输尿管下段的肌肉和膀胱三角区相连,故常伴发尿频、尿急和尿痛的特有症状。

2. 超声表现

输尿管结石的声像图表现为扩张的输尿管远端团状强回声,伴后方声影。同侧的输尿管、肾盂、肾盏可伴有积水的表现。

3. 鉴别诊断

输尿管结石与输尿管肿瘤都可引起上尿路梗阻,当输尿管结石较为疏松或输尿管肿瘤伴有钙化时,两者需要进行鉴别,输尿管结石多见于40岁以下的青壮年,临床特点为绞痛,多为间歇性镜下血尿与肾绞痛并存,而输尿管肿瘤临床表现多为无痛性肉眼血尿,病变处输尿管有增宽饱满的改变,此外输尿管肿瘤在膀胱内也可能会发现肿瘤种植转移病灶。

4. 临床价值

腹部超声对输尿管上段及下段的结石显示率较高,但对于中段输尿管结石,由于肠道气体干扰以及输尿管位置较深,显示率较低,所以探测中段输尿管结石要尽量多切面探测,并停留观察一段时间,以排除肠道气体伪影,对于超声无法显示结石的病人,可让其进一步做其他影像学检查。体外震波碎石术后往往会出现输尿管黏膜下结石,可应用导管超声腔内探测,并为临床提供黏膜下结石的大小、数目、位置以及结石与输尿管腔面的距离的信息。

（三）输尿管肿瘤

1. 病理与临床

输尿管肿瘤按肿瘤性质可分为良性和恶性。良性输尿管肿瘤包括输尿管息肉、乳头状瘤等,恶性肿瘤包括输尿管移行细胞癌、鳞状上皮癌、黏液癌等。血尿及腰痛是输尿管肿瘤常见的症状,其中血尿为最常见初发症状,多数患者常为无痛性肉眼血尿,且间歇发生。疼痛可以是轻微的,少数患者由于凝血块梗阻输尿管而引起肾绞痛。如扩散至盆腔部或腹部器官,可引起相应部位持续的疼痛。

2. 超声表现

输尿管内低回声肿块,肿块处的输尿管增宽饱满,肿块以上的输尿管及肾盂多有积水的表现,位于输尿管膀胱开口处的肿瘤可表现为向膀胱内突出的低回声肿块。输尿管肿瘤早期不易被发现,微探头导管超声能够发现上尿路早期的微小肿瘤,声像图表现为输尿管管壁乳头状低回声或管壁不规则增厚,肿块向外侵犯时外壁可显示不光整,肿块可累及输尿管旁血管,声像图上还可以显示输尿管旁淋巴结肿大的低回声结构。

3.鉴别诊断

输尿管肿瘤需要与输尿管结石进行鉴别。详见输尿管结石的相关章节。

4.临床价值

输尿管肿瘤虽然发病率较低,但其超声表现有特征性,超声能够对输尿管肿瘤定性及定位,并对肿瘤周围组织结构的情况进行判断,对输尿管肿瘤的临床诊断有很大的帮助。然而,肠道气体的干扰以及输尿管较深的位置,会影响超声对输尿管肿瘤的显示。微探头导管超声具有近距离精细探测的优势,能够发现上尿路早期的微小肿瘤。

六、膀胱疾病

(一)膀胱炎

1.病理与临床

膀胱炎(cystitis)为临床常见的泌尿系统炎症性疾病。根据病因不同可分为细菌性、真菌性、结核性和化学性膀胱炎等,根据病程长短可分为急性膀胱炎和慢性膀胱炎,慢性膀胱炎可进一步分为腺性膀胱炎、间质性膀胱炎和滤泡性膀胱炎等。主要病理改变为黏膜和黏膜下层充血水肿,有白细胞、淋巴细胞浸润。临床表现为尿频、尿急、尿痛、血尿等,以女性多见。

2.超声表现

(1)膀胱容量及形态:下尿道梗阻、狭窄可导致膀胱容量增大,严重时可伴发膀胱憩室。慢性炎症尤其是结核性膀胱炎可导致膀胱容量缩小,膀胱形态不规则。

(2)膀胱壁的改变:慢性膀胱炎时膀胱壁弥漫性或局限性增厚,黏膜层不光滑,可有乳头状突起呈"小梁状"结构;急性膀胱炎时,膀胱壁增厚不明显。

(3)膀胱内部回声可见散在的或密集的点状、斑片状或团状强回声,有漂浮感是诊断急性膀胱炎的主要表现。

3.鉴别诊断

无论何种病因导致的膀胱炎,其壁明显增厚或局限性增厚时均应与膀胱肿瘤相区别。尤其是膀胱移行细胞癌,可表现为膀胱壁三层结构紊乱或连续性中断。病史分析有助于鉴别病因。

4.临床价值

通过超声检查可了解膀胱的容量、残余尿量、膀胱壁增厚的程度,亦可排除膀胱肿瘤、膀胱结石等病变,结合尿常规、尿细菌培养及其他影像学方法可查找引起膀胱炎及排尿困难的病因。为临床诊疗提供可靠依据的同时,也可随访观察病情发展和疗效。

(二)膀胱肿瘤

1.病理与临床

膀胱肿瘤是泌尿系统中最常见的肿瘤,发病率在男性泌尿生殖器肿瘤中仅次于前列腺癌。男性发病率明显较女性高,多见于40岁以上成人。病理上膀胱肿瘤分为上皮细胞性和非上皮细胞性两类。上皮细胞性肿瘤占98%,非上皮性肿瘤仅占2%,而上皮细胞性肿瘤中又以移行上皮乳头状癌最多见,其余为鳞状细胞癌和腺癌。非上皮性肿瘤较少见,包括肉瘤、血管瘤、纤维瘤、嗜铬细胞瘤和畸胎瘤等。膀胱肿瘤发病部位在膀胱侧壁及后壁最多,其次为三角区和顶部,其发生可为多中心。膀胱肿瘤可先后或同时伴有肾盂、输尿管、尿道肿瘤。

血尿为膀胱癌最常见的首发症状,85%的患者可出现反复发作的无痛性间歇性肉眼血尿。出血量可多可少,严重时带有血块。肿瘤组织脱落、肿瘤本身以及血块阻塞膀胱内口处可引起排尿困难,甚至出现尿潴留。肿瘤浸润、坏死及感染和凝血块可产生尿频、尿急、尿痛的刺激症状。膀胱肿瘤侵及输尿管口时,会引起肾盂及输尿管积水,甚至感染,而引起不同程度的腰酸、腰痛症状,如双侧输尿管口受累,可发生急性肾衰竭症状。此外,膀胱肿瘤晚期可出现恶心、食欲缺乏、发热、消瘦、贫血等恶病质表现,如转移到盆腔、腹膜后腔或直肠,可引起腰痛、下腹痛,疼痛或放射到会阴部或大腿,并引起直肠刺激等症状。国际抗癌联盟提出根据肿瘤大小、淋巴结受累数目和有无转移并结合手术及病理检查来确定肿瘤的 TNM 分期。

2. 超声表现

常见的膀胱肿瘤超声表现多为向膀胱腔内凸出的膀胱壁肿块,呈乳头状或菜花状,中等回声或高回声,肿块基底部与膀胱壁相连,基底部可宽可窄。彩色血流图显示肿瘤的基底部有彩色动脉血流进入肿瘤。膀胱移行上皮乳头状瘤或分化较好的移行上皮乳头状瘤呈中高回声的乳头状或菜花状肿块,肿块向膀胱腔内突起,膀胱肌层回声未受破坏。分化较差的乳头状瘤、膀胱鳞状细胞癌及腺癌则基底较宽,肿块向肌层侵犯,肿块附着处膀胱壁层次不清。

根据声像图中移行上皮乳头状瘤向膀胱壁侵犯的深度和肿瘤基底部宽阔的程度,可估计肿瘤的性质并作出分期。T1 期的肿块偏小,呈乳头状,多有蒂,边界清楚,膀胱壁局部增厚,黏膜连续性破坏,肌层回声无中断。T2 期的肿块较大,形态不规则,呈菜花样或乳头状,基底部较宽,与肌层界限不清。T3 期的肿块侵犯肌层深部,膀胱充盈时肿块多向膀胱外隆起。T4 期的肿块膀胱外界膜界限不清。

3. 鉴别诊断

(1)膀胱肿瘤与膀胱结石的鉴别:膀胱肿瘤呈中低回声,当表面坏死伴钙化时也可表现为强回声后伴声影,此时要与膀胱结石相区别,要点是改变体位时,肿瘤钙化灶不能沿重力方向移动,而膀胱结石会沿重力方向移动;此外膀胱肿瘤内可有血流信号。

(2)膀胱肿瘤与凝血块的鉴别:膀胱内凝血块可随着体位的变化而移动,内部没有血流信号,而膀胱肿瘤不会随体位变化移动,内部可有血流信号。

4. 临床价值

超声诊断膀胱肿瘤是临床首选的一种无创检查方法,相比膀胱镜检查,超声不受肉眼血尿和尿道狭窄等因素的限制,能够较好地观察膀胱镜容易遗漏的地方,并能对膀胱肿瘤进行分期;同时还能显示盆腔淋巴结转移的情况,是膀胱镜检查的良好补充。但超声对地毯样早期肿瘤以及 3 mm 以下的肿瘤容易漏诊。微探头导管超声由于其高频率近距离探测的优势,能够清晰地显示膀胱壁的三层结构,确定肿瘤与膀胱壁层的关系以及肿瘤与输尿管出口的精确距离,微探头超声与膀胱镜联合使用对膀胱肿瘤的术前分期有较大的帮助。

(三)膀胱结石

1. 病理与临床

膀胱结石多由尿路梗阻继发形成,梗阻病因如前列腺增生、尿道狭窄、膀胱憩室等疾病继发形成;也可由肾或输尿管结石排入膀胱所致,膀胱结石临床表现为尿痛、尿急、尿频、血尿、排尿困难等症状。男性膀胱结石发病率远高于女性。

2. 超声表现

膀胱结石超声表现为膀胱内多发或单发的弧形强回声,后方伴声影,转动身体时,结石会随体位改变而向重力方向移动或滚动。

3. 鉴别诊断

（1）膀胱结石与膀胱内凝血块的鉴别：膀胱内凝血块呈片状或无特定形态的强回声，后方无声影，变换体位时形态会改变，而膀胱结石除了泥沙样结石外，形态不会发生改变。

（2）膀胱结石与膀胱内肿瘤钙化灶的鉴别：见本章"膀胱肿瘤的鉴别诊断"。

4. 临床价值

同肾结石一样，超声能显示 X 线平片和 CT 不能显示的透光性结石，并能检出 0.5 cm 或更小的小结石，是对放射诊断的一个补充。

（四）膀胱憩室

1. 病理与临床

膀胱憩室多为膀胱颈或后尿道梗阻引起，是一种膀胱壁局部向外膨出的疾病。

先天性膀胱憩室较为少见，体积较小的膀胱憩室可无临床症状，体积较大的膀胱憩室则会引起排尿不畅或膀胱排空后因憩室内尿液流入膀胱引起再次排尿的现象。

2. 超声表现

膀胱憩室超声表现为膀胱壁周围囊状无回声区，通常发生在膀胱后壁及两侧壁，囊状无回声区与膀胱之间有憩室口相通。憩室口的大小不一，通常为 0.5～2.0 cm，憩室有大也有小，大的憩室比膀胱还大。憩室内有时可探及结石或肿瘤回声。

3. 鉴别诊断

（1）卵巢囊肿：位于卵巢或盆腔内，也可表现为膀胱周围的无回声区，但不和膀胱相通，且排尿后大小不会发生改变。

（2）脐尿管囊肿：由胚胎发育时期脐尿管没有完全闭锁而形成，病变位于膀胱顶部、脐与膀胱之间，呈椭圆形无回声区，边界清楚，不与膀胱相通。

4. 临床价值

临床上膀胱镜检查只能看到憩室口，对憩室内情况难以显示，除非憩室口极大。超声检出膀胱憩室较容易，并可了解憩室内有无结石、肿瘤的存在。

（五）膀胱异物及凝血块

1. 病理与临床

膀胱异物（foreign body in bladder）是指通过人为的作用将一些体外的物品放入膀胱内。其种类繁多，有金属的、塑料的及其他材质的物品，多为患者自己造成。膀胱凝血块（sludged blood in bladder）是指各种病因导致的膀胱内壁出血而形成的实性团块。常见的病因有急、慢性炎症，结石，肿瘤及外伤等。临床主要表现为血尿伴膀胱刺激症状。

2. 超声表现

（1）膀胱异物表现为无回声区中可见杆状、细棒状等形态多样、强弱不一的回声，膀胱壁光滑，连续良好。CDFI 显示内无血流信号。

（2）膀胱凝血块表现为无回声区内可见絮状、团块状的中低回声，随体位缓慢移动。CDFI 显示内部及周边均无血流信号。超声造影显示内部无血流灌注。

3. 鉴别诊断

膀胱异物及凝血块均应与膀胱肿瘤相区别。根据团块是否移动、血流情况，结合病史进行诊断，必要时行超声造影检查。

4．临床价值

超声不仅可发现异物及凝血块，通过超声特征可进一步判断异物性质等，也可追踪原发病灶及出血原因，并可在超声引导下进行取物术，亦可随诊复查治疗效果。

（六）膀胱壁子宫内膜异位症

1．病理与临床

膀胱壁子宫内膜异位症（endometriosis of bladder wall）是指由于某种原因子宫内膜异位于膀胱壁上，主要的病理变化是膀胱壁上异位的内膜随卵巢的功能变化发生周期性出血并伴有周围组织纤维化，病变主要位于膀胱后壁，由外向内侵犯，但膀胱黏膜层光滑完好。主要临床表现为下腹周期性疼痛、血尿等。

2．超声表现

膀胱后壁可见团状低回声，向腔内隆起。膀胱壁局性增厚，黏膜光滑完好。CDFI 显示病变内无血流信号，无基底部血流信号。

3．鉴别诊断

膀胱壁子宫内膜异位症需与膀胱肿瘤、膀胱结核相区别，但较难区分。应结合病史、CDFI 血流特征及膀胱黏膜是否光滑完整以确诊，腔内超声可以更好地观察膀胱壁的各层结构，必要时可结合膀胱镜检查。

4．临床价值

膀胱壁子宫内膜异位症患者常有腹痛史，与月经周期有相关性。膀胱壁内出血灶可引起尿路刺激症状，病灶常侵犯膀胱壁外组织结构。因此，确诊后需手术切除病灶。

（七）膀胱尿潴留及残余尿

1．病理与临床

膀胱容量（bladder capacity）是指有尿急、急欲排尿时的膀胱内尿液的容量。正常成人膀胱容量为 400 mL 左右。正常情况下，一次排出的尿量即为膀胱容量。正常成人排尿后膀胱内残余尿量应 <10 mL。尿潴留（urinary retention）是指膀胱内充满尿液而不能排出。尿潴留分急性与慢性两种，急性尿潴留常需急诊处理。尿潴留的病因可分为两类，即机械性梗阻和动力性梗阻。其中以机械性梗阻病变最多见，如前列腺增生、膀胱颈梗阻、尿道狭窄等。动力性梗阻是指膀胱出口、尿道无器质性梗阻病变，常发生于排尿动力障碍、神经源性膀胱功能障碍、盆腹腔手术麻醉后。膀胱残余尿（bladder residual urine）是指排尿后，膀胱内未能排出的尿量。实用测量公式为 $V = \frac{1}{2}abc$（V 为膀胱容量或残余尿量，a，b，c 分别为膀胱的 3 个内径测量值）。

2．超声表现

（1）膀胱内尿液量在 400 mL 以上，且排尿前、后膀胱容量无明显变化可诊断尿潴留。

（2）排尿后即刻测定膀胱容量，残余尿量 >30 mL 可诊断残余尿量增多。

（3）伴随征象有肾积水、输尿管扩张、膀胱憩室、膀胱炎或膀胱结石等。

3．鉴别诊断

膀胱过度充盈需与盆腔囊肿相区别。在诊断囊肿之前要先寻找膀胱。诊断尿潴留时，要同时检查肾、输尿管、膀胱颈、前列腺及尿道等部位，以鉴别是机械性梗阻还是动力性梗阻，并要结合临床病史。

4．临床价值

观察膀胱容量变化首选超声，通过排尿前、后对照检查，作明确的尿潴留或残余尿量增多的诊断，同时，也能查找出梗阻病因，以指导临床精准治疗，恢复排尿功能。在超声引导下置管引流尿液可视、精准，避免尿道损伤，并提高置管成功率。如插管失败可行超声引导下耻骨上膀胱穿刺法导出尿液。

（八）脐尿管癌

1．病理与临床

脐尿管癌（urachal carcinoma）是发生于残余脐尿管上皮的原发恶性肿瘤。病理类型多为腺癌，也可为尿路上皮细胞癌、鳞状细胞癌和其他类型癌。最常见的临床症状是血尿，其他还可出现腹痛、脐部排液等。

2．超声表现

肿块位于膀胱顶部或尖部，表现为不均质低回声团块，一般表现为宽基底，无蒂，形态可不规则，凸向膀胱腔内，边界清楚或模糊，有时可见浸润膀胱壁而边界不清，腔外侧呈鸟嘴样向上延伸。CDFI：病灶内可见点条状血流信号；CEUS：与周围正常膀胱壁对比，肿块动脉期呈不均匀低增强，静脉期同步消退。

3．鉴别诊断

应注意与膀胱癌相区别，膀胱癌常发生于膀胱三角区及其周围侧壁，边界清楚，多不规则，CDFI：病灶内可探及分支状血流，CEUS：高增强表现。

4．临床价值

超声检查能够显示肿块与膀胱顶部及脐部的解剖关系，观察膀胱壁层次结构及病灶内血流情况，对脐尿管癌的诊断有很大的临床价值。

（九）先天性脐尿管异常

1．病理与临床

在胚胎发育过程中，膀胱自脐部沿前腹壁下降，在此下降过程中，自脐有一细管即脐尿管与膀胱相连，以后退化成一纤维索，成为脐正中韧带，位于脐正中皱襞内。倘若脐尿管没有闭合完好，会引起：① 脐尿管瘘，出生后脐尿管未完全闭合，导致有尿液自脐孔渗出，渗出尿液的多少和脐尿管通道的宽度有直接关系。由于长期有尿液渗出，很容易引起肚脐周围皮肤湿疹、感染等症状。由肚脐部注入造影剂进行膀胱造影检查可明确诊断，治疗则需要在控制感染后进行手术。② 脐窦，为脐尿管脐部端未闭合，形成一窦腔，易感染而表现为脐部有脓性渗出物。③ 脐尿管囊肿，是因脐尿管退化不全，两端封闭而中间形成一囊腔，称脐尿管囊肿。④ 脐尿管憩室，脐尿管近段（膀胱侧）未闭，在膀胱尖部形成一憩室样结构。

2．超声表现

（1）脐尿管瘘：超声可清楚显示脐部与膀胱之间有条形低回声相通，如膀胱充盈，可加压探头看到管道内有液体流动，并观察到脐部有尿液排出。

（2）脐窦：脐部及稍下方见管状低回声区，与腹腔不相通，有时可见其向膀胱顶部相连续，甚至延伸至膀胱前壁，膀胱前壁增厚明显，其边界尚清，伴感染时 CDFI 内可见点条状血流信号。

（3）脐尿管囊肿：单纯囊肿型病灶位于脐下膀胱顶部上方，腹壁中部深层类圆形的囊状无回声，有上方指向脐部、下方指向膀胱区的 2 个开口。囊肿合并感染时可表现为以下几点：① 病灶与膀胱前壁相连导致膀胱前壁局限性增厚；② 病灶穿透膀胱前壁与膀胱相通形成膀胱憩室；③ 病灶与脐相连。

（4）脐尿管憩室：腹中线部囊性病变与膀胱相通，但与脐部不相通。

3．鉴别诊断

（1）脐茸：为脐部不均匀低回声结节，与腹腔不相通，低回声结节内可见 1 条小动脉穿行其中。

（2）脐肠瘘：为脐部不均质包块与腹腔相通，且脐部有异常分泌物。

（3）卵黄管囊肿：囊腔在脐部正中，向腹腔方向深入，囊壁增厚，囊内见密集点状回声。应注意与腹壁的其他软组织肿块相区别。单纯型脐尿管囊肿由于声像图典型，超声诊断率最高。而当囊肿合并感染时，由于声像图复杂，易与之相关部位其他疾病声像图相混淆，所以超声诊断率低。

4．临床价值

超声检查可清晰地显示脐部病变的形态、大小、范围、内部不均匀回声变化及血流供应情况，对脐部病变具有较高的诊断价值,术前明确诊断对于手术方式的选择及病情的预后评估有重要的意义。超声观察脐部病变的重点是:① 病变是否局限于腹部脐孔处;② 病变内部回声是否存在实质回声,实质回声有无血流信号;③ 是否存在管道结构,其与腹腔、肠管或膀胱是否相通;④ 脐孔周围腹部情况;⑤ 脐部病变是否伴发其他畸形。

在对本病有足够认识的基础上,实际扫查过程中,通过变换探头频率以及改变患者的体位,腹式呼吸时仔细观察病灶与腹壁的关系,同时结合临床资料或其他影像学检查,可以提高对本病的诊断准确率。

七、前列腺疾病

（一）前列腺增生

1. 病理与临床

良性前列腺增生(benign prostatic hyperplasia,BPH)又称前列腺肥大,是老年男性的常见疾病之一,病因与性激素平衡失调有关,病理表现为腺体组织与平滑肌组织及纤维组织的增生,形成增生结节,增生的腺体压迫尿道,使尿道阻力增加。

前列腺增生的症状可以分为两类:一类是因前列腺增生阻塞尿路产生的梗阻性症状,如尿频、排尿无力、尿流变细、排尿缓慢、尿潴留等;另一类是因尿路梗阻引起的并发症,如肾积水、尿毒症等。

2. 超声表现

(1) 前列腺增大:增生前列腺体积增大,尤以前列腺前后径增大最为重要。临床上多用前列腺重量来确定是否存在 BPH,由于前列腺密度的数值为 1.00～1.05,故前列腺重量的数值基本等于其体积的数值。

(2) 前列腺形态变圆,饱满,向膀胱突出:前列腺增生显著者腺体呈球形增大,可向膀胱凸出。在前列腺各部位增生程度不一致时,腺体可呈不对称改变。

(3) 前列腺内出现增生结节:前列腺内回声不均,可呈结节样改变,增生结节多呈等回声或高回声。尿道受增生结节压迫而走行扭曲。

(4) 前列腺内外腺比例失调:前列腺增生主要是内腺增大,外腺受压变薄,内外腺比例在 2.5∶1 以上。

(5) 前列腺内外腺之间出现结石:增生前列腺的内、外腺之间常出现点状或斑状强回声,可呈弧形排列,后方伴声影,也可表现为散在的点状强回声,后方不伴声影。前列腺结石多和良性前列腺增生同时发生,通常没有症状及较大危害,但如果靠近尿道的结石较大,会对后尿道产生压迫。

(6) 彩色血流图表现为内腺血流信号增多:前列腺增生是良性病变,与正常腺体组织比较,增生组织的供血增加,因此内腺可以见到较丰富的血流信号,在增生结节周围可见血流信号环绕。

(7) 出现膀胱小梁小房、膀胱结石、肾积水等并发症:前列腺增生引起的尿路梗阻会引起残余尿量增多、尿潴留。可引起膀胱壁增厚,小梁、小房形成,膀胱结石及肾积水等并发症。

3. 鉴别诊断

前列腺增生需与前列腺癌、膀胱颈部肿瘤及慢性前列腺炎相区别,具体见表 5.8.1。

4. 临床价值

前列腺体积对临床诊断与治疗有较大的帮助,为了准确测量前列腺各径线,如果经腹超声无法清晰显示前列腺,应进一步采用经直肠超声探测。

表 5.8.1　前列腺炎、前列腺增生、前列腺癌与膀胱颈部癌的鉴别要点

	前列腺炎	前列腺增生	前列腺癌	膀胱颈部癌
好发年龄	中青年男性	40 岁以上男性	老年	中老年
部位	尿道周围、穿刺路径	主要位于内腺(移行区)	70%发生于外腺(周缘区)	膀胱颈部
实验室检查	PSA 正常或轻度升高,WBC 升高	PSA 正常或轻度升高	PSA 异常增高	PSA 正常
临床表现	急性期有畏寒、发热/乏力、尿频、尿急、血尿	慢性病程,尿频、尿急、尿不尽、夜尿增多	无症状/血尿	血尿多见
超声表现	特征都不明显,包膜可增厚,部分出现片状低回声区,尿道周围低回声晕环,前列腺周围静脉丛扩张/脓肿液化时出现无回声区,周边血流丰富/液化后无血流信号	前列腺外形饱满,向膀胱内突出,增生结节呈圆/类圆形/中等回声;内、外腺之间点/斑状强回声,内腺血流信号增多/膀胱炎/结石	自腺体外后侧,向前延伸;不规则低/等回声结节,边清/不清晰,形态欠规整;可超过包膜,进入周围脂肪组织,部分内有钙化	主体在膀胱颈,可向前列腺腺体内侵犯,CDFI 多能发现一支滋养血管

(二)前列腺癌

1. 病理与临床

前列腺癌发病率随年龄而增长,是男性生殖系最常见的恶性肿瘤之一。前列腺癌发病率有明显的地区差异,欧美国家发病率远高于我国,随着人口老龄化和前列腺检查手段的增多,我国前列腺癌的发病率正呈明显升高趋势。以往发现的前列腺癌多数已属晚期,前列腺癌的肿瘤标志物"前列腺特异抗原(PSA)"的发现,使前列腺癌的早期诊断、早期治疗成为可能。

前列腺癌的起源有明显的区带特征,位于周缘区者约占 70%,移行区者占 20%～40%,中央区者占 8%～10%。发生于周缘区者多为距包膜 3 mm 内,常见于前列腺尖部、底部及侧方血管神经穿入包膜处,这些部位较易指尖扪及,但仍有少部分的肿瘤位于前部,距包膜较远,不易触及。前列腺癌 95%为腺癌,仅有 5%的肿瘤为移行上皮癌、鳞癌及未分化癌。肿瘤的生长方式有结节型、结节浸润型及浸润型,其比例分别为40%,30%及 30%。根据前列腺癌被发现的方式不同,可将其分为潜伏型、偶发性、隐匿性及临床型。潜伏型前列腺癌多为尸检时才被发现,多位于中央区及周缘区,且分化较好,患者生前无肿瘤的症状或体征。偶发性前列腺癌指在切除良性前列腺增生时病理学检查发现的前列腺癌。隐匿性前列腺癌指临床上没有前列腺癌的症状及体征,但在其他部位的标本(如骨穿、淋巴结活检)中病理学证实的前列腺癌。临床型前列腺癌指临床检查诊断(指检、影像学检查、PSA 等)为前列腺癌,并经过穿刺活检和病理学检查证实。

前列腺癌早期无明显症状。随着病情的发展,当肿瘤引起膀胱颈及后尿道梗阻时可出现尿频、尿急、尿潴留、血尿及排尿疼痛症状,前列腺癌发生转移时,表现为腰背痛、消瘦、无力、贫血等症状。

当前列腺癌诊断确立后,须从癌的分级及分期中寻找影响预后的因素。目前临床上使用较多的有Gleason 分级和 Mostofi 分级系统等。目前国内外公认的前列腺癌分期标准是 2003 年修改的国际抗癌联盟(UICC)和美国肿瘤联合会(AJCC)联合制定的 TNM 分期法。

2. 超声表现

(1)二维超声:前列腺癌 70%发生于周缘区。早期前列腺癌声像图往往仅显示周缘区的低回声结节或等回声结节,边界清晰或不清晰,形态欠规整。病灶向外生长,可超过包膜,进入前列腺周围脂肪组织。一部分前列腺癌灶内有钙化征象。由于经腹壁、经会阴前列腺检查的探头频率低,难以发现较早期的前列腺癌,因此以上表现主要是通过经直肠超声获得的。中、晚期前列腺癌的声像图容易识别,表现为前列腺内部回声不均匀,边界不整齐,高低不平,甚至包膜不完整,左右不对称。晚期前列腺癌可侵犯精囊、膀胱、直肠等。

(2)彩色多普勒超声:彩色血流图在一部分前列腺癌显示低回声结节处彩色血流信号明显增加。当患者前列腺特异抗原(PSA)增高,而声像图正常时,如果彩色多普勒检查发现非对称性和异常血流则提示有前列腺癌的可能性,进一步做前列腺穿刺活检能帮助确诊。

3. 鉴别诊断

需与前列腺增生、膀胱颈部肿瘤等进行鉴别。具体见表5.8.1。

4. 临床价值

经直肠超声检查能清晰地显示前列腺及周围邻近组织的受侵情况,对于前列腺癌的早期发现和诊断起到了积极作用,已成为诊断前列腺癌的常规检查方法。然而,多种前列腺疾病都可使血清 PSA 增高,因此,当 PSA 增高时,需对前列腺疾病作出鉴别诊断,比如,外腺的低回声病灶还存在其他良性病变的可能性,如炎性结节、良性增生;加之内腺的增生结节需要与内腺的癌灶鉴别等,使得单纯的影像学诊断受到一定的局限性,最终仍然需要前列腺穿刺活检来帮助诊断。超声对盆腔淋巴结的显示能力不足,前列腺癌的临床分期多须依靠 CT,MRI。

PSA 是对前列腺癌诊断和分期的一项重要指标。将 PSA 测定和经直肠超声检查结合分析是前列腺癌诊断的重要进展,可有助于提高前列腺癌的早期诊断率。前列腺癌组织、增生的前列腺组织和正常前列腺组织均可产生 PSA,但它们的每克组织对血清 PSA 水平上升的贡献明显不同,依次为 3 ng/mL,0.3 ng/mL 和 0.12 ng/mL。计算前列腺体积可获得预计血清 PSA(PPSA)值。PPSA = 0.12V(前列腺体积)。比较实际 PSA 测值与 PPSA 可估计发生前列腺癌的可能性大小,并且可粗略估计肿瘤组织的体积(estimated tumor volume,TV),TV = (PSA − PPSA)/2,肿瘤的体积大小与前列腺癌的浸润和转移密切有关,也可将血清 PSA 除以前列腺体积,得到 PSA 密度(PSAD),PSAD = PSA/V。PSA 密度反映每克组织可产生多少血清 PSA。对一些病例可做 1 年内的动态观察,了解有关指标的变化情况,如 1 年内血清 PSA 上升率>20% 则为不正常。

超声引导下前列腺穿刺活检可提高前列腺癌组织的检出率,包括超声引导经会阴前列腺穿刺术和经直肠前列腺穿刺术两种。经会阴穿刺术前一般不需要灌肠。穿刺前对会阴部进行消毒和局部麻醉,在直肠超声引导下对前列腺穿刺目标进行穿刺。经直肠前列腺穿刺术前患者需灌肠,用端射式直肠超声探头扫描前列腺,找到可疑目标后将电子穿刺引导线对准穿刺目标,穿刺后需服用抗生素以防感染。

穿刺方法有 6 针点位穿刺、8 针点位穿刺等。前列腺穿刺点数增加能够增加穿刺的覆盖面积,减少漏诊率,但穿刺点数增加也增加了创伤和并发症的概率,故穿刺点数的确定需根据患者不同的情况决定,一般在经典 6 点穿刺法的基础上首先保证前列腺癌好发区即周缘区病变不被遗漏,同时最好也覆盖到内腺区,如果前列腺体积较大,可相应扩大穿刺点数;如果指检触及硬结、二维超声发现结节或彩色血流图上发现局部异常血流信号增多,则可在怀疑目标处增加 1~3 针,并标明穿刺病灶的方位是靠近内侧还是外侧。

(三)前列腺炎与前列腺脓肿

1. 病理与临床

前列腺炎多见于中青年男性,有特异性和非特异性感染所致的急慢性炎症。前列腺炎可分急性细菌性前列腺炎、慢性细菌性前列腺炎、慢性非细菌性前列腺炎及无症状性慢性前列腺炎。由于精囊和前列腺彼此相邻,故前列腺炎常常合并有精囊炎。前列腺炎的病因有由尿道炎引起的上行性感染;尿道内留置导尿管及前列腺穿刺活检等引起的医源性感染;邻近器官的炎症,如直肠、结肠、下尿路的感染通过淋巴管引起前列腺炎。此外,性行为频繁、盆腔充血等均可诱发前列腺炎。

急性前列腺炎可有畏寒、发热、乏力等全身症状,表现为会阴区胀痛或耻骨上区域有重压感,若有脓肿形成,疼痛剧烈;尿道症状为排尿时有烧灼感、尿急、尿频,可伴有排尿终末血尿或尿道脓性分泌物。炎症迁延不愈则形成慢性前列腺炎,最终导致纤维组织增生,前列腺缩小。慢性前列腺炎的临床表现多较轻微。前列腺液化验及细菌培养对诊断前列腺炎有较大的价值。

前列腺脓肿是急性前列腺炎的并发症。急性细菌性前列腺炎发展到腺泡周围组织,会引起腺泡坏死,形成脓肿。临床特点为先有急性炎症的表现,然后出现前列腺肿大、触痛明显、指检有波动感,脓肿如果破溃可自尿道、直肠或会阴部流出,此时症状反而会明显缓解。

2. 超声表现

(1)二维超声:无论是急性还是慢性前列腺炎,声像图特征都不明显,部分患者出现前列腺内片状低回声区,尿道周围低回声晕环,前列腺周围静脉丛扩张等声像图改变。

急性前列腺炎并发前列腺脓肿时,超声表现为前列腺体积增大,内腺或内、外腺同时出现低回声病灶,形态多不规则,内部可见液性回声,透声性一般。

慢性前列腺炎的声像图的主要表现是前列腺外腺回声不均匀,可见片状低回声。形态不规则,边界不清晰。若累及范围较大,呈现大片低回声区,应避免将正常回声视为强回声病灶。

(2)彩色多普勒超声:急性前列腺炎或慢性前列腺炎急性发作时,部分患者的前列腺病灶会出现血流信号增加,脉冲多普勒会显示高速低阻的血流频谱。前列腺脓肿彩色多普勒显示病灶周边可有较丰富的血流信号,病灶内部坏死液性区则无血流信号。

3. 鉴别诊断

见表 5.8.1。前列腺脓肿未液化时表现为形态不规则的低回声区,边界不清晰,彩色多普勒超声显示低回声区血流较丰富,声像图与前列腺癌相似,此时需要结合患者病史、临床表现、实验室检查及直肠指检作出鉴别诊断。

4. 临床价值

经直肠前列腺检查较经腹壁、经会阴检查能够更清晰地显示前列腺回声改变。二维超声结合彩色多普勒超声能够诊断典型的前列腺急、慢性炎症,有助于前列腺炎治疗疗效的评估。部分前列腺炎症超声检查无明显改变,其诊断还须结合临床表现、实验室检查综合判断。

第九节 阴囊与阴茎

一、解剖概要

(一)阴囊

阴囊通过阴囊中隔对称分隔,由睾丸、附睾和末段精索组成。阴囊壁由皮肤、内膜、精索外筋膜、提睾肌、精索内筋膜及睾丸鞘膜壁层构成。

睾丸呈卵圆形,大部分由鞘膜脏层覆盖,仅睾丸上端后部和后缘由阴囊壁覆盖,表面光整。鞘膜脏层与鞘膜壁层之间的间隔称为睾丸鞘膜腔,可含有少量液体。睾丸被膜由鞘膜脏层、白膜和血管膜构成。白膜在睾丸后缘凹陷于睾丸实质内,形成条索状睾丸纵隔,精直小管汇入睾丸纵隔,共同组成睾丸网。

附睾分为头部、体部和尾部,分别附着于睾丸的上端、后外侧缘和下端。附睾头部大部分为输出小管,体、尾部由附睾管盘旋构成,输出小管与睾丸网及附睾管相通。

精索内含有输精管、动脉及蔓状静脉丛等。表面由精索鞘膜覆盖。

睾丸附件和附睾附件分别附着于睾丸的上极和附睾头,大部分附件可带蒂,多呈卵圆形。

睾丸和附睾的血供主要由睾丸动脉及输精管动脉提供。睾丸动脉为腹主动脉分支,睾丸动脉在阴囊外分出输尿管支及提睾肌支,阴囊内分出附睾上动脉及附睾下动脉,睾丸动脉在阴囊内根据走行的迂曲程度又分为迂曲段和直段,直段又分为两个初级分支,由初级分支发出中央动脉,分布于睾丸内外面,与其伴行的静脉共同组成血管膜,膜内动脉称为包膜动脉,其内向睾丸网方向走行的称为向心动脉,睾丸小叶实质血供来源于向心动脉。少数睾丸支可通过睾丸纵隔,延续为穿隔动脉,可形成对侧睾丸的包膜动脉。附睾血供由附睾上动脉、附睾下动脉提供,附睾尾也接受输精管动脉(膀胱下动脉)的末梢支。

睾丸和附睾的静脉起始于实质内的毛细血管网,汇合形成蔓状静脉丛。先位于腹股沟内环部位形成两条睾丸静脉,最后合并为精索内静脉,左侧进入左肾静脉,右侧进入下腔静脉。提睾肌及周围组织的静脉汇入精索外静脉,位于蔓状静脉丛后方注入髂外静脉。蔓状静脉丛和精索外静脉间由交通支沟通。

(二) 阴茎

阴茎主体为海绵体,包括一个尿道海绵体及两个阴茎海绵体。阴茎海绵体位于背侧,前端达阴茎头底面,后端达尿道球旁。两支阴茎海绵体在其背侧与腹侧形成2条沟,背侧沟内包括血管、神经,腹侧沟内为尿道海绵体。尿道海绵体前端形成阴茎头,后端形成尿道球。海绵体由外向内覆盖筋膜和白膜。阴茎海绵体白膜较厚,厚度约为 1~2 mm,尿道海绵体白膜厚为 0.2~0.4 mm。白膜在阴茎海绵体间形成阴茎中隔,前薄后厚。尿道海绵体内为尿道走行,尿道分别于阴茎头及尿道球局部增宽,称为舟状窝与尿道壶腹。

阴茎海绵体的血供由阴茎深动脉和阴茎背动脉供应。阴茎深动脉位于阴茎海绵体中央,两条海绵体各有一条进入海绵体小梁,一部分形成毛细血管网,一部分形成螺旋动脉,注入海绵体窦。阴茎背动脉有两条,分布于背侧沟内,为阴茎海绵体和筋膜提供血供,两条动脉在末端汇合并为阴茎头供血。同时阴茎还接受其他动脉的营养,如尿道动脉、尿道球动脉等,各血管间可相互沟通。

阴茎静脉由阴茎深静脉和阴茎背深静脉组成。阴茎深静脉位于阴茎海绵体内部,每侧可有 3~4 条以上,不与同名动脉伴行。阴茎背深静脉只有一条,位于两条阴茎背动脉中间。

阴茎是男性的性器官,具有丰富的血管与神经。经刺激后,由初级勃起中枢引起神经反射弧,阴茎深动脉增宽、扩张,血供增多,同时动、静脉分流降低,使海绵血窦充血扩张、阴茎勃起。性刺激时,如果动脉血供降低或者动、静脉分流增加,都会引起阴茎勃起障碍。

二、超声检查技术

1. 病人准备

对患者无特殊要求,检查过程中注意保护患者隐私。部分隐睾患者需适当充盈膀胱,阳痿患者可遵医嘱提前使用扩血管药物。

2. 体位

无特殊要求,常选择仰卧位,完全暴露检查部位,检查过程中可嘱患者上提阴茎。精索静脉曲张及腹股沟疝的患者可加做站立位检查。

3. 仪器

应用彩色多普勒超声诊断仪,选用高频线阵探头,应用合适条件。部分阴囊肿大患者可选用凸阵探头。

调节仪器各项参数,需清晰显示阴囊、阴茎的二维超声图像及血流分布。多普勒血流量程调节一般选用低速范围,注意取样线与血管间的夹角应<60°。

4. 检查方法

二维超声应清晰显示阴囊壁、睾丸、附睾、附件、鞘膜腔及精索的图像,注意多角度、连续、双侧对比扫查。阴茎检查时嘱患者上提,固定于阴阜上,连续多角度扫查阴茎,观察阴茎各组织的形态和回声。彩色多普勒超声观察睾丸及附睾的动、静脉血流情况,必要时对比扫查。观察精索静脉时嘱患者行 Valsalva 动作。彩色多普勒超声观察阴茎时,注意显示海绵体深动脉,阴茎背深动、静脉,图像清晰连续,注意测量每个血管的血流动力学参数。

三、正常超声表现

(一)阴囊

1. 二维超声

睾丸:一般呈均匀、细密的中等回声,包膜线连续光整,纵切为卵圆形,横切为类圆形。纵隔位于睾丸后外侧,高回声,纵切为条索状,横切为类圆形。

附睾:紧贴睾丸后外侧缘,常不能在同一切面显示,纵切面头尾部膨大,体部细长,横切为类圆形。附睾头部呈等回声,类似于睾丸回声,体尾部回声略低,尾部回声可不均匀。

精索:一般呈不均匀高回声、条索样结构、双侧对称。上段走行平直,下段迂曲,内可见动脉及蔓状静脉丛,精索静脉曲张好发于左侧。

睾丸、附睾、附件:一般呈均匀的等回声,多为卵圆形,有蒂,也可为其他形状。儿童不易显示,成人较易扫查。

阴囊壁、阴囊中隔:一般呈均匀的中等回声,厚约为 5 mm,睾丸鞘膜腔可有少量液体,呈无回声,透声清亮。

2. 彩色与频谱多普勒超声

睾丸动脉包裹于精索内,走行平行于精索,血流显示清晰。包膜下可见包膜动脉包裹,侧边检出率高。穿隔动脉走行于实质组织,多平直。睾丸实质内也可见向心动脉血流,一般呈点条状。附睾血流常显示为点状。患者平静呼吸时,精索内静脉及蔓状静脉丛常无血流显示,Valsalva 动作可显示血流信号。睾丸动脉及其分支的血流频谱多呈低速、低阻。

3. 睾丸附睾测量方法及参考数值

二维超声切面选择适宜纵切面及横切面,包括睾丸长径、厚径及宽径,附睾头、体、尾部的厚径。正常成年人参考值:睾丸长径为 3.5~4.5 cm,厚径为 1.8~2.5 cm,宽径为 2~3 cm,附睾头部厚径<1 cm,体部厚径<0.4 cm,尾部厚径<0.8 cm。

(二)阴茎

1. 二维超声

海绵体一般为均匀稍低回声。纵切面扫查,背面可探及左、右阴茎海绵体长轴,均呈长条状。横切面扫查,可探及"品"字形结构的海绵体,前侧为尿道海绵体,后侧为左、右阴茎海绵体。高回声的白膜包裹海绵体,外侧低回声组织为皮下组织,纵切面阴茎海绵体之间的白膜(前部)可呈梳网状结构。尿道海绵体纵切面扫查可见尿道壁,为细线状高回声。

2. 彩色与频谱多普勒超声

阴茎纵切面及横切面可探及阴茎背动脉、阴茎深动脉、阴茎背浅静脉及阴茎背深静脉。阴茎背动脉位于皮下、阴茎海绵体背侧,易扫查;阴茎背深动脉位于一对阴茎海绵体中央,易扫查;阴茎背浅静脉检查时不可加压,阴茎勃起时常可显示;阴茎背深静脉位于阴茎背侧皮下。阴茎海绵体动脉的血流频谱呈高阻型。

阴茎膨胀时,海绵体增粗,动脉可见扩张,此时血流速度增高,$V_{max}>30\ cm/s$,$RI>0.85$,随勃起的程度而改变。海绵体窦扩张,静脉管径增宽,阴茎背深静脉可探及低速血流。

四、阴囊与阴茎疾病

(一)睾丸炎与附睾炎

1.病理与临床

临床上急性附睾炎较多见,主因是位于前列腺的细菌经输精管逆行导致炎症。急性睾丸炎少见,主要继发于流行性腮腺炎或与急性附睾炎并发。

急性附睾炎时,附睾可局部水肿,以附睾尾部多见,也可弥漫性肿大或合并睾丸弥漫性肿大。睾丸、附睾组织充血水肿,严重时可迁延成脓肿。临床上患者可表现为阴囊发红、疼痛以及阴囊体积急性肿大,以一侧较为多见,少数患者可伴有寒战、高热等症状。对于继发于流行性腮腺炎的急性睾丸炎的患者,往往有流行性腮腺炎的病史,该类患者后期可以表现出睾丸萎缩的症状。

2.超声表现

(1)二维超声:急性睾丸炎的患者往往表现单侧睾丸轻度或中度弥漫性肿大,睾丸实质回声减低、分布不均匀,对于继发于流行性腮腺炎的急性睾丸炎的患者可累及双侧睾丸。急性附睾炎的患者多表现为不均匀的低回声,炎症局限于附睾的尾部,也有个别患者炎症可弥漫至整个附睾或仅仅局限于附睾头部。临床上,脓肿形成时,炎症区域内可出现含有细小点状回声、边界不清的液性区。

急性附睾炎时多伴发精索炎症,以精索增粗、回声不均匀性增强多见;部分患者阴囊壁可明显增厚,主要发生于患侧,回声不均匀;睾丸鞘膜腔可有少量积液或含有细点状、细条状回声。

(2)彩色与频谱多普勒超声:睾丸或附睾炎症区域内血供明显丰富,附睾炎彩色多普勒血流信号分布强弱不均。睾丸炎血流信号分布呈扇形。睾丸动脉及其分支流速加快,频谱呈高速低阻型。

3.鉴别诊断

(1)急性附睾炎与附睾结核的鉴别:附睾结核患者往往有结核病史及反复发作史。

(2)急性睾丸炎与睾丸扭转后松解的鉴别:睾丸急性炎症时,睾丸内血供丰富程度与疼痛程度呈正比。扭转松解后,伴随睾丸疼痛程度明显降低,睾丸内血供增多。

4.临床价值

临床上,鉴别阴囊急症病因的主要手段是阴囊彩色多普勒超声检查,通过检查能够高效明确炎症的病因诊断,并判断病变部位、延及范围及受损程度。在随访过程中,当患者胀痛症状明显,而超声随诊睾丸血流信号却明显减弱时,需考虑睾丸发生缺血坏死的可能。

(二)睾丸、附睾结核

因男性生殖系的结核绝大多数继发于泌尿系结核病,如肾结核等,睾丸附睾结核大多由前列腺、精囊、输精管、附睾结核相互蔓延而发病。

1.病理与临床

临床上睾丸、附睾结核较为常见,以继发于泌尿系结核多见。附睾结核的病灶多发生于尾部,局限于头部、弥散于整个附睾在临床中也可出现。重症者睾丸、附睾病灶可蔓延辐射到周围组织,如阴囊壁、精索及睾丸。干酪样坏死、结核性肉芽肿、钙化、脓肿及纤维化形成是其常见的病理改变。临床上,以边界不清、反复发作为特点的附睾痛性肿块是其常见表现:肿块增大,并伴有整个阴囊壁发红、明显肿痛。重症者病灶触诊不清、阴囊壁结节形成或皮肤破溃形成。

2．超声表现

（1）附睾结核：附睾尾部肿大较为常见，境界不清，形态不规则，呈不均匀低回声。病灶局限于头部、弥散于整个附睾在临床中也可出现。

（2）睾丸结核：常并发于附睾结核。临床上，睾丸体积常正常或增大，呈低回声，病灶以散在结节分布或单发块状多见。伴有附睾结核浸润时，睾丸局部包膜不完整。

（3）阴囊壁结核：常伴有鞘膜腔积脓。阴囊壁回声不均匀、局限性增厚、呈低回声结节或其内见液性区。

急性期时，以不均匀低回声多见，血供较丰富。严重时可迁延成脓肿，病灶内可见无回声区，其内飘浮细点状回声。慢性期时，以不均匀性中等至高回声多见，有时可见斑点状钙化，部分内可探及较弱的血流信号。

3．鉴别诊断

睾丸、附睾结核应注意与睾丸肿瘤、睾丸附睾炎相区别（参见睾丸肿瘤、急性睾丸附睾炎）。

4．临床价值

通过典型声像图表现、病史，超声检查睾丸、附睾结核容易获得明确诊断。临床上，部分局灶性附睾结核患者（尤其慢性期）无明显症状、体征及相应的声像图表现，不易与慢性炎症、肿瘤相区别。由于睾丸、附睾结核大多继发于泌尿系，当无典型的声像图表现时，可通过对泌尿系的探查获得线索进行疾病诊断。

（三）睾丸附睾肿瘤

1．睾丸恶性肿瘤

（1）病理与临床

睾丸恶性肿瘤在青年男性中最常见，根据来源分为原发性和继发性。原发性多见，分为生殖细胞肿瘤和非生殖细胞肿瘤。生殖细胞肿瘤以精原细胞瘤最为常见（35%～71%），好发于30～50岁，生长缓慢，预后较好；非精原细胞瘤如卵黄囊瘤，好发于婴幼儿；胚胎癌、畸胎癌、绒毛膜上皮癌等多见于青少年，分化差，易淋巴和血行转移，预后差。非生殖细胞肿瘤发生于睾丸间质细胞，来源于纤维组织、平滑肌、血管和淋巴组织等。继发性少见。

原发性恶性睾丸肿瘤的主要转移途径是淋巴结转移，腹膜后及腹股沟淋巴结的转移比较常见。继发性恶性睾丸肿瘤可来源于多种器官，白血病累及睾丸浸润较常见，余脏器原发癌的睾丸转移较少见。

临床表现为当睾丸肿瘤体积较小时，可无任何症状及体征，仅在阴囊超声检查时被发现；当肿瘤较大时，患者自觉睾丸沉重、阴囊坠胀，触及患侧睾丸可见肿大，质变硬；当肿瘤出血、坏死或肿大的睾丸发生扭转时，患侧阴囊红肿、剧痛。临床上白血病累及睾丸浸润的患者，表现为阴囊红肿、胀痛。卵黄囊瘤、畸胎癌及60%胚胎癌的患者血清 AFP 升高；绒癌和50%胚胎癌的患者血清 HCG 阳性；10%精原细胞瘤的患者HCG 阳性。

（2）超声表现

各种类型的睾丸肿瘤均有睾丸增大这个共同特点，彩色多普勒显示睾丸血流明显增加，且同侧阴囊内正常睾丸不存在。各型睾丸肿瘤还具有以下各自的特点。

① 原发性睾丸肿瘤：临床上以单发常见，体积较大者可占据睾丸的大部分组织，且睾丸肿大明显。继发性睾丸肿瘤双侧多见，而受累睾丸体积肿大程度不一，实质内可见散在斑片状回声或多发低、小回声结节，境界清楚或不清楚。当肿瘤侵犯包膜时，睾丸包膜不完整。

② 精原细胞瘤：睾丸肿大呈实质性团块，以不均匀低回声多见，境界清楚，内部可有分布均匀的中等亮度的细小光点，似正常睾丸。畸胎瘤（癌），多房性、囊性团块，腔内含有细点状回声及团状强回声等，境界清晰。胚胎癌、卵黄囊瘤，以不均匀实性回声为主，偶有囊性变或钙化灶形成，境界清楚或不清楚。

③ 大多数恶性肿瘤血流信号丰富,血流速度加快,且分布紊乱。畸胎瘤(癌)血流信号集中于分隔内,且血流信号较弱。

2. 睾丸良性肿瘤

(1) 病理与临床

睾丸良性肿瘤是来源于睾丸生殖细胞或非生殖细胞的细胞异常增殖但不浸润和转移的新生物,以生殖细胞为来源主要为成熟畸胎瘤(包括表皮样囊肿),非生殖细胞瘤主要包括间质细胞瘤及支持细胞瘤等。临床多无明显症状。

临床少见,主要有表皮样囊肿、间质性肿瘤等。患者症状不明显,临床检查一般呈阴性。唯有大肿瘤者,睾丸肿大,质变硬。

(2) 超声表现

① 表皮样囊肿:临床上以单发较常见,形态规则,境界清楚,一般呈圆形或椭圆形,且囊肿内回声均匀一致,呈类实性改变。典型的表皮样囊肿厚壁,内部呈洋葱样,且瘤体内一般无血流显示。

② 间质性肿瘤:瘤体内部多呈边界清楚且分布一致的高回声,呈圆形或椭圆形,瘤内血流信号较少显示。

3. 附睾肿瘤

(1) 病理与临床

附睾肿瘤指病变位于附睾的各类肿瘤的总称。罕见,多为原发性,少数继发于精索肿瘤和睾丸及其鞘膜肿瘤的直接浸润,前列腺癌的逆行性转移,恶性淋巴瘤、肝癌、肺癌、肾癌等的全身扩散。包括良性肿瘤及恶性肿瘤两大类。临床上,附睾肿瘤十分罕见,以单发为主,病灶好发于附睾尾部,且大多为良性肿瘤(80%),病理上以腺样瘤多见,其次为平滑肌瘤、囊腺瘤;少数为恶性肿瘤(20%),主要为肉瘤、癌。

临床表现为附睾部位可触及硬结,无压痛或轻微压痛。临床上,良性肿瘤生长缓慢,无明显触痛;恶性肿瘤则生长迅速。

(2) 超声表现

① 良性肿瘤:临床上以实性为主,形态一般呈圆形或椭圆形,呈分布均匀一致的低至高回声,境界清晰,完整的包膜可显示,血流信号不丰富。囊腺瘤瘤体呈多房囊性,血流信号集中于分隔内,且血流信号较弱。

② 恶性肿瘤:瘤体回声不均匀,形态不规则,境界不清楚,瘤体内血流信号较丰富。

③ 附睾尾部肿瘤:可伴有附睾头体部、附睾管扩张。

鉴别诊断:

睾丸肿瘤良性与恶性的鉴别:可通过对肿瘤的形态、回声、边界、血流强弱分布、病史及 AFP 和 HCG 等肿瘤相关指标的检测进行鉴别。睾丸肿瘤还要注意与睾丸局灶性炎症、睾丸结核、睾丸坏死相鉴别。原发性肿瘤单发、形态呈球形,多为偶然发现;而睾丸局灶性炎症、结核或坏死者,形态多不规则,无明显球形感,并具有相应疾病的特殊症状与体征。

附睾肿瘤应与慢性附睾炎、附睾结核相区别(参见附睾结核)。

临床价值:

高频彩色多普勒超声检查是睾丸肿瘤的首选诊断方法,该项检查能够探测到直径小于 5 mm 的瘤体,并可进行睾丸肿瘤的分期及预后评估。

(四) 睾丸先天发育异常

睾丸先天发育异常最常见的是隐睾,此外还有睾丸先天性下降异常、睾丸发育不良及多睾丸畸形等。

1. 病理与临床

隐睾是指睾丸在下降过程中,由于其他因素导致睾丸未下降到正常阴囊,残留在同侧腹股沟皮下环上方的腹股沟或腹膜后区域。其中腹股沟隐睾约占 3/4,腹膜后隐睾约占 1/4。隐睾易导致恶性肿瘤,同时也可能伴有睾丸扭转及炎症,双侧隐睾也可导致不孕症。临床表现为从小阴囊空虚,以单侧多见,可扪及较大的腹股沟包块。

睾丸发育不良常是由于中枢神经系统下视丘部及垂体病变,影响睾丸的发育分化或者是睾丸本身的发育不全或代谢异常。分为原发性和继发性,原发性常为单侧,继发性为单侧或双侧。

多睾症是非常罕见的睾丸发育异常,是指体内存在两个以上的睾丸,三睾较为常见,患者一般无明显症状,可触诊到位于阴囊内的睾丸。

2. 超声表现

(1) 隐睾:① 阴囊内无睾丸回声,常在腹股沟环、腹膜后及腹腔内探及,形态呈椭圆形,境界清楚,内部回声均匀。周围可存在少量积液。② 隐睾发生恶变概率高于正常睾丸,睾丸在短期内增大,实质内可见低回声团块,境界可清楚或模糊,有的占据整个睾丸实质。③ 睾丸炎症或扭转是隐睾合并的严重的并发症,睾丸体积增大,回声不均匀,触痛明显。④ 除外腹膜后隐睾、小隐睾血流信号不易显示,隐睾睾丸血流信号与正常睾丸无异。若发生隐睾恶变或急性炎症,则在睾丸内可见到丰富的血流信号,而扭转则无法探及血流信号。

(2) 睾丸发育不良:单纯的睾丸发育不良,常常睾丸的位置未发生明显变化,体积比健侧或同龄睾丸小 1/3 以上且其内血流信号减少。

(3) 多睾畸形:多睾畸形常发生于阴囊,也可在其他部位,常为单侧阴囊内有两个睾丸,呈圆形或椭圆形,其体积小于健侧睾丸,回声及血流信号与健侧睾丸类似。

3. 鉴别诊断

肿大淋巴结或肿瘤容易被误诊为隐睾,其主要区别在于隐睾在外力或 Valsalva 动作下可以移动,而其他肿物不移动。同时隐睾回声均匀,形态规则,淋巴结有皮质和髓质,回声不均匀。

睾丸发育不良要与睾丸萎缩相区别,睾丸发育不良主要是先天睾丸体积小,而睾丸萎缩往往是继发的,在炎症、外伤或睾丸扭转后体积逐渐减小。

阴囊外的多睾主要和淋巴结相区别,阴囊内的多睾应与睾丸、附睾或附属物肿物相区别。

4. 临床价值

隐睾位置越高,睾丸发育越差,体积越小。腹腔内隐睾多数位于腹腔靠近腹股沟内环处,也可位于从肾下方至腹股沟内环任何位置上,约占隐睾发生率的 20%。隐睾发生恶变的概率高于正常睾丸,约占睾丸恶性肿瘤的 10%。高位隐睾的恶变发生率高于附睾 4～6 倍。双侧隐睾者,一侧发生恶变,另一侧恶变率为 15%。超声诊断处隐睾概率高于其他影像学检查,大多数隐睾患者通过超声检查,可获得明确诊断,但仍有 5%～8% 的隐睾不能发现,比如小隐睾(<0.5 cm,尤其位于腹膜后)超声不易显示。明确诊断的多睾一般无需处理,可通过超声进行随访观察。

(五) 睾丸、附睾囊肿

睾丸囊肿主要分为白膜囊肿、单纯性囊肿和睾丸网囊肿。附睾囊肿因输出小管、附睾管局部梗阻或扩张而形成,以附睾头囊肿多见。

1. 病理与临床

单纯性囊肿主要由曲细精管、直细精管等局部阻塞、扩张而产生;睾丸网囊肿主要因睾丸网局部扩张所产生;白膜囊肿发生于睾丸白膜内,并可向表面凸起,容易触及,无触痛。体积大的附睾囊肿(<1 cm)易于触及且柔软,无触痛。精液囊肿,囊内含有大量精液。

2．超声表现

（1）睾丸囊肿：以单发多见，位于实质内、纵隔腔内以及包膜内，呈圆形或椭球，囊壁较薄，界限清晰，内透声良好，在较大的囊体后方回声明显增多。

（2）附睾囊肿：为单发或多发，多见于附睾头内，呈圆形或椭球，边界清晰，囊壁较薄，内透声好。

（3）精液囊肿：多见于附睾头内及附睾头旁，囊内常可见大量细点样回声漂浮及沉淀。

3．鉴别诊断

睾丸、附睾囊肿应注意与结核、肿瘤、脓肿、静脉曲张及动脉瘤等相区别。病史、临床表现及彩色多普勒检查能够帮助鉴别。

4．临床价值

高频彩色多普勒超声检查容易识别睾丸、附睾囊肿，有助于睾丸、附睾结节的鉴别诊断。

（六）睾丸及附件扭转

1．睾丸扭转

"钟摆型"睾丸是睾丸扭转的主要因素。一般指睾丸后侧缘依附在阴囊内壁上、无鞘膜包裹。如果睾丸附属结构异常，当睾丸全部被鞘膜包绕时，便可产生"钟摆"型的睾丸，对阴囊过分压缩、摩擦以及运动均可使睾丸出现扭转。扭转时，精索内的毛细血管压迫、血液阻塞，睾丸淤血、缺氧，以至贫血、坏死。当扭转＞360°、扭转的持续时间＞24 h 时，睾丸出现完全坏死。睾丸扭转又可分成完全扭转和不完全扭转，以后者较多见。少数的不完全扭转可自我松解。

（1）病理与临床

睾丸扭转起病急骤，患侧阴囊强烈疼痛，继而皮肤发红、水肿，触痛强烈。扭转后期（慢性扭转），症状缓解，但睾丸体积显然减少。当扭转自行松解时，痛苦也可明显缓解，但也容易再发作。

（2）超声表现

① 二维超声：a. 睾丸完全扭转，睾丸形态饱满，实质回声不均质。b. 睾丸不完全扭转早期，睾丸淤血肿大，实质回声不均质。晚期，睾丸缺血坏死，实质内出现小片状低回声区或辐射状低回声。c. 精索末段弯曲、增粗，呈"线团"征，并可嵌入"睾丸门"而形成"镶嵌征"。d. 附睾增大且回声不均。阴囊壁增厚，内回声不均。

② 彩色与频谱多普勒超声：a. 睾丸完全扭转，睾丸及扭曲精索内彩色多普勒信号基本消失。b. 睾丸不完全扭转早期，睾丸内彩色多普勒信号明显减少，睾丸内动脉的血流阻力指数增高。晚期睾丸内无明显彩色多普勒信号。

（3）鉴别诊断

睾丸扭转应注意与急性睾丸附睾炎相区别（参见急性睾丸附睾炎）。

（4）临床价值

睾丸扭转也是泌尿外科常见急症之一，但临床上易与睾丸的急性炎症混淆。彩色多普勒超声检测技术已作为临床检查睾丸扭转的最主要方式，通过分析灰阶图像、彩色和频谱多普勒的表现，就可以判断睾丸扭转的严重程度以及预后。对于睾丸扭转不典型的超声表现，应结合临床表现及超声随诊进行鉴别。

2．附件扭转

睾丸附件为 Muller 管的残余体，而附睾附件则为 Wolf 管的残余体，两者分别附着在睾丸上极和附睾头。附件多呈卵圆形，直径为 2～5 mm，有的附件蒂部细而短，在外力的影响下，容易出现扭转。

（1）病理与临床

扭转的附件淤血水肿或缺血而坏死，附件附着部组织充血水肿，附件扭曲多见于儿童及青少年，临床表现为单侧阴囊轻度皮下红肿，局部触痛明显。在部分儿童中，局部阴囊皮下可呈现紫蓝色，为"蓝点征"。

（2）超声表现

① 睾丸附件增大，位于睾丸上极或附睾头旁，呈卵圆形或圆形，回声不均质。

② 扭转的附件内无明显彩色多普勒信号，其周围组织彩色多普勒信号增多。

③ 附睾附件的扭转可使附睾头充血水肿，回声不均质，血流信号增多。

④ 睾丸大小、实质回声均无明显变化，相对于健侧，患侧阴囊壁增厚、睾丸鞘膜腔可有少量积液。

（3）鉴别诊断

附睾附件扭转主要与急性附睾头部炎症相区别，主要识别有无扭转的附件。

（4）临床价值

睾丸超声探查简单、方便、迅速，患儿易于接受。绝大多数附睾附件扭转能够通过高频彩色多普勒超声检查，获得明确的诊断。通过非手术治疗，大多数的附件扭转的病例可被治愈。

（七）阴囊外伤

阴囊作为浅表器官之一，容易受到各种类型的损伤，所有年龄段均可能受到伤害，但主要存在于青年人之中。根据外伤类型可将阴囊外伤分为开放性损伤和闭合性损伤，如刀伤、枪伤以及炸伤等为开放性损伤，而如骑跨伤、挫伤、挤压伤等为闭合性损伤。根据损伤阴囊的部位可分为阴囊血肿和睾丸损伤。

1. 病理与临床

阴囊血肿主要由局部暴力损伤导致，其具体发病机制为暴力导致阴囊壁层与层之间相互分离，相关小血管破裂，淋巴回流不畅，组织渗出形成血肿，进而导致及加重阴囊壁肿胀。同时睾丸及睾丸附属器官，如附睾、精索等损伤出血也可导致阴囊睾丸鞘膜腔内积血形成阴囊血肿，根据出血量及损伤程度，血肿的大小也不尽相同，轻者阴囊仅有少许肿胀，重者阴囊可明显肿大至排球大小。睾丸损伤主要由钝性暴力及间接暴力导致，可出现睾丸出血、白膜破裂、睾丸鞘膜积血，严重者可有睾丸和附睾脱落等。阴囊血肿和睾丸损伤的临床表现相似，病人多有明确的暴力外伤史，受到伤害后立即出现阴囊剧痛，严重者可出现晕厥及恶心呕吐。病人多呈痛苦表情，阴囊触痛，肿胀淤血，青紫，触诊多扪不清阴囊内容物。

2. 超声表现

（1）睾丸挫伤：遭受钝性暴力后，睾丸组织间隙有少量渗出，超声图像下睾丸大小可正常或轻度增大，包膜回声完整，多无明显结构性异常，睾丸内血流信号可轻度增加，少数伴出血者可在睾丸鞘膜腔内探及液性暗区。

（2）睾丸血肿：较严重暴力后至睾丸明显损伤肿胀，组织间隙增宽分离，组织渗出，小血管破裂出血，超声图像下睾丸体积增大，形态不完整，睾丸实质回声不均匀，可在睾丸内及包膜下探及出血性暗区，呈细点状，无血流信号。该类型睾丸损伤严重程度不一，但睾丸白膜仍完整，睾丸整体呈椭圆形。该损伤可同时合并睾丸鞘膜腔出血，包绕在睾丸周围，并合并阴囊肿胀、阴囊壁出血等。

（3）睾丸破裂：睾丸受到巨大暴力后，包膜无法承受内部的压力进而导致睾丸破裂，睾丸内组织溢出。超声图像下阴囊内结构杂乱，睾丸附睾显示不清或正常消失伴有不规则液性区，其内多无血流信号显示，此型损伤多伴有大量鞘膜腔出血，包绕破裂睾丸，同时阴囊壁也可出现肿胀及出血。

（4）睾丸脱位：睾丸在暴力下导致其与阴囊或附睾的附着处断裂，睾丸游离，但是只要睾丸还位于阴囊内，超声一般不能确诊，征象只有睾丸内无法探及血流信号，多提示睾丸无血供。

（5）附睾损伤：附睾局部体积肿大，回声不均匀或整个肿大，轮廓显示不清。

（6）精索损伤：精索增粗，回声不均，血管扩张及精索周围积液。

（7）阴囊血肿：阴囊壁局部肿胀增厚，各层之间相互分离，回声不均匀。组织渗出及血肿形成，壁内出现不规则暗区及暗带，部分内可见细密点状及絮状回声。阴囊壁充血可探及杂乱点条状血流信号。

3. 鉴别诊断

阴囊及睾丸损伤多有明确的外伤病史,注意询问病史的同时观察声像图的表现,判断是否有睾丸破裂等需要急诊手术的严重损伤。仅从声像图表现来看的话,睾丸挫伤要注意与睾丸肿痛或局灶性炎症相区别,睾丸破裂要注意与斜疝嵌顿相区别。此外,还要注意的是外伤也可导致睾丸扭转。

4. 临床价值

超声能简便快捷地确定阴囊外伤的类型,并且明确损伤的部位及程度,有助于临床及时针对不同的损伤进行相应的处理,如睾丸破裂及睾丸脱位等需及时手术治疗。

(八)精索静脉曲张

精索静脉曲张是指精索内蔓状静脉丛迂曲扩张,男性发病比例约占男性总数的 10%~15%,其中以青壮年多见,有近一半比例的病人因不育就诊。左侧精索静脉曲张的发病率较右侧明显更高,但近年来研究发现左侧合并右侧精索静脉曲张的比例占本病的 40% 以上。

1. 病理与临床

精索静脉曲张的主要病因是精索内静脉瓣发育不良、受损或关闭不全,以及静脉壁平滑肌层或弹力纤维薄弱,使肾静脉血液通过精索内静脉反流而致蔓状静脉丛扩张、迂曲。左侧精索静脉曲张发病率高的原因主要是左侧精索静脉较右侧长为 8~10 cm,左侧精索静脉呈直角注入左肾静脉,左侧精索静脉压及回流阻力大于右侧。同时尸体解剖研究表明,人类左侧精索静脉瓣缺失率高达 40%,而右侧仅为 3%。这些解剖及发育因素导致精索静脉曲张发生在左侧的概率高于右侧。精索静脉曲张导致血流瘀滞,睾丸微循环障碍进而影响睾丸附睾的生精功能,严重者可导致不育。临床研究表明,精索静脉曲张的病人的精液内大多数存在精子数量减少、活力下降、未成熟精子数量增加等问题,严重者可导致无精子。临床表现为轻度精索静脉曲张无任何症状和体征,重度精索静脉曲张可在立位触及曲张静脉,更甚者在阴囊表面即可看到曲张的静脉,病人可有阴囊坠胀疼痛,以长时间站立或行走时为著。

2. 超声表现

(1)二维超声:精索静脉丛迂曲扩张,卧位精索内径超过 2.0 mm 就需考虑有静脉曲张。曲张严重者,静脉走行杂乱盘曲,内可见血液缓慢流动,部分患者可伴精索外静脉扩张。

(2)彩色多普勒超声:Valsalva 试验时,静脉扩张明显,CDFI 可在扩张的精索蔓状静脉丛内探及明显反向血流,脉冲多普勒检测探及超过 1 s 反流时间。Valsalva 试验时,如伴有精索外静脉回流增多,提示蔓状静脉丛与外静脉之间交通支开放。

(3)精索静脉反流的彩色多普勒分级:Ⅰ级,仅在 Valsalva 试验时,蔓状静脉丛出现反流且持续时间≥1 s;Ⅱ级,深呼吸时蔓状静脉丛出现反流,Valsalva 试验时反流加重;Ⅲ级,平静呼吸时蔓状静脉丛即可出现反流,深呼吸及 Valsalva 试验时反流加重。

(4)查找精索静脉曲张的原因:Ⅱ级及Ⅲ级精索静脉曲张时要考虑继发因素,顺着精索静脉回流途径依次扫查左肾静脉、胰腺、脾脏等可能导致精索静脉受压的因素。

3. 鉴别诊断

(1)在判断精索静脉是否曲张时,要注意识别蔓状静脉丛、精索外静脉及阴囊后壁静脉,后两者血液分别回流至髂外静脉和阴部内静脉,即使曲张也不易出现反流。

(2)对于右侧精索静脉扩张的病人要注意排查其病因,注意导致精索静脉扩张的因素,一般来说右侧精索静脉曲张的数量及严重程度均明显少于左侧。

4. 临床价值

彩色多普勒超声检查因其便捷及无创的特性,目前已替代精索内静脉造影成为检查精索静脉曲张的主要方法,在对精索静脉曲张进行诊断和分级,并指导治疗等方面具有重要的临床应用价值。

(九) 鞘膜积液

液体积聚在睾丸鞘膜腔内超过正常值,称为睾丸鞘膜积液。本病可见于各个年龄段,是男性常见病之一。早期胎儿睾丸位于腰椎 2~3 旁,在 7~11 个月睾丸下降时,睾丸带有的两层腹膜一同下降,沿精索及睾丸形成鞘状突。精索部鞘状突一般在出生前或出生后短期内闭锁,睾丸部鞘状突覆盖在睾丸及附睾表面,称为睾丸鞘膜,内层为脏层,外层为壁层,两者之间则为鞘膜腔。正常情况下鞘膜腔和其他体腔类似,有少量液体,当睾丸或鞘膜本身发生病变时,使得鞘膜腔内液体的生成或吸收平衡被打破,都可形成睾丸鞘膜积液。

1. 病理与临床

鞘膜积液可有原发性和继发性两种,原发性病因不明,病理检查常可见鞘膜的慢性炎症反应。继发性可由多种因素引起,阴囊内炎症、外伤、手术或者其他相关疾病都可能导致鞘膜积液。鞘膜积液一般无自觉症状,多为偶然发现,积液量较多时可有坠胀感或牵拉疼痛感,继发性睾丸鞘膜积液还会伴有原发病的症状。查体可见肿物位于阴囊内,睾丸鞘膜积液多数表面光滑,无压痛,透光试验阳性,睾丸及其附属器官触摸不清。精索鞘膜积液位于腹股沟内或者睾丸上方,可呈多囊性改变,沿精索生长,其下方可触及睾丸和附睾。交通性睾丸鞘膜积液则和体位有关,立位积液增多,卧位积液可减少或消失。

2. 超声表现

(1) 精索鞘膜积液:鞘状突两端闭合,中间的精索鞘状突未闭合形成囊性结构,又称精索囊肿,常位于睾丸上方或腹股沟管内,积液包绕精索,多呈长椭圆形液性包块,境界清楚。

(2) 睾丸鞘膜积液:临床最为常见,鞘状突闭合正常,少量积液,液体聚集于睾丸上、下极周围;大量积液,可见睾丸及附睾被液性暗区包裹。

(3) 交通性鞘膜积液:鞘状突未闭锁,上通腹腔,下通睾丸鞘膜腔,又称为先天性睾丸鞘膜积液,其内积聚的液体实质为腹腔内液体。精索或睾丸鞘膜腔内聚集的液体量,在平卧位或挤压时可明显减少,也可合并斜疝。

(4) 混合型鞘膜积液:睾丸及精索鞘膜积液同时存在,两者无交通。

(5) 伴有炎症、肿瘤、结核或出血时,鞘膜腔积液:透声出现变化,其内出现细点状、带状及絮状物回声。

3. 鉴别诊断

睾丸、精索鞘膜积液要注意与睾丸、精索囊肿相区别,鞘膜积液环绕睾丸、精索,囊肿位于睾丸、精索一侧,与睾丸分界清楚,且体积较小。

4. 临床价值

超声检查能准确判断积液量、评估积液性质以及诊断积液的类型和部位,除此之外,还可进一步诊断可能引起鞘膜积液的其他阴囊相关疾病。

(十) 斜疝

腹股沟斜疝指疝囊由腹壁下动脉外侧向内环突出,向内、向下、向前经腹股沟管,穿过皮下环,可纳入阴囊。最常见的腹外疝,男性多发,右侧多见。

1. 病理与临床

斜疝分为先天性与后天性,先天性因腹膜鞘状突未闭引起疝囊纳入腹股沟及阴囊;后天性因腹内斜肌及腹横肌发育不全。

临床表现为少儿及老年人多见,腹股沟或阴囊内可复性包块,站立或负重时可见,可回纳至腹腔。嵌顿时可突然增大,推之不能回纳,剧痛,可有肠梗阻症状。

2．超声表现

（1）呈条索状结构，位于腹股沟或阴囊内，周边可见少量液性暗区。

（2）内容物是网膜时，呈不均质高回声，无蠕动；内容物是肠管或合并网膜时，呈不均质低回声，可见蠕动。可见点条状血流信号，增加腹压，肿块可增大。

（3）嵌顿时无回纳现象，无血流信号显示。内容物是肠管时，可见肠蠕动亢进或消失，肠腔可见扩张、积液等。

3．鉴别诊断

斜疝需与直疝、精索肿瘤相区别。斜疝由腹壁下动脉外侧的腹股沟管内环进入腹股沟，精索在疝囊后方；而直疝经腹壁下动脉内侧的腹股沟三角进入腹股沟，精索在疝囊前方。精索肿瘤大小形态与腹压无关。

4．临床价值

超声检查能区分腹股沟包块的性质，确定斜疝的大小、缺口部位的范围，及时鉴别是否嵌顿，还能评估术后恢复情况，为临床提供有效的资料。

（十一）阴囊结石

阴囊结石包括睾丸微小结石、睾丸鞘膜腔结石和阴囊壁结石。

1．病理与临床

睾丸微小结石多合并隐睾或精索静脉曲张。发育不全的曲细精管萎缩、上皮细胞脱落、沉积，最终形成结石。结石弥漫性分布于曲细精管内，大小多<3 mm。临床上无特异性表现。

睾丸鞘膜腔结石病理可见睾丸鞘膜腔的坏死萎缩组织及积液析出物沉积形成的结石，无特异性表现，较小者易漏诊，较大时表现为可移动的硬块。

2．超声表现

（1）睾丸微小结石：睾丸大小、形态、血流信号多无异常，弥漫性分布于睾丸实质内，呈点状强回声，不伴无声影，大小约为1 mm。可合并隐睾或精索静脉曲张等。

（2）睾丸鞘膜腔结石：多呈椭圆形，单个或多个，位于鞘膜腔内，位置可改变，大小约数毫米，呈点状或团块状强回声，可伴声影。

3．鉴别诊断

睾丸微小结石需与睾丸钙化相区别，钙化一般局灶性分布，呈短棒状或小片状强回声。睾丸鞘膜腔结石要与睾丸鞘膜壁钙化灶相区别，后者位置不可改变。

4．临床价值

睾丸微小结石和鞘膜腔结石查体不易明确诊断，而超声检查方便、可确诊。睾丸微小结石可合并精索静脉曲张或隐睾，有导致不育症或睾丸肿瘤的风险，需定期观察。

（十二）阴茎纤维性海绵体炎

阴茎纤维性海绵体炎又称 Peyronie 病或阴茎硬结症，中年人多见。阴茎硬结症可见纤维蛋白异常沉积，形成瘢痕样组织，研究认为导致疾病的因素可能是反复损伤。

1．病理与临床

病理表现为白膜内可见血管周围细胞渗入，胶原结缔组织形成斑块，弹性纤维丢失，病程进展缓慢，后期可出现钙化。

临床表现为早期可出现勃起后疼痛，触及硬结，呈索状或块状，质硬，可有触痛。勃起后向受损侧弯曲，患者不能顺利性交。

2．超声表现

（1）呈结节状改变，稍高回声或低回声，可单发或多发，无包膜，多见于阴茎背侧、白膜及其周围组织，包括海绵体。

（2）可见钙化及声影。

（3）结节多无法探及血供，治疗后可见局部血供。

3．鉴别诊断

阴茎纤维性海绵体炎需与阴茎癌、阴茎结核、外伤、脓肿相区别。阴茎癌多位于龟头，阴茎结核可有钙化，但有相关结核病史。外伤需结合患者的病史。脓肿可见疼痛、发热，血供不明显，周边血供丰富。

4．临床价值

超声可观察病变范围，明确结节的血供情况，为临床治疗预后提供判断。

（十三）阴茎癌

阴茎癌是男性恶性肿瘤中的常见病，中年多见，平均年龄约为 30 岁。

1．病理与临床

阴茎癌的主要诱因是包皮垢引起的炎症长期刺激阴茎。病理 95% 为鳞状细胞癌，病变区域一般在包皮内，可侵及阴茎筋膜、阴茎海绵体等，镜下可见大小不等癌巢，远处转移多为腹股沟淋巴结、血液转移。

临床表现为龟头体积增大或病变局部隆起，质地脆，可呈菜花状，表面易出血。腹股沟肿大淋巴结提示转移。

2．超声表现

（1）肿块位于包皮内侧，边界不清，内回声不均。低回声多见，血供较丰富。

（2）肿块也可包绕龟头或突破白膜，侵犯海绵体。

（3）腹股沟肿大淋巴结提示转移。

3．鉴别诊断

阴茎癌需与阴茎乳头状瘤、阴茎结核、阴茎硬结症相区别。阴茎乳头状瘤生长缓慢，边界清楚，内回声均匀，伴感染时边界模糊，易误诊为阴茎癌。阴茎结核超声诊断不易与阴茎癌相区别，明确诊断要靠活检。阴茎硬结症多位于海绵体，边界清，回声尚均匀，无腹股沟肿大淋巴结。

4．临床价值

早期超声可以发现癌变，为临床提供病变的大小、患病部位、是否转移，帮助临床选择合适的治疗方案及判断患者预后情况。

（十四）包皮嵌顿

常见于包皮过长，患者可显露出阴茎头，一般无法翻至冠状沟以下，易导致嵌顿。以小儿及青年人多见，新婚青年就诊多见。常见于患者手动过度外翻包皮或者未及时复位；偶见炎症刺激引起的勃起。

1．病理与临床

临床表现为局部水肿增厚，伴有痛感，严重时可出现坏死及排尿不畅。需及时就医进行包皮复位，严重者或复位失败时需进行外科手术。该病常无后遗症。

2．超声表现

阴茎头及皮下组织水肿增厚，阴茎头回声不均匀，多无法探查到血流信号。皮下组织呈低回声，环绕各层组织，超声可见"组织分层征"，多无血流信号显示。

3．鉴别诊断

阴茎头包皮炎：阴茎头及包皮感染性病变，临床上可表现为无症状或瘙痒感，外科检查时可见炎性渗出,可根据临床症状进行鉴别。

蚊虫叮咬:蚊虫叮咬阴茎头导致阴茎水肿、表皮红肿,外科检查可见局部水肿和(或)局部皮损,可根据临床症状进行鉴别。

束带综合征:异物束缚阴茎,引起静脉及淋巴管回流不畅。婴儿多见于意外,成人多为套环等,可根据临床检查进行鉴别。

4．临床价值

超声能早发现、早诊断包皮嵌顿,可提高手法复位成功率,降低患者外科手术的可能。

(十五)阴茎囊性病变

阴茎囊肿包括单纯性囊肿、表皮样囊肿及淋巴管囊肿等。多见于冠状沟、背部。病因可能与外伤、发育异常等有关,发病率较低。

1．病理与临床

临床表现为患病部位查体可见无痛性肿块,光滑完整,质地较软,部分可有弹性,一般大小不易变化,多单发。

2．超声表现

(1)囊肿多为圆形、类圆形等,囊壁清晰完整,后方回声可增强。

(2)单纯性囊肿和淋巴管囊肿内透声好;表皮样囊肿可为实性病变,多无血流信号。

3．鉴别诊断

单纯性囊肿和淋巴管囊肿应与扩张的阴茎血管相区别;表皮样囊肿应与恶性肿瘤相区别。

4．临床价值

通过超声检查可与阴茎结节、肿瘤等疾病相区别。

(十六)阴茎外伤

阴茎勃起时,海绵体增厚,易出现破裂折断等损伤。阴茎外伤多为闭合性阴茎海绵体断裂,伴有/不伴有尿道损伤,临床常见于性交及外伤。

1．病理与临床

阴茎勃起时,海绵体静脉回流减少,质地变脆,易出现闭合性损伤。轻微时仅可见皮肤青紫,海绵体淤血;严重者白膜及海绵体连续性可中断,局部血肿形成,出现剧烈疼痛。并发症包括假性动脉瘤、脓肿。

2．超声表现

(1)阴茎皮下组织水肿增厚,纹理杂乱,回声不均,边界不清,血流信号增多。

(2)严重者白膜及海绵体连续性部分或完全中断,形成团块状组织,边界不清,可见无回声区,多无血供。

(3)假性动脉瘤形成时,二维超声空间局部类圆形液性暗区。彩色多普勒可探及动脉血流,仔细扫查可发现相通的动脉血管。

3．鉴别诊断

需仔细询问患者病史,结合海绵体连续性,可对阴茎损伤进行诊断。假性动脉瘤需要与血肿相区别。

4．临床价值

超声检查易了解阴茎损伤的程度,为临床提供海绵体断裂的部位及程度,帮助临床选择合适的治疗方案。

(十七)阳痿

1992 年美国国立卫生院经讨论决定用勃起功能障碍(ED)代替阳痿。勃起功能障碍定义为既往 3 个月内,阴茎无法持续和保持有效的勃起维持满意的性交。目前 ED 是临床中最常见的性功能障碍,ED 不会危害生命,但会导致患者的生活质量下降,家庭不和谐。

1. 病理与临床

临床上阳痿病因较多,其中血管性阳痿一般分为动脉性阳痿与静脉性阳痿。动脉性阳痿多发生于阴部内动脉和(或)其分支动脉粥样硬化引起的狭窄或闭塞;静脉性阳痿常见病因为静脉瓣关闭不全、海绵体间静脉漏、阴茎背深静脉及背浅静脉之间的静脉诱导勃起漏等。

2. 超声表现

(1)检查前,海绵体内注射药物诱导勃起,一般选用罂粟碱 30 mg 加酚妥拉明 1 mg,5 min 通过观察左、右阴茎海绵体动脉及阴茎背深静脉的血流参数来区别 ED 的病因。

(2)动脉性阳痿:海绵体动脉直径增宽<60%,PSV<30 cm/s,RI>0.85,阴茎背深静脉为低速或不连续静脉血流。

(3)静脉性阳痿:海绵体动脉 PSV>30 cm/s,EDV>7 cm/s,RI<0.80,阴茎背深静脉增宽、血流量升高,甚至可出现静脉漏。

(4)混合性阳痿:海绵体动脉 PSV<30 cm/s,EDV>7 cm/s,RI<0.80,阴茎背深静脉血流量升高。

3. 鉴别诊断

导致 ED 的原因多见,如心理因素、激素水平变化等,根据超声检查易进行鉴别。

4. 临床价值

超声检查可及时诊断血管性阳痿的病因,为患者的治疗方案提供及时准确的依据。但目前超声检查难以发现明确的病变位置,诊断需进一步通过 X 线海绵体造影。

五、阴囊相关疾病超声技术进展

1. 超声对精索静脉曲张的诊断、分型及临床意义

(1)精索静脉反流诊断标准:选用站立位检查,嘱患者进行 Valsalva 动作,可观察到蔓状静脉丛出现>1 s 的静脉反流。

(2)精索静脉曲张分级可参见精索静脉曲张相关章节。

(3)精索静脉曲张分型:① 回流型,临床多见,精索内静脉内出现反流;② 分流型,部分由精索外静脉反流入髂外静脉;③ 瘀滞型,蔓状静脉丛显著增宽,但反流量不明显。

(4)目前临床研究认为精索静脉曲张Ⅰ级的患者手术与否和精液质量无关,所以超声明确诊断可减少部分患者不必要的手术。

(5)亚临床型精索静脉曲张:超声、核素扫描等检查可观察到精索静脉出现反流,但临床触诊无法发现精索静脉曲张。

2. 睾丸内静脉曲张诊断标准

嘱患者做 Valsalva 动作,睾丸内静脉出现反流信号,管腔直径≥1.0 mm。

3. 输精管道梗阻的超声诊断及临床应用价值

(1)超声可以明显探查远近段输精管内、外径。

(2)动态扫查输精管淤精程度。

(3)明确诊断输精管是否梗阻、梗阻位置及病因。

4. 超声对睾丸扭转复位后的预后诊断

(1)睾丸扭转包括完全扭转及不完全扭转,其中以不完全扭转多见。不完全扭转又包括早、中、晚期。

　　（2）睾丸扭转的超声表现与手法复位后睾丸预后及对侧睾丸功能变化：① 不完全扭转早期，睾丸体积与实质回声正常，睾丸血供多无变化，PW 呈低阻频谱。超声造影呈"慢进慢退"，到达时间、速度、达峰时间、消退时间明显变化，但峰值无改变。手法复位后恢复良好，后遗症罕见，对侧睾丸细胞无凋亡。② 不完全扭转中期，睾丸体积明显肿大，实质回声不均匀，血供降低，PW 呈高阻型，严重者舒张期可见反向血流。超声造影呈"慢进慢退"，到达时间、速度、达峰时间、消退时间、峰值强度明显改变。手法复位后预后较差，对侧睾丸细胞可见凋亡。③ 不完全扭转晚期，睾丸体积明显肿大，实质回声不均，常规超声可见放射状或小片状低回声，无血供。超声造影患侧睾丸无造影剂充盈，时间强度曲线为直线。手法复位后预后差，对侧睾丸细胞无凋亡。

第六章　妇科超声

第一节　女性内生殖器官的解剖与生理

一、女性内生殖器官解剖

女性内生殖器官包含阴道、子宫、输卵管及卵巢，其中输卵管和卵巢又称附件（adnexa）。

（一）阴道

阴道（vagina）为连接子宫和外生殖器的肌性管道，由黏膜、肌层和外膜组成，富于伸展性。阴道有前壁、后壁和侧壁，其长轴由后上伸向前下。阴道下部较窄，下端以阴道口开口于阴道前庭。处女的阴道口周围有处女膜附着。阴道上端宽阔，包绕子宫颈阴道部，两者之间的环形凹陷称阴道穹窿，阴道穹窿后部最深，其后上方为子宫直肠陷凹，为腹腔最低部位，临床上常经阴道后穹窿穿刺或引流子宫直肠陷凹内的积液或积血，进行辅助诊断和治疗。

位于阴道前庭球后端的深面有一对腺体，为前庭大腺，又称 Bartholin 腺，形如豌豆，该腺体分泌物有润滑阴道口的作用。该腺体导管向内侧开口于阴道前庭阴道口的两侧，如因炎症导致导管阻塞，可形成前庭大腺囊肿。

（二）子宫

子宫（uterus）分为子宫体、峡部及子宫颈，位于两侧输卵管口之间的部分称为子宫底，子宫底两侧为子宫角；子宫下部呈圆柱状的结构即为子宫颈，子宫颈部与宫体相连部分稍狭细，称子宫峡部，在非孕期长约为 1 cm，宫体与宫颈的比例因年龄而异，一般婴幼儿期为 1∶2，青春期为 1∶1，生育期为 2∶1，绝经后为 1∶1。

子宫壁由外向内依次为浆膜层、肌层及内膜层。浆膜层即覆盖于子宫的腹膜脏层，肌层由平滑肌构成；内膜自青春期开始随卵巢激素发生周期性变化增殖与脱落，形成月经。正常成人子宫呈倒置梨形，位于下腹小骨盆腔中央、膀胱与直肠之间。长为 7～8 cm，宽为 4～5 cm，厚为 2～3 cm，宫腔容量约为 5 mL。子宫腔呈上宽下窄的倒三角形。子宫峡部上端为解剖学内口，下端为组织学内口，即宫颈内口，因黏膜组织在此处由内膜转变为宫颈黏膜。宫颈管黏膜上皮细胞呈高柱状，黏膜层内有许多腺体，能分泌碱性黏液，形成宫颈管内黏液栓。宫颈阴道部则为鳞状上皮覆盖，表面光滑。子宫位置由一系列子宫韧带固定，通常子宫略呈前倾前屈位。

子宫血供主要来自子宫动脉。子宫动脉起自髂内动脉，于腹膜后沿盆侧壁下行，距宫颈约为 2 cm 处从前上方横行穿越输尿管到达子宫外侧缘，分支供应子宫。子宫动脉进入子宫肌层后分支行于外 1/3 肌层内，继而发出垂直分支,进入子宫内膜后弯曲形成螺旋动脉。腹膜脏层沿宫壁下行至阴道后穹窿上部时,折向后上方覆盖直肠形成一腹膜凹陷,即子宫直肠陷凹。

(三) 输卵管

输卵管(uterine tube)为左右各一的细长弯曲的管状结构,是卵子与精子受精的场所。输卵管走行于阔韧带上缘,位于子宫底两侧,其位置移动度较大。

输卵管全长为 8～14 cm,由内向外分为间质部、峡部、壶腹部及伞部。间质部又称壁内部,位于子宫壁内,长约为 1 cm,管腔狭小;峡部位于间质部外侧,长为 2～3 cm,管壁较厚、管腔小;壶腹部长为 5～8 cm,管腔较大,卵细胞常在此受精;伞部是输卵管末端,长约为 1.5 cm,开口于腹腔,呈漏斗状,漏斗周缘有许多指状突起称为输卵管伞,有"拾卵"作用。

(四) 卵巢

卵巢(ovary)产生卵子和激素,左右各一,位于子宫底后外侧。正常成年妇女卵巢大小约为 4 cm×3 cm×1 cm,呈扁椭圆形。绝经后卵巢缩小。

卵巢由卵巢皮质及髓质构成,皮质位于外层,是卵泡所在区域,由始基卵泡及致密结缔组织构成;卵巢髓质为卵巢中心部位,内含疏松结缔组织及丰富血管。卵巢表面并无腹膜覆盖,而由一层纤维组织构成的白膜覆盖。

卵巢血供来自卵巢动脉及子宫动脉卵巢支。卵巢动脉于肾动脉起点稍下方起自腹主动脉,沿腰大肌前方下行至骨盆腔,越过输尿管进入卵巢门供应卵巢。子宫动脉上行至子宫角处分出卵巢支供应卵巢。

二、女性内生殖器官生理

(一) 卵泡的生长发育

卵泡的发育始于始基卵泡到初级卵泡的转化,始基卵泡形成于胚胎 16 周到出生后 6 个月,是最基本的生殖单位,也是卵细胞储备的唯一形式。胎儿期的卵泡不断闭锁,出生时约剩 200 万个,儿童期多数卵泡退化,至青春期只剩下约 30 万个。始基卵泡可以在卵巢内处于休眠状态数十年,其发育远在月经周期起始之前,从始基卵泡至形成窦前卵泡需 9 个月以上的时间,从窦前卵泡发育到成熟卵泡经历持续生长期(1～4 级卵泡)和指数生长期(5～8 级卵泡),共需 85 日,实际上跨越了 3 个月经周期。一般卵泡生长的最后阶段正常约需 15 日左右,是月经周期的卵泡期。

(二) 卵巢周期

从青春期开始到绝经前,卵巢在形态和功能上发生周期性变化称为卵巢周期(ovarian cycle)。育龄妇女卵巢生理功能主要包括:① 每个月一般排出一个有受精能力的卵细胞,② 分泌性激素,维持早期胚胎发育,卵巢周期分为卵泡期、排卵期、黄体期。

(1) 卵泡期:指卵泡发育至成熟的阶段(月经周期第 1～14 d)。育龄妇女每月发育一批卵泡,一般只有一个优势卵泡成熟并排卵,其余卵泡在其发育的不同阶段退化,称之为卵泡闭锁。

(2) 排卵期:在垂体释放的促性腺激素(LH)的刺激及卵泡内各种水解酶、纤溶酶、前列腺素等共同作用下,卵泡破裂,卵母细胞及包绕它的卵丘颗粒细胞一起被排出,称为排卵,多发生在月经周期第 14 d。排卵可由两侧卵巢轮流发生,也可由一侧卵巢连续发生。

(3) 黄体期:排卵后至月经来潮前为黄体期(月经周期第 15～28 d)。排卵后卵泡液流出,卵泡壁内陷,卵泡颗粒细胞和泡膜细胞向内侵入形成颗粒黄体细胞和泡膜黄体细胞,周围由卵泡外膜包绕;同时基底膜外的毛细血管及纤维母细胞迅速增殖,并穿入基底膜内。一般在排卵后5 d内先后形成血体及黄体,排卵后7~8 d,黄体体积和功能达到高峰,直径为1~2 cm,外观色黄。

若卵子未受精,垂体促性腺激素进一步下降,黄体在排卵后9~10 d开始退化,黄体细胞逐渐萎缩,血管减少,周围结缔组织与成纤维细胞侵入并取代黄体,外观色白,称之为白体。退化的黄体转变为白体需8~10周的时间。黄体功能衰退后激素分泌功能减退,月经来潮,卵巢中新的卵泡发育,开始新的卵巢周期。

(三) 月经周期中子宫内膜的周期性变化

月经周期是下丘脑-垂体卵巢轴功能的反复表现及生殖道靶器官-子宫内膜结构功能周期性变化的结果。正常育龄妇女生殖系统呈周期性变化,以子宫内膜的变化最为突出。每月子宫内膜脱落一次,即为月经周期,平均时长为28 d。

子宫内膜在结构上分为基底层和功能层。基底层与子宫肌层相连,对月经周期中的激素变化无反应;功能层靠近宫腔,由基底层再生而来,随卵巢激素变化而呈现周期性变化,根据其组织学变化分为增殖期、分泌期和月经期。

(1) 增殖期(proliferative phase):月经周期第5~14 d,与卵巢周期中的卵泡期相对应。在雌激素作用下,内膜表面上皮、腺体、间质、血管均呈增殖性变化,称增殖期。该期子宫内膜厚度自0.5 mm增生至3~5 mm。增殖期又可分早、中、晚3期。① 增殖早期,月经周期第5~7 d。此期内膜薄,仅为1~2 mm;腺体短、直、细且稀疏。② 增殖中期,月经周期第8~10 d。此期内膜腺体数增多、伸长并稍有弯曲,螺旋动脉逐渐发育。③ 增殖晚期,月经周期第11~14 d。此期内膜进一步增厚,在3~5 mm,表面高低不平,略呈波浪形,螺旋动脉呈弯曲状,管腔增大。

(2) 分泌期(secretory phase):月经周期第15~28 d,与卵巢周期中的黄体期相对应。黄体分泌的孕激素、雌激素使增殖期内膜继续增厚,腺体更增长弯曲,出现分泌现象;血管迅速增加,更加弯曲;间质疏松并水肿。此时内膜厚且松软,含有丰富的营养物质,有利于受精卵着床发育,整个分泌期亦分为3期。① 分泌早期,月经周期第15~19 d。此期内膜腺体更长,弯曲更明显,腺上皮细胞开始含有糖原的核下空泡,为该期的组织学特征;间质水肿,螺旋小动脉继续增生、弯曲。② 分泌中期,月经周期第20~23 d。子宫内膜较前更厚并呈锯齿状。腺体内的分泌上皮细胞顶端胞膜破裂,细胞内的糖原溢入腺体,称顶浆分泌。内膜的分泌还包括血浆渗出,血液中许多重要的免疫球蛋白与上皮细胞分泌的结合蛋白结合,进入子宫内膜腔。子宫内膜的分泌活动在月经中期LH峰后第7 d达到高峰,恰与囊胚植入同步。此期间质更加疏松、水肿,螺旋小动脉进一步增生并卷曲。③ 分泌晚期,月经周期第24~28 d。此期为月经来潮前期,相当于黄体退化阶段。该期子宫内膜呈海绵状,厚达10 mm。内膜腺体开口面向宫腔,有糖原等分泌物溢出,间质更疏松、水肿。表面上皮细胞下的间质分化为肥大的蜕膜样细胞和小圆形的有分叶核及玫瑰红颗粒的内膜颗粒细胞;螺旋小动脉迅速增长,超出内膜厚度,更加弯曲,血管管腔也扩张。

(3) 月经期(menstrual phase):月经周期第1~4 d。为子宫内膜海绵状功能层从基底层崩解脱落期,这是孕酮和雌激素撤退的最后结果。经前24小时,内膜螺旋动脉节律性收缩及舒张,继而出现逐渐加强的血管痉挛性收缩,导致远端血管壁及组织缺血坏死、剥脱,脱落的内膜碎片及血液一起从阴道流出,即月经来潮。

第二节　妇科超声检查技术

一、经腹超声检查

经腹超声检查(transabdominal ultrasound,TAUS)扫查范围广泛、切面及角度灵活,能完整显示盆腔器官全貌,适用于所有患者,但易受腹壁厚度、膀胱充盈程度及肠道胀气等因素影响。

1. 检查前的准备

受检者需饮水 500~1000 mL,并使膀胱适度充盈。

2. 检查体位

受检者常规取平卧位。

3. 仪器

选用凸阵探头,探头中心频率为 3.5 MHz。对于较瘦患者或儿童患者,也可应用高频的腔内探头或线阵探头直接置于腹壁进行扫查。

4. 检查方法

(1) 暴露下腹部,探头涂抹适量耦合剂。

(2) 首先进行子宫矢状切面扫查,于子宫矢状切面上测量子宫长径、前后径及内膜厚度。

(3) 将探头旋转 90°进行横切面扫查,测量子宫横径;观察子宫及两侧附件情况,并测量卵巢大小。注意卵巢位置变化较大,卵巢最大切面多在盆腔斜切面上获得。

(4) 扫描过程中根据病灶或感兴趣区域灵活移动探头,改变扫描方向与角度,以获得病灶及感兴趣区域的最佳图像。

5. 检查技巧

(1) 强调膀胱充盈要适度。

(2) 扫查范围要大,以避免漏诊位置较高的病变。

(3) 观察肿物与周围脏器关系时,应充分利用探头加压、移动连续扫查、嘱患者改变体位等手法进行观察,以了解肿物与周围脏器间的活动情况。

二、经阴道超声检查

经阴道超声检查(transvaginal ultrasound,TVUS)是将超声探头置入阴道内进行超声检查,也是目前最常用的妇科超声检查方法之一。由于经阴道探头频率高,特别是对后位子宫、宫腔内病变(如内膜病变、黏膜下肌瘤、妊娠物残留等)、异位妊娠、辅助生育技术监测卵泡以及对老年患者、肥胖患者等,TVUS 均明显优于经腹超声检查;此外,TVUS 引导下穿刺也是目前介入性超声最常用的方法,其局限性包括经阴道探头频率高,穿透力有限,聚焦深度<10 cm,对较大盆腔肿块或位置较高的卵巢难以显示,需结合经腹超声检查观察。对无性生活、阴道畸形、阴道炎症、老年性阴道明显萎缩患者及月经期不应进行 TVUS。

1. 检查前的准备

受检者检查前需排空膀胱。

检查者备好阴道探头及避孕套。对阴道出血患者,确因诊断需要必须进行 TVUS 时,检查者应准备好消毒避孕套。

2. 检查体位

受检者常规取膀胱截石位。必要时用枕头垫高臀部或嘱受检者将手置于臀部下以抬高臀部。

3. 仪器

选择经阴道腔内探头，宽频探头频率范围为 3～10 MHz，中心频率多为 7.5 MHz。

4. 检查方法

(1) 阴道探头顶端涂适量耦合剂，套上一次性乳胶避孕套，并检查避孕套与探头间无气泡存在。

(2) 操作者右手持探头，左手轻轻分开阴唇，将探头缓慢置入阴道内，探头顶端抵达阴道穹窿部。

(3) 于子宫矢状切面上测量其长径、前后径及内膜厚度；探头旋转 90°，于横切面测量子宫横径。

(4) 然后将探头移向子宫左侧或右侧，扫查左、右附件区，观察双侧卵巢及周围附件区情况。卵巢位置变化较大，应转动探头多切面寻找，并于卵巢最大切面上测量卵巢大小。

(5) 扫查过程中根据病灶或感兴趣区域灵活移动探头，改变扫查方向与角度，以获得病灶及感兴趣区域的最佳图像。同时要注意子宫直肠陷凹及附件区有无积液。

5. 检查技巧

(1) 探头置入阴道后，可以参照膀胱位置进行定位，通过子宫与膀胱的位置关系判断子宫为前位、中位或后位。

(2) 检查过程中，可采用推拉、移动探头的方式推开肠管。并可利用探头推动或加压观察肿物的软硬度，与周围组织结构间的相互移动性等。

(3) 病灶或脏器位置较高时，可用左手在腹壁加压，使病灶更接近阴道探头。

6. 注意事项

(1) 月经期一般应避免进行 TVUS，如确因诊断需要必须对子宫出血或月经期妇女进行经阴道超声检查时，应注意无菌操作。

(2) 阴道探头应定期消毒。

三、经直肠超声检查

经直肠超声检查（transrectal ultrasound，TRUS）是指将腔内探头置于直肠内进行超声检查的方法。主要用于男性前列腺疾病诊断。妇科方面用于经腹超声检查图像显示不清，但又不能进行经阴道检查的患者。如处女膜未破、阴道畸形或老年性阴道萎缩等。

1. 检查前的准备

检查前受检者需排空大小便。

2. 检查体位

受检者取左侧卧位，左腿伸直、右腿屈曲。有时也可采用膀胱截石位。

3. 仪器

采用经直肠探头，多数仪器经直肠探头与经阴道探头为同一探头。探头频率与经阴道探头一致。

4. 检查方法

探头套好乳胶避孕套后，应在避孕套上加适量耦合剂作为润滑剂，以方便将探头置入直肠内。扫查方法和观察顺序与经阴道扫查相似。

第三节 女性生殖系统正常超声表现

一、子宫

1. 形态、位置

正常子宫呈前倾前屈位,即宫颈与阴道、宫体与宫颈均形成向前的倾斜角度。过度前屈子宫指宫体与宫颈间向前夹角<90°。后位子宫的后倾后屈子宫指宫颈倾斜向后、宫体与宫颈角度亦向后,若宫体与宫颈向后的纵轴角度<90°,则为过度后屈子宫。

2. 声像图表现

(1) 宫体:子宫体为均质实性结构,肌层呈均匀低回声。矢状切面上呈倒置梨形,宫底横切面呈倒三角形。两侧为宫角,宫体横切面呈椭圆形。

(2) 内膜:宫腔居中,呈线状强回声,宫腔线周围为内膜回声层。内膜回声随月经周期改变。① 月经期,内膜厚度为1~4 mm,回声不均,宫腔内可见无回声区。② 增殖期,内膜受雌激素作用增生变厚,厚度为4~8 mm,呈中等回声;有时可见内膜基底层呈线状强回声而功能层呈低回声,与宫腔线的强回声一起形成"三线征"。③ 分泌期,内膜在孕激素作用下继续增厚,厚度为7~14 mm。血管增殖,腺体分泌,内膜功能层回声增强,使内膜全层呈较均匀一致的强回声。

由于子宫肌层的收缩,增殖期和分泌期TVUS时常见内膜涌动现象。

(3) 子宫颈:宫颈肌层也呈均匀低回声,但回声水平一般较宫体肌层强。宫颈管位于宫颈中央、纵切呈梭形,回声常偏低。

3. CDFI表现

(1) TVUS时多可见子宫外1/3肌层内的弓形动、静脉。放射状动脉在生育年龄妇女可能显示,而内膜的螺旋动脉生理情况下仅在分泌晚期或早孕时显示。

(2) 子宫动脉:宫颈水平两侧可显示子宫动、静脉,子宫动脉沿子宫体侧缘上行,同时向子宫肌层发出第一级分支弓形动脉,弓形动脉发出垂直于子宫长轴、辐射状分布的放射状动脉,放射状动脉进入子宫内膜,弯曲呈螺旋状称螺旋动脉。正常成年女性非妊娠期子宫动脉的正常频谱形态表现为收缩期尖峰,舒张期速度减低,并形成舒张早期"切迹",频谱形态还随着月经周期的改变发生变化,在分泌晚期和月经期RI,PI值增高,增殖期为中间值,而RI,PI减低是在分泌早、中期,妊娠后RI,PI在放射状动脉和螺旋动脉中明显降低。非妊娠期子宫动脉血流频谱特征表现为高速高阻型血流,妊娠期血流阻力随孕周增加逐渐下降。

4. 子宫大小测量

以清楚显示子宫轮廓及宫腔线为标准矢状切面,测量了宫长径和前后径;测量子宫横径时应先找到宫底最大切面(呈三角形,左右为宫角),然后将探头稍向下移,即两侧宫角处横切面的稍下方(呈椭圆形)。显示子宫底内膜后,测量子宫最大横径。

正常宫体(3个径线之和)大小:未生育为120~150 mm,已生育为150~180 mm。宫颈的长径为20~30 mm。

5. 绝经后子宫的超声表现

绝经后子宫体萎缩变小,但宫颈缩小不明显;子宫肌层回声可不均或回声减低,浆膜下肌层内有时可见斑点状或短条状强回声,为弓状动脉钙化所致。绝经后子宫内膜呈线状,内膜正常参考值<5 mm。

二、卵巢

1. 形态、位置

卵巢位于子宫底后外侧、盆腔侧壁髂内、外动脉分叉处的下方,借卵巢固有韧带连于子宫角。卵巢位置变化较多,一般采用经阴道扫查时容易寻找到卵巢,辨认卵巢最主要的结构特征是卵巢实质内有卵泡回声,但绝经后妇女的卵巢无卵泡,辨别较困难。

卵巢为椭圆形实质性器官,月经周期中卵巢的大小可有变化。主要由卵巢内卵泡发育和排卵所致。

2. 扫查技巧

卵巢位置变化较多,需熟练掌握扫查技巧。

(1) 经腹超声检查时,可将探头置于检查侧的对侧,以充盈膀胱作透声窗检查卵巢。若经腹超声不能显示卵巢,应进行 TVUS,一般可以清晰显示卵巢。

(2) TVUS 时,将探头侧向盆壁。于子宫横切面两侧寻找卵巢,双侧卵巢往往不在同一平面上,需移动探头分别观察。

3. 声像图表现

卵巢呈扁椭圆形,周围皮质呈低回声,皮质内可见大小不等、边界清楚、壁薄的圆形无回声区。为卵泡回声;卵巢中央部为髓质。因不含卵泡而回声略高。由于卵泡内含有卵泡液,有一定张力。成熟卵泡可突向卵巢表面,有时成熟卵泡内可见一小而薄壁的无回声区,为卵丘回声。

卵泡大小随月经周期变化,月经第 5 d 起超声图像可显示卵泡,于一侧或两侧卵巢内见 1~2 个或数个小卵泡;随着月经周期推移,卵泡逐渐增大,当一侧卵巢内出现直径为 13 mm 以上的卵泡并迅速发育者,为优势卵泡,而其他小卵泡则逐渐萎缩。优势卵泡的生长速度为 1~2 mm/d。直径达 18~25 mm 时即成为成熟卵泡,成熟卵泡的平均直径约为 17 mm。

排卵为一瞬间过程,超声难以直接观察到卵泡破裂的过程,但可根据间接征象判断是否排卵。① 优势卵泡消失;② 血体形成:卵泡破裂后迅速缩小,并由于血液充盈形成血体结构,内为不凝血,表现为卵巢内的混合回声区;③ CDFI 显示卵巢血体周围环状血流信号,为低阻型血流频谱;④ 盆腔积液:由于卵泡液流出,一侧卵巢周围或子宫直肠陷凹可见少量积液。

排卵后血体大约持续 72 h,随着颗粒细胞或卵泡膜细胞长入而形成黄体。黄体的声像图表现根据排卵后随血体内出血量和时间等有较大变化,超声常见为壁稍厚的无回声区,无回声区内部有点状或网状回声,CDFI 特点为无回声区周边见环绕的低阻血流;有时因为出血量较多可表现为类实性结构,应注意鉴别。月经后期若无妊娠,黄体萎缩,体积缩小。若黄体增大,直径>2.5 cm 时即为黄体囊肿,黄体囊肿直径有时可达到 6.0 cm 甚至更大。

4. CDFI 表现

正常卵巢内血流随卵巢不同功能期呈周期性改变,TVUS 可较准确评价卵巢血供情况。月经周期第 1~7 d,双侧卵巢内血流很少;从第 9 d 开始进入卵巢活动期,优势卵泡发育,卵巢血流开始丰富;黄体形成后黄体周围血管增生,囊壁上血管明显扩张,形成环绕黄体的低阻血流。

5. 卵巢大小测量

卵巢测量应包括三径线,即长径、横径、前后径。育龄妇女卵巢正常参考值约为 4 cm×3 cm×1 cm。

三、输卵管

由于输卵管细而弯曲,位置不固定,周围被肠管遮盖,正常情况下不能显示。当盆腔积液或腹水时,输卵管被无回声的液体衬托,可以表现为边界回声稍强的弯曲管状结构,下方常可见卵巢回声。

第四节 外生殖器与阴道发育异常

一、处女膜闭锁

1. 病理与临床

处女膜闭锁(imperforate hymen)是最常见的外生殖器发育异常,又称无孔处女膜。系发育过程中,阴道末端的泌尿生殖窦组织未腔化所致。由于处女膜无孔,故阴道分泌物或月经初潮的经血排出受阻,积聚在阴道内。有时经血可经输卵管逆流至腹腔。若不及时切开,反复多次的月经来潮使积血增多,发展为子宫腔、输卵管和盆腔积血,输卵管可因积血粘连而致伞端闭锁,经血逆流至盆腔易发生子宫内膜异位症。少部分处女膜发育异常可表现为小孔的筛孔处女膜和纵隔处女膜。

绝大多数患者至青春期发生周期性下腹坠痛,进行性加剧。严重者可引起肛门胀痛和尿频等症状。外阴检查可见处女膜膨出,表面呈紫蓝色;肛诊可扪及盆腔囊性包块。偶有幼女因大量黏液潴留在阴道内,导致处女膜向外凸出,下腹坠痛而就诊。盆腔超声检查可见阴道内有积液。

2. 超声表现

超声显像虽然不能直接显示处女膜征象,但对于继发的阴道、子宫扩张积液却有着特征性的声像图表现。超声诊断对液性病变特异性极高,显示无回声暗区,能明确定位、定性、定量,处女膜闭锁的声像图特征:纵切面,无回声暗区形态依积血部位和程度不同而异,阴道显著扩张,呈圆柱形囊肿状回声,内含稀疏或密集的光点,见清晰、均匀、薄的阴道壁,积血严重者,子宫颈及子宫腔均扩张,与扩张的阴道相连通,由于宫壁厚、扩张程度小于阴道,呈"哑铃状、长椭圆形、瓶颈样"无回声暗区;积血进一步增多,伴两侧输卵管积血扩张,呈"迂曲管状或串珠状"无回声暗区;严重时继发盆腔积血,盆腔见无回声暗区。横切面,相应部位可见"圆形或椭圆形"无回声暗区。

3. 鉴别诊断

① 应与其他阴道、子宫畸形所致囊性病变相区别,如阴道斜隔等。② 应与盆腔囊肿相区别,如阴道囊肿、卵巢囊肿、卵巢囊肿蒂扭转等。处女膜闭锁可清楚显示双侧正常卵巢。③ 阴道积血向前长期压迫尿道导致尿潴留、输尿管扩张、肾积液、尿路感染等。④ 向后压迫直肠造成便秘、肠梗阻等。

4. 临床价值

超声检查对积血具有特异性的声像图表现,不仅对处女膜闭锁引起的积血部位、范围、程度作出估测,而且对预后亦能作出判定,单纯阴道、子宫腔积血,术后超声复查未见积血,预后令人满意。阴道、子宫腔积血又伴输卵管或盆腔积血,术后超声复查仍见输卵管及盆腔积血,说明输卵管及盆腔积血未能清除,若长期存在,陈旧性血液机化,组织纤维粘连,导致不同程度的炎症或粘连,提示易引发相应的并发症。超声检查方法简便易行,无放射性、无创伤、无痛苦、费用少,患者乐于接受,因此超声检查应作为处女膜闭锁的首选检查方法,能尽早作出诊断,及时进行治疗,对防止并发症具有极其重要的临床意义。

二、阴道发育异常

阴道发育异常因副中肾管的形成和融合过程异常以及其他致畸因素所致,根据1998年美国生殖学会提出的分类法,可分为:① 副中肾管发育不良,包括子宫、阴道未发育(MRKH 综合征),即为常见的先天性无阴道;② 泌尿生殖窦发育不良,典型患者表现为部分阴道闭锁;③ 副中肾管融合异常,又分为垂直融合异常和侧面融合异常,垂直融合异常表现为阴道横隔,侧面融合异常表现为阴道纵隔和阴道斜隔综合征。

(一) MRKH 综合征

1. 病理与临床

MRKH 综合征(Mayer-Rokitansky-Kuster-Hauser syndrome)系双侧副中肾管发育不全或双侧副中肾管尾端发育不良所致。表现为先天性无阴道,发生率为 1/5000~1/4000,几乎均合并无子宫或仅有始基子宫,卵巢功能多为正常。症状为原发性闭经及性生活困难。因子宫为始基状况而无周期性腹痛。检查见患者体格、第二性征以及外阴发育正常,但无阴道口,或仅在前庭后部见一浅凹、偶见短浅阴道盲端。可伴有泌尿道发育异常,个别伴有脊椎异常。染色体核型为 46,XX,血内分泌检查为正常女性水平。

2. 超声表现

声像图上不能显示阴道气线的强回声,盆腔也不能显示正常子宫图像。

3. 鉴别诊断

MRKH 综合征主要需与阴道闭锁相区别。阴道闭锁分为四型:Ⅰ型表现为阴道下段或中段闭锁,其上阴道及子宫发育正常;Ⅱ型表现为阴道完全闭锁,合并宫颈闭锁,子宫内膜可有正常分泌功能;Ⅲ型表现为阴道上段或中上段闭锁,合并宫颈闭锁,子宫内膜可有正常分泌功能;Ⅳ型表现为阴道顶端闭锁,合并宫颈闭锁者,子宫内膜可有正常分泌功能。阴道闭锁Ⅰ型、Ⅲ型及Ⅳ型因有部分阴道可见,易与 MRKH 综合征相区别。而阴道闭锁Ⅱ型与 MRKH 综合征鉴别较困难,两者鉴别点在于前者是尿生殖窦发育缺陷所致,合并宫颈发育异常,子宫体为单个,发育正常或虽有畸形但有功能性内膜,而后者无阴道,有双侧始基子宫,子宫绝大多数无功能性内膜,对于有功能性内膜的先天性无阴道综合征及阴道闭锁Ⅱ型的患者,确诊后应尽快手术治疗以缓解症状,对于无功能性内膜的先天性无阴道综合征患者,应 18 岁成年后择期手术。

4. 临床价值

超声检查对不能显示阴道气线的强回声,盆腔也不能显示正常子宫图像,具有特异性的声像图表现,而且对预后亦能作出判定。超声检查方法简便易行,无放射性、无创伤、无痛苦、费用少,患者乐于接受,因此超声检查应作为 MRKH 的首选检查方法,能尽早作出诊断,及时进行治疗,对防止并发症具有极其重要的临床意义。

(二) 阴道闭锁

1. 病理与临床

阴道闭锁(atresia of vagina)为泌尿生殖窦未参与形成阴道下段所致。根据阴道闭锁的解剖学特点可将其分为四型:Ⅰ型表现为阴道下段或中段闭锁,其上阴道及子宫发育正常;Ⅱ型表现为阴道完全闭锁,合并宫颈闭锁,子宫内膜可有正常分泌功能;Ⅲ型表现为阴道上段或中上段闭锁,合并宫颈闭锁,子宫内膜可有正常分泌功能;Ⅳ型表现为阴道顶端闭锁,合并宫颈闭锁者,子宫内膜可有正常分泌功能。阴道下段闭锁因子宫内膜功能多为正常,故症状出现较早,主要表现为阴道上段扩张,严重时可以合并宫颈、宫腔积血,妇科检查发现包块位置较低,位于直肠前方,无阴道开口,闭锁处黏膜表面色泽正常,亦不向外隆起,肛诊可扪及凸向直肠包块,位置较处女膜闭锁高。较少由于盆腔经血逆流引发子宫内膜异位症。阴道完全闭锁多合并宫颈发育不良,子宫体发育不良或子宫畸形,子宫内膜功能不正常,经血容易逆流至盆腔,常常发生子宫内膜异位症,二磁共振显像和超声检查可帮助诊断。

2. 超声表现

不同分型的超声表现也不同:

（1）Ⅰ型表现为阴道下段或中段闭锁，其上阴道及子宫 发育正常，子宫有正常的功能，月经来潮后可表现为阴道上段、宫腔及宫颈管积液，有时甚至有双侧输卵管积液或盆腔积液。

（2）Ⅱ型表现为阴道完全闭锁，合并宫颈闭锁，子宫内膜可有正常分泌功能。声像图表现为宫腔积液，有时甚至有双侧输卵管积液或盆腔积液，宫颈管则无积液，无阴道气线显示。

（3）Ⅲ型表现为阴道上段或中上段闭锁，合并宫颈闭锁，声像图表现为宫腔积液，有时甚至有双侧输卵管积液或盆腔积液，宫颈管则无积液，亦无阴道上段积液，阴道下段气线可显示。

（4）Ⅳ型表现为阴道顶端闭锁，合并宫颈闭锁者，声像图表现为宫腔积液，有时甚至有双侧输卵管积液或盆腔积液，宫颈管则无积液，阴道气线大部分可显示。

3．鉴别诊断

阴道闭锁与多个疾病的超声表现有一定相似之处，在检查过程中要注意与它们进行鉴别：

（1）与先天性无子宫或者附件包块的鉴别：由于患者就诊时多是临床症状比较明显，此时生殖道内积血较多，使子宫受挤压或者牵拉，失去其正常形态，易误诊为先天性无子宫或者附件包块。本组中一例Ⅰ型阴道下段闭锁患者生殖道及盆腔广泛积血，开始误诊为卵巢巨大巧克力囊肿，手术中发现系阴道下段闭锁引起的生殖道广泛积液及盆腔逆流形成的潴留性囊肿。所以，在检查过程中，检查者要多切面连续性扫查病变部位，可采用推动、挤压等方法辨别病变组织与正常组织的解剖关系，并结合病史对病变部位进行诊断。

（2）与梗阻性阴道横隔的鉴别：两者声像图很相似，尤其是超声检查中下段显示不清的患者。阴道横隔是阴道腔化过程中未被贯通或者完全贯通所致，残留1 cm左右的黏膜样组织。阴道闭锁是整个阴道腔内闭锁，其一般较横膈组织厚，可通过腔内（经阴道或经肛门）超声检查测量闭锁组织的厚度，有助于两者的鉴别。

（3）与先天性阴道斜隔的鉴别：阴道斜隔系起源于两个宫颈之间，附着于一侧的阴道壁，形成一个盲管，将该侧的宫颈遮蔽在内，隔的后方与宫颈之间的腔为"隔后腔"，腔内可见积液回声，与初期少量阴道积液的阴道闭锁患者的声像图极为相似，但是先天性阴道斜隔会有正常的月经周期，可通过该临床表现与阴道闭锁的患者进行鉴别。

（4）与处女膜闭锁的鉴别：尤其是Ⅰ型阴道下段闭锁，处女膜闭锁系尿生殖窦上皮未能贯穿前庭部所致，顾名思义是处女膜的闭锁，较薄，而阴道下段闭锁一般长约为2～3 cm，这都可以通过超声检查发现。另外，妇科检查处女膜闭锁患者无阴道开口，可见处女膜向外膨出，张力高，呈紫蓝色，用针穿刺膨隆处可抽出褐色或者暗红色黏稠血液，阴道闭锁的患者位置较处女膜闭锁高，并于阴道外口处可见处女膜环。

4．临床价值

超声检查能显示阴道闭锁的部位，并且对本病引起的积血部位、范围、程度作出判断，在阴道闭锁的分型、诊断与鉴别诊断方面起重要作用。超声检查以其方便、无创、价廉并且能在检查中通过对病变部位的推动、挤压实时观察与周围组织的关系等优势，成为诊断阴道闭锁的首选方法。

（三）阴道横隔

1．病理与临床

阴道横隔（transverse vaginal septum）为两侧副中肾管会合后的尾端与尿生殖窦相接处未贯通或部分贯通所致。很少伴有泌尿系统和其他器官的异常，横隔位于阴道上、中段交界处为多见。阴道横隔无孔称完全性横隔，隔上有小孔称不完全性横隔。

不完全性横隔位于阴道上段者多无症状，位置偏低者可影响性生活，阴道分娩时影响胎先露部下降。完全性横隔有原发性闭经伴周期性腹痛，并呈进行性加剧。妇科检查见阴道较短或仅见盲端，横隔中部可见小孔，肛诊时可扪及宫颈及宫体。完全性横隔由于经血潴留，可在相当于横隔上方部位触及块物。

2．超声表现

月经来潮后可见宫腔积液及横隔上方积液或积脓，有文献提及部分阴道横隔者，有时可见宫颈管结石或阴道结石。

3．鉴别诊断

主要应与阴道纵隔及阴道斜隔相区别。阴道纵隔及阴道斜隔常伴有泌尿系统发育异常,而阴道横隔很少伴发泌尿系统异常。

4．临床价值

超声检查简便且无创,对阴道横隔的术前及术后有重要价值。

(四) 阴道纵隔

1．病理与临床

阴道纵隔(longitudinal vaginal septum)为双侧副中肾管会合后,尾端纵隔未消失或部分消失所致,常伴有双子宫、双宫颈、同侧肾脏发育不良。可分为完全纵隔和不完全纵隔,前者下端达阴道口,后者未达阴道口。阴道完全纵隔者无症状,性生活和阴道分娩无影响。不完全纵隔者可有性生活困难或不适,分娩时胎先露下降可能受阻。阴道检查可见阴道被一纵形黏膜壁分为两条纵形通道,黏膜壁上端近宫颈。

2．超声表现

常为双子宫、双宫颈、同侧肾脏发育不良。

3．鉴别诊断

主要应与阴道横隔及阴道斜隔相区别。

4．临床价值

超声检查简便且无创,对阴道横隔的术前及术后有重要价值。

(五) 先天性阴道斜隔综合征

1．病理与临床

先天性阴道斜隔综合征(oblique vaginal septum syndrome,OVSS)又称 HWWS(Herlyn-Werner-Wunderlich)综合征或 OHVIRA(obstructed hemivagina and ipsilateral renal anomaly)综合征,是一种女性生殖道畸形疾病。指双子宫、双宫颈管时,阴道内隔膜自宫颈一侧斜行附着于阴道壁一侧(阴道斜隔),影响该侧宫腔、宫颈通畅性;多伴有斜隔侧的泌尿系畸形(肾缺如)。

OVSS 发生率为 0.1%～3.8%,占同期因生殖道畸形入院手术病例的 3.7%,占先天性生殖道梗阻病例的 7.4%。因对此疾病认识不足,可出现误诊、漏诊而延误治疗。临床表现为初潮后痛经、下腹部坠痛、白带多、有异味或经期延长等。

2．超声表现

(1) 横切面显示 2 个完全分离的子宫体回声,两侧子宫可对称或大小不一;两宫腔内均见宫腔内膜回声;一侧宫腔(斜隔侧)常伴有明显积液(即积血)。

(2) 一侧(斜隔侧)子宫下方见一边界清楚的无回声区,内见稀疏至密集的点状回声,其上方可见与之相连的宫颈及宫体回声,有时可见包块与宫颈管及宫腔内积血的相连关系,该包块即为阴道内斜隔上方积血所致的囊性包块。

(3) 腹部检查见一侧肾缺如,多为宫腔积血侧(斜隔侧)肾缺如。

3．鉴别诊断

处女膜闭锁也可表现为宫颈下方囊性包块,但阴道斜隔综合征有双子宫畸形,并伴一侧宫腔积液、一侧肾缺如。经会阴超声有助于对阴道内斜隔的诊断。

4．临床价值

超声检查以其准确、快捷、实时、无创等优势成为本病的首选诊断方法。超声不仅能显示子宫及宫颈的数目、形态、阴道积血情况,还能准确诊断肾缺如。

第五节 子宫疾病

一、子宫先天性发育异常

子宫先天性发育异常在生殖器官发育异常中最常见。受某些因素影响,两侧副中肾管在演化过程的不同阶段停止发育,形成各种子宫发育异常,包括:① 子宫未发育或发育不全,包括无子宫(常合并存在苗勒管遗迹)、始基子宫、幼稚子宫;② 两侧副中肾管融合受阻,包括一侧单角子宫(或合并残角子宫)、双子宫(双阴道或单阴道)、双角子宫;③ 副中肾管会合后中隔吸收受阻所致的纵隔子宫(完全性和不完全性)、弓状子宫等。

(一) 子宫未发育或发育不全

1. 病理与临床

(1) 先天性无子宫(congenital absence of uterus):两侧副中肾管向中线融合形成子宫,如未到中线前即停止发育,则无子宫形成;但是大量的临床数据表明,常常在双侧卵巢旁各可发现一类似子宫肌层回声,有学者称其为苗勒管遗迹。先天性无子宫常合并先天性无阴道;卵巢可正常。临床表现为原发闭经,但第二性征正常。

(2) 始基子宫(primordial uterus):两侧副中肾管向中线融合后不久即停止发育,导致子宫发育停留在胎儿期,子宫很小,很难辨认宫体、宫颈,且多数无宫腔或虽有宫腔但无内膜,无月经来潮。

(3) 子宫发育不良(hypoplasia of the uterus):又称幼稚子宫,系两侧副中肾管会合后短时间内即停止发育,导致青春期后子宫仍为幼儿时期的大小。宫体较小,宫颈较长,宫体与宫颈之比为 1:1 或 2:3。临床表现为原发闭经、痛经、初潮延期或月经量过少、不孕等。

(4) 单角子宫(uterus unicornis):一侧副中肾管发育完好,一侧未发育所致。发育完好的一侧形成单角子宫,该侧有一发育正常输卵管。约 65%合并残角子宫畸形,常伴同侧肾发育异常。临床表现包括痛经或原发不育等;妊娠时可能引起流产或难产。

(5) 残角子宫(rudimentary horn of uterus):一侧副中肾管发育正常(发育侧子宫),另一侧副中肾管中下段在发育过程中停滞,形成不同程度的残角子宫。表现为发育侧子宫旁一小子宫及其附件,小子宫有纤维组织束与发育侧的单角子宫相连,但多与发育侧子宫不相通。

残角子宫类型:残角子宫可分为无内膜型及有内膜型,后者根据其内膜腔与发育侧宫腔是否相通分为有内膜相通型与有内膜不相通型。当内膜有功能的残角子宫与发育侧子宫腔不相通时,月经来潮后即出现周期性下腹疼痛症状,经血逆流至腹腔可发生子宫内膜异位症。

残角子宫妊娠:残角子宫妊娠早期多无症状,有症状时与输卵管间质部妊娠相似。由于残角子宫壁肌层发育不良,肌壁较薄,不能随胎儿生长而相应增长;如未能及时发现和诊断,随着胚胎生长发育,常在妊娠3~4 个月时自然破裂,引起大出血,危及孕妇生命,因此及时诊治非常重要。

2. 超声表现

(1) 先天性无子宫:纵切或横切扫查时下腹部均探查不到膀胱后方的子宫图像。常合并无阴道,双侧卵巢表现可正常。但是在行经腹超声检查时,如未发现子宫,不能报缺如,应报"盆腔未见明显子宫声像,建议进一步经直肠超声检查"。

(2) 始基子宫：子宫表现为一很小的条索状低回声结构，子宫长径<2.0 cm，宫体、宫颈分界不清；无宫腔回声线及内膜回声。双侧卵巢表现可正常。

(3) 幼稚子宫：子宫各径线均明显小于正常，前后径（即子宫厚径）<2.0 cm，宫颈相对较长，宫体与宫颈之比为1：2或2：3，内膜薄。双侧卵巢表现可正常。

(4) 单角子宫：一侧苗勒管发育完好，而另一侧未发育。子宫外形呈梭形，横径较小，宫腔内膜呈管状，向一侧稍弯曲，同侧可见正常卵巢。当二维超声上子宫横径小或位置偏于一侧时应怀疑单角子宫。事实上，二维超声上诊断单角子宫有一定困难，可以由三维超声协助作出诊断。

(5) 单角子宫合并残角子宫：一侧苗勒管发育正常，另一侧在发育过程中发生停滞，形成一侧小的子宫，由纤维带与发育侧子宫相连，但多与发育侧子宫不相通。多位于发育侧子宫的中下侧，少数位于宫底。残角子宫有正常的卵巢和韧带，可能有正常的输卵管。

根据残角发育程度分为：① 残角无内膜型。无症状，子宫中下段低回声团，与肌层相连，回声相似。② 残角有内膜型。可出现周期性下腹痛，子宫中下段低回声内见高回声内膜，部分与宫腔通过狭小的间隙相通，部分与宫腔不相通。

注　残角子宫妊娠：正常子宫一侧上方见圆形包块，内见胎囊及胎芽，周围可见肌层回声，较大时见成形胎儿，但宫壁较薄。因此，超声特点为发现偏向一侧盆腔的妊娠包块，另一侧见相对正常的子宫。妊娠囊周围内膜层与正常宫颈管不相通。正常子宫腔内可见厚的蜕膜回声（内膜增厚）或假孕囊回声。

3. 临床价值

超声检查是诊断子宫未发育或发育不全的主要影像检查方法。由于此类畸形患者常因合并先天性无阴道，或有阴道但处女膜未破（无性生活）而不能进行经阴道超声检查。因此，经直肠超声检查法是此类子宫发育异常的最佳检查途径，对临床诊断帮助很大。

此外，残角子宫妊娠是需要特别引起注意的，避免漏、误诊的关键是要提高对此种异位妊娠的认识。

（二）两侧副中肾管融合受阻

1. 病理与临床

(1) 双子宫（uterus didelphys）：两侧副中肾管发育后完全未融合形成两个分离的子宫体和宫颈管，有各自的输卵管。常伴有阴道斜隔、纵隔或横隔。双侧宫颈可分开或相连。

双子宫可无临床症状，月经正常，妊娠期分娩过程可无并发症。有症状者表现为月经过多、痛经、易流产、胎儿宫内发育迟缓（IUGR）等。

(2) 双角子宫（uterus bicornis）：两侧副中肾管未完全融合所致，子宫体在宫颈内口水平以上的某一部位分开，导致子宫两侧各有一角突出，称双角子宫。双角子宫妊娠结局较差，有较高的流产率、早产率。

(3) 弓状子宫：为子宫底部未完全会合，宫底部中央区有轻度凹陷的宫壁向宫底、宫腔轻微突出，是最轻的一种子宫发育异常。一般无明显的临床症状。

2. 超声表现

(1) 双子宫：可见两个完全分开的子宫，横切面观察尤为清楚，两子宫间有深的凹陷，均有内膜、肌层和浆膜层；多可见横径较宽的两个宫颈管，两个宫颈管回声彼此相邻但完全分开。偶也可为双子宫体、单宫颈，也可以为两个宫颈。

(2) 双角子宫：子宫外形异常，上段分开、下段仍为一体，横切面上可见两个分开的宫角，中间凹陷呈Y形或马鞍形；宫腔内膜回声也呈Y形。三维超声冠状切面可以直观显示子宫底中央的凹陷及两侧的子宫角，整个子宫外形呈Y形或呈蝶状、分叶状；宫腔内膜也呈Y形或蝶状。

(3) 弓状子宫：子宫外形、轮廓正常或仅宫底处略凹陷；子宫横切面见宫底部肌层增厚，此特点在三维超声冠状面上显示更清楚,可见宫底部内膜呈弧形内凹;若在三维超声冠状面上于两侧宫角内膜处作一连线,计算宫底处子宫内膜弧形内凹的垂直距离(内凹的深度),弓状子宫此深度<1 cm,这一点有助于与部分纵隔子宫的鉴别。

3. 临床价值

超声检查是子宫先天性发育异常首选检查方法及主要诊断手段。特别是三维超声成像,大大提高了超声对子宫发育异常的诊断能力,对临床帮助很大。

(三)两侧副中肾管会合后中隔吸收受阻

1. 病理与临床

两侧副中肾管融合后,中隔吸收受阻,使中隔完全性或部分性未吸收,形成不同程度的子宫纵隔,称纵隔子宫,是最常见的子宫发育异常。纵隔可为肌性纵隔或纤维纵隔。子宫外形、轮廓正常。

纵隔子宫分为两种类型:① 完全性纵隔子宫,纵隔由子宫底直至子宫颈内口及以下,未吸收的中隔将子宫腔完全分为两半,即有2个子宫腔;此型常伴有阴道纵隔。② 不完全性纵隔子宫,纵隔位于子宫颈内口以上任何部位。

纵隔子宫可导致不育、自然流产、习惯性流产、宫颈功能不全、早产、IUGR等。

2. 超声表现

(1)二维超声:① 子宫外形、轮廓正常,但宫底横径较宽。② 横切面时见2个宫腔内膜回声,间以一带状低回声,即纵隔回声。③ 若纵隔延续至宫颈内口,见2个完整的宫腔内膜回声,为完全性纵隔子宫;若两侧内膜回声在宫颈内口以上部位汇合,则为不完全性纵隔子宫。

(2)三维超声:① 纵隔三维超声成像的冠状面图像上子宫体中央可见一清晰的与子宫肌壁回声相似的低回声带(纵隔),自子宫底部向下延伸达到(完全性纵隔子宫)或未达到(不完全性纵隔子宫)宫颈内口。三维超声不仅可以清晰显示宫腔中的纵隔长度,鉴别完全性与不完全性纵隔子宫,还可以显示纵隔的形态、厚度等。② 由于完全性纵隔子宫的纵隔达到宫颈内口及以下,因此宫腔内膜回声呈很深的V形或彼此平行;由于不完全性纵隔子宫的纵隔未达到宫颈内口,因此宫腔内膜回声呈Y形。

3. 鉴别诊断

(1)子宫发育异常与子宫肌瘤的鉴别:① 双子宫可能误诊为子宫肌瘤;子宫肌瘤向外突使子宫外形改变也可能误诊为双子宫。鉴别要点是子宫肌瘤结节内无宫腔内膜回声,回声水平通常较正常子宫肌层回声低。② 残角子宫时,由于有一相对正常的子宫回声,可能将残角子宫误诊为子宫浆膜下肌瘤或阔韧带肌瘤,应仔细观察其回声水平与子宫肌层的相连情况及有无内膜回声。

(2)双角子宫与双子宫的鉴别:双角子宫表现为子宫底中央凹陷,呈2个形状完整的宫角(常呈锐角,有时膀胱可见V形切迹),宫体仍有部分是融合的;而双子宫则见2个完全分开的完整宫体,双子宫有两个宫颈管。

(3)双子宫与纵隔子宫的鉴别:前者外形为2个完全分离的子宫,后者外形正常,仅宫底向宫腔内凸起,易于鉴别。

(4)双角子宫与纵隔子宫的鉴别:双角子宫内膜形态与部分纵隔子宫很相似,尤其需要仔细鉴别。双角子宫外形异常,子宫底中央明显凹陷,呈双角表现,而纵隔子宫宫底形态正常,仅宫底向宫腔内凸起,可依此鉴别。

(5)弓状子宫与部分纵隔子宫的鉴别:两者的子宫外形、轮廓均呈正常表现,仅宫底向宫腔内凸起,三维超声冠状面上于两侧宫角内膜处作一连线,计算宫底凸起的深度,弓状子宫此深度≤10 mm,而纵隔子宫此深度>10 mm。

4. 临床价值

(1)经阴道探头更靠近子宫,对双角子宫、残角子宫、纵隔子宫及一些复杂子宫畸形观察更佳;经腹超声可以观察整个子宫外形、轮廓,对双子宫等外形的观察会更全面。因此,两者结合可提高对子宫畸形诊断的准确性,避免不必要的漏诊或误诊。但是在超声扫查时应注意横切面的扫查。

(2) 三维超声成像提供子宫冠状面,能更准确、直观地显示宫腔内膜结构,较好地对纵隔子宫进行分型判断,为手术治疗提供可靠的参考资料,协助纵隔子宫的诊断。

(四) 三维超声在子宫发育异常中的诊断作用

三维超声成像的子宫冠状切面可显示整个子宫外形轮廓、宫腔内膜回声及宫腔形态,操作可重复性强,能更清晰、直观、立体地观察子宫及内膜的空间位置关系,较准确地对子宫先天性发育异常进行分类及鉴别诊断。国内外文献报道,三维超声对子宫发育异常的诊断敏感性和特异性均较高(92%~100%),能为临床治疗和手术提供更为准确的信息。特别是对纵隔子宫、双角子宫、弓形子宫等在二维超声检查上不易鉴别的子宫发育异常。三维超声有较强的诊断与鉴别能力,是目前诊断子宫发育异常的较佳影像检查方法之一,值得推广应用。

二、子宫肌层病变

(一) 子宫肌瘤

1. 病理与临床

子宫肌瘤(uterine myoma)是女性生殖器官中最常见的良性肿瘤,由平滑肌及纤维结缔组织组成。育龄妇女中发生率较高,为20%~25%。子宫肌瘤发生原因尚不清楚,多数学者认为与长期和过度雌激素刺激有关。

根据子宫肌瘤与子宫肌壁的关系可分为9类。

(1) 黏膜下肌瘤。分3种类型:① 0型,带蒂腔内肌瘤;② 1型,<50%位于壁内;③ 2型,≥50%位于壁内。

(2) 肌壁间肌瘤。最多见,肿瘤位于子宫肌层内,周围有正常肌层受压形成的假包膜包绕。分为:① 100%位于肌壁间,但是接触内膜;② 完全位于壁间。

(3) 浆膜下肌瘤。肌壁间肌瘤向子宫表面方向发展,大部分突出于子宫表面,肌瘤表面仅覆盖一层浆膜。分为:① 浆膜下肌瘤,≥50%位于肌壁间;② ≤50%位于肌壁间;③ 带蒂浆膜下肌瘤。

(4) 特殊类型的肌瘤,如宫颈肌瘤等。

肌瘤大小不一,大者可达10 cm以上,使子宫明显增大、变形;数目上,子宫肌瘤常多发,甚至可多达几十上百个。

病理上,子宫肌瘤为实性肿瘤,质地较子宫硬,表面并无包膜,但有肌瘤压迫周围肌纤维所形成的假包膜;肌瘤供血主要来自假包膜;肌瘤切面可见瘤内平滑肌组织排列致密,呈漩涡样或编织样结构。

临床症状与肌瘤生长部位、大小、数目及并发症相关。① 小的肌瘤多无症状,由超声检查发现。② 经量增多、经期延长是子宫肌瘤最常见的症状,最易发生于黏膜下肌瘤和多发肌壁间肌瘤。③ 腹部包块多见于较大的浆膜下肌瘤或肌壁间肌瘤较大时。④ 肌瘤恶变时,表现为短期内迅速增大,伴有阴道不规则出血,若绝经期后肌瘤不缩小,反而继续增大,尤应警惕。

妊娠期子宫肌瘤:妊娠期子宫血供丰富,肌瘤组织充血、水肿、肌细胞肥大,因此妊娠时肌瘤常见增大(少部分肌瘤妊娠期可无明显变化);肌瘤变性也常见于妊娠合并的肌瘤,妊娠期特别要注意肌瘤的红色样变性,这是一种特殊类型的肌瘤坏死,可能由于子宫肌瘤增长较快,瘤体内的血供受阻,引起肌瘤充血、水肿,进而缺血、坏死,坏死区域血红蛋白至血管壁渗透到瘤组织内而产生红色,故称红色样变性。其多发生在6 cm以上的妊娠期肌瘤,患者可有发热、腹痛并伴有呕吐,局部明显压痛及白细胞增多。此外研究发现,早孕期肌瘤会增加流产危险性。

2. 超声表现

(1) 声像图特点:① 子宫肌瘤以低回声为主,回声可不均匀。有时可见肌瘤特有的螺旋样回声排列;部分肌瘤后方回声有衰减或伴声影,使瘤体后边界显示欠清;肌瘤较大发生坏死、囊性变时,出现明显回声不均区域或无回声区。② 肌瘤伴钙化时,于肌瘤内见灶状、团块状、半环状或环状强回声区,后方伴声影,有时整个肌瘤呈中强回声为弥漫性钙化的表现。肌瘤钙化更多见于绝经后。③ 肌壁间小肌瘤并不引起子宫形态与大小的明显变化;较大肌壁间肌瘤使子宫体积增大,宫腔线可因肌瘤受压、变形、移位;较大肌瘤及多发肌瘤常向子宫表面突出,使子宫形态失常,表面凹凸不平。

(2) CDFI表现:肌瘤病灶周边的假包膜区域常可见半环状、环状或条状血流;肌瘤内部的彩色血流信号多分布在病灶周边区域,表现为病灶周边区域内条状或星点状散在分布的血流信号。

(3) 黏膜下肌瘤的超声特点:宫腔内见低回声或中等回声区,使宫腔内膜回声受压移位;完全突向宫腔内的黏膜下肌瘤表现为宫腔内实性低回声病灶,内膜回声则包绕在病灶周围。最好用经阴道超声观察,以鉴别黏膜下肌瘤与内膜息肉等。宫腔生理盐水造影对鉴别黏膜下肌瘤与内膜息肉很有帮助,并可以确定肌瘤的准确位置及肌瘤向宫腔内突出的百分比,为临床选择宫腔镜下切除或其他手术方式提供较大帮助。

(4) 浆膜下肌瘤的超声特点:表现为向子宫表面明显突出的低回声区,边界清、形态规则;或表现为完全位于子宫外但有蒂与子宫相连的低回声包块,CDFI下可发现肌瘤的血供来自子宫。

(5) 妊娠期肌瘤红色样变性:超声表现以低回声为主,间以不规则无回声的混合回声区,为囊实性包块的特点。

(6) 绝经后肌瘤:多数肌瘤在绝经后趋于稳定或缩小,但较常见钙化。此外,激素替代治疗的绝经后妇女,其肌瘤可能增大。绝经后患者肌瘤快速增大时,应警惕肌瘤恶变或子宫肉瘤的可能性。

3. 鉴别诊断

(1) 子宫腺肌瘤:子宫肌瘤与子宫腺肌瘤的鉴别,不论临床还是超声上都比较困难,需仔细判断。① 包膜回声:子宫肌瘤有假包膜,边界较清楚,占位效应较明显;而腺肌瘤无包膜,无明显占位效应,病灶与周围肌层分界不清。② 部位、数目和大小:子宫肌瘤可发生于子宫各部位,多发、数目不等,大小不一,小者仅数毫米,大者可达10 cm以上;而腺肌瘤多发生于子宫后壁,以单发为主,平均大小在4 cm左右。③ 内部回声:肌瘤以低回声、等回声为多见,多数回声较均匀,可伴钙化;而腺肌瘤多以稍强回声多见,内部回声明显不均,见条索状或短线状强回声,有时可见小囊性区域,不伴钙化。④ 子宫形态:肌瘤因部位及数目不同,常致子宫表面形态不规则或凹凸不平;腺肌瘤多数不突出于子宫表面或仅轻度突出。⑤ CDFI:肌瘤周边可见环绕或部分环绕血流信号,而腺肌瘤并非真正的肿瘤,周边血供不丰富,内部血供可稍丰富,有时可见正常血管穿行。值得注意的是约有半数子宫腺肌症患者同时合并子宫肌瘤,这两种疾病常同时存在,增加了鉴别诊断的难度。

(2) 卵巢肿瘤:带蒂浆膜下肌瘤完全向外生长,可能被误诊为卵巢实性肿瘤,特别是肌瘤内部发生缺血、变性坏死、钙化等改变时,其声像图表现呈现多样化,更易被误诊为卵巢肿瘤。鉴别要点是弄清楚肿块与子宫的关系,TVUS对蒂的观察优于经腹超声,仔细观察肿物内血流情况及血供的来源,尽量寻找蒂部血流,有助于两者的鉴别;但TVUS观察范围有限,必须结合经腹超声以避免漏诊远离子宫的带蒂浆膜下肌瘤。当然,找到同侧正常卵巢结构也是鉴别诊断的要点。

(3) 内膜息肉:黏膜下肌瘤需与内膜息肉相区别。黏膜下肌瘤多为低回声区,内膜受压移位;而内膜息肉回声多为中强回声,若在月经周期的增殖期观察,内膜息肉的中强回声周边有低回声的增殖期内膜包绕,易于鉴别;此外,CDFI也有助于两者的鉴别,息肉常见滋养血管自蒂部伸入病灶中央,而黏膜下肌瘤则以周边血流为主。

（4）子宫畸形：双角子宫或残角子宫有时可能被误诊为子宫肌瘤。鉴别要点是双角子宫或残角子宫回声与子宫肌层回声一致，且可见宫腔内膜回声，而子宫肌瘤的回声较正常子宫肌层回声低，且无宫腔内膜回声。关键是子宫横切面正确辨认子宫的形态。

4．临床价值及注意事项

超声检查是子宫肌瘤诊断与随诊的最佳影像检查，准确、详细的超声报告对临床制订手术方案有很大帮助。超声诊断子宫肌瘤时尚需注意以下几点：

（1）子宫肌瘤的超声报告应尽量详细描述肌瘤大小、位置、数目以及血流情况等。近子宫表面的小肌瘤仅使子宫轮廓轻度变形，应注意观察避免漏诊；CDFI 评价肌瘤血流对临床决策有一定帮助。

（2）浆膜下肌瘤的蒂部通常有丰富的血流信号，由子宫进入肿块内，应仔细寻找并不断改变声束与扫查角度，若能显示一支或数支血流由子宫穿入肿块内，即可判断其为浆膜下肌瘤。

（3）在对小肌瘤的识别，对浆膜下、黏膜下及变性肌瘤等较复杂情况的观察以及寻找肌瘤的蒂与血供来源等方面，TVUS 都明显优于经腹部超声；但对巨大肌瘤、多发较大肌瘤，需经腹超声才能更全面地观察。

（二）子宫腺肌症

1．病理与临床

正常情况下，子宫内膜覆盖于子宫体腔面，如因某些原因，使子宫内膜在子宫内膜区域以外的其他部位生长，即称子宫内膜异位症，根据其发生的部位不同，可分为腹膜子宫内膜异位症、卵巢子宫内膜异位症及子宫腺肌症。

子宫肌腺症（adenomyosis）指子宫内膜组织（包括腺体和基质组织）弥漫性或局灶性侵入子宫肌层内形成的一种病症，是子宫内膜异位最常见的形式之一。这种异位的子宫内膜随雌激素水平变化产生周期性少量出血，形成弥漫性分布的局部微小囊腔。如入侵的子宫内膜仅局限于子宫肌层的某一处，形成一局灶性的内膜异位病灶，则称子宫腺肌瘤。近年来子宫腺肌症的发病率呈不断上升趋势，已成为妇科常见病、多发病，特别是由于其与不育密切相关，正日益受到临床重视。

大体病理上，子宫均匀性增大，质硬，但很少超过孕 12 周大小。一般为弥漫性生长，即弥漫型子宫腺肌症，多累及后壁；剖面上子宫肌壁明显增厚且硬，肌层组织内见增粗的肌纤维和微小囊腔，腔内可含有陈旧性积血。子宫腺肌瘤则表现为局灶性病灶，与子宫肌瘤易自肌层内剥出的特点相反，很难将腺肌瘤自肌层内剥出。

子宫腺肌症镜下表现为子宫肌层内异位内膜小岛，内膜小岛由典型的子宫内膜腺体与间质组成，伴有周围纤维组织增生。

子宫腺肌症多见于 30～45 岁妇女，主要临床症状包括进行性痛经、月经量增多、经期延长及不育。妇科检查时发现子宫均匀性增大、质地较硬，有时有压痛。子宫腺肌瘤的局部结节触诊也较硬。

2．超声表现

（1）弥漫型子宫腺肌症：① 子宫呈球形弥漫性增大；前后壁肌层常呈不对称性增厚，多为后壁增厚更明显；或仅表现为后壁或前壁的明显增厚。② 受累肌层回声增强、明显不均，见紊乱的点状或条索状强回声，间以蜂窝状样小低回声区，有时也可见散在的小无回声区，仅数毫米。③ 后方常伴有放射状或栅栏状细条淡声影。

（2）子宫腺肌瘤：子宫肌层内局灶性不均质中等回声区，边界不清，回声结构特点与弥漫型子宫腺肌症相似，病灶处子宫可有局限性隆起。

（3）子宫腺肌症常合并卵巢内异症：受累卵巢有内膜异位囊肿的相应表现（详见后述）。

3．鉴别诊断

（1）弥漫型子宫腺肌症与子宫多发肌瘤的鉴别：子宫肌瘤表现为子宫内多个大小不等的低回声结节。

与子宫肌层分界较清,且子宫增大伴形态轮廓改变,见多个突起;而子宫腺肌症表现为子宫呈弥漫性增大、饱满,外形轮廓规则,肌层呈弥漫性不均质回声,根据这些超声特点不难鉴别弥漫型子宫腺肌症与子宫肌瘤。

(2)子宫腺肌瘤与子宫肌瘤的鉴别:鉴别要点见"子宫肌瘤"一节。对育龄妇女、有进行性痛经、病灶边界欠清、内部回声明显不均或见小囊者应首先考虑子宫腺肌瘤。

4.临床价值及注意事项

(1)根据声像图表现,结合临床病史、症状、体征及妇科检查,超声可对大多数子宫腺肌症作出判断,特别是对有典型声像图表现的弥漫型子宫腺肌症,超声完全可以作出较明确的诊断。因此,超声在子宫腺肌症的诊断中正发挥着越来越重要的作用。

(2)TVUS能清楚地观察子宫内部回声结构,有利于发现微小的囊性病灶,且CDFI观察也优于经腹超声,诊断困难时应进行TVUS检查,尤其是对过度肥胖、术后盆腔脏器粘连所致的解剖结构不清或肠胀气等患者,应采用此检查方法。

(3)部分子宫腺肌症患者同时合并子宫肌瘤,给诊断带来困难,应仔细观察子宫形态、回声及CDFI表现,并结合临床资料综合判断。

(4)误、漏诊原因包括:① 对子宫腺肌症超声特征认识不足;② 仅采用经腹超声检查,加上受肠气、肥胖等因素干扰,导致漏、误诊;③ 满足单一的诊断,对腺肌症常与子宫肌瘤同时存在的情况缺乏足够了解;④ 对局灶型腺肌瘤的声像图特征观察不充分,未能仔细辨认其边界及内部回声。应进行全面、仔细、多方位扫查,并结合临床综合判断以减少漏诊和误诊。

(三)子宫肉瘤

1.病理与临床

子宫肉瘤(uterine sarcoma)是一组起源于子宫平滑肌组织或子宫肌层内结缔组织的子宫恶性肿瘤,多发生于40~60岁绝期前后的妇女。

子宫肉瘤组织学成分复杂,包括子宫平滑肌、内膜间质、结缔组织、上皮或非上皮等成分。分类繁多,且分类仍未统一。有学者按发生部位分为子宫平滑肌肉瘤、子宫内膜间质肉瘤、淋巴肉瘤等;按组织来源又主要分为间质来源及上皮与间质混合来源的混合型两类,间质来源包括子宫平滑肌肉瘤及内膜间质肉瘤,上皮与间质混合来源常见的为恶性苗勒管混合瘤(包括子宫癌肉瘤、腺肉瘤、恶性中胚叶混合瘤)。

大体病理上,肿瘤体积较大,多位于肌壁间,可有较清楚假包膜或呈弥漫性生长,与肌层分界尚清或欠清;切面呈鱼肉样,肌瘤典型的螺旋样或编织样结构消失;瘤内常见出血、坏死。

阴道不规则出血为其最常见临床症状。表现为月经不规律或绝经后阴道出血;下腹疼痛也是较常见的症状,这是由肿瘤增大迅速或瘤内出血、坏死或肿瘤穿透子宫壁所致;下腹部常可扪及腹部包块;其他症状包括压迫症状(如尿频、尿急或尿潴留、大便困难、下肢水肿)。

子宫肉瘤虽罕见,但恶性程度高,较早血行转移以及复发率高,预后差。

2.超声表现

(1)二维超声:① 典型表现为子宫内形态不规则(或呈分叶状)、边界欠清、回声不均的混合回声包块,内部回声为不规则无回声、低回声或中强回声相间分布,有时呈蜂窝样或网格样表现;② 病灶以单发多见,少数表现为多发病灶;③ 病灶质地较软,探头加压可见变形;④ 子宫正常肌层可变薄或受侵犯。

(2)CDFI:可表现为内部及周边较丰富的血流信号,不规则且方向紊乱(杂乱彩色血流);可探及高速低阻型动脉频谱。

3.鉴别诊断

(1)子宫肌瘤:① 子宫肌瘤形态规则,呈圆或椭圆形,而子宫肉瘤形态不规则;② 子宫肌瘤以实性为主,见旋涡样回声结构,而子宫肉瘤内可见无回声区;③ 肌瘤边界清晰,肉瘤则边界模糊;④ 肌瘤的CDFI呈周边分布,边缘或可见环状或半环状血流,而肉瘤内部可见丰富血流,亦可见杂色血流。

(2)子宫内膜癌:子宫内膜间质肉瘤可表现为位于黏膜下的病灶,需与子宫内膜癌进行鉴别。内膜癌多呈宫腔内不均匀回声,病灶内很少见无回声区。而黏膜下子宫内膜间质肉瘤一般多呈息肉状或实性肿物,回声不均匀,常见病变坏死液化形成的无回声区。但文献报道约半数分化较好的内膜间质肉瘤可以局限于内膜层,呈内膜不均匀增厚,超声上很难与Ⅰ,Ⅱ期内膜癌进行鉴别,诊断性刮宫有助于诊断,但是诊断性刮宫的诊断率也不是很高,主要的诊断还需依赖于宫腔镜。

4. 临床价值

影像学检查仍是子宫肉瘤主要的术前诊断方法,超声为首选检查方法。应根据超声表现及其他影像学检查结果,结合临床症状、体征及诊断性刮宫,必要时行宫腔镜检查。

三、子宫内膜病变

(一)子宫内膜息肉

1. 病理与临床

子宫内膜息肉(endometrial polyp)是妇科常见疾病,其形成可能与炎症、雌激素水平过高相关。

大体病理上,息肉可单发或多发。呈卵圆形或舌形向宫腔内突起;病灶小者仅 1～2 mm,一般体积多在 1 cm³ 以下,最大者可达 5 cm³,息肉质地柔软,表面光滑,有蒂,蒂较长时息肉可突向宫颈管或阴道内;息肉表面可有出血坏死,亦可合并感染。子宫内膜息肉由子宫内膜腺体及间质组成,表面覆有一层立方形或低柱状上皮;息肉中央部分形成纤维性纵轴,内含血管。

临床上,本病可发生于青春期后任何年龄,常见于 35～50 岁妇女。较小息肉常无临床症状,较大者或多发者常见症状为月经改变,如月经过多、经期延长、月经淋漓不尽、阴道不规则出血、绝经后阴道出血等。息肉突入宫颈管或阴道内时,易发生坏死、感染等,引起不规则出血及脓性分泌物。

2. 超声表现

(1)二维超声:① 典型单发内膜息肉表现为宫腔内中强回声或中等回声,与肌层分界清楚,呈卵圆形或舌形,回声常均匀;② 宫腔内膜线局部变形或消失;③ 增殖期内膜呈低回声时观察,可见息肉的中等回声与正常内膜的低回声分界清楚;④ 多发内膜息肉则更多表现为子宫内膜回声增厚、不均,见多个中强回声区;⑤ 合并宫腔积液时,则形成自然的宫腔造影表现,内膜息肉显示清晰。

(2)超声检查时机:由于增殖晚期与分泌期子宫内膜明显增生,声像图上表现为中强回声,与息肉回声相近,超声上难以清楚显示内膜息肉;增生早期子宫内膜较薄且呈低回声,与内膜息肉回声差别较大,此时检查,内膜息肉易于为超声检出。因此,超声检查较合适的时机是月经干净后第 1～7 天。

(3)少数息肉病灶内可见多个小无回声区,为腺体扩张囊性变的表现,常见于绝经后妇女的内膜息肉。

(4)CDFI:典型表现为自息肉蒂部伸入息肉中央区的短条状彩色血流信号。

3. 鉴别诊断

内膜息肉需与黏膜下子宫肌瘤、子宫内膜增生、子宫内膜癌等子宫内膜病变相区别。

(1)黏膜下子宫肌瘤:① 肌瘤多以低回声为主,较明显球体感,后方可伴衰减,而息肉呈中等或中强回声,不伴衰减;② 肌瘤致内膜基底层变形或中断,息肉时内膜基底层完整无变形。生理盐水宫腔超声造影有助于明确诊断。

(2)子宫内膜增生:多表现为内膜均匀性增厚,宫腔线居中,不难与息肉鉴别。但当内膜增生表现为内膜不均匀性增厚时,则较难与多发小息肉相区别。内膜囊性增生也难以与内膜息肉的囊性变相区别。

(3)子宫内膜癌:内膜癌的内膜回声明显不均、与肌层分界不清,CDFI 可见内膜癌病灶内及受浸润肌层处有丰富的彩色血流信号。但息肉体积较大且形态不规则、回声不均匀时难以与内膜癌相区别。

4．临床价值

经阴道超声检查是子宫内膜息肉的首选影像检查方法。经阴道超声观察内膜更清晰,对于具有典型超声表现的息肉病灶,经阴道超声多可诊断。生理盐水宫腔超声造影对子宫内膜病变鉴别诊断有很大价值,有助于鉴别内膜息肉、黏膜下肌瘤、内膜增生及内膜癌,当然,确诊仍需宫腔镜检查和刮宫病理检查。

(二)子宫内膜增生

1．病理与临床

子宫内膜增生(endometrial hyperplasia)指发生在子宫内膜的一组增生性病变,是由内源性或外源性雌激素增高引起的子宫内膜腺体或间质增生;其具有一定的癌变倾向,子宫内膜增生、不典型增生和子宫内膜癌,无论是在形态学还是在生物学上都呈一连续演变的过程。但研究表明,绝大多数子宫内膜增生是一种可逆性病变或保持长期良性状态,仅少数发展为癌。

病因学上,内源性雌激素刺激包括:① 不排卵,见于青春期、围绝经期或内分泌失调、多囊卵巢综合征等,卵巢不排卵时子宫内膜持续性受到雌激素作用;② 肥胖;③ 内分泌功能性肿瘤。外源性雌激素刺激包括:① 雌激素替代疗法,若替代疗法仅用雌激素则会刺激内膜增生,需同时联合应用孕激素以避免内膜增生;② 三苯氧胺等抗雌激素作用的药物应用,在雌激素低的条件下,三苯氧胺又有微弱的类似雌激素的作用。

大体病理上,一般可见子宫内膜普遍增厚,可达 0.5～1 cm 以上(指内膜实际厚度,而超声测量的为双层内膜厚度),表面光滑,柔软。

组织学上一般将子宫内膜增生分类为单纯增生、囊性增生、腺瘤样增生及不典型增生。按病变程度不同,不典型增生又可分为轻、中、重三度。重度不典型增生有时与内膜高分化腺癌较难鉴别。

子宫内膜增生可发生于任何年龄段,青春期、生殖期、围绝经期或绝经期均可发生,以大于 40 岁更多见。而子宫内膜不典型增生主要发生于生育年龄段妇女。月经异常是本病突出症状之一,以不规则出血为最常见,一般为无排卵性功血;因内分泌失调造成长期不排卵使此类患者生育力低、不育。

2．超声表现

(1)子宫内膜增厚:生育年龄段妇女内膜厚度＞15 mm;绝经后妇女的内膜厚度≥5 mm。内膜增厚常为弥漫性,也可为局灶或不对称性增厚。

(2)内膜回声:内膜呈均匀强回声,宫腔线清晰、居中;有时回声不均匀,见小囊性区域,为囊状扩张的腺体,又称内膜囊性增生。

3．鉴别诊断

(1)内膜息肉:① 内膜息肉表现为宫腔内中强回声区,一个或多个,宫腔线不清或变形;内膜增厚则多表现为均匀强回声,宫腔线居中。② 可选择在月经干净后1～7天进行 TVUS 超声检查,此时内膜处于增殖期,易于识别息肉的中强回声;但对于月经异常不规则出血的患者,有时则较难鉴别内膜增生与息肉。③ CDFI 如可见滋养血管自蒂部伸入息肉内,则可能有一定帮助。④ 绝经后妇女的内膜息肉较难与内膜增生相区别。⑤ 宫腔生理盐水超声造影检查可鉴别内膜增生与息肉。

(2)子宫内膜癌:多发生于绝经后妇女,常有阴道不规则出血。超声检查见局部或弥漫性宫腔内不均匀性回声区;但早期内膜癌可仅表现为内膜不均匀性增厚,与单纯内膜增生难以鉴别;诊断性刮宫是明确诊断的最佳检查方法,当绝经后阴道出血妇女内膜厚度≥5 mm 时,应进行诊断性刮宫以避免漏诊内膜癌。

4．临床价值

超声检查是子宫内膜增生首选的影像检查方法。经阴道超声能够更好地观察内膜病变,特别是对绝经后妇女应强调采用经阴道超声评价。宫腔生理盐水造影在进一步评价内膜病变方面价值较大,有助于鉴别局灶性病变和弥漫性异常。

但超声检查难以鉴别内膜增生与早期内膜癌、增生与小息肉等,均需通过诊断性刮宫及病理检查来明确诊断。

(三) 子宫内膜癌

1. 病理与临床

子宫内膜癌(endometrial carcinoma)又称子宫体癌,是女性生殖器官最常见恶性肿瘤之一,仅次于子宫颈癌,占女性生殖道恶性肿瘤的 20%~30%。过去 20 年中子宫内膜癌的发病率呈明显上升趋势。发病率升高与内外环境因素均可能有关。

子宫内膜癌的危险因素包括:肥胖、糖尿病、高血压,三者可能与高脂饮食有关,而高脂饮食与子宫内膜癌有直接关系。其他危险因素包括:多囊卵巢综合征;月经失调;分泌雌激素的卵巢肿瘤,如颗粒细胞瘤、卵泡膜细胞瘤等;外源性雌激素。

可以肯定雌激素和内膜癌的发生有密切关系,雌激素长时期持续刺激,引起子宫内膜的过度增生、不典型增生,进而发生内膜癌。大体病理上,子宫内膜癌表现为癌组织局灶性或弥漫性侵犯子宫内膜组织,局灶性者病变多位于子宫底部和宫角,后壁较前壁多见。早期局部病灶表现为内膜表面粗糙,可无明确肿物表现;当肿块向宫腔内生长时,形成突向宫腔的菜花状或息肉状肿块。

内膜癌虽可发生于任何年龄,但平均年龄在 55 岁左右。主要表现为阴道不规则出血或绝经后出血。由于 50%~70% 患者发病于绝经之后,因此,绝经后出血是最常见的症状;未绝经者,则表现为不规则出血或经量增多、经期延长等。其他症状还包括阴道异常分泌物。宫体癌的分期如下:Ⅰ期,肿瘤局限于宫体。Ⅱ期,肿瘤侵犯子宫颈。Ⅲ期,肿瘤侵犯至宫外,但局限于真盆腔。Ⅳ期,肿瘤侵犯膀胱、肠管或发生远处转移。

2. 超声表现

(1) 子宫内膜增厚:绝经后妇女未用激素替代疗法时,若子宫内膜厚度≥5 mm,视为内膜增厚。子宫内膜癌的早期病灶可仅表现为内膜轻度增厚,且回声尚均匀,难以与内膜增生相区别,需诊断性刮宫。若内膜厚度<5 mm,内膜癌的可能性小。

(2) 病灶回声特性:子宫内膜癌病灶局灶性或弥漫性累及宫腔,回声表现为局灶性或弥漫性不均匀中强回声或低回声;中央出现坏死出血时可呈无回声区。内膜癌病灶形态通常不规则。

(3) 病灶边界:内膜癌病灶可以有清楚的边界。但当肿瘤浸润肌层时病灶与肌层分界不清,局部受累肌层呈低而不均匀回声,与周围正常肌层界限不清。

(4) 当病灶位于宫颈内口附近或累及宫颈、或肿瘤脱入宫颈管引起阻塞时,可出现宫腔积液。

(5) CDFI 病灶内可见较丰富点状或短条状血流信号。有肌层浸润时,受累肌层局部血流信号也可增加。

3. 鉴别诊断

(1) 内膜息肉:鉴别要点见前文相关部分。

(2) 内膜增生:① 内膜增生时内膜多呈较均匀性增厚,而内膜癌回声则不均匀、不规则;② 内膜增生时增厚内膜与肌层分界清,而内膜癌累及肌层时分界不清;③ 内膜癌病灶及受浸润的肌层内有较丰富的血流信号,对鉴别诊断也有较大帮助。当然,早期子宫内膜癌与内膜增生在超声上是较难鉴别的。

(3) 晚期子宫内膜癌偶尔需与多发性子宫肌瘤相区别:多发性子宫肌瘤结节周边可见假包膜,子宫内膜回声正常,而晚期内膜癌内膜增厚明显,与肌层分界不清。

内膜癌的超声诊断与鉴别诊断应密切结合临床病史,对有不规则阴道出血的中老年妇女,尤其是绝经后妇女,超声发现内膜增厚、回声异常时应高度警惕子宫内膜癌的可能性。

4. 临床价值

经阴道超声是目前评价子宫内膜癌最好的检查途径,尤其对绝经后妇女强调采用经阴道超声评价内膜癌。但尽管如此,诊刮仍是目前临床获得内膜癌病理诊断的必要手段。

四、子宫颈癌

1. 病理与临床

子宫颈癌(cervical cancer)是最常见的妇科恶性肿瘤之一,其发病率有明显地域差异,在发展中国家其发病率仍居妇女恶性肿瘤第一位,而在欧美等发达国家其发病率远低于乳腺癌。

早婚、性生活过早、性生活紊乱、多产等是宫颈癌的高危因素,也与患者经济状况、种族及环境等因素有一定关系。近年研究发现,人乳头状病毒(HPV)感染与宫颈癌发病有密切关系,HPV感染也成为宫颈癌的主要危险因素。

病理学上,宫颈上皮内瘤变(cervical intraepithelial neoplasia,CIN)是一组与宫颈浸润癌密切相关的癌前病变的统称,包括宫颈不典型增生及宫颈原位癌,反映了宫颈癌发生中连续发展的过程,即宫颈不典型增生(轻→中→重)→原位癌→早期浸润癌→浸润癌的一系列病理变化。

宫颈癌好发部位在宫颈管单层柱状上皮与宫颈外口鳞状上皮间的移行区域。宫颈浸润癌中90%为鳞状细胞癌,约5%为腺癌,其余5%为混合癌。

大体病理上,宫颈浸润癌可分为4种类型,即宫颈管型、内生型、溃疡型及外生型。前一种类型病灶发生于宫颈管内,多为腺癌,可向上累及宫体。后3种类型常向阴道内生长,阴道窥器检查时容易观察到病灶。

临床表现上,宫颈癌早期常无症状。宫颈浸润癌的主要症状包括:① 接触性出血。② 阴道排液,早期为稀薄水样液,晚期合并感染时可见脓性恶臭白带。③ 肿瘤侵犯周围器官时可出现尿道刺激症状、大便异常、肾盂积水等。妇科检查时可见宫颈肥大、质硬及宫颈口处肿物。

子宫颈细胞学检查,特别是薄层液基细胞学(TCT)是早期宫颈癌诊断的必要手段。

子宫颈癌的分期:

0期,即原位癌(CIS),肿瘤仅局限于宫颈上皮内。

Ⅰ期,病变局限于子宫颈部位。依肿瘤侵犯程度分Ⅰa与Ⅰb两期。

Ⅱ期,病变超出宫颈,但未达盆壁,阴道浸润未达阴道下1/3。

Ⅲ期,病变浸润达盆壁,阴道浸润达阴道下1/3。

Ⅳ期,病变浸润已超出真骨盆,或已浸润膀胱、直肠(Ⅳa),甚至发生远处转移(Ⅳb)。

2. 超声表现

首先需指出,声像图上并不能显示宫颈不典型增生与宫颈原位癌,而且宫颈浸润癌早期因病灶较小,宫颈大小、形态、宫颈管梭形结构等仍可无异常表现;随着肿瘤增大,宫颈形态学改变较明显时,经阴道超声检查有助于宫颈浸润癌及病变范围与宫旁浸润情况的判断。

宫颈浸润癌的超声表现包括以下几点:

(1) 宫颈增大,宫颈管回声线中断。

(2) 宫颈区域可见实性肿物,宫颈管腺癌时可见宫颈管回声弥漫性增强(较宫颈肌层回声强),呈实体性结构;内生型肿瘤则表现为宫颈肌层内不规则低回声区,与周围组织分界不清。有时可见蟹足状表现;外生型肿瘤表现为宫颈外口处呈不均质低回声的实性肿物。

(3) 侵犯周围组织。宫颈癌侵犯宫体时,子宫下段内膜和肌层与宫颈界限不清;侵犯阴道时,阴道与宫颈分界不清,阴道缩短;侵犯膀胱时,可致膀胱后壁回声连续性中断或可见肿物向膀胱内突起,与宫颈分界不清;肿物压迫输尿管时,可致肾输尿管积水。宫旁转移时则表现为子宫颈两侧包块与宫颈分界不清。

需要注意的是对向阴道内生长的宫颈浸润癌,经阴道超声检查时可能出现接触性出血,应注意尽量动作轻柔,避免接触性出血,特别是较多量的出血。

(4) CDFI 显示宫颈肿块内有丰富血流信号,呈散在点、条状或不规则状;可见低阻型动脉频谱,RI 可 <0.40。

3．鉴别诊断

目前,临床有很好的辅助检查手段来诊断子宫颈癌,即子宫颈细胞学检查(TCT),因此,宫颈癌的诊断并不困难。超声上需要与宫颈浸润癌鉴别的主要是宫颈炎性改变,如慢性宫颈炎、宫颈肥大等,慢性宫颈炎可表现为宫颈增大、变硬,但无肿物的局灶性表现,但是其与早期宫颈癌的鉴别仍主要依靠宫颈细胞学检查。

4．临床价值

① 对宫颈管型宫颈癌,经阴道超声结合彩色多普勒超声检查可对宫颈管病变作出较早期诊断,有较大的临床价值。② 经阴道超声检查对了解宫颈癌病灶的浸润范围及盆腔内转移情况有很大临床价值,如了解宫腔内、膀胱、直肠受侵及宫旁受侵等情况,为临床分期及治疗提供帮助。③ 宫颈癌放射治疗(放疗)期间,超声随诊对观察、评价宫颈癌病灶大小的变化、血流改变等有很大临床价值。

第六节　卵巢瘤样病变

卵巢瘤样病变是指一组病因、病理、临床表现各异的疾病,多发生于生育年龄段妇女。根据世界卫生组织(WHO)的分类,卵巢瘤样病变主要包括滤泡囊肿、黄体囊肿、黄素囊肿、内膜异位囊肿、多囊卵巢、卵巢冠囊肿等。

(一)滤泡囊肿

1．病理与临床

正常生理情况下卵泡发育为成熟卵泡并排卵,若卵泡不破裂排卵,致卵泡液积聚则形成囊状卵泡,当其直径>2.5 cm 时即称滤泡囊肿。滤泡囊肿多发生于单侧且单发,囊壁薄而光滑,内含液体清亮,向卵巢表面局部隆起。

患者一般无自觉症状,由妇检或超声检查偶尔发现。囊肿 4~6 周可自然吸收、消失。个别患者可引起子宫内膜增生及功能性子宫出血,偶可见滤泡囊肿破裂或扭转所致急腹症。

2．超声表现

(1) 滤泡囊肿声像图表现呈典型单纯性囊肿的特点:于一侧卵巢上可见无回声区,边界清楚、光滑、壁薄、后方回声增强,多数直径<5 cm,但少数较大,甚至>10 cm。

(2) 在生育年龄妇女中常见,尤其是年轻女性。多数在 1~2 个月经周期(最多 4~5 个月经周期)消失,因此随诊观察囊肿变化非常重要。常间隔 6 周复查,观察到囊肿缩小以至消失,可明确诊断。

(3) CDFI:内部无血流信号。

3．鉴别诊断

(1) 卵巢冠囊肿:也具有单纯性囊肿的特点,但其不是生理性囊肿,不会自行消失。

(2) 卵巢内膜异位囊肿(巧囊):经阴道超声检查时巧囊内常见密集点状回声,且巧囊不会在数月内自行消失,因此随诊观察可资鉴别。

(3) 黄素囊肿:发生在妊娠期或滋养细胞肿瘤以及辅助生殖促排卵治疗时。

4．临床价值

超声不仅是卵巢滤泡囊肿的首选检查方法,也是随诊的最好方式。

（二）黄体囊肿

1. 病理与临床

黄体囊肿也属生理性囊肿，由黄体吸收失败或黄体出血所致，多单侧发生。正常或妊娠期黄体直径<2 cm，若黄体直径在 2~3 cm，称囊状黄体；直径>3 cm 时则称黄体囊肿，囊肿直径很少>5 cm，偶可达 10 cm。黄体囊肿常伴有出血，若出血量多，则形成黄体血肿（corpus luteum hematoma），黄体腔内多为褐色液体或凝血块。多数在 1~2 个月经周期自行消失。

临床上，黄体囊肿多发生于生育年龄段妇女，一般无明显自觉症状，常在行妇检或超声检查时发现囊肿。

卵巢黄体或黄体囊肿破裂可由性交、排便、腹部受撞击等外力引起，也可自发性破裂。由于黄体囊肿位于卵巢表面，张力大、质脆而缺乏弹性、内含丰富血管，发生破裂时，极易出血，血液积聚于盆腹腔，刺激腹膜引起腹痛。卵巢黄体或黄体囊肿破裂是妇产科较常见的急腹症之一，其临床症状主要表现为月经中后期腹痛，疼痛程度不一，出血多者可伴休克。

2. 超声表现

（1）黄体囊肿超声表现变化较大，取决于囊内出血量的多少及出血的时间长短。无出血的黄体囊肿声像图表现与滤泡囊肿相似；出血性黄体囊肿囊壁稍厚，囊内见网状中强回声及散在点状回声，或可见血凝块的团块状中等回声等各种血液不同时期的表现。于月经周期的不同时期（如 2~6 周后）随诊可明确诊断。

（2）CDFI：囊壁可见环状血流信号，频谱呈低阻型。

（3）黄体囊肿破裂时，早期可仍为黄体囊肿的回声表现，TVUS 可见卵巢出现卵巢囊性或混合性包块，临床表现为急腹症，易被误诊为宫外孕破裂。

3. 鉴别诊断

（1）黄体囊肿出血时呈混合回声表现，需与卵巢肿瘤进行鉴别。鉴别要点为黄体囊肿出血时见网状、点状及团块状回声，随诊观察时可见囊内回声变化较大，囊肿大小也呈缩小趋势，且跟月经周期有关。

（2）超声上黄体囊肿破裂应与宫外孕、急性盆腔炎、卵巢囊肿或肿瘤扭转相区别。① 宫外孕：卵巢黄体囊肿破裂腹痛均发生于月经中后期且往往在性生活等外力作用后，血绒毛膜促性腺激素（HCG）呈阴性；而宫外孕一般有停经史及不规则阴道出血，血 HCG 升高，经阴道超声可见宫外孕形成的附件包块与卵巢相邻但能分开，内大多可探及低阻型血流。② 急性盆腔炎：常有发热、腹痛、白带增多、血白细胞升高等急性感染表现，盆腔内混合回声包块边界不清，形态不规则，卵巢多未见明显异常等有助于鉴别。③ 卵巢囊肿或肿瘤扭转：黄体囊肿破裂常合并腹腔积液，卵巢囊肿或肿瘤扭转常有腹痛，常可发现扭转蒂的超声图像，部分患者 CDFI 可在蒂上探及"漩涡样"血流信号。

4. 临床价值

超声检查不仅是黄体囊肿的首选检查方法，也是最好的随诊方式。

（三）卵巢子宫内膜异位囊肿

1. 病理与临床

卵巢子宫内膜异位囊肿（endometriosis）是指具有生长功能的子宫内膜组织异位到卵巢上，与子宫腔内膜一样发生周期性增殖、分泌和出血所致的囊肿。因其内容物为陈旧血液，颜色似巧克力，故称巧克力囊肿，简称巧囊。卵巢子宫内膜异位是内膜异位症最常见的形式，约 80% 的子宫内膜异位症累及卵巢。

巧囊多发生于育龄妇女，以 30~45 岁为多见，与异位到子宫肌层的内异症（子宫腺肌症）一样，是妇科的常见病、多发病，也是女性不育的重要原因之一。其发生学说包括子宫内转移学说、膜种植学说、体腔上皮化生学说等，其中以种植学说最为广泛认同，认为子宫内膜及间质组织细胞随月经血通过输卵管逆流进入盆腔，种植到卵巢和盆腔腹膜上。

巧囊可单侧发生,也常可双侧发生,大小从数毫米到十几厘米不等。

巧囊临床表现主要包括慢性盆腔痛、痛经、性交痛、月经量多以及不育等,其中痛经是最常见症状,病变侵及子宫直肠窝、宫骶韧带时,疼痛可放射到直肠、会阴及后腰背部;囊肿破裂则导致急腹症。一部分患者的临床症状不甚明显或没有症状。

近年来发现巧囊与不育的关系越来越密切,约有 1/3 不明原因的不育患者腹腔镜检查到内膜异位症病灶,而在内膜异位症病例中则有半数左右合并不育。

2. 超声表现

(1) 典型巧囊的超声表现为边界清楚的附件区囊性包块,包块内充满密集均匀的点状回声,这一特征性表现在经阴道超声图像上更清晰。

(2) 部分巧囊内可见分隔;巧囊内部也常可见局灶性中等或中强回声(为血凝块的实性回声,CDFI 无血流信号)。

(3) CDFI 显示巧囊内无血流信号,仅可在囊壁上见点状或条状血流信号。

(4) 巧囊的大小、回声特性随月经周期可能有变化。

3. 鉴别诊断

(1) 巧囊虽有较典型的超声表现,但单纯囊肿伴囊内出血、畸胎瘤、卵巢上皮性肿瘤、盆腔脓肿等均可能表现为囊肿内充满均匀点状回声,而巧囊内血凝块的实性回声也需与卵巢肿瘤的壁上结节相区别。

巧囊与其他病变的鉴别要点如下。① 出血性黄体囊肿:出血性黄体囊肿内常见网状、条索状或较粗的点状低回声,不均匀;而巧囊内多为均匀细腻的点状回声。随诊观察出血性黄体囊肿多发生于月经周期的中后期,间隔 2～6 周复查,大小与回声变化较大。② 畸胎瘤:畸胎瘤点状回声水平高于巧囊,并常伴有声影的团块状强回声。③ 卵巢上皮性肿瘤:卵巢肿瘤的囊壁有实性结节,CDFI 在结节内部可探及血流信号。④ 盆腔脓肿:不同时期的盆腔脓肿都可以有类似于内膜异位囊肿的超声表现,但是盆腔脓肿临床常有发热、下腹疼痛与明显压痛等急性感染的症状。

(2) 巧囊有时呈类实性表现,需与卵巢实性肿瘤相区别,可以通过经阴道超声 CDFI 观察其内的血流信息,不能确诊时,进行超声造影将对诊断帮助很大。超声造影上巧囊为内部完全无血供的囊性包块,而卵巢实性肿瘤则为内部有血供的实性肿物。

4. 临床价值

经阴道超声可更好地观察到病变内部回声结构及病灶内血流信息,在巧囊的鉴别诊断中发挥着非常重要的作用,明显优于经腹超声。

(四) 卵巢冠囊肿

1. 病理与临床

卵巢冠囊肿指位于输卵管系膜与卵巢门之间的囊肿,以生育年龄妇女多见,为良性囊肿,但也偶有腺癌样恶变的报道。病理上,囊肿多为 5 cm 左右,但也可≥15 cm,单发,壁薄光滑,内为清亮液体。临床常无自觉症状,囊肿较大时可扪及包块。

2. 超声表现

位于一侧卵巢旁,为典型单纯性囊肿的表现,呈圆形或椭圆形,单房、壁薄,双侧卵巢可见正常。囊肿偶扭转或破裂。

3. 鉴别诊断

应与卵巢其他单纯囊肿(如滤泡囊肿)相区别。典型卵巢冠囊肿表现为附件区圆形或椭圆形单房囊肿,常可见完整卵巢声像图,随诊观察时不会自行消失;经阴道超声检查时用探头推之可见囊肿与卵巢分开。而滤泡囊肿时卵巢图像不完整或显示不清,且随诊观察可见自行消失。

4．临床价值

卵巢冠囊肿多数可通过超声发现，并通过超声随诊得到较明确的诊断。

（五）卵巢黄素囊肿

1．病理与临床

卵巢黄素囊肿指卵泡壁上卵泡膜细胞在大量绒毛膜促性腺激素（HCG）刺激下黄素化、分泌大量液体而形成的囊肿。可见于：① 滋养细胞疾病，如葡萄胎、恶葡、绒癌等；② 正常妊娠、双胎、糖尿病合并妊娠、妊娠高血压症等产生过多 HCG 的情况；③ 促排卵时治疗引起卵巢过度刺激，其卵巢的多囊性改变同黄素囊肿。

卵巢黄素化囊肿可自行消退。

2．超声表现

卵巢黄素囊肿呈圆形或椭圆形无回声区、壁薄、光滑、边界清，可表现为单侧或双侧，单房或多房。

3．鉴别诊断

需与其他卵巢单纯性囊肿相区别，密切结合临床资料一般不难鉴别。

4．临床价值

卵巢黄素囊肿多数通过超声发现及明确诊断。

（六）多囊卵巢综合征

1．病理与临床

多囊卵巢综合征（polycystic ovary syndrome，PCOS）是指以慢性无排卵、闭经或月经稀发、不育、肥胖、多毛及双侧卵巢多囊性改变为特征的临床综合征，是育龄期妇女无排卵最常见的原因。PCOS 的发病机制认为可能与促性腺激素分泌异常、代谢异常、肥胖、卵巢内分泌失调、高雄激素水平以及遗传等有关，主要内分泌特征包括 LH/FSH 比例增大、雄激素过高等。

大体病理上，60%～70% PCOS 患者表现为双侧卵巢对称性增大，少数病例卵巢无增大或仅单侧增大，切面显示卵巢白膜明显增厚，白膜下有一排囊性卵泡，数个至数十个不等，直径为 0.2～0.6 cm。镜下见白膜增厚、卵巢间质和卵泡膜细胞增生。

PCOS 主要为青春期发病。临床表现包括：① 月经失调，为长期不排卵所致，月经稀发、量少或继发闭经，偶见功能性出血；② 不育，系慢性无排卵所致；③ 多毛，多毛常见于口唇、下颌颊侧、下腹、耻上、股内侧，并伴有痤疮；④ 肥胖，约半数患者有不同程度的肥胖；⑤ 双侧卵巢增大；⑥ 激素测定：LH/FSH>3，血清睾酮升高、高胰岛素血症等。

2．超声表现

（1）PCOS 的典型超声特点：① 双侧卵巢增大（但约30% PCOS 患者卵巢体积可正常）；② 双侧卵巢内见多个小卵泡，沿卵巢周边部呈车轮状排列，卵泡大小为 0.2～0.8 cm，每侧卵巢最大切面卵泡数目≥10；③ 卵巢表面见强回声厚膜包绕；④ 卵巢中央的卵巢基质回声增强。

（2）经阴道超声可更好地观察小卵泡情况，若观察到卵巢基质回声增强也是一个较敏感而特异的诊断指标。

（3）少数 PCOS 患者上述卵巢的超声表现仅为单侧性。

3．鉴别诊断

根据 PCOS 卵巢的特征性超声表现，并密切结合临床资料，一般较易与其他病变进行鉴别。

4．临床价值

经阴道超声不受患者肥胖的影响，在 PCOS 诊断中起着重要的作用，如其显示 PCOS 小卵泡及基质情况即明显优于经腹超声，可提高 PCOS 的诊断准确性。其典型超声表现也是 PCOS 诊断的最佳指标之一，根据卵巢的特征性表现,结合临床表现与生化检查一般可以对多囊卵巢作出较明确的诊断。

第七节 卵巢肿瘤

卵巢肿瘤是女性生殖系统常见肿瘤,其中恶性肿瘤约占卵巢肿瘤的 10%。卵巢恶性肿瘤是仅次于宫颈癌和子宫内膜癌的女性生殖道第三大癌瘤,恶性程度高、死亡率高,尽早发现、及时手术与治疗是提高卵巢癌生存率的关键。

根据世界卫生组织制定的女性生殖器肿瘤组织学分类(2014 版),卵巢肿瘤分为 14 大类,其中主要组织学类型为上皮性肿瘤、性索-间质肿瘤、生殖细胞肿瘤及转移性肿瘤。

上皮性肿瘤是最常见的组织学类型,占 50%～70%,可分为浆液性、黏液性、子宫内膜样、透明细胞、移行细胞(Brenner 瘤)和浆黏液性肿瘤 5 类,各类别依据生物学行为进一步分类,即良性肿瘤、交界性肿瘤(不典型增生肿瘤)和癌。

性索-间质肿瘤来源于原始性腺中的性索及间叶组织,占 5%～8%,可分为纯型间质肿瘤、纯型性索肿瘤和混合型性索-间质肿瘤。

生殖细胞肿瘤为来源于生殖细胞的一组肿瘤,占 20%～40%,可分为畸胎瘤、无性细胞瘤、卵黄囊瘤、胚胎性癌、非妊娠性绒癌、混合型生殖细胞肿瘤等。

转移性肿瘤为继发于胃肠道、生殖道、乳腺等部位的原发性癌转移至卵巢形成的肿瘤。

一、卵巢上皮性肿瘤

卵巢肿瘤组织类型繁多而复杂,以上皮性肿瘤最为多见,约占所有原发卵巢肿瘤的 2/3、卵巢良性肿瘤的 50%、原发卵巢恶性肿瘤的 85%～90%。上皮性肿瘤又分为良性、交界性、恶性肿瘤;根据细胞类型,上皮性肿瘤分为浆液性肿瘤、黏液性肿瘤、子宫内膜样肿瘤、透明细胞瘤等。良性上皮性肿瘤包括囊腺瘤、乳头状囊腺瘤等;恶性上皮性肿瘤包括囊腺癌、腺癌等。

卵巢上皮性肿瘤多发生于 40～60 岁,很少发生于青春期前。

(一)浆液性肿瘤

卵巢浆液性肿瘤是卵巢上皮性肿瘤中最常见的,占卵巢肿瘤的 30%～40%,而恶性浆液性肿瘤约占卵巢癌的 50%。卵巢浆液性肿瘤包括浆液性囊腺瘤(serous cystadenoma)、交界性浆液性肿瘤(serous borderline tumor)和浆液性囊腺癌(serous carcinoma)。其中良性约占 70%。

1. 浆液性囊腺瘤

(1)病理与临床

浆液性囊腺瘤分单纯性及乳头状囊腺瘤两种。大体病理上为囊性肿物,大多单侧发生,直径为 1～20 cm,单房或多房;囊内壁无明显乳头或有简单乳头者为囊腺瘤;有较复杂乳头者为乳头状囊腺瘤。囊的内壁、外壁均光滑,多数囊内含清亮的浆液,少数也可能含黏稠液。

可发生于任何年龄,但以育龄期多见。小者无临床症状,大者可及下腹包块或有压迫症状、腹痛等。

交界性浆液性肿瘤:9%～15%的浆液性肿瘤为交界性。肿瘤外观与良性浆液性囊腺瘤或乳头状囊腺瘤相似,唯乳头结构更多而细密复杂。且体积较大,可伴腹水。镜下表现为交界性肿瘤的细胞核特点。

(2)超声表现

① 单纯性浆液性囊腺瘤的肿块呈圆形或椭圆形无回声区,边界清楚,单房多见,囊壁薄而完整、内壁光

滑,囊内含清亮透明浆液或略浑浊囊液;直径大小多在5~10 cm,较黏液性囊腺瘤小。

② 交界性浆液性囊腺瘤为单房或多房囊性肿物,边界清楚,囊内见单个或多个乳头状突起,CDFI可能显示乳头上较丰富的血流信号,阻力常<0.4。

（3）鉴别诊断

① 滤泡囊肿属生理性囊肿,多会自行消失;卵巢冠囊肿位于卵巢旁;黄素囊肿多与高HCG状态有关。可结合临床并通过随诊观察大小变化等加以区别。

② 浆液性乳头状囊腺瘤需与巧囊等进行鉴别,巧囊内或壁上的实性回声CDFI上无血流信号,乳头状囊腺瘤的乳头上可见血流信号,超声造影可帮助明确诊断。

（4）临床价值

超声是良性浆液性肿瘤较为可靠的首选影像检查方法。

2. 浆液性囊腺癌

（1）病理与临床

浆液性乳头状囊腺癌是最常见的卵巢原发恶性肿瘤,好发于40~60岁。肿瘤直径为10~15 cm,常以形成囊腔和乳头为特征,切面为囊实性,有多数糟脆的乳头和实性结节。囊内容物为浆液性或浑浊血性液。

临床上,早期常无症状而不易被发现,后期随着肿瘤增大扪及包块或出现腹水时才被发现,对高危人群的重点普查有助于早期发现卵巢肿瘤。

（2）超声表现

① 常表现为多房性囊实性混合回声肿块,囊壁及分隔较厚且不规则、厚薄不均;内部回声呈多样性,实性回声不均质、不规则,囊内壁或隔上可见较大不规则状实性乳头状团块向无回声区内突起。

② 常合并腹水。

③ CDFI于囊壁、分隔及肿瘤实性部分均可探及低阻血流信号,RI值常<0.4。

（3）鉴别诊断

见后述卵巢良、恶性肿瘤的鉴别。

（4）临床价值

超声检查是诊断卵巢肿瘤的首选检查方法,能发现附件区肿物,判断其为实性、囊性或囊实性肿块,并能对肿物良、恶性作出一定判断,为临床诊治提供较充分的依据。

（二）黏液性肿瘤

卵巢黏液性肿瘤亦是卵巢常见的上皮性肿瘤。良性黏液性囊腺瘤（mucinous cystadenoma）约占卵巢良性肿瘤的20%,恶性黏液性肿瘤约占卵巢恶性肿瘤的15%。

1. 黏液性囊腺瘤

（1）病理与临床

① 良性黏液性囊腺瘤大体病理上为囊性,呈圆形,体积可巨大;表面光滑,切面常为多房性,囊壁薄而光滑,有时因房过密而呈实性。囊腔内可透声差、充满胶冻样黏稠的黏液,乳头少,但少数囊内透声良好。

② 交界性黏液性囊腺瘤较交界性浆液性肿瘤少见。大体病理上与黏液性囊腺瘤或囊腺瘤很难区别。一般体积较大,切面多房性,有时囊壁较厚,有囊内乳头。

（2）超声表现

常为单侧性,囊肿较大,直径为15~30 cm,多数为多房性,且分隔较多,囊壁及分隔光滑而均匀,少数可见乳头状突起。

（3）鉴别诊断

需与卵巢囊性畸胎瘤进行鉴别。

① 肿瘤大小：卵巢畸胎瘤中等大小，黏液性囊腺瘤则多见较大。

② 肿瘤内部回声：畸胎瘤内可见团块状强回声区，后方有衰减或声影，囊内可见脂液分层。黏液性囊腺瘤的无回声区内多见充满较密或稀疏点状回声（也可表现为单纯性无回声区），分隔较多，无声影等，可资鉴别。

参见后述卵巢良、恶性肿瘤的鉴别中相关内容。

（4）临床价值

超声是良性黏液性肿瘤较为可靠的首选影像检查方法。

2. 黏液性囊腺癌

（1）病理与临床

黏液性囊腺癌（mucinous carcinoma）绝大多数为转移性癌，卵巢原发性黏液癌并不常见，占卵巢癌的3%～4%。大体病理上瘤体往往巨大（中位为18～22 cm），表面光滑，切面多房或实性，囊腔多而密集，囊内壁可见乳头，囊内见实性区及实性壁内结节，可有出血、坏死。

临床症状、表现与浆液性癌相似，一般表现为腹部肿物、腹胀、腹痛或压迫症状。晚期出现恶病质、消瘦等。

（2）超声表现

① 超声表现与浆液性囊腺癌相似。

② 部分黏液性囊腺瘤包膜穿透或破裂后，发生腹膜种植，形成腹腔内巨大囊肿，又叫腹膜假性黏液瘤。超声表现为腹水，腹水内有特征性点状回声和无数的小分隔、充满盆腹腔，这种情况也可发生在阑尾和结肠的黏液瘤。

（3）鉴别诊断

参见后述卵巢良、恶性肿瘤的鉴别中相关内容。

（4）临床价值

参见浆液性囊腺癌。

（三）卵巢子宫内膜样癌

1. 病理与临床

子宫内膜样癌（endometrioid carcinoma）占卵巢癌的10%～15%，肿瘤多为单侧，约1/3为双侧性；大体上肿物为囊实性或大部分为实性，大多数直径为10～20 cm，囊内可有乳头状突起，但很少有表面乳头。如囊内含血性液体则应仔细检查是否有子宫内膜异位囊肿。其镜下组织结构与子宫内膜癌极其相似。

临床表现包括盆腔包块、腹胀、腹痛、不规则阴道出血、腹水等。

2. 超声表现

声像图表现类似卵巢乳头状囊腺癌，可见以实性为主的囊实性肿块，肿瘤内有许多乳头状突起和实性回声。

3. 鉴别诊断

需要指出的是术前超声很难作出卵巢癌组织类型的判断。见后述卵巢良、恶性肿瘤鉴别的相关内容。

本病可能为子宫内膜异位囊肿恶变，也可与子宫内膜癌并发，因此当发现囊实性类似囊腺癌的肿块时，若有内膜异位囊肿病史或同时发现子宫内膜癌，应注意子宫内膜样腺癌的可能。

4. 临床价值

参考浆液性囊腺癌。

二、卵巢性索-间质肿瘤

卵巢性索-间质肿瘤（ovarian sex cord stromal tumor）占卵巢肿瘤的5%～8%，包括由性腺间质来源的颗粒细胞、泡膜细胞、纤维母细胞、支持细胞或间质细胞发生的肿瘤,性索间质肿瘤的很多类型能分泌类固醇激素,故又称卵巢功能性肿瘤,可导致临床出现相应的内分泌症状,如月经紊乱、绝经后出血等,有助于临床诊断,但最终诊断要根据肿瘤的病理形态。

(一)颗粒细胞瘤

1. 病理与临床

卵巢颗粒细胞瘤(granulosa cell tumor)属低度恶性的卵巢肿瘤,是性索间质肿瘤的主要类型之一;约75%以上的肿瘤分泌雌激素。自然病程较长,有易复发的特点。

大体病理上,肿瘤大小不等,圆形、卵圆形或分叶状,表面光滑;切面实性或囊实性,可有灶性出血或坏死;少数颗粒细胞瘤以囊性为主,内充满淡黄色液体,大体病理上似囊腺瘤。

颗粒细胞瘤可分为成人型和幼年型,成人型约占95%,幼年型约占5%。

成人患者好发于40~50岁妇女及绝经后妇女,颗粒细胞瘤的临床症状与肿瘤分泌雌激素相关,主要包括月经紊乱、绝经后阴道不规则出血;高水平雌激素的长期刺激使子宫内膜增生或出现息肉甚至癌变,还会出现子宫肌瘤等。其他临床症状包括盆腔包块、腹胀、腹痛等。幼年型患者可出现性早熟症状。

2. 超声表现

(1)声像图表现:具有多样性,可以为实性、囊实性或囊性。小者以实性不均质低回声为主,后方无明显声衰减。大者可因出血、坏死、囊性变而呈囊实性,有的表现为实性包块中见蜂窝状无回声区。

(2)CDFI:由于颗粒细胞瘤产生雌激素,使瘤体内部血管扩张明显,多数肿瘤实性部分和分隔上可检出较丰富的血流信号。

3. 鉴别诊断

(1)实性卵巢颗粒细胞瘤与浆膜下子宫肌瘤的鉴别:肌瘤内部回声一般无囊腔,且多数情况下可发现蒂或通过CDFI观察发现浆膜下肌瘤与子宫间血流的密切关系;颗粒细胞瘤内部常见囊腔回声,结合临床资料一般可以鉴别。

(2)囊实性的卵巢颗粒细胞瘤与其他卵巢肿瘤,如浆液性囊腺癌、黏液性囊腺瘤/癌等较难鉴别:典型浆液性或黏液性囊腺癌囊壁及分隔厚而不均,囊内实性回声不规则,常见乳头;而颗粒细胞瘤囊内有时呈蜂窝样或网络状,形态相对规则,无乳头状结节。

4. 临床价值

超声检查有助于本病的诊断,是必不可少的影像检查方法。

(二)卵泡膜细胞瘤

1. 病理与临床

卵泡膜细胞瘤(theca cell tumor)常与颗粒细胞瘤同时存在,也可为单一成分,多为良性,也有分泌雌激素的功能。多中等大且质实,瘤细胞含脂质使肿瘤切面呈黄色。

卵泡膜细胞瘤好发于绝经前后,约65%发生在绝经后,几乎不发生在月经初潮之前。临床症状与颗粒细胞瘤非常相似,雌激素增高引起的功能性表现尤为明显,包括月经紊乱、绝经后阴道出血等。

需要注意的是,卵泡膜细胞瘤分泌雌激素的功能并不如颗粒细胞瘤明显,部分患者可无雌激素增高引起的症状。

卵泡膜细胞瘤与卵巢纤维瘤常混合存在,故有泡膜纤维瘤之称。

2. 超声表现

(1)肿物以实性低回声或中等回声为主,呈圆形或卵圆形,边界清楚;伴出血、坏死、囊性变时可见无回声区;偶可见钙化灶。

（2）卵泡膜纤维瘤中纤维组织成分较多时,实性包块后方常伴回声衰减;细胞成分多、纤维成分少时,以均匀低回声为主,后方不伴回声衰减;肿物囊性变时,后方回声呈增强效应。

（3）CDFI:肿瘤内部血流一般不丰富,但有时也可见血流较丰富者。

（4）少部分病例伴胸腔积液、腹水,即麦格综合征。

3. 鉴别诊断

（1）子宫浆膜下肌瘤:向子宫外生长,可仅有细蒂与子宫相连,可以通过经阴道彩色多普勒显示细蒂及肿块血供来源,从而判定肿块是否来自子宫;如能探及卵巢,且肿物与卵巢分离,则浆膜下肌瘤可能性大。

（2）卵巢纤维瘤:亦是性索-间质肿瘤常见的类型,与卵泡膜细胞瘤存在连续组织学谱系,故两者声像图不易区分。由于纤维细胞含量不同,声像图有一些区别,如卵泡膜细胞瘤后方回声衰减程度较轻,而纤维瘤则衰减更明显。

（3）卵巢恶性肿瘤:大量腹水、盆腔包块及 CA125 升高是卵巢癌的典型临床表现,但卵巢卵泡膜细胞瘤有时也有类似表现,这种情况下无论临床还是超声都难以与卵巢恶性肿瘤鉴别。超声上卵巢恶性肿瘤以囊实性为主、形态不规则、内部血流丰富有助于鉴别诊断。

4. 临床价值

卵泡膜细胞瘤声像图表现有一定特点,超声检查有助于本病的诊断,是常规的影像检查方法。

（三）卵巢纤维瘤

1. 病理与临床

卵巢纤维瘤(fibroma)占卵巢肿瘤的 2%～5%,发生率明显高于泡膜细胞瘤,约占卵巢性索-间质肿瘤的 76.5%。单侧居多,肿瘤呈圆形、肾形或分叶状;质实而硬,表面光滑,有包膜。切面呈白色、灰白或粉白色编织状。镜下形态与一般纤维瘤相同。

临床上,卵巢纤维瘤多发于中、老年妇女。主要临床症状包括腹痛、腹部包块以及由肿瘤压迫引起的泌尿系症状等。特别是卵巢纤维瘤多为中等大小、光滑活动、质实而沉,易扭转而发生急性腹痛。有相当的病例并没有临床症状,于体检及其他手术时发现或因急性扭转始来就诊。

少部分卵巢纤维瘤可能合并腹水或胸腹水,称麦格综合征(Meigs 综合征,指卵巢肿瘤合并胸腹水),肿瘤切除后胸腹水消失。

2. 超声表现

（1）圆形或椭圆形低回声区(回声水平常较子宫肌瘤更低),边界轮廓清晰,常伴后方衰减。有时难与带蒂的子宫浆膜下肌瘤或阔韧带肌瘤相区别。

（2）需指出的是卵泡膜细胞瘤与卵巢纤维瘤都起自卵巢基质,即使病理上都可能很难将两者区别开来,有大量泡膜细胞的肿瘤确定为卵泡膜细胞瘤,而泡膜组织很少但有大量纤维细胞时定义为泡膜纤维瘤或纤维瘤,泡膜细胞瘤可产生雌激素,而纤维瘤罕见产生雌激素,因此常无症状。

（3）CDFI:卵巢纤维瘤内可见走行规则的条状血流。

3. 鉴别诊断

（1）子宫浆膜下肌瘤:大多数情况下,可以发现浆膜下肌瘤与子宫相连的蒂,鉴别较易;不能观察到蒂时,若见双侧正常卵巢,也可以判断浆膜下子宫肌瘤的可能性大,若同侧的卵巢未显示则卵巢纤维瘤可能性大。

（2）卵巢囊肿:少数质地致密的纤维瘤,声像图上回声极低,尤其经腹扫查时可表现为无回声样包块,可能误诊为卵巢囊肿。经阴道超声仔细观察后方增强特征及病灶内有无血流信号可帮助明确诊断。

4. 临床价值

卵巢纤维瘤的声像图表现有一定特点,超声检查有助于本病的诊断,是首选而常规的影像检查方法。

(四) 支持细胞-间质细胞瘤

1. 病理与临床

支持细胞-间质细胞瘤(sertoli-leydig cell tumor)又称睾丸母细胞瘤(androblastoma),罕见,多发生在40岁以下妇女。单侧居多,通常较小,可局限在卵巢门区或皮质区,实性,表面光滑而滑润,有时呈分叶状,切面灰白色伴囊性变,囊内壁光滑,含血性浆液或黏液。镜下见不同分化程度的支持细胞及间质细胞。高分化者属良性,中低分化为恶性,占10%。可具有男性化作用,少数无内分泌功能者雌激素升高,5年生存率为70%～90%。

2. 超声表现

超声表现为实性、囊性、囊实性或可见乳头状改变,边界清晰,肿瘤内见多发囊变(肿瘤出血所致)。本病具有异源成分,最常见的是黏液性上皮,肿瘤大体酷似黏液性囊腺瘤。

3. 鉴别诊断

主要与卵泡膜细胞瘤及囊腺瘤进行鉴别。

4. 临床价值

超声能及时发现肿瘤,且术后复查既简便又无创。

三、卵巢生殖细胞肿瘤

卵巢生殖细胞肿瘤发病率低于上皮性肿瘤,占原发性卵巢肿瘤的第二位,其中95%为良性。大多数生殖细胞肿瘤来源于胚胎期性腺的原始生殖细胞,包括畸胎瘤、无性细胞瘤、卵黄囊瘤(内胚窦瘤)、胚胎癌等。

(一) 成熟性畸胎瘤

1. 病理与临床

成熟性畸胎瘤(mature teratoma)即良性畸胎瘤,肿瘤以外胚层来源的皮肤附件成分构成的囊性畸胎瘤为多,故又称皮样囊肿(dermoid cyst),是最常见的卵巢肿瘤之一,占卵巢肿瘤的10%～20%,占卵巢生殖细胞肿瘤的97%,最小的仅为1 cm,最大者可达30 cm或充满腹腔,双侧性占8%～24%。

大体病理上,肿瘤为圆形或卵圆形,包膜完整光滑;切面多为单房,亦可为多房性。囊内含黄色皮脂样物和毛发等。囊壁内常有一个或数个乳头或头结节。头结节常为脂肪、骨、软骨,可见到牙齿,偶可见部分肠、气管等结构。镜下头结节处可见多胚层组织,但外胚层最多。

成熟畸胎瘤可发生在任何年龄,但80%～90%为生育年龄妇女。通常无临床症状,多在盆腔检查时发现。肿瘤大者可触及腹部包块。合并症有扭转、破裂和继发感染,扭转和破裂均可导致急腹症发生。

2. 超声表现

成熟性畸胎瘤的声像图表现多样,从完全无回声到完全强回声均有,特征性表现与其成分密切相关。

(1) 皮脂部分表现为密集的细点状中强回声,而毛发多表现为短线状回声或团块状强回声。以皮脂和毛发为主要成分者表现为强回声区间以少部分无回声或无回声区内团块状强回声或整个肿物完全呈强回声。瘤内有时可见牙齿或骨骼的灶状强回声,后方伴声影,也是成熟性畸胎瘤的特征性表现。有时可见脂-液平面,为特征性表现之一。

(2) 肿物多呈圆形或椭圆形,表面光滑,形态规则,但肿物后方伴衰减时,后壁难显示。

(3) 少数成熟性畸胎瘤表现为多房性,内壁或分隔上可见单个或多个低回声或强回声结节样突起。

(4) CDFI:肿物内部无血流信号,偶可于壁或分隔上见规则的短条状血流。

(5) 有时仍可见患侧的部分卵巢结构(卵巢组织)。

3．鉴别诊断

成熟性畸胎瘤的声像图表现较典型,鉴别较容易。但仍需与下列疾病相鉴别。

(1)卵巢巧克力囊肿:巧囊可能与良性囊性畸胎瘤混淆,需仔细观察。畸胎瘤内密集点状回声的回声水平常高于巧囊,且常见有团状强回声,后方可伴声影。

(2)卵巢出血性囊肿:囊内回声水平较畸胎瘤低。

(3)盆腔脓肿:临床有腹痛、发热等急性感染症状,不难与畸胎瘤鉴别。

特别需要注意的是畸胎瘤可能被误认为肠道内气体或粪团回声而漏诊,应仔细观察肠管蠕动,必要时嘱患者排便后复查。

4．临床价值

超声检查是成熟性畸胎瘤最佳的影像检查方法,可以使绝大多数成熟性畸胎瘤的诊断得以明确;当肿瘤较小、尚不具备手术指征时,超声检查也是随诊的主要手段。

(二)未成熟畸胎瘤

1．病理与临床

卵巢未成熟畸胎瘤(immature teratoma)即恶性畸胎瘤,较少见,仅占卵巢畸胎瘤的1%～3%。未成熟畸胎瘤是指畸胎瘤中除三胚层来源的成熟组织外还有未成熟组织,最常见的成分是神经上皮。

大体病理上,大多数肿瘤为单侧性巨大肿物,肿瘤多数呈囊实性,实性部分质软,肿瘤可自行破裂或在手术中撕裂。可见毛发、骨、软骨、黑色脉络膜及脑组织等,但牙齿少见。

未成熟畸胎瘤多见于年轻患者,平均年龄为17～19岁。常见症状为腹部包块、腹痛等;因腹腔种植率高,60%有腹水。血清AFP可升高。

2．超声表现

未成熟畸胎瘤病理上以神经外胚层多见,如脑及神经组织;毛发、皮脂则较少见,牙齿、肠祥、骨骼等器官样结构也很少见,因此声像图表现可无特异性。

(1)常为囊实性包块,无回声区内可见呈"云雾样"或"破絮状"实性中等回声,有时可见伴声影的团状强回声(钙化)。

(2)部分型未成熟畸胎瘤与成熟囊性畸胎瘤并存,因此可合并成熟畸胎瘤的特征性声像图表现,给鉴别带来困难。

(3)CDFI:肿瘤内实性区域可显示血流信号,可见低阻力血流,RI≤0.40。

3．鉴别诊断

(1)成熟畸胎瘤:未成熟畸胎瘤肿物更大,且短期内增大明显,内部无毛发、皮脂、牙齿、骨骼等成熟畸胎瘤常见组织结构的特征性声图像表现,且CDFI上常见血流信号;而成熟畸胎瘤内无血流信号,有助于鉴别。年轻患者包块迅速增大,超声上表现为囊实性肿物,实性成分呈"云雾样"表现等,应考虑到卵巢未成熟畸胎瘤的可能性。

(2)其他卵巢恶性肿瘤:未成熟畸胎瘤的超声表现特征性不强,鉴别较困难,需密切结合临床资料判断。

4．临床价值

超声检查有助于本病的诊断,是必不可少的影像检查方法。

(三)无性细胞瘤

1．病理与临床

卵巢无性细胞瘤来源于尚未分化以前的原始生殖细胞,其病理形态及组织来源与睾丸精原细胞瘤很相似。为少见的肿瘤,但为儿童、青少年和妊娠妇女常见的卵巢恶性肿瘤,好发年龄为10～30岁,平均为20

岁,17%的患者合并妊娠。

大体病理上,肿物呈圆形或卵圆形,切面实性,可有灶性出血坏死。肿瘤平均直径为 15 cm。

常见症状包括盆腔包块、腹胀。肿瘤生长迅速,病程较短。

2. 超声表现

(1)可见以低回声为主的实性包块,回声较均匀,有时瘤内可见树枝状稍强回声分隔,将实性肿瘤组织分隔成叶状低回声区;囊性变可呈混合回声(囊实性)。

(2)肿物边界清楚,边缘规则,后方回声无衰减或呈后方回声增强效应。

(3)肿块大,且增大速度快,可有腹水。

(4)CDFI 显示瘤内散在血流信号,可为高速低阻血流。

3. 鉴别诊断

需与其他卵巢肿瘤鉴别,无性细胞瘤患者年轻、肿物大、实性回声、边界清、后方无衰减等特点可资鉴别。

4. 临床价值

本病的声像图表现较具特征性,结合临床资料,超声检查可在一定程度上作出较明确的判断,是首选的影像检查方法。

(四)卵黄囊瘤

1. 病理与临床

卵黄囊瘤(yolk sac tumor)又称内胚窦瘤(endodermal sinus tumor),是一种来源于原始生殖细胞的具有胚体外卵黄囊分化特点的高度恶性生殖细胞肿瘤,占卵巢恶性肿瘤的 4%～7%,好发于婴幼儿及年轻女性,是婴幼儿生殖细胞肿瘤中最常见的类型,生物学行为具有高度恶性,预后差。大多原发于睾丸和卵巢,发生于性腺外组织少见(为 10%～15%),常发生于纵隔、阴道等中线部位。本瘤可分为单纯型和混合型,混合型约占 30%,可合并精原细胞瘤、胚胎性癌、绒癌或畸胎瘤成分。肿瘤细胞能分泌 AFP,血清学检查 AFP含量常升高。大体病理上,肿瘤多数为单侧,呈类圆形或分叶状,有包膜,边缘较规则,切面灰白色或灰黄色,质嫩易脆,多伴出血坏死。

卵巢卵黄囊瘤增长快,易有包膜破裂及腹腔内种植,常见症状有腹部包块(76%)、腹胀、腹痛(50%)及腹水(86%)。肿瘤坏死、出血可使体温升高,而有发热症状(50%)。少数患者尚因有胸腔积液而气憋,但胸腔积液并不意味着胸腔转移。有的于手术后 10～14 天消失,有的死后尸检也找不到胸腔器官内有转移,似为麦格综合征。患者的卵巢功能一般都很正常,少数患者有短期闭经或月经稀少。病前生育功能一般也正常,已婚者多数有过妊娠分娩。有个别患者发现肿瘤时同时合并妊娠。由于肿瘤恶性程度高、病情进展快,故从开始有症状至就诊时间都很短。45%不超过 3 个月,64%不超过半年。

2. 超声表现

由于肿瘤组织呈海绵状,质脆,易裂出血,且肿瘤生长迅速,瘤内常出血坏死,具有囊变区。边界相对较清,手术证实本瘤有包膜,常表面光滑,肿瘤晚期病灶较大,可破裂出血,侵犯周围组织致边界不清。

3. 鉴别诊断

需与其他卵巢肿瘤鉴别,卵黄囊瘤患者年轻、肿物大、边界清、内常出血坏死,具有囊变区等特点可资鉴别。

4. 临床价值

本病的声像图表现结合临床资料,超声检查可在一定程度上作出较明确的判断,是首选的影像检查方法。

四、卵巢转移瘤

1. 病理与临床

卵巢转移瘤(metastatic ovarian tumor)占卵巢肿瘤的 5%～10%,指从其他脏器转移至卵巢的恶性肿瘤。不少原发于消化道的肿瘤及乳腺癌都可能转移到卵巢,最常见的原发部位是胃和结肠,又称库肯勃瘤（Krukenberg瘤）。

大体形态上来源于生殖器官以外的卵巢转移瘤一般均保持卵巢的原状,卵巢均匀增大,呈肾形或长圆形,表面光滑或结节状,切面实性。

卵巢转移瘤一般无自觉症状,原发于胃肠道的转移瘤可有腹痛、腹胀以及原发肿瘤的相应症状。腹水在转移性卵巢癌中相当常见。双侧性是转移性卵巢瘤的另一个突出特点,据报道双侧性卵巢转移占到60%～80%。

2. 超声表现

卵巢转移瘤常表现为双侧卵巢增大,但形态仍为肾形或卵圆形,呈双侧性实性包块,表面可呈结节状改变;无明显包膜回声,但边界清晰,常伴腹水。

3. 鉴别诊断

主要需与原发性卵巢肿瘤相区别。卵巢转移瘤常有卵巢以外部位的原发肿瘤病史,且多为双侧性;而原发肿瘤无其他部位肿瘤病史,单侧多见。

五、超声对附件包块的鉴别诊断价值

1. 卵巢肿瘤良、恶性的鉴别

根据声像图特征结合CDFI表现可对一部分卵巢肿瘤的良、恶性进行判断(表6.7.1)。

(1) 良性肿瘤多表现为囊性或以囊性为主的混合性包块,如单房囊肿、无实性成分或乳头或多房囊肿;有分隔,但无实性成分或乳头,一般为良性;有乳头但数目少且规则,也多为良性。

(2) 有实性成分的单房或多房囊肿,乳头数目较多、不规则时要考虑到恶性;以实性为主的囊实性或回声不均匀的实性肿瘤则大多为恶性;恶性肿瘤较大时形态不规则、边界欠清、内部回声明显不均,可见厚薄不均的分隔,多合并腹水。

(3) CDFI对卵巢肿瘤良、恶性鉴别的帮助也是肯定的。恶性肿瘤由于其大量新生血管及动静脉瘘形成,血管管壁缺乏平滑肌,CDFI可见血流信号,动脉血流呈低阻型,多数学者认为,RI≤0.4可作为诊断恶性卵巢肿瘤的RI阈值。

表6.7.1　卵巢良性肿瘤和恶性肿瘤的鉴别

鉴别要点	良性肿瘤	恶性肿瘤
病史	病程长,逐渐增大	病程短,迅速增大
体征	多为单侧、活动,囊性,表面光滑,常无腹腔积液	多为双侧、固定,实性或囊实性,表面不平,结节状,常有腹腔积液,多为血性
一般情况	良好	恶病质
实验室检查	多无异常发现	可有血清AFP或CA125升高
超声	类圆形,边界清,液性暗区多,可有光带分隔,隔较薄,厚<3 mm	液性暗区内有杂乱光团、光点,囊实性的实性成分多,肿块边界不清

2. 卵巢瘤样病变及炎性包块与卵巢肿瘤的鉴别

卵巢瘤样病变,如生理性囊肿合并出血、不典型卵巢内异症囊肿以及盆腔炎包块等的声像图表现与卵巢肿瘤有较多重叠,需要超声医师高度重视,鉴别要点如下。

(1) 卵巢生理性囊肿合并出血:出血性囊肿的囊壁上若有结节或乳头回声,为凝血块附着所致,结节或乳头内无血流信号,且2～6周随诊可见大小及回声的变化;而卵巢囊性肿瘤的实性结节和分隔上可见血流信号,随诊无明显变化。

(2) 卵巢内膜异位症囊肿:典型的巧囊内常含均匀密集的点状低回声,其内也常见团块状中等回声,CDFI显示无血流信号。而不典型巧囊可表现为无回声区内见附壁类实性回声,有时与囊腺瘤鉴别较困难,鉴别要点是应用经阴道超声观察病灶内血流情况,巧囊内附壁类实性回声无血流信号。超声造影可帮助确定诊断,因此必要时可进行超声造影检查。利用探头推动包块,观察病灶内回声移动情况,也有助于判断。此外,单纯型囊腺瘤也需与较大的巧克力囊肿相区别。

(3) 盆腔炎性包块:二维及CDFI特征与卵巢恶性肿瘤有不少相似之处,是超声鉴别诊断的难点。仔细观察是否有正常卵巢回声是鉴别诊断的关键,若在附件区域或病灶包块内可见正常卵巢结构,则首先考虑是炎性病变;当然,盆腔炎症明显累及卵巢(如输卵管-卵巢脓肿)时,单凭超声表现是很难确定的,必须密切结合临床病史、症状及体征进行综合判断。

3. 超声诊断卵巢肿瘤的注意事项

(1) 卵巢肿瘤组织学种类繁多,声像图表现各异,超声检查通常无法作出组织学判断。超声医师虽可根据超声特点对一部分肿瘤的组织学作出推断,超声报告时也可提示组织学诊断的可能性,但不可太绝对。

(2) 一部分卵巢肿瘤,如畸胎瘤、囊腺瘤、纤维瘤等有较典型超声特征,根据这些超声特征可作出较明确的良、恶性判断,但超声医师仍需密切结合临床病史、症状、体征及实验室检查进行综合分析判断。

(3) 经阴道超声检查能更清晰地显示肿瘤内部回声、边界与周围脏器的关系及肿瘤血供情况,对卵巢肿瘤的诊断与鉴别诊断帮助较大;特别是对小的卵巢肿瘤,可能较早期发现病变。

(4) 尽管畸胎瘤有较特征性的超声表现,但临床上即使有经验的超声医师也可能漏诊或误诊畸胎瘤。主要原因是畸胎瘤回声与肠管内气体强回声非常相似,如不仔细观察或对此类肿瘤认识不充分,就可能误认为是肠管而漏诊或将肠道气体误诊为畸胎瘤。仔细观察仍是诊断关键。观察不清时,应嘱患者排便后复查。

(5) 三维超声成像不仅能显示与二维超声相似的结构断面,还能显示肿瘤整体观及内部结构,如囊壁的特征、分隔厚度、乳头数目、大小、位置等,有望在卵巢肿瘤的诊断中发挥越来越大的作用。

(6) 超声造影能更准确地提供附件包块的血流信息,对常规超声上表现为类实性的囊性病变,超声造影可以起到关键的诊断作用;对一些疑难的附件包块良、恶性鉴别诊断,造影能提供较常规超声丰富的诊断信息,可以作为附件区包块疑难病例的辅助检查手段之一。

第八节 盆腔炎性疾病

(一)病理与临床

盆腔炎性疾病(pelvic inflammatory diseases,PID)属妇科常见病、多发病,主要包括子宫内膜炎、输卵管炎、输卵管-卵巢炎、输卵管-卵巢脓肿以及盆腔腹膜炎等,其中以输卵管炎最常见。

盆腔炎性疾病的致病菌分为内源性及外源性两类,前者来自寄居于阴道内的菌群(包括需氧菌及厌氧菌,以两者的混合感染多见),后者主要为性传播疾病的病原体,如淋球菌。

感染途径主要包括上行性感染与邻近脏器炎症蔓延两种。性生活紊乱或经期性交、产后、剖宫术后,都可能导致外来及内在的致病菌经内膜剥脱面、胎盘剥离面、剖宫术切口、胎盘残留等部位上行性感染引起;妇科器械操作也是感染的原因之一,如人工流产、宫内节育器放置、诊断性刮宫、输卵管通液等都可能造成上行性感染。邻近脏器的炎症,如阑尾炎、憩室炎、腹膜炎蔓延至输卵管也可引起。

若慢性盆腔炎反复急性发作,则形成盆腔粘连或形成盆腔炎性包块、输卵管积水、积脓等。PID 的发生与年龄、性活动、避孕方式及经济状况等诸多因素有关。

大体病理上,输卵管炎时可见输卵管壁明显增厚、增粗、充血、水肿、炎性渗出液或脓性渗出液,并与卵巢粘连形成盆腔炎性包块;输卵管上皮发生退行性变脱落时引起管腔粘连、闭塞,致输卵管伞端闭锁,即形成输卵管积水或积脓。由于卵巢表面包裹卵巢白膜,形成天然屏障,因此卵巢很少单独发生炎症;当输卵管发生炎症时,输卵管伞端与卵巢粘连,发生卵巢周围炎,严重时即形成输卵管-卵巢脓肿(脓肿位于子宫后方、阔韧带与肠管之间)。

急性盆腔炎症或慢性炎症急性发作时,盆腔内常可见积液,为渗出液积聚在盆腔粘连的间隙内或子宫-直肠窝处;有时也可形成单个或多个脓肿。慢性盆腔炎为急性盆腔炎未能彻底治疗,或患者体质较差,病程迁延所致,以慢性输卵管炎最常见。输卵管积水又是慢性输卵管炎最常见的表现,炎症引起输卵管伞端闭锁,管腔中渗出液积聚而成;有的则为输卵管积脓,脓液吸收液化后呈浆液状,演变成输卵管积水。

临床表现视病情轻重及病变范围而不同。轻者可无临床症状或仅有轻微下腹痛等;下腹隐性不适感、腰背部及骶部酸痛、发胀、下坠感是常见的症状,常因劳累而加剧;重者可发热甚至高热,伴明显下腹痛。其他包括月经过频、月经量过多(可能为盆腔充血及卵巢功能障碍所致)、白带增多、性交痛、痛经以及继发性不孕等。

妇科检查时可见阴道、宫颈充血,黄色或脓性分泌物,宫颈举痛,双附件增厚或扪及盆腔包块。

(二) 超声表现

早期 PID 的声像图可以正常,随着疾病进展,出现相应超声表现。

(1) 子宫内膜不规则增厚或宫腔少量积液时,提示子宫内膜炎,但子宫内膜炎的这些声像图表现并无特异性,很难由超声诊断,必须结合临床。

(2) 急性输卵管炎早期仅见输卵管轻度肿大、增粗,卵巢饱满、回声减低,继之出现回声不均、边界不清的盆腔囊实性包块,双侧性常见。

(3) 卵巢周围炎时,表现为卵巢增大、呈多囊性改变(多个小囊性区)及卵巢边界欠清。

(4) 随着感染加重,卵巢和输卵管粘连、融合形成输卵管-卵巢炎,用阴道探头推之,卵巢与输卵管不能分开。进一步发展形成输卵管-卵巢脓肿,表现为混合回声包块,形态不规则、壁厚、有多个分隔、边界不清,内部有点状或团块状回声,常有后方回声增强。因这些表现无特异性,超声上较难与其他附件包块或卵巢肿瘤相区别,需密切结合临床。

(5) 盆腔积脓可以发生在宫腔或子宫直肠窝,表现为充满点状回声的积液;宫腔积脓时,应注意有无宫颈口狭窄或占位引起的阻塞。

(6) 输卵管积水的主要超声特征为输卵管扩张并伴有不全分隔。具体表现为:① 附件区囊性包块,常为双侧性;② 包块呈曲颈瓶状、S 形、粗管状或腊肠形,边界清楚,张力较低;③ 囊壁厚薄不一,囊内见不完整分隔,这是输卵管积水的重要声像图特征;④ 常可见正常的卵巢回声;⑤ 输卵管积脓时液体内充满点状回声。

(7) 盆腔积液也是 PID 感染时常见的超声征象,表现为子宫两侧或子宫直肠隐窝局限性无回声区。张力低,有时内部可见薄的纤细分隔。

(8) CDFI:PID 时输卵管壁常增厚、增粗、充血、水肿,CDFI 可见输卵管壁血流信号增加;卵巢周围炎时,卵巢血流信号也增加。

(三) 鉴别诊断

(1) 卵巢瘤样病变的鉴别:① 滤泡囊肿或黄体囊肿随诊可见变化(缩小或消失);黄素化囊肿多见于与

妊娠相关的情况。②卵巢冠囊肿是位于阔韧带内靠近输卵管侧的囊肿，多为圆形或椭圆形、单房、壁薄而光滑、张力较高，可探及正常卵巢。③卵巢巧克力囊肿内见细小密集的点状回声，且巧囊为圆形或椭圆形，这是巧囊的主要特点。

（2）淋巴管囊肿：患者常有手术史，手术清扫淋巴结后出现淋巴囊肿，为圆形或椭圆形囊肿，淋巴管囊肿有较特定的发生部位，即双侧髂血管旁，可助鉴别。

（3）巨输尿管：超声显示为类圆形、长柱形或腊肠样无回声区，内径可在 4 cm 以上，分段追踪检查可显示输尿管全段扩张，合并不同程度肾积水。

（4）卵巢肿瘤：输卵管卵巢炎、输卵管卵巢脓肿等，均表现为非特异性的囊实性包块，且盆腔炎时 CA125 也可以升高，因此，临床及超声上与卵巢肿瘤鉴别均较困难。若包块内或其旁见到正常卵巢回声，则炎性包块可能性很大；炎性包块多形态欠规则，边界模糊不清，而卵巢肿瘤多数边界尚清；另外，双侧性囊实性包块，尤其是可见卵巢样结构时，为炎性包块。必要时需行穿刺或腹腔镜手术探查。

（四）临床价值

经阴道超声可更好地观察壁上皱褶，囊壁边界、血流等，有助于鉴别诊断。根据输卵管积水典型的声像图表现，并尽可能找到卵巢声像图，同时结合临床病史及妇科检查，超声多数应该能提示盆腔炎性包块及输卵管积水的诊断。

但事实上，往往由于对本病的超声特征及鉴别诊断认识不足，临床上超声诊断准确率并不理想。超声医师应提高对盆腔炎症及输卵管积水的认识，避免不必要的误诊。

第九节　计划生育相关疾病

（一）宫内节育器及其并发症

1. 病理与临床

宫内节育器（intrauterine contraceptive devises, IUD）的异物作用可引起子宫内膜的无菌性炎症，从而影响受精卵的着床。超声检查可直观地显示宫内节育器在宫内的位置，借此可判断宫内节育器有无下移、嵌顿、脱落、带器妊娠。三维超声透明成像能够显示宫内节育器的立体形状，并显示与盆腔器官关系，可以提供宫内节育器的全面信息，是临床诊断的重要补充。

2. 超声表现

宫内节育器的形状、材料不同，其超声表现不尽相同。金属节育器在不同的切面扫查时表现为宫腔内强回声，在其后方由于产生多次反射形成混响回声，似彗星尾部，称彗尾征。塑料节育器虽也表现为宫腔内强回声，后方伴声影，但不伴彗尾征。不同形状的节育器在子宫纵切面和横切面上有不同表现，只有在子宫冠状切面上，才能把整个节育器的形状显示出来。由于无论经腹还是经阴道扫查，子宫冠状切面显示都不容易，此时采用三维超声成像显示宫内节育器的全貌就有很大的优势，利用三维透明成像模式，可突出显示宫内节育器的形态和与宫腔内膜的关系。

（1）正常位置节育器的超声表现：正常位置的节育器声像图表现为节育器强回声位于宫腔中央，其周围内膜显示为低回声的晕圈。在子宫纵切面可判断宫内节育器在宫腔内的位置。正常位置的宫内节育器应全部位于宫腔内，且节育器最下缘不低于宫颈内口，若不符合上述标准，说明宫内节育器移位。由于宫内节育器的形状、质地不同，其超声表现不尽相同，临床最常用的金属圆环较具特征性，由于金属环产生多重反射形成彗星尾征。

（2）宫内节育器异位的超声表现：正常位置的宫内节育器应全部位于宫腔内，且节育器最下缘不低于宫颈内口，若不符合上述标准，说明宫内节育器异位，包括节育器下移、嵌顿、外移。① 节育器下移。声像特点为节育器不在宫腔内而向下移位，节育器下缘达宫颈内口或内口以下，有时节育器可下移至宫颈管内，或脱出宫颈外口至阴道内。② 节育器嵌顿。节育器过大或放置时操作不当损伤宫壁，导致部分或全部节育器嵌入子宫肌层内，为节育器嵌顿。声像表现为节育器偏离宫腔中央部位，嵌入肌层甚至接近浆膜层。③ 节育器外移。节育器穿透子宫肌壁、浆膜层造成穿孔而致节育器外移。超声扫查显示子宫内无节育器的强回声，在宫旁、子宫直肠陷凹或腹腔内见强回声的节育器声像。

（3）带器妊娠的超声表现：当节育器太大或太小，与宫腔大小不符或节育器下移时，节育器不能与宫腔广泛接触，偶可出现受精卵在宫内着床致带器妊娠的声像。妊娠囊一般位于节育器上方或一侧。节育器的位置、与妊娠囊的关系决定其对妊娠的影响。早期妊娠 IUD 在妊娠囊以外时，对妊娠影响不大，有较高的妊娠成功率。但若两者较近或妊娠囊突入节育环内，将影响胚胎的发育，甚至引起流产。

3．鉴别诊断

通常超声检查可以准确诊断，无需与其他疾病鉴别。但当节育器外移游离在腹腔内时，超声很难分辨其与肠管的声像，要与节育器脱落相区别，盆腔 X 线平片可以协助诊断。

4．临床价值

超声检查可直观地显示节育器在宫腔内的位置，借此可判断宫内节育器有无下移、嵌顿、脱落、带器妊娠。三维超声透明成像能够显示宫内节育器的立体形状，并显示与盆腔器官的关系，可以提供宫内节育器的全面信息，是临床超声诊断的重要补充。

（二）人工流产和药物流产后组织残留

1．病理与临床

早期妊娠行人工流产或药物流产及中期妊娠行引产后，妊娠组织排出不全可导致宫腔内妊娠组织物残留。临床表现为人工流产或药物流产后阴道流血不止，量多，尿妊娠试验持续阳性。病理检查残留的组织物大多数为变性的绒毛组织。

2．超声表现

（1）二维超声：宫腔内有不均质的高回声或低回声团，形态不规则，与正常肌层分界不清；若宫腔内有积血，可见宫腔线分离，宫腔内见无回声或低弱回声区，与宫壁分界清楚。

（2）多普勒超声：由于绒毛具有侵蚀子宫肌层血管的生物学特性，绒毛着床部位的局部肌层内可以显示局灶性丰富的血流信号。多普勒超声可在不均高回声区局部内膜下肌层显示局灶性斑片状或网状彩色血流信号，记录到低阻力型滋养层周围动脉血流频谱以及静脉性频谱。

3．鉴别诊断

（1）恶性滋养细胞疾病：子宫肌层回声普遍不均，呈蜂窝状；肌层血流信号异常丰富；可记录到极低阻力的动脉性频谱，若能找到动静脉瘘性频谱则较有特异性；HCG 水平异常升高为诊断恶性滋养细胞疾病的重要条件。

（2）子宫内膜息肉：子宫肌层回声正常，宫腔内高回声团的形态和边缘较规则，有时 CDFI 可显示其基底处单一条状血流，血流频谱多为中至高阻力；无停经后阴道流血病史，HCG 阴性，易于鉴别。

4．临床价值

超声检查结合病史及 HCG 水平，容易作出诊断，为临床判断有无不全流产及是否需要清宫提供重要的参考信息。

第七章 产前超声

第一节 妊娠解剖与生理

一、孕龄

临床上推算孕龄，有以下三种方法。

（1）胎龄：从受精那天开始计算，至胎儿由子宫娩出的时间，约38周。该方法多用于胚胎学研究和描述。

（2）妊娠龄（孕龄）：从受精前14天算起，至胎儿由子宫娩出的时间，约40周，相当于胎龄加14天。对于月经周期28天的妇女来说，妊娠龄第一天即末次月经的第一天。临产上多用这一方法来推算孕龄。

（3）月经龄：从末次月经的第一天起，不考虑排卵或妊娠日期。对于月经周期28天的妇女来说，月经龄即妊娠龄。

对于月经周期28天左右的孕妇，超声显示胚胎或胎儿大小与相应的孕龄相符，此种情形就以月经龄作为妊娠龄。若月经周期不准，周期较长，其LH（黄体生成素）高峰和排卵也相应推迟。例如，35天为一个月经周期者，在第21天排卵，较28天周期的妇女推迟7天，因此受孕也相应推迟7天，此种情形超声检查胚胎或胎儿的大小就会较月经龄小一周。如果月经周期极其不规则，孕妇告知的末次月经就没有什么重要意义了。

二、妊娠分期

以月经龄计算，妊娠第13周末前称早期妊娠，第14周到第27周末称中期妊娠，第28周及以后称晚期妊娠。受精8周（月经龄10周）内的孕体称为胚胎（embryo），自受精后第9周（月经龄第11周）起称为胎儿（fetus）。

三、胚胎/胎儿的发育过程

以月经龄孕周计，胚胎/胎儿的发育过程如下：

孕4周，妊娠囊平均内径约为3 mm，胚盘与体蒂形成，卵黄囊出现，初级绒毛膜形成。

孕5周，胚长为2～5 mm，出现原始心管搏动。

孕6周，胚长为6～10 mm，神经管于该期末完全闭合，3个初级脑泡形成，原肠形成，上肢肢芽出现。

孕7周，胚长为10～14 mm，大脑各结构原基开始形成，眼鼻和口开始发育，手板形成，下肢肢芽出现。

孕 8 周,头臀长(crown-rump length,CRL)约为 20 mm,胚胎已初具人形,头大,占整个胎体一半。能分辨出眼、耳、鼻、口,心脏外形形成,原始生殖腺开始发育,直肠与泌尿生殖窦分开。

孕 9 周,CRL 约为 30 mm,四肢更明显,可辨认肱骨及股骨,躯干开始增长和变直,同时可出现明显的生理性中肠疝。

孕 10 周,CRL 约为 40 mm,完成胚胎过程。心脏、面部结构已基本形成,外周血管最终形成,肛膜出现孔眼,颅骨、脊柱开始骨化,男女性腺开始分化。

孕 11 周,CRL 约为 50 mm,肾上升至正常位置,四肢可活动,手指、足趾形成,生理性中肠疝回复到腹腔内。

孕 12 周,CRL 约为 60~70 mm,可出现躯干活动,如翻身等,肾与集合管相通,开始产生尿液。

孕 14 周末,CRL 约为 80 mm,部分可确定胎儿性别,大脑外侧裂开始形成一条浅沟,羊膜与绒毛膜的胚外中胚层相连封闭胚外体腔。

孕 16 周末,胎儿身长约为 160 mm,CRL 约为 120 mm,外生殖器发育完全,可确认性别。头皮已长出头发,开始出现呼吸运动,皮肤菲薄呈深红色,无皮下脂肪。部分孕妇已能自觉胎动。

孕 19 周,胼胝体、小脑蚓部逐渐发育完成。

孕 20 周末,胎儿身长约为 250 mm,CRL 约为 160 mm,皮肤暗红,出现胎脂,可见少许头发。大脑外侧裂发育完成,眼睛上、下睑分开。开始出现吞咽、排尿功能。

孕 24 周末,胎儿身长约为 300 mm,CRL 约为 210 mm,体重约为 630 g,各脏器均已发育。细小支气管和肺泡已经发育。出生后可有呼吸,但生存率极差。

孕 28 周末,胎儿身长约为 350 mm,CRL 约为 250 mm,体重约为 1000 g,皮下脂肪不多。眼睛半张开,出现眼睫毛。四肢活动好,有呼吸运动。出生后可存活,但易患特发性呼吸窘迫综合征。

孕 32 周末,胎儿身长约为 400 mm,CRL 约为 280 mm,体重约为 1700 g,睾丸下降。皮肤深红色仍呈皱缩状,生存能力尚可,出生后注意护理可存活。

孕 35 周末,腹围增大开始超过头围。

孕 36 周末,胎儿身长约为 450 mm,CRL 约为 320 mm,体重约为 2500 g,皮下脂肪较多,身体圆润,睾丸已位于阴囊。

孕 40 周末,胎儿身长约为 500 mm,CRL 约为 360 mm,体重约为 3400 g。胎儿发育成熟,皮肤粉红色,皮下脂肪较多,足底皮肤有纹理。男性睾丸已降至阴囊内,女性大小阴唇发育良好。出生后哭声响亮,吸吮能力强,能很好地存活。

四、胎儿血液循环

来自胎盘的营养物质丰富、氧含量较高的血液,经脐静脉进入胎儿体内,经肝圆韧带内的脐静脉入肝,然后再分为两条途径,一部分与肝门静脉血液相混,经肝静脉汇入下腔静脉,另一部分经静脉导管入下腔静脉。来自脐静脉的血液与来自胎儿身体下部回流的血液在下腔静脉中混合后入右心房,50% 以上混合血经卵圆孔入左心房,再经左心室进入主动脉,主要供应胎儿的脑部及心脏。右心房内来自下腔静脉的小股血与来自头部及上肢的上腔静脉的血液相混流入右心室,再进入肺动脉。由于胎儿的肺尚无呼吸功能,所以仅有约 10% 的少量血液入肺,大部分血液则经动脉导管进入降主动脉。降主动脉中的大部分血液经脐动脉返回胎盘,小部分血液供应身体下部。胎儿体内循环的血液都是动脉血与静脉血的混合,只是混合成分的比例不同。流入上肢、头部、心脏及肝脏的血液含氧及养分较多,而流入胎儿肺部及身体下部的血液含氧及养分较少。

出生后,原胎儿血液循环通道会发生改变,如脐静脉出生后闭锁为肝圆韧带,静脉导管闭锁为静脉韧带,动脉导管闭锁为动脉韧带,脐动脉闭锁成为脐动脉索,卵圆孔瓣因左心房压力增高覆盖卵圆孔,卵圆孔关闭。

五、妊娠期母体子宫及卵巢的变化

妊娠期间母体子宫体积从非孕期的 6 cm×5 cm×3.5 cm 增加至足月的 35 cm×25 cm×22 cm,容量约为 5000 mL,是非孕期的 500～1000 倍。宫体位置自妊娠 12 周自盆腔上升至腹腔,此时,超声检查无需膀胱充盈。子宫肌壁非孕期时厚约为 1 cm,妊娠期可增厚达 2.0～2.5 cm,至妊娠末期变薄,特别是子宫下段,但正常情况下,下段肌层亦≥3 mm。妊娠期间宫颈管会逐渐变短,但一般≥3 cm,宫颈管的正常长度是胎儿在宫内生存至足月的重要保证。子宫动脉为了供应胎儿生长发育出现相应变化,中孕期子宫动脉直径可增加40%～60%,舒张期流速增高,阻力降低,舒张早期切迹消失(一般在孕 17 周后)。自妊娠早期开始,子宫可出现不规律无痛性收缩,其特点为稀发、无规律和不对称,随着妊娠进展而逐渐增加,持续时间不足 30 秒,不伴宫颈扩张,为生理性,又称 Braxton Hicks 收缩。

母体卵巢妊娠期略增大,排卵和新卵泡发育停止。在孕妇的卵巢中一般仅能发现一个妊娠黄体,黄体功能一般于孕 10 周完全由胎盘取代,黄体开始萎缩。

第二节　超声检查准备及适应证

1. 检查前准备

告知孕妇超声检查适应证、最适检查时间、该次检查内容、检查的局限性、所需时长、孕妇所需准备等。

经腹超声检查:早孕期(孕 11 周前),患者需充盈膀胱,要求与妇科经腹部超声检查一致;孕 11 周及其后检查胎儿无需特殊准备,但此期要检查孕妇宫颈情况时需充盈膀胱。

经会阴、阴道超声检查:排空膀胱后进行。

2. 体位

(1) 经腹超声检查:通常取仰卧位,患者充分暴露下腹部,中晚孕期为了更好显示胎儿解剖结构,可根据胎儿体位调整孕妇体位,如左侧卧位、右侧卧位。为了更好显示宫颈与宫颈内口,可垫高孕妇臀部。

中晚孕期检查中当孕妇出现仰卧位综合征时应立即停止检查,嘱患者侧卧位,待症状好转后再行检查。所谓仰卧位综合征,是指妊娠中晚期孕妇取仰卧位时,出现头晕、恶心、呕吐、胸闷、面色苍白、出冷汗、心跳加快及不同程度血压下降,当转为侧卧位后,上述症状即减轻或消失的一组综合征。

(2) 经会阴、阴道超声检查:孕妇取截石位。

3. 仪器

实时超声显像仪,常用凸阵探头,在探测深度内尽可能使用高频探头,常用腹部探头频率为 3.0～6.0 MHz,阴道探头频率为 3.0～10.0 MHz。

4. 检查方法

(1) 早孕期:主要通过子宫连续纵切面、横切面观察妊娠囊(gestational sac,GS)位置、大小、卵黄囊、胚胎/胎儿数目、胎芽及胎心搏动、在胚芽或胎儿矢状切面测量胎芽长度或胎儿头臀长、绒毛膜囊数、羊膜囊数、孕妇子宫形态及其肌层和宫腔情况;在宫底横切面上探头稍向左侧、右侧偏斜观察双侧附件情况。目前没有证据证实早孕期经阴道超声检查增加流产的风险。

颈项透明层(nuchal translucency,NT):最适检查时间在 11～13^{+6}周。评估胎儿染色体异常的风险、了解胎儿有无极其严重的结构畸形。但信息有限,不能替代中孕期超声检查。

(2)中晚孕期:超声检查内容包括某些解剖结构的测量,如双顶径、头围、腹围、股骨长等,预测孕周大小;其次是估计胎儿体重,判断胎位、胎儿数目,估测羊水量,观察胎盘、脐带、孕妇子宫、宫颈等,最后也是在这个时期最重要的检查内容是对胎儿解剖结构的全面检查。

中孕期最适检查时间是 18~24 孕周,此时期是检查胎儿解剖结构和筛查胎儿畸形的最佳时期,能对胎儿各个系统的重要解剖结构进行系统检查。胎儿系统超声检查要求观察的解剖结构包括颅脑结构、颜面部、颈部、肺、心脏、腹腔脏器(肝、胆囊、胃肠道、双肾、膀胱)、腹壁、脊柱、四肢(包括手和足)等。对这些结构的检查,可通过多个标准切面实现,常用的有 32~36 个切面。

5.中、晚孕期超声检查分类

(1)Ⅰ级超声检查:适用于整个中孕期及晚孕期,是基本的产科超声检查。主要包括胎儿生长径线的测量及胎盘、羊水的观察。

(2)Ⅱ级超声检查:原国家卫生部于 2002 年颁布《产前诊断技术管理办法》(卫生部令第 33 号)和文件《超声产前诊断技术规范》(卫基妇发〔2002〕307 号),要求妊娠 16~24 周超声应诊断的严重畸形包括无脑儿、脑膨出、开放性脊柱裂、胸腹壁缺损内脏外翻、单腔心、致死性骨骼发育不全。Ⅱ级超声检查除了Ⅰ级超声检查的内容外,需要检出上述 6 种畸形。

(3)Ⅲ级超声检查(系统筛查):在Ⅱ级超声的基础上,按胎儿各个系统检查相应的结构。时间一般选择在妊娠 20~24 周,该阶段胎儿多个器官已发育成熟,羊水量适中,胎儿相对容易变换体位,有利于筛查胎儿结构。

(4)Ⅳ级超声检查(超声诊断):针对孕妇或胎儿存在的高危因素,或Ⅰ级、Ⅱ级、Ⅲ级超声发现或怀疑的异常,进行有目的的详细超声检查。孕妇高危因素包括血清学筛查异常,既往不良分娩史,孕期服药史、感染史,出生缺陷家族史,合并内、外科疾病等。

(5)单项超声检查:针对某个特定的项目或某个结构进行检查,不需要进行完整的某一类超声检查,如仅仅观察胎儿方位、胎心搏动、胎盘位置、羊水量等,多适用于急诊或床旁超声。在实际临床操作过程中,常常需要对某一项目进行动态观察或随访,而没必要每次都测量胎儿径线等,减少不必要的胎儿超声暴露,同时也尽可能地避免超声检查过于频繁所致的测量误差。

第三节 正常妊娠超声表现

一、早孕期超声表现

1.孕囊

孕囊是超声首先观察到的妊娠标志。正常极早期的孕囊表现为在宫腔内见到一极小的无回声区,常位于宫腔中上部,周边为一完整且厚度均匀的强回声环,厚度至少不低于 2 mm,有人将此称为"蜕膜内征",在极早期诊断中较有价值。随着孕周的增大,囊壁回声高于子宫肌层,这一强回声壁正是由增厚的子宫蜕膜组成,随着孕囊对子宫的压迫越来越明显,形成特征性的"双绒毛环征"或"双环征"。这一征象在孕囊平均内径≥10 mm 时能恒定显示。

但值得注意的是,当孕囊内未见卵黄囊或胚胎时,须与假孕囊相区别。假孕囊轮廓不规则或不清楚,囊壁回声无明显增强,厚度也不均匀,形状不定,无"双环征",内无胚芽和卵黄囊,有时可见少许点状强回声,不随孕周增大而增长。

2. 卵黄囊

卵黄囊(yolk sac,YS)是孕囊内超声能发现的第一个解剖结构。正常妊娠时,卵黄囊呈球形或环形,囊壁呈细线状高回声,中央无回声,透声极好,在妊娠5～10周,其体积逐步增长,最大不超过5～6 mm,妊娠5～6周时阴超可以显示,约10周时开始消失,12周后完全消失。卵黄囊大小约为3～8 mm,最大尺寸在7周,平均为5 mm。如果超声显示卵黄囊过大(＞10 mm)或过小(＜3 mm)或不显示,则提示妊娠后果不良。

3. 胚芽及心管搏动

一般来说,在超声图上胚芽(fetal pole)长为4～5 mm时,能检出原始心管搏动,相应孕周为6～6.5周,相应孕囊大小为13～18 mm。经阴道超声胚芽长＞5 mm或者经腹部超声胚芽长＞9 mm而未能观察到胎心搏动时,应考虑胚胎停止发育。

在妊娠第7～8周时,上、下肢肢芽长出,超声显示为一棒状结构,伴随手和足的早期发育,8周时胚胎则初具人形。第9周时,四肢更为明显显示,躯干开始增长和变直,同时可出现明显的生理性中肠疝。这是由于肠的生长速度比胚体的生长速度快,而此时腹腔容积相对较小,加上肝脏和中肾的增大,迫使肠袢进入脐带内(脐腔),在脐带根部形成一细小包块,便形成了胚胎性的生理性中肠疝。通常直径不超过7 mm,超过7 mm则有可能为真正的脐膨出,应追踪观察。第11～12周时,由于腹腔增大,肝脏的增长速度减慢,中肾开始萎缩,肠袢开始退回至腹腔,此时不应再有生理性中肠疝。

4. 羊膜囊

早期羊膜囊(amniotic sac,AS)囊壁菲薄,超声不易显示。若加大增益或者经阴道探头检查,则可以在7周后清楚显示薄层的羊膜,在绒毛膜腔内形成一囊状结构,此为羊膜囊,胚胎于羊膜囊内显示。当头臀径至少为7 mm时,常可探及带状羊膜及羊膜囊的回声,当声束与羊膜垂直时更易探及羊膜的回声。一般在孕12～16周时羊膜与绒毛膜逐渐融合,绒毛膜腔则消失,羊膜不易再被探及。

5. 颈项透明层

颈项透明层是指胎儿颈后皮下的无回声带,位于颈后高回声皮肤带与深部软组织高回声带之间。这是所有胎儿均可出现的一种超声特殊征象。早孕期发现NT值的增厚与唐氏综合征的危险性增高有关。部分增厚的NT将逐渐发展成为水囊瘤,部分胎儿伴有水肿。绝大部分胎儿仅有NT增厚,不会出现明显的水肿。

NT的测量现已广泛用于孕早期筛查胎儿染色体异常,尤其是唐氏综合征。据统计,利用NT及孕妇年龄可筛查75%左右的唐氏综合征胎儿。

(1) NT最佳筛查时间:11～13^{+6}周,CRL在45～84 mm之间。

(2) NT测量方法:取得胎儿正中矢状切面图,并在胎儿自然伸位(不后仰也不前屈)时测量NT。将图像放大到仅可显示胎儿头部及上胸,在NT的最宽处测量垂直于皮肤强回声带的距离,此时要特别注意区分胎儿皮肤与羊膜。

测量时游标内缘要与NT的内缘重合,同时测量多次,并记录最大值或平均值。

当胎儿有颈部脐带或脊膜膨出时,应注意区分。当有颈部脐带时,也可测量上、下端最宽距离后记录两者的平均值。

(3) NT判断标准:早孕期胎儿NT正常值范围随孕周的增大而增大,在早孕晚期与中孕早期测量NT,不可以同一个标准来判断。目前临床认为NT值应＜3 mm。

二、中、晚孕期超声表现

1. 胎儿颅脑

主要采用横切面,最常用的横切面有丘脑水平横切面、侧脑室水平切面及小脑横切面,通过这 3 个常用切面可以观察颅内很多重要结构,包括大脑、丘脑、透明隔腔、第三脑室、侧脑室、脉络丛、小脑、小脑蚓部、后颅窝池等,并测量双顶径、头围、侧脑室宽度及小脑横径等。

(1)丘脑水平横切面(即双顶径与头围测量标准平面):要求清楚显示透明隔腔(CSP)、两侧丘脑对称、背侧丘脑之间的裂隙样结构,即第三脑室;颅骨光环完整呈椭圆形,左右对称。此切面主要观察脑中线、透明隔腔、丘脑、第三脑室。

(2)侧脑室水平横切面:这是测量侧脑室的标准平面。要求无回声的侧脑室后角显示,内可见不完全充满的高回声脉络丛。

(3)小脑横切面:在得到丘脑平面后声束略向尾侧旋转,即可得到小脑横切面,要求同时显示清晰的小脑半球且左右对称以及前方的透明隔腔。此切面是测量小脑横径的标准切面。小脑横径随孕周增长而增长。在孕 24 周前,小脑横径(以"mm"为单位)约等于孕周(如 20 mm 即为孕 20 周),孕 20～38 周每周增长 1～2 mm,孕 38 周后每周增长 0.7 mm。

2. 胎儿脊柱

主要切面包括矢状切面、横切面及冠状切面。

矢状切面上脊柱呈两行排列整齐的串珠状平行强回声带,从枕骨延续至骶尾部并略向后翘,最后融合在一起。在腰段膨大,两强回声带略增宽,两强回声带之间为椎管,其内有脊髓、马尾等。横切面上脊椎呈 3 个分离的圆形或短棒状强回声,2 个后骨化中心较小且向后逐渐靠拢,呈"Λ"形排列,前方中央较大者为椎体骨化中心。冠状切面上可见整齐排列的 2 条或 3 条平行强回声带,中间一条反射回声来自椎体,两侧的来自椎弓骨化中心。

3. 胎儿面部

可通过矢状切面、冠状切面及横切面来检查,主要观察结构为双眼、眼眶、鼻骨、上唇。

4. 胎儿肢体骨骼

中孕期时,羊水适中,胎动活跃,四肢显示较易获得,此时是检查胎儿四肢畸形的最佳时期。四肢超声检查应遵循一定的检查顺序,对胎儿每条肢体从近段逐一追踪至远段,分别依次显示肱骨、尺骨、桡骨、手掌;股骨、胫骨、腓骨、脚踝。

5. 胎儿胸部

最常用的切面是横切面,此切面上肺位于心脏的两侧,两侧肺大小相近,呈实质性均匀中等回声,随妊娠进展,肺回声渐强。胎儿胸廓的大小与肺的大小有关。

6. 胎儿心脏

主要切面有四腔心切面、左室流出道切面、右室流出道切面、三血管切面或三血管气管切面、主动脉弓切面、动脉导管弓切面、上下腔静脉长轴切面。通过这些切面观察胎儿心脏各个结构,包括左心房、右心房、左心室、右心室、主动脉、肺动脉、动脉导管、房间隔、卵圆孔及卵圆孔瓣、室间隔、二尖瓣、三尖瓣等。

7. 胎儿腹部

腹部脏器主要有肝、胆囊、胃、肠、双肾、膀胱。主要筛查切面有上腹部横切面、双肾横切面、腹壁脐出口切面、膀胱两侧脐动脉切面等。

8. 胎儿外生殖器

男胎外生殖器较女胎者易显示。胎儿生殖器在孕 20 周后 94%～100% 可正确辨认。男性可显示阴茎和阴囊,孕 32 周后睾丸开始下降,在阴囊内可显示双侧椭圆形中等回声。女性可显示大、小阴唇回声。

9．胎盘

超声观测包括胎盘着床位置、范围、数目、内部回声、成熟度、与宫颈内口关系、胎盘后方回声以及胎盘内多普勒血流情况等。一般情况下,胎盘厚度为 20～40 mm,在测量胎盘厚度时应在近胎盘中心的横切面或纵切面上,垂直于胎盘内外缘测量最厚处的厚度。

胎盘分级:临床上通常用胎盘分级来估计胎盘功能和胎儿成熟度,胎盘分级主要根据绒毛膜板、胎盘实质、基底层 3 个部分的回声特征进行判断,见表 7.3.1。

表 7.3.1　胎盘成熟度声像分级

级别	绒毛膜板	胎盘实质	基底层
0	界线清楚,呈平滑线条	分布均匀的点状回声	无回声增强
Ⅰ	呈轻微波浪起状	出现散在的点状强回声	无回声增强
Ⅱ	切迹伸入胎盘实质,未达基底层	回声不均,点状,回声增多	出现短线条状强回声
Ⅲ	切迹深达基底层,呈不规则环状	回声更不均匀,强回声增多伴有声影	大而融合的回声增强区可伴声影

10．脐带

横切面见 2 条脐动脉和 1 条脐静脉的横断面,呈"品"字形排列,纵切面上表现为 2 条脐动脉围绕脐静脉呈螺旋状排列。整个孕期脐带长度几乎和胎儿身长一致,但超声尚不能确定正常妊娠脐带长度。

脐动脉多普勒血流成像可评估胎盘-胎儿循环。脐动脉搏动指数(PI)、阻力指数(RI)及收缩期最大血流速度(S)与舒张末期血流速度(D)比值(S/D)均用来反映胎盘血管阻力,正常情况下 PI,RI,S/D 随孕周增大而降低,孕 7 周脐动脉阻力大,只可测到脐动脉收缩期血流信号,孕 14 周后,所有胎儿都应该出现舒张期血流,晚孕期 S/D 通常<3.0。

11．羊水超声测量

(1) 羊水指数(amniotic fluid index,AFI):以母体脐部为中心,划分出左上、左下、右上、右下 4 个象限,声束平面垂直于水平面,分别测量 4 个象限内羊水池的最大深度,4 个测值之和即为羊水指数。孕 37 周前 AFI<80 mm 或孕 37 周 AFI<50 mm,为羊水过少;孕 37 周前 AFI≥240 mm 或孕 37 周 AFI>200 mm,为羊水过多。

(2) 最大羊水池深度:羊膜腔内最大羊水深度,内不包括肢体或脐带,声束垂直于水平面,测量其最大垂直深度即为最大羊水池深度。最大羊水池深度<20 mm 为羊水过少,最大羊水池深度>80 mm 为羊水过多。

12．胎儿生物物理评分

胎儿生物物理评分主要应用于晚孕期评估胎儿是否存在宫内缺氧,通过实时超声持续观察 30 min 评价 4 项指标:胎儿呼吸样运动、胎动、肌张力及羊水量,总分 8 分(详见表 7.3.2)。

(1) 胎儿呼吸样运动(fetal breathing movement,FBM):在实时超声观察下见胎儿胸廓或腹壁节律的运动为胎儿呼吸样运动,也可经矢状面观察膈肌的上下节律运动。

(2) 胎动(fetal movement,FM):胎动是指胎儿在宫内的活动,指躯体旋转及四肢运动。

(3) 胎儿肌张力(fetal tone,FT):正常情况下胎儿在宫内有一定张力,肌肉有一定的收缩性,肢体一般处于屈曲状态,胎体和肢体活动后又回复到原来的屈曲状态为正常的胎儿肌张力。

(4) 羊水量(amniotic fluid volume,AFV):羊膜腔内羊水容量,最大羊水池深度≥2 cm 为正常。

表 7.3.2 胎儿生物物理评分

项目	2分（正常）	0分（异常）
FBM	30 min 内至少有 1 次且持续 30 s 以上	30 min 内无 FBM 或持续时间不足 30 s
FM	30 min 内出现 3 次以上躯干、胎头或大的肢体活动	30 min 内出现小于 3 次躯干、胎头或肢体活动或无胎动
FT	胎儿躯干或肢体至少有 1 次伸展并恢复至原来的屈曲状态，手指推开合拢	无活动，胎儿肢体伸展不屈或胎动后不回复屈曲位
AFV	最大羊水池深度≥2 cm	最大羊水池深度<2 cm

临床医师可根据评分作出相应的处理：8分，无明显缺氧改变，可于 1 周内或后再重复监测 1 次；6分，可能有缺氧，如胎肺成熟，宫颈条件好，予以引产；≤4分，胎儿宫内情况不良，特别是 0～2 分需终止妊娠。

三、胎龄的估计与胎儿生长的评估

1. 早孕期妊娠胎龄的估计

（1）孕囊平均内径：膀胱充盈适度，完整显示孕囊，孕囊平均内径（mm）=（纵径＋横径＋前后径）/3。妊娠胎龄（d）= 孕囊平均内径（mm）+30。应注意该方法仅适用于孕 7 周内，且各径测值只取孕囊内径。

（2）头臀长：妊娠 9～13^{+6}周，测量头臀长（CRL）是早孕期估计妊娠胎龄最准确的方法。

标准切面是取胎体或躯干最长、最直的正中矢状切面图像，测量胚胎的颅顶部到臀部皮肤外缘间的距离，一般取 3 次测量的平均值，且测量时不能包括胎儿肢体或卵黄囊。妊娠胎龄（周）= CRL（cm）+6.5。

2. 中、晚孕期妊娠胎龄估计

（1）双顶径：双顶径（biparietal diameter, BPD）标准切面为丘脑横平面，可观察到头颅外形呈椭圆形，颅骨对称，可见前方的透明隔腔（CSP）、两侧丘脑对称、两丘脑之间显示裂隙样第三脑室和部分侧脑室后角。目前有三种测量方法：① 测量近侧颅骨外缘至远侧颅骨内缘间的距离，该种测量方法较多见；② 测量远近两侧颅骨骨板强回声中点之间的距离；③ 测量近侧颅骨外缘至远侧颅骨外缘间的距离。注意测量时不要将颅骨外的软组织包括在内。受胎方位或不同头型或胎头入盆等因素的影响，晚孕期双顶径测值会出现较大偏差。

（2）头围：头围（head circumference, HC）测量平面同双顶径测量平面。测量方法：① 分别测量颅骨最长轴和最短轴的颅骨外缘到外缘间的距离，或颅骨壁中点的距离，即枕额径（OFD）和双顶径（BPD），HC＝（BPD＋OFD）×1.6；② 用椭圆功能键沿胎儿颅骨声像外缘直接测出头围长度。

头围测量应注意：HC 测量值不包括颅骨外的头皮等软组织。不论胎头是圆或长形，头围测量都可全面显示出胎头的实际大小，在孕晚期，头围测量已基本上取代了双顶径测量。

（3）小脑横径：在丘脑平面得到后声束略向尾侧旋转，即可获得小脑的横切面，此切面的标准平面要求同时显示清晰的小脑半球且左右对称以及前方的透明隔腔。小脑横径随孕周增大而增长。在孕 24 周前，小脑横径（以"mm"为单位）约等于孕周（如 20 mm 即为孕 20 周），孕 20～38 周每周增长 1～2 mm，孕 38 周后每周增长 0.7 mm。

（4）腹围的测量：腹围标准测量切面为胎儿腹部最大横切面，该切面显示腹部呈圆形或椭圆形，脊柱为横切面，胎胃及胎儿肝内门静脉 1/3 段同时显示。测量方法：① 分别测量前后径及横径，测量腹部皮肤外缘到外缘的距离。腹围＝（前后径＋横径）×1.57。② 椭圆功能键沿腹壁皮肤外缘直接测量。

腹围测量应注意：① 腹围测量切面要尽可能接近圆形。② 肝内门静脉段显示不能太长。③ 腹围与胎儿的体重关系密切。常用于了解胎儿宫内营养状况，若腹围小于正常值，则要小心胎儿是否有 IUGR。

④ 孕35周前,腹围小于头围;孕35周左右,两者基本相等;孕35周后,胎儿肝脏增长迅速,皮下脂肪积累,腹围大于头围。

(5) 股骨长度:股骨长(femur length,FL)主要用于中、晚孕期妊娠的孕龄评估,尤其是晚期,较其他径线测量值更有意义。标准切面:声束与股骨长径垂直,完全显示股骨长轴且平行。测量方法:从一端测量至另一端,不包括骨骺端。

注意事项:从股骨外侧扫查,当从股骨内侧扫查时,显示股骨有些弯曲,为正常现象。当晚孕期以胎头测量估测孕周不准时,应取股骨测量值来评估孕周。

(6) 肱骨长度(humerus length,HL):测量时应完全显示肱骨,声束与肱骨长径垂直,清晰显示肱骨的两端。测量方法:从一端测量至另一端,不包括骨骺端。

注意事项:在中孕期,肱骨可以与股骨等长,甚至可以略长于股骨。必要时应测量对侧肱骨以作对比。在胎儿怀疑短肢畸形时,肱骨则不适合估测孕周。

当股骨与肱骨的测量值低于平均值的两个标准差以上时,可以认为股骨或肱骨偏短;低于平均值两个标准差5 mm以上,则怀疑可能有骨骼发育不良。

(7) 胎儿体重的估计:根据胎儿一项或多项径线的测量值,经统计学处理,来估算胎儿的体重。

估测胎儿体重的公式很多,目前基本不需按公式去计算,大多数超声仪都有产科胎儿发育与体重估计的计算软件,输入各超声径线测值后,可迅速得出胎儿孕周与体重;也可采用查表法获得。在各项预测胎儿体重的生物学测量值中,以腹围与体重关系最为密切。较为准确的体重估测对指导临床决定分娩时机与方式有重要意义,想要获得较为准确的胎儿体重,须注意以下几点:① 标准切面的准确测量;② 测量多项胎儿径线指标,尤其当胎儿生长不匀称时;③ 多次测量获得平均测量值(一般测三次),以缩小测量误差。

要获得准确的超声测量值,在实际工作中,需要超声医师积累经验,对计算公式加以校正,若能采用自己的资料统计而得的公式或关系图表,误差会缩减到最小范围。

第四节　异常妊娠超声表现

一、流产

流产(abortion)是指妊娠不足28周、胎儿体重不足1000 g而终止者,发生在妊娠12周前称早期流产,发生在妊娠12周后称晚期流产。

1. 病理与临床

流产在临床上分为先兆流产、难免流产、不全流产、完全流产、稽留流产。病因包括子宫畸形、染色体异常、孕妇内分泌失调(黄体功能不足、严重甲状腺疾病和糖尿病)、免疫因素、宫颈功能不全、母体传染性疾病、服用抗癌类药物、酗酒、外伤等,但68%的自然流产病因不明。

流产的主要临床表现:有停经史,妊娠试验阳性,阴道流血,腰背部酸痛,腹部阵发性疼痛。早期流产通常先出现阴道流血,后出现腹痛。晚期流产则先出现腹痛,后出现阴道流血。

大多数早期流产物是由蜕膜和不成熟绒毛或胎盘组织混合,少数可同时见到胚胎或胎儿。晚期流产物则可见胎儿及胎盘。

2. 超声表现

(1) 先兆流产:子宫、孕囊、囊内胚芽或胎儿大小与停经孕周相符,可见胎心搏动,但宫颈内口尚未开放。

部分先兆流产患者表现为孕囊一侧新月形无回声区或絮状低回声区。

（2）难免流产：宫颈内口开放，孕囊部分下移至宫颈内口甚至位于宫颈管内，孕囊变形呈"葫芦状"。胚胎停止发育后流产症状迟早会发生，故称难免流产。胚胎停止发育超声可以发现孕囊变形，囊壁欠光滑。诊断标准：经腹超声孕囊平均内径为 20 mm 及以上或经阴道超声孕囊平均内径为 8 mm 及以上时，未显示卵黄囊；经腹部超声孕囊平均内径为 25 mm 及以上时，未显示胚芽；经阴道超声孕囊平均内径为 16 mm 及以上时，未显示胎心搏动；胚芽≥5 mm 时，未显示胎心搏动。

（3）不全流产：部分胚胎组织排出宫腔，但宫腔内仍可见不规则团状回声，CDFI 未探及明显血流信号。

（4）完全流产：胚胎组织已完全排出，子宫内膜清晰显示呈线状高回声，宫腔内可有少许积血。

（5）稽留流产：胚胎或胎儿已死亡，无胎心搏动；孕囊存在但皱缩变形，囊壁回声减弱、变薄，内壁毛糙；孕囊未探及，宫腔内回声杂乱，不能区分孕囊和胚胎结构，呈团块状实质性回声和低或无回声区混合回声。CDFI 包块周边可见较丰富的血流信号。宫颈内口未开，但子宫较停经孕周小。

3. 鉴别诊断

（1）双胎妊娠：当先兆流产合并宫腔积液时声像图可表现为宫腔内显示两个无回声区，此时需与双胎妊娠相区别。要点为：① 无回声形状，先兆流产的宫腔内的积血大多呈月牙形，强回声壁不明显；双绒毛膜双胎妊娠的 2 个孕囊外形饱满，囊壁呈强回声环，形态规则。② 囊腔回声，先兆流产无回声区内无卵黄囊及胚芽组织，而双胎妊娠的每个孕囊内均可见卵黄囊及胚芽，当达到一定孕周后其内均可见原始心管搏动。

（2）宫颈妊娠：难免流产的孕囊下移至宫颈时应与宫颈妊娠相区别。宫颈妊娠时，宫颈膨大，与宫体大小差别不大，甚至可以超过宫体，宫腔内膜蜕膜样增厚，宫颈内口未开放，宫颈孕囊内或可见胚芽及原始心管搏动。

（3）异位妊娠：异位妊娠合并宫腔内积血容易被误诊为假孕囊，此时需与胚胎停止发育的空孕囊相区别，特别是当异位妊娠的包块较小时，经腹超声易将假孕囊误诊为胚胎停止发育。假孕囊周边为子宫内膜包绕，无"双环征"，形态与宫腔一致。

（4）葡萄胎：稽留流产需与葡萄胎相区别，葡萄胎子宫大于停经月份，质地软，内见蜂窝状或葡萄样改变，CDFI 未探及明显血流信号。

4. 临床意义

超声医师通过孕囊、卵黄囊、胚芽、胎心搏动及宫颈内口情况，结合停经史来初步判断胚胎是否存活，如果超声检查不能确定胚胎存活，再结合血 HCG 检查。对超声诊断为难免流产及稽留流产的，临床可以及时处理，避免盲目安胎，以致造成不全流产大出血，甚至宫内感染。

二、异位妊娠

孕卵在子宫腔以外着床发育，称异位妊娠（ectopic pregnancy）。约 95% 发生在输卵管，其中 80% 发生在输卵管壶腹部，也可发生在腹腔、卵巢、宫颈等部位。可能导致异位妊娠的病因主要有盆腔炎、输卵管结核、子宫内膜异位、输卵管手术、盆腔手术、宫内节育器、性激素与避孕药、血吸虫病、辅助生育技术、受精卵游走、输卵管发育异常、吸烟、多次流产史等。

异位妊娠时子宫内膜对异位妊娠产生的激素有反应，腺体呈分泌亢进、蜕膜样变和局灶 Arias-Stella 反应。异位妊娠手术切除送检标本有绒毛、胚胎/胎儿组织或新鲜种植部位，卵巢孕囊壁上必须有卵巢组织，输卵管完整。

（一）输卵管妊娠

输卵管妊娠（tubal pregnancy）主要临床表现有停经史、腹痛、阴道流血、晕厥；未破裂的输卵管妊娠可无明显腹痛;流产型有腹痛但不剧烈;破裂型腹痛较剧烈,伴贫血;陈旧性输卵管妊娠的不规则阴道流血时间较长,曾有剧烈腹痛,后持续性隐痛。体征:腹部压痛或反跳痛、一侧髂窝压痛、宫颈举痛(包括阴道超声检查时),宫体增大柔软。后穹隆穿刺可抽出不凝血。

1. 超声表现

输卵管妊娠的共同声像图表现为子宫稍增大,子宫内膜明显增厚,呈蜕膜样改变,但宫内无孕囊结构,有时可见宫腔内积液或积血,形成假孕囊声像图。根据输卵管妊娠症状的轻重、结局分5种类型。

(1)未破裂型:附件区可见一类孕囊环状高回声结构,壁厚回声强,中央无回声,似"甜面圈",故称为"甜面圈"征(Donut征)。在类孕囊周围可探及类滋养层周围血流频谱。停经6周以上经阴道超声可以观察到卵黄囊、胚胎和原始心管搏动。此时盆腔和腹腔大多无积液。

(2)流产型:附件区可观察到边界不清、形态不规则的混合回声包块,包块内有时可以辨认类孕囊结构,盆腔内可见积液,但量较少。

(3)破裂型:附件区可探及较大、形态不规则的混合回声包块,无明显边界,内部回声紊乱,难以辨认孕囊结构,盆、腹腔可见大量游离液性暗区,内有大量细密点状回声或絮状回声。

(4)陈旧型:附件区可见实质性不均匀中、高回声包块,边界清晰,包块内不能辨认孕囊结构,可有少量盆腔积液。CDFI包块内血流信号不丰富。

(5)间质部妊娠(intramural pregnancy):是一种较特殊的输卵管妊娠,较为少见。因与宫腔距离近,需要与宫角妊娠相区别。输卵管间质部肌层较厚,因此妊娠可维持至14~16周才发生破裂并伴有大出血。临床表现多为妊娠14~16周时突发性腹痛,伴有脸色苍白、手脚冰冷、大汗淋漓等失血性休克症状。间质部超声表现:子宫内膜增厚,宫腔内无孕囊图像,宫底一侧向外突出一包块,内见孕囊结构,囊内可见胚芽或胚胎,孕囊周边可见薄层肌组织围绕,内膜线在宫角部融合,内膜与包块未见明显连续性。

2. 鉴别诊断

(1)难免流产:难免流产时,宫腔可见孕囊形状发生改变,周边强回声环变薄,回声减低,此时与输卵管妊娠时宫腔积血形成的假孕囊表现相似,但是难免流产的孕囊内有时可见变形的卵黄囊(直径多>7 mm)及胚芽,且双侧附件区无异常包块图像。

(2)黄体破裂:多发生在月经周期后期即黄体期,无停经史,突发腹部剧痛。超声显示子宫未见明显增大,子宫内膜无明显增厚,患侧卵巢增大,其内可见不规则混合回声包块,盆、腹腔可见积液或积血。血、尿HCG为阴性。

(3)宫角妊娠:孕囊偏向一侧宫角,孕囊位于宫腔内,子宫内膜在宫角部呈Y形,孕囊周边可见内膜包绕。宫角妊娠一般有两种转归:① 当大部分绒毛种植于宫腔内膜时,随着孕囊的增长,孕囊逐渐向宫腔发展,成为正常宫内妊娠,临床表现无特殊;② 当绒毛种植于输卵管开口附近,孕囊沿着输卵管方向生长时,则发展为输卵管妊娠。

3. 临床意义

超声是诊断输卵管妊娠的主要方法。经阴道超声较经腹超声检查能更早检出附件区包块,进而进行早期治疗,避免出现腹腔内大出血等危急情况。超声检查描述输卵管妊娠包块的大小及盆腔出血的深度,帮助临床医生决定治疗方案及手术方式。

(二)腹腔妊娠

腹腔妊娠(abdominal pregnancy)患者可呈贫血貌,早期妊娠时可有突然腹部剧痛或伴有少量阴道流血病史。如胎儿能存活至足月,检查时可较清楚扪及胎儿肢体,却难以扪清子宫轮廓,胎心清晰。

1. 超声表现

宫腔未见明显孕囊,中孕期宫颈纵切面无法显示宫颈与宫体组成的倒喇叭口声像。早期腹腔妊娠较难发现,因为孕囊可以异位于腹腔内任何部位。较大孕周的腹腔妊娠,孕囊或羊膜囊未见子宫肌层包绕,胎儿与孕妇腹壁贴近。若胎儿死亡,胎体边界则不清晰;由于羊水量不足,胎盘多处粘连,且部分被肠管覆盖,胎盘显示为边界不清的不均质性回声包块。

2. 鉴别诊断

(1) 输卵管妊娠:早期腹腔妊娠与输卵管妊娠不易区别;若孕囊位于盆腔以外,如脾肾之间、肝肾之间,则易与输卵管妊娠相区别。

(2) 残角子宫妊娠:较大孕周的残角子宫妊娠由于孕囊周边的低回声肌层菲薄,难以与腹腔妊娠时孕囊周边的腹膜、大网膜包裹相区别,极易被误诊为腹腔妊娠。但残角子宫妊娠的包块在多切面扫查后能够显示其与子宫相连的某些特征,而腹腔妊娠的包块则不与子宫相连。

3. 临床意义

腹腔妊娠后若胎死腹腔,则可继发感染、脓肿等并发症。超声检查是诊断腹腔妊娠的可靠方法,一经诊断,需及时剖腹取胎。

(三) 宫颈妊娠

宫颈妊娠(cervical pregnancy)多见于经产妇,有停经史及早孕反应,阴道流血,起初为血性分泌物或少量出血,继而出现大量阴道出血,可在孕5周开始,在孕7~10周常为大量出血。妇科三合诊检查宫颈明显增大。

1. 超声表现

子宫腔内无孕囊,但宫颈膨大,宫颈与宫体呈葫芦样,孕囊着床在宫颈管内。CDFI探查宫颈肌层血管扩张,血流异常丰富。宫颈内口未见明显开放。早早孕时,宫颈可无明显增大。

2. 鉴别诊断

宫颈妊娠易与难免流产后孕囊脱落至宫颈管内相混淆。难免流产时宫腔内孕囊变形、下移至宫颈管内,胚胎无原始心管搏动,宫颈大小正常,宫颈内口开放,宫颈肌层血流正常。

3. 临床意义

临床早期诊断宫颈妊娠易被误诊为难免流产,盲目刮宫可发生大出血。超声对诊断宫颈妊娠非常有意义,其准确率在80%以上。

(四) 卵巢妊娠

卵巢妊娠(ovarian pregnancy)较为罕见,与输卵管异位妊娠表现相似,同样有停经、腹痛、阴道出血、腹腔内出血、腹部压痛、反跳痛、后穹隆触痛等,临床很难区分,但卵巢妊娠症状、体征出现较早。

1. 超声表现

超声通过扫查孕囊与卵巢的关系来判断卵巢妊娠。卵巢妊娠未破裂时,超声可见一侧卵巢增大,形态不规则,其内可见一小的环状强回声,卵巢周围无肿块。破裂后由于出血则形成杂乱的混合回声包块,与输卵管妊娠破裂难以鉴别。

2. 鉴别诊断

输卵管妊娠:未破裂型输卵管异位妊娠包块通常位于卵巢旁。当卵巢妊娠破裂后与输卵管妊娠难以鉴别,但输卵管妊娠破裂后经阴道超声可探及两侧正常卵巢组织,而卵巢妊娠破裂者则不能显示正常卵巢图像。

3. 临床意义

卵巢妊娠未破裂时可以注射甲氨蝶呤保守治疗,破裂后一般需手术治疗。

三、生殖道畸形合并妊娠

1. 病理与临床

生殖道畸形包括子宫畸形和阴道畸形。子宫畸形包括双子宫、双角子宫、纵隔子宫、残角子宫等。

（1）双子宫合并妊娠（double uterus with pregnancy）：由于双子宫一侧子宫仅接受同侧子宫动脉的血供，血供相对不足，故在孕早期蜕膜反应不良，流产率高；在孕中期及晚期时，可导致胎盘功能不全，胎儿生长受限发生率增高。严重时胎盘缺血缺氧，妊娠高血压综合征发病率高于正常妊娠。

（2）双角子宫合并妊娠（bicornuate uterus with pregnancy）：双角子宫分完全双角子宫、部分双角子宫及弓形子宫。完全双角子宫宫底完全不融合，宫角分离则起始于宫颈内口处，与双子宫不同的是只有一个宫颈；部分双角子宫两侧宫角分离处距宫颈内口距离不一，宫底横断面如马鞍形，未分离的宫体部仅为一个宫腔；弓形子宫是程度最轻微的双角子宫，仅宫底向子宫内腔突出，宫底向内凹陷，宛如弓状。不同类型的双角子宫合并妊娠临床表现不一样。双角子宫流产率较高，为 26%～61%。

（3）纵隔子宫合并妊娠（uterus septus with pregnancy）：包括不完全纵隔子宫及完全性纵隔子宫，多无明显临床症状。但纵隔子宫亦会导致不孕及流产。

（4）残角子宫妊娠（pregnancy in rudimentary horn）：残角子宫妊娠早期无特殊表现；中孕期由于胎儿逐渐增大可导致残角子宫破裂，其临床表现与异位妊娠相似，突发下腹剧痛，伴脸色苍白、手脚冰冷、大汗淋漓等失血性休克症状。

（5）阴道斜隔合并妊娠（oblique septus of vagina with pregnancy）：先天性阴道斜隔综合征有两个发育完好的子宫体，亦有双宫颈。阴道斜隔起于两个宫颈间，斜行至阴道侧壁，使该侧宫颈被覆盖；常合并斜隔侧的肾缺如。阴道斜隔综合征有 3 种类型。① Ⅰ型无孔斜隔型：一侧阴道完全闭锁，隔后的子宫与外界及对侧子宫完全隔离，经血聚积在阴道斜隔内。② Ⅱ型有孔斜隔型：阴道斜隔上有一个小孔，隔后子宫亦与对侧隔绝，经血经小孔排出，但会引流不畅。③ Ⅲ型无孔斜隔合并宫颈瘘管型：一侧阴道完全闭锁，在两侧宫颈间或隔后阴道腔与对侧宫颈间有一小瘘管，经血可由此瘘管排出，也会引流不畅。由于发育的异常，该病合并妊娠常可致胚胎停育，如着床于斜隔侧宫腔内，则易引起人工流产困难或难产。

2. 超声表现

（1）双子宫合并妊娠：盆腔内见双宫体、双宫颈。一侧宫体相对增大，且该侧宫腔内可见孕囊、胚芽，甚至胎儿及胎心搏动等妊娠特征。而另一侧宫体则相对较小，宫腔内无孕囊，但内膜增厚。

（2）双角子宫合并妊娠：不同类型的双角子宫合并妊娠的超声表现不一样。完全性双角子宫合并妊娠时与双子宫合并妊娠的超声表现相似，只是前者仅见一个宫颈。部分双角子宫孕囊可见于一侧宫角，也可见于未分离的宫腔内。弓形子宫妊娠与正常子宫妊娠相似，但宫底向内凹陷，宛如弓形。

（3）纵隔子宫合并妊娠：横切时子宫横径明显增宽，并见一带状低回声将内膜分成左右两段，完全性纵隔子宫表现为低回声纵隔可从宫底向下延伸至宫颈内口甚至外口；不完全性纵隔子宫表现为低回声纵隔自宫底至宫颈内口以上的某个部位，两侧内膜线在宫颈内口上方融合。合并妊娠时，两侧宫腔不等大，孕囊位于一侧较大宫腔内，另一侧宫腔内膜增厚。

（4）残角子宫妊娠：子宫内膜较厚，宫腔内未见孕囊，仅显示一侧宫角，不与对侧相通，但对侧可见一明显突出的包块，内见孕囊图像，当胚胎存活时可见胚胎及心管搏动，孕囊周边可见肌层包绕。

（5）阴道斜隔合并妊娠：阴道斜隔综合征超声的诊断图像特征是双子宫双宫颈畸形伴或不伴宫腔积液、阴道包块、斜隔侧肾缺如。如果患侧阴道内积液较多，可掩盖健侧宫颈及阴道，给超声诊断带来一定困难。妊娠期检查因巨大的妊娠子宫可遮挡另一侧的宫体，容易漏诊、误诊。当斜隔高位或较小时，超声不容易发现，应注意肾脏是否有肾缺如，用以协助诊断。除了腹部超声检查时，还应行阴道超声检查，特别对有些斜隔高位、斜隔有孔较难发现或未婚怀疑斜隔的病人，必要时可在麻醉状态下进行阴道探查以发现较为隐蔽的阴道畸形，并对阴道斜隔综合征进行正确分型，明确孕囊位于双子宫的哪个宫腔内，从而判断进行人工流产是否可行及是否有难产风险。

3．鉴别诊断

（1）浆膜下子宫肌瘤合并宫内妊娠：浆膜下肌瘤与宫体肌层相连，肿块常为低回声，CDFI 探及肿块周边可见环状血流信号，宫腔内可见孕囊。

（2）腹腔妊娠：按顺序探查宫颈及宫体，均不能显示孕囊，腹腔妊娠时胚胎周围无光滑且较厚的子宫肌层回声，包块与子宫不相连，中、晚孕期胎儿与孕妇腹壁贴近。

4．临床意义

超声提示子宫畸形合并妊娠后，临床通过加强监测，以防止流产、早产及其他并发症的发生，对清宫的处理及分娩的选择也有帮助。由于残角子宫肌层发育不良，常于妊娠中期随着胎儿的增大而破裂，引起大出血，可危及患者生命，准确的超声诊断有助于及时手术治疗。

四、盆腔肿块合并妊娠

1．病理与临床

盆腔肿块可以是子宫肌瘤或附件区包块等。

（1）子宫肌瘤合并妊娠（myoma with pregnancy）：当肌瘤加速生长，发生红色变性时，临床可出现剧烈腹痛伴恶心、呕吐、发热、白细胞计数升高，较大肌壁间肌瘤由于机械性阻碍或宫腔畸形容易发生流产；较大的浆膜下肌瘤则易发生蒂扭转；子宫颈部肌瘤较大时阻碍产道会引起难产。

（2）附件区包块合并妊娠（adnexal masses with pregnancy）：附件区包块可以是妊娠前就已存在的包块，或是促孕激素所致的卵巢囊肿，可无明显临床表现，但易发生蒂扭转，发生率较非孕期高 3～5 倍，当发生蒂扭转时孕妇出现中下腹绞痛，呈持续性或阵发性加重。这些附件包块可以是畸胎瘤或囊肿等。

2．超声表现

（1）子宫肌瘤合并妊娠：子宫轮廓可饱满或不规则，病变部位可见实质性包块，一般呈低回声，呈类圆形或圆形，CDFI 可探及少许血流信号。随着妊娠的进展，子宫增大，子宫壁伸展，肌瘤位置及形状也随之发生变化。少数子宫肌瘤发生软化、红色样变性等，有相应的超声表现。

（2）附件区包块合并妊娠：附件区包块，如生理性囊肿、畸胎瘤、巧囊、卵巢恶性/交界性肿瘤、输卵管积水等声像表现见相关章节。合并蒂扭转时，患者正常卵巢形态消失，出现异常回声包块，包块常较大，CDFI 探查包块内血流信号稀少或无明显血流信号。

3．鉴别诊断

子宫肌瘤合并妊娠应与子宫收缩波相区别。妊娠中晚期常有子宫局部收缩，似肌瘤，动态观察可鉴别，子宫收缩波在数分钟后形态明显变化或完全消失。

4．临床意义

子宫肌瘤对妊娠的影响视肌瘤的大小和部位而异，超声可判断肌瘤的部位、大小、回声改变等，这对临床处理有重要意义。

早孕期超声检查应对附件区仔细观察，及时发现并诊断附件区包块，一旦患者出现妊娠期急腹症，临床医师可以及时诊断并处理，如果蒂扭转处理不当，将严重影响孕妇及胎儿的安全，甚至导致死亡。

五、多胎妊娠

多胎妊娠（multiple pregnancy）是指一次妊娠同时有 2 个或 2 个以上胎儿。人类的多胎妊娠中以双胎多见，三胎少见，四胎或四胎以上较为罕见。双胎妊娠可以是由 2 个独立的卵子或单个卵子受精而成。大约 2/3 的双胎是双卵双胎，1/3 是单卵双胎。所有双卵双胎均是由 2 个胚泡种植而成，形成双绒毛膜双羊膜囊双胎妊娠。单卵双胎是在从卵裂到原条出现这一阶段，尚具有全能分化潜能的细胞群，每份都发育成一个完整胚胎的结果。根据 2 个全能细胞群分离时间的早晚不同，单卵双胎的绒毛膜、羊膜数目也不同，从而形成双绒毛膜囊双羊膜囊双胎、单绒毛膜囊双羊膜囊双胎、单绒毛膜囊单羊膜囊双胎。

（一）双胎类型的确定

1. 早孕期双胎类型的确定

（1）绒毛膜囊的计数：绒毛膜囊数等于孕囊数目。孕 6～10 周，超声计数孕囊数目很准确，此时通过超声显示孕囊数目可预测绒毛膜囊数。孕 6 周以前超声可能会出现少计数孕囊数目的情况。

（2）羊膜囊的计数：① 双绒毛膜囊双胎妊娠的羊膜计数。由于羊膜分化晚于绒毛膜，双绒毛膜囊一定有双羊膜囊。孕囊和胚芽的数目之比为 1∶1，因此，如果 2 个孕囊各自有单个胚芽或胎心搏动则可诊断为双绒毛膜囊双羊膜囊双胎妊娠。② 单绒毛膜囊双胎妊娠的羊膜囊计数。单绒毛膜囊双胎妊娠，可以是双羊膜囊，也可以是单羊膜囊。如果超声显示 1 个孕囊内含有 2 个胚芽，则可能为单绒毛膜囊双羊膜囊或单绒毛膜囊单羊膜囊双胎妊娠。

2. 中、晚孕期绒毛膜囊、羊膜囊的确定

（1）胎儿性别：双胎性别不同是由于源于两个不同的卵子受精，一定是双绒毛膜囊双羊膜囊双胎妊娠，如果胎儿性别相同或外生殖器不能确定，则不能通过这个方法来评估绒毛膜囊个数。

（2）胎盘数目：如果超声显示两个独立的胎盘，则可确定为双绒毛膜囊双胎妊娠。但当两个胚泡植入地相互靠近，两胎盘边缘融合在一起时，难以仅凭超声显示胎盘数目来区分单绒毛膜囊双胎和双绒毛膜囊双胎。

（3）双胎之间分隔膜：双绒毛膜囊双胎妊娠，两胎之间的分隔膜通常较厚，一般＞1 mm 或者显示为 3～4 层；单羊膜囊双胎妊娠，两者之间的分隔膜较薄，或者只能显示两层。但是当羊水过少时，由于分隔膜贴附胎儿则难以显示。

（4）双胎峰（twin peak）：在胎盘融合的双绒毛膜囊双胎妊娠中，一个呈三角形与胎盘实质回声相等的滋养层组织，从胎盘表面突向间隔膜内。超声横切面呈三角形，较宽的一面与绒毛膜表面相连接，尖部指向两胎分隔膜之间，呈人字形，而单绒毛膜双羊膜囊的双胎峰呈 T 字形。这一特征也是中、晚孕期区分双胎类型的一种有效方法。

（二）双胎及多胎妊娠的生长发育

1. 双胎及多胎妊娠早期的生长特点

在多胎妊娠的早期，头臀长（CRL）的生长和单胎妊娠类似。精确估计孕龄的办法是对所有胚胎的 CRL 进行平均，通过平均 CRL 估计孕龄。孕早期胚胎的生长主要与遗传因素有关。子宫内的种植位置也起到很重要的作用。正常情况下，在孕早期 CRL 之间存在的差异较小，如孕早期 CRL 存在明显的差别，提示可能有异常，如与预计的孕周相差 5 周以上，极可能存在生长不协调，且较小的胎儿存在先天畸形可能性较大。

2. 双胎及多胎妊娠中、晚期的生长特点

迄今认为，在孕 27～30 周双胎的生长率与单胎相似，在以后的妊娠中，双胎增加体重较单胎变慢。

3. 双胎体重生长的不协调

双胎之间生长不协调的定义为体重相差 20% 以上，据报道可发生在 23% 的双胎妊娠。生长不协调的原因有很多：① 双卵双胎中可能存在潜在的不同遗传因子，但通常不会引起明显的生长不协调。② 无论是单卵双胎或双卵双胎，结构畸形，非整倍体染色体畸形，可能仅影响双胎之一，导致严重的生长不协调。③ 胎

盘的不平衡,双胎之一由不良胎盘供养,可能会限制该胎儿的生长。④ 对于单绒毛膜囊双胎,2个胎儿共享一个胎盘,两胎儿通过胎盘产生不平衡的血管短路可引起严重的生长不协调,产生双胎输血综合征。相对体重基本相等的双胎而言,生长不协调双胎的发病率和死亡率明显增高。

(三) 双胎妊娠与胎儿畸形

双胎及多胎妊娠时,胎儿先天性畸形的发生率明显高于单胎妊娠。两胎儿可能均有畸形,所发生的畸形可以相同,也可以完全不同;也可以出现一胎儿完全正常,而另一胎儿却有严重的畸形,即使是单卵双胎妊娠也不例外。双胎妊娠胎儿畸形除了存在一些与单胎妊娠相同的畸形外,还存在一些与双胎有关的特殊畸形,下面简介之。

1. 联体双胎

(1) 病理与临床

联体双胎(conjoined twins)是罕见畸形,发生率为1/100000～1/50000。联体双胎只发生在单绒毛膜囊单羊膜囊双胎,即单卵双胎妊娠中。联体双胎可分为相等联胎(对称性联胎)和不相等联胎(不对称联胎),后者两胎大小不一,排列不一,小的一胎又称寄生胎。

对称性联胎有多种类型,根据两胎相连融合的解剖部位来命名,其命名一般是在相连融合的解剖部位后加上"联胎"即为某种联胎畸形。如头部联胎指头与头相连,胸部联胎指胸与胸相连,腹部联胎指腹与腹相连等。此类联胎一般为前后相连的联胎,相连融合的范围一般较局限,仅为身体的某一部分相连。如果为侧侧相连融合的联胎,相连融合的范围一般较广泛,常从头或臀开始向下或向上出现身体侧侧广泛融合,且常融合至胸部,这种大范围、多部位的联胎习惯上用未融合的解剖结构来命名,如双头畸形,指胸、腹部广泛相连而头部未相连,有两个完整的头。

(2) 超声表现

联体双胎的类型不同,超声表现亦不同,主要特征有:① 两胎胎体的某一部位连在一起不能分开,相连处皮肤相互延续;② 胎儿在宫内的相对位置无改变,总是处于同一相对位置,胎动时也不会发生改变;③ 两胎头总是在同一水平,出现胎动后也不会发生胎头相对位置的明显改变;④ 仅有一条脐带,但脐带内的血管数增多,有3条以上;⑤ 早孕期检查时,如果胚胎脊柱显示分叉时应高度怀疑联体双胎的可能,需在稍大孕周进行复查以确诊;⑥ 大多数联体双胎在腹侧融合,表现为面对面,颈部则各自向后仰,最常见的类型为胸部联胎、脐部联胎、胸脐联胎;⑦ 双头联胎时,常为侧侧融合,其融合范围广泛,可于颈以下完全融合;⑧ 寄生胎则为不对称性联体双胎,表现为两胎大小不一,排列不一,一个胎儿各器官可正常发育,而另一个较小的寄生胎则未能发育成形,声像图上有时类似一肿物样图像。

(3) 鉴别诊断

主要与口腔畸胎瘤、骶尾部畸胎瘤等相区别。

(4) 临床意义

大多数联体双胎可有早产,约40%左右为死胎,35%左右在出生后24 h内死亡。存活者根据联体的具体部位不同以及是否合并其他畸形,其预后不同。胎儿产后生存能力取决于联体的器官及该器官的融合程度以及是否能进行外科分离手术。

2. 无心畸胎序列征

(1) 病理与临床

无心畸胎序列征(acardiac twins sequence)又称动脉反向灌注综合征,发生率在所有妊娠中约为1/35000,在单卵双胎中约为1%。无心畸胎对双胎均是一种致死性的严重畸形。

无心畸胎综合征只发生在单卵双胎妊娠中,一胎发育正常,一胎为无心畸形或仅有心脏痕迹或为无功能的心脏。发育正常的胎儿称为"泵血儿",泵血儿不仅要负责其自身的血液循环,还要负责无心畸胎的血液供应,因此无心畸胎是"受血儿"。泵血儿与受血儿之间的血管交通非常复杂,但两者之间至少必须具备动脉-动脉及静脉-静脉两大血管交通才能完成上述循环过程。由于无心畸胎血液供应来源于泵血儿脐动脉血液(静脉血),首先通过髂内动脉供应无心畸胎的下半身,所以受血儿下半身发育相对较好,而上半身由于严重缺血缺氧而出现各种不同的严重畸形。中晚孕期泵血儿由于高心排血量,常会导致心力衰竭、羊水过多及胎儿水肿。

(2) 超声表现

① 双胎儿中其一胎形态、结构发育正常,另一胎出现严重畸形,以上半身畸形为主,可有下半身,可发育正常,如双下肢等结构。② 无心畸胎体内常无心脏搏动,如果无心畸胎存在心脏残腔或心脏遗迹,可有微弱搏动。③ 无心畸胎上半身严重畸形,可表现为无头、无双上肢、胸腔发育差。④ 部分无心畸胎上部身体结构难辨,仅表现为一不规则实质性团块组织回声,内部无内脏器官结构。⑤ 无心畸胎常伴有广泛的皮下水肿,在上半身常有明显的水囊瘤。⑥频谱及彩色多普勒血流显像可显示无心畸胎脐动脉及脐静脉血流从胎盘流向胎儿髂内动脉达胎儿全身,脐静脉血流从胎儿脐部流向胎盘,正好与正常胎儿脐动脉、静脉血流方向相反。

(3) 鉴别诊断

双胎之一死亡:在妊娠较早时期检查,无心畸胎二维声像图与双胎之一死亡类似,彩色多普勒较容易鉴别两者,双胎之一死亡的死胎中无血流信号显示,无心畸胎可检测到血流信号。动态追踪观察也可以鉴别两者,无心畸胎会继续生长、增大。

(4) 临床意义

无心畸胎的病死率为100%,结构正常的泵血儿病死率可达50%,后者死亡的主要原因是早产及充血性心力衰竭。本病为散发性,遗传倾向尚未见报道。

无心序列畸形中当泵血儿出现充血性心力衰竭时常提示预后不良。无心畸胎与泵血儿之间的体重比可作为泵血儿预后好坏的指标。有学者报道,该体重比大于70%的泵血儿早产、羊水过多、心力衰竭的发生率明显高于体重比小于70%者。

在本病治疗方面,目前的一个显著进展是栓塞或结扎无心畸胎的脐动脉,可取得良好效果。亦有用地高辛治疗胎儿心力衰竭,用吲哚美辛治疗羊水过多的报道。

(四) 双胎输血综合征

1. 病理与临床

双胎输血综合征(twin-twin transfusion syndrome,TTTS)是指2个胎儿循环之间通过胎盘的血管吻合进行血液灌注,从而引起一系列病理生理变化及临床症状。TTTS在单绒毛膜囊双胎中的发生率为4%～35%,在所有双胎妊娠中发生率约为1.6%。

2. 超声表现

(1) 两胎儿性别相同,共用一个胎盘,双胎峰见"T"字形征,两胎间可见分隔膜薄。

(2) 两个羊膜囊大小有差异,受血儿羊水过多,最大羊水深度≥8 cm,膀胱增大;供血儿羊水过少,最大羊水深度≤2 cm,膀胱不显示,严重时出现胎儿"贴附"在子宫壁上,常贴于子宫前壁和侧壁。

(3) 由于受血儿心排出量增加,严重时会出现胎儿水肿或有充血性心力衰竭,表现为心脏增大、胸腔积液、三尖瓣A峰<E峰,并可出现三尖瓣反流等。

(4) 胎儿各生长参数有显著差异。两胎儿间体重估计相差>20%或腹围相差>20 mm。此外有学者认为,两胎股骨长相差>5 mm。双胎之间生长参数不同仅能作为参考,而不能作为诊断标准。

(5) Quintero等根据双胎输血综合征超声表现,将TTTS分为Ⅰ～Ⅴ级。

Ⅰ级:一胎羊水过多,一胎羊水过少,供血儿的膀胱仍然可以显示。

Ⅱ级：供血儿的膀胱不显示（经过 60 min 后的再次复查确定），胎儿肾衰竭。

Ⅲ级：供血儿的膀胱不显示，同时具有特征性多普勒频谱异常，脐动脉舒张末期血流消失或反向血流；受血儿膀胱增大，同时具有特征性多普勒频谱异常：脐静脉出现搏动性血流，静脉导管心房收缩期反流（A 波反向）。

Ⅳ级：受血儿或 2 个胎儿均水肿。

Ⅴ级：至少 1 个胎儿死亡。

3. 鉴别诊断

（1）双胎之一胎羊膜早破：当一胎羊水外漏时，其内胎儿可表现为"贴附儿"，在双绒毛膜囊及单绒毛膜囊双胎中均可发生，应与 TTTS 相区别。前者另一胎羊水正常，且不会出现 TTTS 受血儿的改变，如水肿、膀胱增大等。

（2）双胎之一生长受限（FGR）：FGR 大胎儿羊水正常，而 TTTS 大胎儿（受血儿）羊水过多。如果鉴别有困难，可通过检测胎儿心排出量对两者进行鉴别，FGR 大胎儿的心排出量正常，TTTS 受血儿的心排出量增多。

4. 临床意义

TTTS 的严重程度取决于吻合血管的大小、范围、部位及分流发生的时间。如果发生在 12～20 周，可能导致双胎之一死亡，最终形成纸样儿。如果发生在 20 周以后，可以发生典型的 TTTS。据报道发生在 28 周以前未治疗的 TTTS 围生期死亡率可为 90%～100%。孕 28 周后发生 TTTS 者，其围生儿死亡率亦可为 40%～80%。围生儿一胎宫内死亡则可造成存活儿的大脑、肾、肝等血管梗死，存活儿中 27% 有神经系统后遗症。随着激光治疗的开展和技术水平不断提高，胎儿存活率也由 2004 年的 57% 上升到 2007 年的 77%。

六、胎儿生长受限

胎儿生长受限（fetal growth retardation，FGR）是指孕 37 周后，胎儿出生体重<2500 g；或胎儿体重小于正常值的第 10 百分位数或低于同孕龄平均体重的 2 个标准差。

1. 病理与临床

临床表现为孕妇子宫大小与孕周不符，宫高低于正常宫高平均值 2 个标准差，孕妇体重增加缓慢甚至停滞。凡能影响以下环节均可导致 FGR，如营养物质和氧气传输至胎盘、通过胎盘或胎儿对这些物质的吸收、胎儿生长速度的调节。这些影响因素可分为母体因素、子宫因素、胎盘因素和胎儿因素。

胎儿生长受限可分为匀称型（头部和身体成比例减小）和非匀称型（腹围缩小与头部、肢体不成比例）。匀称型生长受限是孕早期暴露于化学物品、发生病毒感染或非整倍体引起遗传性细胞发育异常等造成头部和身体成比例减小。非匀称型是在孕晚期因高血压等引起的胎盘功能下降，从而使反映肝大小的胎儿腹围减小，而大脑和头部可正常发育。50% 的 FGR 病例病理学检查可发现胎盘存在异常，其中最常见的有胎儿血管血栓形成、慢性胎盘缺血、慢性绒毛膜炎，少见的异常包括梗死、慢性绒毛间质炎和感染性慢性绒毛炎。

2. 超声表现

（1）二维超声：

① 生长参数异常：头围（HC）、腹围（AC）、股骨长（FL）均低于正常平均值 2 个标准差及以上，匀称型 FGR 的 HC/AC 比值正常；非匀称型 FGR 的 HC/AC 比值（或 FL/AC 比值）异常增加。

② 胎儿大小与生长：当胎儿体重低于均数的 2 个标准差或低于第 10 百分位数时，可能为小于胎龄儿或 FGR，但 FGR 者多次超声评价可见生长速度减慢，而小于胎龄儿者则稳定生长。

③ FGR 常合并羊水过少：当合并羊水增多时，胎儿染色体异常风险明显增高。

（2）多普勒超声：多普勒超声可以支持对 FGR 的诊断，但不可排除患 FGR 的可能。

①　子宫动脉:在孕34周以前检查母体子宫动脉多普勒较有意义,主要表现为子宫动脉血管阻力增高,舒张早期出现明显切迹。

②　脐动脉:正常情况下,晚孕期脐动脉 S/D≤3。如出现脐动脉血流舒张期流速变慢、缺如或反向,提示胎盘功能不良,胎盘循环阻力增高。脐动脉舒张末期血流缺如或反向者,围生儿死亡率高,预后极差。

3. 鉴别诊断

小于胎龄儿:小于胎龄儿稳定生长,生长速度正常,且多普勒超声脐动脉、子宫动脉等频谱无异常改变。

4. 临床意义

怀疑 FGR 者应进行脐血管穿刺染色体核型分析,每2～3周超声检查一次,了解羊水量、胎儿生长发育径线及脐血流多普勒参数的变化。

七、巨大儿

新生儿体重达到或超过4000 g 者为巨大儿(fetal macrosomia)。

1. 病理与临床

孕妇患糖尿病、孕妇肥胖或身材高大的父母易导致巨大儿的发生。临床表现为孕妇肥胖、孕期体重增加明显,腹部明显膨隆,子宫长度>35 cm。

2. 超声表现

胎儿生长指标超过正常范围,胎儿双顶径(BPD)、头围(HC)、腹围(AC)、股骨长(FL)、体重均超过正常值范围的上限,部分巨大胎儿 BPD 及 HC 可不超过正常值范围的上限,但 AC、体重超过正常值范围的上限。此外,巨大儿常合并羊水过多。

3. 临床意义

巨大儿分娩时可出现头盆比例不称,出肩困难,发生难产的概率高,肩难产可造成新生儿臂丛神经损伤、锁骨骨折、颅内出血等分娩并发症,甚至可造成新生儿死亡。母亲方面则可发生严重产道裂伤,甚至子宫破裂、尾骨骨折、尿漏等,因此产前超声预测巨大胎儿,指导分娩方式选择,对围生期保健有重要意义。

八、子宫颈功能不全

子宫颈功能不全(cervical incompetence)亦称宫颈内口闭锁不全或子宫颈内口松弛症,是指妊娠期宫颈过早地松弛、扩张,呈漏斗样改变,剩余宫颈长度短,羊膜囊突入宫颈管内,到一定程度可以发生羊膜破裂,是造成习惯性流产及早产的主要原因。

1. 临床与病理

子宫颈功能不全患者的宫颈含纤维组织、弹性纤维及平滑肌等均较少,也可以由于宫颈内口纤维组织断裂、峡部括约肌能力降低,宫颈呈病理性扩张和松弛。病因大致有如下几种:①　分娩损伤,产时扩张宫颈均引起子宫颈口损伤,如急产、巨大儿、子宫口未开全行臀位牵引术、产钳术等;②　人工流产时扩张宫颈过快过猛;③　宫颈楔形切除术后;④　子宫颈发育不良。

孕妇常有明确的反复中期妊娠自然流产病史,流产时往往无下腹痛且宫颈管消失,在非孕期宫颈内口可顺利通过8号宫颈扩张器。

2. 超声表现

当怀疑子宫颈功能不全时,可采用经会阴超声,也可采用经阴道超声。经会阴超声检查时探头用无菌手套包裹后置于左、右侧大阴唇之间,探头纵轴与阴唇平行。探头可前、后、左、右摆动,尽可能显示宫颈及宫颈内口情况。

正常情况下,孕妇宫颈长≥3.0 cm。子宫颈功能不全表现为宫颈管长度<2.0 cm,宫颈内口扩张,扩张的宫颈管呈 V 形、Y 形、U 形或 T 形,羊膜囊突入宫颈管内。

3. 临床意义

子宫颈功能不全常导致习惯性流产和早产。超声可以观察子宫内口是否开放、子宫颈管形态,测量宫颈长度,对诊断子宫颈功能不全有重要价值,提示临床早注意早防范,避免不良后果发生。

九、胎死宫内

胎死宫内(intrauterine fetal death)是指妊娠物从母体完全排出之前胎儿发生死亡,胎心停止搏动。不同国家对胎死宫内的孕周界定不一,我国死胎的定义为孕 20 周以后的胎儿死亡及分娩过程中的死产。

1. 病理与临床

胎儿严重畸形、脐带打结、胎盘早剥等均可造成胎儿宫内死亡。孕妇自觉胎动消失,子宫不再增大。腹部检查:宫高与停经月份不相符,无胎动及胎心。胎儿死亡时间>4 周时,孕妇可感到乏力、食欲不振、下腹坠痛或阴道少量流血。

2. 超声表现

胎死宫内时间较短者,胎儿形态结构无明显变化,实时二维、M 型、多普勒超声均显示胎儿无胎心搏动和胎动征象,CDFI 检测胎体、胎心均无血流信号,羊水、胎盘无明显变化。

胎死宫内时间较长者,除无胎心搏动和胎动外,可出现明显形态学异常,包括胎儿全身软组织水肿,皮肤呈双层回声;颅骨重叠呈"叠瓦征",颅内结构模糊不清;脊柱弯曲度发生改变,甚至成角;胸腹腔内结构模糊不清,可见胸腔积液或腹水;胎盘肿胀,内部回声减弱,绒毛膜板模糊不清,甚至胎盘轮廓难以分辨,成片状或团状强回声;羊水无回声区内出现大量漂浮点状回声,羊水少。

3. 临床意义

胎死宫内超过 4 周后则可能引起母体凝血功能障碍。因此超声需及时诊断,使死胎尽快排出母体,以防止胎盘组织发生退行性改变,释放凝血活素进入母体循环,引起弥漫性血管内凝血。

十、羊水过多与过少

(一) 羊水过多

晚期妊娠羊水量超过 2000 mL 为羊水过多(polyhydramnios)。分慢性羊水过多和急性羊水过多两种,前者是指羊水量在中、晚期妊娠即已超过 2000 mL,呈缓慢增多趋势,后者指羊水量在数日内急剧增加。

1. 病理与临床

若胎儿尿液生成过多,或者吞咽受阻(消化道闭锁、神经管缺陷、颈部肿物、膈疝、多发性关节挛缩、13-三体、18-三体)、羊膜与绒毛膜电解质转运异常(糖尿病、感染)都可发生羊水过多。

羊水过多常出现于中期妊娠以后,伴有孕妇腹围大于孕周,腹部不适或子宫收缩等。90%病例表现为缓慢发展的过程,10%病例可表现为严重急性羊水增多。急性羊水过多者,子宫迅速增大造成的机械性压迫可以导致孕妇出现一系列的症状,如压迫膈肌导致呼吸急促,或压迫盆腔血管导致外阴及下肢水肿,偶见压迫输尿管引起少尿。临床检查方法包括测量宫高及腹部触诊,当出现腹部紧张、胎儿肢体触诊或胎心听诊不清时可怀疑羊水过多。

2. 超声表现

羊膜腔内可见多处羊水较深区域,胎儿自由漂浮、活动频繁且幅度大,胎盘变薄,AFI≥25.0 cm 或羊水最大深度＞8.0 cm者为羊水过多。

当羊水过多时,应仔细观察胎儿有无合并畸形存在,较常见的胎儿畸形有神经管缺陷,以无脑儿、脊柱裂最多见,其次为消化道畸形,主要有食管闭锁、十二指肠闭锁等,胎盘绒毛膜血管瘤、双胎输血综合征等也常导致羊水过多。

3. 临床意义

超声检查包括评估羊水量及详细的胎儿解剖结构检查,是寻找导致羊水过多原因的重要方法,如果超声未发现明显胎儿畸形,临床上可根据羊水增长的速度及临床症状、孕周大小决定处理方案。

(二)羊水过少

妊娠晚期羊水量＜300 mL为羊水过少(oligohydramnios)。

1. 病理与临床

导致羊水过少的原因有双肾缺如、双肾发育不全、多囊肾、肾多发性囊性发育不良、尿道梗阻、严重胎儿生长受限、胎膜早破、染色体异常(通常为三倍体)等。胎盘功能不良者常有胎动减少。胎膜早破者有阴道流液。腹部检查显示宫高、腹围小于孕周。

2. 超声表现

超声检查时目测羊水无回声区总体上少,图像上很少出现羊水无回声区,胎儿紧贴子宫壁,胎儿肢体明显聚拢,胎动减少,胎儿姿势固定,羊水最大深度＜2.0 cm或AFI＜5.0 cm。

当发现羊水过少时,应进行详细系统的胎儿畸形检查,尤其是胎儿泌尿系统畸形,如双肾缺如、多囊肾、肾多发性囊性发育不良、尿道梗阻、人体鱼序列征等。

3. 临床意义

超声检查亦是寻找导致羊水过少原因的重要工具,重点应注意胎儿泌尿系统的解剖结构检查。对于确诊羊水过少且不伴有胎膜早破及胎儿畸形的患者,超声应每周随诊以监护胎儿生长发育,包括羊水量、脐动脉血流及妊娠26周以后的生物物理评分等一系列生长指标监测。

第五节 胎儿附属物异常

一、胎盘异常

胎盘是胎儿与母体之间物质交换的重要器官,由羊膜、叶状绒毛膜、底蜕膜构成,具有物质交换、防御、组合、免疫、贮藏及代谢调节功能。

胎盘成熟度分级:0级(13～28周):绒毛板光整、实质回声细密均匀,胎盘未成熟。Ⅰ级(30～32周):绒毛板轻微地波状起伏,实质内散在的增强光点标志胎盘趋于成熟。Ⅱ级(36周后):绒毛板切迹进入胎盘实质,未达基底膜,胎盘实质及基底膜内均见散在的增强光点,标志胎盘成熟。Ⅲ级(38周后):绒毛板深达基底膜,胎盘实质内见强回声环和不规则的强光点及光团,基底膜强光点增大融合,标志胎盘已经衰老。若37周前达到Ⅲ级考虑胎盘早熟,注意胎儿宫内发育迟缓可能。

1. 前置胎盘

前置胎盘指妊娠28周后胎盘部分或全部位于子宫下段,下缘达到或覆盖宫颈内口,其位置低于胎先露部位,分为完全性、部分性、边缘性及低置胎盘。发病原因一般与子宫内膜受损有关,剖宫产或多次流产史是高危因素,常会导致晚孕期无痛性流血。

超声表现:① 完全性前置胎盘:胎盘组织完全覆盖宫颈内口;② 边缘性或部分性前置胎盘:胎盘下缘达宫颈内口边缘,或胎盘组织覆盖部分宫颈内口;③ 低置胎盘:胎盘位于子宫下段,下缘距宫颈内口<2 cm。

注意事项:① 经腹检查时,膀胱应适度充盈,过度充盈会拉长宫颈及子宫下段造成假阴性。② 子宫下段收缩可引起宫颈内口上抬导致胎盘下移的假象,需休息后复查。③ 晚孕期胎头位置较低会影响胎盘位置的检查,建议经会阴或者经阴道超声检查。④ 完全性前置胎盘应予以重视,建议 32 周左右随访。

2. 胎盘早剥

胎盘早剥指在妊娠 20 周后或分娩期胎儿娩出前,胎盘部分或全部从子宫壁剥离,病理改变是底蜕膜层出血。临床表现主要是腹痛和阴道流血,伴子宫收缩,胎心率异常。主要与孕妇高血压、腹部外伤等因素有关。根据出血方式,分为显性剥离、隐性剥离及混合性剥离。

超声表现:① 胎盘异常增大增厚,内部回声紊乱,CDFI 显示增厚胎盘内部回声紊乱无血流;② 早期剥离范围较小时胎盘后方显示无回声区,且随孕周增大可逐渐吸收变小;③ 若胎盘剥离范围较大,可形成高回声团块,会出现胎儿宫内缺氧表现,甚至胎死宫内;④ 如果剥离发生在胎盘边缘与子宫壁,则表现为胎膜下出血,不会形成胎盘后血肿。

注意事项:胎盘早剥的超声图像多变,超声检出率较低,特别是后壁胎盘,因此超声诊断时应结合临床表现和体征,必要时建议 MRI 进一步检查,防止重型胎盘早剥抢救不及时,危及母胎生命。

3. 胎盘植入

胎盘植入是指胎盘附着在子宫蜕膜发育不良的部位,绒毛异常植入到子宫肌层。与宫腔操作史、前置胎盘、多产等因素有关,会导致产后胎盘滞留、产后大出血、子宫穿孔等严重并发症。根据植入深度分为 3 类:① 轻度,胎盘绒毛接触子宫肌层;② 中度,绒毛深入子宫肌层;③ 重度,绒毛穿透浆膜层,甚至侵及邻近脏器。

超声表现:① 胎盘增厚,内见大小不等、不规则的无回声区,CDFI 显示无回声区内见丰富的彩色血流,呈旋涡状,常称作"胎盘陷窝"。② 胎盘后间隙消失,胎盘后方子宫肌层消失或明显变薄。③ 严重者穿透浆膜层时,胎盘绒毛组织侵及膀胱,可显示膀胱浆膜层连续性中断,有时可见胎盘组织突向膀胱内。CDFI 可显示胎盘穿透部位血流明显增多。

注意事项:胎盘植入应与胎盘内血池相区别,胎盘内血池表现为胎盘内低回声,内见细小光点缓慢流动,通常不显示血流信号,胎盘后方子宫肌层回声正常。

4. 胎盘畸形

(1)帆状胎盘:指脐带附着于胎膜,脐血管经过羊膜与绒毛膜之间走行一段距离后再呈放射状进入胎盘实质内。目前对帆状胎盘的发生机制尚不清楚。大部分学者认为是子宫内膜发育不良,囊胚附着处血供不好,促使胎盘向蜕膜发育较好的部位迁移所致。由于胎膜内脐血管无华通氏胶保护,易发生脐带血管破裂和栓塞,导致围生儿死亡。帆状胎盘易合并血管前置,临床表现为破膜时出血以及胎儿宫内窘迫,围生儿死亡。

超声表现:脐带插入口位于胎膜上,脐血管呈放射状分支在胎膜内走行一段距离后,再进入胎盘实质内,CDFI 能更好地显示这一图像特征。帆状胎盘易合并血管前置,应注意扫查宫颈内口。

注意事项:帆状胎盘是一种严重威胁围生儿安全的疾病,特别是合并血管前置时,一旦前置血管破裂出血,围产儿死亡率极高。若产前超声诊断帆状脐带入口,提醒产科医生,可让孕妇行选择性剖宫产。

(2)球拍状胎盘:脐带附着于胎盘边缘,附着点距离胎盘边缘 2 cm 以内,形似球拍,CDFI 显示脐血管可直接进入胎盘实质内。

(3)轮状胎盘:胎盘边缘呈环带状或片状突向羊膜腔,内部回声与胎盘实质回声相似,环是由双折的羊膜和绒毛膜构成。可分为完全型与部分型,临床以部分型多见,一般不引起胎儿异常。

（4）副胎盘：指在主胎盘之外的胎膜内，有1个或数个胎盘小叶发育，并与主胎盘之间有胎儿来源的血管相连。可能与胎膜绒毛不完全退化有关。副胎盘如在产前未得到诊断，容易造成副胎盘残留，引起产后大出血及感染。

超声表现：二维超声显示在主胎盘之外有1个或数个与胎盘回声类似的副胎盘，两者间隔一般超过2 cm。CDFI显示副胎盘与主胎盘之间可见血管相连，PW提示为胎儿血管。

注意事项：由于胎盘之间的血管走行在胎膜里，容易造成血管前置，故应注意扫查宫颈内口。

5. 胎盘绒毛血管瘤

胎盘绒毛血管瘤是指胎盘内绒毛血管不正常增殖而形成的血管畸形，是一种较少见的良性毛细血管瘤，主要由血管和结缔组织构成。可发生在胎盘的各个部位，临床症状与肿瘤大小及生长部位有关，较小时位于胎盘组织中，无明显临床症状。如肿瘤较大（>5 cm）或生长在脐带附近，可压迫脐静脉，致羊水过多、胎儿水肿。

超声表现：胎盘内可见边界清晰、圆形或类圆形实性肿块，回声表现多样，周边有包膜或无包膜，大部分位于脐带根部附近，部分突向羊膜腔。肿物大者可合并羊水过多。CDFI可显示肿块内及周边较丰富的血流信号，PW探及胎儿动脉频谱。

注意事项：① 较小的绒毛膜血管瘤影响不大，容易漏诊；② 较大的绒毛膜血管瘤容易引起胎儿贫血、水肿、心衰，故应定期随访。

6. 血管前置

血管前置（vasa previa）指异常走行于胎膜间的血管出现位于胎儿先露下方，并跨越宫颈内口或接近宫颈内口，该血管无华通氏胶包裹。该疾病的病因目前尚不明确，但胎盘绒毛发育异常（如脐带帆状入口、副胎盘、双叶状胎盘等）可能导致血管前置。血管前置被称为"胎儿杀手"，当胎先露下降时可直接压迫前置血管，导致胎儿窘迫；破膜以后，覆盖在宫颈内口的血管破裂出血，可导致胎儿死亡。

超声表现：① 宫颈内口或内口边缘可见一条或多条脐血管跨过，位于胎先露与宫颈内口之间；② PW显示该血管为胎儿血管；③ 多次检查该血管固定在胎膜上，不随体位改变移动。

注意事项：① 与脐带脱垂的鉴别：脐带脱垂指脐带通过开放的子宫颈，在胎儿之前进入阴道。而前置的胎膜血管不会位于宫颈管内；② 与脐带先露的鉴别：脐带先露可以在孕妇活动后或者胎动后漂离宫颈口；③ 与母体子宫下段血管扩张的鉴别：扩张血管通常在子宫颈肌层内或子宫下段，一般不会在子宫颈内口上方，CDFI及PW可以鉴别该血管来自母体动脉，而不是胎儿脐动脉。

二、脐带异常

脐带是连接胎儿与胎盘的管状结构，表面有羊膜覆盖，内有2条脐动脉和1条脐静脉，周围有华通氏胶包裹。

单脐动脉指脐带内只有1条脐动脉和1条脐静脉。单脐动脉发生可能是一支脐动脉先天未发育或发育不良，本身可无明显临床表现，但可能增加胎儿生长受限（FGR）、染色体异常的风险。

单脐动脉超声表现：在膀胱两侧只能显示1条脐动脉，CDFI显示更清楚。在游离段脐带的横切面上，可显示1条脐动脉和1条脐静脉组成的"吕"字形。

单脐动脉注意事项：① 在膀胱横切面，CDFI检查似只见1条脐动脉，但将探头向头侧或足侧偏斜，还可见另一条细小的脐动脉，在脐带游离段横切面可见3个圆形无回声断面，其中1个相对细小。② 当胎儿下肢屈曲贴近胎儿腹壁时，膀胱横切面上有时可将胎儿股动脉误认为脐动脉，漏诊单脐动脉。追踪血管的走行方向可资鉴别。③ 胎儿单脐动脉可以合并其他染色体及系统畸形，因此发现单脐动脉时，要注意排除其他畸形。

三、羊水异常

羊水的测量有两种方法：① 羊水指数（AFI），正常范围为 5～25 cm；② 最大羊水池深度（DVP）为 2～8 cm。

1. 羊水过多

羊水过多指妊娠期羊水量超过 2000 mL。

超声表现：AFI＞25 cm 或 DVP＞8 cm。胎儿大部分沉于羊水底部，胎动较频繁。

2. 羊水过少

羊水过少指妊娠期羊水量少于 300 mL。

超声表现：AFI＜5 cm 或 DVP＜2 cm，胎儿紧贴子宫及胎盘，胎动极少，胎儿肢体蜷缩。

注意事项：① 超声无法准确测量羊水量，只是半定量评估，误差较大。测量羊水时要注意避开胎儿脐带和肢体。② 一般 28 周前采用 DVP 指标，28 周后采用 AFI 指标。③ 多胎妊娠除了单绒毛膜单羊膜囊双胎外，还应该测量各自羊膜囊内的 DVP 指标。④ 羊水过多或者羊水过少，胎儿结构观察均较困难，应仔细分析羊水异常的原因。羊水过多的可能原因有胎儿畸形（神经管畸形、消化道畸形、胸腔病变等），妊娠合并糖尿病，TTTS，胎儿贫血，胎盘绒毛膜血管瘤，胎儿畸胎瘤等；羊水过少的可能原因有胎儿泌尿系畸形、胎膜早破、胎盘功能不良等。

第六节 胎 儿 畸 形

一、中枢神经系统畸形

（一）无脑畸形与露脑畸形

1. 无脑畸形

无脑畸形（anencephaly）指胎儿颅骨缺如（包括眶上嵴以上额骨、顶骨和枕骨的扁平部缺如），并大脑及小脑缺如，但面部骨骼、脑干、部分颅底部枕骨和中脑常存在。眼球突出，呈"蛙样"面容。无脑畸形由前神经孔闭合失败导致，是神经管缺陷的最严重类型，预后极差，出生后数小时内死亡。

超声表现：① 孕 11 周后，胎儿颅骨光环缺失，两侧大脑半球漂浮于羊水中，呈"米老鼠样"，表现为露脑畸形。② 随着孕周增大，脑组织破碎和脱落，仅显示颅底部分强回声的骨化结构及脑干与中脑组织，无大脑半球。双眼球向前突出，呈"蛙状"面容。③ 常合并羊水过多，脑组织脱落于羊水中，使羊水变"浑浊"。

注意事项：① 颅骨在孕 11 周后才骨化，超声在此前一般不能诊断无脑畸形；② 注意与巨大脑膨出相区别；③ 该疾病易合并其他畸形（如脊柱裂、心脏畸形、肢体畸形等），故检查时注意筛查。

2. 露脑畸形

前神经孔不闭合伴有颅骨大部分缺失，称露脑畸形（exencephaly）。

超声表现：① 胎儿颅骨大部分缺失；② 妊娠 10 周以后已可以见到露脑畸形，脑组织大部分拖到颅骨外，漂在羊水中，早期大脑半球的结构较清楚，两个大脑半球分开时，形成典型的"米老鼠征"；③ 中孕期可能因脑组织较长时间在羊水中浸泡和胎儿手可抓到脑组织，这时漂在羊水中的脑组织结构杂乱。

注意事项：① 露脑畸形和大的脑膨出鉴别点在于露脑畸形明显有大部分的颅骨缺失，而即使是大的脑膨出，只要我们仔细检查应可以见到大部分的颅骨回声。② 应注意和无脑儿的区别，从发病机制上来说，两者都属于前神经孔未闭合引起的极其严重的神经管畸形，无脑儿主要表现为顶部颅骨及脑组织缺失，露脑畸形则表现为大部分颅骨缺失，脑组织大部分裸露在外。两种畸形预后及处理均一样，必须终止妊娠。因此鉴别诊断对临床处理意义不大。

（二）脑膨出及脑膜膨出

脑膨出（cephalocele）是指胎儿颅骨缺损伴有脑膜和脑组织从缺损处膨出，脑膜膨出（meningocele）则仅有脑膜而没有脑组织从颅骨缺损处膨出。从胎头额部起，沿颅顶中线至后枕部均可发生脑或脑膜膨出，大部分发生在枕部（约 85%）。常伴有小头、脑积水、脊柱裂，可见于羊膜带综合征、Meckel-Gruber 综合征、Walker-Warburg 综合征等。额部脑或脑膜膨出常伴有面部中线结构畸形，如眼距过远、鼻畸形等。大多数预后不佳。

超声表现：① 颅骨强回声光环连续性中断，多位于枕部。② 中断处可见脑或脑膜膨出形成包块，当有大量脑组织膨出时形成不均质包块，可导致小头畸形；当仅有脑膜膨出时，可见薄壁囊性包块，无分隔，且与脑室相通。③ 可伴颅内异常，如脑室扩张、中线移位等。④ 羊膜带综合征伴发的脑膨出大都不是位于脑中线部位，且常合并其他畸形，如截肢。

注意事项：① 颈部脑膜膨出需与颈后水囊瘤相区别，而位于额部的应与额鼻部的畸胎瘤相区别。② 需与头皮软组织包块相区别。③ 常合并其他畸形，如小头畸形、脑室扩张、小脑及胼胝体发育异常、脊柱裂等，及其他器官结构异常。约 10% 的脑膨出合并染色体异常（13-三体或 18-三体综合征）。

（三）脊柱裂

脊柱裂（spina bifida）是后神经孔闭合失败所致，主要特征是背侧两个椎弓未能融合，脊膜和（或）脊髓可通过未完全闭合的脊柱部位向外疝出。可以发生在脊柱的任何一段，常见于腰骶部和颈部。主要类型有闭合性脊柱裂、开放性脊柱裂。闭合性脊柱裂在产前超声检查中不易发现，少部分病例在闭合性脊柱裂处的皮下出现较大脂肪瘤时有可能被检出。较大的开放性脊柱裂（累及 3 个或 3 个以上脊椎）产前超声较易发现，较小的开放性脊柱裂因病变较小，超声容易漏诊。出生后主要表现为下肢运动功能受损、大小便失禁、智力受损及神经精神障碍。

超声表现：

（1）开放性脊柱裂：① 脊柱矢状切面显示病变椎体及椎弓的强回声线连续性中断，并累及其表面的皮肤及软组织，中断处膨出一囊性或混合性包块，内有脊膜、马尾神经或脊髓组织。可伴有脊柱后凸或侧凸畸形。② 脊柱横切面显示脊柱裂部位的双侧椎弓骨化中心向两侧展开，呈"V"或"U"字形。③ 脊柱冠状切面亦可显示后方的两个椎弓骨化中心距离增大。④ 开放性脊柱裂的脑部特征主要有小脑异常（小脑变小、弯曲呈"香蕉状"，小脑发育不良甚至小脑缺如）、颅后窝池消失、"柠檬头征"（横切胎头时出现前额隆起，双侧颞骨塌陷，形似柠檬）、脑室扩大等。⑤ 开放性脊柱裂合并其他畸形，包括足内翻、足外翻、膝反屈、先天性髋关节脱位、脑积水、肾畸形、羊水过多等。

（2）闭合性脊柱裂：① 与开放性脊柱裂有相似的椎体异常表现，但是脊柱缺损处表面皮肤无缺损、连续性完好，椎管内组织经缺损处向后膨出或不膨出，无开放性脊柱裂脑部特征，可分为有包块型和无包块型。② 有包块型闭合性脊柱裂多位于腰段和腰骶段。③ 无包块型闭合性脊柱裂裂口较小，超声表现不典型，容易漏诊。

注意事项：① 应注意腰骶部脊柱裂与骶尾部畸胎瘤的鉴别；② 应注意颈部脊柱裂与颈部水囊瘤的鉴别；③ 部分闭合性脊柱裂在妊娠后期、产时或出生后可能发展为开放性脊柱裂。

（四）脑积水

胎儿脑积水（hydrocephalus）是指脑脊液过多地聚集于脑室系统内，致使脑室系统扩张和压力升高。侧脑室后角宽径大于 10 mm，小于等于 15 mm 为轻度脑室扩张。侧脑室后角宽径大于 15 mm 为脑积水或重度脑室扩张，第三脑室和第四脑室也可扩张，如果没有合并其他脑发育异常称为孤立性脑积水。中脑导水管狭窄是脑积水最常见的原因，可因宫内病毒感染、染色体异常导致。脑积水预后与其是否伴发畸形有密切关系。

超声表现：① 脑室系统扩张，脉络丛似"悬挂"于侧脑室内。选择后角最宽的部位，垂直于内侧壁测量，轻度扩张：侧脑室宽度大于等于 10 mm，小于 12 mm；中度扩张：侧脑室宽度大于等于 12 mm，小于 15 mm；重度扩张：侧脑室宽度大于 15 mm。② 可合并第三脑室、第四脑室扩大。中脑导水管狭窄导致的脑积水，第四脑室不扩张。由梗阻程度、扩张的脑室可推测梗阻平面的位置。③ 脑积水严重时，脑组织可受压变薄，侧脑室比率增大：脑中线到侧脑室外侧壁的距离与脑中线到颅骨内侧面的距离之比增大（正常小于 1/3）。

注意事项：① 发现胎儿脑积水，应排查颅内其他畸形、可能引起脑积水的脑外畸形及其他脏器可能的合并畸形。② 大部分脑积水要到晚孕期才被发现，因此一次超声检查未发现脑室扩张，不能排除后期发育过程中会出现脑积水情况。③ 脑室扩张也可以是一过性或进行性病变，需要定期复查。④ 轻度侧脑室扩张（小于等于 15 mm）一般预后良好，大部分不会发展成为脑积水，但当脑室后角扩大超过 15 mm 时神经系统发育异常风险增加。但轻度侧脑室扩张发生染色体异常（21-三体）的危险性增高。此外少数单侧脑室扩张者，可伴有大脑发育不良（如无脑回畸形）或坏死病灶（如脑室周围白质软化）。

（五）全前脑

全前脑（holopresencephaly）又称前脑无裂畸形，为前脑没有分裂或未完全分裂成左、右两叶，而导致一系列脑畸形，常合并面部中线结构异常，如眼距过近、独眼畸形、单鼻孔畸形、喙鼻畸形、正中唇腭裂、小口、无人中等。本病常与染色体畸形，如 13-三体、18-三体综合征有关。

全前脑畸形根据脑分裂的程度，分以下 3 种类型：

(1) 无叶全前脑：为最严重的类型，大脑半球完全融合，仅见单个原始脑室，大脑镰、胼胝体、透明隔腔缺失，丘脑融合。

(2) 半叶全前脑：为中间类型，介于无叶全前脑和叶状全前脑之间。大脑半球及侧脑室仅在后半段分开形成两个后角及下角，前角相连相通，丘脑部分融合，无透明隔腔，胼胝体发育不良。

(3) 叶状全前脑：大脑镰部分发育，大脑半球的前后裂隙发育尚好，侧脑室前角部分融合，丘脑和第三脑室正常，无透明隔，胼胝体发育不全。该型颜面多无明显异常，可有眼距过近。无叶全前脑和半叶全前脑常为致死性，出生后不久即死亡。而叶状全前脑可存活，但常伴有脑发育迟缓，智力低下及视力、嗅觉障碍等。

超声表现：① 无叶全前脑可表现为单一原始脑室、丘脑融合、大脑半球间裂缺如、脑中线结构消失、透明隔腔与第三脑室消失、胼胝体消失、脑组织变薄及一系列面部畸形，如喙鼻、眼距过近或独眼、正中唇腭裂等。② 半叶全前脑主要表现为前部为单一脑室腔且明显增大，后部可分开为 2 个脑室，丘脑部分融合，枕后叶部分形成，第四脑室或颅后窝池增大，面部畸形可能较轻，眼眶及眼距可正常，扁平鼻；也可合并有严重面部畸形，如猴头畸形、单鼻孔等。③ 叶状全前脑由于脑内结构及面部结构异常不明显，胎儿期很难被检出。透明隔腔消失时应想到本病可能，可伴有胼胝体发育不全，冠状切面上侧脑室前角可在中线处相互连通。

注意事项：

(1) 与脑积水的鉴别：脑中线存在，丘脑未融合，可有第三脑室扩大。

(2) 与积水性无脑畸形的鉴别：颅腔内广大范围均为无回声区，几乎呈一囊性胎头，不能显示大脑半球和大脑镰，更不能显示任何大脑皮质回声，在颅腔下部近枕部可见小脑、中脑组织，似小鸟样的低回声结构突向囊腔内，与无叶全前脑极易混淆。但无叶全前脑可显示大脑皮质、丘脑融合，同时可检出相应的面部畸形。

（3）与视隔发育不良的鉴别：颅内表现与叶状全前脑相似，但视隔发育不良伴视神经发育不全，MRI 有助于鉴别。

（六）Dandy-Walker 畸形

Dandy-Walker 畸形（Dandy-Walker malformation，DWM）小脑蚓部完全或部分缺失、第四脑室和颅后窝池扩张，且两者相通，小脑幕上抬，约 1/3 伴脑积水。目前，对 Dandy-Walker 畸形的分类尚不统一，一般可将其分为以下 3 型：

（1）典型 Dandy-Walker 畸形：以小脑蚓部完全缺失为特征，此型少见。

（2）Dandy-Walker 变异型：以小脑下蚓部发育不全为特征，可伴或不伴有后颅窝池增大。

（3）单纯颅后窝池增大：小脑蚓部完整，第四脑室正常，小脑幕上结构无异常。

Dandy-Walker 畸形多伴有严重的神经系统发育低下，预后较差，典型 Dandy-Walker 畸形产后死亡率高（约 20%）。单纯颅后窝池增大，无染色体异常和其他结构畸形，可能是颅后窝池的一种正常变异，预后较好。Dandy-Walker 变异型是否合并其他畸形或染色体畸形，预后差异较大。

超声表现：① 典型 Dandy-Walker 畸形，两侧小脑半球分开，蚓部完全缺如，中间无连接。颅后窝池及第四脑室增大，两者相互连通。② Dandy-Walker 变异型，两侧小脑半球之间在颅后窝偏上方可见小脑上蚓部，下蚓部缺失，两小脑半球下半部分开。颅后窝池增大，可伴有第四脑室扩张，两者相互连通。③ 单纯颅后窝池增大，超声检查仅显示颅后窝池增宽（＞10 mm），而小脑、小脑蚓部、第四脑室及小脑幕上结构无异常发现。

注意事项：

① 与颅后窝池蛛网膜囊肿的鉴别：该囊肿有包膜，呈类圆形，位置可正中或偏离中线，小脑可受压移位，但蚓部发育良好。

② 与 Blake 囊肿的鉴别：该疾病表现为筛查小脑半球下部分开，第四脑室扩张与后颅窝池囊肿相通呈"沙漏征"，后颅窝池无增宽，小脑蚓部正常。

③ 18 周前小脑蚓部发育完善，故孕周较小时不宜诊断 Dandy-Walker 畸形。

④ 部分病例合并染色体畸形（约 1/3 合并 13-三体、18-三体畸形）及其他系统畸形（心脏、肾脏等畸形），故需要仔细筛查。

（七）胼胝体发育不全（agenesis of corpus callosum，ACC）

胼胝体是连接左、右大脑半球新皮质的一处很厚的纤维板，一般在 18～20 周发育完成。根据发育异常情况，可分为完全型胼胝体缺失（complete agenesis of corpus callosum，CACC）、部分型胼胝体缺失（partical agenesis of corpus callosum，PACC）和胼胝体发育不良（hypoplasisa of corpus callosum，HPCC）。

超声表现：

（1）间接征象：① 侧脑室增宽呈"泪滴状"；② 透明隔腔消失或者明显变小；③ 第三脑室扩张上抬。

（2）直接征象：二维颅脑的冠状面或矢状面显示胼胝体结构完全或者部分缺失。但是此切面因胎儿体位关系很难获得。

（3）三维超声可以获得容积数据，通过自由解剖成像模式获得颅脑正中矢状切面，从而获得胼胝体全貌，判断胼胝体发育情况。

（4）CDFI 显示胼周动脉消失或短小，大脑前动脉向上方直线走行，分支呈放射状分布。

注意事项：ACC 预后与引起 ACC 的病因有关，复杂型 ACC 预后较差，单纯型预后存在争议，大都合并癫痫、智力缺陷、运动障碍或精神异常症状。

（八）小头畸形

小头畸形（microcephaly）是指各种原因导致胚胎时期脑发育不良，胎儿头颅过小，发病率低，发病原因可能与染色体异常或基因突变有关，也可能与宫内感染（如寨卡病毒）等因素有关。预后一般较差，伴有智力障碍及神经功能、内分泌功能缺陷。

超声表现：① 双顶径及头围较正常同孕龄胎儿头围小3个标准差以上，以头围明显；② 其他生物学指标（如腹围、股骨长、肱骨长等）在正常值范围内；③ 颅内额叶明显较小，前额狭窄，正中矢状面可显示前额后缩；④ 可能伴发其他颅内畸形，如胼胝体发育不良、脑积水、小脑发育不良等。

注意事项：① 如发现仅仅胎儿头围小于正常孕周2～3个标准差，不伴其他颅内结构异常，可能是正常变异或遗传导致，产后智力可正常；② 小头畸形应与匀称型宫内发育迟缓相区别，后者所有生物学指标均减小，且无颅内结构异常。

（九）蛛网膜囊肿

蛛网膜囊肿（arachnoid cyst）是指一种脑组织外的良性囊性占位病变，囊内充满清亮或黄色液体。可发生在有蛛网膜分布的任何部位，但好发于大脑裂、大脑凸面、半球间裂、鞍上、胼胝体旁、小脑桥脑角池及小脑蚓部的蛛网膜下隙内。中线部位多见，约2/3见于小脑幕上、第三脑室后方、大脑半球间隙内，1/3位于小脑幕下。① 蛛网膜内囊肿通常是由于蛛网膜分离和重叠，并伴有蛛网膜下腔不通，即非交通性囊肿。② 蛛网膜下囊肿是由蛛网膜下腔粘连所致，继发性蛛网膜下腔扩大而形成。该囊肿和蛛网膜下腔交通，即交通性囊肿。预后取决于囊肿的大小，小病灶无症状可不需处理，大囊肿需手术治疗。

超声表现：① 蛛网膜囊肿为局限清楚的无回声肿块或低回声，边清，囊壁薄而光滑。囊肿不与侧脑室相通，中线囊肿可导致脑积水。② 多位于脑半球表层，囊肿近脑实质部分可有脑组织受压，而囊肿表面多直接紧贴硬脑膜下，不能显示蛛网膜下隙间隙。③ 颅中窝或大脑外侧裂的蛛网膜囊肿常致同侧侧脑室萎缩，并向对侧移位，小脑后部的蛛网膜囊肿使第四脑室向上移位，小脑幕显著抬高，幕上脑室系统扩大。④ 囊肿壁及囊内常无血流信号显示。

注意事项：① 小脑后部囊肿须和 Dandy-Walker 畸形相区别，Dandy-Walker 综合征有小脑形态的异常，体积变化，第四脑室扩张，蛛网膜囊肿不伴有上述征象。② 孔洞脑的液性暗区应该在脑实质内，液性暗区周边可见脑组织回声，蛛网膜囊肿多位于大脑表面，和蛛网膜下腔有明显关系，诊断困难时可借助 MRI，对蛛网膜囊肿定位与诊断优于超声。③ CDFI 显示其内无血流信号，可与 Galen 静脉瘤相区别。

（十）孔洞脑

孔洞脑（porencephaly）又称脑穿通囊肿，指脑实质内有囊性腔隙，内含有脑脊液，该腔隙与侧脑室和蛛网膜下腔可以相通也可以不相通。由于脑血管梗阻继发脑软化或颅内脑实质出血后形成囊肿，本病极其少见。预后与囊肿的大小和部位及是否伴发脑积水有关。

超声表现：脑实质内见单个或多个囊性回声，以一侧大脑半球较多见，形态不规则，多与侧脑室相通，也可以不相通。囊性病灶较大时常伴有侧脑室受压、变形及脑中线移位。CDFI 显示其内无血流信号。

注意事项：① 应注意与脑积水相区别，脑积水观察到的液性病灶一定在脑室内，可以观察到扩大的脑室和脑室内漂浮脉络丛结构和清楚的侧脑室壁。② 应注意与蛛网膜囊肿相区别，蛛网膜囊肿常是多发的，多位于脑实质表面或颅后窝，液性病灶一定有一面直接与蛛网膜下腔有关，多靠近颅骨。这一面我们不能见到脑组织回声。孔洞脑常常在脑实质内，其周边可见脑组织回声。

（十一）其他颅脑畸形

1．Galen 静脉血管瘤

Galen 静脉又称大脑大静脉，长约为 1 cm，位于胼胝体和丘脑的后下方，该静脉管壁薄弱。Galen 静脉瘤是一种动静脉畸形导致的 Galen 静脉呈瘤样扩张，其畸形供血动脉来源于 Willis 环或椎基底动脉系统。

超声特点：在胎儿丘脑平面，脑中线部位三脑室及丘脑后方显示无回声囊性包块，边清，CDFI 显示其内充满血流信号。约 50%患儿合并心衰，预后较差。

2．神经元移行异常

神经元移行异常是指在大脑皮质发育过程中，成神经细胞从胚胎生发基质向大脑表面移行过程中受阻，导致脑组织不同程度的发育畸形，包括无脑回-巨脑回畸形、灰质异位、脑裂畸形、多小脑回畸形、半侧巨脑畸形和局部皮质发育不良。产后表现为智力低下和癫痫。

超声表现：① 无脑回畸形，脑表面光滑，脑沟变浅，23 周后顶枕沟和距状沟缺失、外侧裂和脑岛异常，要考虑该病的存在。② 脑裂畸形，典型表现为左、右侧大脑半球在颞叶部位裂开形成前、后两部分，裂开处与侧脑室相通，侧脑室与蛛网膜下腔可相通。脑裂畸形可以一侧或双侧裂开。根据严重程度，分为两型：Ⅰ 型即闭合型，裂唇相连，此型产前超声很难发现；Ⅱ 型即开唇型，畸形裂隙可延伸至侧脑室水平，此型产前可在 28 周后发现，超声表现为胎头横切时，大脑半球裂开呈前、后两部分，裂开处呈液性暗区与侧脑室及蛛网膜下腔相通，80%～90%合并透明隔腔缺失。

3．积水性无脑畸形

积水性无脑畸形指双侧大脑半球组织缺如，小脑和中脑存在，是一种罕见的致死性畸形。发病原因可能是颈内动脉主干或其分支的梗阻导致脑组织缺血坏死。超声表现为颅内大面积的液性暗区，无大脑半球及大脑镰回声，可见小脑及中脑结构。本病应注意与重度脑积水、前脑无裂畸形相区别。

4．宫内胎儿颅内出血

宫内胎儿颅内出血较少见，发生率约为 1‰，多发生在室管膜下、脑实质内、硬脑膜下，出血可导致颅内压升高及新生儿窒息。

超声表现：早期出血为均匀性强回声，边界清，后期血肿吸收形成囊肿，与侧脑室相通时形成脑穿通畸形。一般脑实质及脑室内出血、蛛网膜下隙出血及硬脑膜下出血预后不良，室管膜下出血囊性变者预后良好。

5．胎儿颅内钙化

胎儿颅内钙化极其罕见，可能与感染有关，如巨细胞病毒、弓形体病、风疹等，另外与某些颅内疾病钙化有关，如颅内结节性硬化症、畸胎瘤等。超声表现为脑实质内点状或团状强回声，可伴声影。

6．胎儿颅内肿瘤

胎儿颅内肿瘤非常罕见，预后一般都很差。大多在中孕晚期或晚孕期被发现，因此 18～24 周胎儿系统超声可表现为正常。根据组织类型表现为以下几种：① 畸胎瘤，为最常见的胎儿颅内肿瘤，体积一般较大，内部回声多样，可呈无回声、低回声、强回声或混合回声，可向口腔内生长，还可侵蚀颅骨。② 星形细胞瘤，是最常见的神经上皮性肿瘤，表现为大脑一侧白质内实性病灶，边界不清，常侵犯脑皮质，脑中线受压移位，肿瘤内可伴发出血。③ 胶质细胞瘤，表现为均匀的高回声占位，可伴脑积水征象，肿瘤随着孕周生长迅速，可发生瘤内出血。④ 颅咽管瘤，为良性肿瘤，肿瘤发生在蝶鞍区，表现为颅底中央部位高回声病灶，CDFI 显示病灶内血流信号丰富。MRI 对此肿瘤定位较准确。⑤ 脉络丛肿瘤，极罕见，超声表现为病变侧的脑室扩张，脉络丛内回声增大，可见异常占位回声，CDFI 显示病灶周边可见血流信号。

二、面颈部畸形

1. 唇腭裂

唇腭裂(cleft lip/cleft palate)指唇部及腭部先天性缺损,唇、腭裂可单独发生,大部分情况同时发生。80%唇裂/腭裂不合并其他畸形,正中唇裂常与全前脑或口-面-指综合征等染色体异常有关。不伴其他结构畸形的单纯唇腭裂可手术修补,预后较好。正中唇腭裂及不规则唇裂常预后不良。唇腭裂伴有其他结构畸形或染色体异常者,其预后取决于伴发畸形的严重程度。

根据唇腭裂的部位、程度可分为以下几类。

(1) 单纯唇裂。可分为单侧和双侧唇裂。根据唇裂的程度分为以下3度。Ⅰ度:裂隙只限于唇红部。Ⅱ度:裂隙达上唇皮肤,但未达鼻底。Ⅲ度:从唇红至鼻底完全裂开。Ⅰ,Ⅱ度唇裂为不完全唇裂,Ⅲ度唇裂为完全唇裂。

(2) 单纯腭裂。可分为单侧与双侧腭裂。根据腭裂的程度分为以下3度。Ⅰ度:悬雍垂裂或软腭裂。Ⅱ度:全软腭裂及部分硬腭裂,裂口未达牙槽突。Ⅲ度:软腭、硬腭全部裂开且达牙槽突。Ⅰ,Ⅱ度腭裂为不完全腭裂,Ⅲ度腭裂为完全腭裂。前者一般单独发生,不伴唇裂,仅偶有伴发唇裂者;后者常伴有同侧完全唇裂。

(3) 完全唇裂伴牙槽突裂或完全腭裂。可分为单侧和双侧。

(4) 正中唇腭裂。常发生于全前脑与中部面裂综合征,唇中部、原发腭缺失,裂口宽大,伴鼻发育畸形。

(5) 不规则唇裂。与羊膜带综合征有关,唇裂不规则、奇形怪状,常在少见的部位出现,另外常伴其他部位结构畸形,如裂腹、缺肢、脑膜膨出等。

超声表现:

(1) 单纯唇裂:一侧或双侧上唇连续性中断,可延伸至鼻孔。上牙槽突连续性好,乳牙排列整齐。

(2) 单侧完全唇裂合并牙槽突裂或完全腭裂:除上述唇裂征象外,另显示上颌骨牙槽突连续性中断,乳牙排列呈"错位"征象。

(3) 双侧完全唇裂合并牙槽突裂或完全腭裂:双侧上唇、牙槽突连续性中断,在鼻的下方可见一向前突出的强回声块,称为颌骨前突,该征象在正中矢状切面显示最好。

(4) 正中唇腭裂:上唇及上腭中部连续性中断,裂口宽大,伴鼻形态异常,常伴发于全前脑和中部面裂综合征。

(5) 不规则唇裂:表现为面部及唇严重变形,裂口形态不规则,可发生在唇的任何部位。常见于羊膜束带综合征,并发胎儿其他结构异常,如不规则脑或脑膜膨出、腹壁缺损、缺肢、缺指(趾)等。常有羊水过少。

注意事项:

(1) 假性唇裂:由于切面不标准,脐带压迫唇部、子宫壁贴近唇部、人中过深等均可造成唇裂假象,所以诊断唇裂应多个切面扫查,必要时随访复查。

(2) 与上颌骨肿瘤的鉴别:双侧完全唇腭裂常有颌骨前突表现,需与上颌骨肿瘤,如畸胎瘤相区别,后者肿块从口腔或鼻腔内突出,唇和牙槽突连续。

(3) 中央唇裂及双侧唇腭裂合并染色体风险较高,注意排查胎儿其他结构畸形。

(4) 单纯腭裂产前超声很难诊断。

2. 眼距过近

眼距过近(hypotelorism)的主要原因是全前脑,其他综合征很少有眼距过近的表现,Meckel-Gruber综合征偶尔可有此特征。此外,某些染色体畸形、三角头畸胎、小头畸形、Williams综合征、母亲苯丙酮尿症、强直性肌营养不良、眼齿发育不良等畸形亦可有眼距过近。

超声表现：眼内距及眼外距均低于正常孕周的第5百分位可诊断为眼距过近。检出眼距过近时,应仔细检查胎儿颜面部其他结构有无异常,同时应仔细检查颅内结构有无畸形,如有无丘脑融合、单一侧脑室等。

预后：眼距过近患者的预后取决于伴发畸形的严重程度,由于眼距过近主要与全前脑有关,因此其预后亦与全前脑的预后类似。

3. 眼距过远

眼距过远(hypertelorism)的原因有中部面裂综合征(额鼻发育不良)和额部脑或脑膜膨出(眼距过远最常见的原因),其他少见原因有颅缝早闭等。

超声表现：眼距过远主要以眼内距超过正常预测值的第95百分位为判断标准。引起眼距过远的最常见的原因为前额部的脑或脑膜膨出。超声有相应表现。显示明确包块时,应注意与前额部血管瘤、畸胎瘤等相区别。中部面裂综合征极少见,其主要表现为眼距过远、鼻畸形、分裂鼻、两鼻孔距离增大,可伴有正中唇裂或腭裂。与全前脑的区别在于后者眼距过近、鼻缺如、长鼻、单鼻孔。

预后：

(1) 眼距过远可合并有染色体畸形,主要有Turner综合征;少见的染色体畸形有染色体缺失、易位及染色体三体综合征,因此眼距过远应行染色体核型分析。

(2) 前额部脑或脑膜膨出引起眼距过远者,其预后较其他脑或脑膜膨出要好,50%患儿有面部变形、嗅觉缺失、视力障碍等。

(3) 中部面裂综合征80%病例智力正常,约20%患儿智力在临界水平或轻度下降,智力严重障碍者不到10%。但多数患儿有严重面部畸形,包括眼、鼻、唇等畸形,严重影响患儿的面部外观。

4. 小眼畸形与无眼畸形

小眼畸形(microphthalmia)的主要特征是眼球及眼眶明显缩小,眼裂亦小,又称为先天性小眼球。可仅单眼受累,亦可双侧受累。轻者受累眼球结构可正常,晶状体存在。重者眼球极小,虹膜缺失,先天性白内障,玻璃体纤维增生等,可伴有其他器官或系统的畸形,如面部其他畸形、肢体畸形、心脏畸形、肾脏畸形、脊柱畸形等。严重小眼畸形时,临床上很难和无眼畸形相区别。无眼畸形(anophthalmia)的主要特征是眼球缺如,眼眶缩小或缺如,眼睑闭锁,眼区下陷。其发生主要为胚胎期眼泡形成障碍所致,病理学上除有眼球缺如外,晶状体、视神经、视交叉及视束均缺如。可单侧或双侧发生。与小眼畸形相似,可伴发于许多畸形综合征中。

超声表现：

(1) 单侧小眼畸形表现为病变侧眼眶及眼球明显小于健侧,在双眼横切面上明显不对称;双侧小眼畸形时表现为双侧眼眶及眼球明显缩小,此时可有眼内距增大,两眼眶直径、眼内距不再成比例,眼内距明显大于眼眶左右径。轻度小眼畸形产前超声诊断困难。

(2) 无眼畸形在双眼水平横切面上一侧或双侧眼眶及眼球图像不能显示,在相当于眼眶部位仅显示一浅凹状弧形强回声。当超声能显示一小的眼眶时,应仔细检查有无晶体回声,如果晶状体缺如,则多为无眼畸形。如果能显示晶状体,则多为小眼畸形。

注意事项：小眼畸形的预后在很大程度上取决于合并畸形或综合征的严重程度。畸形的小眼可通过整形美容手术达到美容效果。轻者眼球结构可正常,但有视力差、斜眼、眼颤或远视,重者完全无视力。无眼畸形患者完全无视力。

5. 小下颌畸形

小下颌畸形(micrognathia)指下颌骨短小、后缩,下唇较上唇更靠后,小下颌常与耳低位同时发生。小下颌常与染色体异常(最常见于18-三体)及骨骼发育不良疾病伴发,可导致新生儿呼吸困难而死亡。

超声表现：① 正常胎儿下颌症状矢状切面下唇与下颌呈"S"或反"S"形,小下颌时该形态消失呈短小弧形;② 冠状切面下颌与面颊之间的平滑曲线变得不规则或中断;③ 动态观察时,胎儿口部常呈张口状,舌伸出口外；④ 常伴羊水过多；⑤ 大多数患儿合并其他畸形，如耳低位、染色体异常的其他结构畸形。

注意事项：部分轻度小下颌是正常的变异，与父母遗传有关。

三、胸腔畸形

胸腔畸形主要有肺发育不良、肺缺如、肺囊腺瘤畸形、先天性膈疝、隔离肺、胸腔积液、喉/气管闭锁、一侧支气管闭锁等。

1. 先天性肺囊腺瘤畸形

先天性肺囊腺瘤畸形（congenital cystic adenomatoid malformation，CCAM）是一种肺组织错构畸形，以支气管样气道异常增生、缺乏正常肺泡的肺实质异常为特征，占先天性肺部疾病的 76%～80%。CCAM 可分为 3 种类型：Ⅰ 型为大囊型，以多个较大囊肿为主，囊肿直径为 2～10 cm。Ⅱ 型为中囊型，内有多个囊肿，囊肿直径<2 cm。Ⅲ 型为小囊型，病变内有大量细小囊肿，直径<0.5 cm，大多呈实质性改变。CCAM 大小、纵隔移位程度、是否伴有胎儿水肿和羊水过多等，均是判断预后的重要指标。合并胎儿水肿、肺发育不良和（或）羊水增多的患儿预后差。CVR（congenital cystic adenomatoid malformation volume ratio）是产前评估胎儿隔离肺、肺囊腺瘤样病变预后的有效指标，若 CVR≥1.6，与胎儿水肿及出生后呼吸系统症状相关。

超声表现：① Ⅰ 型及 Ⅱ 型 CCAM 以囊性为主，表现为囊性或囊实混合性包块；Ⅲ 型基本上都呈均匀强回声包块。CDFI 可探及包块滋养血管来自肺动脉。② CCAM 包块较大时可造成心脏及纵隔移位，对同侧肺组织产生压迫引起肺发育不良，严重时引起心衰并发胎儿水肿。③ 可伴发羊水过多。

注意事项：① 大部分 CCAM 包块可随孕周增大而缩小，需对 CCAM 胎儿进行连续动态观察。② 与膈疝的鉴别：膈肌连续性中断，胸腔内出现腹部脏器构成的混合性包块。③ 与隔离肺的鉴别：胸腔内叶状或三角形均质性高回声团块，左侧较常见，CDFI 包块血供来源于主动脉。④ CCAM 的预后评估参数 CVR 的计算方法：（肿块长度×宽度×高度×0.523）÷头围，注意所有测值单位均采用"cm"。

2. 隔离肺

隔离肺（pulmonary sequestration）又称肺隔离症，是指一种少见的先天性肺发育畸形，由胚胎的前原肠、额外发育的气管和支气管肺芽接受体循环的血液供应而形成的无功能肺组织团块，与正常的肺组织气道不相通。可分为叶内型隔离肺（intralobar sequestration，ILS）和叶外型隔离肺（extralobar sequestrations，ELS）两大类，胎儿 ILS 罕见，大多数为 ELS。隔离肺预后可借鉴上述评价 CCAM 的 CVR 指标，一般来说，隔离肺预后良好，与 CCAM 预后类似。

超声表现：① 边界清晰的高回声包块，呈叶状或三角形，多位于左侧胸腔内，包块可大可小，较大时可引起纵隔移位和胎儿水肿，或伴羊水过多。少数内部可见囊肿（即扩张的支气管或与 CCAM 共存）。ELS 还可出现在腹腔内，常表现为膈下腹腔内高回声团块。② CDFI 有助于诊断隔离肺，可见包块的滋养血管来自胸主动脉或腹主动脉。

注意事项：① 与 CCAM Ⅲ 型、支气管闭锁的鉴别：CDFI 检查供血动脉，CCAM 及支气管闭锁包块血供均来自肺动脉。② 与膈疝的鉴别：胸腔内异常回声包块由腹内脏器组成，同时显示膈肌连续性中断。③ 膈下 ELS 还需与腹腔内其他来源的肿块进行鉴别，如肾上腺出血、神经母细胞瘤。

3. 先天性膈疝

先天性膈疝（congenital diaphragmatic hernia，CDH）是指膈肌的发育缺陷导致腹腔内容物疝入胸腔，可压迫肺组织引起肺发育不良及产后新生儿肺动脉高压。可分为三类：胸腹裂孔疝、胸骨后疝、食管裂孔疝。疝的内容物常为胃、小肠、肝、脾等。

超声表现：① 胸腔内出现由腹部脏器回声构成的包块，心脏向对侧移位。如左侧 CDH，表现为心脏后方出现胃泡及肠管回声。若为右侧 CDH,则疝入胸腔的器官主要为肝右叶,由于肝为实质性器官,回声与肺实质回声相近,给诊断带来困难,可根据胆管及血管回声来确定胸内实质性回声为肝脏。② 由于内脏疝入胸腔,故腹围缩小。③ 膈肌弧形低回声带中断或消失是直接征象,但是一般都很难确认。④ 晚孕期可伴有胎儿水肿、胸腔积液、羊水过多等征象。

注意事项:① 左侧膈疝与 CCAM Ⅰ型的鉴别:CCAM Ⅰ型胎儿上腹部可见胃泡、脐静脉等正常结构,矢状切面显示膈肌连续。② 与膈膨升的鉴别:膈肌水平高于肋骨水平,可出现纵隔移位,但是膈肌连续性完整。③ 右侧膈疝与隔离肺及 CCAM Ⅲ型的鉴别:隔离肺及 CCAM Ⅲ型包块回声均较肝脏偏高,隔离肺呈叶状或三角形、边界清晰的均质高回声团块,CDFI 供血动脉来源于主动脉。④ CDH 常用肺头比(lung-to-head ratio,LHR)来预测膈疝胎儿的预后,计算方法:在四腔心切面上,测量心脏后方右肺的长径和短径,LHR=(右肺长径×右肺短径)÷头围,单位为"mm"。有研究认为,妊娠 24~26 周时,LHR>1.4 提示预后良好;LHR<1.0 提示预后较差;而 LHR<0.6 病死率为 100%。

4. 支气管闭锁及喉/气管闭锁

支气管闭锁及喉/气管闭锁均属罕见病例。支气管闭锁以右肺上叶闭锁多见,表现为累及闭锁肺叶回声增强、体积增大,纵隔向对侧移位,与 CCAM Ⅲ型难以鉴别,与隔离肺的鉴别要点主要是位置及血供来源不同。喉/气管闭锁表现为双肺对称性明显增大,回声增强,气管及支气管扩张,扩张的气管与口咽部相通,双侧膈肌受压反向。心脏受压,心胸比明显减小。可伴发胎儿腹水。

四、心脏畸形

先天性心脏病(congenital heart disease,CHD)是严重的先天性畸形,其中 50% 的 CHD 为简单畸形,可以通过外科手术矫治。大样本量的研究显示,CHD 占活产儿的 8‰~9‰,是新生儿最常见的严重畸形,超声产前检查能为孕妇提供较好的妊娠期咨询并能改善新生儿出生状况。

CHD 的一些危险因素已被确定,故其针对性胎儿超声心动图的检查适应证可分为母体因素、胎儿因素、家族因素等方面。

由于胎儿时期血流动力学与新生儿及小儿血流动力学明显不同,故不能根据血流动力学原理做简单的推理,而应根据先天性心脏畸形的顺序节段诊断法有序地、逐一地进行分析,并结合胎儿心脏生长发育特点才能准确发现和诊断先天性心脏结构畸形。

(一)心脏方位的判断

1. 内脏及心脏位置

正常位置:心脏大部分位于左侧胸腔,心尖朝向左下方,左心房室在左后方,右心房室在右前方;肝脏在身体右侧,胃和脾脏在身体左侧;腹主动脉在脊柱左侧,下腔静脉在脊柱右侧。

反位:心脏和内脏位置与正常人完全相反,犹如镜面人,称内脏转位。心脏大部分位于右侧胸腔,心尖朝向右下方,左心房室在右前方,右心房室在左后方;肝脏在身体左侧,胃和脾脏在身体右侧;腹主动脉在脊柱右侧,下腔静脉在脊柱左侧。

心脏移位:因胸廓、胸膜、纵隔、肺等器官的畸形或疾病而使心脏离开其正常的位置,向左侧或右侧移位,各房室相互关系基本正常,称为心脏移位,属于继发性改变。如一侧肺不张或切除后,心脏可向患侧移位;而一侧胸腔大量积液、气胸、纵隔占位等,可使心脏向健侧移位。此时心脏只是位置改变,心轴没有改变,各房室的相互位置没有改变,心脏超声检查时只是探头位置变化,而方向基本不变。

2. 心房

心房可以正位(atrial situs solitus,S)、反位(atrial situs inversus,I)和不定位(atrial situs ambiguous,

A）。心房的位置和形态结构是分析心脏大血管的基础，称为心房位。区分左、右心房形态学的主要固定标志是心耳，左心耳通常细长，呈管状或指状，右心耳短粗呈锥状或三角形。

3．心室

心室肌小梁的结构是区分左、右心室的主要形态学特征。右心室：肌小梁多、粗、厚，走行不一致，互相交错，超声显示心尖部较粗糙。左心室：肌小梁少、纤细、整齐，走行基本一致，超声显示心尖部较光滑。超声不容易从形态区分二尖瓣和三尖瓣，心尖四腔心切面可见三尖瓣隔叶附着点比二尖瓣前叶附着点低约5～10 mm，二尖瓣和左心室相连，三尖瓣和右心室相连。

心室袢（ventricular loop）表示心室的位置和空间排列关系，与内脏位置关系密切，通常分为：① 心室右袢（D-loop，D），属正常心脏位置关系，右心室位于左心室的右前方，左心室位于右心室的左后方；② 心室左袢（L-loop，L），属于心室反位，右心室在左后方，左心室在右前方；③ 袢不定位（X-loop，X），心室呈上下或左右并列。

4．大动脉

从心脏发出的大动脉为主动脉和肺动脉。肺动脉从心室发出后分叉较早，分为左肺动脉和右肺动脉；主动脉上可见冠状动脉的开口，向上行走较长距离后形成主动脉弓，有无名动脉、左颈总动脉、左锁骨下动脉发自主动脉弓，也就是主动脉分支较晚。可以通过这些特征判断主动脉和肺动脉。一般以肺动脉瓣水平位置为参照来确定两条大动脉的相互位置关系，也就是主动脉瓣以肺动脉瓣为参照的360°范围内的位置关系。

5．心脏大血管节段变化的表达

对于伴发心脏及内脏位置关系变化的复杂心脏畸形，如心脏转位、大动脉转位等，均应从心脏的位置和方位、腔静脉和心房的位置、心室的位置和连接、大动脉的位置和连接进行表述，即心脏大血管的阶段变化表达法。为了叙述和表达方便，常用字母来表达（表7.6.1），其中第一个字母代表心房，第二个字母代表心室，第三个字母代表大动脉。

表 7.6.1　心脏大血管节段字母表

字段	位置	英文	字符	意　义
心房	正位	atrial situs solitus	S	心房位置正常，左房在左侧，右房在右侧
	反位	atrial situs inversus	I	心房位置相反，左房在右侧，右房在左侧
	不定位	atrial situs ambiguous	A	心房位置不定
心室	右袢	D-loop	D	心室位置正常，左室在左侧，右室在右侧
	左袢	L-loop	L	心室位置相反，左室在右侧，右室在左侧
	袢不定	X-loop	X	心室位置不定
大动脉	正位	situs solitus	S	大动脉位置正常，肺动脉在左前，主动脉在右后
	反位	situs inversus	I	大动脉位置相反，肺动脉在右前，主动脉在左后
	右位	D-positioned aorta	D	主动脉位于肺动脉右侧或右前
	左位	L-positioned aorta	L	主动脉位于肺动脉左侧或左前
	前位	antero-positioned aorta	A	主动脉位于肺动脉正前方
	后位	postero-positioned aorta	P	主动脉位于肺动脉正后方

（二）静脉-心房连接处异常导致的先天性心脏畸形

主要包括体静脉连接异常和肺静脉连接异常。

1．永存左上腔静脉

（1）病理与临床

永存左上腔静脉（persistent left superior vena cava，PLSVC）是胚胎发育过程中左前主静脉近端退化不完全所致，在正常人群中发生率为0.3%～0.5%，在先天性心脏病中发病率为3%～10%。根据其连接部位分为两型：Ⅰ型永存左上腔静脉连接到冠状静脉窦；Ⅱ型永存左上腔静脉连接到左心房。

（2）超声表现

在三血管切面及三血管-气管切面有其恒定的超声表现，双侧上腔静脉时，主要表现为肺动脉左侧及主动脉右侧分别显示左、右上腔静脉的横断面，管径大小相等，左上腔静脉伴有右上腔静脉缺如时，主动脉右侧的右上腔静脉不显示，即仅显示肺动脉左侧的左上腔静脉。左上腔静脉汇入冠状静脉窦，在后四腔心切面上可显示冠状静脉窦扩张，不汇入时在后四腔心切面可无异常。永存左上腔静脉向上追踪，可发现其与颈内静脉延续，伴有无名静脉缺如者不能检出左无名静脉。

（3）鉴别诊断

当发现三血管切面肺动脉左侧多一条血管时，应判断该血管是左上腔静脉还是心上型肺静脉异位引流的垂直静脉，左上腔静脉管径与右侧上腔静脉管径相当，两者血流均为回心血流，心上型肺静脉异位引流的垂直静脉管径明显小于右侧上腔静脉管径，两者血流方向相反。

（4）临床意义

单纯永存左上腔静脉回流到冠状静脉窦或右心房时，由于没有血流动力学改变，临床上多无症状，不必手术治疗，临床预后较好。永存左上腔静脉回流到左心房或合并冠状静脉窦无顶时，会导致心内右向左分流，患儿出现不同程度的发绀和左心室容量负荷增加，需行手术治疗。

2．下腔静脉连接异常

（1）病理与临床

肝段下腔静脉缺如并下腔静脉与奇静脉或半奇静脉异常连接，主要表现为下腔静脉肝段缺如或下腔静脉肝段和肝上段均缺如，肾前段下腔静脉与奇静脉或半奇静脉异常连接，常伴有其他复杂心内畸形，如左房异构、房室传导阻滞、房室间隔缺损、共同心房、完全性大动脉转位等，85%的病例合并有左房异构。

（2）超声表现

腹部横切面显示腹主动脉右前方无肝段下腔静脉，而其右后方可显示扩张奇静脉或左后方显示扩张的半奇静脉，多数病例合并多脾，但由于脾小，产前诊断很难对其数目进行判断。下腔静脉肝段存在时，肝静脉通过下腔静脉汇入右心房；下腔静脉肝段缺如时，肝左、中、右静脉可以分别汇入左、右心房，也可以只汇入左心房或右心房。奇静脉（半奇静脉）长轴切面显示下腔静脉在肾静脉水平与奇静脉（半奇静脉）连接，胸腹腔冠状切面或斜矢状切面可显示主动脉与扩张奇静脉伴行进入胸腔内，CDFI显示两者血流方向相反，合并左心房异构时，左、右心房均为形态学左心房，双侧心耳均成狭长指状。另三血管切面显示扩张奇静脉（半奇静脉）汇入右上腔静脉或左上腔静脉内，常伴其他心脏畸形，如房室传导阻滞、永存左上腔静脉、完全性大动脉转位、右心室双出口等。

（3）鉴别诊断

应与肺静脉畸形引流等相区别。

（4）临床意义

单纯下腔静脉缺如时，由于没有血流动力学改变，临床上多无症状，不必手术治疗，临床预后较好，但较容易发生深静脉血栓。本病若伴发其他严重心脏畸形，临床预后主要取决于伴发畸形的类型与严重程度。

3．肺静脉畸形引流

（1）病理与临床

肺静脉畸形引流（anomalous pulmonary venous drainage）临床分为完全型肺静脉畸形引流和部分型肺

静脉畸形引流。本病常合并房间隔缺损,亦可伴有其他复杂先天性心脏病。

完全型肺静脉畸形引流,根据肺静脉异常引流的部位,分为心上型、心内型、心下型和混合型。心上型:左、右肺静脉先发生融合,形成共同肺静脉干,多数通过左垂直静脉与左无名静脉相连,少数通过垂直静脉与上腔静脉直接相连,极少数与奇静脉相连。心内型:左、右肺静脉发生融合,形成共同肺静脉干,多数与冠状静脉窦相连,少数与右心房直接相连。心下型:左、右肺静脉斜行向下汇合为垂直静脉干,最常见的连接方式为与门静脉相连,少数与胃静脉、左或右肝静脉、下腔静脉相连。混合型:肺静脉通过上述两种或以上方式相连,其中最常见的连接方式是左上肺静脉汇入左垂直静脉,其他肺静脉引流入冠状静脉窦。

部分型肺静脉畸形引流,根据肺静脉异常引流的部位,分为心内型、心上型和心下型,较常见的连接方式有:① 右肺静脉与右上腔静脉或右上肺静脉与右心房相连:最常见,约占3/4。后者常伴有静脉窦型房间隔缺损,偶尔上腔静脉骑跨在缺损上。② 左肺静脉与左无名静脉相连:左上肺静脉或全部左肺静脉通过垂直静脉与左无名静脉相连。③ 右肺静脉与下腔静脉相连:右肺静脉汇入下腔静脉,此类型不多见。共干与下腔静脉的连接在胸片上右下肺野呈特征性新月形镰刀状阴影,故又称弯刀综合征(scimitar syndrome)。

(2)超声表现

产前超声诊断本病较困难,由于胎儿肺静脉较细小,超声不一定能显示出所有四支肺静脉,异常时畸形血管的走行方向亦难以追踪显示,再者由于胎儿血流动力学的特殊性,部分病例并不引起房室的异常增大或明显缩小,缺乏明显的产前诊断特征,因此产前超声检出率不高。对于完全型肺静脉畸形引流有以下特征,应高度怀疑本病的可能。① 四腔心切面可表现为右心较大,左心较小,但左心的大小与是否合并房间隔缺损、室间隔缺损等有关,左心房后方显示扩张的肺静脉共同腔,或左侧房室沟处显示扩张的冠状静脉窦时,均应该想到肺静脉畸形引流的可能,左心房后壁光滑,不能显示肺静脉开口(完全型),仅显示部分肺静脉开口(部分型)。② 3VV 及 3VT 切面上,肺动脉的左侧可显示垂直静脉,此时应与左上腔静脉相区别,区别的方法是追踪血管的走行与汇入部位,两者血流方向正好相反。③ 由于肺静脉细小,正常情况下,要完全显示出四支肺静脉相当困难。因此,产前诊断肺静脉畸形引流,无论部分型还是完全型检出均不高,只有在左心房后方形成较粗的共同静脉腔时,产前才能较容易被发现,尤其在心上型或心下型时,垂直静脉的走行,有时很难追踪清楚,因此往往不能确定诊断。④ 合并畸形:可合并存在于无脾综合征、房间隔缺损、室间隔缺损、房室间隔缺损、左心发育不良等。

(3)鉴别诊断

三房心应与心内型肺静脉畸形引流相区别,永存左上腔静脉应与心上型肺静脉畸形引流相区别。

(4)临床意义

完全型肺静脉畸形引流,出生后可手术纠正,预后较好。如果合并肺静脉狭窄,可发展为肺循环高压,尤其是弥漫型肺静脉发育不良,则预后较差。如果合并其他心内外畸形,临床预后与合并其他畸形类型及严重程度有关。部分型肺静脉畸形引流病变的轻重,主要取决于畸形引流的肺静脉支数,是否有心房水平分流存在及畸形引流的肺静脉是否存在梗阻。单支的肺静脉血流量约占肺静脉总回心血量的20%,左向右分流所导致血流动力学改变不大,如果不合并其他心内结构畸形,则可以不行外科矫治。两支以上肺静脉畸形引流则对血流动力学影响较大,应该早期进行手术治疗。

(三)单心房

1. 病理与临床

单心房(single atrium)是一种罕见的先天性心脏病,系胚胎发育期房间隔的第一隔和第二隔均未发育所致,有2个心耳,但仅有1个共同心房腔,房间隔的痕迹也不存在,而室间隔完整,故又称二室三腔心或单心房三腔心。

2. 超声表现

胸骨旁四腔心及心尖四腔心切面显示房间隔回声消失,有房间隔、室间隔、二尖瓣、三尖瓣在心脏中央形成的十字交叉消失,变为 T 字形。二、三尖瓣处于同一水平。

当发现单心房后,应详细检查心内其他结构,排除合并其他心内畸形,如二尖瓣裂、单心室、永存动脉干、永存左上腔静脉等。

3. 鉴别诊断

房间隔缺损:巨大房间隔缺损酷似单心房,前者在心房底部可显示房间隔回声,合并有原发孔缺损者,二尖瓣和三尖瓣附着在房间隔同一水平。后者心房内不能显示任何房间隔回声,二尖瓣和三尖瓣附着在室间隔同一水平。

4. 临床意义

单心房因房内存在混合血,可引起缺氧、发绀,可因红细胞增多而发生脑栓塞、感染等。故诊断明确的患儿,只要尚未发生严重的肺血管阻塞性病变,均应争取早期手术。

(四) 房室连接处异常导致的先天性心脏畸形

1. 房室间隔缺损

(1) 病理与临床

房室间隔缺损(atrioventricular septal defects)又称心内膜垫缺损(endocardial cushion defects)或房室共道畸形(common atrioventricular canal defects),是一组累及房间隔、房室瓣和室间隔的复杂先天性心脏畸形。本病发病率约占先天性心脏畸形的 7%。在心内膜垫形成和发育过程中,心内膜垫向上发育与原发隔的下缘接合,封闭原发孔,向下发育与室间隔上缘接合,封闭室间孔,向左发育形成二尖瓣,向右发育形成三尖瓣。如果这一发育过程出现障碍,可导致房室间隔缺损的多种畸形。具体可分为以下两大类。

① 部分型:主要特点是单纯原发孔型房间隔缺损,可合并二尖瓣前叶裂,二尖瓣和三尖瓣位于同一水平且均附着于室间隔的上缘。

② 完全型:主要特点是原发孔型房间隔缺损、共同房室瓣、室间隔缺损三大畸形同时存在。此型又可分为 A,B,C 三种亚型。

A 型:共同房室瓣的上桥瓣可辨别出二尖瓣和三尖瓣的组成部分,各自有腱索与室间隔顶端相连。

B 型:此型很少见。共同房室瓣的上桥瓣可辨别出二尖瓣和三尖瓣的组成部分,腱索均连于右心室壁,或其粗大的乳头肌上。

C 型:共同房室瓣的上桥瓣为一整体不分离,无腱索与室间隔相连,形成自由漂浮状态。

(2) 超声表现

四腔心切面是发现本病的主要切面。房室瓣水平短轴切面可观察共同房室瓣的形态和运动情况。完全型房室间隔缺损具有心脏十字交叉结构消失的特征性的超声图像,产前超声诊断相对容易,而部分型房室间隔缺损诊断相对较困难。

部分型房室间隔缺损:① 四腔心切面房间隔下部连续中断;② 二尖瓣和三尖瓣在室间隔的附着点在同一水平上;③ 伴有房间隔不发育时,可出现共同心房声像;④ 原发孔型房间隔缺损易合并二尖瓣前叶裂。

完全型房室间隔缺损:① 四腔心切面上可显示房间隔下部、室间隔上部连续性中断(十字交叉结构消失),仅见一组共同房室瓣,共同房室瓣横穿房、室间隔缺损处,4 个心腔相互交通。② 心脏房室大小可正常,也可有心房增大,左、右心室大小一般在正常范围,基本对称。对位不良的完全型房室间隔缺损,可出现左、右心大小比例失调。③ 心室与大动脉连接关系可正常或异位。④ 彩色多普勒超声更直观地显示 4 个心腔血流交通,正常双流入道血流消失,代之为一粗大血流束进入两侧心室,收缩期可有明显的房室瓣反流。

(3) 临床意义

相对于其他先天性心脏畸形,胎儿房室间隔缺损伴染色体畸形的风险较高。50% 伴发于染色体三体,尤其是 21-三体(占 60%)和 18-三体(占 25%)。此病自然病程预后不佳。部分型房室间隔缺损与完全型房室间隔缺损病人均视具体情况、严重程度择期手术。

2. 三尖瓣闭锁

（1）病理与临床

三尖瓣闭锁（tricuspid atresia）的主要特征是右心房和右心室连接中断，可分为三尖瓣缺如、三尖瓣无孔两种类型，可合并埃布斯坦畸形。三尖瓣缺如时，三尖瓣瓣环、瓣叶、腱索及乳头肌均缺如，三尖瓣所在部位由一肌性组织所代替。三尖瓣无孔时，三尖瓣瓣环、瓣叶和瓣下组织仍然保留，但瓣膜无孔。心房排列正常，形态学左心房与形态学左心室相连。右心室发育不良而明显缩小或仅为一残腔。可伴有室间隔缺损，心室与大动脉连接关系可一致或不一致。

（2）超声表现

① 四腔心切面上明显异常，左、右心明显不对称，右心室明显小或不显示，仅见左房室瓣启闭运动，右房室瓣无启闭运动，在相当于右房室瓣处呈强回声光带。

② 常伴有室间隔缺损，缺损的大小将直接影响右心室的大小。不伴有室间隔缺损时，右心室仅为一残腔而几乎不能显示。

③ 大多数病例心室与大动脉连接关系一致，20%的病例可出现心室与大动脉连接关系不一致。

④ CDFI不能检出右侧房室瓣血流。在心脏舒张期彩色多普勒仅显示一条流入道彩色血流信号。不伴有室间隔缺损的三尖瓣闭锁，动脉导管内可出现反向血流，即血流方向为降主动脉经动脉导管流向肺动脉。

（3）临床意义

三尖瓣闭锁胎儿中，22q微缺失的发生率高，为7%～8%。均需手术治疗。

3. 二尖瓣闭锁

（1）病理与临床

二尖瓣闭锁（mitral atresia）的主要特征是左心房与左心室连接中断，可分为二尖瓣缺如和二尖瓣无孔两种类型。二尖瓣缺如时，二尖瓣环、瓣叶、腱索和乳头肌均缺如，左心房底部为一肌肉组织结构形成的房室沟，嵌入左心房和左心室之间。二尖瓣无孔时，二尖瓣环和瓣叶仍然保留但瓣膜无孔，瓣下可有发育不全的腱索，此种类型较少见。心房排列正常，形态学右心房与形态学右心室连接。左心室发育不良而缩小或仅为一残腔，位于左后下方。本病可见于主动脉闭锁，左心发育不良综合征。可伴有室间隔缺损，当心室与大动脉连接一致伴有中等大小的室间隔缺损时，主动脉根部可正常，少部分病例主动脉可骑跨于室间隔之上，有时可出现在心室双出口。

（2）超声表现

① 四腔心切面明显不对称，左心室明显缩小或不显示，仅见右侧房室瓣启闭运动，左侧房室瓣无启闭运动，在相当于左侧房室瓣处可见一强回声索带状结构。

② 常伴室间隔缺损，此时左心室可正常或缩小。不伴室间隔缺损时，左心室仅为一残腔而几乎不能显示。

③ 主动脉可缩小，闭锁时主动脉显示不清，仅显示一条大血管即肺动脉。伴中等大小室间隔缺损时，可显示正常大小的主动脉。心室与大动脉连接关系可一致或不一致，常见有右心室双出口。

④ 彩色多普勒与脉冲多普勒只显示右侧房室瓣血流，而左侧房室瓣无血流信号。主动脉闭锁时主动脉弓内可显示反向血流，即血流由降主动脉倒流入主动脉弓，供应胎儿头颈部及冠状动脉。

（3）临床意义

胎儿二尖瓣闭锁，约18%的患儿伴有染色体畸形，主要有18-三体、13号与21号染色体异位与缺失综合征。二尖瓣闭锁是严重心脏畸形，存活期超过1年者少见，患儿出生后需分期手术治疗。手术预后主要取决于房室连接关系、室间隔是否存在、左心室大小、心室大动脉连接关系。

4．单心室

（1）病理与临床

单心室（single ventricle）指心房（左、右心房或共同心房）仅与一个主要心室腔相连接的畸形，又称单一心室房室连接畸形（univentricularatrioventricular connection），单心室还有很多其他名称，如单心室心脏（univentricular heart）、心室双入口（double-inlet ventricle）等，目前均强调使用单心室这一名称。判断单心室的主心室是左心室型还是右心室型的特性，应以心室的形态学而不是心室的位置为基础。左心室有相对光滑的内壁且在发育不良的室间隔面上没有房室瓣腱索附着。右心室有更粗糙的小梁化部并且一般有房室瓣腱索附着于室间隔表面上。单心室的主腔心室形态有 3 种类型。

① 左心室型：主腔为形态学左心室，附属腔为形态学右心室，位于主腔的前方（可为正前、左前、右前方），占 65%～78%。

② 右心室型：主腔为形态学右心室，附属腔为形态学左心室，位于主腔的左后或右后方，占 10%～15%。

③ 中间型：亦称不定型，主腔形态介于左心室与右心室之间，无附属腔，占 10%～20%。

单心室根据构成心室的结构以及房室瓣发育和连接心室的关系分型如下。

① 单流入道心室，即只有一侧房室瓣连接到一个心室，对侧房室瓣闭锁或缺如。

② 共同流入道心室，此型即心房由共同房室瓣连接至单心室腔。

③ 双流入道心室，又分为 A～D 型，即双流入道左心室型（A 型）、双流入道右心室型（B 型）、双流入道混合形态心室型（C 型）及双流入道不确定心室形态型（D 型）。

心室与大动脉连接关系可一致或不一致，连接一致时称 Holmes 心脏，少见，约占 10%。大部分心室与大动脉连接不一致，主要有大动脉转位、心室双出口、心室单出口（只有一条大动脉与主腔相连，另一条闭锁）。

（2）超声表现

单心室类型较多，各类型超声表现有较大的差别，主要通过四腔心切面判断单心室主腔形态和房室连接关系对单心室进行分型。其共同特征是四腔心切面上室间隔不显示，仅显示一个心室腔。

① 单心室主腔形态的判断：a．主腔左心室型，单一心室腔为左心室结构，内膜面光滑、肌小梁回声细小，往往在主腔前方可见附属残余右心室腔；b．主腔右心室型，单一心室腔为右心室结构，室壁内膜粗糙、肌小梁回声增多增粗，往往在主腔左后方可见附属残余左心室腔；c．中间型，单一心室腔同具有左、右心室的结构特征。无脾综合征的胎儿常为主腔右心室型单心室，且常为共同房室瓣。

② 单心室房室连接关系的判断：a．两组房室瓣，一般有双心房，心房可正位，反位或不定位，两心房通过两组房室瓣与单心室连接，两组房室瓣环中线有纤维性组织连接，三尖瓣隔瓣的部分腱索与二尖瓣前瓣的部分腱索可起于同一组乳头肌，该乳头肌常常粗大，位于心室中央，在四腔心切面上可类似正常四腔心的表现。因此，如果四腔心切面上把该乳头肌误为是室间隔时，易出现单心室的漏诊，应引起重视。心室短轴切面显示粗大乳头肌和室间隔表现明显不同，可鉴别。由于二、三尖瓣腱索可起源于同一乳头肌，加上无室间隔相隔离，舒张期三尖瓣隔瓣与二尖瓣前瓣几乎相撞。b．共同房室瓣，共同房室瓣开口于心室主腔内，瓣膜活动幅度增大，房间隔可表现为下部回声中断，也可表现为房间隔完全缺失。c．一侧房室瓣闭锁或缺如，闭锁侧房室瓣呈膜状或索状回声，该侧心房明显较对侧小，心室的大小与有无室间隔缺损有关，无室间隔缺损时心室仅为一潜在腔隙，超声仅表现为该处室壁较厚，一般难以显示腔隙结构，伴室间隔缺损时，心室大小与室间隔缺损大小呈正比。

（3）临床意义

该病预后差，均需手术治疗。该病远期并发症有充血性心力衰竭、心律失常、猝死、血栓等。如合并其他心内外畸形，则预后更差。

5．埃布斯坦畸形

（1）病理与临床

埃布斯坦畸形（Ebstein 畸形）又称三尖瓣下移畸形，它与三尖瓣发育不良在病理解剖上表现相互重叠，难以将两者严格区分开来,在产前超声表现上亦较难区分,且两者的预后相似。两者均是因三尖瓣发育异常所致的先天性心脏畸形,都可表现为三尖瓣的冗长、增厚或短小,明显增大的右心房。都可合并心脏其他畸形,如室间隔缺损、肺动脉狭窄等,也可合并心外畸形或染色体畸形。埃布斯坦畸形的主要特点在于三尖瓣部分或全部下移至右心室,下移的瓣叶常发育不全,表现为瓣叶短小或缺如,隔叶与室间隔紧密粘连而使瓣叶游离部显著下移,或隔叶起始部虽近于瓣环,但体部与室间隔粘连而使瓣尖下移。房化右心室与原有右心房共同构成巨大的右心房,而三尖瓣叶远端的右心室腔则变小。常合并肺动脉瓣狭窄或闭锁。

(2)超声表现

① 四腔心切面上显示心脏明显增大,尤以右心房扩大为甚。仅有三尖瓣发育不良时,右心室往往明显扩大。

② 四腔心切面上三尖瓣明显异常,三尖瓣明显下移至右心室,三尖瓣下移的程度可各不相同,当下移的三尖瓣过小或缺如时,超声图像上很难检出。三尖瓣发育不良时,三尖瓣附着点无明显下移,仅表现为三尖瓣的明显增厚、结节状回声增强。

③ 彩色多普勒与频谱多普勒常显示出三尖瓣严重反流,反流血流束宽大、明亮,常达右心房底部。

④ 心胸比例明显增大,因心脏增大可导致严重肺发育不良。

⑤ 常伴发肺动脉闭锁或右心室流出道梗阻。

(3)临床意义

三尖瓣下移畸形的预后取决于隔瓣下移和发育不良程度、是否合并心室肌致密化不全等。

(五)心室与大动脉连接处异常导致的先天性心脏畸形

1.室间隔完整肺动脉闭锁

(1)病理与临床

室间隔完整肺动脉闭锁(pulmonaryatresiawith intact ventricular septum)是指肺动脉瓣和(或)近端主干的闭锁、室间隔完整、三尖瓣结构和功能异常,右心室有不同程度的发育不良,房室和心脏大血管连接关系正常的先天性心脏畸形,占先天性心脏畸形的1%～3%。室间隔完整肺动脉闭锁的肺动脉瓣病理特征有两类:一类是肺动脉非膜状闭锁,肺动脉瓣叶融合的联合嵴线在中央,多伴有右心室漏斗部严重狭窄或闭锁;另一类是肺动脉膜状闭锁,肺动脉瓣叶融合的联合嵴线仅在周围,而其中央为一个平滑的纤维膜,向肺动脉干内突出,这种类型右心室漏斗部无明显狭窄,右心室发育不良相对较轻。Bull 等根据右心室腔的流入部、小梁部和漏斗部发育存在与否,将本病分为3型:Ⅰ型为右室腔3部均存在,右心室腔或多或少存在发育不良;Ⅱ型为右心室的小梁部缺如,右心室腔小;Ⅲ型为右心室的小梁部和漏斗部均缺如。

(2)超声表现

① 四腔心切面:左、右心明显不对称,右心房、右心室扩大或右心室小,三尖瓣畸形或中重度反流。右心房、右心室的大小与三尖瓣的发育直接相关,当三尖瓣严重狭窄时,通过三尖瓣进入右心室的血液很少,右心室腔没有血液的扩张,故右心室腔很小,右心室壁肥厚。当三尖瓣瓣环大小正常、发育良好时,从右心房经三尖瓣进入右心室的血液,由于室间隔连续完整,不能从右心室腔进入肺动脉,唯一出路是再经三尖瓣反流入右心房,反流束达到心房底部,右心房极度增大,右心室亦明显增大。

② 右心室流出道切面:肺动脉闭锁的病理解剖提示肺动脉瓣有2种情况,一种是肺动脉瓣叶融合的联合嵴线在中央,多伴有右心室漏斗部严重狭窄或闭锁,这种病理情况超声不能显示肺动脉瓣,难以显示右心室流出道,主肺动脉起始段因闭锁难以显示,有时可显示为一细小索状结构,因此主动脉与主肺动脉起始部交叉关系很难判断。主肺动脉远段及左、右肺动脉可显示,但管径极小。另一种是肺动脉瓣叶融合的联合嵴线仅在周围,而其中央为一个平滑的纤维膜,向肺动脉干内突出,这种类型右心室漏斗部无明显狭窄,右心室发育不良较轻。

③ 左心室流出道切面：主动脉增宽，主动脉内血流速度峰值增高。

④ 彩色多普勒血流显像：显示动脉导管内反向血流。如果动脉导管缺如，侧支血管连接肺动脉与胸主动脉的中段时，3VT 切面上不能显示动脉导管反流特征，但可以通过主动脉弓长轴切面观察侧支血管反向血流。合并三尖瓣狭窄和右心室小时，应注意观察是否存在依赖右心室的冠状动脉循环存在。

⑤ 肺动脉瓣闭锁可以表现为一逐渐发展过程，在中孕期妊娠 18～24 周系统超声检查时，肺动脉瓣仅轻度狭窄而超声无任何表现，但在以后的发育过程中，肺动脉瓣狭窄可逐渐加重，最终出现肺动脉瓣闭锁。这种情况产前诊断困难。

（3）临床意义

本病为导管依赖型心脏病，出生后需要前列腺素 E_1 来维持动脉导管开放。治疗方法及术式选择有一定争议，主要是根据患儿三尖瓣、右心室发育以及是否存在依赖右心室的冠状动脉循环来选择手术方法，预后差。

2. 室间隔缺损肺动脉闭锁

（1）病理与临床

室间隔缺损肺动脉闭锁（pulmonary atresia with ventricular septal defect）是一种复杂的发绀型先天性心脏病，占先天性心脏畸形的 2.5%～3.4%。本病的特征性改变是前向错位的室间隔缺损。主动脉前移并骑跨在室间隔上，右心室漏斗部闭锁。根据有无原位肺动脉、有无肺动脉融合以及是否出现大的主肺侧支血管，将该病分为 3 种类型。

A 型：原位肺动脉存在，肺血流由动脉导管供应，没有体肺侧支血管。

B 型：原位肺动脉及体肺侧支存在。

C 型：没有真正的肺动脉，肺血均由大的体肺侧支供应。

（2）超声表现

① 四腔心切面：由于胎儿期血流循环的特点，4 个心腔大小基本相等，右心室壁不肥厚，又由于室间隔缺损多位于流出道，因此本病在四腔心切面上可表现正常。

② 左心室流出道切面：可显示主动脉增宽、骑跨流出道型室间隔缺损。

③ 右心室流出道切面：三种类型均存在漏斗部闭锁，右心室流出道表现为低回声肌性结构，彩色多普勒未见前向血流信号。

④ 三血管及三血管气管切面：A 型和 B 型表现肺动脉内径明显较主动脉内径小，彩色多普勒可显示动脉导管内反向血流。C 型仅能显示一根大动脉回声，这时很难与永存动脉干相区别。

⑤ 在发现肺动脉闭锁及单一动脉干时，应寻找肺的供应血管是否来自侧支血管，而侧支血管多从胸主动脉两侧发出，因此利用胸主动脉冠状切面加彩色多普勒更有利于侧支血管的显示。

（3）临床意义

本病有 11%～34% 伴有染色体 22q11 微缺失。A 型和 B 型均为动脉导管依赖型心脏病，出生后需要前列腺素 E_1 来维持动脉导管开放。

3. 左心发育不良综合征

（1）病理与临床

左心发育不良综合征（hypoplastic left heart syndrome，HLHS）主要包括主动脉闭锁或严重狭窄，同时合并二尖瓣狭窄或闭锁，左心室、升主动脉及主动脉弓严重发育不全。活产儿中的发生率为 2/100000～1/10000。其最具特征的改变为左心室很小，伴有二尖瓣和（或）主动脉闭锁或发育不良。由于左心系统发育不良，左心系统流出道和流入道均梗阻，导致左心房进入左心室血流明显减少或无血流进入左心室，左心房内压力明显增高。当左心房压力大于右心房时，出现卵圆孔瓣提前关闭，如果房间隔存在缺损，房水平出现左向右分流，如果房间隔完整，左心房压力不断增高，出现左心房增大，张力增高，肺静脉回流受限，导致慢性肺高压,并引起肺毛细血管床发育异常,右心系统血流量增多,导致右心系统较正常增大。由于主动脉起始部闭锁或狭窄,因此,胎儿头颈部与冠状动脉血液供应完全或部分来源于动脉导管血液反向灌注。

（2）超声表现

① 四腔心切面:左、右心明显不对称,左心房、左心室明显小于正常。二尖瓣狭窄时,表现为二尖瓣回声增强增厚,启闭运动明显受限,彩色多普勒舒张期显示通过左侧房室瓣血流束细小,右侧房室瓣血流增大。二尖瓣闭锁时,表现为一强回声带状结构,无启闭运动,彩色多普勒显示左侧房室瓣无前向血流信号。左心房大小与卵圆孔大小或房间隔缺损大小有关,如果不存在房间隔缺损,由于卵圆孔瓣先天构造原因,左心房内压力大于右心房时,卵圆孔瓣出现提前关闭状态,或因左心房压力较大,卵圆孔瓣可膨向右心房,而汇入左心房的肺静脉明显扩张。彩色多普勒可探及房水平左向右分流血流信号。

② 左心室流出道切面:主动脉狭窄表现为升主动脉明显小于正常,彩色多普勒可显示前向血流信号。主动脉闭锁仅显示细小升主动脉或左心室流出道及升主动脉难以显示,彩色多普勒无前向血流信号,可显示经由主动脉弓反流血流信号。

③ 3VV 切面或 3VT 切面:升主动脉或主动脉弓内径明显较主肺动脉小,有时内径小于上腔静脉,二维超声很难显示清楚时,彩色多普勒对诊断有价值,主要表现为主动脉弓来自动脉导管的反向血流。

④ 左心发育不良综合征常合并心内膜弹性纤维增生症,表现为左心房、左心室腔内径正常或接近正常,但心脏收缩及舒张功能均明显下降,心内膜回声明显增厚增强。

⑤ 对于左心系比例偏小的胎儿,尤其是左心室/右心室内径比例和主动脉/肺动脉内径比例均＞0.6,且没有左心室流入道及流出道梗阻者,不要轻易下左心发育不良综合征的诊断。应建议定期随访复查,如果不继续恶化,这些胎儿出生后心脏多数会恢复正常。

（3）临床意义

本病胎儿心脏在宫内能耐受,血液从动脉导管反向灌入胎儿颈部及冠状动脉而不至于出现上述部位缺血,宫内生长可以正常,但出生后常常出现明显症状,新生儿预后极差,如果不进行有效治疗,受累新生儿几乎在出生后 6 周内死亡。出生后需给予前列腺素治疗以维持动脉导管开放,并尽早手术治疗。左心发育不良综合征增加胎儿染色体三体包括 13-三体、18-三体或 21-三体的风险。

4. 大动脉转位

（1）病理与临床

大动脉转位(transposition of the great arteries,TGA)分为完全型大动脉转位和矫正型大动脉转位两种。

① 完全型大动脉转位是一种心房与心室连接一致,但心室与大动脉连接不一致的圆锥动脉干畸形。主动脉完全或大部分起源于右心室,肺动脉则完全或大部分从左心室发出。

② 矫正型大动脉转位是指心房与心室和心室与大动脉连接均不一致,此两个连接不一致导致血流动力学在生理上得到矫正,故此畸形又称为生理性矫正型大动脉转位。较少见。

矫正型大动脉转位临床上分为 SLL 型和 IDD 型,前者占 92%～95%,后者占 5%～8%。

a. SLL 型是指心房正位,心室左祥,房室连接不一致,大动脉与心室连接不一致(左侧大动脉转位)。

b. IDD 型是指心房反位,心室右祥,房室连接不一致,大动脉与心室连接不一致(右侧大动脉转位),心脏位置大多数为左位心,但有 20%～25% 为右位心,极少数为十字交叉心。

（2）超声表现

大动脉转位是宫内产前超声最难诊断的心脏畸形之一。多数病例四腔心切面正常,且心脏腔室大小正常、对称,大动脉内径亦可正常。最初出现的异常征象是大动脉根部的平行排列关系。仔细分析后才能作出正确诊断。

① 完全型大动脉转位:a. 多数病例四腔心切面表现正常,房室连接一致。b. 心室流出道的动态观察,

两大动脉平行排列。主动脉起自右心室,肺动脉起自左心室,心室右袢时,主动脉位于肺动脉的右前方,心室左袢时,主动脉位于肺动脉的左前方。c. 追踪观察两条大动脉,与右心室相连的主动脉行程长,分出无名动脉后主干仍存在,而与左心室相连的肺动脉行程短,分出左、右肺动脉后主干借动脉导管与降主动脉相连。d. 由于主动脉位于肺动脉前方,主动脉弓位置明显较肺动脉高,因此,3VT 切面上仅能显示主动脉弓、上腔静脉和气管。e. 主动脉弓较正常跨度大,导管弓较正常跨度小,主动脉弓和动脉导管弓可在同一切面上同时显示。f. 单纯大动脉转位,室间隔完整连续。伴有室间隔缺损的大动脉转位,室间隔缺损常较大,位于后方的肺动脉常骑跨在室间隔上,因此产前超声检查很难将其与右心室双出口(T-B 综合征)区分开来。

② 矫正型大动脉转位:a. 四腔心切面,SLL 型表现为心房正位,心室左袢,房室连接不一致。IDD 型表现为心房反位,心室右袢,房室连接不一致。b. 心室流出道切面,两大血管均表现为平行排列。

(3)鉴别诊断

应与右室双出口、法洛四联征相区别。

(4)临床意义

大动脉转位的自然病程预后较差,矫正型大动脉转位保守治疗远期会有房室传导阻滞、心衰等。完全型大动脉转位均需手术治疗。

5. 法洛四联征

(1)病理与临床

法洛四联征(tetralogy of Fallot)属于心室圆锥发育异常,包括对位不良的室间隔缺损、漏斗部在内的右心室流出道阻塞、主动脉骑跨及继发性右心室壁肥厚等一组复杂的心内畸形。分为单纯和复杂两类,前者为法洛四联征伴肺动脉瓣狭窄,后者则包括法洛四联征伴肺动脉闭锁、法洛四联征伴肺动脉瓣缺如和法洛四联征合并完全型房室间隔缺损。

(2)超声表现

① 四腔心切面:70%病例表现可正常,右心室壁肥厚和心功能不全在胎儿期很少见,室间隔缺损较大时,在此切面上可显示。

② 左心室流出道切面:膜周部室间隔缺损,主动脉前壁与室间隔连续性中断,主动脉增宽并骑跨在室间隔之上,CDFI 显示左心室血液及右心室部分血液同时射入主动脉内,从而出现室水平右向左分流。

③ 右心室流出道切面及心底短轴切面:a. 漏斗部狭窄,狭窄呈局限型或弥漫型;b. 肺动脉瓣狭窄,肺动脉瓣回声增强增厚,启闭运动受限,肺动脉瓣上扩张,频谱多普勒可检测到血流速度增高;c. 瓣环、肺动脉干及其分支均狭窄,频谱多普勒检测血流速度无明显增高。

④ 3VV 切面:在此切面上主要观察肺动脉与主动脉内径大小、比值。

⑤ 用 McGoon 比值反映肺动脉分叉远端狭窄程度是比较实用的指标,即心包外左、右肺动脉直径之和除以膈肌平面降主动脉直径。McGoon 比值正常值>2.0,法洛四联征患儿 McGoon 比值>1.2 可考虑行一期根治术。

(3)鉴别诊断

右室双出口,其多为双动脉瓣下圆锥,主动脉瓣与二尖瓣前叶之间无纤维连接,且两条大动脉多为平行关系。

(4)临床意义

需手术治疗,部分病例需多次分期手术,预后与肺动脉发育密切相关。

6. 右心室双出口

(1)病理与临床

右心室双出口(double outlet right ventricle,DORV)指两大动脉完全起源于右心室,或一大动脉完全起源于右心室、另一大动脉大部分起源于右心室,室间隔缺损是左心室唯一出口。主动脉与肺动脉排列关系和走行复杂多变,主动脉可围绕肺动脉呈360°方位排列。

（2）超声表现

① 四腔心切面:表现可正常,也可为左、右心室不对称,常为左心室小于右心室。室间隔缺损较大时,表现为室间隔上部连续性回声中断。

② 心室流出道切面:左心室流出道不能显示,左心室的唯一出口为室间隔缺损。主动脉及肺动脉完全或大部分起始于右心室,主动脉及肺动脉起始部多呈平行排列,而主动脉与肺动脉排列关系和走行复杂多变,以下4种排列关系较为常见。a. 主动脉与肺动脉并列,主动脉多位于肺动脉的右侧;b. 主动脉位于肺动脉的右前方;c. 主动脉位于肺动脉的左前方;d. 主动脉位于肺动脉的右后方;e. T-B综合征心脏畸形,主动脉完全起源于右心室,有肺动脉瓣下室间隔缺损,肺动脉完全或大部分起源于右心室,无肺动脉狭窄。

③ 彩色多普勒:室间隔缺损位于主动脉瓣下时,左心室射血经室间隔缺损直接射入主动脉内;室间隔缺损位于肺动脉瓣下时,左心室射血经室间隔缺损直接射入肺动脉内;室间隔缺损远离主动脉及肺动脉瓣时,左心室射血经室间隔缺损分别进入主动脉和肺动脉内。

④ 大动脉短轴切面:可以直观地评价主动脉和肺动脉的位置关系。

⑤ 3VV切面:主要了解大血管排列关系和内径相对大小。

⑥ 3VT切面:主要了解主脉弓、肺动脉、动脉导管、气管及上腔静脉位置关系、内径和数目,大血管的排列关系可表现为正常或异常。

（3）鉴别诊断

应与完全型大动脉转位、法洛四联征相区别。

（4）临床意义

由于胎儿血循环的特殊性,胎儿宫内很少发生心力衰竭。出生后均需手术治疗。

7. 永存动脉干

（1）病理与临床

永存动脉干(persistent truncus arteriosus,PTA)为一种较罕见的先天性心血管畸形,占先天性心脏病的1%～2%,是原始动脉干的分隔发育过程中早期停顿,以致保存了胚胎期从心底部发出一大动脉,心室内血液经一组半月瓣直接供应体循环、肺循环和冠状循环,常合并动脉干下室间隔缺损。

早期Collett-Edwards将永存动脉干的解剖分类如下。

Ⅰ型:肺动脉总干起源于动脉干左侧。

Ⅱ型:左、右肺动脉分别起源于动脉干后方。

Ⅲ型:左、右肺动脉分别起源于动脉干两侧。

Ⅳ型:左、右肺动脉分别起源于降主动脉。

Van Praugh分类法也分为4型,根据有无合并室间隔缺损,分A,B两组。

A1型相同于Collett-Edwards Ⅰ型。

A2型是Collett-Edwards Ⅱ型和Ⅲ型的组合。

A3型为单一起源动脉干的肺动脉,而动脉导管或侧支供应另一侧肺。

A4型为永存动脉干合并主动脉弓中断。

Collett-Edwards Ⅳ型很难与法洛四联征伴肺动脉闭锁、侧支供应肺循环的病例相鉴别,因此目前更确切称为室间隔缺损、肺动脉闭锁伴侧支血管。

（2）超声表现

① 四腔心切面:由于永存动脉干的室间隔缺损多位于动脉干下,因此四腔心切面可无明显异常表现;室间隔缺损表现为室间隔相应部位的回声连续性中断。

② 心室流出道切面:只能显示一组半月瓣,左、右心室只发出一条粗大的动脉干,一般伴室回隔缺损、动

脉干骑跨,可偏于一侧心室,也可由单心室发出。

③3VV切面:此切面上仅能显示单一动脉干和上腔静脉,可显示动脉干后壁或侧壁直接发出左、右肺动脉,或降主动脉起始部发出侧枝。

④肺动脉的确定:在心室流出道切面、主动脉弓长轴切面、胸主动脉冠状切面、三血管切面、三血管气管切面等均可用于寻找和追踪确认肺动脉的起源。

(3)鉴别诊断

需与法洛四联征、完全型大动脉转位等进行鉴别。

(4)临床意义

永存动脉干新生儿的唯一有效治疗方法是手术,由于其早期产生肺动脉高压,因此一经诊断需及时手术治疗,手术效果取决于手术时机及病变类型等因素。

(六)主动脉弓及其分支异常

1.主动脉弓缩窄

(1)病理与临床

主动脉弓缩窄(coarctation of the aorta arch)是指在降主动脉上段邻近动脉导管处或主动脉弓等出现先天性狭窄,缩窄范围可以较为局限,也可以是长段缩窄。该病发病率约占先天性心脏病的7%～14%。由于产前超声对主动脉弓缩窄处的显示与辨认难度较大,动脉导管弓与主动脉弓相距较近,不仔细辨认很难发现狭窄,许多病例产前超声诊断受到限制。

(2)超声表现

①四腔心切面:左、右心室不对称,左心室小于右心室。

②3VV切面:可显示肺动脉较主动脉明显增粗。

③3VT切面:可完整直观地显示主动脉弓与降主动脉的连接关系,同时可以观察主动脉弓缩窄表现为主动脉弓内径小,尤其是降主动脉汇合处的主动脉弓(峡部)细小。

④主动脉弓长轴切面:有利于观察主动脉弓形态狭窄处部位和长度等。在此切面上主要表现为主动脉弓形态失常,弯曲度变小并僵直。

⑤主动脉弓峡部狭窄,也可利用降主动脉上段、动脉导管和主动脉峡部三者Y形连接冠状切面进行观察,主要表现为Y形连接明显不对称,位于外侧的动脉导管明显大于位于内侧的主动脉弓峡部,足月胎儿主动脉弓峡部内径应>0.3 cm,其他孕周可与左锁骨下动脉起始部内径相比较,如果峡部内径大于或等于左锁骨下动脉内径,主动脉弓缩窄的可能性很小。

⑥胎儿期主动脉弓缩窄处的血流动力学改变与婴儿期不同,主动脉弓缩窄处不会产生高速血流,此时彩色多普勒有助于主动脉弓是缩窄还是中断的鉴别诊断。部分严重主动脉弓缩窄的病例在狭窄处可出现舒张期反向血流信号。

⑦伴发心脏畸形改变:如左心发育不良、主动脉瓣二叶畸形、室间隔缺损、主动脉狭窄、大动脉转位等。

(3)临床意义

严重主动脉弓缩窄,出生后因动脉导管关闭可导致新生儿死亡。新生儿及婴幼儿症状严重,伴呼吸困难、顽固性心力衰竭,经积极内科治疗无效者应尽早手术治疗。

2.主动脉弓中断

(1)病理与临床

主动脉弓近侧弓、远侧弓和峡部任何两个节段之间完全失去解剖学上连续性,称主动脉弓中断(interrupted aortic arch),占先天性心脏病尸检病例的1%～4%,占婴幼儿严重先天性心脏病的1.3%。本病主要特征是主动脉弓某部位完全缺如或纤维条索状闭锁。由于主动脉弓和降主动脉之间无直接交通,降主动脉只接受动脉导管来的血液,升主动脉常发育不良。Celoric 和 Patton 将本病分为 3 型。

A 型:中断位于主动脉弓峡部,在左锁下动脉与动脉导管之间,约占 40%。

B 型:中断位于左颈总动脉与左锁骨下动脉之间,较为常见,占 55%~69%。

C 型:中断位于右无名动脉与左颈总动脉之间,甚为少见,约占 4%。

本病极少为单纯畸形,常见合并畸形是室间隔缺损。

(2) 超声表现

① 四腔心切面:左、右心明显不对称,左心室较右心室小,合并室间隔缺损时,四腔心切面向左心室流出道稍偏斜即可显示室间隔上部连接性回声中断。

② 左心室流出道切面及 3VV 切面:发现升主动脉内径明显较主肺动脉内径小。

③ 3VT 切面:表现为主动脉弓总呈横断面图像,其内径明显较肺动脉内径小,和降主动脉不连续,这是主动脉中断一特征性超声表现,这一特征性表现有学者描述为"100"或"001"征。但要对主动脉弓中断进行分型,则需要显示主动脉弓长轴切面,不同类型主动脉弓中断其主动脉弓中断部位不同。

④ 动脉导管弓长轴切面:显示动脉导管弓粗大。

⑤ 怀疑主动脉中断时,尤其是 B 型主动脉弓中断,应观察胎儿胸腺情况,测量胸腺大小。

⑥ 合并心脏其他畸形时,可有相应表现。

⑦ 由于本病可合并多种心外畸形,故应对胎儿各结构进行系统详细检查,尽可能检出相应部位的畸形。

(3) 临床意义

本病为动脉导管依赖性先天性心脏病,出生后前列腺素 E1 治疗维持动脉导管开放很重要,均需手术治疗。

3. 主动脉弓位置、数目及其分支异常

主动脉弓位置、数目及其分支异常为主动脉及其胸内主要分支在起源、位置及路径上的先天发育异常。这些类型的主动脉弓及其分支异常并非少见,目前产前超声诊断的类型主要如下。

① 镜面右位主动脉弓、左动脉导管连于无名动脉,或右动脉导管连于主动脉,均不形成血管环。

② 右位主动脉弓伴迷走左锁骨下动脉或无名动脉、左动脉导管连于迷走动脉,或右动脉导管连于主动脉,前者形成"U"形血管环,后者形成"C"形血管环。

③ 左位主动脉弓伴迷走右锁骨下动脉或无名动脉、左动脉导管连于主动脉,或右动脉导管连于迷走动脉,前者形成"C"形血管环,后者形成"U"形血管环。

④ 双主动脉弓、左动脉导管或右动脉导管均形成"O"形血管环。

⑤ 旋绕食管后主动脉弓,形成"C"形血管环。

⑥ 颈位动脉弓,不形成血管环。

⑦ 永存第 5 主动脉弓,不形成血管环。

(七) 其他胎儿期心脏畸形

1. 胎儿动脉导管早闭或收缩

(1) 病理与临床

胎儿动脉导管早闭或收缩(closure of the fetal ductus arteriosus)是指动脉导管在胎儿期提前关闭或收缩的一种病理改变,会导致胎儿右心房、右心室压力升高,并引起右心室肥厚、三尖瓣反流及肺动脉瓣关闭不全,右心房的血液更多经卵圆孔进入左心房。若这种状态持续,将导致右心室功能不全,胎儿水肿、胸腹水的产生,甚至胎死宫内。

(2) 超声表现

① 3VV 或 3VT 切面:动脉导管关闭时,动脉导管内无血流通过;动脉导管狭窄时,动脉导管内为双期

连续高速低阻血流信号,Trevet 等研究发现动脉导管血流收缩期峰值速度>1.4 m/s,同时舒张期流速>0.35 m/s 则提示动脉导管狭窄,Tulzer 等研究发现动脉导管的 PI 值<1.9 亦可提示动脉导管狭窄。

② 心室流出道切面:由于肺动脉压力增高,右心室射入肺动脉的血流明显减少,肺动脉瓣口血流速度较正常明显降低。左心室系统血流量相应增加,主动脉血流速度较正常明显增高。

③ 四腔心切面:表现为右心系统增大,三尖瓣反流,三尖瓣反流量与肺动脉高压的程度相关。

④ 右心功能不全时,胎儿全身水肿,静脉导管 a 波切迹加深或出现反向。

(3) 临床意义

动脉导管在胎儿期收缩或闭锁,导致右心系统压力升高,并引起右心室肥厚、三尖瓣反流及肺动脉瓣关闭不全,右心房的血液更多经卵圆孔进入左心房。若这种状态持续,将导致右心室功能不全,胎儿水肿,严重者胎死腹中。因此本病的早期诊断及适时终止妊娠对患儿尤其重要。目前对于如何选择终止妊娠的时机尚无统一标准,大部分学者认为,动脉导管收缩的病例应每周行胎儿超声心动图检查,一旦出现动脉导管完全闭锁并出现右心增大、明显三尖瓣反流等失代偿表现时,尤其是胎儿已接近足月的,应及时终止妊娠。

2. 卵圆孔早闭

(1) 病理与临床

卵圆孔早闭(premature closure of foramen ovale)是指胎儿期卵圆孔瓣提前关闭出现的系列病理生理改变,此时右心房血液不能通过卵圆孔进入左心房,导致右心系统血流量增大,前负荷加重,右心系统代偿性肥大,左心系统血流量相应减少,左心系统缩小。有氧血进入左心受阻,左心室射到主动脉血流量不能满足胎儿头臂部需要,只能通过动脉导管舒张期血流反流回主动脉弓来补充,补充不足时可出现胎儿上半身血供障碍、缺氧,出现右侧心力衰竭时,可有三尖瓣反流,静脉导管血流 a 波消失或反向,严重时可出现胎儿水肿、羊水过多、胎死宫内或新生儿死亡。胎儿左心发育不良时常常合并卵圆孔瓣早闭。本病发生率为0.2%~1%。

(2) 超声表现

① 四腔心切面:右心明显较左心增大,房间隔连续完整,且明显膨向左心房,实时下观察未见卵圆孔瓣在左心房内漂动,彩色多普勒不能显示卵圆孔右向左分流血流束,左侧房室瓣血流量明显较右侧房室瓣少。

② 心室流出道切面:由于右心系统血流量明显增多,右心室射入肺动脉血流量明显增多,肺动脉瓣口血流速度较正常明显增快。左心系统血流量相应减少,主动脉瓣口血流速度较正常明显降低。

③ 3VT 切面:主动脉弓内舒张期来自动脉导管反向血流。

④ 晚孕期发现右心较左心明显增大时,应注意卵圆孔瓣的情况,观察卵圆孔是否有血流通过。

⑤ 左心发育不良综合征常合并卵圆孔瓣早闭,原因是左心房血液通过二尖瓣受阻,导致左心房压力升高,当左心房压力大于右心房时,卵圆孔瓣提前关闭。

(3) 临床意义

如果胎儿接近足月且肺已经发育成熟,应尽早提前分娩。卵圆孔早闭发生在左心发育不良胎儿,预后不良。

3. 胎儿内脏异构综合征

内脏异构综合征是胚胎期内脏分侧性异常累及腹腔、胸腔多个器官的复杂畸形。根据侧别趋向的不同,内脏异构综合征分为左房异构综合征(left atrial isomerism syndrome,LAIS)和右房异构综合征(right atrial isomerism syndrome,RAIS)。左心房异构时两侧心耳均为左心耳形态(呈指状),并多伴有多脾或分叶脾,两肺均为两叶,为形态学左肺,约90%的病例伴有下腔静脉肝段离断,肾后段下腔静脉与奇静脉或半奇静脉异常连接后汇入上腔静脉,肝静脉可直接汇入右心房,少数汇入左心房,一般来说很少合并严重的心内结构畸形,大部分病例合并心脏传导阻滞;右心房异构时两侧心耳均呈右心耳形态(呈三角形),并多伴发无脾,往往伴有严重的心内结构畸形,预后不良。胎儿期明确诊断右房异构线索并不多,因胎儿时期心耳的形态很难明确,脾脏的位置及数目也很难确定。RAIS涉及多个器官系统,疾病复杂、表现多样。目前,普遍认可的胎儿RAIS超声诊断标准如下。① 典型超声表现:下腔静脉、腹主动脉呈前后排列且位于腹中线一侧(该指标为特异性指标);② 内脏异构:中位肝,胃泡位于中线附近,或不定位等;③ 心内畸形:完全性肺静脉异位引流(TAPVC)、心内膜垫缺损(ECD)、动脉圆锥畸形等。

五、消化道畸形

主要有消化道闭锁与狭窄,其他异常有重复肠(胃)、胎粪性肠梗阻、胎粪性腹膜炎、先天性巨结肠、永久性右脐静脉、肝肿瘤等。

(一)消化道闭锁与狭窄

1.病理与临床

消化道闭锁与狭窄可发生在消化道的任何部位,如食道闭锁(esophageal atresia)、十二指肠闭锁与狭窄(duodenal atresia and stenosis)、空肠闭锁(jejuna atresia)、回肠闭锁(ileal atresia)、结肠闭锁(colonic atresia)、肛门闭锁(imperforate anus)等。消化道闭锁预后与其是否合并其他畸形有关,仅单纯的闭锁与狭窄手术效果较好。

2.超声表现

闭锁以上消化道扩张呈囊带状,出现逆蠕动,羊水过多。不同部位的闭锁与狭窄有如下特征性表现。

(1)食道闭锁:胃泡小或不显示。伴有气管食管瘘者(此型最多,约86%),胃可正常充盈。闭锁以上食管可随吞咽出现扩张和缩小交替变化,80%食管闭锁胎儿在晚孕期均存在羊水过多。

(2)十二指肠闭锁:胃及十二指肠近段明显扩张,蠕动亢进,上腹部可见典型的"双泡征",位于左侧者为胃,位于右侧者为扩张的十二指肠近段,侧动探头时两泡在幽门管处相通。

(3)空肠与回肠闭锁:腹中部可见多个扩张肠管切面,内径>7 mm,实时超声下肠蠕动明显增强,并出现逆蠕动,随孕周增大肠管内径进行性增宽。但是闭锁的明确部位、闭锁类型与导致闭锁的原因产前超声很难诊断。

(4)肛门闭锁:主要依靠结肠扩张来推断,正常25孕周结肠直径<7 mm,足月时<18 mm。肛门闭锁患儿有时胎儿盆腔内可探及"V"形或"U"形扩张的肠管,肛门靶环征消失,但很多肛门闭锁不表现结肠扩张,因此产前超声检出率低。

3.注意事项

(1)与胎粪性腹膜炎鉴别,该疾病可出现肠管扩张,但胎粪性腹膜炎回声混杂,可见散在分布的不规则强回声,可有腹水,透声差或假性囊肿。

(2)十二指肠闭锁患儿"双泡征"大部分出现在中晚孕期,约30%的患儿患有21-三体综合征,注意排查其他结构畸形。

(3)空肠与回肠闭锁一般到晚孕期才能检出,注意与大肠扩张、输尿管扩张、腹内囊肿进行鉴别。回肠中度以上扩张会导致肠穿孔。

(二)消化道重复畸形

1.病理与临床

消化道重复畸形是一种少见的先天畸形,从口腔至直肠的任何部位都可发生,小肠重复畸形最多见,其发病率为0.025%～1%。发病原因可能是多源性的,包括原肠腔化障碍、憩室样外袋增生膨出、脊索-原肠分离障碍、原肠缺血坏死等。一般预后良好,出生后无症状,建议在幼儿期切除。根据其外观形态可分为以下两种类型。

(1)囊肿型:约占82%,囊肿呈圆形,位于小肠系膜侧,大小不等,多与肠腔不相连,少数可有交通孔。囊肿位于肠壁肌层外者,称肠外囊肿型;位于肠壁肌间及黏膜下层者,称肠内囊肿型。

(2)管状型:约占18%,重复肠管呈管状,位于主肠管侧缘,与主肠管平行走行,外观呈平行管状,短者数厘米长,长者可超过100 cm。管状重复畸形与主肠管有共壁,多在其远端有共同开口,但也有在近端开口者或两端均有开口者。近端有开口而远端无开口者,其远端重复肠腔内的潴留液过多,肠腔扩张而形成包块。

2.超声表现

(1)囊肿型肠重复畸形主要表现为腹腔内圆形或椭圆形囊性无回声区,此型很难与腹腔其他囊肿相区别。高频探头可显示囊肿壁较厚,与肠壁或者胃壁相似以鉴别诊断。

(2)管状肠重复畸形由于其多与主肠管相通,超声难以发现。有潴留物积聚者,超声可显示为椭圆形或长条状无回声区,其壁偶可见蠕动波。

(3)食管重复畸形亦为囊性包块,位于后纵隔内,向前压迫气管,食管被压向一侧,重复食管可伸展到颈部或腹部,可与主食管、气管、胃及小肠相通,相通者无包块形成,超声难以检出。

(4)胃重复畸形多表现为胃腔内囊性包块或胃近端的囊性包块。

3.注意事项

(1)与女性胎儿卵巢囊肿的鉴别:多位于下腹部,囊壁薄。

(2)与胎粪性腹膜炎假性囊肿的鉴别:壁厚,不规则,周边回声混杂,肠管回声异常或内径增宽或粘连,腹腔内可见散在点状、斑状、团状强回声及积液。

(三)胎粪性腹膜炎

1.病理与临床

胎粪性腹膜炎(meconium peritonitis)是在胎儿期肠道穿孔,胎粪进入腹腔后引起的无菌性化学性腹膜炎。导致胎粪性腹膜炎的主要原因有肠扭转、闭锁、供血不足及胎粪性肠梗阻,此外,也可能与母体吸毒、巨细胞病毒感染有关。本病预后差别较大,取决于引起胎粪性腹膜炎的原因及严重程度。

2.超声表现

(1)胎儿腹腔内探及不规则的强回声钙化斑、肠管扩张、肠管回声增强、腹水、胎粪性假囊肿、混合性不均质包块。

(2)羊水过多。

(3)如果有膈疝者,可出现胸腔内钙化强回声及胸腔积液等。

3.注意事项

(1)与腹腔内钙化的鉴别:本病的腹腔内钙化需与先天性感染、肝坏死及肿瘤导致的肝、脾内钙化灶相区别。前者分布于腹腔的广大区域内,而后者仅局限于肝、脾等部位。

(2)与腹腔积液的鉴别:单纯腹腔积液呈无回声区,透声好,肠管无明显扩张,漂浮于腹水中,无明显异常包块回声,无腹腔内强回声钙化灶。

(3)与畸胎瘤的鉴别:多位于下腹部,呈囊性或囊实性,边界清,包块以外腹腔肠管回声正常。一般不合并腹腔积液。

(四)永久性右脐静脉

1.病理与临床

永久性右脐静脉(permanent right umbilical vein,PRUV)指本该退化消失的右脐静脉没有退化,而不应该退化的左脐静脉却退化消失了,又称持续性右脐静脉。不伴其他结构畸形的患儿预后良好,出生后不需处理。伴其他畸形的患儿预后取决于其他畸形的严重程度。

2. 超声表现

胎儿上腹部横切面可显示脐静脉进入肝脏后向胎儿左侧走行,指向胃泡方向,胆囊位于脐静脉的左侧,可伴发其他畸形,如心血管畸形、肾畸形等。

(五)先天性静脉导管缺如

1. 病理与临床

先天性静脉导管缺如(ductus venosus agenesis)是罕见的先天畸形。正常胎儿左脐静脉与肝窦相连,形成静脉导管,输送富氧的血液至下腔静脉。一旦缺如,脐静脉可通过以下方式连接:肝内分流(脐静脉与门静脉相连),肝外分流(脐静脉与体循环相连,如上/下腔静脉、髂静脉等)。预后取决于是否合并其他畸形、染色体畸形以及脐静脉的分流方式。

2. 超声表现

(1)上腹部二维及 CDFI 均探测不到静脉导管。

(2)脐静脉走行异常,可与门静脉、体静脉相连。

(3)脐静脉异常汇入的血管可扩张,如引起门静脉扩张、髂静脉扩张、腹壁静脉扩张等。

六、泌尿系统畸形

(一)肾积水

1. 病理与临床

肾积水由泌尿道梗阻性病变和非梗阻性病变引起。最常见的原因是肾盂输尿管连接处梗阻、膀胱输尿管反流、膀胱输尿管连接处梗阻、后尿道瓣膜以及重复肾中的梗阻。预后取决于梗阻发生的时间、严重程度、单侧还是双侧,以及是否合并其他畸形。单纯轻度积水大部分预后良好,重度积水或者合并输尿管狭窄或膀胱输尿管反流出生后需要随访或手术治疗。

2. 超声表现

(1)双肾横切面测量肾盂前后径,肾盂扩张<4 mm,大多数胎儿为正常胎儿。小于 33 周,肾盂前后径>4mm,大于 33 周,肾盂前后径>7 mm,考虑为肾盂扩张。

(2)肾盂扩张可以单侧或双侧,轻度肾盂积水仅表现为肾盂扩张,中度肾盂积水表现为肾盂肾盏扩张,重度肾盂积水表现为肾盂肾盏严重扩张,肾皮质受压变薄。

3. 注意事项

(1)对于轻度肾积水的胎儿应在以后妊娠过程中随访观察监测。

(2)注意与单纯性肾囊肿的鉴别,囊肿与肾盂肾盏不通。

(3)肾积水合并输尿管扩张的胎儿注意膀胱内有无输尿管疝。

(4)重复肾容易并发一侧输尿管扩张合并上肾盂积水,注意鉴别。

(5)双侧肾盂积水合并输尿管扩张,膀胱增大,羊水过少,注意有无尿道梗阻。

(6)梗阻性泌尿系统疾病是一个长期的动态变化过程,需要定期随访。

(二)膀胱扩张

1. 病理与临床

膀胱扩张发生的原因很多,梗阻性原因主要包括后尿道瓣膜(发生男性胎儿)、尿道梗阻或闭锁、泄殖腔异常等;非梗阻性原因包括神经源性膀胱或者合并染色体异常。预后取决于膀胱扩张的原因,若24周前出现双肾皮质回声增强及羊水少,则预后差。

2. 超声表现

(1) 膀胱增大,膀胱壁增厚。部分病例可显示膀胱颈及尿道近端扩张,呈"钥匙孔征"。

(2) 早孕期,膀胱矢状径线正常值<7 mm;介于7~15 mm,染色体异常风险增加;>15 mm,可诊断为膀胱扩张。早孕期尿道闭锁时,可导致膀胱巨大,占据腹腔大部分,膈肌上抬,腹壁菲薄,称为"梅干腹"综合征。

(3) 早孕期尿道闭锁可引起双侧输尿管扩张及双肾积水,肾皮质回声增强,羊水过少,最后发展为梗阻性囊性发育不良肾。

3. 注意事项

(1) 膀胱扩张的患儿染色体异常的风险较高,常见于18-三体、13-三体、21-三体,占8%~20%。

(2) 注意是否合并遗传综合征,如巨膀胱-小结肠-肠蠕动不良综合征。

(3) 注意与生理性膀胱扩张的鉴别,需要动态观察。

(4) 泌尿系统疾病,妊娠14~16周前羊水量可以正常。

(5) 后尿道瓣膜与严重的膀胱输尿管反流均表现为膀胱扩张及肾盂输尿管扩张,单后尿道瓣膜还表现为膀胱壁增厚及尿道近端扩张。

(三) 肾不发育

1. 病理与临床

肾不发育又称肾缺如,可发生单侧或双侧,单侧肾缺如以左侧多见,男性多于女性。双侧肾缺如是泌尿系统最严重的畸形,常导致严重羊水过少,胎儿受压及活动受限,进一步导致典型的Potter综合征(如耳低位、眼距过远、小下颌畸形、扁平鼻、内眦上赘、皮肤皱褶、四肢挛缩、足内翻畸形、短头畸形、肺发育不良等)。单侧肾缺如,如果对侧肾发育正常,羊水可正常,预后良好。

2. 超声表现

(1) 双侧肾缺如:双侧肾区、盆腔、腹腔其他部位及胸腔内均未探及胎儿肾图像。CDFI双肾动脉不能显示。肾上腺相对增大呈"平卧征"。膀胱不显示,羊水极少。

(2) 单侧肾缺如:缺如肾脏侧未显示肾图像,同侧肾上腺呈"平卧征",发育正常的对侧肾呈代偿性增大。CDFI患侧肾动脉缺如,而健侧肾动脉存在。胎儿膀胱显示良好,羊水量正常。

3. 注意事项

(1) 注意存在异位肾:肾床区不能显示肾图像,肾上腺增大呈"平卧征",但盆腔异位肾在盆腔可见肾图像,交叉异位肾在另一侧可见2个肾图像,冠状切面上容易显示。

(2) 孕周较小时,肾窝处肠管回声与肾脏回声相似,易漏诊。

(3) 进行性肾发育不良,中孕期可表现正常,晚孕期或出生后表现为肾缺如。

(4) 肾脏异常最常合并生殖系统异常,但产前难发现。

(四) 多囊肾

1. 常染色体隐性遗传性多囊肾(Potter Ⅰ型)

(1) 病理与临床

常染色体隐性遗传性多囊肾(autosomal recessive polycystic kidney disease,ARPKD)又称婴儿型多囊肾,是一种常染色体隐性遗传病。病理特征为集合管在肾实质内囊状扩张,并呈放射状排列,类似海绵断面。本病除肾受累外,常累及肝,表现为肝内门静脉周围纤维化和胆管发育不良,且肾与肝受累程度呈典型反比关系。大部分患儿因肺发育不良或肾功能衰竭而死亡。

（2）超声表现

① 双侧肾对称性、均匀性增大，弥漫性回声增强，主要是肾髓质增强，皮髓质界限不清，肾盂显示不清。

② 膀胱不显示。

③ 妊娠 16 周后出现羊水过少。

（3）注意事项

需与成人型多囊肾相区别，成人型表现为轻度肾增大，肾皮质回声增强，皮髓质分界清，羊水量一般正常。父母一方可检出多囊肾。

2. 常染色体显性遗传性多囊肾（Potter Ⅲ型）

（1）病理与临床

常染色体显性遗传性多囊肾（autosomal dominant polycystic kidney disease，ADPKD）又称成人型多囊肾，是一种常染色体显性遗传病。病理特征是肾单位的囊状扩张及肾增大。大部分病人在成年期出现症状，主要表现为高血压和肾衰竭。

（2）超声表现

① 双肾轻度到中度增大，肾皮质回声增强，皮髓质界限清。

② 膀胱显示，羊水量可正常或略减少。

（3）注意事项

① 需与婴儿型多囊肾相区别，成人型多囊肾可较好地显示低回声的肾髓质，且肾髓质无明显增大。羊水在正常范围。

② 当怀疑成人型多囊肾时，应对父母双方均进行检查，如果父母一方患有此病，则对本病的诊断有帮助。

（五）多发性囊性肾发育不良肾（Potter Ⅱ型）

1. 病理与临床

多发性囊性肾发育不良肾（multicystic dysplastic kidney，MCDK）是较常见的一种肾囊性疾病。本病无遗传，常为单侧发病，对侧肾大部分发育正常，一般预后良好。少数发生在双侧，因羊水过少致胎儿肺发育不良而死亡。

2. 超声表现

（1）病变侧肾脏失去正常图像，表现为多房性囊性包块，位于脊柱的前方，其内的囊肿大小不等，囊肿之间互不相通，肾中央或囊之间常可见团状或小岛样肾实质回声，但不能显示正常的集合系统回声。CDFI 显示肾内肾动脉分支紊乱，主肾动脉难显示，动脉频谱为高阻型频谱。

（2）如为双侧 MCDK，则常有羊水过少及膀胱不显示等特征。

3. 注意事项

（1）需与肾积水相区别，肾积水表现为肾盂肾盏扩张，且小盏与肾盂相通。

（2）一侧多囊性肾发育不良，对侧肾脏发病风险增加。

（3）多囊性肾发育不良主要在中孕期发现，早孕期很难诊断。

（六）胎儿生殖器异常

1. 病理与临床

尿道下裂畸形表现为阴茎弯曲，尿道开口不在正常位置而在阴茎腹侧或会阴，是男性胎儿外生殖器常见畸形，活产儿中发生率为 0.2/1000～4.1/1000，病因不明，染色体异常患儿的发病率较高，达 9.46%。单纯畸形预后较好，可以通过手术矫正。根据尿道口的部位，将尿道下裂分为阴茎头型、阴茎型、阴囊型及会阴型。

2．超声表现

（1）阴茎形态失常，阴茎头变钝，阴茎不同程度弯曲。

（2）阴茎不同程度短小时要考虑尿道下裂的可能。

（3）严重的尿道下裂，如阴囊型尿道下裂，钝而曲的阴茎位于两侧阴囊皱褶间，表现为典型的"郁金香征"。

3．注意事项

产前超声不能确定胎儿尿道开口的具体部位，因此产前超声对胎儿尿道下裂很难确诊，主要通过发现阴茎、阴囊形态异常而作出推断性诊断。

七、前腹壁畸形

前腹壁畸形是产前超声检查较常见的畸形之一，从仅有肠管疝入脐带根部的小型脐膨出到大的腹壁缺损，包括腹裂、Cantrell 五联征、早期羊膜破裂序列征、膀胱外翻、泄殖腔外翻等。

1．腹裂

（1）病理与临床

腹裂（gastroschisis）也称内脏外翻，是指胎儿一侧脐旁腹壁全层缺损，腹腔内容物经缺损处突出体外，漂浮于羊水，表面没有皮肤及腹膜覆盖。预后取决于保留的有功能肠管长度，大部分预后良好。

（2）超声表现

① 在脐带入口旁前腹壁全层连续性中断，一般为 2～3 cm，大部分位于脐旁右侧，极少数位于左侧。

② 腹围小于孕周。胃肠等腹腔内脏器外翻至胎儿腹腔外，表面包膜覆盖，肠管漂浮在羊水中。外翻的肠管有时可见局部节段性扩张，管壁增厚，蠕动差，肠腔内容物呈密集点状低回声，这与继发的肠畸形，如肠闭锁、肠扭转、肠梗阻有关。

③ 常伴羊水过多，羊水内可见密集光点翻动。

④ CDFI 可较好区分外翻的肠管与脐带。

（3）注意事项

① 与脐膨出的鉴别：脐膨出包块表面有包膜，膨出物没有直接漂浮于羊水中，脐带插入部位异常位于包块表面。而腹裂畸形脐带插入口是正常的。

② 与体蒂异常的鉴别：常由羊膜带综合征引起，是多发致死性畸形，腹前壁缺损，胎体紧贴胎盘，脐带短或无，脊柱弯曲异常。

2．脐膨出

（1）病理与临床

脐膨出（omphalocele）是先天性前腹壁发育不全，脐带插入部位及周围腹壁肌肉、皮肤缺损，致使腹腔内脏器向体外膨出，膨出物表面覆盖有羊膜和腹膜，脐带位于膨出物的表面。根据脐膨出及腹壁缺损大小，将脐膨出分为巨型（缺损处直径＞5 cm）和小型（缺损处直径＜5 cm）两种。脐膨出的预后取决于合并畸形的类型及严重程度，如果存在较严重的合并畸形或染色体畸形，则围生儿病死率为 80%～100%。单纯小型脐膨出预后良好。

（2）超声表现

① 前腹壁脐孔处腹壁连续性中断，中断处可见膨出的包块，包块可大可小，包块内可含肠管、肝、脾等内容物。

② 包块表面有包膜覆盖。

③ 脐带往往位于包块的表面,可以是中央顶端,也可以偏于一侧,CDFI 有助于显示脐带插入部位。

(3) 注意事项

① 注意生理性肠疝,该表现出现在 11 周之前,包块一般<7 mm。

② 需与腹裂畸形相区别,腹裂时包块表面无包膜,脐带插入点正常。

③ 包含肝脏大的脐膨出需要与体蒂异常相区别,后者常伴发多种畸形。

④ 脐膨出常并发心脏、消化系统畸形。

⑤ 30%～50%的脐膨出合并染色体异常,故发现脐膨出者,建议染色体筛查。

3. 肢体-体壁综合征

(1) 病理与临床

肢体-体壁综合征(limb body wall complex,LBWC)又称体蒂异常,罕见,病因不清,一种学说认为是早孕期由出血坏死导致胚胎发育不全从而导致腹壁闭合失败所致;另外一些学者认为是早孕期羊膜破裂而引发的羊膜带综合征。本病通常是致死性畸形,易发自然流产。

(2) 超声表现

① 胎儿腹壁缺损,腹部探及不规则、混合回声包块,由于羊水过少,包块与宫壁紧贴。

② 脐带极短或无脐带,腹壁缺损处包块直接与胎盘相连。

③ 脊柱侧弯是该病的特征性表现,见于 77%的病例。

④ 95%的病例合并肢体畸形,如足内翻、缺指(趾)、肢体缺失、裂手、裂足。

⑤ 颅脑及颜面部畸形(唇裂、脑膨出等)。

⑥ 40%的病例羊膜带显示,还可并发其他畸形。

4. 泄殖腔外翻

(1) 病理与临床

泄殖腔外翻(cloacal exstrophy)是罕见的畸形组合,1978 年,Carey 等最先命名该畸形,主要包括脐膨出(omphalocele)、内脏外翻(exstrophy)、肛门闭锁(imperforate anus)、脊柱畸形(spinabifida),故也称 OEIS 综合征。泄殖腔发育异常,泄殖腔膜及尿直肠隔发育障碍导致前腹壁、膀胱前壁缺损及尿直肠隔缺损,腹壁和盆腔缺陷,肛门闭锁及脊柱畸形。泄殖腔外翻畸形可合并泌尿生殖畸形(如多囊性发育不良肾、肾积水、隐睾),其他结构畸形(如足内翻、胸廓发育不良、膈疝、脑积水、脊膜膨出、单脐动脉、腹水、脊柱畸形、髋关节脱位等),可以伴发 21-三体综合征。对于男性胎儿,如果生殖结节发育失败可引起阴囊和阴茎裂及阴茎短小。该疾病胎儿自然流产和死产率高,孕妇吸烟会增加胎儿发病率。血检母体血清 AFP 升高,但未达到神经管缺陷水平。

(2) 超声表现

① 低位脐膨出:脐出口下方见不规则的包块,包块上方可见脐带插入点。

② 胎儿膀胱不显示,羊水量正常。

③ 耻骨分离或缺如。

④ 有时可发现骶尾部脊髓脊膜膨出及脊柱变形。

(3) 注意事项

① 本病产前诊断较困难,尤其下腹部膨出包块部不明显。产前诊断该病的重要思路是发现膀胱不显示,而羊水正常,从而进一步检查其他结构畸形。

② 应注意与其他腹壁缺陷疾病的鉴别,如脐膨出、腹裂畸形、肢体-体壁综合征等。

5. 羊膜带综合征

(1) 病理与临床

羊膜带综合征(amniotic band syndrome,ABS)又称羊膜破裂并发症,是由羊膜带缠绕或粘连胎体某一部分导致的胎儿多发复合畸形,也有人将其命名为 ADAM 复合畸形,即羊膜变形、粘连,肢体残缺复合形(amniotic deformation,adhesion mutilation complex,ADAM complex)。发病原因是羊膜自发性或医源性破裂,羊膜部分或全部回缩形成羊膜带,胎儿进入胚外体腔,与羊膜带粘连,导致多发不对称性畸形。该病的预后取决于发生畸形的部位、严重程度,严重畸形预后差,较小畸形可以通过胎儿镜松解术治疗,预后良好。

(2) 超声表现

① 羊水中带状高回声与胎儿相连。

② 与羊膜带粘连处的胎儿身体部位可出现畸形,胎儿头部、躯干、肢体可单一或多发受累,主要为多发性、不对称性、不规则畸形。头颅畸形:无脑畸形、脑膨出较常见。躯干畸形:广泛腹壁皮肤缺损,内脏外翻,脊柱呈"V"形向腹侧屈曲。肢体畸形:肢体的环状缩窄和截断是诊断 ABS 的最特征表现,表现为截断肢体部位远端骨骼突出在软组织外。并指(趾)及足内翻畸形也常见于该综合征。颜面部畸形:不规则、非对称部位的唇、腭裂,鼻发育异常。

③ 易合并羊水过少,胎动较少。

(3) 注意事项

① 诊断为羊膜带综合征主要是发现特征性的畸形,而不是寻找羊膜带,发现羊膜带可以辅助诊断。

② 注意羊水内几种带状高回声,不要误认为是羊膜带:a. 羊膜未与绒毛膜融合时表现为线状回声;b. 双羊膜腔的双胎妊娠之间的膈膜;c. 轮状胎盘边缘突入羊膜腔内的部分;d. 纵隔子宫妊娠纵隔突入羊膜腔的厚带状低回声;e. 宫腔粘连带。

6. Cantrell 五联征

(1) 病理与临床

Cantrell 五联征(pentalogy of Cantrell)包括脐膨出、心脏异位、下部胸骨、前膈及心包缺陷 5 个畸形,该病极罕见,是由腹壁发育缺陷所致,其中脐膨出和心脏异位是该综合征的特征性表现,脐膨出常更偏向头侧。本病可合并心血管畸形(如心内膜垫缺损、室间隔缺损、法洛四联征)、颜面畸形(唇裂、小颌、小眼、耳低位等)、颅脑畸形(露脑畸形)及其他结构畸形。

(2) 超声表现

① 腹壁局部皮肤缺损可大可小,缺损可以很小,膨出物可为肠管、肝、心脏,并且包块略偏向头侧,位于脐孔的上方,表面可覆盖一层强回声膜。

② 心脏可部分或完全向胸腔外膨出。

③ 可合并胸腔积液、心包积液。

(3) 注意事项

该综合征特征明显,但当羊水过少时容易漏诊或误诊为羊膜带综合征。

八、肌肉骨骼系统畸形

胎儿肌肉骨骼系统畸形病因复杂,种类繁杂,表现形式多样。主要有致死性和非致死性骨发育不良、肢体缺失和截肢。

(一)骨发育不良

1. 致死性骨发育不良

(1) 病理与临床

致死性骨发育不良包括致死性侏儒、软骨不发育、成骨不全Ⅱ型,罕见的还有磷酸酶过少症、短肋多指综合征、屈肢骨发育不良等,均与常染色体异常有关,预后差,一旦发现应及时终止妊娠。

(2)超声表现

① 严重短肢及肢体弯曲,四肢长骨长度低于正常孕周平均值的 4 个标准差,FL/AC<0.16。

② 严重窄胸,双肺发育不良,胸围低于正常孕周平均值的第 5 百分位、心胸比值大于 60%。

③ 某些特殊征象,如"听筒状"长骨、"三叶草"头颅、骨折等。

致死性侏儒(TD):① 长骨明显缩短,Ⅰ型骨干明显弯曲,长骨干骺端粗大呈"电话听筒状";Ⅱ型骨干弯曲较Ⅰ型轻,无典型"听筒状"长骨。② 胸腔狭窄,肺发育不良。③ 腹部明显膨隆。④ 头大,前额突出。TD Ⅱ型常有典型的"三叶草"形头颅,TD Ⅰ型此种征象不明显。⑤ 其他特征:皮肤增厚、水肿、浆膜腔积液、胎儿姿势和运动异常、羊水过多等。⑥ 可伴发脑发育异常、心脏或肾脏结构异常。

软骨不发育:① 四肢严重短小,因骨化差致骨后方声影不明显。② 胸腔狭窄,腹部较膨隆,可有腹水。③ 椎体骨化极差而呈低回声,腰骶部更明显,此表现以Ⅰ型明显。④ 头颅增大,双顶径、头围与孕周不符。⑤ Ⅰ型常伴肋骨细小及多处骨折。⑥ 30%的胎儿可有全身水肿、浆膜腔积液、颈部水囊瘤等表现。50%的病例有羊水过多。⑦ 可伴发脑积水、唇腭裂、心脏及肾脏等畸形。

成骨发育不全Ⅱ型:又称脆骨病。① 四肢严重短小,长骨短而粗,伴多处骨折声像。② 胸部变形,肋骨可有多处骨折表现。③ 颅骨骨化差,颅骨较薄,颅骨回声强度较脑中线回声低,颅内近场结构均可清晰显示。加压探头可见头颅变形。④ 可伴有羊水过多。

先天性低磷酸酶血症:罕见,常染色体隐性遗传病,超声表现为骨化明显差、严重短肢、骨干细小、骨回声低、后方无声影、颅骨可压缩变形、脊柱椎体骨化中心缺如等。

致死性短肋多指综合征:极其罕见,常染色体隐性遗传病,超声表现为严重窄胸、短肋、严重短肢、长骨弯曲、多指。

肢体屈曲症:罕见,常染色体显性遗传病,超声表现为四肢长骨明显弯曲,尤其近端股骨和远端胫骨,肩胛骨及腓骨缺如或者发育不良,但骨化正常,铃状胸,足内翻,小下颌、腭裂、鼻梁扁平、眼距过近等面部畸形。

2. 非致死性骨发育不良

(1)病理与临床

该病极其少见,发生率低于 1/20000,部分类型极其罕见。主要有杂合子软骨发育不良,成骨不全Ⅰ,Ⅲ,Ⅳ型等。主要是常染色体显性或隐性遗传、基因突变等,出生后多能存活,患儿多身材矮小,智力可正常。

(2)超声表现

① 轻-中度短肢,部分短肢在中孕晚期或晚孕期才出现,部分类型偶可见骨折。

② 可伴前额隆起、水平肋、轻-中度窄胸等骨发育异常,但窄胸不是渐进性的。

③ 常伴有羊水过多。

④ 可伴有其他畸形,如轴后多指、小下颌、足内翻、先天性心脏病、唇(腭)裂等。

(3)注意事项

① 产前超声可以发现非致死性骨发育不良,但很难诊断具体类型。

② 股骨低于第 10 百分位数或低于均数的 2 个标准差,需与正常的生理变异或 FGR,SGA 进行鉴别,正常生理变异者父母身材均不高,FGR 者可伴多普勒异常或羊水异常,SGA 各生物测量值均小于孕周,但生长发育速度正常,这些胎儿均不伴有窄胸、前额突出、颅骨异常等骨发育不良声像。

3. 半椎体

(1)病理与临床

半椎体是指椎体的左或右侧、前或后侧发育障碍所致椎体畸形,表现为椎体的一半发育。发生率为 0.5‰~1‰。可累及单个或多个椎体,多发生于胸、腰椎,可导致脊柱侧弯、后凸。分为以下四个类型:楔形椎(后方半椎体)、侧方半椎体、蝴蝶椎、后外侧 1/4 半椎体。一般半椎体患儿出生后无需手术,当脊柱出现侧弯、后凸严重时，可考虑手术矫正。

（2）超声表现

① 二维超声矢状面可见脊柱椎体序列紊乱，冠状切面是显示半椎体的最好切面，直观显示椎体的形状、数量及是否融合或存在蝴蝶椎，同时还能观察到脊柱又有侧凸。半椎体在冠状切面显示为三角形或楔形强回声，较正常椎体偏小，相邻椎间隙变窄。

② 三维超声可直观、全面显示每个椎体的形态及脊柱的弯曲度，半椎体表现为三角形或楔形，左右侧不对称，半椎体向健侧突出，从而导致脊柱侧弯。

（3）注意事项

半椎体的产前超声检出率较低，侧弯不明显者容易漏诊，故做脊柱筛查时应仔细辨别。

（二）肢体缺失和截肢

1. 病理与临床

先天性肢体缺失和截肢种类繁多，根据国际义肢和支具学会的命名草案，分为横形肢体缺陷（先天性截肢）、纵形肢体缺陷、并腿畸形、裂手/裂足畸形、多指/多趾、并指/并趾等。预后情况：如不合并其他畸形，患儿出生后可存活，但生存质量受影响。

2. 超声表现

（1）横形肢体缺陷（先天性截肢）：胎儿某一肢体横断面以远完全缺失，缺失的肢体软组织及其内的骨骼均不显示。包括完全截肢及部分截肢，前者上肢或下肢整条肢体完全缺失，截肢断面平整，产前超声仅能探及3条肢体图像；后者在截肢平面以上的肢体可显示，平面以下的肢体不显示，断端可规则或不规则、整齐或不整齐。

（2）纵形肢体缺陷：包括近侧纵形、远侧纵形和混合纵形缺陷。

① 肱骨或股骨完全或部分纵形缺陷：肱骨或股骨完全或部分缺如而不显示，前臂、手及小腿、足存在。

② 上臂与前臂或大腿与小腿完全缺如：手、足直接与躯干相连，称完全型海豹肢畸形。部分型海豹肢畸形表现为上臂或大腿缺失，前臂及手或小腿及足直接与躯干相连，也可表现为前臂或小腿缺失，手或足直接连于上臂或大腿。

③ 前臂纵形缺陷：尺、桡骨完全缺如时，手与上臂远端相连。仅有桡骨或尺骨缺如时，前臂内仅显示一根长骨回声，以桡骨缺如多见。可伴发手畸形。

④ 小腿纵形缺陷：胫骨和腓骨完全缺如时，足与大腿远端相连。仅有胫骨或腓骨缺如时，小腿只显示一根长骨回声，以腓骨缺如多见。常合并足畸形。

九、胎儿肿瘤

1. 颈部水囊状淋巴管瘤

（1）病理与临床

颈部水囊状淋巴管瘤又称颈部淋巴水囊瘤，是颈部最常见的异常，与淋巴管的发育异常有关，表现为厚壁囊肿，内可见多个分隔，以头、颈的背侧多见，也可出现在颈部前方、两侧及腋下。无分隔水囊瘤常较小，多位于颈部两侧。

（2）超声表现

可根据囊内有无分隔，分为有分隔和无分隔水囊瘤两种。无分隔水囊瘤：单房囊性包块，多位于颈前两侧，体积多较小，易漏诊。有分隔水囊瘤：多房性肿块，内见多个分隔，有时仅可见单一分隔。囊肿一般较大，最多见于颈背部，偶可见于颈前部、腋窝及纵隔内。

（3）注意事项

① 需与胎儿皮下血管瘤相区别，血管瘤大多表现为混合性或均质性实性肿块，一般不压迫器官组织，CDFI 肿块内可见动静脉血流信号，部分肿瘤内可探及动静脉瘘的高速低阻血流。

② 有分隔水囊瘤常合并染色体畸形、心血管畸形及胎儿水肿。最常见的染色体畸形为 Turner 综合征 (45,XO)（占 75%）；其次为 18-三体（占 5%）及 21-三体（占 5%），其余 15% 的水囊瘤胎儿染色体则正常。如伴胎儿水肿者，预后极差。

③ 单纯水囊瘤不伴其他异常，且染色体核型正常者，预后较好。

④ 位于颈部前方的水囊瘤，可压迫呼吸道导致呼吸困难，因此产时应对新生儿进行严密监护。

2. 胎儿骶尾部畸胎瘤

（1）病理与临床

胎儿骶尾部畸胎瘤是最常见的胎儿先天性肿瘤，占胎儿肿瘤的 50%，女孩发病率是男孩的 4 倍。本病为散发性，但亦有遗传类型的报道。根据肿瘤的部位以及肿瘤伸向腹腔内的程度，骶尾部畸胎瘤分为 4 种类型。

Ⅰ型（显露型）：最多见，肿瘤由骶尾部向臀外生长，大部分突出于体腔外。

Ⅱ型（内外混合型）：肿瘤位于骶骨前，同时向盆腔和臀部两端生长。

Ⅲ型（哑铃状内外混合型）：瘤体小部分突于体腔外，大部分向盆腔和腹腔内生长。

Ⅳ型（隐匿型）：肿瘤只位于骶前，只向盆腔生长，体外无肿块。

组织学上绝大部分为良性（约占 80%），恶性者约占 12%，但恶性者中肿瘤完全位于腹腔内者（Ⅳ型）比Ⅰ型多。胎儿骶尾部畸胎瘤预后与肿瘤大小及病理性质相关。良性肿瘤、囊性比例大、突出体腔外部分多的患儿手术效果较好，对于实性比例较大、血供比较丰富且位于盆腔的患儿手术难度较大，术后并发症较多，预后较差。肿瘤虽然多为良性，但随着婴儿年龄的增大，部分肿瘤有恶性倾向，一般建议出生后尽快手术。

（2）超声表现

① 骶尾部实质性、囊实混合性及囊性为主的肿块图像。

② 肿瘤一般较大，从骶尾部突向体外，位于盆腔内、骶尾部前方的部分肿瘤有时不易检测。

③ 以囊性为主的畸胎瘤超声容易探测到。但是以实质为主的小型畸胎瘤易漏诊，特别是盆腔内的Ⅳ型肿瘤。

④ CDFI 可以显示肿瘤内的血流，一般实性比例大的肿块血供丰富，伴有动静脉瘘者，可出现高速低阻的五彩血流。

⑤ 部分患儿由动静脉瘘导致高心排出量心衰，出现胎儿水肿、羊水过多及胎盘增大征象。

⑥ 盆腔内肿块部分可以压迫肠管及输尿管、膀胱部分导致相应的超声表现，如膀胱出口及泌尿系统梗阻、肠道梗阻等改变。

（3）注意事项

① 单纯囊性畸胎瘤与脊柱裂、脊膜膨出相区别，注意仔细检查脊柱序列的完整性。

② 与联体骶尾部寄生胎相区别，寄生胎可有椎体和骨骼，可见部分分化成熟器官，表面皮肤包裹，而畸胎瘤内仅有点片状骨质及钙化斑，与发育部位的器官无关。

第七节　妊娠滋养细胞疾病

妊娠滋养细胞疾病包括葡萄胎、侵蚀性葡萄胎、绒毛膜癌及胎盘部位滋养细胞肿瘤。

一、葡萄胎

1. 病理与临床

葡萄胎属于良性妊娠滋养细胞疾病,是发生于孕卵的胎盘绒毛滋养细胞疾病,也称水泡状胎块。因妊娠胎盘绒毛滋养细胞增生,终末绒毛水肿呈水泡状,水泡间相连似葡萄而得名。

葡萄胎与孕妇年龄有关,年龄小于 15 岁的孕妇,发生该病的风险比 25 岁到 30 岁的孕妇高 6 倍,大于 45 岁的孕妇发病风险更高,比 25～30 岁的孕妇高约 300 倍,部分病例还与胚胎或胎儿染色体异常(如三倍体)相关,此类多为部分性葡萄胎。

葡萄胎分为完全性葡萄胎和部分性葡萄胎。完全性葡萄胎的滋养细胞增生和绒毛间质水肿变性,绒毛间质血管消失,形成无数大小不等葡萄样小囊泡组织块,水泡状物占满整个宫腔,无胎儿、脐带或羊膜囊成分。部分性葡萄胎表现为胎盘绒毛部分发生水肿变性及局灶性滋养细胞增生活跃,可见胎儿、脐带或羊膜囊等。

临床表现:早期与正常妊娠相似,并无特殊症状,但经过一定时间后,多在停经两个月左右,即开始出现不规则阴道流血,与早孕先兆流产等病理妊娠不易区别,随着月份增加,患者可出现严重的妊娠反应,甚至妊娠高血压综合征,反复阴道流血常使患者出现不同程度的贫血,当胎块自行排出时,常发生大量出血并伴有腹痛。检查可发现子宫明显大于妊娠月份,质地柔软,子宫呈妊娠 4～5 个月大时,仍听不到胎心,触不到胎体,血和尿中的绒毛膜促性腺激素水平显著升高,常合并卵巢黄素囊肿。

2. 超声表现

(1) 完全性葡萄胎:子宫一般显著增大,明显大于孕周,极少数患者由于水肿变性的绒毛组织大量排出,子宫增大可不明显,甚至子宫各径线减小与孕周不符,在宫腔内可见弥漫分布的点状和小囊泡样回声。小囊泡的直径大小不等,一般为 0.3～1.0 cm,大者在 2.0 cm 以上,呈蜂窝状,分辨率低的仪器显示不出小囊泡或蜂窝状回声,而显示为弥漫分布的粗点状强回声或者是落雪状图像,子宫肌壁回声与蜂窝状回声的分界很清楚,肌壁完整。常伴有双侧卵巢囊肿,多数呈椭圆形多房结构。

(2) 部分性葡萄胎:宫腔内见正常妊娠囊结构,部分胎盘绒毛呈蜂窝状改变,可见大小不等圆形液性暗区,异常胎盘与正常结构胎盘所占比例不等,但有一定分界,且正常与异常胎盘组织之间的分界非常清楚。

3. 鉴别诊断

(1) 完全性葡萄胎:子宫大于停经月份,宫腔内充满蜂窝状无回声区,无羊膜腔与胎儿,多合并卵巢黄素囊肿。

(2) 部分性葡萄胎:可见存活或死亡胎儿,子宫大小与孕周相符或小于孕周。

(3) 稽留流产(回声混杂型):宫腔内回声混杂,有团状实性回声及无回声区等,葡萄胎呈蜂窝样或落雪样改变,CDFI 有助于鉴别,稽留流产宫内异常回声周边子宫肌层血流信号丰富,而葡萄胎血流信号不明显。结合血 HCG 水平可以准确诊断。部分稽留流产(类似水泡状胎块型)胎盘回声减低,呈蜂窝状回声,但稽留流产是整个胎盘回声发生变化,且稽留流产胎儿结构常变形、模糊不清。

二、侵蚀性葡萄胎和绒毛膜癌

1. 病理与临床

侵蚀性葡萄胎和绒毛膜癌,前者继发于葡萄胎,后者可发生于流产或足月妊娠分娩后。它们在病史、病理特征上各不相同,但在主要临床症状体征、HCG 变化和处理原则方面基本一致,特别是声像学上有共同的表现,难以区分。

侵蚀性葡萄胎的病理:葡萄胎超出宫腔范围为侵蚀性葡萄胎,多发生在葡萄胎后的 6 个月内,是滋养细胞过度增生侵犯子宫肌层和破坏血管,造成子宫肌层内出现出血以及组织坏死,肌层血管构筑异常,即子宫内血管数量增多,走向异常及动静脉吻合形成,在肌层形成单个或多个子宫壁肿瘤,使子宫表面或转移部位出现紫蓝色结节。侵蚀性葡萄胎可见子宫肌壁内有大小不等、深浅不一的水泡状结构,宫腔内可有原发病灶,也可没有原发病灶,侵蚀性病灶可接近浆膜层或穿破浆膜层,镜下可见侵入肌层的水泡状组织的形态和葡萄胎相似,可见绒毛结构及滋养细胞增生和分化不良。

绒毛膜癌是继发于正常或异常妊娠后的滋养细胞肿瘤,侵蚀性葡萄胎滋养细胞增生,仍有绒毛结构,可见到水泡状物,绒癌无绒毛结构,也没有结缔组织性间质细胞,癌灶由成团的滋养细胞、血凝块和坏死组织组成,镜下特点为滋养细胞不形成绒毛或水泡状结构,成片高度增生,并广泛侵入子宫肌层,破坏血管,造成坏死。

侵蚀性葡萄胎与绒毛膜癌的临床表现相同,为持续的阴道不规则出血,量多少不定,子宫复旧不全或不均匀性增大,多伴有卵巢黄素囊肿,少数出现腹痛,可伴发转移性病灶,如肺转移、阴道转移、肝转移、脑转移等,发生转移时出现相应的临床症状。绒癌的发生时间与侵蚀性葡萄胎略有不同,绒癌一般发生于葡萄胎流产或流产后一年以上,足月产后(异常或正常产后)阴道持续或间歇性不规则出血,HCG 测值持续不正常。

绒癌的声像图表现与侵蚀性葡萄胎的声像图表现类似,为子宫轻度或明显增大,肌层回声分布不均。有不均质回声肿块,边缘清晰,但欠规整;CDFI 显示肿块血流丰富,频谱多普勒显示为低阻血流,肿瘤细胞可破坏血管壁,形成动静脉瘘,出现典型的高速低阻频谱,合并黄素囊肿者有相应的表现,发生宫旁转移时可出现盆腔肿块。

2. 超声表现

(1) 子宫内病变:宫内回声杂乱,多种回声并存。子宫肌层增厚,回声减低,肌壁布满蜂窝状液性暗区,间有不规则片状液性暗区,病灶边界不清,子宫呈"千疮百孔状",浆膜下可见管道状液性暗区环绕子宫,称"子宫裂隙"。宫腔内可因积血呈不均匀低回声,内膜常难显示。

(2) 子宫旁病变:未得到及时诊治时,癌瘤迅速穿透肌层,侵犯宫旁组织,此时子宫结构难辨,外形不规则,宫旁受侵犯血管极度扩张,呈蜂窝状、管道状液性区。宫旁组织出血,坏死时在子宫侧壁形成不规则低回声包块,彩超显示宫旁不规则液性暗区为局部血管受侵而异常扩张。发生于宫外孕的绒癌,可在正常子宫一侧见到不规则低回声肿块,边界不清,二维声像图难与宫外孕相区别。

(3) 彩色多普勒超声表现:在子宫病灶内的异常回声区,显示大片的五彩镶嵌的彩色血流信号,此为恶性滋养细胞疾病子宫血管构筑异常的特征性彩超表现,肌壁大片不均质低回声中部无血流信号时提示局部组织坏死。

(4) 频谱多普勒超声表现:子宫病灶内丰富的彩色血流区域可记录到以下频谱。① 极低阻力动脉性频谱,容易记录到高速低阻血流频谱,类似滋养层周围血流频谱和静脉化的动脉频谱;② 动静脉瘘性频谱,常在五彩镶嵌彩色血流区内最亮处记录到血流声音呈蜂鸣状,具有特异性,血流阻力低,频谱的包络线呈毛刺状,此类频谱的出现提示血管受肿瘤侵蚀,发生动静脉吻合,有助于与其他妊娠有关的良性疾病的鉴别;③ 大量的静脉性频谱。

3. 鉴别诊断

(1) 子宫肌瘤变性:有子宫肌瘤病史,无阴道流血及 β-HCG 增高,肿块边界清,呈类圆形,CDFI 血流不丰富。

(2) 胎盘残留:有近期分娩史,残留胎盘回声较高,边界清,CDFI 血流不丰富。

(3) 子宫内膜癌:发生于绝经前后妇女,宫腔内回声不均,血 β-HCG 阴性。

第八节 临床常见染色体异常与超声诊断软指标

一、常染色体综合征

(一)三体综合征

三体综合征(trisomy syndrome)为某一对染色体多了1条而引起的染色体病。临床上较常见的染色体三体综合征有21-三体、18-三体和13-三体。

1. 21-三体综合征

21-三体综合征(21-trisomy syndrome)又称先天愚型,是最常见、最早能诊断的染色体病,也是导致先天性中度智力障碍最常见的遗传学原因。新生儿发生率为1/800~1/600。早在1866年,英国医生Langdon Down首次对此病做过临床描述,所以又称唐氏综合征(Down's syndrome)。

临床表现:

(1)特殊面容:包括扁平枕部、短头畸形、面部扁平、鼻梁低平、眼距宽、外眦上斜、内眦赘皮、低耳位、耳轮有角而重叠以及张口吐舌等。

(2)智力障碍:患者智商(IQ)通常为30~60。

(3)生长发育迟缓和肌张力减退:出生体重偏低,肌张力低下,身材矮小,短颈,颈背皮肤松垂,手短而宽、通贯掌、小指弯曲以及有特征性的皮肤纹理(十指尺箕,掌远轴三射线等)。

(4)至少1/3的患者伴发先天性心脏缺陷。十二指肠闭锁和气管食管瘘等伴发症也较其他疾病常见。患白血病的风险是正常人群的15倍。

21-三体综合征患者按核型可分为四种类型,即标准型、易位型、嵌合型、部分21-三体型。

(1)标准型:患者核型为47,XX,+21或47,XY,+21。其中约90%是由母源21号染色体减数分裂不分离所致,通常发生在减数分裂I期。约10%是由父源21号染色体减数分裂不分离所致,通常发生在减数分裂II期。此型发生率随母亲年龄增大而增高。

(2)易位型:约占4.8%,主要为罗伯逊易位。具有46条染色体,但其中一条D,G组染色体(通常为14号或22号染色体)短臂上连接着21号染色体。大量人群调查显示,母亲为携带者时,其后代仅10%~15%患病,父亲为携带者时,其后代患病的风险更低。

(3)嵌合型:体内既有正常核型的细胞,也有21-三体核型的细胞。嵌合体型DS患者的表型比典型DS患者要轻,但患者表型差异较大,其可能是在早期胚胎发育中三体型细胞所占的病例不同所致。

(4)部分21-三体型:21号染色体长臂某一区带有三个拷贝。由部分21-三体引起的DS较为罕见。

2. 18-三体综合征

18-三体综合征(18-trisomy syndrome)又称Edwards综合征,是次于先天愚型的第二种常见染色体三体征。其发生率为1/7000~1/3500,其中80%为女性患儿。95%的18-三体胚胎会自发性流产,能出生的患儿大多也于生后不久死亡,平均生存期为70天,90%于一岁内死亡。18-三体综合征的发生风险与孕妇年龄有关,孕妇年龄越大风险越高。

主要临床表现:智力障碍、生长发育迟缓、胸骨短、严重的心脏畸形以及肌张力亢进等。颅面部畸形包括小颌畸形、枕部突出、小耳以及低耳位等。双手呈特征性握拳状:第3和第4指紧贴手掌,第2和第5指叠压于其上,手指弓形纹过多、通贯掌、指甲发育不良以及摇椅足等。目前平均妊娠 42 周,常少胎动,羊水过多,小胎盘及单一脐动脉。

核型分类:① 标准型占 80%,核型为 47,XN,+18;② 嵌合体型占 10%,核型为 47,XN,+18/46,XN。

3. 13-三体综合征

13-三体综合征(13-trisomy syndrome)又称 Patau 综合征,其发生率为 1/25000~1/20000,女性多于男性。其发病风险随母亲的年龄增高而升高。

临床表现:

(1) 患儿常有严重的中枢神经系统畸形,如无嗅脑畸形、前脑无裂畸形以及视神经发育不良等。

(2) 颅面部的畸形包括小头畸形、骨缝增宽、前额倾斜、顶骨和枕骨区头皮缺陷、小眼畸形、虹膜缺损、耳轮畸形、低耳位、唇裂或腭裂等。

(3) 双手呈特征性握拳状,轴后多指/趾,通贯掌以及摇椅足等。

(4) 内脏畸形包括先天性心脏病(主要为室间隔缺损、动脉导管未闭或房间隔缺失)、泌尿生殖道畸形、男性隐睾症、女性双角子宫和卵巢发育不全、多囊肾等。

(5) 约 50% 的患儿出生后一个月内死亡,平均生存期为 130 天。

核型分类:① 标准型占 80%,核型为 47,XN,+13;② 罗氏易位型约占 20%;③ 嵌合体型少见。

(二)常染色体部分单体综合征

1. 5P 部分单体综合征

5P 部分单体综合征(5P partial syndrome)又称猫叫综合征,发生率为 1/50000,男、女比例为 5∶6,是部分缺失综合征中最常见的类型。

主要临床表现:哭声尖弱,类似猫叫。宫内生长迟缓、低体重、小头、婴儿期脸部不对称、眼距宽、外眼角下斜、内眦赘皮、斜视、低耳位、下颌小、先天性心脏病、肾畸形、极度智力障碍(IQ≤20),大部分患者可活到儿童期,少数成年者带有严重智力障碍。大部分能行走,但具有严重的语言障碍。

2. 18P 部分单体综合征

18P 部分单体综合征(18P partial syndrome),男、女比例为 2∶3,多数为新发生的突变。出生时低体重、生长迟缓、小个子、眼距宽、眼睑下垂、斜视、招风耳、低耳位、短颈,女性可具蹼颈,后发际低,存在从轻度到严重的智力发育障碍、癫痫、偏瘫及耳聋。一般寿命正常。

二、性染色体综合征(sex chromosomal syndrome)

1. 特纳综合征

特纳综合征又称先天性卵巢发育不良、性腺发育不全,是最常见的性染色体异常。1938 年,Turner 最早发现。其发生率为 1/5000(女新生儿)。95%~98%的这种胚胎发生自然流产。在活产病例中,55%以上的核型为 45,X,其中约 3/4 是父亲性染色体丢失。

特纳综合征患者的主要临床特征为低出生体重儿、短颈、蹼颈、肘外翻、后发际低、身材矮小、幼稚型生殖器、原发闭经、不育、伴有不同程度的智力落后。

2. 超 X 综合征

超 X 综合征患者核型比正常女性多 1 个或几个 X 染色体。患者核型多数为 47,XXX,少数为 46,XX/47,XXX 嵌合体,也有 48,XXXX;49,XXXXX 及其与正常细胞的嵌合体。在女性新生儿中,X-三体综合征的发病率为 1/1000。在女性精神病患者中,发病率较高,为 4/10000。其临床异常特征随 X 染色体数目增加而加重,一般源自新的突变。

主要临床特征：生殖器官发育程度低，月经异常，生育能力低下或不孕，表现为智力低下甚至精神异常。患者身材矮小、圆脸、眼距宽、脸裂上斜、内眦赘皮、斜视、塌鼻梁、低耳位、耳郭发育不良，也有智力、生育能力及各方面完全正常者。多数寿命正常。患 X-三体综合征的孕妇，建议在妊娠早期做羊水染色体核型分析，以防止患有 X 染色体数目异常的胎儿出生。有 X-三体综合征生育史的病人，再次妊娠时应做产前诊断。

3. 先天性睾丸发育不全症（Klinefelter syndrome）

此类患者的核型 80% 为 47,XXY，其他有 47,XXY/46,XY；47,XXY/46,XY/45,X 等，男婴的发病率为 (1～2)/1000，表现不育的男子约 1/10 具有这种异常核型，是引起男性生殖功能低下的最常见的疾病。

主要临床特征：患者身材高大，表型为男性，到青春期后表现出睾丸小，精子缺乏，阴茎短小，不育。出现无喉结，无胡须，阴毛分布呈女性型，皮肤较细嫩，乳房过度发育等女性化性状，有的患者表现出不同程度的智力和精神障碍。一般能活到成年。

4. 超 Y 综合征

超 Y 综合征最常见的核型为 47,XYY，是一种常见的染色体疾病，男新生儿的发病率为 1/1000。由于其表型基本正常，没有特殊的临床指征，所以多数病人都未能在童年，甚至成年期得到诊断。除了 47,XYY 核型外，还有较少见的 48,XYYY；49,XYYYY；47,XYY/46,XY 等核型。

主要临床特征：典型的 XYY 综合征患者在儿童期的临床表现并不突出，成年后主要表现为身材特别高大，轻度不对称脸，轻度的斗胸或鸡胸，智力正常或智力发育轻度障碍，行为怪癖，暴力或犯罪倾向高于正常男性。第二性征和生育力正常，少数可见外生殖器发育不良。一般成活到成年期。

由于多数 XYY 综合征患者是能生育的，建议此类患者的妻子在妊娠早或中期行羊水或脐血染色体核型分析，以排除染色体疾病患儿的出生。

5. 脆性 X 染色体综合征（fragile X chromosome syndrome,fra X）

脆性 X 染色体是指 X 染色体长臂的 2 区 7 带处（即 Xq27）的染色体呈细丝样，而致其相连的末端呈随体样结构。这一细丝样部位容易导致染色体断裂或部分丢失，故称脆性部分。脆性 X 染色体是一种与一类非特异性 X 连锁智力低下密切相关的异常染色体，这类智力低下称为脆性 X 染色体综合征。其发病率仅次于先天愚型。

患者的主要临床症状为：① 智力低下，除少数智力正常的男性携带者外，大多数男性患者都表现为中度至重度智力障碍；约有 30% 的女性携带者患病（IQ<85），大多数人表现为难以察觉的或轻度的智力障碍，但严重智力障碍的女性患者亦有报道。② 语言障碍，患者语言障碍程度与其相应的智力水平一致，听力较差，少言语，吐字不清，口吃，记忆力也较差。③ 面容异常，除少数患者具有正常面容外，大部分人面容异常。常见的为宽额，长脸，嘴大唇厚，下颌大，下巴突出，大耳朵。④ 大睾丸，往往见于成年男性患者，部分患儿中也可见。大睾丸是本征的重要体征，约 80% 的男性患者有此特征。有的男病人具有 fra(X)，但无睾丸增大。相反，在没有脆性 X 的 X 连锁智力低下病人中也可出现这一体征。因此，睾丸增大的患者并非都是脆性 X 染色体综合征。⑤ 行为异常，常见于患有 fra(X) 的儿童，且行为异常分为两种截然不同的类型：一类表现为害羞、忧虑、性情孤僻；另一类则表现为表情欢快、好动、不安、注意力分散等。

三、胎儿染色体异常的超声诊断软指标

超声不能直接观察到染色体的结构与数目异常，随着遗传超声学的发展，发现一些超声软指标的出现与胎儿患染色体异常风险增高有关。

1. 脉络丛囊肿

脉络丛囊肿（choroid plexus cysts）是指脉络丛内囊性结构。侧脑室、第三脑室、第四脑室内均有脉络

丛。单发或多发,直径为 3~16 mm,囊壁薄,边缘光滑整齐,常在妊娠 14~26 周检出。

超声表现:大多数脉络丛囊肿于中孕期发现,表现为强回声脉络丛内的圆形或椭圆形无回声结构,直径 >3 mm,囊壁薄,边缘光滑、整齐,可单侧出现,亦可双侧对称性存在。

临床意义:脉络丛囊肿在染色体正常的胎儿中发生率为 1%~2%,30%~50% 的 18-三体胎儿产前可检出脉络丛囊肿,而 21-三体胎儿仅有 1.4% 有此征象。在有脉络丛囊肿的染色体异常胎儿中,约 3/4 为 18-三体,其余多为 21-三体。绝大部分有脉络丛囊肿的 18-三体胎儿产前超声可检出其他结构异常,但亦有 17% 左右的 18-三体胎儿产前不能检出任何结构异常,少数病例仅有脉络丛囊肿而不伴有其他结构异常。

96% 的脉络丛囊肿在妊娠 22 周后会自行消失,因此孤立性脉络丛囊肿预后好,合并其他结构畸形或其他染色体异常指标时,预后取决于合并畸形及染色体检查的结果。

2. 颅后窝池增大

颅后窝池增大(cisterna magna)是指位于小脑及延髓后方的蛛网膜下隙增大。颅后窝池在小脑水平横切面上测量,要求切面同时显示小脑半球与透明隔腔,且两侧小脑半球对称,测量小脑蚓部后缘与枕骨内面之间的距离即为颅后窝池大小,正常 <10 mm,>10 mm 者应考虑颅后窝池增大。

临床意义:对于单侧颅后窝池增大是否需要进行染色体检查,尚无统一意见。目前大多数报道认为单纯的颅后窝池增大预后良好,但合并其他畸形时,预后与合并的畸形严重程度相关。也有小样本研究认为孩子发育可能出现迟缓、身体功能失调、记忆力低下或语言表达不流畅等。

3. 脑室扩张

脑室扩张(ventriculomegaly)指脑室系统的扩张,在超声图像上脑室扩张主要表现为侧脑室轻度扩张,在侧脑室水平横切面上侧脑室后角内径 >10 mm,但 <15 mm,可表现为一侧侧脑室扩张和双侧侧脑室扩张,可以对称性扩张,也可以非对称性扩张。

临床意义:据报道,侧脑室轻度扩张的发病率为 0.5/1000~1.5/1000。侧脑室轻度扩张胎儿非整倍体染色体异常风险增加,非整倍体染色体异常的发生率为 3%~10%。侧脑室轻度扩张,原因不明,部分是特发性,部分是伴发于染色体异常、基因综合征、神经系统畸形,如胼胝体发育不全、Dandy-Walker 畸形、Galen 静脉瘤、蛛网膜囊肿、Arnold-chiari 畸形、脑裂畸形、颅内感染等。

4. 鼻骨

鼻骨(nasal bone,NB)有两块,染色体异常胎儿鼻骨缺失发生率明显增高,21-三体胎儿为 60%~70%,18-三体胎儿约为 50%,13-三体胎儿约为 40%。目前研究认为鼻骨缺失或发育不全,可作为非整倍体染色体异常的一个软指标,特别是 21-三体。

检查方法:① 产前超声主要通过正中矢状切面观察鼻骨,也可通过双眼球横切面观察左、右鼻骨。② 鼻骨可在 11~13^{+6} 周 NT 检查时进行观察。鼻骨的显示与观察:声束垂直于胎儿鼻骨,获取胎儿正中矢状切面,放大图像至只显示胎儿头及上胸部,可获得鼻骨矢状切面,在此切面上,鼻骨表面皮肤线、鼻骨、鼻尖形成三条强回声短线,鼻骨强回声线位于皮肤线深面并且粗于皮肤线,两线平行,呈"="征;鼻尖强回声线为鼻尖表面皮肤回声线,与鼻骨表面皮肤线相连续且位置较高。正常情况下,鼻骨随孕周、头臀长增加而增长。据报道,当头臀长为 45 mm 时,平均鼻骨长为 1.3 mm;头臀长为 84 mm 时,平均鼻骨长为 2.1 mm。③ 中孕期超声检查显示胎儿鼻骨切面的要求同早孕期,声像图表现为条状强回声与额骨相连续,鼻骨强回声明显强于其表面皮肤强回声。双眼球横切面(晶状体水平)显示两块鼻骨横切面图像,位于上颌骨额突的前内侧,呈"Λ"形。

超声表现:鼻骨缺失可分为一侧缺失和两侧缺失,两侧缺失表现为颜面部正中矢状切面及双眼球横切面均不能显示鼻骨强回声,一侧缺失正中矢状切面可无异常表现,双眼球横切面只显示一侧鼻骨强回声。鼻骨发育不良双眼球横切面上可无异常表现,但正中矢状切面上鼻骨明显短小。

临床意义:对于孤立性鼻骨缺如,不同学者持不同观点,有的认为不伴有 NT 增厚和母亲血清学高风险胎儿染色体异常的风险低,有的认为染色体异常风险高,一般认为中孕期超声发现孤立性鼻骨缺如或发育不良,无须积极进行胎儿染色体检查,但同时合并其他异常者应进行胎儿染色体检查。用鼻骨缺失及 NT 值、母亲年龄筛查 21-三体,以 1/300 为界值,可筛查 92% 的 21-三体,假阳性率为 3%。

5. 小脑

在标准小脑(cerebellum)水平横切面上,观察与测量小脑。小脑是估测孕周较准确的生物学参数,特别是对 FGR 胎儿,当其他生物学参数都明显落后于孕周,而无法估测孕周时,可利用小脑横径估测。这是由于 FGR 胎儿血流重新分布以维持脑血供正常,小脑大小受影响相对较小。小脑横径与孕周呈正线性相关,孕 24 周前小脑横径(mm)约等于孕周。经研究,认为早孕晚期以及中孕早期小脑横径不是筛查 21-三体的有用指标,但是产前超声发现明显的小脑小时应加以警惕。

6. 颈部透明层

颈部透明层(NT)是指胎儿颈部皮下无回声带,位于皮肤高回声带与深部软组织高回声带之间。这是早孕期所有胎儿均可出现的一种超声征象。NT 增厚是目前提示胎儿染色体异常最敏感和最特异的超声指标。

NT 增厚的病因:① 染色体异常,最常见的为 21-三体,此外三倍体、13-三体、18-三体、22-三体、45,X、12P 四倍体等亦常出现 NT 增厚;② 先天性心脏结构畸形;③ 某些综合征,主要有 Cornelia de Lange 综合征、努南综合征、Smith-Lemli-Opitz 综合征、Joubert 综合征、阿佩尔综合征、Fryns 综合征等;④ 骨骼系统畸形;⑤ 其他畸形,如膈疝、前腹壁缺损、胎儿运动性障碍综合征等。

NT 增厚的形成机制与颈部淋巴回流障碍、胎儿心脏功能不全、颈部皮肤细胞外透明基质增加有关。增厚的 NT 可以逐渐发展成为大的囊性淋巴管瘤,可伴有或不伴有胎儿水肿,绝大部分胎儿 NT 增厚,没有明显的胎儿水肿。NT 的检查时间一般认为在 $11\sim13^{+6}$ 周较好,此时头臀长为 45~84 mm。

NT 增厚的诊断标准:NT 正常值范围随孕周的增大而增大,在胎儿头臀长从 38 mm 增加到 84 mm 时,NT 的中位数从 1.3 mm 增加到 1.9 mm。所以目前大部分研究仍使用 NT≥3 mm 为异常标准。

临床意义:当 NT≥3 mm 时,发生染色体三体的危险性增加 29 倍,当 NT≥4 mm 时,即使染色体正常的胎儿,其妊娠结局也会较差。NT≥3 mm 可检出 86% 的染色体三体,假阳性率约为 4.5%。

7. 颈后皮肤皱褶

颈后皮肤皱褶(nuchal fold,NF)为测量时间一般在 15~20 周,在小脑水平横切面上测量皮肤强回声外缘至枕骨强回声外缘之间的距离,正常情况下 NF<6 mm,当 NF≥6 mm 时,为 NF 增厚。

目前认为 NF 是中孕期超声筛查 21-三体的有效指标之一,据统计 80% 的唐氏综合征新生儿其颈后皮肤皱褶冗余,40% 的 21-三体胎儿 NF 增厚,假阳性率为 0.1%。NF 与其他染色体异常(如 15 号环形染色体)的关系已有报道。发现 NF 增厚,即使不合并其他异常,也不管是低危还是高危孕妇,都需建议做胎儿染色体检查。

8. 胸腔积液

在一项胎儿胸腔积液(pleural effusion)与染色体异常的关系研究中,153 例只有胸腔积液的胎儿,有 8 例为 21-三体,有 1 例为 X 单体,由此计算出单独胸腔积液胎儿非整倍体染色体异常的危险性为 5.8%。本组病例中大多数胸腔积液为乳糜液,表明淋巴系统出现某些异常,这也可能是非整倍体胎儿颈部水肿或囊肿的病理机制。

9. 心内强回声灶

心内强回声灶(echogenic intracardiac focus,EIF)较常见,正常胎儿的发生率为 3%~4.7%。然而在非整倍体染色体异常中发生率更高,为 18%~39%。90% 出现在左心室内,右心室或同时两室内检出相对较少。有研究认为,出现在右心室内或同时在两心室内者,患染色体异常的可能性更大。大多数 EIF 可表现为心内单一强回声灶,少数可表现为多发强回声灶,但 95% 的 EIF 在晚孕期消失。

文献中 EIF 的临床意义争论较多,分歧较大,许多研究者指出 EIF 与唐氏综合征无关,而有些则认为 EIF 是唐氏综合征的软指标之一。

Lehman 等人的一项研究表明,乳头肌内微钙化和染色体异常有关,16% 的 21-三体胎儿和 39% 的 13-三体胎儿有乳头肌内的钙化灶,仅有 2% 的染色体正常胎儿出现乳头肌钙化。Bromley 等人的研究表明,18% 的唐氏综合征胎儿可检出 EIF,而 4.7% 的正常胎儿亦可检出 EIF,EIF 胎儿患唐氏综合征的危险性较单凭母体年龄估计高 4 倍。

从目前的研究来看,虽然心内强回声灶可能与唐氏综合征有关,但如果在低危人群中仅有单一心内强回声灶的表现,不提倡羊膜腔穿刺行胎儿染色体检查。

10. 三尖瓣反流

据报道,正常胎儿有 4.6%～6.2% 可出现生理性三尖瓣反流,而非整倍体染色体异常胎儿三尖瓣反流的发生率高于正常胎儿,唐氏综合征胎儿为 27%～55.7%,其他染色体异常为 22.3%～29.4%。染色体异常胎儿出现三尖瓣反流的原因不明,可能与心肌或结缔组织异常有关。三尖瓣反流还与心脏结构异常有关,据报道,约 1/3 严重心脏畸形胎儿会出现三尖瓣反流。

三尖瓣反流的观察最好取心尖四腔心切面,声束与室间隔平行,脉冲多普勒测量时声束与反流束夹角最好 <30°。三尖瓣反流的超声诊断是脉冲多普勒测量反流持续时间大于 1/2 收缩期,反流速度 >80 cm/s,也有学者认为反流速度 >60 cm/s 即可。

有研究报道,早孕期联合 NT 增厚、静脉导管血流 a 波消失或反向及三尖瓣反流,21-三体的检出率达 93%～96%,假阳性率为 2.5%。

11. 强回声肠管

胎儿强回声肠管(echogenic bowel)的回声强度与周围的骨骼回声强度相似。1985 年,Lince 等人首次对此进行了描述。其发生率为 0.2%～0.6%。这一特征在胎粪性肠梗阻、胎儿腹膜炎、胎儿宫内感染、囊性纤维化及胎儿非整倍体中可观察到。Nyberg 等人报道 5 例唐氏综合征胎儿有强回声肠管,并首次提出强回声肠管与唐氏综合征有关,认为其是非整倍体染色体异常的一个新指标。Bromley 等人研究了 50 例肠管强回声资料,其中 8 例(16%)有非整倍体染色体异常,6 例为唐氏综合征;8 例(16%)有严重宫内发育迟缓;34 例(68%)出生后为正常新生儿。有研究认为,如果在染色体核型正常的胎儿中,超声检查出肠管回声增强,则其患宫内发育迟缓、早产和胎儿宫内死亡的危险性均增高。

孤立性胎儿肠道回声增强的再发风险未见有报道。但如果并发 21-三体,再次妊娠再发风险为 1% 或更高(取决于孕妇年龄);如果并发囊性纤维化,再发风险为 25%。

12. 胎儿胃

胎儿胃(fetal stomach)充盈时,经阴道超声在妊娠 12 周时就可以观察到。如果妊娠 18 周后,超声仅显示一很小的胃或不能观察到胃图像,其患胎儿染色体异常的危险性增加(分别为 4% 和 38%),同时也增加胎儿其他结构畸形,如食管闭锁产前、产后死亡发生率。

13. 胆囊

经阴道超声在妊娠 14 周时就可检出胎儿胆囊(the gallbladder)。如果妊娠 15 周后仍不能显示胎儿胆囊,应与胆囊闭锁及胆道闭锁相区别,前者预后好,后者预后差。羊水中胆盐检测可区分上述两种情况。

孕中期,超声发现胎儿胆囊增大时,其患染色体异常的危险性增高,主要为 18-三体和 13-三体。但文献报道中有胆囊增大的染色体异常胎儿均伴有其他畸形,如果仅发现胎儿胆囊增大而不伴其他畸形,胎儿可能无明显异常。亦有胆囊增大者,产后诊断为肝外胆管闭锁。

14. 轻度肾盂扩张

轻度肾盂扩张(mild renal pelvic dilatation)指肾盂分离的前后径增大但不足以诊断肾盂积水。发生率为 1.6%～2.8%。判断标准为:20 周以内 >4 mm,20～30 周 >5 mm,30 周以上 >7 mm 被认为有轻度肾盂扩张。

目前观点认为,在低危人群中仅发现有轻度肾盂扩张,似乎没有足够的证据证明必须进行胎儿染色体核型分析,但如果伴有其他异常表现,则应考虑进行胎儿染色体检查。此外,轻度肾盂扩张者应在晚孕期重复超声检查,追踪观察肾盂扩张是否进行性加重,如果进行性加重,则预示产后新生儿发生泌尿系梗阻的危险性增加。有报道,单纯肾盂扩张且染色体正常的胎儿泌尿系发育异常的危险性(如输尿管肾盂连接梗阻、膀胱输尿管反流)为44%。Adra等人认为,妊娠28周以后胎儿肾盂前后径为8 mm,出生后应对其泌尿道进行适当的评价。

曾有肾盂扩张胎儿妊娠史的孕妇,下次妊娠肾盂扩张的再发风险为6.1%。

15. 脐带异常(umbilical anomalies)

1条脐动脉缺如(单脐动脉)相对常见,单胎活产婴儿的发生率为0.46%,多胎妊娠为0.8%,染色体异常的新生儿为6.1%~11.3%。13-三体和18-三体最常受累,而21-三体和性染色体异常很少出现单脐动脉。

在伴有单脐动脉的多数非整倍体胎儿中,超声可发现其他结构异常,此时应进行染色体核型分析。只有单脐动脉而不伴有其他结构异常不应作为产前胎儿染色体检查的指征,但是应作为高危妊娠进行严密的产科评价和随访观察,因为这些胎儿早产、低体重的危险性增高。

脐带囊肿亦可在早孕期被超声检出,多随孕周进展而消失,当它持续存在到中晚孕期时,则与先天畸形和非整倍体染色体异常有关(常见为18-三体)。

16. 静脉导管血流异常(abnormal ductus venosus flow)

静脉导管血流频谱的特征主要有心室收缩期的S波和舒张期的D波及心房收缩期的a波,正常情况下,S波、D波及a波均为同方向的向心血流形成的前向波。静脉导管血流异常主要有a波异常,表现为a波消失或反向。

检查方法:在胎儿正中矢状切面上探头稍向胎儿右侧偏斜,并将图像放大至只显示下胸部及上腹部,彩色多普勒血流显像显示静脉导管血流信号明显强于其周边的血流信号,将脉冲多普勒取样容积置于此明亮血流信号上,即可获得静脉导管血流频谱,注意调节取样容积的大小,一般以0.5~1.0 mm为佳,调整探头尽量使声束与血流之间的夹角在30°以内。

临床意义:① 很多研究发现21-三体等染色体异常、心脏畸形、心力衰竭等会出现a波异常。据报道,5.2%的整倍体、70.8%的21-三体、89.3%的18-三体、81.8%的13-三体及76.9%的特纳综合征胎儿会发生a波异常。② a波异常与孕周大小有关,孕周小,a波异常发生率较高;孕周大,则低。③ 有研究联合应用静脉导管a波异常、孕妇年龄、NT厚度、胎心率、母体血清β-HCG、母体血清PAPP-A可以筛查96%的21-三体,假阳性率为2.5%。④ 对于早孕期超声检查a波异常且染色体正常的胎儿需超声追踪复查,特别是了解胎儿心脏结构及功能情况。如果复查a波恢复正常且不伴心脏结构异常,则预后好。

17. 股骨短

股骨短(short femur)指股骨长度小于相应孕周两个标准差,长骨短(long bone dysplasias)被认为是染色体异常的特征之一,而股骨是产科超声扫查唯一常规测量的长骨。如测量股骨小于相应孕周的第5百分位数而其他生长指标正常,则需高度重视。

虽然许多研究均提示胎儿股骨短可增加胎儿患唐氏综合征的危险性,但是由于唐氏综合征胎儿股骨仅有轻度缩短,且其测量值与染色体正常胎儿有较大范围的重叠,因此股骨短尚不能作为普查唐氏综合征的独立指标。许多学者认为,股骨短还应结合其他超声指标,如肱骨短、肾盂扩张等进行综合评价,最终决定是否进行胎儿染色体检查。目前认为仅有股骨轻度缩短不是常规进行染色体检查的指征。21-三体儿有19%存在股骨短小。中、晚孕期股骨短还见于软骨发育不良、IUGR、小于胎龄儿、先天性股骨近端缺陷(PFFD)等。

18．小指中节指骨发育不良与屈曲指(hypoplasia of the middle phalanx of the fifth finger and clinodactyly)

约 60% 的唐氏综合征新生儿有小指中节指骨发育不良，并由此而形成屈曲指。Benaceraff 等人在 5 例唐氏综合征胎儿中发现 4 例有此征象，随后，该学者研究了 1032 例 15～20 周胎儿，其中 8 例为唐氏综合征胎儿，1024 例胎儿染色体正常，测量胎儿小指中节指骨的长度与环指中节指骨的长度之比值，正常组胎儿该比值平均值为 0.85，唐氏综合征胎儿为 0.59，如果以该比值为 0.7 作为截断值，可检出 75% 的唐氏综合征，但有 18% 的正常胎儿被误认为有唐氏综合征，假阳性率相当高。此外，由于胎位、母体体位、检测时间过长等原因，31% 的胎儿由于未能获得中节指骨测量平面而失败。有学者认为，虽然上述发现在高危人群中有一定价值，但在低危人群中将这一改变作为普查指标却不可取。

19．足拇趾与第 2 趾间距增大

足拇趾与第 2 趾间距增大，俗称"草鞋足""沙滩足"，在唐氏综合征胎儿中发生率在 45% 以上。Wilkins 报道了 2 例间距增大胎儿，染色体检查为唐氏综合征。虽然单独研究此征象的文献较少，但有许多文献均提出超声可检出此征象。但此种征象在染色体正常胎儿中亦常见，因此很难将其作为普查指征应用，其临床意义有待进一步研究。

超声在中孕期检出这些软指标可增加胎儿染色体异常的危险性，而不出现这些软指标时，其危险性降低。对胎儿染色体非整倍体畸形最特异的超声微小变化是颈部特征（如水肿、囊肿、颈部透明层增厚），出现这些微小变化时，不管孕妇年龄有多大，也不管孕妇血生化检测结果是否正常，均应做胎儿染色体检查。其他超声微小变化单独出现时，多数学者认为不应重新计算并调整孕妇的基础风险。许多超声微小变化增加了唐氏综合征的危险性，但脉络丛囊肿、颅后窝池增大的检出与 18-三体关系更密切。上述超声表现只代表寻找可能出现胎儿染色体异常的一些线索，而不表示出现上述超声特征时，胎儿一定会患染色体异常。这些指标的具体临床意义还需进一步研究与证实，临床应用这些指标时，应小心谨慎。

第九节　多普勒超声在产科超声诊断中的应用

一、彩色多普勒血流成像的应用

彩色多普勒血流成像(color Doppler flow imaging，CDFI)是采用伪彩色编码技术，将血流信号的多普勒信息与二维超声图像叠加而成。利用 CDFI 有助于我们显示病变部位的血流信息，从而对疾病作出诊断与鉴别。

1．Galen 静脉瘤

Galen 静脉瘤表现为无回声，容易与蛛网膜囊肿混淆，通过 CDFI 对血流信号的检测则易于鉴别。

2．脐带绕颈的确认

二维超声胎儿颈部探测到脐带回声，呈"V"(1 周)或"W"(2 周)或"VW"(3 周)形切迹，运用 CDFI 可直接显示出环绕颈部的血流，诊断非常明确。

3．隔离肺与先天性肺囊腺瘤的鉴别

隔离肺以血管发育异常为基础，血供来源于体循环，主要是胸主动脉或腹主动脉；先天性肺囊腺瘤以呼吸系统细支气管末梢异常增殖、正常肺泡匮乏的肺实质异常为特征，是肺部的进展性畸形，血供来源于肺动脉。

4．单脐动脉的确认

二维超声显示脐带游离段横切面仅有两个圆形结构，呈"吕"字形，CDFI 检测经膀胱切面仅见一条脐动脉走行于膀胱一侧。

5．血管前置的诊断

血管前置是指胎膜血管位于胎先露前方，跨越或接近宫颈内口。常见于副胎盘、帆状胎盘等。胎先露下降时可直接压迫前置血管，导致胎儿窘迫；破膜后，覆盖在宫颈内口的血管破裂出血，可导致胎儿死亡。超声诊断要点为：二维超声和 CDFI 显示宫颈内口或内口边缘可见一条或多条胎膜血管跨过，位于胎先露和宫颈内口之间，频谱多普勒显示此血管为胎儿血管（心率与胎儿心率一致）。可合并副胎盘或帆状胎盘及出血的相应表现。

6．胎盘植入的诊断

胎盘植入是指胎盘异常附着于子宫，胎盘的绒毛侵入子宫肌层。超声诊断要点为：胎盘与子宫壁之间的"低回声带"变薄或消失，胎盘内部回声不均，可探及较多无回声（瑞士奶酪样），CDFI 显示子宫浆膜-膀胱交界面的血管增加，血流丰富，呈现"暴风雨"样血流（storm flow）。

7．滋养细胞肿瘤的诊断

滋养细胞肿瘤超声上多可显示宫腔或宫壁内不均质性的回声，CDFI 显示其内有增加的血流信号，频谱多普勒获得具有滋养层的典型低阻力的波形。

二、频谱多普勒在产前诊断中的应用

彩色多普勒只反映平均速度而且以颜色色标的方式显像，所以无法对峰值血流速度进行精确测量，也无法衍生出其他的计算方式。频谱多普勒的频谱由于在横坐标上提供了时间的信息，在纵坐标上提供了速度的信息，所以可以提供一系列的测量值。

常用的多普勒参数有：

（1）收缩期峰值流速（peak systolic velocity，PSV 或 S）。

（2）舒张末期流速（end-diastolic velocity，EDV 或 D）。

（3）时间平均最大流速（time-averaged maximum velocity，Vm）。

（4）S/D：收缩期峰值流速（S）与舒张末期流速（D）的比值。

（5）阻力指数（resistance index，RI）：反映了血流阻力大小，RI＝（收缩期峰值流速（S）－舒张末期流速（D））/收缩期峰值流速（S）。RI 主要取决于 D，D 值高，RI 值低，血管远端阻力低，反之阻力升高。

（6）搏动指数（pulsatility index，PI）：PI＝（收缩期峰值流速（S）－舒张末期流速（D））/平均流速（M）。PI 值反映血流阻力大小；PI 值高时，说明 M，D 均低；PI 对衡量血管管腔是否阻塞有帮助。

（7）静脉搏动指数（venous pulsatility index，VPI）：由于肝静脉频谱存在明显的负向波，因此用于计算动脉搏动程度的 PI 不适用于肝静脉，使用 VPI 较为合理。VPI＝负向血流峰值/正向血流峰值（正向血流峰值取 a 波和 v 波的最大值）。

S/D，RI 与 PI 这三个参数都随着血管阻力的增高而增加。PI 与血管阻力呈线性相关，可以反映整个心动周期血管阻力情况，S/D 以及 RI 与血管阻力呈抛物线性相关，仅反映收缩峰值及舒张末期血流，产科多普勒超声检查推荐使用 PI。

胎儿通过脐带与附着在子宫上的胎盘相连，胎儿与脐带等部位血管内血流多普勒频谱间接反映该部位或器官的血液循环状态。脐动脉多普勒指标反映其连接的胎盘功能。大脑中动脉多普勒指标反映胎儿局部脑血流循环状态。中心静脉系统的多普勒指标（下腔静脉、静脉导管和肝静脉等）可反映胎儿心脏功能及中心静脉压顺应性的改变。子宫动脉多普勒指标反映母体侧妊娠子宫的胎盘功能的状态。

(一) 脐动脉

脐动脉(umbilical artery,UA)与胎盘相连,因此 UA 频谱反映了胎儿血液流向胎盘的阻抗情况,可用来了解胎盘功能状态,判断胎儿有无宫内缺氧以及胎儿 IUGR 的监护。

1. 测量位置

由于胎儿脐带腹壁入口处、脐带游离段和脐带胎盘入口处所测得的多普勒参数有显著差异,目前建议单胎测量位置为脐带游离段,双胎测量位置在脐带近腹壁插入段。测量参数包括 PI,RI 和 S/D。

2. 临床意义

(1) 正常妊娠时,UA 胎盘血流阻力随妊娠进展而降低,妊娠 12～14 周时 UA 出现舒张末期血流,并随着孕周增加而流速增高,S/D,PI,RI 随着孕周增加而呈下降趋势。正常情况下,妊娠 30 周后 S/D<3.0。

(2) UA 多普勒异常的表现与胎盘血管床坏死受损程度相关:30%受损时 PI 值升高,50%受损时舒张末期血流消失,70%受损时舒张末期出现反向血流。因此,胎盘功能不全时,UA 血流阻力升高,首先出现舒张末期血流速度降低,S/D,PI 及 RI 均升高。胎儿严重缺氧时,可出现舒张末期血流消失甚至反向。UA 波形中最重要的诊断性指标是舒张末期血流,它的降低与胎儿发生低氧血症和酸中毒的风险呈正比,若出现舒张末期血流消失或者反向,提示胎儿危险,是产科监护的重要指标。对于高危人群,UA 多普勒监测用于胎儿宫内监护,指导临床决定分娩时间。妊娠 28 周后 S/D>3.0 或 RI>0.6 为异常,应密切观察,每天数胎动,每周 1 次胎心监护,每周 1 次超声检查。

3. 注意事项

(1) 连续监护脐动脉时应固定位置测量,由于测值受胎动、胎儿心率等因素的影响,需注意复查和随访。

(2) 测量结果参考相应的脐动脉的测量部位和孕周的正常值范围进行解读。

(3) 孕 16 周前脐动脉无舒张末期血流是正常生理状态,不要过早评估脐动脉。

(4) 注意观察脐动脉舒张期血流有无缺失或反流。

(5) 单脐动脉血管内径常大于正常脐动脉血管,因此阻力指数相对偏低。

(二) 大脑中动脉

正常胎儿大脑中动脉(middle cerebral artery,MCA)呈高阻型,当胎儿宫内缺氧时,由于脑保护效应引起脑部血管扩张,阻力下降,血流增加;对于同种免疫溶血性疾病,胎儿血红蛋白减少造成的贫血,可引起大脑中动脉的 PSV 加快。大脑中动脉检测主要用于:① 胎儿宫内缺氧及 IUGR 胎儿宫内的监护;② 了解胎儿有无贫血;③ 复杂双胎及其并发症的监护。

1. 测量位置

在胎儿颅底丘脑和蝶骨翼水平横切面上,将图像放大,运用 CDFI 明确 Willis 环及 MCA 近端,调整探头至动脉走行和声束平行(超声束与血流方向角度接近 0°),显示大脑中动脉长轴的近端。取样容积放置于大脑中动脉近 Willis 动脉环近端 1/3 的位置(PSV 会随着远离颈内动脉而降低),获取 MCA 频谱,选取3～10 个连续一致的波形频谱,大脑中动脉频谱在基线上,频谱边缘清晰,无背景声噪,频谱的最高点为收缩期峰值流速(PSV,单位为 cm/s)。

2. 临床意义

(1) 妊娠 11～12 周之前,MCA 无舒张末期血流,至 11～12 周后才出现舒张末期血流。正常情况下,随着孕周增加,血流阻力降低,血流速度增高。

(2) 胎儿贫血时,MCA 峰值流速(PSV)升高,PSV>1.5 倍中位数可作为预测中重度贫血的敏感指标(简单记忆法:1.5 倍中位数约等于胎儿孕周数值的两倍),参考表 7.9.1。胎儿缺氧代偿期时,PI 降低;失代偿期时,PI 升高。

（3）MCA 的 PI 值主要和胎儿宫内缺氧相关：缺氧代偿期时，由于脑保护效应，脑部血管扩张、阻力降低，MCA 反映出脑血供增加的情况，PI 下降；缺氧失代偿期时，PI 增高，则提示胎儿预后不佳。

（4）MCA-PI 评估缺氧时必须结合 UA-PI。

（5）MCA 对于晚发型 FGR 的识别和不良围产期结局的预测有特别重要的价值，它独立于 UA 多普勒，后者在这些胎儿中通常是正常的。

表 7.9.1　大脑中动脉（MCA）峰值流速（PSV）

孕周	MCA 峰值流速（cm/s）	
	中位数	1.5MOM
18	23.2	34.8
20	25.5	38.2
22	27.9	41.9
24	30.7	46.0
26	33.6	50.4
28	36.9	55.4
30	40.5	60.7
32	44.4	66.6
34	48.7	73.1
36	53.5	80.2
38	58.7	88.0
40	64.4	96.6

（三）脑-胎盘血流比

MCA 评估缺氧时必须结合 UA 的 PI，有学者提出脑-胎盘血流比（cerebro placental ratio，CPR）的概念，即 MCA 的 PI 与 UA 的 PI 值之比，CPR＝（MCA－PI）/（UA－PI）。

临床意义：① 正常胎儿 MCA－PI＞UA－PI，故 CPR＞1。② CPR＜1 或低于第 5 百分位是比较敏感的预测胎儿宫内缺氧的指标。与单独使用 MCA－PI 或 UA－PI 相比，结合了 MCA－PI 和 UA－PI 的 CPR 已经被证明对缺氧更敏感，和不良围产期妊娠结局也有更好的相关性。③ CPR 可以被视为晚发型 FGR 的主要监视工具。CPR 异常须在短期内结束妊娠，平均为 7 天。

（四）子宫动脉（uterine artery，UtA）

正常情况下，非孕期及孕早期 UtA 可有舒张早期切迹；随着妊娠的进展，UtA 血流阻力逐渐降低，舒张期流速增加，PI，RI 逐渐降低，舒张早期切迹在中孕期消失。

1. 测量方法

（1）早孕期经腹测量：孕妇应排空膀胱，取仰卧位，获取子宫正中矢状切面显示宫颈，局部放大图像，移动探头显示子宫旁血管，应用 CDFI 扫查沿子宫体上行的 UtA，在 UtA 发出分支前进行多普勒血流测量，取样框宽度一般设置为 2 mm，声束与血流方向夹角＜30°，获得 3～5 个连续稳定、形态均匀一致的 UtA 频谱。用同样的方法测量对侧 UtA。测量 PI，RI，S/D 及观察有无舒张早期切迹。

（2）中孕期经腹测量：将探头置于腹部下 1/4 部位，应用 CDFI 显示出 UtA 与髂外动脉交叉，以识别 UtA，取样容积置于距离交叉点约 1 cm 处。少数病例 UtA 分叉出现在与髂外动脉交叉点前，此时取样容积应置于 UtA 分叉之前。用同样的方法测量对侧 UtA。随着孕周增大,子宫常常右旋,右侧 UtA 较左侧更偏向侧方。

由于胎盘位置对频谱影响极大,国际妇产科超声学会(ISUOG)要求测量双侧的 UtA PI,取平均值。

2. 临床意义

(1)超声评估 UtA 的血流阻力和舒张期切迹可以预测妊娠期高血压症和 FGR,早孕期预测的敏感性较低,中孕期预测的敏感性和特异性高,但此时临床没有较好的处理方法,因此 UtA 的多普勒监测作用有限,目前未被常规应用。

(2)胎盘功能不全导致妊娠期高血压症和 FGR 时,UtA 阻力增高,PI,RI 也明显增高,至中晚孕期舒张早期切迹持续存在。

3. 注意事项

(1)注意经腹和经阴道超声获取的多普勒参数应使用不同的参考值。

(2)目前所有发表的参考值都是对子宫形态正常的孕妇建立的,所以对于先天性子宫发育异常的孕妇,对其 UtA 测值的评价及解读是不可靠的。

(五)静脉导管

静脉导管(ductus venosus,DV)是胎儿期特有的连接脐静脉和下腔静脉的一条细小的静脉通路。

1. 测量方法

在胎儿正中矢状纵切面或胎儿中上腹横斜切面上,应用二维超声技术可显示位于脐静脉腹内段和下腔静脉之间的 DV,应用 CDFI 显示 DV 内亮度高于周围静脉血流的细束血流信号,可判断多普勒取样位置是否准确。在早孕期或高危妊娠孕妇中,为避免周边静脉的干扰,取样框应缩小至合适的范围,取样角度调整至尽可能与 DV 平行。注意调节扫描速度,使每个平面上显示 5~6 个完整波形,以便更好地观察 a 波。

2. 临床意义

(1)正常胎儿的 DV 血流频谱由"两峰一谷"构成,分别为心室收缩期、心室舒张期和心房收缩期对应的 S 波、D 波和 a 波,为同向的三相波形。早孕期流速低,晚孕期流速为 55~90 cm/s,各波峰值流速随孕周进展而逐渐升高,而 PI,RI 逐渐降低。正常胎儿从早孕期开始,DV 的 a 波就是正向的。

(2)当 DV 的 a 波消失或出现反向时为异常。① 早孕期 DV 血流频谱的异常可作为胎儿染色体异常和先天性心脏病的筛查指标。② 中晚孕期 DV 血流是 FGR 的监测指标,是预测早发型 FGR 胎儿死亡短期风险的最强独立性多普勒参数。③ 研究表明,DV 血流波形只有在胎儿失代偿的晚期才会异常,为胎儿宫内情况恶化的晚期指标,常与酸血症、胎儿心力衰竭、围产期死亡等有关。a 波倒置为晚孕期决定终止妊娠的重要指标。④ TTTS 中,DV 血流出现 a 波异常则为 Quintero 分期中的第三期,应及时处理。⑤ DV 血流还可用于胎儿水肿、胎儿心律失常预后的评估。

(六)脐静脉

脐静脉(umbilical vein,UV)通过静脉导管与下腔静脉相通。

1. 测量方法

取胎儿腹腔内段或脐带游离段获取 UV 血流频谱。

2. 临床意义

(1)从妊娠 12 周起,UV 波形流速缓慢、平稳,没有波动。

(2)异常图像:血流频谱出现波动,甚至出现单向、双向、三向等异常波形。

3. 注意事项

(1)临床上不单独使用,UV 血流改变一定是在 UA 出现异常之后才会出现。

（2）UA 舒张期血流消失，此时 UV 血流图形异常，提示胎儿心脏负荷增加、心肌受损，可能出现心力衰竭甚至胎儿死亡。

（3）UV 血流出现单向、双向及三向波时围产儿死亡率高，为 50%～60%。

（七）主动脉峡部

主动脉峡部（aortic isthmus，AoI）是位于左锁骨下动脉与动脉导管汇入降主动脉之间的一段主动脉。

1. 测量方法

在胎儿主动脉弓长轴切面上，将取样门置于左锁骨下动脉起始处远端几毫米处，根据孕周大小调整取样容积，取样线与血流方向角度<30°，获取 AoI 血流频谱，计算血流指数（isthmus flow index，IFI）=（PSV−PDV）/PSV，收缩指数（isthmic systolic index，ISI）=NS/PSV。式中，PSV 为收缩期峰值流速，PDV 为舒张期峰值流速，NS 为收缩末期最低点流速。

2. 临床意义

（1）正常胎儿 AoI 血流 PSV 随孕周增加而逐步增加；NS 和 ISI 随孕周增加而逐步降低，于孕 22～29 周始终为正值，孕 30 周后开始转为负值，且负值随孕周增加而增加；PDV 于孕 22～37 周随孕周增加而逐步降低，但始终为正值；IFI 于孕 22～37 周随孕周增加呈逐步减小趋势，但 IFI 始终大于 1。

（2）FGR 时，PSV、NS、ISI、PDV 均降低，严重时舒张期血流消失或反向，PDV 由正转负，IFI 降低，小于 1 甚至为负数。

（3）AoI 反映了大脑和全身血管的阻力平衡，有研究显示，AoI-IFI 是 FGR 胎儿围产期不良结局的独立预测因子，AoI-IFI 的降低与 FGR 围产期不良结局显著相关，在 FGR 胎儿临床管理及监测中的潜在价值很高。

（4）纵向研究表明，AoI 异常先于 DV 异常 1 周出现，因此，它预测死产的短期风险不如 DV。

综上所述，目前较为肯定的临床观点如下：

（1）UA：评估 FGR 敏感性和阴性预测值最高，发生较早。

（2）UA 舒张末期血流消失或反向：预后不良发生率高。

（3）MCA：PSV>1.5MoM 预测中-重度贫血意义大；PI 值需结合 UA-PI 评估宫内缺氧。

（4）DV：a 波异常更多与心脏结构和功能受损有关，a 波反向在先天性心脏病、TTTS 和水肿胎儿中多见。

（5）FGR 胎儿：UA 舒张期血流消失或反向、UV 搏动性频谱、CPR<1 与预后不良严重相关。但正常并不代表没有宫内缺氧。

三、产科多普勒超声的影响因素

产科多普勒超声受多种因素的影响，如母体体位、胎儿心率、胎儿呼吸样运动、胎盘位置、血管变异以及血液黏性等。检查过程中尤其要正确调节仪器，注意取样部位，尽可能减少测量误差，同时也要考虑生理变化以及疾病的复杂性等因素，参数指标的异常并不意味着胎儿一定存在异常，应结合其他指标和临床表现综合考虑。

第十节　规范化的分级产科超声检查

产前超声检查应用超声的物理特性，对胎儿及其附属物进行影像学检查，是了解胚胎、胎儿主要解剖结构的大体形态最常用、无创、可重复的方法。超声检查的应用有利于进一步提高出生人口的质量。然而,由于超声技术的局限性,产前超声检查不能发现所有的畸形,也不能对胎儿以后的发育作出预测,所以超声诊断不能等同于临床诊断。中国医师协会组织编写的《中国产科超声检查指南》对从事产前超声检查医师的资质、仪器设备提出要求,并对各阶段产前超声检查的时机、适应证、内容进行了规范。

一、基本要求

(一) 机构的设置

(1) 产前超声筛查机构的设置:产前超声筛查应在卫生行政部门许可的医疗机构开展。

(2) 产前超声诊断机构的设置:产前超声诊断应在卫生行政部门许可的具有产前诊断技术资格的医疗保健机构开展。

(二) 人员要求

1. 产前超声筛查医师条件

(1) 从事Ⅱ级或以下产前超声检查的医师必须取得执业医师资格。从事Ⅲ级产前超声检查的医师必须取得执业医师资格,并接受过产前超声诊断系统培训。一级医疗保健机构助理执业医师可以从事Ⅰ级产前超声检查。

(2) 熟练掌握胎儿发育各阶段器官的正常超声图像,对常见的严重体表畸形和内脏畸形有一定的了解和识别能力。

2. 产前超声诊断医师的条件

与国家卫生健康委《产前诊断技术管理办法》中对产前超声诊断医师的要求一致。

(1) 从事产前超声诊断的医师必须取得执业医师资格,并符合下列条件之一:① 大专以上学历,且具有中级以上技术职称,接受过产前超声诊断系统培训;② 在本岗位从事妇产科超声检查工作 5 年以上,接受过产前超声诊断系统培训。

(2) 熟练掌握胎儿发育各阶段器官的正常与异常超声图像,能鉴别常见的严重体表畸形和内脏畸形。

(三) 设备要求

1. 产前超声筛查设备要求

(1) 开展一般产前超声检查(Ⅰ级)及常规产前超声检查(Ⅱ级)的超声科(室)应配备实时二维超声诊断仪或彩色多普勒超声诊断仪。开展系统产前超声检查(Ⅲ级)及孕 $11\sim13^{+6}$ 周颈项透明层(NT)超声检查的超声科(室)应配备高分辨率彩色多普勒超声诊断仪。在穿透力允许的条件下,尽可能使用频率高的探头。

(2) 具有完整的图像记录系统和图文管理系统,供图像分析和资料管理。

2. 产前超声诊断设备要求

(1) 超声科(室)应配备高分辨率的彩色多普勒超声诊断仪。在穿透力允许的条件下,尽可能使用频率高的探头。

(2) 彩色多普勒超声诊断仪具有完整的图像记录系统和图文管理系统,供图像分析和资料管理。

二、管理

(1) 严格执行中华人民共和国国家计划生育委员会颁布的《关于禁止非医学需要胎儿性别鉴定和选择

性别人工终止妊娠的决定》,严禁非医学需要的胎儿性别鉴定。

(2)未取得产前诊断技术服务资格的医疗保健机构在进行产前超声筛查时,发现可疑病例应出具超声报告,同时应将可疑病例转诊至具有产前诊断技术资格的医疗保健机构。

(3)规范因医学需要终止妊娠的管理,经产前超声检查发现胎儿有严重畸形需终止妊娠者,须经具有产前诊断资格的医疗机构签署医学意见,转产科临床处理。

(4)进行服务告知,将本机构开展的产科超声检查服务内容告知孕妇,Ⅲ级和Ⅳ级产前超声检查应与服务对象签署知情同意书。

三、产前超声检查的分类及时机

1.产前超声检查的分类

(1)早孕期超声检查(孕 13^{+6} 周以内):① 早孕期普通超声检查;② 孕 $11\sim13^{+6}$ 周 NT 超声检查。

(2)中晚孕期超声检查:① 一般产前超声检查(Ⅰ级产前超声检查);② 常规产前超声检查(Ⅱ级产前超声检查);③ 系统产前超声检查(Ⅲ级产前超声检查);④ 针对性产前超声检查(Ⅳ级产前超声检查)。

(3)有限产前超声检查、会诊或专家级别超声检查。

2.产前超声检查的时机

《产前超声检查指南》推荐产前超声检查的 3 个重要时间段为 $11\sim13^{+6}$ 孕周、$20\sim24$ 孕周、$28\sim34$ 孕周。

四、各类产前超声检查的适应证、检查内容及要求存留图像

(一)早孕期超声检查

1.早孕期普通超声检查

可以选择经腹部或经阴道超声检查。一般情况下经腹超声检查可达到检查目的,但经阴道超声检查方便,无须憋尿,且能更清楚地显示子宫及双附件情况(探头频率较高、探头更接近受检器官),因此,当患者不能憋尿或经腹超声检查不明确且符合以下条件时可行经阴道超声检查:无活动性阴道出血、无阴道炎等。

(1)适应证

证实宫内妊娠、临床可疑异位妊娠、明确孕周、诊断多胎妊娠、了解胚胎或胎儿情况(存活或死亡)、早孕期出血查找原因、早孕期下腹痛查找原因、评估母体盆腔包块或子宫畸形、临床怀疑葡萄胎、辅助绒毛活检。

(2)检查内容

① 妊娠囊(GS):要求观察妊娠囊的位置、数目、大小、形态。

a. 应全面扫查子宫及双附件区,了解妊娠囊的位置及数目,最大限度地减少多胎妊娠、宫角妊娠及异位妊娠的漏诊。

b. 在妊娠囊的最大纵切面和横切面上测量妊娠囊的内径(不包括强回声环)。最大前后径、左右径、上下径之和除以 3 即为妊娠囊平均内径。

c. $5\sim7$ 孕周时妊娠囊平均内径生长速度约为 1 mm/d。

d. 如果是多胎妊娠,需明确绒毛膜性、羊膜性。

e. 经腹超声检查妊娠囊平均内径>25 mm 或经阴道超声检查妊娠囊平均内径>20 mm,囊内未见卵黄囊及胚胎回声,应考虑胚胎停育。

f. 经腹超声检查妊娠囊平均内径<25 mm 或经阴道超声检查妊娠囊平均内径<20 mm,囊内未见卵黄

囊及胚胎回声,需1~2周后再次超声复查。

g. 宫内妊娠囊需与宫腔积液相区别。宫腔积液无明显双环征,周边强回声为分离的子宫内膜,有宫腔积液且宫内无妊娠囊时须警惕异位妊娠的发生,应详细检查双侧附件情况。

h. HCG阳性,宫内未见妊娠囊回声,可以有3种情况:孕周太小、异位妊娠或流产,应详细检查宫外情况,对高度怀疑异位妊娠者需建议阴道超声检查。

② 卵黄囊:要求观察卵黄囊的大小与形态。

a. 卵黄囊是妊娠囊内第一个能观察到的结构,它的出现是妊娠的有力证据。

b. 经阴道超声检查,停经35~37 d常能显示卵黄囊;经腹超声检查,停经42~45 d常能显示卵黄囊。

c. 卵黄囊直径正常值范围为3~8 mm,平均值为5 mm。

d. 卵黄囊直径>10 mm时,预后不良。卵黄囊不显示、<3 mm、变形、内部出现强回声等改变时,预后不良。

③ 测量头臀长,观察胎心搏动。

a. 系列横切面及纵切面对妊娠囊行全面扫查,观察胚胎/胎儿数目;头臀长应在胚胎最大长轴切面测量或在胎儿正中矢状切面测量,此时胎儿为自然伸展姿势,无过伸或过屈。

b. 5~7孕周胚胎头臀长生长速度约为1 mm/d。

c. 经阴道超声检查胚长<5 mm或经腹超声检查胚长<9 mm而未能观察到胎心搏动时需7~10 d后随访复查。

d. 经阴道超声检查胚长>5 mm或经腹超声检查胚长>9 mm而未能观察到胎心搏动时应考虑为胚胎停育。

e. 孕6.5周前,胎心搏动<100次/min,其后胎心搏动逐渐加快,至孕9周可达180次/min,随后逐渐减缓,至孕14周时约为140次/min。

④ 子宫及双附件:要求观察子宫形态、肌层回声、子宫腔有无积液;双附件有无包块,如有包块,需测量包块的大小并观察包块形态、边界、囊实性、血供,以及与卵巢、子宫的关系等,并评估包块的性质。

(3) 存留图像

建议至少存留以下5幅超声图:

① 在妊娠囊最大纵切面上测量妊娠囊最大长径及前后径;

② 在妊娠囊最大横切面上测量妊娠囊最大横径;

③ 在胚胎最大长轴切面/胎儿正中矢状切面上测量头臀长;

④ 左侧卵巢;

⑤ 右侧卵巢。

(4) 注意事项

① 头臀长度应在胚胎最大长轴切面测量或在胎儿正中矢状切面测量,此时胎儿为自然伸展姿势,无过伸或过屈。

② 超声不能诊断所有异位妊娠,目前国内文献报道异位妊娠的经腹超声检出率为40.9%~76.0%,经阴道超声检出率为75.6%~95.8%。

2. 11~13^{+6}孕周NT超声检查

(1) 适应证

适合所有孕妇,尤其有以下适应证的孕妇:孕妇年龄<18岁或≥35岁,夫妇一方是染色体平衡易位携带者,孕妇染色体异常,孕妇患有贫血、糖尿病、高血压、严重营养障碍等疾病,孕妇吸烟、酗酒,孕早期有X线照射史或病毒感染史,有异常胎儿妊娠史,有遗传病家族史,试管婴儿。

(2) 检查内容

① 胎儿数目:多胎妊娠需明确绒毛膜数和羊膜数。

② 胎心搏动。

③ 测量头臀长。

a. 应在胎儿正中矢状切面上测量,胎儿处于自然姿势,无过度后仰及前屈。

b. 尽可能放大图像至只显示胎儿。

c. 头顶部及臀部皮肤轮廓线要能清楚显示。

④ 测量 NT。

a. 建议在头臀长为 45～84 mm 时测量,相当于 $11～13^{+6}$ 孕周。

b. 标准测量平面是胎儿正中矢状切面,此切面亦是测量头臀长的标准切面。

c. 应尽可能放大图像至只显示胎儿头颈部及上胸部,令测量游标的轻微移动只能改变测量结果 0.1 mm。

d. 标准 NT 测量平面的特征:胎儿面部轮廓能清楚显示,鼻骨表面皮肤线、鼻骨、鼻尖三者形成 3 条短强回声线;下颌骨仅显示为圆点状强回声;胎儿颅脑清楚显示丘脑、中脑、脑干、第四脑室及颅后窝池。颈背部皮下清楚显示长条形带状无回声即为颈后透明层。

e. 应清楚显示并确认胎儿背部皮肤及 NT 前后平行的两条高回声带,测量时应在 NT 最宽处测量,且垂直于皮肤强回声带,测量游标的内缘应置于无明回声的 NT 外缘。

f. 应测量多次,并记录测量所得的最大数值。

g. 有颈部脑脊膜膨出时,注意辨认,避免误测。

h. 有脐带绕颈时,需测量脐带绕颈处上下的 NT 厚度,并取其平均值。

i. NT 值随孕周的增大而增厚,但一般不超过 3.0 mm。NT 增厚,胎儿染色体异常风险增大。

j. 应明确区分皮肤和羊膜,避免将羊膜误认为皮肤而误测 NT。

⑤ 脉冲多普勒检测静脉导管血流频谱。

a. 在正中矢状切面上放大图像至只显示胎儿下胸和上腹部。

b. 调整声束与静脉导管血流之间的夹角,尽可能使该夹角<60°。

c. 脉冲多普勒取样容积应根据静脉导管血流信号进行调整,尽可能不超越静脉导管大小。

⑥ 胎儿附属物包括:a. 胎盘,观察胎盘位置、测量胎盘厚度;b. 羊水量,测量羊水池最大深度。

⑦ 孕妇子宫:主要观察宫颈内口,如孕妇提供子宫肌瘤病史,需评估肌瘤位置及大小。

（3）存留图像

建议至少存留以下 3 幅超声图:① 胎儿正中矢状切面图测量头臀长;② 胎儿头颈及上胸部正中矢状切面测量 NT;③ 静脉导管血流频谱图。

3. $11～13^{+6}$ 周胎儿解剖结构检查

早孕期,很多超声征象与孕龄相关,其中在妊娠 $8～13^{+6}$ 周期间根据 CRL 估计孕龄比较准确。CRL＞84 mm 时,采用头围估计孕龄。早孕期不要求必须测量腹围及股骨长度。

（1）检查内容

除上述 NT 检查内容外,还包括胎儿严重结构畸形的筛查。

① 胎儿头面部:显示强回声的颅骨、鼻骨、下颌等;妊娠 11 周可以显示骨化的椭圆形头颅环状强回声,头颅无缺损,大脑镰居中,左、右大脑半球对称,侧脑室占大脑半球的大部分,侧脑室腔内 2/3 充满高回声的脉络丛。

② 颈部:了解有无颈部水囊瘤。

③ 胸腔:肺呈等回声,无明显胸腔积液及占位,心脏位于左侧胸腔,心脏搏动存在。

④ 腹腔及腹壁:妊娠 12 周,生理性中肠疝消失,脐带插入正常,可见膀胱的无回声,胃泡位于左上腹腔。

⑤ 四肢:每个肢体存在三节段。

⑥ 如果孕妇有剖宫产史,注意观察胎盘位置与剖宫产瘢痕之间的关系。

（2）存留图像

11～13^{+6}周胎儿解剖结构超声检查存留图像建议为:① 胎儿正中矢状切面图测量头臀长;② 胎儿头颈及上胸部正中矢状切面测量 NT;③ 胎儿鼻骨矢状面;④ 胎儿侧脑室横切面;⑤ 胎儿小脑水平横切面;⑥ 胎儿双眼球冠状切面;⑦ 胎儿鼻后三角冠状切面;⑧ 胎儿鼻唇冠状切面;⑨ 胎儿四腔心切面彩色多普勒;⑩ 胎儿三血管-气管切面彩色多普勒;⑪ 胎儿上腹部横切面;⑫ 胎儿脐带腹壁插入口横切面;⑬ 胎儿膀胱水平横切面彩色多普勒;⑭ 胎儿右上肢冠状切面声像图;⑮ 胎儿左上肢冠状切面声像图;⑯ 胎儿右下肢矢状切面声像图;⑰ 胎儿左下肢矢状切面声像图;⑱ 静脉导管血流频谱图。

（3）注意事项

① 由于早孕期胎儿结构很小,早孕期严重胎儿结构畸形的筛查对于超声医生的技术、检查所用的时间、超声诊断仪的质量等均有较高要求,有能力的医疗机构可以开展早孕期胎儿严重结构畸形的筛查。

② 早孕期仅能筛查几种严重的结构畸形,很多明显的胎儿结构畸形到中、晚孕期才出现,不能在早孕期超声检查时发现。系统性的胎儿结构畸形的筛查在中孕期进行,早孕期筛查不能取代中孕期筛查。

③ NT 的测量必须有严格的质量控制,否则误差会比较大。

④ 早孕期不诊断胎盘前置或低置。

（二）中、晚孕期超声检查

1. 一般产前超声检查（Ⅰ级）

（1）适应证

适合所有孕妇,主要适合有以下适应证的孕妇:估测孕周、评估胎儿大小、确定胎方位、怀疑异位妊娠、胎动消失、怀疑羊水量异常、胎头倒转术前、胎膜早破、胎盘位置及胎盘成熟度评估。

（2）检查内容

① 胎儿数目。

② 胎方位。

③ 观察并测量胎心率。

④ 胎儿生物学测量:双顶径、头围、股骨长度、腹围。

⑤ 胎儿附属物:a. 胎盘,观察胎盘位置、测量厚度、评估胎盘成熟度;b. 羊水量:测量羊水最大深度。

（3）存留图像

建议存留以下超声图像:① 丘脑水平横切面;② 上腹部横切面（腹围测量切面）;③ 股骨长轴切面;④ 测量胎心率图（多普勒或 M 型）。

（4）注意事项

① 一般产前超声检查（Ⅰ级）进行胎儿主要生长参数的检查,不进行胎儿解剖结构的检查,不进行胎儿畸形的筛查。

② 若检查医师发现胎儿异常,超声报告需做出具体说明,并转诊或建议系统产前超声检查（Ⅲ级）。

2. 常规产前超声检查（Ⅱ级）

（1）适应证

① 按卫生部《产前诊断技术管理办法》（卫基妇发〔2002〕307 号）规定,初步筛查六大类畸形:无脑儿、严重脑膨出、严重开放性脊柱裂、严重胸腹壁缺损伴内脏外翻、单腔心、致死性软骨发育不良。

② 估测孕周、评估胎儿大小。

③ 确定胎方位、怀疑异位妊娠、胎动消失、怀疑羊水量异常、胎头倒转术前、胎膜早破、胎盘位置及胎盘成熟度评估、孕妇阴道出血、孕妇下腹痛等。

（2）检查内容

① 胎儿数目。

② 胎方位。

③ 观察并测量胎心率。

④ 胎儿生物学测量：双顶径、头围、股骨长度、腹围、超声评估妊娠周及体重。

⑤ 胎儿解剖结构检查：a. 胎儿头颅，要求观察颅骨的完整性，观察颅内重要结构，包括大脑半球、脑中线、侧脑室、颅后窝池；b. 胎儿心脏，显示并观察四腔心切面，要求观察心房、心室、房间隔、室间隔、房室瓣，怀疑胎儿心脏畸形者应建议进行系统产前超声检查（Ⅲ级）或胎儿超声心动图检查（Ⅳ级）；c. 胎儿脊柱，通过脊柱矢状切面观察脊柱，必要时可加做脊柱冠状切面及横切面扫查；d. 胎儿腹部，通过上腹部横切面、脐带腹壁插入口横切面、膀胱水平横切面、双肾横切面或矢状切面或冠状切面，观察腹壁、肝、胃、双肾、膀胱、脐带腹壁入口、脐动脉数目；e. 胎儿四肢：显示一侧股骨并测量股骨长度。

⑥ 胎儿附属物：a. 胎盘，观察胎盘位置、测量厚度（应测量胎盘母体面及胎儿面之间的最大垂直距离）、评估胎盘成熟度；b. 羊水量，测量羊水最大深度。

⑦ 孕妇子宫及双附件：主要观察宫颈内口；如孕妇提供子宫肌瘤病史，在许可情况下，评估子宫肌瘤位置及大小。

（3）存留图像

建议存留以下超声图像：① 丘脑水平横切面；② 小脑水平横切面；③ 四腔心切面；④ 上腹部横切面（腹围测量切面）；⑤ 脐带腹壁入口腹部横切面；⑥ 脐动脉水平膀胱横切面；⑦ 双肾横切面、矢状切面或冠状切面；⑧ 脊柱矢状切面；⑨ 股骨长轴切面；⑩ 孕妇宫颈管矢状切面；⑪ 测量胎心率图（多普勒或 M 型）；⑫ 测量胎盘厚度切面；⑬ 最大羊水池切面测量最大羊水池深度。

（4）注意事项

常规产前超声检查（Ⅱ级）最少应检查以上胎儿解剖结构。但有时因胎位、羊水过少、母体因素等影响，超声检查并不能很好地显示这些结构，超声报告需作出说明。

3. 系统产前超声检查（Ⅲ级）

（1）适应证

适合所有孕妇，尤其适合有以下适应证的孕妇：一般产前超声检查（Ⅰ级）或常规产前超声检查（Ⅱ级）发现或疑诊胎儿畸形、有胎儿畸形高危因素者。

（2）检查内容

① 胎儿数目：多胎妊娠需明确绒毛膜囊数与羊膜囊数。绒毛膜囊数应结合早孕期超声检查结果、胎盘数目、胎儿性别进行综合判断。

② 胎方位：a. 妊娠 28 周后需报告胎方位。b. 多胎妊娠除了报告各胎的胎方位外，还需注明各胎儿间的位置关系，如宫腔左侧、宫腔右侧、宫腔上段、宫腔下段。

③ 胎心搏动：a. 正常胎心率为 120～160 次/min。b. 胎儿心律失常或心率持续＞160 次/min 或持续＜120 次/min 应建议进行胎儿超声心动图检查。

④ 生物学测量。

双顶径和头围：a. 双顶径应在标准丘脑水平横切面上测量。标准丘脑水平横切面要求颅骨呈椭圆形强回声环，两侧大脑半球对称，脑中线居中，清楚显示透明隔腔、两侧对称丘脑及丘脑之间裂隙样第三脑室。测量双顶径时测量游标置于近侧颅骨外缘至远侧颅骨内缘，并垂直于脑中线。b. 如果胎头过扁或过圆，利用双顶径估测孕周误差较大，应加测头围。头围与双顶径均在丘脑水平横切面上测量，测量头围时测量游标置于颅骨强回声环外缘。

小脑横径：小脑横径应在小脑水平横切面上测量。标准的小脑水平横切面要求同时显示清晰的且左右对称的小脑半球,并同时显示前方的透明隔腔。

肱骨/股骨长度:a. 标准肱骨/股骨测量切面为显示肱骨/股骨长轴的切面,声束最好能垂直于肱骨/股骨长轴,或声束与肱骨/股骨夹角为 45°～90°,肱骨/股骨两端可清楚显示,测量游标置于肱骨/股骨两端中点,不包括肱骨/股骨骺。b. 妊娠 14 周后,利用股骨长估测孕周较为可靠。

腹围:a. 腹围应在标准上腹部横切面上测量。标准上腹部横切面近圆形,可见肝、胃,脐静脉与左门静脉相连,不显示双肾,脊柱横断面显示 3 个强回声团,测量游标置于皮肤外缘。b. 当存在大的脐膨出、腹裂、大量腹水时,利用腹围估测孕周误差较大,应放弃用腹围估测孕周。

超声评估孕周及体重:a. 超声评估孕周及体重是通过超声测量双顶径、腹围、股骨长等计算出来的,均有误差。超声估测体重误差范围一般在 ±15%;超声估测孕周在妊娠 26 周前误差较小,而 26 周后误差较大,为 ±(2～3)周。b. 超声评估孕周及体重时,存在测量误差及切面误差,即使同一检查者在一次检查过程中多次测量或一次检查中对不同检查者进行测量,测量结果不会完全相等。c. 评估胎儿生长速度的超声复查常安排在 2～4 周后进行。

⑤ 胎儿解剖结构检查。

a. 胎头:要求观察颅骨、大脑、大脑镰、透明隔腔、丘脑、第三脑室、侧脑室、小脑半球、小脑蚓部、颅后窝池。以下 3 个切面对这些内容的显示与观察很重要:丘脑水平横切面、侧脑室水平横切面、小脑水平横切面。

b. 胎儿颜面部:要求观察胎儿双眼眶、双眼球、鼻、唇。以下 3 个切面对这些内容的显示与观察很重要:双眼球水平横切面、鼻唇冠状切面、颜面部正中矢状切面。

c. 胎儿颈部:要求观察胎儿颈部包块、皮肤水肿、囊性淋巴管瘤。

d. 胎儿胸部:要求观察胎儿双肺、心胸比值。以下切面对这些结构的显示与观察很重要:胸部横切面(四腔心切面)。

e. 胎儿心脏:要求观察胎儿心轴、心尖指向、心房、心室、房间隔、室间隔、房室瓣、主动脉、肺动脉。以下切面对这些内容的显示与观察很重要:四腔心切面、左心室流出道切面、右心室流出道切面、三血管切面、三血管气管切面。

f. 胎儿膈肌:要求观察膈肌的连续性、腹腔脏器(胃泡、肝等)及心脏与膈肌的位置关系。以下切面对这些结构的显示与观察很重要:膈肌冠状切面(或分别显示左侧及右侧膈肌矢状切面)。

g. 胎儿腹部:要求观察肝、胃、双肾、膀胱、肠道、脐带腹壁入口。以下切面对这些内容的显示与观察很重要:上腹部横切面、双肾横切面(或分别显示左肾及右肾矢状切面或双肾冠状切面)、脐动脉水平膀胱横切面、脐带腹壁入口腹部横切面。

h. 胎儿脊柱:要求观察颈段、胸段、腰段及骶尾段脊柱。以下切面对这些内容的显示与观察很重要:常规显示脊柱矢状切面,怀疑脊柱异常时可加做脊柱冠状切面及横切面。

i. 胎儿四肢:要求观察双侧上臂及其内肱骨、双侧前臂及其内尺骨、桡骨,双侧大腿及其内股骨、双侧小腿及其内胫骨、腓骨,双手及双足有无。以下切面对这些内容的显示与观察很重要:左、右肱骨长轴切面,左、右尺、桡骨长轴切面,左、右尺、桡骨短轴切面,左、右手冠状切面,左、右股骨长轴切面,左、右胫、腓骨长轴切面,左、右胫、腓骨短轴切面,左、右足矢状切面与足底平面。

⑥ 胎盘:要求观察胎盘位置、成熟度、胎盘下缘与宫颈内口的关系、脐带胎盘入口、测量胎盘厚度,对胎盘厚度,应测量胎盘母体面及胎儿面之间的最大垂直距离。以下切面对这些内容的显示与观察很重要:脐带胎盘入口切面、胎盘厚度测量切面、宫颈内口矢状切面。

a. 妊娠 28 周前一般不诊断前置胎盘。

b. 脐带胎盘入口难以显示或不显示时,应在报告上注明。

c. 胎盘早剥主要为临床诊断,其产前超声检出率低,据报道为 2%～50%。

⑦ 脐带:要求观察脐带血管数目、脐带胎盘入口及胎儿腹壁入口、妊娠 28 周后评估脐动脉血流频谱。

以下切面对这些内容的显示与观察很重要:脐动脉水平膀胱横切面、脐带胎盘入口切面、脐带腹壁入口切面。

⑧ 羊水量:用羊水池最大深度或羊水指数评估羊水量。

a. 测量羊水池最大深度时,超声探头应垂直于水平面。测量区域不能有脐带和肢体。

b. 以母体肚脐为中心,将腹部分为4个象限,依次测量4个象限内羊水池最大深度后求和,即为羊水指数。注意所测羊水池不能位于胎儿的一侧。

⑨ 母体子宫及双附件:要求观察子宫壁、宫颈管、宫颈内口、双侧附件。

a. 当经腹超声检查宫颈矢状切面显示欠清时,经会阴超声检查或经阴道超声检查可显示清楚,经阴道超声检查对宫颈内口的观察最好,但在以下情况下禁用:宫颈功能不全、阴道活动性出血、阴道炎。

b. 注意扫查子宫壁,尽可能发现较大的子宫肌瘤,观察双侧附件。

c. 目前尚无足够证据支持在低危人群中广泛应用多普勒观测子宫动脉血流情况,但当怀疑宫内发育迟缓(IUGR)或妊娠高血压综合征时建议测量子宫动脉血流频谱。

(3) 存留图像

建议至少存留以下超声图:① 丘脑水平横切面;② 侧脑室水平横切面;③ 小脑水平横切面;④ 鼻唇冠状切面;⑤ 双眼球水平横切面;⑥ 颜面部正中矢状切面;⑦ 四腔心切面;⑧ 左心室流出道切面;⑨ 右心室流出道切面;⑩ 三血管切面;⑪ 三血管-气管切面;⑫ 测量胎心率图(多普勒或M型);⑬ 膈肌冠状切面(或右/左侧膈肌矢状切面);⑭ 上腹部横切面(腹围测量切面);⑮ 脐带腹壁入口腹部横切面;⑯ 脐动脉水平膀胱横切面;⑰ 双肾横切面(或双肾矢状切面/双肾冠状切面);⑱ 脊柱矢状切面(必要时加做脊柱横切面、脊柱冠状切面);⑲ 肩胛骨水平横切面;⑳ 肱骨长轴切面(左、右);㉑ 尺、桡骨长轴切面(左、右);㉒ 尺、桡骨短轴切面(左、右);㉓ 手冠状切面(左、右);㉔ 髂骨水平横切面;㉕ 股骨长轴切面(左、右);㉖ 胫、腓骨长轴切面(左、右);㉗ 胫、腓骨短轴切面(左、右);㉘ 足矢状切面(左、右);㉙ 足底平面(左、右);㉚ 孕妇宫颈管矢状切面;㉛ 胎盘脐带入口切面;㉜ 测量胎盘厚度切面;㉝ 脐动脉血流频谱图;㉞ 最大羊水池切面测量最大羊水池深度。

(4) 注意事项

① 虽然系统产前超声检查(Ⅲ级)对胎儿解剖结构进行了系统筛查,胎儿主要解剖结构通过上述各切面得以观察与显示,但期望所有胎儿畸形都能通过系统产前超声检查检出是不现实的,也是不可能的。目前国内外文献报道部分胎儿畸形产前超声检出率如下,供参考。

无脑儿产前超声检出率为87%以上;

严重脑膨出产前超声检出率为77%以上;

开放性脊柱裂检出率为61%～95%;

严重胸腹壁缺损伴内脏外翻产前超声检出率为60%～86%;

胎儿唇腭裂产前超声总检出率为26.6%～92.5%;

单纯腭裂产前超声检出率为0～1.4%;

膈疝产前超声检出率为60.0%左右;

房间隔缺损产前超声检出率为0～5.0%;

室间隔缺损产前超声检出率为0～66.0%;

左心发育不良综合征产前超声检出率为28.0%～95.0%;

法洛四联征产前超声检出率为14.0%～65.0%;

右心室双出口产前超声检出率约为70.0%;

单一动脉干产前超声检出率约为67.0%;

消化道畸形产前超声诊断率为9.2%～57.1%;

胎儿肢体畸形产前超声检出率为22.9%～87.2%。

② 系统产前超声检查(Ⅲ级)受一些潜在因素影响,如孕妇腹壁脂肪厚可导致声衰减,图像质量差;胎儿某些体位可影响一些部位观察(如正枕前位难以显示胎儿颜面部、心脏观察困难,胎儿面贴近宫壁难以显示颜面部等);羊水过多时胎儿活动频繁,难以获取标准切面;羊水过少时缺乏良好的羊水衬托,胎儿结构显示难度加大等。因此,当一次超声检查难以完成所有要求检查的内容时,应告知孕妇并在检查报告上提示,建议复查或转诊。

③ 系统产前超声检查(Ⅲ级)建议在20～24孕周进行。

4．针对性产前超声检查(Ⅳ级)

针对性产前超声检查是针对胎儿、孕妇特殊问题进行特定目的的检查,如胎儿超声心动图检查、胎儿神经系统检查、胎儿肢体检查、胎儿颜面部检查等。

一般产前超声检查(Ⅰ级)、常规产前超声检查(Ⅱ级)、系统产前超声检查(Ⅲ级)发现或疑诊胎儿异常、有胎儿异常的高危因素、母体血生化检验异常等均可进行针对性产前超声检查(Ⅳ级)。

(三)有限产前超声检查

有限产前超声检查主要用于急诊超声或床边超声,因病情危急或孕妇难以配合检查,只检查临床医师要求了解的某一具体问题,如只了解胎儿数目、胎心率、孕妇宫颈、羊水量、胎位、盆腹腔积液等。存留要求检查内容的相关图像即可。如有阴道出血的孕妇,确定胎心搏动或临产时确定胎方位。

五、胎儿安全性

一般认为产前超声检查是安全无害的,目前尚无研究证实诊断性产前超声检查对胚胎、胎儿产生不良影响。胎儿超声检查应遵循"最小剂量"原则,即完成该检查尽可能使用最小超声能量。

六、双胎妊娠超声检查规范

1．检查孕周

无并发症的双绒毛膜双胎应常规进行早孕超声检查、中孕详细超声检查以及之后的每4周1次的超声检查,有并发症的双绒毛膜双胎应根据其具体情况及严重程度增加超声检查的次数;无并发症的单绒毛膜双胎应常规进行早孕超声检查、中孕详细超声检查以及在妊娠16周之后每2周进行1次超声检查,及时发现双胎输血综合征(twin-twin transfusion syndrome,TTTS)和双胎贫血-多血序列征(twin anemia-polycythemia sequence,TAPS)等单绒毛膜双胎的并发症,有并发症的单绒毛膜双胎应根据其具体情况及严重程度增加超声检查次数。

2．检查切面

双胎中每个胎儿结构筛查检查切面同单胎指南,双胎妊娠增加显示双胎间分隔以及羊膜与胎盘连接处切面。

3．检查内容

(1)估测孕周:估测双胎妊娠孕周是在胎儿头臀长为45～84 mm(妊娠11～13^{+6}周)时进行的。对自然怀孕的双胎妊娠,应采用CRL测量较大者估测孕周。通过体外受精妊娠的双胎,估测孕周应采用受精卵移植的时间。对于14周以后首次检查的双胎妊娠,应采用较大的头围测量值估测孕周。

(2)确定绒毛膜性和羊膜性。

(3)双胎标记:双胎标记应该遵循一种可靠且统一的标准,在孕妇的报告中明确记录。标记的标准包括:

① 胎儿的位置,左或右,上或下。

② 根据胎盘上脐带插入点,判断是否有边缘性插入或者帆状胎盘附着。

③ 在双胎妊娠并发症中的胎儿特征,如双胎生长不一致中的较大者和较小者。在正常双胎妊娠中采用最多的是根据胎儿的位置进行标记。

(4) 详细的胎儿解剖结构筛查:早孕期超声检查(11~13^{+6}周)应对胎儿有无严重结构畸形进行评估。常规双胎中孕期胎儿结构异常筛查遵循中孕期胎儿结构检查指南,对双胎儿的心脏检查应遵循相关的胎儿心脏检查指南。检查均应由经验丰富的操作者在妊娠20~24周进行。双胎结构异常的发生率高于单胎,并且2个胎儿在1个宫腔内,超声检查需要更长的检查时间,难度更大,让孕妇及家属充分了解超声检查的难度及局限性是非常有必要的。

(5) 胎儿生物指标测定:双顶径、头围、腹围、股骨长。

(6) 羊水量:分别对两个羊膜腔内的羊水量测量最大羊水池深度。

(7) 双绒毛膜双胎从妊娠24周开始测量脐动脉多普勒指标。

(8) 单绒毛膜双胎从妊娠16周开始测量脐动脉多普勒指标,20周开始测量大脑中动脉峰值流速(middle cerebral artery peak systolic velocity,MCA-PSV),以便对双胎贫血-多血序列征进行筛查。

(9) 在中孕期进行双胎畸形筛查时测量孕妇宫颈管长度,了解有无早产风险。

4. 注意事项

(1) 早期判断双胎绒毛膜性及羊膜性,不同类型双胎发生并发症的风险不同,临床随访处理原则不同。

(2) 超声对于无明显结构异常、径线相近的单羊膜囊双胎标记困难。

(3) 双胎结构检查的困难远大于单胎的超声检查。

附录

产前超声检查告知说明

在进行产前超声检查前,仔细阅读以下告知,以便对产前超声检查有一个客观的认识。

1. 产前超声检查是应用超声的声学物理特性,对孕妇和胎儿进行影像学检查,为妇产科临床医师提供诊断参考的一种检查技术。超声诊断不代表病理诊断及临床诊断。临床诊断是结合了病史、体征、遗传咨询、医学影像、生化免疫、细胞遗传和分子遗传等资料的综合结果。

2. 产科超声检查分为:早孕期超声检查(包括早孕期普通超声检查,11~13^{+6}周NT超声检查)、中晚孕期超声检查(包括Ⅰ级、Ⅱ级、Ⅲ级、Ⅳ级产科超声检查)、有限产科超声检查、会诊或专家级别产科超声检查,各孕期、各级别的产科超声检查的内容、侧重点不一样,请根据您的孕周及检查适应证在妇产科医师的指导下选择相应的产科超声检查。

3. 目前认为,以筛查胎儿结构异常为主要目的的3次超声检查时机是11~13^{+6}周NT超声检查、18~24周Ⅱ级及Ⅲ级产科超声检查、32~36周Ⅱ级及Ⅲ级产科超声检查,请您不要错过。

4. "围生医学"是20世纪70年代初建立起来的、多学科合作的边缘新学科。特点是将胎儿视为独立生命,成为临床直接观察对象。超声对胎儿的更多观察也是21世纪才推广的新技术,通过Ⅱ级、Ⅲ级、Ⅳ级产科超声检查,发现了许多过去出生前无法发现的胎儿畸形,为优生优育做出了贡献。但是胎儿解剖学、胎儿生理学和病理学还是全新学科,还有很多的未知数有待研究,因此"能发现"并不代表"一定能发现",超声检查受各种因素影响,包括孕周、胎儿体位、羊水、胎儿活动、胎儿骨骼声影等,一些器官或部位可能无法显示或显示不清。这就是超声检查的局限性。

5. 本次超声检查结果"未见明显异常"不代表"一切正常",本次超声检查主要检查报告中"超声描述"的内容,没有描述的胎儿结构不在本次超声检查范围内,比如受目前技术条件所限,胎儿耳、腕骨、掌骨、指骨、距骨、跗骨、跖骨、趾骨、甲状腺、内外生殖器等众多的人体结构尚不能作为产前超声检查项目进行检查,超声也不能显示胎儿染色体,亦不能检测胎儿智力、视力、听力、运动功能、代谢性疾病等。已经检查的胎儿结构形态无异常,不能说明这些结构功能确实无异常。

6. 胎儿的生长发育是一个逐渐成熟的过程,每次的超声检查结果只代表当时的生长发育水平。胎儿畸形也是一个动态发展的过程,在没有发展到一定阶段或程度时,超声检查是不能发现的。

7. 目前推荐采用的超声检查方法均遵照国际公认的安全性标准进行。

8. 签署本知情同意书表示接受检查者对以上告知已理解。

受检者签名: 日期: 年 月 日

第八章　肌肉、骨关节与相关软组织超声

第一节　肌肉与肌腱

一、解剖概要

（一）肌肉

肌肉、肌腱、韧带及其他附属组织是人体运动系统的重要组成部分。肌肉具有收缩及舒展功能，收缩产生力，牵动骨通过关节产生运动和保持一定姿势。关节周围的短肌起稳定关节的作用。肌肉按其外形可分为长肌、短肌、扁肌、轮匝肌4类；按其肌束排列方向与肌长轴的关系，分为带状肌（如缝匠肌）、半羽肌（如半膜肌）、羽状肌（如股直肌）和多羽肌（如三角肌）等。每一块肌肉由肌腹和肌腱或腱膜构成，肌腹由若干肌束组成，分别被肌束膜和肌外膜包裹。肌的两端借致密纤维结缔组织构成的腱或腱膜附着于骨。肌的辅助装置有筋膜、腱鞘、滑囊、肌滑车和籽骨。

骨骼肌大小和厚薄相差悬殊，每块肌肉至少由2个肌腱、一个肌腹组成，也可有多个肌腹，肌腹之间由纤维间隔分开，如腹直肌；或有多个肌腱而仅有2个肌腹，如肱二头肌、三头肌和股四头肌。骨骼肌的内部结构差别较大，取决于其特定的功能。梭形肌肌纤维沿纵轴平行排列，最适合进行大幅度运动。半羽肌的肌束斜行排在腱的一侧，形如半根羽毛。肌束排在腱的两侧称羽肌。多个半羽肌或羽肌组成多羽肌，这样的结构更适合于短距收缩及负重，不同的肌肉结构声像图容易显示。

肌纤维（即肌细胞）是肌腹的最基本单位。每条肌纤维由肌内膜包绕，肌内膜内有毛细血管和神经构成的广泛联络。许多肌纤维成束状被肌束膜包绕，肌束膜（即纤维脂肪性分隔）由结缔组织、血管、神经和脂肪构成。初级肌束组成次级肌束，三、四级肌束形成肌肉，后者由致密结缔组织构成的肌外膜包绕。单一肌肉和肌肉群又被筋膜层（即肌间隔）分隔。

（二）肌腱

肌腱在肌腹的两端，由结缔组织包绕胶原纤维构成。构成肌腱的胶原纤维大都平行排列。走行方向与所承受的牵引力一致。许多胶原纤维组成粗大的纤维束，有的彼此拧绕，增强牢固性。在肌腱的每一纤维束周围，由少量疏松的结缔组织包裹，即腱内膜。较多的纤维束再被同样疏松的结缔组织腱束膜包绕。包绕整个肌腱外的致密结缔组织构成腱外膜。肌腱的血管、淋巴管和神经都沿着腱膜穿行分布。

肌腱周围一般有辅助结构包绕，以减缓肌腱运动时与骨面的摩擦，如滑囊、腱周组织以及腱鞘。肌腱又分有腱鞘和无腱鞘两种，如肱二头肌长头、腕部指屈伸肌腱、踝部胫后肌腱、趾屈长、拇屈长及腓长短肌腱等有腱鞘；而肩袖、肘部的肱三头肌腱、肱二头肌末端腱、髋部的髂腰肌腱，膝部的股四头肌腱、髌腱、股二头肌

腱、髂胫束及跟腱等则无腱鞘。腱鞘是包绕在肌腱周围的鞘管,主要位于活动度较大的腕、指和踝附近。腱鞘帮助肌腱固定于某一位置并减少摩擦。腱鞘分外面的纤维层和内面的滑膜层,纤维层由深筋膜增厚形成,与骨共同构成骨性纤维性管道。滑膜层由滑膜构成双层套管,内含少量滑液,内层贴附肌腱表面,为脏层;外层贴于纤维层内面,为壁层。脏、壁层之间有少量滑液保证肌腱的滑动。

某些肌腱内尚包含小的骨块,称作籽骨,全身最大的籽骨是髌骨。手掌和足底的肌腱中也常含有小的籽骨。籽骨能使肌更灵活地滑动于骨面,减少摩擦,还可改变肌的拉力方向。

二、超声检查技术

1. 患者准备

检查前患者无特殊准备,需充分暴露相关检查部位。

2. 体位

检查侧肢体自然放松,进行对比扫查时,双侧肢体应该处于相同姿势。关节位置多置于使肌腱轻度紧张的状态,其中肩关节、肘关节及踝关节周围的肌腱检查对体位要求较高。

3. 仪器

肌肉与肌腱检查最常选用 7~10 MHz 的线阵探头。对浅部的肌腱可使用更高频率的探头,如手部的肌腱可以采用 7~15 MHz 甚至更高频率的线阵探头。体胖者可能需要 5 MHz 的探头以增加穿透力。此外,对肌肉检查,具备双幅显示功能的仪器更便于双侧对比。宽景成像技术使超声扫查可以显示延伸跨越多个关节的肌肉,获得长达 60 cm 的大幅高分辨力声像图,使不在同一解剖断面的肌肉、肌腱结构(如斜向走行的缝匠肌)和神经血管束得以连续而完整地显示。这种技术的另一个优点是可以准确测量长度,测量误差小于 2%。

4. 检查方法

采用探头直接接触法,在某些特殊情况下,检查时可能需要加用水囊,使表浅组织置于探头的最佳聚焦区,以利于显示。当皮肤表面不规则时,利用水囊还可以使图像的显示更加容易,并可利用水囊调整声束与感兴趣区间的夹角。

(1) 肌肉检查方法

局部肌肉疼痛时,超声检查的重点应放在疼痛区,探头轻压指定的区域进行详细检查,有人将这种技术称为"超声触诊"。注意加压的强度要尽可能一致。因为筋膜和纤维脂肪间隔是肌肉结构中回声最强的成分,当加压使得这些成分更加紧密时,整个肌肉的回声都会增强,不应误认为异常。检查开始时探头不要施压,进行全面扫查后再逐级加压并配合肌肉等长收缩。松弛状态下的声像图,小的肌肉撕裂可能被掩盖,但在等长收缩时会清楚地显示出来。在进行超声触诊时,首先探头在肌肉长轴方向上开始动态检查,确定异常部位后,分别获取松弛状态和等长收缩状态下的图像,然后探头旋转 90°,在横断面上重复上述过程。

肌肉病变往往是单侧的,并且肌肉是可活动的,单侧静态扫查不能全面评价肌肉状态。静态、主动或被动运动状态下进行双侧对比检查,对发现病变异常重要,可以更好地判断有无撕裂并评估撕裂的程度和范围,明确与周围组织有无粘连,了解肌腱有无滑脱等。

(2) 肌腱检查方法

与肌肉超声扫查时的技术要求一样,对于肌腱也需采用动态观察、双侧对比等方法。还要注意:① 肌腱多位于关节附近,关节周围的附着处及肌肉肌腱连接处为检查重点;② 患侧和健侧对比观察,比较肿胀程度及纤维纹理的清晰度;③ 不同体位动态检查,如跟腱检查使踝关节背屈及跖屈位分别观察,可更好地判断撕裂的程度及功能受损情况。

此外,由于肌腱的胶原纤维为声束的镜面反射体,当声束与肌腱成 90° 夹角时,反射声波能较好地被探头接收。如果两者间的角度不是90°,则不论是在长轴还是在短轴图像上,反射的声波都会偏离探头而未能被探头接收,声像图上表现为不同的角度上肌腱的回声强度差异较大,可由高回声变成低回声,甚至无回声,此现象称各向异性效应(anisotropic effect)。尽管肌肉扫查时也会出现,但是在肌腱中最为明显。各向异性现象的消除办法是使用线阵探头,并且在扫查时通过不断摆正和调整探头,使其与肌腱纤维总是保持垂直。如果应用此方法后,肌腱回声仍呈局限性或弥漫性减低,则表明有病理改变。有些肌腱较为宽大,仅进行长轴切面扫查容易漏诊,因此,要结合短轴切面相互观察。

三、正常超声表现

1. 肌肉

肌肉整体回声低于肌腱和皮下组织,其中肌束表现为低回声,肌束外周包绕的肌束膜、肌外膜、肌间隔及薄层纤维脂肪组织均呈较强的线状或条状高回声。在纵断面上,两者互相平行,排列自然有序,成羽状、带状或梭形,轻度倾斜于肢体长轴;在横断面上,每条肌肉略呈圆形、梭形或不规则形,肌束呈低回声,肌束间可见网状、带状及点状强回声分隔。肌肉中较大的血管呈管状无回声,彩色多普勒血流显像(CDFI)和彩色多普勒能量图(CDE)可显示彩色血流信号。

肌肉收缩时,肌束直径增加,长度缩短,回声强度常减弱。相反,放松或探头加压会导致单位体积内的声界面增多,肌肉回声增高,肌肉发达的运动员肌束肥大也表现为回声减低,可作为评价运动员锻炼水平的指标。

2. 肌腱

由于肌腱的组成结构为胶原纤维,其声像图特征在长轴切面表现为强弱回声交替分布的平行线状结构,在短轴切面呈网状结构。一般探头频率越高,肌腱的线状结构越清晰。正常肌腱的特点是径线均匀一致且左右两侧对称,轮廓光滑,无局部增粗或变细,无断裂或缺口,无或有极少量腱周积液。有腱鞘包绕的肌腱,声像图表现为肌腱周围的低回声带,有时可见腱鞘内少量液体,一般不超过2 mm。无腱鞘包裹的肌腱多由腱旁组织包绕或腱周滑囊来减少肌腱运动中的摩擦,腱旁组织为肌腱周围的脂肪,表现为强回声围绕肌腱并勾勒出肌腱轮廓。而腱周滑囊正常情况下多显示不清,如含有少量液体,深度不超过2 mm,正常成人主要肌腱厚度测值见表8.1.1。

表 8.1.1　正常成人主要肌腱厚度测值

肌腱	厚度(mm)
髌腱	3~6
跟腱	4~6
肱二头肌长头肌腱	4~6
跖腱膜	2~3
指伸肌腱	1~1.5

四、常见疾病

(一)肌肉撕裂

1. 病理与临床

肌肉撕裂大部分由牵拉所致,肌肉突然的强有力收缩可以产生内部应力,从而导致牵拉伤。此类损伤易发生于跨越2个关节的肌肉，下肢最常受累，如腘绳肌、股直肌、腓肠肌内侧头等。

牵拉损伤导致肌肉撕裂的部位多为肌肉-肌腱连接处，该部位为肌肉-肌腱单位中最薄弱的部分。另外一个常见的部位是肌-筋膜连接部（肌纤维与肌束膜或筋膜之间的连接），故而在半羽肌的边缘或羽状肌及环羽肌的中心可以见到，导致肌肉在筋膜下回缩。

根据严重程度，肌肉撕裂可以分为4级：① 0级：肌纤维可逆性损伤，不伴结缔组织的损伤；② Ⅰ级：受累肌肉的体积<5%，横断面直径为1~2 cm，小血肿（<1 cm）；③ Ⅱ级：部分撕裂，累及肌肉体积或横断面直径的5%~50%，中等血肿（<3 cm）；④ Ⅲ级：整个肌肉的完全撕裂，回缩，大血肿（>3 cm）。

2. 超声表现

（1）不同的肌肉撕裂程度，超声表现有所不同，见表8.1.2。

表8.1.2　肌肉损伤分级与超声表现

损伤分级与定义	超声表现
0级：肌纤维损伤可逆，不累及结缔组织	伤后数小时即可恢复功能，超声检查无阳性发现
Ⅰ级：肌肉整体牵拉伤仍在其弹性极限内	肌腹内不规则的低回声区，似"火焰状"，邻近肌-腱连接部。局部正常肌肉结构消失。病变范围可以很长，但横断面很小。微小病变难与伪像区分，须多断面扫查
Ⅱ级：肌肉拉伸超出弹性极限造成的广泛损伤；只有在肌纤维鞘没有断裂的情况下才能再生，否则就会被肉芽瘢痕填充	肌肉失去连续性，断裂处常填充血肿，呈低回声区，肌肉断端碎片可延伸至血肿内，探头轻微加压可以看到肌肉碎片自由漂浮，被称作"铃舌征"（bell clapper sign）。肌肉内的低回声血肿、强回声厚壁、铃舌征三联征是肌肉裂伤的特征性表现。血肿周围的肉芽组织增生和肌纤维再生形成厚壁，回声增强。肌肉缺损区越大，瘢痕就会越大。超声表现为线样、结节样或星形的强回声区
Ⅲ级：肌肉完全性断裂	肌肉连续性完全中断，边缘呈波浪状，远端肌肉回缩，类似组织肿块；血肿填充肌肉回缩形成的空腔；断裂肌肉的筋膜可以完整，超声可以见到血肿沿筋膜间隙蔓延

（2）肌肉撕裂并发症的超声表现。

① 血肿：肌肉撕裂，特别是肌肉完全撕裂几乎都伴有血肿。血肿的大小通常能提示损伤的范围。

直接外伤可造成富含血管的纤维脂肪隔挫伤，超声图像上表现为分隔显著增厚。广泛的肌间出血导致回声普遍性增强。发生肌外膜血管断裂，可引起肌间较大的血肿。在声像图上，肌间血肿的特征性表现为肌肉筋膜层间的无回声或低回声带。在肌肉完全断裂的病例中，血肿可蔓延超出肌肉筋膜范围，较大的血肿可呈肿块样改变。

肌内血肿的动态变化过程与身体其他部位的血肿类似。急性期表现为高回声，几小时后可能表现为均匀的低回声。当细胞成分及纤维蛋白析出后，则形成液-液平面。几天后血肿液化变为均一的无回声。此时抽吸出的液体表现为"机油"样的外观，具有特征性。血肿重吸收缓慢，如果不加干预，需要数周才会逐渐消失。

应用抗凝治疗的患者可以出现自发性血肿。此外，超声检查时必须警惕软组织肉瘤，特别是恶性纤维组织细胞瘤，也可因肿瘤内急性出血而引起肌肉内血肿。对于可疑的老年患者，如顽固性不能重吸收的大腿肌肉内血肿，应考虑到恶性肿瘤的可能，必要时尽早活检。

② 骨筋膜室综合征（osteo-fascial compartment syndrome）：指由骨、骨间膜、肌间隔和深筋膜形成的骨筋膜室内肌肉和神经因急性缺血而产生的一系列症候群。最多见于前臂掌侧和小腿。常由剧烈运动、创伤、外压等因素使骨筋膜室容积减小而导致骨筋膜室内压力增高所致。全身性低血压、肌肉萎缩或筋膜纤维化挛缩导致肌肉缺血水肿，会引起相同的效应。骨筋膜室综合征室内压力增高引起毛细血管血流灌注受

损时,肢体动脉主干仍然是开放的。因此,在大多数病例中,受累肢体远端仍可触及动脉搏动,可误导临床医师。

急性骨筋膜室综合征由创伤、骨折或肌肉过度负荷引起,最常见于小腿的前方、后方和侧方肌间隔室。患者多在数小时内出现肢体持续性剧烈疼痛和紧迫症状,进行性加剧。被动拉伸时明显加重。患处皮肤红,皮温高,触痛明显。如果延误治疗会造成肌肉功能和神经的永久性受损。所以必须尽早作出诊断。直到现在,直接压力测量仍是唯一可以确诊骨筋膜室综合征的方法。局部麻醉下,将导管或开有侧口的细针插入可疑的肌间隔室内进行压力测量。正常压力为 $0\sim4$ mmHg,超过 15 mmHg 时就可引起血流受损和肌肉缺血坏死。

超声表现:患侧肌肉体积增大,包绕肌肉的筋膜呈弓形凸出并显著移位。位于纤维脂肪隔旁的肌纤维因血供相对丰富而损伤最轻,回声可正常,其余的肌纤维回声增强。与化脓性肌炎不同,肌肉内的纤维脂肪隔仍然为强回声。双侧对比检查,可估计患侧肌肉的肿胀程度。当肌肉由缺血向坏死进展时,超声表现为正常肌内结构消失,肌内出现无回声区,表明骨筋膜室综合征发展到了晚期。随着无回声区域的不断扩展,内部会出现一些高回声物质,可能为广泛的横纹肌溶解所致。此时,临床症状更加严重,表现出神经麻痹、下垂足及 Wolkmann 挛缩等。

超声检查不仅成为直接压力测量的一个很好的替代方法,而且还可排除其他需要与骨筋膜室综合征进行鉴别的疾病,如损伤后肌肉内巨大血肿、脓肿、急性深静脉血栓及腘窝囊肿破裂等,诊断时需结合临床病史。

(3) 肌肉撕裂愈合的超声随访。

肌肉裂伤较挫伤愈合缓慢,通常需要 $3\sim16$ 周才能完全恢复。愈合所需的时间不仅与损伤范围成比例,而且与病变的位置有关。小腿肌肉的病变较其他部位恢复得慢。肌肉有很强的自身修复和再生能力。如果肌纤维膜鞘完整,可以通过肌细胞的再生恢复正常的肌肉结构。广泛的损伤通过肌细胞再生和纤维瘢痕形成两种不同的方式修复,这两种过程相互影响。再生的过程通过伤口边缘未损伤的肌纤维增长和肌内膜聚集的储备细胞形成新的肌纤维实现。超声可以通过 3 个方面评估肌肉损伤的恢复程度。

① 评估损伤的范围和测量损伤裂口的范围:这是预测瘢痕形成比例最有价值的指标。受累的肌肉范围越大,拉伸损伤缺损越多,形成瘢痕的比例就越高。

② 确定愈合的分期:愈合过程中最早的声像图变化是伤口边缘的回声增强,并随着愈合的进展逐渐增厚,最后填满整个缺损区。几周后,这个区域进一步机化,并可见带有纤维脂肪隔的正常肌肉结构。这一声像图的动态变化对确定患者何时恢复有限、安全的运动训练极有价值。根据 Chhem 等人的经验,当缺损区被高回声填充而无明确的进一步机化表现时,如果恢复训练则导致再损伤的危险增加。过早的恢复训练运动会延长恢复期并增加瘢痕的形成,造成永久性损伤。

③ 评价瘢痕形成的大小:纤维化在声像图上表现为高回声。拉伸损伤的纤维瘢痕通常呈线样高回声,而挤压裂伤的纤维瘢痕通常为结节状或三角状的高回声。表浅撕裂的纤维瘢痕可造成局部筋膜或肌间隔向病变中心挛缩。评价纤维化的范围可直接评估肌力的损失程度。此外,再损伤的危险也与残留的纤维瘢痕数量密切相关,瘢痕愈多,危险愈大。

3. 鉴别诊断

肌肉撕裂时多有明确病史,超声诊断一般不难。需要注意,超声检查发现肌肉撕裂的同时,应注意撕裂是否继发于肌肉内肿物。

4. 临床价值

肌肉撕裂最适于应用超声检查。随着超声仪器分辨力的提高和高频探头技术的改进,超声检查目前已成为评价肌肉撕裂的首选影像学检查方法。

传统的 X 线平片对于评价肌肉撕裂价值很小。CT 检查不能很好地分辨肌肉细微结构。此外,CT 通常是横断面图像,而肌肉损伤时沿长轴回缩。这种改变在横断面图像上很难发现,不适用于评价肌肉损伤。

MRI 具有多平面成像能力和较 CT 更好的组织分辨力,适用于评价肌肉外伤。但是,MRI 无法进行实时动态检查,对于那些只有在运动时或某种特殊姿势下才能表现出来的肌肉细小撕裂,MRI 无能为力。

(二)特发性炎症性肌病

1. 病理与临床

根据临床表现、组织病理性特征,特发性炎症性肌病可分为三种主要类型:多发性肌炎、皮肌炎和散发性包涵体肌炎。多发性肌炎女性好发,临床表现为肢体近端对称性肌无力,组织学检查显示肌纤维坏死、变性,伴有单核细胞浸润。皮肌炎患者同时合并皮疹,典型皮疹分布在面部、胸壁和四肢伸侧。

2. 超声表现

炎症性肌病时,受累肌肉回声增强,但无特异性。肌肉内的血流信号显示能反映肌肉炎症活动程度,可进行病情随访。早期使用能量多普勒进行定量分析,还可进行血流速度和阻力指数的随访比较,但是这些血流参数受超声设备和扫查切面影响,灰阶超声造影定量分析可能更有帮助。

3. 鉴别诊断

特发性炎症性肌病的超声表现无特异性,根据受累肌肉数量较多且结合病史,可以作出提示诊断。

4. 临床意义

超声可动态观察肌肉病变的变化情况,是较好的随访手段。超声弹性成像和超声造影血流灌注评估肌肉的功能状态可能更有帮助,值得深入研究。

(三)增生性肌炎

1. 病理与临床

增生性肌炎是一种罕见自限性肌内炎性病变,好发于 50 岁左右的中老年患者,大体病理呈肌肉内瘢痕样硬结,镜下可见肌束间大量增生的细胞,这些细胞很像神经节细胞或横纹肌母细胞。本病临床表现为肌肉内快速增长的肿块,容易被误诊为恶性肿瘤。好发于肩、胸、大腿处的肌肉。

2. 超声表现

受累肌肉内混合回声团块,典型者长轴切面显示团块内为多发肿胀肌束,回声增强,周边为低回声包绕,短轴切面呈地图状或网状,或形似“龟背花纹征”。

3. 鉴别诊断

增生性肌炎临床表现酷似肿瘤,但本病具有自限的特点。

4. 临床价值

增生性肌炎声像图具有一定的特征性,超声检查可避免不必要的手术。对于某些诊断困难的患者,还可进行超声引导下穿刺活检。

(四)局限性骨化性肌炎

1. 病理与临床

局限性骨化性肌炎(localized myositis ossificans)多由外伤引起,又称外伤性骨化性肌炎。它是一种发生在肌肉的局限性异位性骨化和钙化,多继发于外伤后肌肉血肿,早期组织改变(外伤后 3~4 周),形成以肌肉细胞变性、出血机化及结缔组织增生为主的肿块,4~8 周肿块边缘区出现壳状或层状骨化,5~6 个月形成骨化性肿块。以不发展波及整个肌肉及无进行性多肌肉受累为特点。除发生在肌肉内,亦可见于筋膜、韧带及肌腱邻近骨膜处。60%由外伤引起,亦可发生于炎症感染后,39%找不到明确病因。一般为单发,亦可以双侧发病。临床多因肌肉内局部触到疼痛性肿块为主要症状来诊,肿块骨样硬,无移动性,有压痛,发生在关节周围或肿块较大者,可影响关节运动,早期可有皮温增高。

2. 超声表现

早期或称假炎症期(伤后7~20 d),肿块呈均匀或不均匀低回声,边界较清楚,但不光滑;中期或称假肿瘤期(伤后4~8周),肿块中心部可见散在点状高回声,外层周边部出现具有特征意义的凹凸不平的薄层骨化强回声带或环;成熟期(完全骨化期),肿块呈不规则、多层密集强回声团,有明显声影,边缘回声不清,以上声像图改变可以互相重叠,如能连续观察,3个阶段是渐进性发展过程。

3. 鉴别诊断

早期需与血肿、脓肿、横纹肌溶解症、软组织肉瘤及纤维组织瘤样增生等相区别,主要靠穿刺活检。中期和成熟期应与有骨化或钙化的软组织肿瘤和非肿瘤性病变相区别,诸如骨软骨瘤、软骨瘤、软骨肉瘤、皮质旁骨肉瘤、滑膜性软骨瘤病及痛风石钙化等。在手足发生者需与旺炽反应性骨膜炎(florid reactive periostitis)相区别。上述这些病变均与邻近的骨、关节有一定关系,与之相连或有骨破坏、肿瘤的边缘回声多较清楚,肿瘤的钙化多分布在肿瘤内,而本病多在表层有分带现象,而且邻近骨无异常,是其主要特点。

(五)横纹肌溶解

1. 病理与临床

横纹肌溶解症最常见的原因是创伤、缺氧(包括骨筋膜室综合征),较少见的如感染、药物、毒素及其他因素。创伤见于运动员、新兵等劳累性横纹肌溶解和肌肉挤压损伤,缺氧多由急性外周动脉阻塞所致。药物成瘾者,特别是吸毒者中,严重的横纹肌溶解症显著增加。

横纹肌溶解症的临床表现有肌痛、肌红蛋白尿及血清肌酐水平升高。由于横纹肌溶解会导致急性肾衰竭、继发高钾血症及弥散性血管内凝血,因此及时诊断非常重要。

2. 超声表现

横纹肌溶解症的声像图表现为病变肌肉弥漫性肿大,肌束结构可模糊不清晰,肌间出现多发低或高回声区。在药物成瘾者及癫痫患者中,臀肌最常受累。

3. 鉴别诊断

横纹肌溶解症的声像图表现可类似脓肿,后者多伴发热和白细胞增高,结合临床病史有助于鉴别。外伤后血肿的表现也可以类似横纹肌溶解,但血肿通常与肌红蛋白尿和血清中的肌酶水平增高无关。外伤后动态观察血肿声像图的短期变化可明确诊断。

4. 临床价值

通过观察横纹肌回声变化,有助于横纹肌溶解的诊断与鉴别。横纹肌溶解合并感染也可引起发热,当诊断不明确时应尽早在超声引导下对病变进行穿刺抽吸,对于无并发症的横纹肌溶解症,抽吸物为清澈的浆液性液体。

(六)肌疝

1. 病理与临床

肌疝(myocele)指部分肌肉组织自筋膜薄弱处突出,常与肌肉萎缩或肌间隔压力增高有关。肌疝也可由创伤、外科手术或先天因素引起。

多无明显症状,患者常诉局部软组织膨出,在肌肉收缩时明显。当疝出的肌肉缺血或刺激邻近的神经时,可引起疼痛、肌肉痉挛或局部压痛。肌疝好发部位为小腿下1/3处的前部骨间膜。临床上,肌疝常常只在剧烈运动时发生,休息后恢复。

2. 超声表现

超声可以显示肌筋膜的缺损以及肌肉疝出的范围。大部分情况下,超声显示肌外膜局限性膨出,局部肌束走行偏离,轻者探头加压可恢复正常。如果肌疝突然形成,由于疝出的肌肉纤维脂肪隔聚集而表现为高回声。如果肌疝嵌顿,受累的肌肉发生水肿坏死,将表现为低回声,但这种情况很少发生。

3. 鉴别诊断

肌疝较小时,疝出的少许肌肉可能与周围低回声的脂肪组织相似,此时超声诊断的关键是发现肌外膜缺损,缺损一般显示为筋膜高回声连续性中断。怀疑存在肌疝时,超声检查探头不要施加太大的压力,加压有可能使肌疝复位而得到假阴性结果。另外,受累肌肉用力收缩可以使肌疝更加明显。

4. 临床意义

超声检查可以明确局部有无软组织肿物,动态检查有助于对肌疝的诊断。

(七) 先天性肌性斜颈

1. 病理与临床

先天性肌性斜颈的基本病理变化是胸锁乳突肌的间质发生增生及纤维化,导致胸锁乳突肌痉挛收缩呈肿块样改变。其发病率约为 0.2%～0.5%;肌性斜颈的发生率无明显性别差异。

先天性肌性斜颈的病因暂不明确,多数学者认为其发生与产伤、局部缺血、出血、静脉闭塞、宫内姿势不良、遗传、生长停滞、感染性肌炎等有关。患儿表现为生后 2～6 周左右出现颈部歪斜,以右侧多见;患侧胸锁乳突肌中下 1/3 处触及圆形或椭圆形包块,质硬,位置固定;无红肿热痛表现;出生后 2～3 个月逐渐缩小,6 个月后逐渐消失,之后肌肉有挛缩现象,头偏向患侧,下颌转向健侧,下颌转向患侧受限;未治疗者,畸形加重,颈椎侧弯,椎体楔形变,斜视;可合并其他畸形:发育性髋关节发育不良(DDH)。

2. 超声表现

行超声检查时一定要双侧对比扫查,根据先天性肌性斜颈的超声特征图像表现,分为肿块型和弥漫型两种类型。

(1) 肿块型:患侧胸锁乳突肌局限性增厚呈团块状,可为一段,也可为多段性,无明显包膜,边界一般清晰,长轴与胸锁乳突肌平行呈梭形,团块上下与走行正常的胸锁乳突肌相连。内部回声不均匀,可减低或增高。CDFI 可见点状血流信号。

(2) 弥漫型:患侧胸锁乳突肌较对侧均匀性增厚,但肌纤维纹理紊乱或增粗,回声欠均匀,因病变纤维化的程度可增高或减低。CDFI 可见点状血流信号。

3. 鉴别诊断

包括淋巴结肿大、鳃裂囊肿、甲状腺及颌下腺等腺体肿、颈部脉管瘤、神经纤维瘤、骨性斜颈、眼及神经系统疾病等。肿大淋巴结呈椭圆形,胸锁乳突肌外,CDFI 为门样放射状血流。鳃裂囊肿为类圆形囊性肿块,内部无血流信号。甲状腺和颌下腺肿块位于相应腺体内。颈部脉管瘤(血管/淋巴管瘤)为囊实性,筛孔/管状,加压变形,血流丰富,粗大血流。其他如神经纤维瘤表现为低回声椭圆形肿块,边界清晰,内部可见较丰富的血流信号,有时可见神经的"鼠尾征"。骨性斜颈的胸锁乳突肌双侧对比检查正常,X 线检查异常;眼及神经系统疾病的胸锁乳突肌正常,神经系统检查异常。

(八) 肌腱撕裂

1. 病理与临床

青年人多为急性运动损伤,与肌肉撕裂机制相似,由牵拉伤所致。患者有明确的肌肉突然收缩病史,多数患者主诉撕裂瞬间听到"喀"声或感觉患肢局部被踢打。老年人多由肌腱炎引起。常发生于肱二头肌长头腱、胫后肌腱、髌腱、肩袖、跟腱及股四头肌腱等。根据撕裂的程度不同,可分为完全撕裂和部分撕裂。完全撕裂,由于断端肌腹回缩,可类似肿物。表 8.1.3 所列为下肢常见的肌腱撕裂类型及部位。

表 8.1.3　肌腱撕裂的类型及部位

肌腱名称	撕裂类型	撕裂部位
胫后肌腱	横向撕裂	内踝下方
腓肠肌腱	纵向撕裂	腓骨下方
跟腱	斜向或横向撕裂	跟骨附着点上方 2～6 cm

2. 超声表现

肌腱完全撕裂表现为肌腱连续性中断。中断处在急性期由血肿填充,病史较长的患者为瘢痕或肉芽组织填充。断裂两端回缩常见于完全撕裂,实时扫查时可见相关肌肉收缩和舒张时肌腱不能进行正常的滑动。肌腱的部分撕裂表现为肌腱纤维的部分中断并延至肌腱表面。需要指出,无论何种撕裂,诊断均应在两个相互垂直的超声切面上得到证实以避免假阳性。肌腱撕裂可能是肌腱炎的一种延续性改变,即在炎症的基础上,肌腱先出现部分撕裂,如未及时治疗,则可能发展至完全撕裂。在临床上,对肌腱炎、腱鞘炎和肌腱部分撕裂的及时诊断至关重要,可使患者得到有效治疗而避免完全撕裂的发生。

3. 鉴别诊断

肌腱撕裂的超声诊断关键在于判断完全撕裂与部分撕裂。除声像图判断肌腱连续性外,还应结合主动及被动运动进行鉴别。完全撕裂,主动及被动运动时,超声显示撕裂处肌腱断端不能同步运动,甚至呈相向运动。而部分撕裂,肌腱的运动仍可同向传导。

4. 临床价值

肌腱撕裂的超声诊断简单易行,便于随访,已经成为临床的首选影像学方法。

(九) 肌腱炎与腱鞘炎

1. 病理与临床

肌腱炎是最常见的肌腱异常之一,因急性创伤或过度劳损所致。肌腱内钙化常见于慢性肌腱炎。肌腱炎的组织病理学表现为肌腱组织退行性改变,确切地说,应称为肌腱病(tendinosis)。运动劳损引起的肌腱病多累及肌腱附着处,因此,又称为末端病,典型的部位,如肘关节的伸肌总腱出现的肌腱病,临床又称为网球肘。主要症状表现为肘关节外侧疼痛,开始表现为某一动作时出现。随病程进展,症状逐渐加重,变为持续性,甚至影响睡眠。体检局部出现明显压痛。

需要注意的是,除局部因素外,某些全身性疾病也可能造成肌腱肿胀、增厚(表 8.1.4),其声像图表现与肌腱炎相似,故超声诊断需密切结合临床。

表 8.1.4　肌腱增厚性病变常见病因

肌腱炎(末端病)	痛风(主要累及跟腱)
手术后(多为跟腱)	高胆固醇血症(主要累及跟腱)
撕裂后的愈合(部分或全部撕裂)	进行性系统性硬化症
类风湿或血清阴性的关节炎(常累及胫后肌腱)	肿瘤(非常罕见)

腱鞘炎(或腱周炎)为腱鞘的炎症表现,也是常见的肌腱异常。急性腱鞘炎常与肌腱炎同时发生。腱鞘炎(或腱周炎)病因包括创伤、感染性、炎性、代谢性(痛风)或机械性因素。典型的炎性病变发生于类风湿和血清阴性的关节炎患者。机械性的原因多为过度劳损、骨性侵蚀、相邻硬物或腱鞘内的关节游离体摩擦。腱鞘炎的主要病理变化是腱鞘内积液,腱鞘增厚。早期肌腱除表面粗糙外,外形大致正常。慢性期,肌腱在腱鞘狭窄部变细,两端水肿呈梭形。

肌腱炎及腱鞘炎患者临床多表现为局部压痛,相应肌腱主动运动时因疼痛而停止,但被动运动仍可完成。慢性患者可表现为主动及被动运动均受限。腱鞘炎主要发生在手腕及足踝区。较为常见的如桡骨茎突部腱鞘炎,主要累及拇长展肌和拇短伸肌腱鞘。

2. 超声表现

肌腱炎主要表现为肌腱肿大、增厚,回声减低,局部结构不清晰。病变绝大多数为局限性,弥漫性全腱炎少见。腱体内,邻近滑囊、腱周及腱鞘内可见无回声积液。有时腱纤维鞘(膜)和腱周脂肪组织增厚,回声增强。肌腱附着处骨面不光滑,可见骨赘形成,腱体内亦可见钙化强回声。急性肌腱炎,CDFI显示病灶区血流信号明显增多。

腱鞘炎可与肌腱炎伴发或单独存在,声像图表现为腱鞘积液,壁增厚,回声减低。肌腱在鞘内滑动可受限,单纯性急性腱鞘炎时,肌腱表面多光滑完整。慢性腱鞘炎多表现为腱鞘增厚,回声不均匀,积液少见。动态试验肌腱在腱鞘内滑动受限或消失。

3. 鉴别诊断

肌腱炎与腱鞘炎的声像图表现明确。结合患者病史有时也能作出病因诊断。值得指出的是,腱鞘炎时腱鞘增厚,回声可极低,甚至类似无回声,需要与腱鞘积液相区别。腱鞘增厚时,探头加压,其形态改变不大,腱鞘积液多可被推挤。CDFI检查可显示增厚腱鞘上的血流信号,积液则无。

4. 临床价值

与MRI比较,超声检查的优势在于分辨力高,可动态观察并进行双侧对比,便于随访。但是,超声对早期肌腱炎的轻微改变敏感性差,而此时MRI信号多有改变。

第二节　韧　　带

一、解剖概要

韧带由致密的结缔组织构成,分布在关节周围,加强骨与骨间的连接并限制关节运动。按照韧带与关节囊间的关系可分为囊韧带、囊内韧带和囊外韧带。囊韧带为关节囊纤维层局部增厚的部分,囊内韧带与囊外韧带分别位于关节囊的内、外。

人体内骨骼韧带多达数百个,大部分韧带以起止点命名,如喙肩韧带;有些根据形态命名,如踝关节内侧三角韧带;有些根据与关节间的位置关系命名,如膝关节侧副韧带。

韧带的组织学成分大部分与肌腱类似,即由胶原纤维束沿韧带受力方向排列而成。一些研究也发现,某些韧带,如膝关节的前交叉韧带具有类似软骨组织的特征。

二、超声检查技术

1. 患者准备

检查前患者无须特殊准备,需充分暴露相关检查部位。

2. 体位

韧带位置较肌肉及肌腱深,走行方向多变,对扫查体位及手法要求较高,各关节周围韧带的扫查体位需结合解剖位置具体设定。

(1) 肩关节周围韧带:主要扫查喙肩韧带,患者取坐位,上臂自然下垂。探头一端置于喙突表面,一端置于肩峰之上,即可显示两者间的喙肩韧带。

(2) 肘关节周围韧带:主要观察肘关节内侧的尺侧副韧带。检查体位可有两种方法,受检者坐在医师对侧,身体向检查侧倾斜,手旋后(掌面向前),前臂用力外翻(该动作可由医师协助使受检者被动外翻)置于检查床上,肘关节保持伸直或轻微屈曲。另一种较为舒适的体位是患者坐在检查床上,背对医师,检查侧手掌手指向前,平置于检查床上。探头两端置于肱骨内上髁与尺骨近端,显示屈肌总腱长轴及起点(附着点于内上髁)。该肌腱深面略向尺侧偏转探头即可显示尺侧副韧带的前束。

(3) 腕关节周围韧带:主要观察腕关节背侧的腕骨间韧带。手掌平放于检查台上,掌心向下。以桡骨背侧结节为标志,探头横切逐渐向远端移动并结合其他切面扫查,可以较容易地确定诸腕骨的位置和形状,随后即可辨认连接腕骨间的各个韧带。

(4) 膝关节周围韧带:主要是膝关节内、外侧副韧带。检查内侧副韧带时患者仰卧位,轻度屈膝,髋及膝关节轻度外旋或取侧卧位检查。而检查外侧副韧带时则需要髋及膝关节轻度内旋或取侧卧位检查。

(5) 踝关节周围韧带:首先患者取坐位,屈膝,足底平置于检查床,根据韧带位置依次进行体位要求。① 距腓前韧带的扫查:踝关节轻度内旋,内收,使胫腓前韧带处于紧张位以利于显示。② 内侧三角韧带:踝关节背屈,探头一端指向内踝下缘,另一端分别指向足舟骨、距骨和跟骨,可分别观察胫距韧带、胫跟韧带和胫舟骨韧带的长轴声像图。③ 跟腓韧带:踝关节内旋、内收。探头上端置于外踝骨下缘(尖部),下端轻度后斜,指向跟骨。

3. 仪器

根据检查部位和结构,常规使用 10 MHz 的线阵探头,有时也会使用 10 MHz 以上探头。

4. 检查方法

超声扫查的关键是明确解剖标示,因为韧带两端均附着于骨表面,扫查某条韧带时,首先寻找和明确其相应的骨性结构,再根据韧带的解剖走行方向调整探头扫查角度。需要指出的是,韧带的各向异性伪像也很明显。

三、正常超声表现

韧带的正常声像图表现与肌腱类似,长轴切面呈层状强回声,根据位置不同,薄厚变化很大。如内踝处的胫距韧带呈肥厚的三角形,而肘关节内侧副韧带前束则较薄。

四、膝关节内侧副韧带撕裂

1. 病理与临床

剧烈运动时,在膝水平发生的对抗性动作(如足球运动的阻截性动作)常造成内侧副韧带撕裂,在膝关节韧带损伤中占第二位,仅次于前交叉韧带损伤。临床上常见的损伤动作为膝关节屈曲,小腿突然外展外旋或大腿突然内收内旋。撕裂的部位多在韧带股骨附着处。受伤后通常表现为膝部内侧突然剧痛,但很快减轻,随即逐渐加重。体检膝关节内侧局部触痛。

内侧副韧带撕裂可分为不完全撕裂和完全撕裂。不完全撕裂扭转力量较小,韧带仍保持完整性,所以膝关节各个位置上均无超过异常范围的膝外翻活动。一般来说,也不会合并膝关节积血。完全撕裂时,可同时合并韧带附着处骨皮质撕脱骨折以及内侧半月板和交叉韧带的损伤,引起关节积血。内侧副韧带完全撕裂时可出现膝关节异常外翻。

陈旧性内侧副韧带撕裂可出现内侧副韧带钙化,钙化出现在内侧副韧带附着的股骨内侧髁处,多在损伤后 2 个月出现。患者表现为上楼梯时膝内侧疼痛。

2. 超声表现

膝关节内侧副韧带起自股骨内侧髁,止于胫骨内侧髁,由3层结构组成。长轴切面呈条索样的双层高回声结构,中间夹以薄层低回声带,该低回声代表韧带深浅层间滑囊。韧带浅层宽扁,直接与皮下脂肪层接触,纤维走行在胫骨平行方向及倾斜方向上均有分布。深层与内侧半月板的周缘关系密切,互相延续。

内侧副韧带撕裂超声表现为韧带肿胀,回声不均匀。不完全撕裂主要累及股板韧带,声像图表现为形态不规则,回声减低,由于出血可出现不规则的无回声。当超声表现不典型时,应注意与健侧比较观察。合并股骨内侧髁撕脱骨折时,肿胀韧带内可见骨质碎片,呈强回声伴声影。完全撕裂时,韧带连续性中断,断端裂口处可见无回声积液或血肿。陈旧性内侧副韧带撕裂主要表现为韧带近端股骨附着处韧带内出现大小不等的不规则钙化强回声伴声影。

3. 鉴别诊断

内侧副韧带撕裂局部出现明显积液时,近端应与收肌腱滑囊炎、远端应与鹅足腱滑囊炎进行鉴别。超声可同时判断有无合并膝关节积液,但对于伴发的交叉韧带损伤,诊断敏感性差,需进一步行 MRI 明确。

4. 临床价值

超声检查侧副韧带撕裂是非常可靠的诊断手段,为临床是否采用手术治疗提供参考,也可作为治疗后复查的手段。但是有时单纯超声检查不易区别完全撕裂与不完全撕裂,超声检查时应注意与健侧对比,并注意判断有无合并关节积液以及半月板损伤。

第三节　骨、软骨及关节疾病

一、解剖概要

骨主要由骨组织构成,具有一定的形态和结构。外被骨膜,内容骨髓。全身的骨借关节相连,构成骨骼。关节也称骨联结,分纤维联结、软骨联结和滑膜关节3种形式。纤维联结和软骨联结的两骨相连部分之间分别借结缔组织和软骨相连,无腔隙,具有一定的弹性和坚固性,但活动度小。

滑膜关节一般称关节,基本结构包括骨关节面、关节腔和关节囊。构成关节的2个关节面彼此形态一般相适合,表面覆盖薄层关节软骨。关节软骨为透明软骨,其形状与骨关节面一致,主要作用是将不平的骨关节面变为平滑,减少运动时的摩擦;缓冲运动时的震荡与冲击。

关节囊附着在关节面的周缘及附近的骨面。外层为纤维囊,厚而坚韧,由致密结缔组织构成。某些地方增厚形成韧带。内层为滑膜,薄而松软,由疏松结缔组织和滑膜细胞构成,滑膜有丰富的血管网,可分泌滑液,润滑关节,减少摩擦并营养关节软骨。

关节腔为关节软骨和关节囊滑膜共同围成的密闭腔隙,内含少量滑液,正常状态下为负压,以帮助稳定关节。

某些关节在关节凹面周缘可附着纤维软骨形成的软骨环,形成关节唇,以增大和加深关节窝。在一些关节面之间还夹有纤维软骨板,即关节盘。关节盘的周缘附着在关节囊上,将关节腔分为两部分。膝关节的关节盘呈半月形,称关节半月板。

二、超声检查技术

1. 患者准备

一般患者无须特殊准备。带既往 X 线片以及其他影像资料，以便参考并相互印证。

2. 体位

根据不同关节扫查的需要和便于操作，而取不同体位。必要时采用不同角度的屈曲、内收、外展、抬高或内外旋（翻）位等。伸直位便于纵向扫查。

3. 仪器

首选 5～13 MHz 高频线阵探头，对于深部软组织、骨及关节（如髋关节）以及关节屈侧声窗受限时可选用 3.0～5.0 MHz 凸阵探头。

4. 检查方法

采用直接接触法扫查。对骨性突起及边缘隆起明显的关节，探头与皮肤间可多敷耦合剂凝胶或水囊。

关节的检查应围绕关节由内、外、前、后各方面，纵横有序地进行多方位分段扫查。

三、正常超声表现

各关节形态不同但有共同声像图表现：关节面表面被覆的透明软骨为均匀薄层低回声。完整连续、厚度一致，其厚度在成年人指关节为 0.4～1.4 mm，在膝、髋关节为 2 mm 左右。关节面骨皮质为光滑的强回声。关节间隙或隐窝可含少量关节液，呈无回声，关节囊壁为条带样高回声，其内滑膜层甚薄，不易被超声显示。关节隐窝脂肪组织及关节内脂肪垫为高回声。关节周围均有各自的肌腱、韧带和肌肉包裹。

超声很难完全穿透正常骨组织，不易得到完整的超声图像。在成人仅可见浅表的骨皮质回声，内部骨髓结构与正常骨膜不能显示。正常骨皮质连续性良好、平直光滑，呈致密的强回声带后伴声影。骨的骺端膨大，皮质较薄。透明软骨、软骨性骨骺及骺板显示为低回声，骨化或钙化时可见内部强回声结构，纤维软骨呈中等回声或高回声。

婴幼儿骨组织未发育成熟，骨化不完全，有时可显示部分骨髓。小儿关节的骺软骨，不同年龄厚度不同，其骨化中心为高回声。

四、常见疾病

（一）关节积液与滑膜增生

1. 病理与临床

各种原因引起的关节炎症病变均可引起关节腔内液体量增加，其基本病理变化主要累及 2 个方面：① 关节滑膜的渗透性改变，各种外界刺激，如创伤、细菌、非特异炎性因子等情况下，关节滑膜及纤维囊立即出现充血、肿胀等反应，关节滑膜内毛细血管丛渗透性增加，关节腔内的液体量增加，造成关节积液。② 关节内的代谢紊乱，表现为关节液内的糖和黏蛋白含量紊乱，进而关节滑膜增生，滑膜增厚。

关节积液的性质和数量取决于关节滑膜的反应程度和致病原因。关节积液可以浑浊、稀薄，抽出后可以发生凝结，白细胞计数增加等。按照关节积液生化检查的结果可以将关节炎症分为 4 类：非炎症性，包括创伤性、出血性；结晶性，如尿酸结晶沉积后的刺激；炎性，如类风湿关节炎；感染性，如化脓性关节炎。

近端指间关节和掌指关节积液是类风湿关节炎的典型表现。出现关节积液和滑膜增生时，患者多表现为受累关节肿胀、活动受限以及伴随活动的疼痛。根据病因不同,可出现多个关节积液及其他全身症状。

2. 超声表现

关节积液的共同声像图表现为关节腔内液性无回声区增加,当积液量较少时,液体多聚集在关节隐窝。由于病因不同,关节积液内可能含有点状或絮状中等回声。在液体的衬托下,关节滑膜可见增厚,形态各异,甚至漂浮在液体内呈水草样或结节样。CDFI增厚滑膜上可见血流信号。

主要关节积液的超声检查方法和表现如下:

(1) 肩关节积液液体受重力影响主要分布于肱二头肌长头腱鞘、后隐窝和腋下隐窝。因此,腋下隐窝检查肩关节积液最为敏感。腋下关节囊附着于外科颈,正常肩关节外展时该隐窝内无液体,当关节出现少量积液,腋下隐窝即分离。二头肌腱鞘与盂肱关节交通,当关节出现积液时,液体可流入二头肌腱鞘内。正常情况下二头肌腱鞘内有少量液体,位于腱鞘远端内侧隐窝内,厚度<2 mm,在液体增多时,包绕肌腱周围呈环形低回声晕,同时内侧隐窝液深增加。在冈下肌与后盂唇之间为盂肱关节后隐窝,正常冈下肌深层纤维与盂唇之间的深度<2 mm,液深>2 mm表明关节积液。

(2) 肘关节由前部或后部探查积液,将肘关节保持在45°屈曲位可使积液由滑膜囊的前部间隙移至鹰嘴隐窝,利于对积液的观察。关节积液的超声表现主要为:① 在骨表面和关节囊之间超过2 mm的无回声液性暗区;② 前脂肪垫移位(肘伸展位最易观察);③ 后脂肪垫移位(肘屈曲位最易观察);④ 积液衬出脂肪垫的形态;⑤ 在关节陷窝内出现有回声物,代表滑膜炎或碎片。脂肪垫的形态和移位程度与积液量相关,也取决于关节囊的扩张程度和囊内压力。

(3) 髋关节积液首先出现在关节前隐窝,即关节囊股骨颈附着处。关节积液时,髋关节前面长轴切面显示关节囊与股骨颈间距离增宽,在成人尚无一致标准,一般认为>8 mm或双侧对比超过2 mm有意义。

(4) 膝关节积液多首先出现在髌上囊内,髌上囊在股四头肌腱远端的深方与股骨之间,其远段位于髌上脂肪垫与股骨周围脂肪垫之间。常用的检查途径是膝关节屈曲30°~40°,自关节前方扫查髌上囊。正常髌上囊呈薄层低回声,于2个高回声脂肪垫之间部分最易显示,正常人可见少量积液,液深<2 mm。在关节腔积液时可见髌上囊积液与关节腔相通。超声检查髌上囊时应避免过度加压,防止少量积液被推挤而造成假阴性。

(5) 踝关节积液主要扫查踝关节前隐窝,患者采取仰卧或坐位,足底平放在检查台上。探头观察胫骨与距骨间的关节隐窝形态,注意不要将距骨顶部呈低回声的正常软骨误认为关节积液,而前陷窝处有1~3 mm的积液也属正常。

当超声评价关节积液并判断存在滑膜炎症增生表现后,还要注意其他的病理改变,以缩小鉴别诊断的范围。① 游离体:肘关节是发现关节游离体的常见部位,仅次于膝关节。超声可明确诊断,并可帮助确定游离体的位置、数量、大小及移动性。游离体的声像图特点为局灶性强回声,与骨完全脱离并被积液包绕。动态观察是否具有移动有助于与关节囊及韧带钙化或骨化的鉴别。在周围积液少而导致诊断困难的病例,可以通过向关节腔内注入生理盐水使关节囊扩张来更好地观察游离体的位置和移动性。在实时扫查时轻轻晃动肘关节可以帮助关节囊内液体移动至后隐窝内,以便更清楚地显示关节腔内的游离体。② 骨质侵蚀:在常规的放射学检查中容易明确诊断,表现为骨表面的不规则。超声也可在受侵蚀区域内观察到关节血管翳病灶。③ 关节周围滑囊炎:表现为滑囊扩张,内部充满液体及多个低回声结节,即关节血管翳病灶。

3. 鉴别诊断

超声检查关节积液敏感性很高,对于少量积液应注意双侧对比才可能明确。关节囊积液可能的病因包括反应性、损伤性、炎性、感染及出血等。积液可以是单纯性的、混合性的或血性的。液性暗区内的高回声可能是由于出血、感染、痛风或关节内游离体导致。多普勒超声有时可显示关节囊的血流信号增多,但这一表现亦无特异性。鉴别滑膜血管翳和积液并不困难,因积液是无回声且很容易被压瘪,而滑膜增生是实性的低回声结构,它不能完全从关节陷窝处被挤压移开。如果怀疑积液伴有感染,抽吸积液并行实验室检查仍然是明确诊断的唯一方法。如果超声未发现关节囊积液,则提示感染的可能性小。关节抽液时应在超声引导下进行,以避免损伤周围软组织。

4．临床价值

关节疾病最早出现的表现是关节积液,尤其在滑膜受累时。在滑膜出现肉眼可见的增生之前,超声就可发现关节腔积液。引起关节积液和滑膜增生的病因有很多,需要注意的是,虽然超声探查滑膜炎关节积液的准确性很高,但声像图的表现对于最终确诊关节炎不具特异性,定性诊断尚需与放射学检查、临床及实验室结果相对照。当临床怀疑关节炎但传统的放射学方法无法探到关节积液时,超声检查最为有用。

此外,超声除检查关节积液外,还可明确有无并发症,如肌腱撕裂或复合感染;对病因不清者,可引导滑膜活检或关节积液抽吸;亦可引导介入性治疗,如激素封闭注射;对于临床治疗的患者还能够评价治疗效果,如积液量程度或滑膜血管翳大小的变化。

(二)关节软骨损伤

1．病理与临床

除急性创伤性病变外,关节软骨损伤都继发于关节炎症及退行性变,在类风湿疾病中,关节软骨受累总是继发于滑膜炎症。有些病例滑膜细胞与软骨直接接触,而另一些病例则通过滑膜产生的酶类物质作用在软骨细胞,引起软骨破坏。在滑膜与软骨交界区,增生滑膜向深部软骨浸润,形成早期的边缘侵蚀。增生滑膜形成血管翳,干扰关节软骨摄取营养,最终引起软骨坏死。类风湿疾病最常见的受累关节依次为手、腕、膝等。临床上以女性为多,可以表现为多关节疼痛及肿胀。早期可以出现低热、乏力等全身非特异症状。

人体应力不均发生的退行性骨关节病最早累及关节软骨。关节软骨首先失去弹性,暴露软骨内的胶原纤维在关节活动时发生磨损。磨损最大处的关节表面软骨完全消失,而磨损较小的周围部分软骨出现增殖和肥厚,在关节缘形成软骨缘,通过软骨内骨化,形成骨赘。退行性骨关节病多累及膝、髋等下肢关节。临床主要症状为关节疼痛,关节活动障碍。

2．超声表现

以手腕部类风湿关节炎为例,该处受声窗限制超声不易显示腕关节间的关节软骨以及指间关节软骨,但无论从掌侧或背侧均可清晰显示掌指关节处的透明软骨。从背侧扫查时,手指向掌侧轻度屈曲(15°～20°)更有利于关节软骨的显示。掌指关节软骨的平均厚度为 0.8 mm(0.4～1.4 mm)。

膝关节的髁间软骨超声扫查时需嘱患者最大限度屈曲膝关节,探头置于髌骨上缘,切面呈冠状面方向,正常髁间软骨呈均匀一致的低至无回声结构,厚度均匀一致。

关节软骨破坏时超声表现为软骨表面不规则、变薄,软骨内骨形成。严重者软骨回声消失。

3．鉴别诊断

对于能够显示的关节软骨,声像图可清晰显示软骨结构的缺失。需要注意的是,关节软骨的回声可极低,类似无回声,不要误诊为关节积液。

4．临床价值

大部分关节软骨无法被超声充分显示,进一步的 MRI 检查确属必要。

(三)关节周围囊肿与滑囊炎

1．病理与临床

滑囊是结缔组织和滑膜形成的封闭囊,形扁壁薄,囊内有少量滑液,多位于肌腱、韧带、肌肉与骨面等紧密接触而又互相滑动处,或位于腱与韧带、腱与腱之间,亦可位于皮下,后者常在浅筋膜内。位于关节附近者可与关节腔相通。除人体固有的滑囊外,在经常摩擦的部位还可产生偶发性滑囊。人体固有深部滑囊有髂耻、三角肌下、鹅足、半膜肌、跟后、髌下、髌上以及跖趾关节间滑囊等,位于皮下的固有表浅滑囊有:股骨大粗隆、尺骨鹰嘴、髌骨前、内外踝及坐骨滑囊等。

滑膜囊肿及腱鞘囊肿是手、腕、膝、踝部最常见的肿物,常贴附于肌腱、肌肉或关节囊旁。一般认为滑膜囊肿源于关节囊、腱鞘、滑囊等结构,而腱鞘囊肿源于软组织的退行性变。也有理论认为关节滑囊向外疝出增大,呈囊状突出至关节附近,由于此时囊肿内表面为滑膜层,因此,称为滑膜囊肿。当囊状疝出逐渐增大后,逐渐与关节滑囊脱离,内含液体则吸收浓缩,囊壁滑膜细胞退行性变,此时则形成腱鞘囊肿。病理上两者的主要区别在于滑膜囊肿囊壁上内衬滑膜上皮,囊腔内多为滑膜液;而腱鞘囊肿囊壁由纤维组织形成,无上皮被覆,腔内为无定形的黏稠胶状物。

滑膜囊肿及腱鞘囊肿好发在腕关节背侧、掌侧及手指关节的掌侧、膝关节周围、踝关节前面、足面,邻近肌腱和关节。囊肿大小差异很大,体积过小者,临床触诊不清,称为"隐匿型腱鞘囊肿",仅靠超声检出。一般临床表现为局部硬韧肿物,病程可数月甚至数年,肿物体积变化不大,按压后可有轻度不适。囊肿如位于神经附近可引起神经压迫、刺激症状。

关节附近,肌腱周围的滑囊受外伤、反复摩擦、类风湿等系统性疾病累及时,滑囊内液体聚集,滑膜增生形成滑囊炎。有些滑囊与关节腔相通,关节腔内的炎症及积液也可波及滑囊。临床上多表现局部软组织肿胀,出现红、肿、热、痛等炎症症状。慢性及反复摩擦引起者,症状可不典型而仅表现为局部肿物。

2. 超声表现

(1)腱鞘囊肿:声像图表现与囊肿的发生时间和位置有关,新近形成的囊肿表现为囊壁光滑的无回声,内部无分隔或分隔纤细。陈旧囊肿内部回声增多,可见粗大的分隔,部分腱鞘囊肿可类似实性肿物回声。腱鞘囊肿质韧,探头加压仅部分被压缩,而滑囊积液和腱鞘积液则容易挤压变形。可疑腕背部隐匿型腱鞘囊肿时,手腕过屈位有利于超声显示。

(2)腘窝囊肿:又称 Baker's 囊肿,属于滑膜囊肿,为腓肠肌内侧头与半膜肌之间的滑囊积液形成,多与膝关节腔相通。成人腘窝囊肿的最常见原因是膝关节的骨关节炎,而儿童和青少年则主要为特发性青少年关节炎,一般可自愈。

无论腘窝囊肿的外形、位置及内容物如何,囊肿总有一颈部自腓肠肌内侧头与半膜肌之间突出,这是超声诊断的关键。体积较大的腘窝囊肿可发生破裂,超声表现为囊肿失去圆钝饱满外形,破裂处局部凹陷,探头追踪扫查常可见液体外渗至腓肠肌与比目鱼肌之间。

由于腘窝囊肿破裂,囊液外渗导致周围组织继发炎症反应,引起小腿肿胀、疼痛,临床表现类似于急性深静脉血栓形成。同时,较大腘窝囊肿压迫静脉回流又会引起深静脉血栓。因此,超声检查腘窝囊肿应常规扫查小腿深静脉。

(3)滑囊炎:超声诊断主要根据其解剖位置。急性期超声表现为滑囊扩张,囊内充满积液,CDFI 显示囊壁上血流信号丰富。慢性滑囊炎时滑囊内液体减少,滑囊壁增厚,超声表现类似实性肿物。

膝关节髌前及髌下滑囊位于关节前面,超声易于显示。髌前滑囊炎超声显示为髌骨与皮下组织之间扁平的低至无回声区。髌下浅囊位于胫骨近端与皮下组织之间,发生炎症时声像图显示为局部积液,边界欠清晰。正常髌下深囊内可有少量液体,只有液体量较多,局部出现临床症状时才考虑存在滑囊炎。

超声检查时探头加压引起疼痛是诊断滑囊炎的一个阳性体征,但注意不要过度加压。以免液体被挤开造成假阴性。

3. 鉴别诊断

关节周围囊性病变或含液性病变的超声显示简单易行,但是明确诊断的关键是判别病变的解剖位置与形态。腱鞘囊肿形态多饱满,位于关节附近。滑囊炎则位于特定的位置,如肌腱附近。

4. 临床价值

超声检查不但可以明确诊断腱鞘囊肿与滑囊炎,还可通过超声引导下的囊液抽吸进行诊断和囊内药物注射治疗。

（四）骨骼侵蚀及骨折

1. 骨骼侵蚀

（1）病理与临床

骨骼侵蚀见于多种关节炎。侵蚀是由于增生滑膜和肉芽组织的直接机械作用所致。早期的骨骼侵蚀表现为关节骨皮质消失，主要分布在关节的边缘，即邻近关节囊附近。外来机械性压迫也可加速高应力区的骨骼侵蚀。类风湿关节炎可导致3种类型的侵蚀，即边缘性、压迫性和表面性侵蚀。多见于掌骨头。

（2）超声表现

超声能够早期发现类风湿关节炎所引起的骨骼侵蚀。声像图表现为骨皮质局部缺损，外形不规则。在腕关节最常见的受侵部位是月骨、三角骨和头状骨以及尺骨茎突。在掌指关节更常见破坏掌骨头而非指骨底，典型的部位是第二掌骨头桡侧面。

（3）鉴别诊断

超声诊断类风湿关节炎引起的手、腕部骨骼侵蚀破坏应注意假阳性发现，即将正常骨表面切迹凹陷误诊为皮质侵蚀。解剖切迹通常位于第2～5掌骨头背侧及第5掌骨头尺侧，几乎不出现在掌骨头桡侧及指骨底。与骨骼侵蚀不同，骨表面切迹在任何切面上均表现为边界清晰的局部凹陷，骨皮质外形规则。

（4）临床价值

对于类风湿引起的骨骼侵蚀破坏，超声检查能早于X线发现，利于早期诊断。

2. 创伤性骨折

（1）病理与临床

创伤性骨折（fracture）是由暴力所致，分完全性和不完全性骨折两种。完全性骨折按骨折线方向又可分为横折、斜折、螺旋折、粉碎及嵌插性骨折，此外还有压缩性骨折和骨骺分离等。骨折后骨折端可发生各种形式的移位、错位，骨髓、骨膜及周围软组织内血管破裂出血，形成局部血肿及软组织水肿，严重时阻碍静脉回流，可使骨筋膜室容积减少、内压力增高，引起筋膜室综合征。

临床表现为单纯四肢闭合性骨折，伤后肢体疼痛、肿胀、有皮肤瘀斑。完全性骨折可出现异常活动、骨擦音及功能丧失，骨折断端有移位可致肢体变形和短缩。开放性骨折周围软组织有严重挫伤或有创口出血，严重时出现休克。同时有内脏损伤者则出现相关的症状和体征。

（2）超声表现

① 长骨干骨折无明显移位时（如青枝骨折），在纵切面声像图上，仅见骨皮质破裂回声中断；当有成角、侧方及分离移位时，骨皮质强回声中断处，可显示出部分错位分离变形，出现不同形态的变形，骨折端周围及骨膜下，可见血肿低或无回声区，抬高的骨膜呈线状高回声。当伴有缩短移位时，骨折断端纵轴互相重叠，纵切面上，可见近探头侧骨折断端，与另一端重叠，后方出现声影；在横切面上，重叠的断端显示为双骨横断面强回声带，其后伴有声影。

② 粉碎性骨折在骨折断端间，可见两端不连接孤立的条状或块状骨折片强回声，常伴有声影。

③ 嵌插性骨折发生于干骺端或骨的头-颈交界处（如股骨颈、粗隆间等），在骨折端处，骨皮质回声中断，无明显分离，但常不光滑，成角或出现骨皮质回声不规则增强。

④ 撕脱骨折见于肌腱或韧带骨的附着处，骨折片连同肌腱或韧带从附着处分离，周围出血呈低回声，所在骨的骨折处骨皮质回声缺损；好发部位为喙状突、肱骨大结节、股骨大小转子、髌骨下端等处。关节内骨折时，关节面不光滑，出现断裂或缺损，关节内出现脂血性积液（lipohemarthrosis），关节腔扩大，显示脂肪-血清-血细胞双平面回声，有时可探测到游离的骨-软骨碎片。

⑤ 骨折延迟愈合或骨不连，虽经治疗，前者超过9周，骨折断端间硬骨痂形成不良，仍呈低回声；后者则断端完全分离不连接，距离较大且无骨痂形成。

⑥ 病理骨折除上述骨折改变外,还能见到相关的病变回声。

⑦ 骨折愈合过程声像图表现:骨折愈合从组织学上,包括几个相互重叠的时期。a. 早期(血肿炎症期),断端出血、形成血肿,接着肉芽组织形成并产生纤维性骨痂(肉芽组织修复期),此时超声表现断端间隙及表面呈低或无回声,骨折线及断端处髓内针回声(如有髓内固定)清晰可见,局部骨膜隆起,这一时期自伤后持续1~2周。b. 原始骨痂形成期,断端间的纤维性骨痂转化为软骨组织,充填于骨折端和骨膜下,此时于骨折断端周围出现环形拱桥状高回声,向外隆起,其下方的软骨组织仍为低回声,此阶段由于声束能穿过骨痂,所以仍能看到骨折线及髓内针的回声,此期持续3~4周。c. 接着内外软骨痂钙化成骨(编织骨),与骨膜形成内外骨痂相连,回声进一步增强,断端间呈高或强回声,低回声区消失,骨折线模糊不清,并逐渐消失,髓内针回声被掩蔽不能显示,其后方还出现声影,此期起自伤后3~4周一直延续到骨愈合。这一过程在成人长骨骨折,大多需2~3个月,青少年略短。d. 成熟骨痂重塑期,编织骨逐渐变成成熟的板层骨,拱桥形外骨痂体积缩小变平,骨折线消失,骨髓腔重新形成,则需要更长的时间,此时主要靠 X 线检查。骨痂的超声观察还可用于肢体延长术和治疗性截骨术后的观察。

CDFI 和 CDE 在骨折早期断端周围可有较多血流信号,当骨痂形成正常时,局部血流信号进行性增加,直到骨痂塑形期。阻力指数在外科复位后数周内减少,然后轻度增加。而骨痂延迟愈合时,缺乏血流信号,阻力指数持续增加。

3. 疲劳性骨折

(1) 病理与临床

疲劳性骨折(fatigue fracture)又称应力性骨折(stress fracture),是正常骨在长时间强力活动下,持续反复受力,被拉伸、挤压或剪切力的作用(非一次性暴力),超出了骨的应变阈值,而产生的细微隐性骨损伤。一般为微小不完全性骨折,骨皮质只出现微小裂纹,无变形和移位,但可有骨膜下出血,晚期有骨膜新骨形成。多在运动员及士兵反复过负荷运动(如跑步、跳跃、跨栏、长途紧急行军和紧急救灾)后发生,或老年人和衰弱的病人,可在长时间非习惯性紧张活动后引起。后者多因骨结构有异常,如骨质疏松等。疲劳性骨折的发生部位可见于全身各骨,但以下肢特别是股骨颈及下端、胫骨近端、腓骨近端和远端、第 2 跖骨、第 3 跖骨、足舟骨、跟骨后面较常见。

行军骨折,即胫腓骨应力性骨折,好发于跑跳过多的运动员、长途行军的新兵、舞蹈演员及终日奔波劳作的妇女。有的是一次训练后发生,有的是逐渐劳损所致。不过大部分是导致骨膜炎,表现为小腿中下段的疼痛,少部分发展为应力骨折。胫骨(包括内踝)在全部应力骨折中高达73%,芭蕾舞演员由于长时间的提踵运动而导致腓骨远端疲劳性骨折。上肢也可发生。

疲劳性骨折的主要临床表现是疼痛,疼痛与活动有关,轻者休息时缓解,运动后又开始疼痛,严重者休息时也不缓解。体检可出现局限性压痛、肿胀,但表面皮肤无明显异常。在胫骨前面发生者,较晚期可触及局限性疼痛性骨隆起。

(2) 超声表现

疲劳性骨折早期可显示局限性骨膜反应性增厚和抬高,抬高的骨膜沿骨皮质呈带状高回声;骨折骨膜下出血,呈带状低回声;有的可出现骨皮质微小低回声骨折线(宽度不超过 4 mm),一般为横折或斜折;骨折部位周围组织充血。CDFI 及 CDE 可出现较多的血流信号。探头加压,病灶出现疼痛。随着外骨痂的形成,骨折局部骨膜及骨皮质逐渐增厚隆起,回声逐渐增强。这些改变甚至在 X 线片出现阳性改变前即可看到,并可判断病人的疼痛与异常回声间的关系。腕舟骨骨折,除骨皮质回声中断外,还可能见到舟骨结节变形、骨皮质与桡动脉间的距离增大等表现。MRI 和 SPECT 对疲劳性骨折的诊断更为有效。

(3) 临床意义

骨折诊断主要靠 X 线片,超声并非骨折的常规检查方法,但超声检查可以对骨折合并软组织损伤进行敏感和准确的评价,是 X 线检查的重要补充。同时,对于 X 线不显影的软骨骨折,超声检查具有不可替代的优势。超声还可监测骨折愈合，结合 CDFI 评估和预测骨折延迟愈合与骨不连的原因。① 超声可显示小儿的软骨性骨骺和生长板，对骨骺外伤骨折诊断有重要价值。② 高频超声可显示婴幼儿 X 线检查不能显示的骨折，如 Salter Ⅱ 型骨骺骨折（部分骺板断裂）、未骨化的踝部骨折。③ 超声可直接对疑有疲劳性骨折，肋骨、肋软骨骨折等的压痛点和症状区进行直接探测，故是疲劳骨折、肋骨及肋软骨骨折简单有效的诊断手段，特别是早期 X 线片尚未出现阳性改变时，或因相互重叠 X 线显示不清的骨折。④ 超声对其他骨折的诊断价值：a. 便携式超声仪可于第一时间到达灾害、事故或急诊现场，快速判断有无骨折，为及时合理救治提供依据；b. 可判定骨折的部位，移位方向和对位情况以及骨折部位骨膜的完整性，及时为骨折的手法复位提供信息；c. 有助于判定有无血管、神经、肌肉、内脏损伤等合并症，以及断端内和周围血肿形成情况；d. 辅助诊断外伤性筋膜室综合征；e. 监测骨折愈合（包括 Ilizarow 截骨延长术后，截骨延伸区骨愈合）过程。通过 CDFI 及 CDE 观测骨痂血流改变，有助于评估和预测骨折延迟愈合。但超声对骨折全貌的了解、骨折愈合后坚固程度的判定远不如 X 线。超声对长骨干骨折诊断的敏感性为 93%，特异性为 83%，可显示小于 1 mm 骨皮质骨折线。

（五）关节内游离体

1. 病理与临床

关节内游离体（intraarticular loose body）绝大多数继发于其他关节疾病，如剥脱性骨软骨炎、半月板损伤、关节滑膜性软骨瘤病、类风湿关节炎及骨关节炎等疾病。关节内游离体常发生在大的滑膜性关节，尤以膝关节多见，主要临床症状为突然发生关节绞锁、疼痛，有时可触及游离体肿物，经适当活动可解除关节绞锁，症状暂时消失，肿物亦随之隐匿不显，日久可产生关节积液，因活动受限而引起肌肉萎缩。

2. 超声表现

（1）游离体显示为局限性的异常强回声，呈圆形、椭圆形或不规则形，其后方可有声影，不与关节的骨结构相连，周围被关节液体包绕。

（2）具有活动性，动态扫查，可随关节运动而移位，并可观察病人突发症状与游离体的关系。

（3）关节有积液时，更易探测到。当关节内无积液时，游离体贴附在相对应的骨端表面，或游离体微小不易分清时，向关节内注射无菌生理盐水有助于诊断。

（4）关节原发病的其他声像图改变。

（5）邻近附属滑囊积液内有时亦可见到点状强回声。

3. 鉴别诊断

常需与引起关节绞锁的疾病，如半月板损伤、半月板囊肿、滑膜性软骨瘤病等进行鉴别，参考本章有关内容。

4. 临床价值

超声在探测关节内游离体时，应仔细从不同方向探测，尤其注意关节隐窝处。超声诊断关节游离体的敏感性为 100%，特异性为 95%，操作灵活、简便，诊断价值优于 X 线。

（六）痛风性关节炎

1. 病理与临床

痛风（gout）是由嘌呤代谢障碍导致高尿酸血症，引起反复发作性急性关节炎、痛风石、尿酸性肾结石、痛风性肾结石、痛风性肾病为特点的疾病。痛风性关节炎（gouty arthritis）由尿酸钠结晶在关节软骨、滑膜、关节囊及其周围软组织等处沉着所引起。好发于 40 岁以上的中老年人，男性甚多于女性，先累及跖趾和指间小关节，尤其第一跖趾关节，反复发炎，而后累及踝、腕、肘及膝等大关节，尿酸钠结晶在关节软骨面、周围滑膜、关节囊及周围软组织沉积形成痛风石，引起慢性炎症反应，滑膜增厚，软骨退行性变，甚至骨质被侵蚀而缺损,邻近的肌腱、腱鞘及滑膜发炎增厚,日久可导致骨关节畸形。急性关节炎所引起的关节肿胀和剧痛为最常见的临床表现,1～2周内自行缓解消退,以后多次复发,累及关节增多。

2. 超声表现

(1) 急性关节炎期,受累关节周围软组织肿胀,关节积液增宽,发生在趾(指)关节累及肌腱和腱鞘时,肌腱肿大、肌腱周围出现回声减低区。大关节受累,关节软骨变薄、缺损,邻近关节的滑囊滑膜增厚,积液扩张。长期慢性关节痛风,骨质受侵蚀破坏时,可见骨质回声凹陷,关节腔变窄。

(2) 痛风石通常显示为低回声或高回声结节,可在耳廓、腕关节、趾(指)及膝等关节周围软组织内出现,多无声影。

(3) 常合并肾结石,为尿酸结晶沉积所引起,在肾和肾盂内,出现点状或团块状高回声,其后可见淡声影。

3. 鉴别诊断

本病应与类风湿关节炎、骨关节炎、假痛风、滑膜性软骨瘤病等进行鉴别。

4. 临床意义

超声对本病能提供诊断依据和引导关节穿刺,最后确诊须检查血尿酸浓度和关节液尿酸结晶。

(七) 假痛风

1. 病理与临床

假痛风(pseudogout)亦称焦磷酸钙沉着症,又称软骨钙沉着症,多是由双水焦磷酸钙结晶($Ca_2P_2O_7 \cdot 2H_2O$)在关节软骨和滑膜上沉积引起的一种急慢性关节炎。常侵犯大关节,其中以膝关节最为多见,病因不明。早期发生多发性或对称性关节透明软骨及纤维软骨钙化和关节积液,严重时发生骨性关节病,关节软骨破坏、关节变形、半脱位和新生骨形成。有时焦磷酸钙结晶沉积甚多,形成包囊结节。确诊靠检出关节液内焦磷酸钙结晶。临床表现主要有关节疼痛、发红肿胀、关节积液、活动受限、反复发作可有关节变形。多在 50 岁以上发病。

2. 超声表现

早期显示关节积液,关节囊及骺端软骨回声增强。钙盐沉积较多或焦磷酸钙结晶浓缩形成包囊结节时,关节内可见广泛不规则强回声团(斑),滑膜增厚,关节面粗糙变形,凹凸不平,回声增强,关节腔及髌上滑囊内可见不规则团块状强回声。假痛风关节软骨的钙化表现为与关节软骨表面平行的细带状高回声,特征性表现为晶体层出现在软骨的中间位置,动态扫查时,其随关节软骨活动而活动。膝关节内及髌上囊积液扩张,其内壁有厚层牙膏样物质沉积,并可见多个白色囊状结节,内含膏泥样白垩状物质,滑膜明显增厚,关节面软骨不光滑,部分软骨剥脱,滑膜组织内镜下可见多数杆状和斜方形结晶。

3. 鉴别诊断

此病常需与各种原因所致关节炎,如痛风性关节炎(表 8.3.1)、骨关节炎、类风湿关节炎、关节结核等疾病进行鉴别,除参考临床表现、病史外,主要靠关节液检出焦磷酸钙结晶确诊。

表 8.3.1 痛风与假痛风的鉴别

鉴别点	痛风	假痛风
沉积物	单钠尿酸盐结晶(MSU)	二水焦磷酸钙盐(CPPD)
沉积部位	关节滑膜、软骨表面、骨质关节周围软组织、皮下等	透明软骨和纤维软骨内、关节、滑膜
伴随疾病	腹性肥胖、高脂血症、高血压、乙型糖尿病、心血管病等	退行性骨关节病、甲旁亢、血色素沉积症、Wilson病、糖尿病等

续表

鉴别点	痛风	假痛风
实验室检查	尿酸升高	尿酸正常或稍高
超声特点	双轨征、痛风石、尿酸盐结晶沉积、骨侵蚀	透明软骨及纤维软骨内部线样或点状强回声沉积物

4．临床意义

超声检查仅能查出关节及其附属滑囊积液、关节软骨钙化和破坏，但不具特异性，可作为筛选性检查和引导穿刺。

(八) 色素绒毛结节性滑膜炎

1．病理与临床

色素绒毛结节性滑膜炎（pigments villonodular synovitis）为滑膜特发性瘤样增生性病变，可发生在关节和关节周围，偶发于滑膜囊、腱鞘。青壮年多发。绝大多数单发在一个关节，80%发生于膝关节，髋及踝关节次之（约占 16%），滑膜病变分局限型和弥漫型，后者关节滑膜增厚，多血管，内含组织细胞并有多核巨细胞及含脂质吞噬细胞，形成大量黄棕色绒毛和结节，外观呈息肉状，结节互相融合可形成较大的肿块，使关节腔闭塞。病变结节质较硬，有铁锈斑（hemosiderin）沉着。病变可侵犯邻近骨质，使关节间隙变窄，有时在骨内形成囊样破坏。局限性指仅在关节滑膜某处呈单发或多个结节。发生在手足腱鞘者亦称腱鞘巨细胞瘤，较多见。

临床表现初发无特异症状，主要表现为进行性关节肿胀，轻度疼痛和不适，活动受限，可达数年之久。有时绒毛结节嵌入关节间，疼痛较重，并可突然发生关节绞锁，可触知肿块。关节积液穿刺呈黄色或棕红色。但很少发生钙化。

2．超声表现

关节及关节周围组织肿胀，关节滑膜不规则性增厚，关节腔增宽并有积液，有单个或多个肿物突入关节腔，肿物呈不均匀高回声或复合型回声。较大的多发性绒毛结节可充满关节腔，并向关节外膨出，而成圆形或半圆形团块状实质性肿物，表面呈分叶状，内部回声较弱且均匀，或呈不均匀较高回声，但无钙化强回声。邻近关节处回声略增强，有时可见邻近的骨皮质受侵蚀缺损而回声不连续，或骨内有呈囊性破坏。邻近关节的滑囊亦有相似的声像图改变。CDE 和 CDFI 显示肿块内及周围血流增加。

3．鉴别诊断

本病应与类风湿关节炎、外伤性滑膜炎、滑膜肿瘤及滑膜性软骨瘤病等相区别，确诊常需病理组织学检查。

4．临床意义

与 X 线、CT 和 MRI 相比，超声检查在确定关节滑膜的厚度及病变范围、随访病变发展、关节内放射核素治疗效果、外科手术后复发和指导穿刺活检等方面更为简便适用。

(九) 血友病性骨关节病

1．病理与临床

血友病性骨关节病（hemophilic osteoarthropathy）是遗传性凝血因子Ⅷ，Ⅸ，Ⅺ缺乏而引起的出血性疾病，并分别引起 A 型、B 型、C 型血友病。血友病出血 85%发生在关节，以膝、肘、踝关节多见。血友病性骨关节病包括急性或慢性关节出血，骨及骨旁出血形成坚硬疼痛性肿块，后者称为血友病性假肿瘤。假肿瘤是由骨、骨膜下及骨旁肌肉和软组织反复出血及软组织增生所产生的慢性进行性血囊肿。可有骨质破坏、新骨形成和骨膜反应性增厚,有时发生病理骨折。因此易被误诊为骨肿瘤、骨结核及骨髓炎,因而采用不适当的介入性检查或手术治疗,常造成术后大出血不止,而致病人死亡者并非罕见。血友病性关节积血多发生于学龄期,假肿瘤发病年龄较大。

临床表现:本病常无原因或因轻微外伤而反复引起关节或软组织出血肿胀及运动受限。严重时关节变形挛缩,皮肤发亮、皮温增高,发生病理骨折时可有骨擦音,废用性肌萎缩。有假性肿瘤形成时,可触及硬韧肿块,并有波动,较大的肿块有血管或神经压迫症状。血友病 A 及 B 型较多见,为性染色体隐性遗传,都是男性发病,C 型为常染色体显性遗传,男女均可发病。

2. 超声表现

(1) 肌肉内出血形成单纯性血肿、没有骨质变化者,只出现局限性无回声区,边缘清楚、内壁较光滑、急性血肿后部回声增强。常发生在腓肠肌、大腿和臀肌等处。位于肌肉和肌腱附着部位的血肿,由于骨膜血液供应障碍,常有骨质局限性破坏及不规则性骨膜反应性增厚及骨化。声像图常以血肿无回声区为主,同时兼有骨皮质局限性回声中断,缺损及骨膜增厚为特征。

(2) 外伤后全关节出血、急性出血关节腔间隙明显增宽,关节囊扩张,出现无回声区,反复出血刺激滑膜,铁血黄素沉着,发生慢性滑膜炎症增生,可见滑膜增厚,侵蚀破坏关节软骨,使软骨面缺损,回声不连续。多见于膝、肘关节。

(3) 血友病性假肿病是由大小不等的骨内无回声区、骨皮质破坏缺损、骨膜下血肿骨膜抬高增厚、软组织内血肿和纤维组织增生等共同形成的多囊性肿块(血囊肿),假肿瘤内回声极不规则。多见于大腿、髂骨、跟骨、小腿及指骨等。

(4) 发生病理骨折时,于血囊肿内可见到骨质回声中断和错位,一般断端距离较大。

(5) CDFI 在血肿周围、假肿瘤边缘区和肿块的实质部分内可见较丰富的血流信号。

3. 鉴别诊断

血友病性假肿瘤应与骨肉瘤、巨细胞瘤、动脉瘤样骨囊肿、骨结核及骨髓炎等进行鉴别。关节出血应与由其他原因引起的关节积液进行鉴别。此病只要注意其遗传病史、男性发病、自幼有轻微外伤出血史,再结合声像图肿块以无回声区为主,兼有骨质破坏和骨膜增厚,相关凝血因子及凝血试验检查异常等不难鉴别。有怀疑为此病的病例不宜轻易作穿刺检查。

4. 临床意义

超声检查操作简单,比 X 线容易发现血肿,骨质破坏和假肿瘤肿块的回声性质有助于与其他相似病变的鉴别。

(十) 滑膜性软骨瘤病

1. 病理与临床

滑膜性软骨瘤病(synovial chondromatosis)系一种少见良性关节病,由滑膜软骨化生而引起。1900 年 Reichel 首报,原因不明。以滑膜上形成软骨结节为特征,这些软骨小体多呈沙粒状,多时可达数十个,可带蒂生长,向关节腔内突出,亦可脱落进入关节腔内,成为游离体,受关节滑液滋养而逐渐长大。在关节外,多发生在手指、关节外腱旁组织和滑囊,软骨结节突向软组织内。后期软骨结节可发生钙化或骨化,所以也称滑膜性骨软骨瘤病。此病好发于大关节及关节周围,尤以膝、髋、肘、肩关节多见,掌指和指间关节滑囊、腱鞘及关节外腱旁组织偶有发生,单发或多发。常见于 30～50 岁。早期关节面正常,病程较长者可继发骨关节炎。

临床表现:缓慢发病,患侧关节肿胀,间歇性疼痛,关节活动受限,活动时关节可有不同声响,有时可触及肿块和出现绞锁现象。

2. 超声表现

(1) 关节及滑液囊积液,出现无回声区,关节腔增宽,滑囊扩张,滑膜增厚凹凸不平,或形成肿物,呈高或中等回声,突向关节及滑囊腔。关节外的滑膜软骨结节,回声结构多样,呈低、高或混合回声,无移动性。

(2) 关节滑膜向腔内隆起的斑点状强回声结节脱落,可形成关节游离体,数量可只有 1 个或数个,大小不等,最大直径可达数厘米,游离体呈圆形、椭圆形、桑葚形随关节运动而移位。

(3) 合并骨关节炎时关节面不光滑,关节软骨回声增强或断裂缺损。

(4) 在膝关节发生者,常同时发生髌上滑囊炎和腘窝囊肿。

3. 鉴别诊断

须与局限性骨化性肌炎、关节周围钙化(如痛风石、假痛风、腱钙化)、神经性关节病、骨软骨瘤、有钙化的软组织肿瘤(钙化性上皮瘤、血管瘤、韧带样纤维瘤)、软骨肉瘤、假肿瘤钙质沉着症、异物及籽骨等进行鉴别。

第四节 四肢关节的超声检查与常见疾病

一、肩关节

(一) 解剖概要

肩袖由 4 个肌腱组成。前部为肩胛下肌及其肌腱,止于肱骨小结节;上部为冈上肌腱,止于肱骨大结节的上骨面;后面肩胛冈的下方,冈下肌腱止于肱骨大结节的中骨面;再向下,为较细小的小圆肌腱,止于肱骨大结节的下骨面。

在肱骨前面的肱骨大结节与小结节之间为肱骨结节间沟,其内为肱二头肌长头肌腱。长头肌腱不是肩袖的组成成分,但其近段位于关节腔的部分走行在一个位于肩胛下肌腱与冈上肌腱之间的间隙,称为肩袖间隙。在肩袖间隙内,肱二头肌长头肌腱被盂肱上韧带和喙肱韧带固定,即长头肌腱滑车所固定。

盂肱关节有数个隐窝,包括腋下隐窝、肩胛下隐窝等。正常情况下,盂肱关节腔与肱二头肌长头肌腱的腱鞘相连通。

肩峰下-三角肌下滑囊位于肩袖与三角肌、肩峰之间。

(二) 检查方法

仪器:采用高分辨率线阵探头。根据患者的体形和目标深度等,调整或变换探头频率,一般采用 7~10 MHz。

体位:坐位,患者坐于可以调节高度的旋转椅,这样只需简单地转动座椅就可以完成肩部各部分的检查。检查者先面向患者,从肩关节前面和内侧面开始,通过旋转座椅再依次检查外侧面和后面。特殊原因无法坐位者,可卧位检查。

(1) 肱二头肌长头肌腱检查:受检者坐于检查者对面,肘关节屈曲 90°,手掌面向上,前臂置于同侧大腿,上肢轻微内旋。探头置于肱骨大结节和小结节之间做横切面,显示肱二头肌长头肌腱短轴,在此基础上探头旋转 90°,可显示肌腱长轴。

(2) 肩胛下肌腱:屈肘 90°,肘部紧贴外胸壁,肩关节外旋位,并做前臂旋后动作。探头置于肱骨小结节内侧横切,显示肩胛下肌腱长轴,在此基础上探头旋转 90°,可显示肌腱短轴。

(3) 冈上肌腱:可有两种体位,第一种是患者上肢置于身后,屈肘,肘尖尽量指向人体后正中线,手掌贴于腰部髂肌上缘。该体位更易于显示肌腱-肌肉连接处。检查者可坐于患者侧面或对面。先显示肱二头肌长头肌腱短轴关节内部分,向后外侧移动探头,则显示冈上肌腱的短轴切面,在此基础上探头旋转90°,可显示肌腱长轴。第二种体位是使患者肩关节尽可能内旋,屈肘同时前臂后伸,手背紧贴对侧的后背,肘部紧贴外侧胸壁,肘窝与胸壁不留空隙。这种体位使冈上肌腱更多地移向前方,适于检查者坐于患者正对面检查。

(4)冈下肌腱和小圆肌腱:受检者手自胸前置于对侧肩上,检查者坐于后方或侧方。以肩胛骨后面先触及肩胛冈,探头置于冈下窝纵切,可显示冈下肌和小圆肌肌腹,探头旋转90°,沿肌腹向外侧追踪,分别显示冈下肌腱和小圆肌腱长轴。

(三)常见疾病

1. 肱二头肌长头肌腱腱鞘炎和肌腱病

(1)病理与临床:其发生机制主要为撞击和摩擦,主要由于骨赘、骨质不规则所致的肱骨结节间沟狭窄,长头肌腱在结节间沟内因反复磨损而损伤。

(2)超声表现:肱二头肌长头肌腱劳损病变可表现为肌腱增粗,内部结构欠清。严重者肌腱变细、表面不平,有时肌腱内有纵行低回声裂隙,为肌腱纵行撕裂。肱二头肌腱鞘炎时,腱鞘可显示扩张,内为积液或增生滑膜。

肌腱病时双侧对比检查对于明确诊断具有重要作用。如两侧肌腱厚度相差1.5～2.5 mm,或肌腱的厚度>8 mm时提示肌腱病。

2. 肱二头肌长头腱脱位和半脱位

(1)病理与临床

正常结节间沟深度为4～5 mm,当结节间沟较浅(<3 mm)时,小结节发育不良,以致肱骨旋转时失去骨性阻拦作用。脱位的发生与固定长头肌腱的结构发生损伤也有关系。主要临床症状为肩痛,有时肱骨内外旋转时局部有弹响。

(2)超声表现

横断面扫查半脱位时肱二头肌长头腱骑跨于肱骨小结节上;完全脱位时肱二头肌长头腱至肱骨小结节内侧。

(3)鉴别诊断

注意与长头腱断裂相区别。长头肌腱的半脱位和脱位有时可导致长头肌腱的撕裂。

3. 肱二头肌长头腱断裂

(1)病理与临床

多发生在已有肌腱病和肌腱进行性退变的肌腱上,多因长头肌腱在结节间沟中慢性磨损引起二头肌腱退行性改变,患者多无明显外伤史,少数可由暴力外伤所致。长头肌腱断裂的部位多位于盂肱关节内水平,断裂后肌腱回缩,导致肱骨结节间沟空虚。

(2)超声表现

肱骨结节间沟处未见长头肌腱结构,远端可见断裂肌腹回缩增厚,用力屈肘时,包块增大,外形似大力水手发达的上臂肌肉,故称"大力水手征"。断裂处可见脂肪组织及低回声血肿充填。肌腱断裂急性期,肌腱远端回缩的肌肉增厚,周围可见积液。慢性期,肌腱断裂远端的肌肉发生萎缩,肌肉体积缩小、回声增高。

(3)鉴别诊断

通过超声扫查鉴别肱二头肌长头腱是完全断裂还是部分断裂。

4. 钙化性肌腱炎

(1)病理与临床

钙化性肌腱炎的发病机制目前还不清楚,可能与肌腱局部相对缺氧或由于某种代谢因素而导致纤维软骨化生相关,继而发生钙盐沉积,是肩关节疼痛的常见原因。最常累及冈上肌腱。

(2)超声表现

肌腱局部回声减低,可见强回声斑,后方可伴或不伴声影。多数研究认为,强回声斑伴弱声影或后方无声影为钙化物质的吸收期,局部压痛明显,患者常常有较明显的临床症状。

(3)鉴别诊断

与肱骨大结节或小结节撕脱性骨折的鉴别要点为撕脱骨折的骨碎片边界比较清楚,其回声与其他部位的骨皮质相似,肱骨大结节处可见骨质缺损。

5. 肩袖撕裂

(1)病理与临床

肩袖撕裂损伤是中老年常见的肩关节病变,发生率占肩关节疾病的 17%～41%。其发生与肌腱的退变,肩袖在肩峰和喙肩弓反复、微小的撞击,继而使肩峰前下方形成骨赘,肌腱发生充血水肿、变性、撕裂有关。

① 肩袖部分撕裂:根据撕裂的部位可分为 3 类,即滑囊侧部分撕裂、肌腱内部分撕裂、关节侧部分撕裂。根据撕裂的深度分为 3 度,Ⅰ 度<3 mm,Ⅱ 度在 3～6 mm 范围内,Ⅲ 度>6 mm 或超过肌腱厚度的 50%。

② 肩袖全层撕裂:指肩袖撕裂累及肌腱的全层,从而导致盂肱关节腔与三角肌下滑囊相通。全层撕裂可累及肌腱的整个宽度或仅累及肌腱的部分宽度。巨大撕裂为撕裂宽度>5 cm,或累及 2 个及 2 个以上肌腱。

(2)超声表现

① 肩袖部分撕裂:肌腱的关节侧、滑囊侧或肌腱内可见条形或不规则形无回声裂隙,或显示为混杂的高回声和低回声区。多数肩袖部分撕裂患者可合并肌腱附着处骨骼的异常改变,如骨皮质小的缺损或骨赘。有时可见肱二头肌长头肌腱腱鞘内有少量积液或三角肌下滑囊内有少量积液。

② 肩袖全层撕裂:原发征象为局部肌腱结构缺失,可见低回声或无回声裂隙累及肌腱全层。肩峰下-三角肌下滑囊疝入肩袖内,形态呈凹陷状。正常肩袖不能被压缩,完全撕裂时,有时在肩袖断裂处可充填积液和组织碎屑,使肩袖的上缘可仍保持类似正常的外凸形状,易发生误诊。继发征象为肱骨大结节骨皮质不规则、肩峰下-三角肌下滑囊积液、滑膜增生、软骨界面征(由于肌腱撕裂、局部积液导致肱骨头软骨浅侧界面清晰显示而呈细线状高回声)、肱二头肌长头肌腱腱鞘积液、盂肱关节内积液。

6. 粘连性肩关节囊炎

(1)病理与临床

粘连性肩关节囊炎(adhesive capsulitis of shoulder joint)过去称为肩周炎或冻结肩(frozen shoulder),由于该名词定义不确切,且与病理变化有差距,所以目前认为以粘连性肩关节囊炎命名较为准确。本病是因多种原因导致肩盂肱关节囊炎性粘连、僵硬,以肩关节周围疼痛、各方向活动受限、影像学显示关节腔变狭窄和轻度骨质疏松为临床特点,是引起慢性肩痛和肩关节功能障碍的常见原因之一,病因不明。多见于中老年,多单侧发病。可能由于关节囊增厚,并与肱二头肌长头腱、肩峰下滑囊及喙突下窝粘连有关,限制了盂肱关节囊扩张,腋下关节囊隐窝皱缩变小,不能随上肢外展上举而展开,使关节运动受限。

(2)超声表现

腋下关节囊隐窝缩小,上肢外展上举时,不随之展开,肱骨与肩胛骨外缘夹角不随之增大。冈上肌腱滑动范围减少,在抬高超过 90°时,在肱骨头与三角肌下滑囊间仍可见到冈上肌腱回声(正常滑动到肩峰下看不到)。此种征象经与关节造影对比,其诊断敏感性为 91%,特异性为 100%,准确率为 92%。大多数可同时见到肱二头肌长头腱鞘积液。

二、肘关节

(一) 解剖概要

肘关节为一滑膜关节,由三个关节构成:尺骨与肱骨滑车、肱骨小头和桡骨头、桡骨与尺骨近端。肘关节的关节隐窝较为显著,前面位于冠突窝和桡窝,后面位于尺骨鹰嘴窝。

在肘前部,肱肌止于尺骨,而肱二头肌止于桡骨粗隆。在肘后部,肱三头肌腱止于尺骨近端的鹰嘴突,止点浅侧为尺骨鹰嘴滑囊。在肘内侧为屈肌总腱,包括桡侧腕屈肌、掌长肌、尺侧腕屈肌和指浅屈肌,起自肱骨内上髁。在肘外侧,伸肌总腱包括桡侧腕短伸肌、指伸肌、小指伸肌和尺侧腕伸肌,起自肱骨远端外上髁。

(二) 检查方法

仪器:进行肘关节检查时,一般使用7~10 MHz频率或更高频率的高频探头。

体位:患者坐位,面对检查者,根据不同检查部位,肘部位置摆放不同。

肘关节超声检查内容列表见表8.4.1。

表 8.4.1 肘关节超声检查内容列表

部位	主要检查结构
前部	肱肌、肱二头肌、正中神经、肘关节前隐窝
内侧	尺侧副韧带、屈肌总腱、旋前圆肌、尺神经
外侧	伸肌总腱、桡侧副韧带复合物、桡骨头和环状隐窝、肱骨小头、桡神经
后部	关节后隐窝、肱三头肌、尺骨鹰嘴滑囊

(1) 肘关节内侧的屈肌总腱。超声检查时患者身体应斜靠向检查侧,前臂尽量外旋,肘部伸展或稍屈曲放于检查台上。将超声探头的头端放在肱骨远端的内上髁处行冠状扫查,可见位于浅表位置的屈肌总腱起始部,为外形光滑的鸟嘴样结构,左右对称(两侧厚度之差不超过2 mm),内部呈均匀高回声,有明显的纤维状结构。其附着处的内上髁骨表面通常较光滑。

(2) 肘关节外侧可观察伸肌总腱。检查肘外侧部时,病人需保持拇指向上,双掌合拢,两肘伸展或者屈位姿势,将超声探头的头端置于外上髁,沿长轴冠状切面扫查,可见位于浅表位置的伸肌总腱,加压有助于获得清晰图像,其声像图特点与屈肌总腱相似。深方的桡侧副韧带虽然也可显示,但因与其表层的伸肌腱同为纤维条状结构,两者不易在声像图上区分开,伸肌总腱附着处也可利用短轴切面进行扫查,同时,应注意进行两侧对比观察以了解是否对称。

(三) 常见疾病

1."网球肘"

(1) 病理与临床

"网球肘(tennis elbow)"即肘外侧伸肌总腱肌腱病,一般认为是由于肱骨外上髁伸肌总腱的慢性劳损导致肌腱微小撕裂,继而瘢痕形成,而瘢痕组织在创伤条件下又可发生撕裂,形成恶性循环。主要症状为运动时肘关节外侧疼痛,而后变为持续性疼痛。网球、羽毛球运动员较常见,家庭主妇、砖瓦工、木工等长期反复用力做肘部活动者也易患此病。

（2）超声表现

显示肘外侧伸肌总腱肿胀、回声减低，有时内部可见强回声钙化和附着处骨皮质不规则改变，彩色和能量多普勒于其内可见多少不等的血流信号。

（3）鉴别诊断

应与撕脱性骨折相区别。

2."高尔夫球肘"

（1）病理与临床

"高尔夫球肘（golf elbow）"即肱骨内上髁屈肌总肌腱病（肱骨内上髁是前臂屈肌及旋前圆肌肌腱附着处，即前臂屈肌总腱止点处），是由于反复牵拉累积性损伤所致的肌腱病，肌腱内可出现退变和撕裂。经常用力屈肘屈腕及前臂旋前时，尺侧屈腕肌处于紧张收缩状态，从而易使其肌腱的附着点发生急性扭伤或慢性劳损。作投掷动作或跌扑时手掌撑地，肘关节伸直而前臂过度外翻，可使前臂屈肌及旋前圆肌腱附着点部分撕裂。一些需要反复做肘外翻动作的运动，如高尔夫球等运动的运动员易发生此病。主要表现为肱骨内上髁处压痛，握物、前臂抗阻力旋前可使局部疼痛加剧。

（2）超声表现

肱骨内上髁处屈肌总腱增厚、回声减低，病变可为局限性或弥漫性，部分病变内可见丰富的血流信号。肌腱撕裂时，肌腱内可见低回声或无回声裂隙。病程长者，肌腱内部可见钙化。肌腱于肱骨内上髁止点处可见骨皮质不规则改变或骨赘形成。

3.肱二头肌远端肌腱撕裂

（1）病理与临床

多由该肌腱在近桡骨粗隆止点处的慢性劳损损伤所致或在主动屈肘时强力被动伸直时发生，多见于 40 岁以后。

（2）超声表现

肌腱完全撕裂时，断裂处肌腱结构缺失，局部可见低回声积液；肌腱近端明显回缩增厚，有时可达桡骨粗隆近侧 10 cm 处。部分撕裂时，可见肌腱的部分肌腱纤维连续性中断。

4.尺骨鹰嘴滑囊炎

（1）病理与临床

在尺骨鹰嘴处有 2 个滑囊，一个在尺骨鹰嘴突与皮肤之间，为鹰嘴皮下囊，另一个位于肱三头肌肌腱与尺骨鹰嘴上端的骨面之间，即肱三头肌腱下囊，两者有时可相通。尺骨鹰嘴滑囊炎多发生于前者，多为创伤、痛风、类风湿关节炎和感染。临床多以包块就诊。该病多见于学生和矿工，故又被称为"学生肘"或"矿工肘"，因受到长期的慢性摩擦性刺激，比如学生长时间写字时用肘部支撑、矿工匍匐爬行、醉汉卧躺地面、射击运动员卧射时用肘部支撑，肘部与接触物长时间摩擦，会产生无菌性炎症，引起疼痛。

（2）超声表现

于肘后部尺骨鹰嘴处皮下可见一囊性包块，囊内积液呈无回声，或可见增生滑膜，彩色和能量多普勒检查增生滑膜上可见血流信号。

5.肘管综合征

（1）病理与临床

最易发生于尺神经经过肘管支持带的深方，因急性创伤、屈肘时的慢性反复性损伤、尺神经脱位和半脱位而发生损伤。

（2）超声表现

肘管稍上方尺神经肿胀、回声减低，而肘管处尺神经可表现为正常，尺神经最粗处的横截面积$>9 \text{ mm}^2$。

（3）鉴别诊断

尺神经卡压时要寻找病因，除了继发性原因，还要考虑到尺神经炎。

三、腕关节

（一）解剖概要

腕部包括位于桡骨远端、尺骨远端、近侧腕骨弓（手舟骨、月骨、三角骨、豌豆骨）和远侧腕骨弓（大多角骨、小多角骨、头状骨和钩骨）之间的数个滑膜关节。桡腕关节位于桡骨远端和近侧腕骨弓之间，远侧桡尺关节位于桡骨与尺骨之间。此两个关节被一纤维软骨（三角纤维软骨）隔开。

前臂一些结构通过数个骨纤维管道进入腕部。在掌侧，腕管内包含正中神经、指深屈肌腱、指浅屈肌腱和拇长屈肌腱。

腕关节周围肌腱：主要分腕关节掌侧面与背侧面2个位置进行扫查。腕管外的肌腱有桡侧腕屈肌腱和掌长肌腱。腕背侧的肌腱分为6个骨纤维腔室，自桡侧到尺侧分别为拇长展肌腱和拇短伸肌腱、桡侧腕长伸肌腱和桡侧腕短伸肌腱、拇长伸肌腱、指伸肌腱和示指固有伸肌腱、小指伸肌腱、尺侧腕伸肌腱。桡骨下端的背侧结节（Lister结节）是鉴别第二和第三腔室的骨性标志结构。背侧结节浅方为拇长伸肌腱，其内侧向尺骨端依次为示指伸肌腱、指伸肌腱、小指伸肌腱（通常位于尺桡关节浅方）、尺侧腕伸肌腱，自背侧结节向桡侧依次有桡侧腕短伸肌腱、桡侧腕长伸肌腱、拇短伸肌腱和拇长展肌腱。

掌侧面为腕管结构，腕骨形成腕管的底及侧壁，屈肌支持带（腕横韧带）构成腕管顶部。屈肌支持带近端尺侧附着于豌豆骨，桡侧附着于舟状骨；支持带的远端尺侧附着于钩骨，桡侧附着于大多角骨。横断面声像图易于显示，略呈弧形的薄层强回声带。腕管内有拇长屈肌腱，2～4指浅、深屈肌腱和正中神经通过。拇长屈肌腱被桡侧滑囊包裹，其他肌腱被尺侧滑囊包裹。主动或被动屈伸手指时，可见肌腱的实时滑动。腱周的腱鞘呈薄层低回声，厚为1～2 mm。

正中神经在腕管内位置最表浅，紧贴于屈肌支持带深方。正中神经声像图特征与肌腱相似，但总回声较低，内部的低回声代表神经束，强回声代表神经束膜。与屈肌腱相比，正中神经向远端走行逐渐变细并发出分支，向近端扫查神经逐渐走行于指浅屈肌和指深屈肌之间。形态无明显变化，而肌腱则移行为肌腹。当手指进行屈伸活动时，肌腱滑动幅度明显大于正中神经。

（二）检查方法

仪器：腕关节、掌指关节、指间关节超声检查时，需要高性能彩色多普勒超声诊断仪，推荐使用15～18 MHz的高频线阵探头。

体位：监察室患者坐位，面对检查者，腕部及肘部保持放松，手平放在检查床上。对于不能坐位的患者，可平卧于检查床上，上肢置于身体两侧。

（三）常见疾病

1. 桡骨茎突狭窄性腱鞘炎

（1）病理与临床

桡骨茎突狭窄性腱鞘炎为腕背侧第1腔室内肌腱（拇长展肌腱与拇短伸肌腱）的劳损或其滑车反复磨损所致的腱鞘炎，其中拇短伸肌腱更易被累及。经常发生在需要用到大拇指力量的工作者身上，最常见的除了怀抱婴儿的妈妈（又称"妈妈手"）外，还易发生于美发师、老师、搬运工人、打字员、会计师、银行柜员、收银员、投掷运动者、长期使用电脑的人士以及类风湿关节炎患者等。临床表现为腕桡侧背部疼痛。

（2）超声表现

拇长展肌腱和拇短伸肌腱增粗，腱鞘增厚，有时病变仅累及其中一个肌腱。PDI增厚的腱鞘内可见血流信号。

2．"扳机指"

（1）临床与病理

"扳机指"又叫弹响指，为手指在掌指关节处的指屈肌腱狭窄性腱鞘炎，是手指在弯曲及伸直的交替动作中，肌腱在手掌和手指相连的关节处受束缚，产生弹响声的疾病。由于患者手指的动作好像扣手枪扳机，所以又叫"扳机指"。这种病多发生于需过度使用手指的人群，以拇指、食指、中指多见。主要病理改变为掌指关节处 A1 滑车增厚，导致指屈肌腱局部受压变细，两端增粗。屈指时，肌腱膨大部分通过腱鞘受阻，使手指屈伸活动受限，严重者出现弹响，甚至绞锁。

（2）超声表现

掌指关节处指屈肌腱的 A1 滑车增厚，CDFI 增厚的滑车内可见血流信号增多。动态检查可见指屈肌腱于滑车深方滑动受阻。

3．腱鞘炎或腱周炎

（1）病理与临床

腱鞘炎发生于有腱鞘的肌腱，尺侧腕屈肌腱远端无腱鞘，该处病变为腱周炎。可为退行性、创伤、增生性、炎性（包括晶体沉积性炎症）和感染。

（2）超声表现

急性浆液性腱鞘炎时，腱鞘内积液增加，横切面显示肌腱周围有环状积液包绕肌腱，多为无回声。腱鞘增厚伴滑膜增生时，呈实性低回声，探头加压时不能被压缩，CDFI 内可见血流信号。感染性腱鞘炎时，积液回声可明显增高，肌腱周围软组织水肿增厚。

（3）鉴别诊断

正常桡腕关节背侧的伸肌支持带由于各向异性伪像可呈低回声，勿将其诊断为腱鞘炎。

4．锤状指

（1）病理与临床

锤状指为手指末节指伸肌腱在伸直状态下遭受外力撞击，使关节突然弯曲，从而导致指伸肌腱断裂或其附着处骨撕脱骨折，出现远侧指间关节屈曲畸形。锤状指可分为两类：肌腱断裂和撕脱骨折。

（2）超声表现

根据损伤部位可分为三种类型：Ⅰ型为远节指骨底部撕脱骨折，可见强回声骨折片，伸肌腱无断裂，但由于肌腱向近侧回缩而增厚。远节指间关节主动或被动活动时，伸肌腱无移位。Ⅱ型为伸肌腱完全断裂，无骨折。表现为伸肌腱连续性中断，近侧断端回缩增厚。远侧指间关节主动或被动活动时，伸肌腱近端无移动。Ⅲ型为伸肌腱挫伤。伸肌腱连续性完整、增粗、回缩减低。远侧指间关节主动或被动活动时，伸肌腱可见移动。

5．类风湿关节炎

（1）病理与临床

滑膜血管增生和炎性细胞浸润为主要的病理改变。青壮年女性多见，双侧对称性多关节受累，以小关节为主，指间关节和腕关节好发。

（2）超声表现

当类风湿关节炎累及关节时，超声可见关节腔扩张，内见积液，滑膜增生，PDI 增生的滑膜内血流信号增多。类风湿关节炎累及肌腱时，超声显示肌腱增厚，内可见积液。肌腱也可表现为增粗、内部回声减低、不均匀，严重者可发生肌腱断裂，多发于拇长伸肌腱和小指伸肌腱。

（3）鉴别诊断

怀疑类风湿关节炎时，应注意检查腕关节、掌指关节和近侧指间关节；而怀疑银屑病性关节炎时，应注意检查远侧指间关节。

6. 腕管综合征

（1）病理与临床

腕管是由腕骨构成的腕沟和掌侧厚韧的腕横韧带（屈肌支持带）围成的骨纤维管道,其中有拇长屈肌腱、深、浅指屈肌腱及正中神经通过。正中神经位于浅层肌腱与腕横韧带之间,稍偏桡侧。腕管综合征（carpal tunnel syndrome）指由腕管容积改变、内压增高,引起正中神经受卡压而发生的一系列综合征。与多种因素如外伤、骨折、肌腱滑膜炎、腕管内腱鞘囊肿、肿瘤、类风湿关节炎、外源性应力损伤、腕部长期慢性劳损及多种全身疾病（如痛风、糖尿病、酒精中毒）等有关。典型临床表现为桡侧 3 个半手指麻木、疼痛、皮肤感觉迟钝,有时拇指外展,对掌无力,动作不灵活。

（2）超声表现

两侧对比检查,主要改变为正中神经于进入腕管处增粗、肿胀、变扁、回声减低,有时也可表现为远段神经肿胀,多数研究以正中神经横截面积为 $9\sim12\ mm^2$,宽径增加$>4.9\ mm$ 来诊断腕管综合征。彩色多普勒检查可见正中神经内血流信号增加。

其他由于原因不同,可有不同的声像图所见,如急性屈肌腱鞘滑膜炎,则出现屈肌腱周滑膜增厚,肌腱直径增大;外伤出血及腱鞘囊肿引起者,可见局限性无回声区,边界光整;由肿瘤引起者,在第二、三指屈肌腱旁可见实质性肿瘤回声,正中神经受压移位;外源性应力损伤可见腕横韧带肥厚;痛风引起者,正中神经肿大、拇长屈肌腱、指屈浅肌腱肿大增粗,回声增强并可见痛风石回声等。

（3）鉴别诊断

本病应与颈椎病、旋前圆肌综合征及前骨间神经综合征等引起的手指麻木、疼痛症状进行鉴别。本病指压腕管内正中神经部位,症状加重,并有上述阳性声像图所见。颈椎病的症状与颈的不同姿势有关,颈椎X线可见阳性改变,而无腕管部异常。后两者肌电图检查有重要价值。此外还需与正中神经纤维脂肪错构瘤相区别。

7. 腕尺管综合征

（1）病理与临床

尺神经在腕尺管内的卡压较为少见,多为创伤所致。损伤可表现为尺神经挤压伤、尺神经瘤形成而压迫尺神经或尺管内组织肿胀。

（2）超声表现

尺神经病变处可呈低回声,探头加压时,由于尺神经被压在探头与钩骨钩之间而引发患者相应症状。

（3）鉴别诊断

需与尺动脉瘤和小鱼际捶打综合征进行鉴别。

（4）临床价值

超声诊断本病简单易行,准确可靠,能提供客观的形态学证据。

8. 腱鞘囊肿

（1）病理与临床

病因并不明确,可能与组织退变或既往损伤有关。临床上多无明显症状。

（2）超声表现

多显示为无回声的单纯性囊肿,囊壁较薄而难以显示,后方回声增强,彩色多普勒无明显血流信号。

（3）鉴别诊断

需与血管瘤、脂肪瘤相区别。

四、髋关节

(一)解剖概要

髋关节为盆腔的髋臼与股骨近端形成的滑膜关节,关节隐窝自髋臼延伸至转子间线水平,稍超过股骨颈水平。关节囊由于髂股韧带、坐骨韧带、耻股韧带而增厚,前部关节囊沿股骨颈向上反折。

在髋关节前部,髂腰肌由髂肌和腰大肌组成,止于股骨小转子。前部其他肌肉有缝匠肌、阔筋膜张肌、股直肌。

髋关节内侧的肌肉包括长收肌、短收肌和大收肌,起自骨盆的坐骨和耻骨,止于股骨粗线。

髋关节外侧的肌肉包括臀小肌、臀中肌和臀大肌。

(二)检查方法

体位:髋关节超声检查可根据病变的不同部位而选择相应的体位,见表8.4.2。

表 8.4.2 髋关节超声检查内容

部位	体位	检查内容
髋前区	仰卧位,大腿轻度外旋	髋关节、髂腰肌、股直肌、缝匠肌、耻骨联合
髋内侧区	屈膝,髋关节适度外展、外旋	腹股沟深环、海氏三角、股薄肌、内收肌
髋外侧区	仰卧位,受检者髋部朝上	股骨大转子、滑囊
髋后区	俯卧位,足悬于检查床外	骶髂关节、梨状肌、髋外侧肌

仪器:一般首选线阵探头,频率为5~12 MHz,深部病变可选择3.5~5 MHz的凸阵探头。

髋关节周围肌腱:最主要的肌腱为髂腰肌腱。患者仰卧位,下肢自然平伸。探头与股骨颈长轴平行矢状连续平行扫查可依次清晰显示髋关节囊、股骨及髂腰肌腱长轴切面;横断面扫查可观察髂腰肌腱、关节囊以及股血管的相互位置关系。髂腰肌腱远端附着于股骨小转子,髋关节和膝关节轻度屈曲、外展、外旋即"蛙腿位"利于显示。

(三)常见疾病

1. 暂时性髋关节滑膜炎

(1)病理与临床

暂时性髋关节滑膜炎为儿童髋部疼痛常见的疾病,为良性、自限性疾病,多发生在3~8岁儿童。发病前可有上呼吸道感染、病毒抗体滴度增加或过敏倾向。治疗上多为休息和止痛,多在1周左右完全恢复。

(2)超声表现

髋关节前隐窝内积液增多,一般积液双侧对比,厚度相差>2 mm时为病理改变。

本病注意超声复查,如小儿髋关节腔积液持续超过4~6周,要怀疑Perthes病。

2. Legg-Calve Perthes 病

(1)病理与临床

Legg-Calve Perthes病为特发性髋关节的无血管性(缺血性)坏死,多见于4~8岁儿童,男孩多见。其病因不明确,可能与髋关节的创伤导致骨内压力增加,继而压迫血管,导致缺血性坏死有关。

(2)超声表现

有时可见髋关节积液,积液持续时间较长,常大于3周。股骨头软骨增厚,与对侧比较>0.5 mm。髋外侧股骨头软骨-髋臼外缘距离(lateral cartilage distance,LCD):由于股骨头增大,使髋臼对股骨头的外侧覆盖率减低,病变侧髋关节LCD较对照侧明显增大。

3. 化脓性髋关节炎

(1)病理与临床

儿童的化脓性髋关节炎发病年龄较早,常<3岁。最常见的致病菌是金黄色葡萄球菌和革兰氏阴性厌氧菌。患儿髋部疼痛显著,体温升高,血白细胞和血沉增快,可迅速发展为败血症和多器官衰竭。

(2)超声表现

化脓性髋关节炎时,超声显示髋关节积液,透声差,关节滑膜增厚,关节软骨破坏,关节周围软组织可见充血增厚。怀疑化脓性髋关节炎时,可行超声引导下穿刺抽液进行化验以明确诊断。

4. 腹直肌钙化性肌腱炎

(1)病理与临床

腹直肌钙化性肌腱炎为局部羟磷灰石钙沉积所致,患者局部疼痛症状明显。

(2)超声表现

于髂前下棘股直肌腱近段可见一个或数个强回声斑,后方可伴声影或无明显声影。

5. 髋关节撞击综合征

(1)病理与临床

表现为髋关节疼痛或活动受限。

(2)超声表现

前上股骨头-颈交界处的骨皮质不规则或骨突起性病变。

(3)鉴别诊断

需与股骨颈骨折相区别。

6. 滑囊病变

(1)病理与临床

髂腰肌滑囊位于髋关节前部,坐骨结节滑囊位于髋关节后部。通常无明显临床症状。囊内伴感染时可表现为疼痛。其中坐骨结节滑囊炎又称"裁缝臀",多见于老年女性,患者多有长期在硬凳上工作病史,臀部摩擦、挤压,坐骨结节滑囊滑膜受损,产生渗出肿胀,日久囊壁逐渐出现增厚、粘连及纤维化等改变,也常见于自行车、摩托车运动员。

(2)超声表现

滑囊扩张时可表现为单纯性积液或混杂性积液,伴或不伴滑膜增生,因此超声上显示为无回声至高回声。若扩张滑囊无压缩性,彩色多普勒有血流信号,则提示滑囊内为滑膜增生。

(3)鉴别诊断

髂腰肌滑囊突入腹腔时应与腹腔肿块或腰大肌脓肿相区别。

7. "弹响髋"

(1)病理与临床

"弹响髋"指髋部活动时出现弹响,其病因可分为关节内和关节外。关节内弹响与关节病变有关,关节外病变多见于髂腰肌腱于髋臼前部髂耻隆起附近发生的弹响。

(2)超声表现

超声检查时,可让患者做自髋屈曲、外展、外旋位至髋部伸直动作,或让患者自己做能引起髋部弹响的动作,同时超声实时观察髂腰肌肌腱有无活动异常。

8. 股内收肌损伤

股内收肌损伤又称"骑士损伤",表现为大腿内侧胀痛。内收肌位于大腿内侧,主要功能是使大腿内收。

当内收肌猛烈收缩、大腿迅速内收遇到阻力或者内收肌长期过度牵拉,超过了肌纤维的弹性限度时,都能导致内收肌拉伤。骑马跳跃障碍时,两腿被迫分开,内收肌受到过度牵拉而受伤。

五、膝关节

(一)解剖概要

膝关节是位于股骨、胫骨和髌骨之间的有透明软骨的滑膜关节。由纤维软骨构成的半月板为位于股骨与胫骨之间的 C 形结构。髌上囊为一较大的关节隐窝,位于股骨与髌骨之间,并与膝内侧隐窝、膝外侧隐窝相通。

髌下脂肪垫又称 Hoffa 脂肪垫,为滑膜外但关节囊内的脂肪垫,位于膝关节腔前部与髌腱之间。膝关节腔前部周围有数个滑囊,有位于髌骨前方的髌前滑囊、髌腱远段前方的髌下滑囊、髌腱与胫骨近端之间的髌下深囊。膝内侧周围还有一些滑囊,包括位于鹅足腱深方的鹅足腱滑囊等。另一常见滑囊为半膜肌腱-腓肠肌内侧头滑囊,扩张时称为 Baker 囊肿。

膝关节由数条韧带固定,并且膝关节周围有许多肌腱。

(二)检查方法

仪器:检查膝关节前部、内侧和外侧时,可用 10 MHz 以上的线阵探头;检查腘窝时,可用 5～10 MHz 的线阵探头或凸阵探头。

体位:膝关节检查可分为前区、内区、外区和后区,各区域的检查应选择相应的体位以充分暴露被检查的区域,并注意在紧张和松弛状态下观察肌腱或韧带的声像图特征,推荐双侧对照检查。

膝关节周围结构较多,按照分布的位置不同,依次按关节各面逐一检查。主要扫查结构内容及体位见表 8.4.3。

表 8.4.3　膝关节扫查区域与观察内容

扫查区域	患者体位	膝关节位置	检查内容
前区	仰卧位	屈曲 15°~20°(腘窝下垫枕)	股四头肌腱、髌腱、髌支持带
内侧区	仰卧位,向患膝轻度倾斜	下肢外旋,髋关节及膝关节轻度屈曲	鹅足腱及滑囊、内侧副韧带
外侧区	患膝对侧侧卧位	膝关节侧方垫枕	腘肌腱、股二头肌联合腱、外侧副韧带
后区	仰卧位	伸直(双足垂于床沿)	半膜肌-腓肠肌内侧头肌腱

(三)常见疾病

1.膝前部滑囊炎

(1)病理与临床

膝前部的滑囊主要包括髌前滑囊、髌下浅囊和髌下深囊。病因包括反应性积液、创伤、感染和出血等。其中髌前滑囊炎又名"女仆膝",也有称"煤矿工膝""撞击膝""牧师膝""修女膝"等,是髌骨前方慢性或急性创伤,使滑囊壁逐渐增厚,以后又继发感染,滑囊体积增大,一旦局部摩擦或压力增加时,即可出现髌前疼痛和局限性肿胀。本病有急、慢性之分,与患者从事职业息息相关。运动员多系跪地及髌前被顶撞所致,长时间的摩擦或压迫刺激可造成慢性滑囊炎。

（2）超声表现

急性期,滑囊可见扩张,积液呈无回声。慢性期,超声显示囊壁增厚,囊内可伴滑膜增生。化脓性滑囊炎时,囊内透声差。

2. 髌腱病

（1）病理与临床

髌腱病又称跳跃者膝(jumper's knee)、髌腱末端病、髌腱炎。髌腱是连接髌骨到小腿胫骨的肌腱结构,与股四头肌、髌骨共同构成"伸膝装置"。跳跃者膝就是由于"伸膝装置"反复过度载荷跳跃,造成髌腱的微损伤。最常累及髌腱的近端止点处。多见于从事跑、跳的运动员,如篮球、排球、足球运动员等。主要表现为慢性反复的膝前部疼痛和髌腱髌骨附着处压痛。

（2）超声表现

病变常累及髌腱上段中部的肌腱组织,局部肌腱增厚、回声减低,有时可见小撕裂,病变内可见较丰富的血流信号。髌骨下缘骨皮质不规则。

（3）鉴别诊断

脊柱关节病累及髌腱时,导致末端炎。

3. 胫骨粗隆骨软骨病

（1）临床与病理

胫骨粗隆骨软骨病(Osgood-Schlatter 病变)多见于喜好运动的青少年,男性多于女性。病变累及胫骨粗隆,表现为髌腱和髌腱胫骨止点处的损伤与炎症反应,有时可伴撕脱骨折。临床表现为膝关节前下方疼痛,活动后加重,休息后减轻。查体可见膝关节前下方胫骨粗隆处有一明显的骨性包块,压痛明显。

（2）超声表现

髌腱远段增厚肿胀,髌腱附着处软骨肿胀。彩色血流可见丰富的血流信号。

4. 髂胫束摩擦综合征

（1）病理与临床

髂胫束摩擦综合征又称"跑步膝",为髂胫束在股骨外侧髁反复摩擦,导致韧带或滑囊炎症所致。临床表现为膝关节外侧局部肿胀和疼痛,常伴弹响或摩擦感,是最常见的跑步训练伤痛之一,故名"跑步膝"。

（2）超声表现

髂胫束在股骨外侧髁处增厚,回声减低,其周围组织水肿,局部压痛,部分患者可见髂胫束滑囊扩张。

5. 腓肠肌内侧头损伤

（1）病理与临床

腓肠肌内侧头远段损伤较为常见,又称网球腿。损伤多发生在运动过程中,患者常突然感觉小腿后部中段疼痛,或重击感,迅速出现小腿肿胀、疼痛。

（2）超声表现

横切面可显示撕裂累及的宽度,判断是部分撕裂还是完全撕裂。纵切面检查可观察肌肉断裂后的回缩程度和血肿范围。

6. 半月板撕裂

（1）病理与临床

半月板撕裂为膝关节最常见的运动创伤,多为直接暴力所致,表现为膝关节活动受限或疼痛。

（2）超声表现

半月板撕裂时可见半月板内部条形低回声。

（3）鉴别诊断

需与半月板囊肿相区别。

7. 半月板囊肿

（1）病理与临床

半月板囊肿（meniscal cyst）多见于 20～30 岁的成年人，病因不明，多与外伤后软骨黏液性变有关，男性多于女性，约 80% 合并半月板损伤。其形成原因可能为关节腔积液从半月板裂口处向关节外突出或是半月板损伤后退变所致。临床表现为膝关节疼痛或活动受限。

（2）超声表现

半月板囊肿可为无回声或低回声，囊肿常紧邻膝内侧或外侧半月板。CDFI 内无血流显示。

8. 腘窝囊肿

（1）病理与临床

腘窝囊肿（popliteal cysts）亦称 Baker 囊肿，是临床最常见的滑液囊肿之一。由膝关节滑膜袋状疝出，或腘窝内侧腓肠肌内侧头-半膜肌滑液囊异常扩张形成，多由膝关节腔内的积液通过一通道流入滑囊所致，也可由于局部摩擦或炎性病变所致。表现为腘窝包块，无明显疼痛。囊肿破裂时，患者小腿后部可出现疼痛肿胀，需与静脉血栓进行鉴别。

（2）超声表现

囊肿可呈低回声或无回声。如囊内病变无压缩性、彩色或能量多普勒可见血流信号，则提示为滑膜增生。

9. 膝关节类风湿关节炎

（1）病理与临床

类风湿性关节炎（rheumatoid arthritis）早期以滑膜炎为首发病变，表现为滑膜及邻近关节囊充血、水肿、渗出、关节腔内出现积液、炎细胞浸润、肉芽组织增生和血管翳形成致滑膜不规则增厚。进而侵蚀关节软骨，使之变薄、破坏，并进一步腐蚀软骨下骨质，使关节功能丧失。大小关节均可发病，并有多发性和对称性的特点。依次好发于掌指、腕、指间、膝、踝、跖趾、肩、肘等关节。临床表现为受累关节疼痛、肿胀、变形、运动受限僵直，关节附近肌肉萎缩，并可有食欲不振、全身肌肉疼痛、低热等全身症状。多数病人血沉增快，IgM 及类风湿因子阳性。病程缓慢起伏不定，常从一个关节扩展到另一个关节。

（2）超声表现

① 关节以滑膜增生为主，呈不均匀性增厚，或呈绒毛状向关节内突出。滑膜的边缘回声不清。

② 关节软骨继发性被侵蚀（包括半月板）变薄、断裂、缺损，表面回声凹凸不平；在软骨覆盖的股骨踝部横切面上，软骨下的骨组织可被侵蚀、破坏，出现骨皮质回声中断或凹陷；关节间隙变窄。

③ 关节及其邻近的软组织肿胀，髌上滑囊及关节内积液，关节腔间隙增宽，有时在髌上滑囊内可见点、片状高回声。10%～20% 的病人可在相关的筋膜、肌腱、骨膜上，特别是在骨隆起处出现类风湿结节，直径为 2～5 mm，呈低回声。

④ 出现腘窝囊肿。

⑤ 增厚的滑膜 CDFI 和 CDE 可见血管增生，血流信号增多（炎性血管翳），并表明疾病处于活动期。

以上改变在病变的不同时期可以出现一项或多项。

（3）鉴别诊断

上述声像图改变是非特异性的，应参考病史、症状、体征及其他检查，与膝关节的骨性关节炎、痛风、假痛风、色素绒毛结节性滑膜炎、结核、创伤性滑膜炎及滑膜性软骨瘤病等进行鉴别。

（4）临床价值

超声可显示滑膜厚度、关节腔有无积液、骨质有无侵蚀与破坏等诊断信息，协助诊断，并可评估疗效。

10. 膝骨性关节炎

（1）病理与临床

骨关节炎（osteoarthritis）亦称软骨软化性关节炎、增生性关节炎、变形性关节炎，病因不明。80% 发生于50岁以上,女性多于男性,膝、髋关节易发。病理变化以关节软化以及软骨下骨质改变为主。损伤与修复同时存在。早期,软骨退变、失去光泽、表面不平、软化变薄,负重部位软骨破裂、缺损,继之软骨下骨质外露硬化,关节边缘区软骨骨化形成骨赘。日后因跌打扭伤,关节囊、滑膜及邻近滑囊壁才发生炎症肥厚,产生关节积液。关节囊和滑膜可发生软骨化生和骨化。剥脱的软骨片、骨赘和滑膜化生的软骨结节可脱落,进入关节腔,形成关节游离体。主要临床表现为早期非持续性关节酸痛、晨僵,关节活动时有摩擦感或摩擦音。继之关节积液肿胀,活动受限,并有不同程度的关节畸形。有游离体时,可发生关节绞锁,但血沉、血细胞和血清免疫学检查正常,类风湿因子为阴性。

(2)超声表现

① 轻者关节软骨面变薄,凹凸不平,尤以负重较大的股骨内髁明显;重者局部软骨缺损消失,软骨下骨质外露,回声增强。胫骨平台关节边缘处,可见骨赘突出。

② 关节滑膜增厚,少量关节积液。

③ 髌上滑囊滑膜增厚并有积液。

④ 关节游离体形成,关节腔内可见点片状强回声,并随关节运动有移位。

⑤ 同时有腰椎或颈椎改变者,可见椎体缘增生,呈唇样突出,有时上、下椎体间呈桥样连接。

(3)鉴别诊断

本病应与类风湿性关节炎、滑膜性软骨瘤病、晶体性关节炎等进行鉴别。

(4)临床价值

超声可显示滑膜厚度、关节腔有无积液、骨质有无侵蚀与破坏等诊断信息,可为与类风湿关节炎、滑膜性软骨瘤病、晶体性关节炎等的鉴别诊断提供依据。

11. 膝关节滑膜皱襞综合征

(1)病理与临床

膝关节滑膜皱襞综合征(plica syndrome of knee)亦称滑膜皱襞嵌顿症,系由于膝内滑膜皱襞及翼状襞因外伤出血、发炎肿胀或慢性增生肥厚、钙化,肥大的滑膜皱襞嵌入髌股关节间隙产生的综合征。常是单侧发病,以髌内侧皱襞多见。临床表现有膝关节疼痛、绞锁、弹响、伸屈功能受限、腿打软等症状。尤以半蹲、跳跃、上下楼时更为明显,重者步行困难,检查膝前内侧有压痛,并可触及痛性索条。日久股四头肌萎缩,合并关节及髌上滑囊积液时,膝关节肿胀。

(2)超声表现

在髌骨上方或下方,关节囊内面、股骨髁前,可见到肿胀的类三角形或索带状隆起物,呈较高或中等回声,加压探头可有疼痛,有时关节在适当位置,可见肿大的皱襞突向髌骨与股骨髁之间,并有剧烈疼痛。可同时有髌下脂肪垫增厚,回声失常或钙化。膝关节及髌上滑囊可有少量积液。但关节软骨、软骨下骨皮质、半月板无异常。

(3)鉴别诊断

本病常易与半月板损伤、类风湿关节炎、骨性关节炎及副韧带损伤等混淆,根据关节软骨、软骨下骨质、半月板及副韧带无异常可以鉴别。

(4)临床价值

超声检查有助于诊断此病,除此之外,其他相似疾病确诊靠关节镜检查,X线检查意义不大。

12. 膝髌下脂肪垫损伤

(1)病理与临床

膝关节髌下脂肪垫损伤(subpatellar fat pat injury)是由于剧烈过伸活动受伤,引起出血、发炎、肿胀或因反复跳跃、下蹲慢性损伤引起的以膝部运动受限、疼痛为特点的疾病。日久可发生脂肪垫钙化。多见于球类和跳跃运动员,临床表现为髌腱两侧肿胀、压痛,膝过伸运动疼痛加重,运动受限为主要特征。

（2）超声表现

两侧对比患侧髌韧带深面的脂肪垫肿胀、增厚、内部回声减低或不规则，急性损伤出血，可见局限性无或低回声区，并引起髌下深滑囊和膝关节积液。日久脂肪垫内可见钙化或骨化强回声并有声影，膝关节、半月板及髌腱无明显异常。

（3）鉴别诊断

本病常与滑膜皱襞综合征、半月板损伤、风湿和类风湿关节炎混淆。本病仅见髌腱后脂肪垫回声异常，而关节、半月板、滑膜皱襞无异常，结合病史不难鉴别。

（4）临床价值

超声对本病可提供诊断信息，有助于与其他相似疾病的鉴别。

六、足踝关节

（一）解剖概要

踝关节为位于胫骨和腓骨远端与距骨之间的滑膜关节。踝前部从内侧向外侧依次为胫骨前肌腱、足拇长伸肌腱和趾长伸肌腱。踝内侧，从前向后依次为胫骨后肌腱、趾长屈肌腱和足拇长屈肌腱。踝外侧，分别为腓骨长肌腱和腓骨短肌腱。踝后侧，腓肠肌内侧头和外侧头与比目鱼肌汇合形成跟腱而止于跟骨。

（二）检查方法

体位：足部和踝部扫查时，各关节的起始体位应该处于中立位，扫查过程中应该随时根据需要改变关节的位置。

仪器：一般采用线阵高频超声检查，常用的探头频率在 10 MHz 左右。对于跖趾关节等小关节的和表浅的皮下结节检查，也可以选用更高频率的探头。

（三）常见疾病

1. 痛风性关节炎

（1）病理与临床

最常见的发病部位为第一跖趾关节，表现为关节疼痛、肿胀。

（2）超声表现

关节腔积液、滑膜增生，内可见点状强回声，为微小痛风石，沉积在软骨表面的由尿酸盐结晶形成的线状强回声，呈双边征。

2. 跟腱远端滑囊病变

（1）病理与临床

跟腱远端有两个滑囊——跟骨后滑囊和跟腱后滑囊。多由摩擦、邻近肌腱断裂或炎性所致。

（2）超声表现

跟骨后滑囊炎时，滑囊可见扩张，扩张的滑囊可呈低回声或无回声。如囊内病变无压缩性、彩色或能量多普勒可见血流信号，则提示为滑膜增生。

3. 跟腱病

（1）病理与临床

跟腱病为跟腱的非炎性退行性改变，多由劳损或外伤所致。其主要病理改变为肌腱缺氧、黏液变性、脂肪变性等。

（2）超声表现

跟腱肿胀增厚、回声减低，常伴有跟骨后滑囊炎。

4．跟腱周围炎

（1）病理与临床

跟腱周围无腱鞘，其周围为疏松的结缔组织，称为腱围。腱围组织增厚水肿，称为腱围炎。

（2）超声表现

跟腱远段周围组织增厚，回声减低，横切面可见跟腱周围增厚的低回声组织呈半环状包绕跟腱。跟腱周围组织内可见较丰富的血流信号。

5．跟腱断裂

（1）病理与临床

多数发生在剧烈运动或者用力使足跖屈或拉紧跟腱时，患者突然感觉跟腱部剧烈疼痛。临床检查可见跟腱部位肿胀、断裂处可触及凹陷，足跖屈功能障碍，失去正常行走步态。

（2）超声表现

跟腱完全断裂时，跟腱连续性中断，断端不整齐，急性撕裂可见跟腱两断端之间有血肿。部分撕裂时，超声可见跟腱的部分组织连续性中断。超声检查跟腱时，应注意跖肌腱完整情况。多数跟腱断裂患者，跖肌腱可保持完整。

6．"网球腿"

（1）病理与临床

"网球腿"是腓肠肌内、外侧头、比目鱼肌（小腿三头肌）和跖肌间接损伤的统称，可以是单独或联合损伤，最常见的还是腓肠肌内侧头损伤，由于小腿瞬间过度伸展（有时见于小腿肌肉强力收缩）而被拉伤。多见于网球运动员，故被称"网球腿（tennis leg）"，也可发生在羽毛球、乒乓球、滑雪、体操、技巧、跳高、跳远和赛跑等运动项目。在解剖学中，跖肌是人体一条退化的肌肉，其出现率在人群中约占 93%。跖肌起于股骨外上髁，肌腹短小、肌腱细长，直径约为 3 mm，行走于腓肠肌和比目鱼肌之间，止于跟骨的内缘或者附着于跟腱，在临床上，跖肌腱损伤较少单独发生，常常伴随小腿腓肠肌内侧头或/和比目鱼肌的拉伤。在运动医学中，常将"网球腿"归类于跖肌腱损伤，腓肠肌内侧头以及比目鱼肌损伤。多发生于网球运动员扣高压球时后腿直膝着地再蹬起时，有小腿后面突然被击打的感觉。腓肠肌内侧头损伤的部位绝大多数发生在末端肌肉-肌腱连接区（并入跟腱之前），部分性损伤更多见，一般保守治疗可治愈。

（2）超声表现

肌腱连续性中断，局部回声减低，断端处可见血肿。

7．韧带损伤

（1）病理与临床

足踝部韧带损伤常见于距腓前韧带和跟腓韧带，多由外伤所致，表现为疼痛和活动受限。

（2）超声表现

韧带周围积液，回声不均，部分撕裂时表现为韧带内的裂隙样或条形低回声，完全断裂时表现为韧带连续性中断，伴周围大量积液。

8．足底筋膜炎

（1）病理与临床

足底筋膜炎多发生于足底筋膜近段与跟骨起点处，与局部反复的微小损伤、撕裂修复、组织退变或水肿有关。多表现为疼痛。足底筋膜纤维瘤病病理上为成纤维细胞增生，常为多发病灶，累及双足。

（2）超声表现

表现为足底筋膜增厚，>4 mm，回声减低，如为部分断裂，可表现为增厚、回声减低，如为完全断裂，可表现为局部足底筋膜断裂伴不均质积血。足底筋膜纤维瘤病表现为足底筋膜内低回声或等回声梭形结节或肿块，彩色多普勒血流信号丰富，后方回声增强。

9. 副腓骨

（1）病理与临床

副腓骨为位于腓骨长肌腱内的一个籽骨。

（2）超声表现

副腓骨显示为位于腓骨长肌腱内的一个强回声斑，后方伴声影。

10. Morton 神经瘤

（1）病理与临床

Morton 神经瘤（也称 Morton 跖骨痛、Morton 神经痛和跖间神经瘤）是位于跖骨间的跖神经良性神经瘤，最常见于第三和第四跖骨间隙，其次为第二和第三跖骨间隙，原因是外侧跖神经与内侧跖神经在此处汇合，直径增粗；另外，此处神经位于皮下，正好位于足部脂肪垫上方，靠近动脉和静脉；在神经上方为跖骨深横韧带，非常坚韧，形成神经的顶部。上述原因均导致此处神经容易受到挤压增粗。扁平足可牵拉神经向内侧移位，刺激神经，导致其增粗增大。女性较男性更为常见，可能是因为女性更喜欢穿窄头的鞋，挤压神经所致，另外，高跟鞋也会导致前足受力增加，导致该部位压力增高。Morton 神经瘤疾病的特征是疼痛和麻木，脱掉鞋子后症状会减轻。Morton 神经瘤最早由一名足病医生发现。虽然被命名为"神经瘤"，但有很多学者认为其实并非由真正的神经形成的肿瘤，而是一种神经周围纤维瘤（围绕神经形成纤维组织）。病理表现为神经束膜纤维化、血管增生、神经内膜水肿和轴突变性。

前足疼痛，部位位于第三和第四跖骨之间，疼痛可为锐痛或钝痛，负重及行走时疼痛加重，休息后减轻。疼痛可反复发作，影响相邻的两足趾。另外可出现烧灼感、麻木以及感觉异常。足部没有明显畸形、红斑、炎症表现（红肿热）或关节活动受限；局部压痛，挤压三、四跖骨头可诱发症状。

（2）超声表现

声像图表现为局部低回声结节，当结节＞5 mm 时患者可能出现症状。在冠状切面上，Morton 神经瘤可自跖骨头之间向足底侧生长延伸，其内侧和外侧轮廓呈凹陷形。在矢状切面上，如显示呈低回声的足底趾总神经进入神经内侧能明确诊断；再加上结节的不可压缩性，可排除此低回声肿块为滑囊扩张。

检查时，探头放在病变的足底侧，检查者的另一只手指放在相应的足背侧，同时进行加压，如方法正确，应能引发患者神经瘤的相应症状。同样也可将探头放在足背侧，同时检查者的手指从足底侧进行加压。另外，从足前部的内侧和外侧同时向中心部挤压跖骨头进行动态超声检查，有时可见神经瘤自跖骨间隙向足底部移位，同时可触及一弹响（超声 Mulder 征），出现此征更加提示神经瘤的诊断。

第五节　发育性髋关节发育不良

（一）病理与临床

发育性髋关节发育不良（developmental dysplasia of the hip，DDH）是髋臼发育不良、髋关节半脱位及髋关节脱位疾患的统称。DDH 的发病率有明显的地域和文化差异，一致的观点是襁褓体位与其发生密切相关。女性居多，推测可能与雌激素水平有关。DDH 发病部位：左侧占 60%，右侧占 20%，双侧占 20%。在所有导致 DDH 的高位因素中，臀位是最确定的因素。此外，家族史、第一胎、早产、孕期羊水过少、合并马蹄足或斜颈等也被认为是可能影响 DDH 的高危因素。

（二）筛查方法

出生后4～6周是DDH筛查的重要时间点,不要晚于此时间,临床体格检查阳性或存在高危因素者选择性超声检查,有医疗条件的地区可采用超声普查。髋关节超声检查是6个月以下婴幼儿DDH的重要辅助检查方法,包括静态超声、动态超声和静态动态联合超声。检查重点是评估髋关节形态、股骨头位置和髋关节稳定性。

（1）Graf法:20世纪80年代,奥地利Graf教授提出,该方法逐渐成为6个月以下婴幼儿DDH早期诊断与筛查的金标准。Graf超声诊断标准通过对骨性和软骨性髋臼的角度测量,量化并定义了髋关节发育的成熟程度,可重复性强,操作技术易于推广,适用于对婴幼儿的大范围筛查。

（2）美国Harcke教授提出了DDH的另一种超声诊断方法——髋关节动态超声检查:屈曲髋关节,在横断面超声扫描,检查者被动推挤股骨头,观察其稳定性,这种方法能更好地检测不稳定的髋关节,特异性强,从而降低因Graf超声诊断方法导致的"过度治疗"。相对于Graf超声诊断方法而言,该方法对检查者操作技术的依赖性强,对结果的判读更为主观,在实际的应用推广中相对较难。

目前,Graf超声诊断方法是较为理想的技术,因为其检查方法简单,检查结果精确;检查值量化,便于比较,可重复性好;操作方法相对容易掌握,易于推广,能够在大范围人群中应用。

6月龄以上的患儿发育相对成熟,股骨头骨化中心逐渐形成,一定程度上影响了超声诊断的准确性,此时通过X线检查能更好地评估髋关节的发育情况。

（三）Graf法超声检查设备及方法

1. 设备

DDH超声检查不需要特殊的超声仪器,但以下几点是必要的:具有5 MHz或7 MHz的线阵探头、具有测量角度功能的软件、显示器能将图像旋转90°使它变成一个"标准投影"的视图。

2. 婴儿体位要求

Graf法明确规定婴儿侧卧位进行超声检查,并建议使用婴儿髋关节超声检查固定床,待检查髋部自然放松,下肢轻微屈曲、内旋,超声医师检查时不能在对髋关节推压时获得标准切面。

3. 正确识别解剖标志点并获得标准切面

将探头置于髋外侧股骨近端大转子处,与身体长轴保持平行,声束平行于骨盆冠状面,探头前后移动并做微调整,从而获得髋臼正中冠状切面。髋臼正中冠状切面标准声像图应清晰识别的解剖结构包括软骨和骨的交界部（股骨的骺板）、股骨头、滑膜皱褶、关节囊、髋臼盂唇、髋臼软骨顶、平直髂骨外缘、骨缘转折点、髂骨支下缘。上述任何一种解剖结构都应显示清晰,否则不能作为标准声像图。

检验髋关节超声声像图:只有当三个标志点髋臼窝深面的髂骨下支、臼顶的中部、髋臼盂唇都清晰可见,也就是获得了标准平面,这样的超声图像才能进一步用于诊断性评估。

（四）测量要点

只能在髋臼正中标准切面进行角度测量。确定3个标志点:髂骨支下缘、盂唇、平直髂骨外缘,然后测量角度。基线:以近端软骨移行为骨膜处为轴点,向足侧沿髂骨回声做切线;骨顶线（与基线的夹角为α）:以髋臼窝内髂骨支下缘为轴点,以此做骨性髋臼顶的切线;软骨顶线（与基线的夹角为β）:骨缘转折点和盂唇中心点的连线。

（五）诊断分型

Graf法将髋关节分为4个大类型及7个亚型。

Ⅰ型(发育成熟的髋关节):$\alpha \geqslant 60°$,骨性边缘是锐利或稍圆的,可分Ⅰa($\beta < 55°$,软骨性臼顶覆盖股骨头较多)和Ⅰb($\beta > 55°$,软骨性臼顶覆盖股骨头较少)。

Ⅱa(＋)型(生理性不成熟髋关节):年龄为0～12周,α为50°～59°,骨性边缘是圆钝的,软骨性臼顶覆盖股骨头。

Ⅱa(－)型(生理性不成熟髋关节):年龄为6～12周,α为50°～55°,存在缺陷,骨性边缘是圆钝的,软骨性臼顶覆盖股骨头。

Ⅱb型(骨化延迟):年龄大于12周,α为50°～55°,有缺陷,骨性边缘是圆钝的,软骨性臼顶覆盖股骨头。

Ⅱc型:α为43°～49°,$\beta < 77°$,严重缺陷,骨性边缘是圆钝到扁平的,软骨性臼顶仍覆盖股骨头。

D型(偏心性关节):α为43°～49°,$\beta < 77°$,严重缺陷,骨性边缘是圆钝到扁平的、脱位的。

Ⅲa型(偏心性关节):$\alpha < 43°$,发育差,骨性边缘是扁平的,软骨性臼顶被挤压到上方,没有结构性改变,近端软骨膜上行至髂骨轮廓中。

Ⅲb型(偏心性关节):$\alpha < 43°$,发育差,骨性边缘是扁平的,软骨性臼顶被挤压到上方,有结构性改变,近端软骨膜上行至髂骨轮廓中。

Ⅳ型(偏心性关节):$\alpha < 43°$,发育差,骨性边缘是扁平的,软骨性臼顶被挤到下方。

第六节　骨关节感染

(一) 化脓性骨髓炎

1. 病理与临床

骨髓炎(osteomyelitis)是由化脓性细菌感染而引起的骨髓、骨皮质和骨膜炎症。致病菌多为金黄色葡萄球菌和链球菌。偶尔为大肠杆菌、绿脓杆菌和肺炎双球菌。感染途径最多是身体其他部位化脓病灶,经血运传播到骨骼,或由邻近感染蔓延及外伤经皮肤直接感染引起。

经血道感染者称血源性骨髓炎,多见于小儿长管状骨干骺端。① 急性期:干骺端骨质破坏形成脓肿,脓腔内压力增高穿过干骺端皮质或经骨小管达骨膜下,形成骨膜下脓肿和引起骨坏死,再穿破骨膜进入软组织,形成蜂窝织炎或软组织脓肿,然后穿破皮肤流出体外,形成窦道,急性炎症逐渐消失,转入慢性骨髓炎阶段。② 慢性期:以骨质增生、形成感染性死腔和死骨为特征。病灶周围骨膜增生,产生新骨"包壳",并将死骨和感染性肉芽组织包围于其中,其上有瘘孔与皮肤窦道相通,长期不愈。

临床表现:急性骨髓炎多发生于儿童,其主要症状为高热、寒战、肢体剧痛,患儿常哭叫不止,患肢半屈曲位、拒动。血白细胞增高。继之局部红肿温度增高,干骺端有压痛和指压性水肿。脓液穿破骨膜达软组织和皮下时,皮肤发亮变紫红色,如不及时治疗和处理,脓液可自行穿破皮肤排出体外,全身及局部急性炎症症状随之消失。转为慢性骨髓炎后,以局部症状为主,从窦道和瘘孔不断排出脓液和小死骨,经一定时日瘘孔自行封闭,炎症继续发展,不久又在原患处发生红、肿、热、痛、再破溃,如此反复发作,长期不愈,直至死骨和病灶彻底清除为止。

2. 超声表现

(1) 急性骨髓炎:骨膜下脓肿是早期最易探到的具有诊断价值的超声征象,表现为带状无回声区,骨膜被掀起呈拱形抬高并增厚,或者在骨周出现脓肿无回声区,该改变比X线出现骨内破坏病变早7～10 d,最早可在症状出现后24 h内出现。当出现骨质破坏时,声像图上骨皮质回声中断,骨的正常结构失常,骨质中出现不规则、边缘不清的低回声区,并夹杂较强的回声。软组织肿胀,CDFI和CDE可见组织充血、血流信号增多。有时软组织内可探到脓肿无回声区。

（2）慢性骨髓炎：骨皮质回声带呈不规则浓密强回声，表面凹凸不平，骨瘘孔处骨皮质局限性回声中断或缺损；死骨形成并分离时，如果能显示出来，则呈孤立性点状、带状或块状强回声，其周围为低回声区包绕，死骨后常出现声影。部分扁平骨如肩胛骨慢性骨髓炎，骨质破坏后炎症及坏死组织形成局限性炎症肿块，骨质增生不明显，病变区呈不均匀实质性较强回声，夹杂有低回声和无回声区，局部 CDFI 血流增多，易与肿瘤相混淆。

3. 鉴别诊断

急性骨髓炎有典型病史、症状和声像图改变，不难诊断。只是在早期应与急性蜂窝织炎和单纯软组织炎症进行鉴别。后者声像图表现为软组织厚度增加，而无骨膜下或骨周脓肿存在。慢性骨髓炎需注意与骨结核进行鉴别。

4. 临床价值

急性骨髓炎有典型病史、症状。一旦超声探测到骨膜下或骨周脓肿液性暗区，即可作出定性诊断，并能指导脓肿穿刺及切开引流，有助于慢性骨髓炎感染性死腔和死骨定位。

（二）化脓性关节炎

1. 病理与临床

化脓性关节炎（pyogenous arthritis）的致病菌和感染途径与前述骨髓炎基本相同，多由血运传播而引起，有时为关节附近骨髓炎直接蔓延所致。常见于儿童，常累及单一关节，好发于髋、膝及肩关节。主要病理改变有：① 关节滑膜发炎充血、水肿，关节腔内渗出增多产生脓性渗出液；② 关节软骨受侵蚀发生软化坏死、糜烂和溃疡，乃至消失；③ 软骨下骨质显露，局部溶解吸收；④ 波及关节囊，发生囊壁增厚纤维变性，周围软组织肿胀，最后导致关节纤维性或骨性强直。

临床表现：受累关节有红、肿、热、痛及功能障碍等急性炎症表现，并伴有全身症状，如高热、间歇性寒战及血中白细胞增多、核左移，血培养可为阳性，关节穿刺抽出脓性液体。

2. 超声表现

（1）关节积液，关节囊扩张外凸，关节腔间隙增宽，腔内充满液体，出现带状无回声区，脓性渗液中间可见相当多的点状回声。

（2）关节滑膜增厚，内壁不光滑，有时呈结节状隆起或有点状强回声。关节周围软组织肿胀，厚度增加，加压探头有明显压痛。

（3）关节软骨回声凹凸不平，出现局部断裂缺损，软骨下骨皮质回声缺损、凹陷。

（4）滑囊积液，与关节相关的滑囊积液肿大，如膝关节炎时髌上滑囊扩张、囊壁增厚，在髌骨上方股四头肌深面，出现长椭圆形无回声区，有时还合并有腘窝囊肿。

（5）CDE 改变，化脓性关节炎关节周围软组织有红、肿、热、痛炎症改变时，CDE 检查软组织内血流信号增多。

上述超声表现在不同病期可只出现一种或多种。

3. 鉴别诊断

化脓性关节炎常需与外伤关节出血、血友病性骨关节病、关节周围软组织化脓感染及骨肉瘤、多形性和圆形细胞脂肪肉瘤、腺泡状软组织肉瘤等进行鉴别。

4. 临床意义

超声检查对关节炎引起的关节积液的诊断和在超声引导下穿刺抽液准确可靠，优于其他影像方法，但对病因的诊断须结合病史、症状、关节液检验及 X 线检查。

(三)软组织脓肿

1. 病理与临床

脓肿是由化脓菌感染引起的软组织炎症,组织坏死液化后,形成局限性脓液积聚,并有完整的脓肿壁。致病菌多为金黄色葡萄球菌。可发生在皮下、肌肉内、肌肉间隙、腱鞘和滑囊。常继发于各种化脓性感染,如疖、急性蜂窝织炎、急性淋巴腺炎或脓血症;也可发生在外伤血肿、局部刺伤(包括注射)、寄生虫和异物感染。

临床表现:浅部脓肿局部可有明显红、肿、热、痛典型炎症症状,触之剧痛,可有波动感;深部脓肿,局部红肿多不明显,一般无波动,但局部可出现凹陷性水肿;全身发热,乏力不适;血白细胞增多。

2. 超声表现

超声表现取决于感染的类型和脓肿形成的阶段,大多数脓肿显示为局限性无回声区或混合型回声,后者含有不同数量易变的内部回声,脓肿通常呈椭圆形或球形,有厚而不规则的壁,单腔或多腔,如果脓肿很小,则呈实质性回声,周围有低回声环(ring-down 征)。位于肌腹筋膜面间的脓肿,边界与肌肉外缘一致。纵切面呈纺锤形,横切面呈新月形。加压探头探测,脓肿不变形,并有压痛。CDFI 及 CDE 检查,脓肿周围组织血流信号增加。某些含气脓肿则因出现强烈发射,有时不能显示脓液无回声区。局部感染合并软组织异物时,常在低或无回声区内,可见强回声异物及其后方声影。皮下蜂窝织炎与深部肌肉炎症和脓肿的主要不同点在于前者仅为皮肤、皮下脂肪弥漫性肿胀,回声变低,无明显边界,从水肿区逐渐向正常组织移行,其深度不超过筋膜。深部血栓性静脉炎引起的肌肉肿胀,回声比正常肌肉低,可见受累血管壁回声不规则及血栓,而无局限性液性暗区。CDFI 检查可显示静脉内血栓及血流异常。肌肉脓肿可同时有区域性淋巴结肿大。

3. 鉴别诊断

肌肉脓肿应与寄生虫性肉芽肿、软组织肉瘤坏死、横纹肌溶解症、血肿等进行鉴别。因肌肉内脓肿超声表现多样,不具特异性,必须结合临床和穿刺加以鉴别。

4. 临床价值

超声可作为诊断肌肉脓肿的首选方法,并可准确引导穿刺定位,观察脓肿演变,判定治疗效果。

(四)骨、关节结核

1. 病理与临床

骨、关节结核是由结核杆菌引起的慢性骨关节炎症。多由肺、淋巴结或肠道结核经血运感染,或由胸膜结核病灶直接侵蚀(如胸骨、肋骨)所致。青少年特别是 10 岁以下儿童多见。源于血运传播者,发生部位以脊柱最多,其次是手足短骨、膝、髋、肘等关节。结核病的渗出、增殖和干酪变性 3 种基本病理改变,在每个病灶均以不同比例存在。渗出为主者,纤维蛋白渗出伴有巨噬细胞和中性白细胞浸润;增殖性病变以形成多个结核结节为特征,中心常有干酪坏死;以干酪变性为主者,则发生大片干酪变性坏死,液化后形成脓肿。

临床病理过程可分为单纯性骨结核、单纯性滑膜结核和全关节结核。

(1)单纯性骨结核,先发生在骨松质或骨皮质,发生溶骨性破坏、骨坏死,形成脓肿、空洞或骨缺损,脓肿穿破后,形成骨膜下脓肿,进入邻近关节引起关节结核。脓肿刺激骨膜产生骨膜增生、钙化,严重的骨破坏容易发生病理骨折。

(2)单纯性滑膜性结核,先发生在关节滑膜或腱鞘和滑囊,滑膜充血、炎细胞浸润、出现浆液性或浆液纤维蛋白性渗出液,并逐渐变为脓性,继之侵蚀破坏关节软骨及软骨下骨质,侵犯关节囊,则形成全关节结核。

(3)脊柱结核,以腰椎最多见,绝大多数为椎体结核,椎体骨溶解破坏,骨坏死形成空洞和脓肿,使椎体塌陷变形。脓肿穿破向前外方扩延,在椎旁形成冷脓肿,并沿筋膜间隙向远处流注,最后穿破皮肤形成窦道;病变组织向椎管内扩展时,可压迫脊髓或马尾,引起不同程度的截瘫。

临床表现:骨关节结核多隐袭发病,病程缓慢,早期症状轻微,可有低热、盗汗、疲倦、体重减轻、贫血等全身症状。局部有疼痛、肿胀,出现冷脓肿肿块,脓肿破溃形成经久不愈,有反复破溃的窦道,日久肢体和关节变形,活动受限,功能丧失。

2. 超声表现

(1) 单纯骨结核:以掌、指骨较多,偶见于耻骨、肋骨及长骨干。病变部骨皮质破坏,回声连续中断或缺损。可在病灶周围或骨膜下出现脓肿,呈无回声区,有死骨形成者其间可见游离斑点状强回声。日久可见骨膜不规则增厚,病灶区呈梭形肿大。

(2) 单纯性关节滑膜结核:可见滑膜不规则增厚、回声增强、关节积液、关节囊扩张、关节间隙增宽、软组织肿胀。发展为全关节结核时,关节软骨破坏、回声缺损、关节间隙变窄、骨髓变形、关节囊不规则增厚,有时可见钙化呈强回声。

(3) 腰椎结核:经腹侧扫查,病变椎体前缘高度变小,正常弧度失常,有时可见角状变形,椎体前缘强回声带变形缺损。椎体病变区为低回声,并出现不规则斑点状强回声,前纵韧带向前凸出,其后方为带状低或无回声区。在一侧或两侧椎房出现冷脓肿,呈无或低回声,在脓肿的重力方向一侧,可见较密集的斑点状强回声,在适当的平面上,可见该脓腔与病变椎体相通的窦道。晚期在腰大肌前、髂窝、腹股沟及股三角等处,可探测到流注脓肿,其直径自上而下逐渐增大,沿脓肿向上追踪扫查,脓肿直径逐渐变小,并终止于有病的椎体。大的脓肿内部常出现清浊分层现象,有时可见死骨碎片呈强回声,后方有弱声影。当脓肿、死骨、干酪肉芽组织及椎间盘组织向后突入椎管时,相应节段的椎管变形,内径变窄,出现压迹或斑点状强回声。较大的髂窝脓肿,特别是右侧,有时压迫输尿管,则出现同侧肾积水改变。

(4) CDFI 及 CDE:骨关节结核病灶区一般无血流异常。当发生急性全关节炎或合并化脓性混合感染,引起软组织肿胀时,软组织可见非特征性血流增加。有时较大脓肿压迫邻近血管,可见血管移位及血流异常。

3. 鉴别诊断

骨、关节结核应与类风湿关节炎、慢性化脓性关节炎、慢性骨髓炎、骨肿瘤以及血友病性骨关节病等进行鉴别。骨、关节结核声像图骨破坏、死骨和冷脓肿共存,结合青少年多发,有肠、肺结核或结核病接触史,全身症状相对较轻,病程缓慢等与之不难鉴别。

4. 临床价值

超声检查对早期骨中心型结核病灶难以发现,但对发生骨质破坏、缺损,有病灶周围、骨膜下和流注脓肿的骨、关节结核,单纯性滑膜结核,可有阳性发现,能提供诊断线索。对单纯性滑膜结核及脓肿比 X 线更容易显示其病变。此外,超声可准确引导穿刺抽脓及局部药物注射治疗,便于了解晚期结核有无肝、肾及淋巴结等其他器官并发症及其改变。

(五) 胸壁结核

1. 病理与临床

胸壁结核(tuberculosis of the chest wall)以冷脓肿形成为主要特征。多由胸膜及肺结核经淋巴管蔓延所致。多见于青年人。临床表现多以胸壁出现无热性肿块为主要症状,肿块从肋间向外隆起,无移动性。除个别病人,一般无明显疼痛。可有轻度压痛和波动,但皮肤表面正常。少数病人可有瘘管形成,有稀薄脓汁流出,久治不愈。全身可有低热乏力,血沉增快。

2. 超声表现

(1) 胸壁肿块呈无回声或周围低回声中心无回声,沿肋间长轴呈梭形或椭圆形,或胸壁内外呈哑铃形,内壁不光滑。脓肿较大时,穿破肋间外肌在皮下形成脓肿,并包绕邻近肋骨,位于脓肿中心的肋骨完整,呈桥形带状强回声,并且皮下可见不规则窦道回声。早期仅在肋间呈实质及脓肿的混杂回声,胸膜及肋骨无异常。

(2)晚期脓肿侵袭肋骨,使其骨板破坏、呈不规则局限性回声中断或缺损;有死骨形成时,脓肿中有游离的不规则点片状强回声,有的其后方可出现声影。

(3)当病灶向胸壁深层扩展蔓延,正常胸膜线状回声消失,不规则增厚。由胸膜结核直接侵犯而来者,在胸壁内面可探及与之相连的脓肿区及(或)大面积胸腔积液,脏、壁层胸膜均增厚,日久有胸膜钙化者,呈强烈的不规则回声。

3.鉴别诊断

本病应与胸壁骨及软组织肿瘤相区别;在女性乳腺区发生的病灶,应与乳腺肿瘤及肋软骨炎相区别。前两者肿块均呈实质性,骨肿瘤首先发生骨破坏溶解,然后向外发展形成肿块,而且绝不形成死骨。软组织肿瘤主要向胸外生长。两者均无脓肿液性回声。肋软骨炎主要表现为肋软骨肿大,绝不形成脓肿。

4.临床价值

超声不仅可显示结核病灶的大小、部位、深度、回声性质及有无肋骨受侵情况,而且可准确提供病灶向胸腔内扩展蔓延的深度和范围。特别当病灶较小、胸壁肿块不明显、X线又无异常发现时,超声检查更有意义。此外,超声引导可准确掌握进针方向和深度,提高穿刺的准确性。

第七节　骨肿瘤与瘤样病变

(一)骨软骨瘤

1.病理与临床

骨软骨瘤(osteochondroma)是临床最常见的良性肿瘤之一。肿瘤组织由纤维性软骨膜、透明软骨帽及成熟的骨性肿块(肿瘤主体)构成。肿瘤好发于干骺端,以宽基底或细长柄自骨面向骨外生长,肿瘤的皮质与受累骨皮质相连续。有单发及多发性两种,前者比较多见,后者两侧对称且常引起骨骼发育异常。

此病多发于青少年,好发于四肢长骨骨端,以股骨远端和胫、腓骨近端最多;其他依次为肱骨近端、桡骨和胫骨远端,扁骨主要见于肩胛骨和髂骨。瘤体逆向关节面生长,表面覆盖软骨帽,生长缓慢,病期较长,常无症状或仅有无痛性肿块。压迫邻近血管、神经,可出现相关症状和体征。

2.超声表现

(1)为肌肉层深方的强回声肿物伴声影,强回声表面光滑,动态扫查可见颈部与邻近骨皮质延续。强回声长轴方向逆向骨关节面,表面可见低回声软骨。有蒂柄及体积较大的骨软骨瘤,肿瘤基底部与正常骨皮质连续,常因出现声影(边缘声影)而不显示。

(2)瘤表面的软骨帽呈高或低回声,覆盖于肿瘤表面,其形态和厚薄不同,边缘清楚但不光滑。

(3)肿瘤主体的形态可分为宽底半圆形、三角形、长蒂蕈形,体积较大肿瘤,其表面常凹凸不平呈分叶状。

(4)有时肿瘤软骨帽与软组织之间,偶发性滑液囊形成并扩张,声像图上在软骨帽周围可出现无回声区,并使软骨帽本身回声反射更加明显。有时肿瘤压迫邻近血管,可见血管移位、血管壁受累损伤、血栓形成或产生假性动脉瘤,而产生相应的声像图和 CDFI 改变。肿瘤本身 CDFI 无血流显示。

（二）巨细胞瘤

1. 病理与临床

巨细胞瘤（giant cell tumor）是由单核基质细胞和多核巨细胞构成的一种肿瘤。肿瘤组织质地松脆，常有出血、坏死和囊性变。此肿瘤根据细胞分化程度分3级：Ⅰ级多见属良性；Ⅱ级发展较快，低度恶性，易复发；Ⅲ级为恶性。好发年龄为20～40岁。

2. 超声表现

（1）肿瘤发生于骨骺端松质骨内，最常见于股骨远端和胫骨近端、桡骨的远端、股骨及肱骨近端和骶骨。

（2）肿瘤破坏骨质，局部呈膨胀性肿大，轻度变形，多为偏心性，肿瘤区呈较均匀低回声或呈蜂窝状，后者中间有互相交错的间隔回声带，或有残留骨、骨样组织、软骨小岛形成的点状强回声。有时肿瘤坏死、出血，可见液-液分层现象，出现液平面回声。肿瘤恶变时，内部回声不均匀。

（3）肿瘤与正常骨质间界线清楚，多较光滑，有时可见突出凹凸不平的残留骨峰回声，接近肿瘤的一侧骨皮质明显变薄，有时薄如蛋壳；如无病理性骨折及恶变，其外形结构保持完整。

（4）肿瘤的透声性良好，对侧肿瘤边缘回声不减弱或略增强。

（5）发生病理性骨折时，可见骨皮质回声中断及轴线变位，出现"台阶"，或者骨折端相嵌插，此时常于骨折端处出现不规则的斑点状强回声，局部骨膜可有反应性增厚。

（6）除继发病理性骨折外，一般巨细胞瘤不产生反应性骨膜增厚。除发生恶变外，邻近的关节软骨不受影响。

（7）CDFI检查，Ⅰ级偶见少许点状血流显示，Ⅱ，Ⅲ级及复发恶变者于周边部及肿瘤内有时可见较丰富的血流信号显示。

3. 鉴别诊断

巨细胞瘤应与孤立性骨囊肿、动脉瘤样骨囊肿、纤维肉瘤及转移瘤等进行鉴别。

（三）软骨瘤

1. 病理与临床

软骨瘤（chondroma）由分化好的软骨组织构成，在良性骨肿瘤中，发病率仅次于骨软骨瘤。其中以单发性内生软骨瘤（enchondroma）较常见；多发性及皮质旁软骨瘤少见。内生软骨瘤多发生于管状骨干骺端的中心部，好发于手足各骨，偶见于四肢长骨，如肱骨、股骨、胫骨、腓骨。肿瘤生长缓慢，病程较长。可发生在任何年龄，多在10～50岁范围内。肿瘤内常有黏液样变、钙化和骨化。

2. 超声表现

（1）内生性软骨瘤在骨内呈膨胀性生长，表现为骨质变形，常呈梭形膨大，肿瘤边缘较清楚但不规则，内部回声呈较均匀低回声，当发生钙化时，可在肿瘤内部出现散在点状强回声，当肿瘤黏液变性或出血时，局部显示为无回声区。

（2）肿瘤区骨质被破坏消失，骨皮质变薄（特别在手的小骨），肿瘤后部无明显回声衰减。

（3）发生病理性骨折，可见骨皮质回声中断和移位，局部回声增强。

（四）软骨黏液纤维瘤

1. 病理与临床

软骨黏液纤维瘤（chondromyxoid fibroma）是一种少见的特殊分化的软骨源性良性骨肿瘤。好发于青少年（10～30岁），80%以上发生在下肢胫骨、股骨和腓骨干骺端。常长至相当大而导致病理性骨折。该肿瘤含有纤维软骨和黏液组织基质，梭形细胞或星形细胞等为主要结构，互相交错。

2. 超声表现

发生于长骨干骺端，多为偏心性生长，出现大小不等多房性低回声病灶，并以不规则的强回声带相连接。CDFI 和 CDE 有较多血流信号显示。

（五）骨肉瘤

1. 病理与临床

骨肉瘤（osteosarcoma）也叫成骨肉瘤，是原发性恶性骨肿瘤中发病率最高、恶性程度最大的肿瘤。临床病程短，发展快，好发生于 10～25 岁青少年。最常发生于长骨干骺端，下肢多于上肢，80% 位于膝关节周围，即股骨远端和胫骨近端。其次为肱骨近端、股骨近端和胫骨远端。骨肉瘤组织由肿瘤性梭形间质细胞、纤维肉瘤样结构、肿瘤性软骨样组织及肿瘤骨组成，这些成分的比例和分布由于肿瘤类型不同，在每个病例中都不尽相同。肿瘤破坏骨质并刺激骨膜产生骨膜反应增厚，穿破骨皮质在软组织内形成肿块。

2. 超声表现

（1）普通型髓内骨肉瘤：① 肿瘤破坏骨质，正常骨组织回声消失，向骨外发展时，骨皮质被破坏，回声连续性中断。② 骨膜被掀起并增厚是骨肉瘤常见而又具特征的声像图表现。肿瘤穿出骨皮质被抬起并增厚的骨膜在肿瘤边缘部，与正常骨干相连处常呈"三角形"，与 X 线的 Codman 三角相吻合。③ 肿瘤内部回声极不均匀，其中可见肿瘤骨形成的不规则斑块形强回声，及由肿瘤性梭形间质细胞和骨样组织形成的较均匀的低回声区，两者在病灶区相间存在，参差不齐。强回声与低回声区两者比例决定于肿瘤类型。若成骨占优势，肿瘤骨较多，声像图上则以强回声为主；若溶骨占优势，肿瘤回声则以低回声为主。通常情况下，肿瘤低回声区往往围绕强回声区，或者分布于肿瘤的周边部及骨膜下。④ 肿瘤与正常骨组织的界线模糊不清。肿瘤的后部回声衰减较强，肿瘤的底面回声不易显示，衰减程度与肿瘤大小、形状、瘤骨成分多少及生长部位有关。⑤ 肿瘤穿出骨及骨膜外，在骨外形成肿块，外侧边缘清楚，内侧与骨相连侧，肿块边缘回声不规则。肿块以骨皮质破坏处为中心呈较强的放射状条纹回声或不规则强回声。⑥ CDFI 及 CED 检查，在肿瘤边缘及软组织肿瘤内，可见较粗大的血管，分布密集，互相交通，血流极丰富。CED 显示动、静脉频谱共存。亦可见从骨缺损处来自骨髓腔的血流。邻近的较大血管受压移位或变窄。⑦ 较大的肿瘤内发生坏死和出血时，可出现无回声区，并使内部回声更不规则。

（2）骨旁骨肉瘤：较少见，肿瘤分化较好，恶性程度较低，生长较缓慢，肿瘤贴附于骨干表面生长，突向软组织与骨皮质间可有缝隙，早期骨皮质无改变。声像图：肿瘤内部回声与上述骨肉瘤相似，肿瘤边缘回声清楚且完整，肿瘤与相邻骨皮质间有明显界线，骨质无明显异常，肿瘤后方容易出现声影。无骨膜反应增厚。诊断时应与骨化性肌炎及应力性骨折等相区别。

（六）软骨肉瘤

1. 病理与临床

软骨肉瘤（chondrosarcoma）是由分化程度不同的肉瘤性成软骨细胞及软骨基质构成的恶性肿瘤，并有向软骨分化的趋势。软骨肉瘤多见于中年以上病人，病程长短、发展快慢视组织分化程度而定。多发生于骨盆、肋骨及肩胛等躯干骨，长骨中以股骨两端、胫骨及肱骨近端较多见。肿瘤内可发生颗粒状钙化。分中央型和周围型，以前者多见。

2. 超声表现

（1）肿瘤发生于骨的软骨连接处或干骺端骨松质，局部骨皮质变薄或被破坏缺损，为肿瘤所代替，肿瘤区内部呈不均匀低回声，肿瘤中心区可见不规则斑点状强回声（钙化）。肿瘤边缘回声初期较清楚。晚期肿瘤穿破骨皮质，可在软组织内形成肿块亦为不均匀低回声。CDFI 可见散在血流分布，但不丰富。较大的软组织肿块压迫邻近大血管，使之移位变形或变窄。

（2）一般骨膜无异常，当病理骨折或侵及骨膜时，在骨折或病灶处可出现局限性骨膜增厚。

（3）软骨肉瘤合并黏液变性和坏死时，肿瘤内出现大小不等的囊腔。

（4）有的软骨肉瘤发生大片钙化或象牙样瘤骨形成，声像图上则出现大块致密的边缘较锐利的强回声和声影。

（七）骨纤维肉瘤

1. 病理与临床

原发性骨纤维肉瘤（fibrosarcoma）多发生于四肢长骨干骺端，以股骨远端、胫骨近端及骨盆尤为常见，有时发生在骨干。好发年龄为30～60岁。肿瘤来源于恶性成纤维细胞，分化好的肿瘤细胞形成大量胶原纤维组织呈漩涡状或束状排列。高度恶性的纤维肉瘤，肿瘤细胞呈多形性，并有大量有丝分裂，很少形成胶原，肿瘤组织质软而呈鱼肉状，易出血、坏死及黏液变；易穿破骨皮质侵入软组织，形成软组织肿块，但不发生钙化和骨化。

2. 超声表现

（1）早期肿瘤在骨内为结节状均匀低回声，多偏于一侧或位于骨中心，局部骨质破坏，皮质变薄，肿瘤边缘回声清晰，透声性良好，肿瘤后部回声不减弱。干骺端的肿瘤可向骺端或骨干扩展。

（2）肿瘤穿破骨皮质或发生病理性骨折时，骨皮质及骨质回声连续性中断，肿瘤在软组织中形成的肿块亦为均匀低回声。肿瘤内CDFI显示有较丰富的血流信号。

（3）一般无反应性骨膜增厚。肿瘤本身不发生骨化或钙化。

（4）骨外膜发生的纤维肉瘤，主要产生附着于骨旁的软组织肿块，为均匀性低回声，边缘回声清晰锐利。当肿瘤侵犯邻近骨质时，可见骨皮质不规则变薄、局限性骨破坏缺损及回声中断，但肿瘤的大部分在软组织内。

3. 鉴别诊断

骨纤维肉瘤应与巨细胞瘤、滑膜肉瘤、恶性纤维组织细胞瘤、孤立性骨髓瘤及转移性骨肿瘤相区别。

（八）骶尾部脊索瘤

1. 病理与临床

脊索瘤（chordoma）是一种较为少见的骨肿瘤，起源于残留或异位的胚胎性脊索组织，生长缓慢，低度恶性。发生于成年和老年，50岁后发病率高。肿瘤呈不规则结节状，质地较软，有不完整包膜，切面为分叶状，部分组织呈半透明胶冻样，常由纤维组织分隔成小叶状，常有灶性出血、坏死及囊性变。肿瘤破坏骶尾骨，穿出骨外向骨盆腔内生长，于骶前形成巨大肿块，产生直肠、膀胱及骶神经根压迫症状。向背侧生长突出于皮下形成隆起性肿块。肿瘤质软，含黏液较多者倾向于良性；质硬钙化较多者，恶性倾向较大，但较少发生转移。

2. 超声表现

早期骶尾椎骨呈局限性破坏缺损，肿瘤区呈不均匀实质性低回声，边缘清楚光滑，肿瘤内常可见不规则无回声区，有时出现伴有声影的点片状强回声（钙化）。当肿瘤穿破骨质时，可在骶前直肠后探到肿瘤，较大的肿瘤可越过中线向对侧生长，虽然肿瘤体积很大，但声衰减较小，肿瘤的底面回声多不减弱。CDFI有时肿瘤内血流较丰富。

（九）骨转移瘤

1. 病理与临床

骨转移瘤（skeletal metastases）除神经母细胞瘤好发于儿童外，其他多见于中老年。大部分为癌，极少数为肉瘤。癌的骨转移仅次于肺及肝转移。骨骼本身恶性肿瘤骨内转移，以骨肉瘤和尤文瘤常见。骨转移多发生于躯干骨和肢带骨，如胸骨、脊椎骨、髂骨及肋骨等，其次为股骨及肱骨近端。确诊的原发器官肿瘤如发生骨转移，诊断并不难，但对原发部位不清者，则容易误诊。

2．超声表现

（1）大部分病例显示为局限性溶骨性破坏。肿瘤由肾癌、甲状腺癌、神经母细胞瘤、恶性黑色素瘤及肺癌转移者，多呈较均匀低回声，有时甲状腺癌呈无回声；来自前列腺癌、乳腺癌、子宫癌和胃肠道癌者，则多呈不规则回声。肿瘤的边缘轮廓清楚，但多不光滑。

（2）晚期肿瘤穿破骨皮质后，在软组织内出现局限性肿块，发生病理性骨折后，可见骨端移位，骨折端回声增强。发生在脊椎骨者，可见椎体塌陷变形。CDFI可见有较丰富血流信号及异常肿瘤血管伸向肿瘤内。

（3）骨转移瘤很少发生骨膜反应性增厚（骨肉瘤除外），肿瘤的透声性良好，肿瘤的底面回声多不减弱。

（4）一般为单发，晚期常可同时或先后多处骨出现回声性质相同的病灶。

3．鉴别诊断

骨转移瘤应与巨细胞瘤、纤维肉瘤、嗜酸性肉芽肿及骨髓瘤等相区别。

（十）孤立性骨囊肿

1．病理与临床

孤立性骨囊肿（solitary bone cyst）较常见，多发生于青少年，发展较慢，病程长，症状轻。囊腔内壁常覆以薄层纤维组织，内含橙黄色或无色稀薄液体。多发生于长骨的干骺区髓内，少数可见于骨干髓腔中心，以肱骨及股骨近端最多见，其次为股骨远端、胫腓骨近端及跟骨等。

2．超声表现

（1）囊肿多呈单房性，表现为局限性，圆形或椭圆形无回声区，边界清楚，与正常骨质间可有回声增强带。

（2）囊肿壁完整光滑，透声良好，后壁回声不减弱，内壁光滑或可见凹凸不平骨嵴回声。较大的囊肿邻近的骨皮质变薄，可见骨膨胀变形。合并出血时，囊肿内可出现液-液分层回声。

（3）骨膜及软组织回声无异常。

（4）肿瘤内CDFI无血流信号显示。

（十一）动脉瘤样骨囊肿

1．病理与临床

动脉瘤样骨囊肿（aneurysmal bone cyst）多发生于10～30岁，是一种少见的良性骨囊性病变，肿瘤由扩张的海绵状囊腔组成，囊肿内容物为不凝固的血液、血浆和血细胞分层。囊腔间有纤维和骨样组织构成的间隔，半数以上发生于长骨中的股骨、胫骨及桡骨干骺端，其次为脊椎。

2．超声表现

（1）肿瘤发生于长骨干骺端，病变无论是偏心性生长或位于骨的中心区，病骨呈膨胀性肿大，骨皮质变薄或消失，正常骨组织被破坏，出现蜂窝状无回声区，并常有液-液分层（fluid-fluid level）现象。囊腔间可见不规则的反射较强的间隔回声，病变区内一般无新生骨及钙化强回声。

（2）病变区透声良好，后部回声不减弱，与正常骨组织间界线较清楚，但不规则。

（3）一般无骨膜异常及软组织肿块，发生病理性骨折后，于骨折端嵌插处可见不规则的点状强回声，局部骨膜可增厚。

（4）CDFI显示囊腔内血流较少，周边部增多，可呈五彩血流。

（十二）骨纤维异样增殖症

1.病理与临床

骨纤维异样增殖症（fibrous dysplasia of bone）是以骨内局限性或广泛性纤维组织异常增殖，并形成散在编织骨，取代了正常骨组织和骨髓，使局部骨质软化、变形甚至病理性骨折为特征的骨病。可单发或多骨同时受累，以前者为多见，病变位于骨干或干骺端中心部，多见于青少年和中年。

2.超声表现

（1）病变骨有不同程度粗大变形，正常骨结构失常，回声模糊不清。病理显示，在较成熟纤维组织内，有较多骨小梁组织者，病变区回声较强，在不规则回声增强区内，出现散在虫蚀样较弱回声。病理显示以纤维组织增生为主，骨小梁成分少，又有囊性变者，声像图表现为正常的骨质回声消失，病变区显示为边缘较清楚、形态不整、较均匀的低回声区。骨质膨胀扩张明显者，骨皮质变薄，透声性良好，病变区后部回声不减弱。

（2）病变破坏骨皮质或发生病理性骨折者，可见局部骨皮质回声中断，或轴线移位。骨膜及软组织无异常。

（十三）组织细胞增生症 X

1.病理与临床

组织细胞增生症 X（histocytosis X）为嗜酸性肉芽肿、慢性特发性黄色瘤病（Hand-Schüller-Christian病）和非类脂组织细胞增多症 3 种疾病的合称，原因不明。多见于儿童，好发于颅骨、骨盆、肋骨、锁骨等扁平骨，其次为股骨、胫骨和肱骨。病灶位于骨髓腔，向骨皮质扩散，破坏骨皮质后侵入软组织。一般病灶较小，可单发或多发。病变质软而脆，夹杂有出血和囊性变。

2.超声表现

（1）嗜酸性肉芽肿多为单骨发生，病变区骨质破坏，骨皮质缺损，病灶显示为均匀或不均匀低回声，边缘较清楚，病灶内残留骨质呈散在较强点状回声，穿破骨皮质向骨外生长，可见边缘较清楚的实质性低回声肿块。骨膜无明显异常。

（2）慢性特发性黄色瘤病，多骨发生病变，骨皮质及骨质破坏缺损，骨膜下出现大量泡沫细胞增生性肉芽肿，含有丰富的脂类，呈黄色。常有全身其他器官病变，如肝脾肿大、突眼及尿崩症等症状。骨髓腔内可见不规则回声减低区，缺损区内呈均匀性实质性低回声，无骨膜增厚。

（十四）骨肿瘤的良恶性鉴别诊断

由于大部分溶骨性骨肿瘤和瘤样病变有相似的声像图表现，所以单凭超声进行定性诊断不容易，需结合临床病史、体征、年龄、各种肿瘤的好发部位和 X 线等其他影像改变综合分析判定。其良恶性鉴别参考表 8.5.1，确诊尚需病理检查。

表 8.5.1　良性与恶性骨肿瘤超声鉴别

声像图改变	良性肿瘤	恶性肿瘤
肿瘤生长形式	在骨内呈膨胀生长或从骨面向外生长	产生骨及骨皮质破坏并向骨外扩散
边缘回声	较清楚	多不清楚
骨完整性	除并发病理骨折或恶变，骨轮廓保持完整	明显破坏，失去骨的完整性
肿瘤内部回声	与正常骨相似或呈较均匀低回声或无回声	回声不均匀，强弱回声混合
骨外扩散	极少，一般不形成软组织肿块	易穿破骨皮质，向骨外生长形成软组织肿块

续表

声像图改变	良性肿瘤	恶性肿瘤
骨膜回声	无改变	骨肉瘤有骨膜抬高、增厚
CDFI 及 CDE	肿瘤内无或仅见少许血流信号	肿瘤内可探到较丰富的血流信号
骨皮质回声	正常或变薄,连续性完整	回声中断、缺损或消失
声衰减	透声性良好,无衰减,但可出现侧方声影	可有声衰减
其他	生长缓慢,无症状或症状较轻,皮肤正常,无转移	生长快,疼痛明显,皮肤静脉怒张,晚期有转移

临床价值:X 线结合 CT 及 MRI 是目前骨肿瘤主要的影像学诊断手段。有些肿瘤根据典型 X 线表现即可确诊;有时不同肿瘤有相似的 X 线改变,也可结合临床和病理检查确诊。超声诊断骨肿瘤在以下方面可起到辅助作用:① 骨皮质被肿瘤溶解破坏、缺损或变薄,可探到肿瘤病灶及其范围;② 判定恶性骨肿瘤向骨外发展形成的软组织肿块大小及其对邻近血管、腔隙的影响;③ 提供肿瘤自身血流状况及类型,有助于良、恶性的判断;④ 对肿瘤病灶进行动态观察,监测术后复发、化疗及放疗疗效;⑤ 判定骨恶性肿瘤有无向远处及淋巴结等转移和搜寻骨转移癌的原发灶,如肝、肾、前列腺、乳腺、甲状腺、子宫卵巢等;⑥ 与非肿瘤骨破坏性病变相区别,如结核、血友病、骨髓炎等;⑦ 超声引导下进行肿瘤穿刺活检定位,可避开邻近主要血管、肿瘤坏死区,并可确定皮肤与肿瘤边缘的距离。

第八节　肌肉骨骼系统相关的软组织肿物

一、解剖概要

软组织是指体内非上皮性的、骨外组织结构的总称,包含纤维组织、脂肪组织、骨骼肌、血管和淋巴管以及外周神经系统,但不包括各器官的支持组织和造血/淋巴组织。软组织多源于中胚层,唯外周神经由神经外胚层发育而成。

大部分软组织病变的超声检查属于骨骼肌肉系统超声检查的范畴,如关节周围的肌腱、韧带、骨骼肌。除运动相关性病变外,软组织肿物是最常见的超声检查项目。

二、超声检查技术

1. 患者准备

软组织肿物超声检查前无须特殊准备,检查时充分暴露检查部位,可先触诊获得肿物位置和深度的初步印象,以便更准确地选择适当的探头频率和扫查条件。

2. 体位

检查处肢体自然放松,平置于检查床。

3. 仪器

软组织肿物位置表浅,一般使用高频或宽频线阵探头,频率≥7.5 MHz。有时肿物过于表浅,探头频率应选用 14 MHz 或更高,甚至涂布过量耦合剂或使用导声垫来增加近场距离,使浅表肿物位于声束聚集区。某些情况下,肿物位置较深或体积较大,为明确肿物边界及范围,可选用 5 MHz 凸阵探头。

4．检查方法

软组织肿物的超声检查除要求多切面观察病变结构外,更重点强调对比扫查和动态扫查:对比扫查即肿物与肿物周围正常区域比较,患侧与健侧比较;动态扫查包括探头加压观察肿物的可压缩性,改变肢体位置观察肿物的形态变化以及肢体运动过程中肿物与周围结构有无粘连。

软组织肿物的超声检查中应特别注意判断病变的局部解剖层次关系。很多软组织占位性病变具有相似的声像图表现,最终的诊断往往根据其解剖位置确定。此外,进行浅表软组织肿物内血流信号检测时,探头应尽量减少压迫,保持探头刚好和体表接触。

三、正常超声表现

软组织涵盖范围广泛,自皮肤深方与骨之间均为软组织结构。人体皮肤由表皮及真皮组成,不同部位皮肤厚度不同(1.5～4.0 mm),临床研究表明,20 MHz 以上的超高频探头可以分辨表皮与真皮。但目前临床应用的高频探头尚不能分辨两者,声像图表现为均匀一致的高回声。

皮下组织也称皮下脂肪或浅筋膜,由含有脂肪的疏松结缔组织构成,将皮肤连接于深部的深筋膜或骨。皮下组织的厚度随脂肪含量的多少而不同。声像图表现为较均匀的低回声,内部可见网状分布的线样强回声,代表结缔组织分隔。分隔走行大部分与皮肤平行或略倾斜。轻置探头,被压瘪的皮下浅静脉能够被显示,呈位于分隔内的椭圆形或长条形无回声结构。当探头频率足够高(>12 MHz)时,仔细分辨可见浅静脉旁的细小皮下神经断面结构,呈筛网状表现。正常情况下,结缔组织分隔内的淋巴管不能被显示。

骨骼肌、肌腱与韧带见前述。

外周神经:外周神经纵断面声像图表现为多发的相互平行的低回声束,其内可见不连续的强回声分隔;横断面表现为多发小圆形低回声束,周边为强回声线包绕形成网状结构。对应的组织学检查表明:低回声束代表神经结构中的神经纤维束,强回声线为包裹在神经纤维束周围的神经束膜。这种束状结构在大多数的外周神经均可见到,探头频率越高,其束状结构越清晰。当探头频率较低、神经受挤压(如穿越神经孔、骨纤维管等狭窄空间时)、神经位置深在或神经较纤细时,这种束状结构可变得模糊不清,甚至仅表现为带状低回声。

四、常见软组织肿物的超声诊断

(一)与皮肤层关系密切的肿物

1．皮脂腺囊肿

(1)病理与临床

皮脂腺囊肿非真性肿瘤,为皮脂腺排泄受阻形成的潴留性囊性病变,好发于皮脂腺分布密集的部位,如头面及背部。囊肿内为皮脂与表皮角化物聚集的油脂样豆渣物。根据病程的长短,囊肿大小可由数毫米至数厘米。部分患者有挤压排出豆渣样物病史。

(2)超声表现

边界清晰的圆形或椭圆形病变,多数有完整包膜伴侧边声影,内部为较均匀的点状低回声,后方回声增强。由于皮脂腺位于真皮层毛根旁,开口于毛囊,所以高频超声显示皮脂腺囊肿的位置有3种类型:病变完全位于皮肤层;病变主体位于皮肤层,部分凸向皮下脂肪层;病变主体位于脂肪层内,但有一蒂样结构与皮肤相连。探头勿加压,仔细扫查,多数皮脂腺囊肿浅层可见一纤细低回声延续至皮肤表面,代表毛根区。CDFI 显示皮脂腺囊肿内无血流信号,除非合并感染。

2．表皮样囊肿

（1）病理与临床

表皮样囊肿一般认为是由明显或不明显的外伤导致表皮进入皮下生长而形成的囊肿。多见于易受外伤或摩擦的部位，如臀部、肘部、胫前、注射部位。囊肿壁由表皮组成，囊内为角化鳞屑。

（2）超声表现

边界清晰的圆形或椭圆形低回声病变。由于表皮不断生长角化，典型者内部呈"洋葱皮"样特征或见环形钙化。体积较大者可合并破裂及感染，探头加压内部可见流动征象。合并感染时，周边组织水肿增厚，回声增强并可见血流信号。

3．钙化性上皮瘤

（1）病理与临床

钙化性上皮瘤又称毛母质瘤，约40%发生于头颈部，生长缓慢，一般无自觉症状，少数有压痛感。本病可发生于任何年龄，以青少年最为多见，是20岁以下青少年最常见的皮肤实性肿瘤。钙化性上皮瘤目前多认为来源于毛乳头，钙化是继发性改变，因而瘤体起源于真皮层。

（2）超声表现

边界清晰的圆形或椭圆形肿物，常见于面、颈部及上肢。瘤体生长缓慢，多数直径<3 mm。瘤体主要位于皮肤层内，内部回声欠均匀，以低回声为主。约85%的病变内可见钙化灶，为本病典型的声像图特征。CDFI部分肿物内可见丰富血流信号。

（二）皮下组织肿物

1．脂肪瘤

（1）病理与临床

脂肪瘤是最常见的软组织肿瘤，浅表脂肪瘤占全部软组织肿瘤的16%～50%。脂肪瘤通常位于皮下脂肪层内，但也可位置深在，位于深筋膜、肌间隙以及肌肉内部，深在的脂肪瘤体积较大。

浅表脂肪瘤质地软，易于推动，体积很少超过5 cm³，最好发于上背部、颈部、肩部、腹壁和四肢远端，大多数无任何症状。

深部脂肪瘤可以位于肌肉内或肌间隙，较皮下脂肪瘤少见。肌肉内脂肪瘤常见于四肢较大肌肉内，如股四头肌。按生长情况可以分为边界清晰和浸润生长两类。边界清晰的肌肉内脂肪瘤，脂肪组织挤压肌纤维生长。

（2）超声表现

浅表脂肪层内实性结节，质地软，可压缩。大部分脂肪瘤边界清晰，外形呈圆形或椭圆形。典型的脂肪瘤为等回声或稍高回声，内部可见多发的条索样强回声，长短不一，这些条索的长轴与皮肤平行。由于瘤体内结缔组织、脂肪、水等成分的构成不同以及一些脂肪瘤的变异类型，如血管脂肪瘤、成脂细胞瘤的存在，导致脂肪瘤的回声多变。

深部脂肪瘤表现为肌肉内边界清晰的卵圆形肿物，内部回声与浅表脂肪瘤相似或呈等回声。当受累肌肉收缩时，可更为突出。浸润生长的肌肉内脂肪瘤，脂肪组织沿肌纤维分布，声像图表现为边界不清晰，内部回声呈强弱交织分布。此类脂肪瘤并非代表恶变，MRI脂肪成像有助于确诊。

2．结节性筋膜炎

（1）病理与临床

结节性筋膜炎（nodular fasciitis）是一种良性筋膜成纤维细胞瘤样增生，相当常见，病因不明。好发于20～40岁，四肢多见，其次为躯干部。最常发生于上肢，特别是前臂掌侧。病变呈结节状，质地硬韧，可移动，位于皮下浅筋膜，有时发生在肌肉中。直径一般不超过3～4 cm，多为单发，少数可多发。

（2）超声表现

病变结节多表浅，位于皮下或浅筋膜，呈圆形或椭圆形，边缘不清，内部呈不均匀中等或高回声，有时沿肌纤维束间扩展，易发生黏液变，结节内则出现小的低或无回声区。CDFI 可有少许血流信号显示。

3. 脂肪肉瘤

（1）病理与临床

在所有软组织肉瘤中居第二位，好发于 50～70 岁年龄段男性。临床通常表现为无痛性肿块，病程较长，肿块可非常巨大，晚期出现压迫症状。病理类型可分为高分化型、黏液型、圆细胞型、多形型和去分化型。除四肢肌肉和肌间隙外，尚见于腹膜后。

（2）超声表现

瘤体巨大，呈椭圆形或分叶状，内部回声很难与脂肪瘤相区别。一旦 CDFI 显示病变内血流信号，则应考虑脂肪肉瘤的可能。黏液型脂肪肉瘤由于瘤体内混合较多的黏液组织，多呈较均匀的低回声，后方回声增强；多形细胞型、圆形细胞型以及去分化型脂肪肉瘤易侵犯邻近骨和发生转移，瘤体内脂肪成分很少，没有特异性的声像图表现。

4. 血管瘤

（1）病理与临床

血管瘤（hemangioma）分为真正的肿瘤，即血管瘤和血管畸形两大类。血管瘤存在内皮细胞增殖，是儿童常见的肿瘤，存在增生期、稳定期和消退期。大部分血管瘤随年龄增大而最终自行消退。常见于面颈部皮肤及皮下组织。血管畸形属于先天性的脉管系统发育异常，无内皮细胞的增殖。按组成成分可分为毛细血管型、静脉型和动静脉型，各型有所重叠和交叉。血管畸形随患者年龄增大而成比例增大，青春期、妊娠、外伤时体积可迅速增大。

静脉型血管畸形习惯上称海绵状血管瘤，是最常见的血管畸形，病变主要由充满血液的血窦和薄壁静脉构成。在四肢、躯干均可发生，自皮肤至皮下脂肪层、肌肉层，甚至于骨、关节都可累及。海绵状血管瘤质地柔软，可压缩。病变肢体下垂后肿瘤体积可增大，即体位试验阳性，具有重要的诊断价值。瘤体内可形成血栓，机化后导致钙质沉着形成静脉石。

（2）超声表现

主要声像图诊断要点包括边界不清晰的混合回声区，内部可见多发网格样或不规则的低至无回声区，部分可见到静脉石强回声伴声影。探头加压后比较，肿瘤体积明显压缩。病变处下垂受重力作用，瘤体体积增大。由于瘤体内血流速度缓慢，彩色多普勒超声常不能显示病变内血流信号。当探头反复加压动作时，瘤体内的无回声区内可见液体流动产生的彩色血流信号。

（三）肌肉及肌肉层深方肿物

肌肉层的肿瘤少见，原发肌肉的肿瘤包括横纹肌瘤和横纹肌肉瘤，其中横纹肌肉瘤多见。

1. 肌肉内黏液瘤

（1）病理与临床

肌肉内黏液瘤是一种缓慢生长的良性病变，瘤体内含有大量黏液和纤维母细胞。40～70 岁的中老年女性较为多见，主要累及四肢较大肌肉，如大腿和上臂。

（2）超声表现

肌肉内边界清晰的低回声肿物，后方回声增强，内部可见裂隙样或囊状无回声区，代表瘤体内黏液成分。肌肉内黏液瘤的特征性超声表现为"脂肪帽"，即瘤体上、下两极处由于少量脂肪包绕显示为三角形的强回声。此征也见于神经源性肿瘤，通过发现肿物与神经相连可与本病相区别。

2. 韧带样纤维瘤

（1）病理与临床

韧带样纤维瘤来源于深部结缔组织，亦称韧带样瘤（desmoid tumor）、硬纤维瘤、侵袭性纤维瘤。临床不常见，呈散发性，部分有家族性聚集，病因不明。主要是肌肉内结缔组织及其被覆的筋膜或腱膜的纤维母细胞性肿瘤，瘤体内除纤维母细胞外，还有致密的胶原纤维。肿瘤呈侵袭性生长、易复发，但无转移。虽然在形态上表现为良性，但呈低度恶性的特点，故又称非转移性纤维肉瘤。此外还有称其为肌肉腱鞘瘤样增生、腹壁外纤维瘤病。腹壁韧带样纤维瘤主要发生于腹直肌和腹外斜肌，与口服避孕药、妊娠、腹部手术及外伤明显相关。

本病可发生于任何年龄段，但20～40岁为高发。发生部位以肩颈部、胸背部、骨盆及大腿多见，但是可发生于任何部位。女性好发于腹壁。病变常局限于肌肉内或与筋膜相连，边缘浸润肌肉组织，有时侵入骨皮质引起骨侵蚀样改变，似骨韧带样纤维瘤，10%～15%的患者可表现为全身多发病变。临床主要表现为深在缓慢生长的无痛性肿块，质硬，界限不清，大小不等，多为5～10 cm，大者超过20 cm。部分病人因肿瘤广泛侵犯周围重要的血管、神经、韧带等组织而出现不同程度的周围神经症状。

（2）超声表现

声像图为较大的团块状或分叶状低回声肿块，沿深筋膜长轴方向分布并包绕肌纤维，肿块边界可清晰，也可模糊不清。内部回声多均匀，致密胶原纤维成分可表现为纤维层状结构伴后方声衰减。若包绕肌腱，内部可出现高回声团；若侵袭骨膜，可出现骨膜增厚，骨皮质不光滑。CDFI检查多数肿瘤内仅可见稀疏点状血流信号。

3. 弹力纤维瘤

（1）病理与临床

因好发于背部，故开始将其命名为背部弹力纤维瘤。病变由大量增生肥大的弹力纤维构成。目前较为一致的认识是它并非真性肿瘤，而是增生性瘤样病变。多因反复创伤或摩擦造成弹力组织增生退变所致。弹力纤维瘤生长速度缓慢，目前尚无恶变报道。

本病好发于50岁以上老年人，女性多于男性，常位于肩胛下角，多为单发。最典型的发病部位是背部肩胛下角区的前方，6～8肋水平，在前锯肌、背阔肌和菱形肌的深层，与胸壁紧密粘连。此外，尺骨鹰嘴沟下方也是较多发的部位。

（2）超声表现

由于增生纤维与周围组织交织分布，故声像图表现为边界不清、无包膜的肿块。内部有条索状的高回声和低回声，为瘤体内的纤维组织和脂肪组织。CDFI检查多无明显血流信号。

弹力纤维瘤无特异性的声像图特征，超声诊断主要依据其特殊的发病部位和病变层次。

4. 恶性纤维组织细胞瘤

（1）病理与临床

恶性纤维组织细胞瘤（malignant fibrous histocytoma）是由组织细胞和成纤维细胞等多种细胞形成的肿瘤。各种细胞均有不同程度的异型性，是临床最常见的软组织肿瘤之一。多见于50～70岁男性老年人，好发生在肢体和腹膜后，尤以下肢大腿多见。病变较深，多在筋膜下发病。因病理类型不同，少数亦可发生在肢体的表浅部位。

（2）超声表现

肿瘤内部多呈较均匀低回声，边缘较清楚，肿瘤内有时混有点片状高回声。发生坏死、出血时，可见不规则无回声区。底面回声不减弱。CDFI肿瘤周边部血流较丰富，内部因病理类型不同，其血流信号多寡不等，较大的肿瘤可见邻近血管受压移位及其血流改变。易与横纹肌肉瘤、脂肪肉瘤相混淆。

5. 横纹肌肉瘤

（1）病理与临床

横纹肌肉瘤（rhabdomyosarcoma）由未分化的小圆形细胞和不同分化阶段的成熟横纹肌细胞构成。较常见，占全部软组织恶性肿瘤的 20% 左右。组织学分为多形性、小泡性和胚胎性 3 种，胚胎性好发于儿童至青春期，小泡性多见于青少年。成年及老年期，多形性尤为多见。常有坏死、出血和黏液样变。成人好发于四肢、躯干及腹膜后；儿童多见于头颈部和泌尿生殖系统。因为发生部位不同，病人可在不同相关科室首诊。

（2）超声表现

肿瘤边缘回声较清楚，光滑或不光滑，多呈椭圆形，肿瘤内部呈不均匀低回声，中心部发生出血、坏死和变性则出现不规则无回声区，底面回声一般不减弱。CDFI 肿瘤周边及肿瘤内可有较丰富的血流显示。

6. 纤维肉瘤

（1）病理与临床

纤维肉瘤（fibrosarcoma）是以成纤维细胞为主并含有胶原纤维的恶性肿瘤。可发生于任何部位，但好发于大腿、躯干及其他肢体远端，肿瘤生长较慢，多侵犯肌肉，可深达骨骼。肿瘤组织质地因胶原含量而异，或致密硬韧，或较软呈鱼肉样，并具有假包膜。

（2）超声表现

肿瘤边缘回声清楚，内部回声呈较均匀低回声，向深部发展有时侵犯骨骼，可见骨质破坏。CDFI 肿瘤内可有点状血流显示。

（四）关节、肌腱周围常见肿物

腱鞘囊肿与滑膜囊肿、滑囊炎见前述。

1. 腱鞘巨细胞瘤

（1）病理与临床

本病与色素沉着绒毛结节性滑膜炎为同类病变，病因尚不清楚。目前认为与炎症、局部创伤有关。多数学者认为本病由局部肿瘤增生或反应性滑膜炎引起。腱鞘巨细胞瘤好发于 30～50 岁，通常累及手部，特别是第 1～3 指屈肌腱鞘。临床表现为生长缓慢的无痛性肿物。

（2）超声表现

边界清晰的低回声肿物，主要位置特点是紧邻肌腱，较大的肿物可压迫局部指骨形成皮质破坏。通常病灶内可见少量血流信号。

2. 血管球瘤

（1）病理与临床

血管球瘤源于皮肤中的血管球组织，可发生在全身各处，最好发于手指甲床下。主要表现为刺痛或烧灼样痛，局部按压或寒冷刺激可诱发。

（2）超声表现

甲床下低回声结节，局部指骨皮质可被侵蚀破坏。CDFI 结节内血流信号丰富。

3. 滑膜肉瘤

（1）病理与临床

滑膜肉瘤（synoviosarcoma）较常见，发病率仅次于恶性纤维组织细胞瘤、脂肪肉瘤和横纹肌肉瘤。多见于中青年（20～40 岁），很少在 10 岁前和 60 岁以后发病。发生于关节外滑囊和腱鞘等有滑膜组织的部位，大多数发生在膝关节周围，其次为足踝和腕部，其他部位较少见。

肿瘤常与关节囊粘连，并累及肌腱、筋膜与滑囊。发生于软组织深部者，在肌肉和腱膜间塑形生长，并可与骨相连，肿瘤可有包膜，生长较缓慢。

（2）超声表现

肿瘤呈椭圆形，内部为均匀低回声，肿瘤边缘回声清楚且光滑，有时呈分叶状，后方回声不减弱。早期邻近的骨、关节无异常。晚期可见骨皮质侵蚀破坏。CDFI肿瘤内及其周边部可见较多血流信号。

（五）临床价值

超声检查对软组织肿瘤的敏感性甚高，对于显示肿瘤病变优于X线，比CT及MRI价廉、快速、简便，可作为诊断此病的首选方法。但特异性并不高，因为许多病变具有相似的声像图表现，超声检查以及CT，MRI等影像学手段都很难作出明确的诊断。超声对软组织肿瘤探测的意义更在于：① 可清楚显示肿瘤的体积和范围、边界范围和有无包膜、内部回声性质、肿瘤内血流改变及其与周围组织器官的解剖关系，可鉴别实质性与囊性，区别良恶性和为恶性肿瘤分期提供依据。② 判定邻近大血管侵犯程度，有无骨关节破坏，以及血运和淋巴系统转移等，对确定治疗方案和手术方式、切除范围有指导作用。③ 引导肿瘤定位穿刺，进行病理组织学检查。④ 监测肿瘤放化疗疗效、手术后肿瘤复发。但各种肿瘤特别是恶性肿瘤的超声表现缺乏特异性，准确区分病理类型仍较困难。软组织肿瘤良、恶性鉴别见表8.8.1。

与其他影像学检查方法不同，超声扫查时医师与患者之间可直接交流，超声医师能够获得相关信息来帮助诊断。如病变的软硬度、病程的长短、有无合并疼痛等，很多时候超声诊断并非完全基于声像图特征，而是结合临床信息获得。因此，对于软组织病变的超声诊断，超声医师应首先掌握相应的临床知识并有意识地在扫查过程中询问病史等情况。高频超声能够清晰地区分皮肤、皮下脂肪层等层次结构，因此多数情况下可以判断病变的组织层次来源，这对诊断也很有帮助。

表 8.8.1 软组织肿瘤良、恶性鉴别

超声表现	良　　性	恶　　性
肿瘤形态	规则，多呈椭圆形	常不规则
生长方式	膨胀性生长	浸润性生长
包膜回声	多有包膜、个别无包膜	多无包膜
边界	清楚	早期清楚、晚期不清楚
内部回声	均匀、低或强回声，或囊性	不均匀实质回声
后方回声	不减弱	轻度减弱
邻近组织	受压移位，骨皮质无异常	被浸润，骨有从外向内侵蚀破坏
转移	无	可有
生长速度	缓慢、病程长	生长快、病期短
探头加压	可有变形	无变形
复发性	无复发	易复发
CDFI 和 CDE	肿瘤内无异常血流或少血流	肿瘤内可见滋养血管或血流增多

五、软组织异物

1. 病理与临床

软组织异物（foreign body of soft tissue）常发生在软组织的开放性外伤，如火器伤、爆炸伤、高压容器的爆裂等所致的盲管伤，亦见于缝针误刺，注射针及木、竹刺折断。手术后组织内的线结、遗留的纱布，手术安置的特殊装置和金属标记物也属于异物。

异物存留的临床表现：新鲜外伤伤口有出血，局部疼痛使病人运动受限，创面可能有泥沙、木刺、弹片等异物存留。合并感染的异物局部肿胀疼痛或有瘘孔经久不愈。伤口愈合的组织内异物可触及硬结，也可无明显异常表现。

2. 超声表现

（1）金属、表面光整的玻璃及瓷质碎片等异物，出现短带状、点状或团块状强回声；木竹、塑料及沙石等异物，回声较金属等的回声略低。此种回声由异物前缘表面反射引起，但超声难以显示异物的轮廓和外形。

（2）金属及玻璃等异物的后方常可出现明亮的"彗星尾征"（亦可出现声影），其亮度与异物表面形态、声束是否与异物表面垂直有关，并随声场深度而有递减趋势；而非金属异物后方多出现声影。

（3）当异物合并有出血、渗液或感染性脓肿形成时，异物周围可出现低回声或无回声区。

（4）靠近骨皮质的异物，其后方声影或彗星尾征不明显，而容易漏诊。

（5）超声引导下穿刺定位：在超声监视下于异物距皮肤最近点，避开大血管和神经，用长注射针穿刺异物，针尖达异物表面时，注射美蓝溶液，以标定异物位置，便于手术中寻找异物。有伤口及伤道者，从伤口注射3%的过氧化氢，可以判断异物与伤道的关系。

（6）CDFI可判定异物与邻近大血管的关系。

3. 鉴别诊断

诊断时需注意与进入软组织的空气、软组织瘢痕、钙化灶、籽骨、静脉石及软骨钙化等进行鉴别，避免假阳性。

4. 临床意义

软组织异物多数不能吸收，并有引起局部感染、化学及其他副损伤的危险。一旦有异物存留应尽早取出，正确的定位诊断是手术成功的前提。除X线及CT外，超声显像是另一种准确而有效的定位诊断方法。并有不受异物物理性质限制，特别有利于对X线透光异物的探测，可进行不同方位定位，便于选择距皮肤最近，又能避开大血管等重要组织器官的手术途径，并可在手术现场随时应用、无放射线辐射等优点。与CT和MRI相比，有价格低、快速、简便等优点。其诊断敏感性和特异性均在95%以上。但超声尚不易准确判断异物的形状及毫米以下异物。

第九节　周围神经疾病

一、解剖概要

周围神经（peripheral nerve）主要由感觉神经元和运动神经元的轴突组成。基本构成单位是神经纤维，完整的神经纤维由中心的轴索、周围包被的髓鞘和薄层的结缔组织神经内膜构成；多条神经纤维相互聚集形成神经纤维束，神经束外包裹较致密的结缔组织神经束膜；数目不等的神经纤维束形成神经干，被较疏松的结缔组织形成的神经外膜包裹。周围神经主要功能为接受刺激、整合信息和传导冲动等。

二、超声检查技术

患者无需特殊准备。操作者需熟悉周围神经解剖及神经与周围骨骼、肌肉、血管等的毗邻关系。浅表部位应使用10 MHz及以上频率的线阵探头，以获得较好的图像分辨力。对于较深的部位，根据需要可使用频率较低的探头。

三、超声检查方法与声像图

正常周围神经短轴切面呈圆形或椭圆形,内可见多个小圆形低回声,周边被线样强回声包绕形成网格状结构。神经长轴切面显示为细条索样结构,内可见多发相互平行的束状低回声,其间可见不连续的线状强回声分隔。束状低回声为神经纤维束,线状强回声为包裹神经纤维束的神经束膜。

1. 臂丛神经

臂丛神经的超声检查可在椎旁区、肌间沟区、锁骨上区、锁骨下区和腋窝区等分别检查。首先检查神经周围的结构识别神经的短轴,然后进行长轴检查。

(1) 椎旁区:为臂丛神经根,包括 C_5, C_6, C_7, C_8 和 T_1 神经。超声检查时,探头可横切放置在一侧颈部,首先观察颈椎的前、后结节,神经根位于前、后结节之间。一般根据颈椎横突的形态定位颈神经根较为常用。例如,C_7 颈椎的横突无前结节,仅有后结节。根据此特征可确定为第 7 颈椎和相应的 C_7 神经根,其他神经根可依次向上、向下而确定。

(2) 肌间沟区:检查时受检者仰卧位,头偏向对侧,探头斜横切放在颈部外侧,大约在锁骨中线上方 2 cm 处,于前、中斜角肌之间可见臂丛神经的低回声结构,其浅侧为胸锁乳突肌的后缘。

(3) 锁骨上区:受检者头中位或者稍偏对侧,上臂外展 20°~30°,首先寻找锁骨下动脉的横断面,在其外上方可清晰显示锁骨上区臂丛,其深方可见第 1 肋骨强回声,后方伴声影。

(4) 锁骨下区:探头位于锁骨下,相当于喙突下 2 cm 处,旁矢状切面显示腋动脉和腋静脉的横断面,血管周围可见臂丛神经的三个束。其中,外侧束位于腋动脉的外侧,内侧束位于腋动脉与腋静脉之间,后束位于腋动脉的深方。

(5) 腋窝区:上臂外展 90°,探头置于腋窝,首先寻找腋动脉和腋静脉。正中神经位于腋动脉的外上方,尺神经位于腋动脉与腋静脉之间,桡神经位于腋动脉的后方。

2. 正中神经

正中神经检查时,可在不同的解剖部位对其进行定位和识别。例如,上臂的肱动脉旁的筛网样结构即为正中神经,前臂段正中神经走行于前臂指浅屈肌与指深屈肌之间,腕管内的正中神经位于腕横韧带深侧、第二和第三指屈肌腱的浅侧、拇长屈肌腱的内侧。

3. 尺神经

尺神经最重要的检查部位是肘管,探头横切放置在肘内侧肱骨内上髁与尺骨鹰嘴突之间,显示尺神经短轴切面为邻近肱骨内上髁的筛网状低回声结构,其浅侧为肘管支持带。怀疑尺神经脱位时,可让患者做屈肘和伸肘动作,横切面动态观察尺神经有无脱位。在前臂的中远段以及腕尺管处,可在尺动脉旁发现尺神经。

4. 桡神经超声检查

桡神经主干检查时,一般先观察桡神经沟处。患者侧卧位,探头横切放在上臂中段后外侧,首先显示肱骨横切面,呈弧形强回声。于肱骨浅侧寻找桡神经。向下追踪探查可见桡神经穿过外侧肌间隔进入上臂前部,并走行在肱肌与肱桡肌之间,继而分为桡神经深支和浅支。

5. 坐骨神经及其分支超声检查

在臀部,探头横切放置在坐骨结节和股骨大转子之间,可见坐骨神经横切面呈筛网状椭圆形结构,自此可分别向上和向下追踪探查。在腘窝处探头横切首先显示腘动脉短轴切面,其旁的筛网状结构即为胫神经,其外侧的较小的筛网状结构是腓总神经,探头向上横断追踪可见胫神经与腓总神经汇合处。

四、周围神经卡压综合征

周围神经卡压综合征(peripheral entrapment syndrome)指周围神经走行通路上,某一段或某一点由于周围的狭窄坚韧的组织结构对神经产生机械性压迫,导致神经卡压性损伤,产生一系列临床症状的疾病。周围神经卡压综合征是手外科的常见疾病。在上肢,主要表现为颈肩部不适、手部麻痛、上肢无力,逐渐出现手及上肢肌肉萎缩。在下肢,主要表现为腰腿疼痛、不适、无力、脚麻木。

常发生的位置是神经走行通路上较狭窄的解剖部位,如骨纤维管道、鞘管、裂隙、环及孔等部位。这与所在解剖结构的容积大小、内容物的多少和神经本身的耐压程度有关。容易诱发神经卡压综合征的机体内、外因素有很多,有的是多种因素综合存在,以解剖因素最为常见。腕管(骨纤维管道)正中神经受腕横韧带压迫最为常见,导致神经传导功能异常,长时间压迫可导致神经功能永久性丧失,出现相应的症状和体征。

(一)臂丛神经卡压

1. 病理与临床

臂丛神经及锁骨下动静脉在颈肩部胸廓出口区域受到各种先天或后天继发因素压迫所致的手及上肢酸痛、麻木、乏力、肌肉萎缩及锁骨下动静脉受压等一系列临床综合征,统称为臂丛神经血管卡压症,又称胸廓出口综合征(thoracic outlet syndrome,TOS)。

引起臂丛神经血管卡压症的病因较多,一般认为是胸廓出口处臂丛神经、血管周围诸结构异常时对臂丛神经、血管造成的压迫,即使是正常的结构,随着年龄的增长、生理状态异常、长期固定的体位或过分疲劳等,也可造成对臂丛神经的压迫。

2. 超声表现

超声可显示受压部位血管和神经变扁及受压部位近侧神经肿胀增粗,神经束状结构模糊。声像图显示臂丛神经干水肿增粗,肌间沟水平横断面积增大,斜角肌可增厚,压迫臂丛神经。

3. 鉴别诊断

(1)颈椎病:神经型的颈椎病为颈神经根在神经根管内受压,易与臂丛神经血管卡压征神经根受压的表现相混淆,鉴别点为:① 颈椎病多见于 40 岁以上的男性;② 颈椎病以颈肩背部疼痛为主;③ 无血管受压体征;④ 神经症状多呈节段性;⑤ 颈椎病少有大、小鱼际肌萎缩;⑥ 影像学有一定参考价值。

(2)运动神经元疾病(进行性肌萎缩):由于运动神经元疾病也可使手内收肌萎缩,主要鉴别点为:① 肌萎缩呈进行性,由手部渐及整个上肢;② 有"肉跳"现象,无感觉障碍;③ 无血管受压体征;④ 男性多于女性;⑤ 肌电图检查有广泛性的神经源性损害,但神经传导速度正常;⑥ 颈部局部封闭无效。

(二)正中神经卡压

腕管综合征是神经卡压综合征中最常见的一种,由于正中神经在腕部受到压迫而造成鱼际肌无力和手部正中神经支配区的疼痛、麻木及进行性的鱼际萎缩。常见病因有腕横韧带增厚、腕关节滑膜增厚(类风湿)、腕管内腱鞘炎、腕管内占位病变、腕部的骨折脱位或结构变异等。

声像图显示正中神经走行过程中突然受压变细、受压处两端增粗、回声减低、神经束界限模糊、神经干内血流信号增多,还可出现神经外膜增厚、回声增强、与周围组织分界不清等。另外,超声常常还能发现导致腕管综合征的原因,如滑膜增厚、腱鞘炎等。

(三)尺神经卡压

肘管综合征是肘部尺神经卡压综合征。常见病因有:① 肘关节骨折肘外翻畸形愈合,尺神经受牵拉。

肱骨内上髁骨折、骨折复位不良或骨质增生,尺神经磨损。② 免疫性或代谢性病变、肘关节炎性病变,如类风湿关节炎、痛风性关节炎等。③ 肘管内占位病变。④ 频繁过度屈伸肘关节,三角韧带可压迫尺神经。⑤ 习惯性尺神经脱位等。

声像图显示肘部神经卡压处尺神经变细,近端及远端神经水肿增粗、神经束状回声消失,呈低回声,边界模糊,神经走行基本正常,部分形成神经瘤,神经内血流信号可增多。

(四)桡神经卡压

桡神经在肘部区域受到各种原因的卡压主要引起两种临床卡压综合征,即桡管综合征和骨间后神经卡压综合征,两者的病因相似,卡压部位接近,病理解剖学上也鉴别困难,但其临床表现有差异,桡管综合征以感觉障碍为主,骨间后神经卡压综合征以运动障碍为主。常见病因:① 解剖变异;② 上肢剧烈运动后,局部水肿压迫桡神经,有人称之为奋力综合征;③ 压迫因素,如长时间昏睡、昏迷时压迫患肢;④ 手术误伤,或注射药物伤害等;⑤ 炎症刺激。

声像图能准确显示卡压部位,超声表现与正中神经和尺神经卡压相似。卡压神经部位扁平,但相连的神经有肿胀现象。长轴束状结构不连续,多有中断现象,横截面的直径和面积扩大。

(五)坐骨神经及腓总神经卡压

坐骨神经卡压通常由梨状肌综合征(piriformis syndrome)引起,是由于坐骨神经在梨状肌下方或穿越梨状肌时受到卡压所引起的以下肢疼痛和无力为主要临床表现的综合征。梨状肌综合征可能梨状肌并无异常,检查时需关注坐骨神经周围软组织。病因可能包括梨状肌肿胀、梨状肌纤维化、股方肌肿胀或腱性组织卡压、滑囊病变、解剖变异等。坐骨神经卡压的声像图与其他神经卡压相似,超声还可发现引起坐骨神经卡压的原因,如梨状肌或股方肌增厚、形态异常、内部回声改变或滑囊积液等。

腓总神经走行腘窝外侧沟后,在腓骨头的后外侧下行至腓管,当腓管的容积减少或内压增高时,将引起腓总神经卡压,产生一系列麻痹症状,称为腓管综合征。超声检查可显示腓总神经走行的连续性及回声异常的改变。

除了上述常见周围神经卡压外,还包括腕尺管综合征、股总神经卡压、股外侧皮神经卡压、胫神经卡压等,其超声表现均类似,超声可明确有无神经卡压,并能查找卡压的原因。

五、外伤性周围神经损伤

外伤性周围神经损伤的常见原因是牵拉、挫伤和刺伤。严重损伤可导致神经束部分或完全断裂。神经部分撕裂,超声显示神经束连续性存在、粗细不均,沿受损神经走行分布结节样低回声神经瘤。神经完全断裂,超声显示神经束连续性中断,神经束回缩,形成断端神经瘤。

周围神经外伤后,需要观察神经干的连续性,神经外膜、神经束、神经束膜及其周围组织有无异常。常见周围神经外伤性病变如下。

1. 臂丛神经

臂丛神经根性损伤主要分为椎孔内的节前损伤和椎孔外的节后损伤两类,目前影像学检查主要为 CT 脊髓造影和 MRI。声像图显示:早期臂丛神经节后损伤的横断面较正常侧臂丛神经明显肿胀、增粗,呈低回声,可与周围组织粘连,纵切面神经束状回声模糊消失。臂丛神经节前损伤于臂丛神经根发出处变细,连续性中断或消失,椎间孔外远端神经增粗,椎管旁可伴有脑脊液外漏形成的囊肿。

2. 正中神经

正中神经损伤在腕部多见,常因刀刺伤、砍伤、挤压引起正中神经扭曲或部分中断,致手功能障碍。声像图显示神经的连续性中断或部分中断，损伤处神经明显增粗，内回声减低，神经束分界模糊，神经损伤的两端部分可形成神经瘤。损伤早期可能出现神经内血流信号增多，损伤后1个月以后，可能内部会有纤维化或瘢痕化。

3. 尺神经

尺神经位置较表浅，钝性伤、刀刺伤或挤压伤等多种原因均可造成尺神经不同程度的损伤。声像图显示神经连续性完全或部分中断，中断区表现为紊乱的无回声或低回声结构。

4. 桡神经

桡神经于桡神经沟处走行紧贴于肱骨上段，创伤、刀砍伤或医源性原因可能将桡神经牵拉或使之断裂至不同程度损伤。超声检查可以早期发现断裂水平并评估术后神经在吻合处的连续性。声像图与正中神经损伤类似。

5. 坐骨神经及其分支

髋部外伤史是引起坐骨神经损伤的一个重要原因，可分为外伤直接损伤或手术损伤，因此，臀部的坐骨神经是超声检查的重点；尤其当患者既往有髋臼骨折或股骨头后脱位、髋关节或股骨手术等病史时，除应观察神经本身的连续性、粗细、内部回声有无异常外，还需观察神经周围有无瘢痕组织、异常骨折片、骨痂、骨内固定位等。

坐骨神经损伤的声像图显示神经外膜增厚、回声增强，完全中断时显示神经走行连续性中断，内部线性回声不均并逐渐消失，神经走行弯曲。与其他神经类似，坐骨神经的挫伤或断裂均较易形成创伤性神经瘤。

除了上述周围神经之外，超声可发现腓总神经、腓深神经、腓浅神经、胫神经、股神经、股外侧皮神经、腓肠神经、隐神经、肌皮神经、副神经等损伤病变，还可根据超声表现对损伤分型，并指导临床治疗。

六、周围神经占位性病变

（一）神经纤维瘤

1. 病理与临床

神经纤维瘤（neurofibroma）为发生于外周神经的良性肿瘤。一般在20～40岁发病，好发于颈部及四肢皮肤和皮下，亦可见于背部、纵隔和腹膜后。并发神经纤维瘤病（Von Reckling hausen病）时多发，无定处。肿瘤呈球形、梭形或扁平形，无痛，无包膜，有时发生出血和囊性变。组织结构以梭形细胞为主，并含有不同量的胶原和黏液基质。个别可恶变成肉瘤。在临床和组织学上可分为局限性皮肤神经纤维瘤、弥漫性皮肤神经纤维瘤、局限性神经内神经纤维瘤、丛状神经纤维瘤、软组织巨神经纤维瘤和色素性神经纤维瘤等多种类型。

神经纤维瘤伴有其他系统性疾病称为神经纤维瘤病，它是一种良性的周围神经疾病，属于常染色体显性遗传病，分为两型，较常见的是Ⅰ型，主要累及周围神经，称为外周围型神经纤维瘤病；Ⅱ型较少见，累及中枢神经系统。神经纤维瘤病病理组织学分型：① 多发结节型，可以发生在大的神经干，也可发生于小的皮神经，肿瘤为实性，出血和囊性变少见；② 丛状型，好发于躯干部及上肢，常累及较大神经干的大范围并蔓延至其分支，形成大量沿神经走行的大小不一的不规则梭形膨大结节；③ 弥漫型，以头颈部多见，表现为神经组织在皮肤及皮下软组织内沿结缔组织间隙弥漫性生长并包绕正常组织结构，同时病变内部常见大量扩张的血管。

2. 超声表现

Ⅰ型神经纤维瘤病声像图表现分为多发结节型、丛状型和弥漫型3种类型：① 多发结节型：皮下多发性低回声结节，境界清晰，呈圆形、卵圆形，彩色血流检查各个结节内部血流信号稀少；② 丛状型：一般累及较大范围神经干,声像图表现为肿胀增生的神经纤维扭曲变形,呈"串珠样"排列的低回声结节,中间有神经干相连,彩色血流检查显示结节内部血流信号均较丰富;③ 弥漫型:病变区皮肤及皮下脂肪层明显增厚,回声弥漫型增高,典型表现为高低回声间杂有序的"羽毛状"排列或欠规整的"鱼鳞状"排列。彩色血流检查病变区域可见丰富血流信号伴局部血管瘤样扩张。

声像图依其细胞成分、胶原和黏液基质含量不同而异。肿瘤位于皮内或皮下,呈扁平形或梭形均匀低回声,包膜光滑,并可见不规则线状、条索状高回声,这些表现并不具有特征性,只有在肿物一端或两端发现与神经相连时,方能与其他软组织肿瘤相鉴别。

3. 鉴别诊断

本病应与黏液瘤、黏液型脂肪肉瘤相区别。熟悉外周神经走行路径有助于诊断,但是当肿瘤生长于细小的皮神经或其上、下两端的神经被骨骼遮挡时,超声明确诊断则较为困难。部分神经鞘瘤与神经纤维瘤超声影像类似,难以鉴别。恶性外周神经鞘膜瘤多数来源于神经纤维瘤恶变,肿瘤多较大,形态不规整,内部回声不均匀,血流较丰富。

(二)神经鞘瘤

1. 病理与临床

神经鞘瘤(neurilemoma)又称施万细胞瘤(schwannoma),是源于施万细胞的良性肿瘤,好发于 20~50 岁,肿瘤有包膜,生长缓慢,极少恶变,多单发,常发生在脊神经根和较大的周围神经,以头颈和后纵隔多见。肿瘤易发生囊性变、坏死和出血,当瘤体增大压迫神经时,可出现受累神经供应区的感觉异常或疼痛,并向该神经的末梢区放射。可单发或多发于身体任何部位神经干或神经根,是周围神经最常见的肿瘤之一。恶性外周神经鞘膜瘤(malignant peripheral nerve sheath tumor)较罕见。肉眼观有完整的包膜,常压迫邻近组织,并与其发生的神经粘连在一起,有时伴有出血或囊性变。

临床上神经鞘瘤多发生于头、颈及肢体的神经主干,其次是四肢屈侧,尤其靠近肘、腕和膝关节处。神经鞘瘤生长缓慢,常表现为无痛性软组织肿块,压迫神经时可引起相应的症状和体征。也可表现为疼痛和肿物,发生在脊神经根者以脊椎痛为主,发生在脊髓腔内者,可有脊髓或马尾压迫症状。可触及肿物,有剧烈的叩击痛。早期也可无症状。

2. 超声表现

肿瘤切面形态呈圆形或椭圆形,边缘清楚、光滑、有包膜。内部呈实质性低回声,均匀或不均匀,后者肿瘤实质中可见完全或不完全高回声环,或含有稀疏的高回声。肿瘤远侧回声不减弱或轻度增强。发生囊性变、坏死、出血时,肿瘤内可见小的无回声区,发生钙化可见斑点状强回声。肿瘤沿神经干偏心性生长,如能探到神经,可见其在肿瘤边缘进入肿瘤,表现为"鼠尾征"。CDFI 或 CDE 在肿瘤周边部血流信号可增加,邻近骨骼及骨膜无异常。

3. 鉴别诊断

本病应与肿大淋巴结、血栓形成的动脉瘤及其他软组织肿瘤相区别。只有在肿物一端或两端发现与神经相连时,方能与其他软组织肿物进行鉴别。因此,超声检查发现沿神经走行分布,有明显包膜的低回声肿物,并与其他软组织肿物进行鉴别排除后,应想到神经源性肿瘤,此时应在肿物两端尽可能仔细扫查,寻找与肿物相连的神经干,确定肿物与神经或血管的关系。但如果神经比较细小,例如皮肤、皮下浅筋膜的细小神经,超声可能难于显示。

神经鞘瘤与孤立性的神经纤维瘤声像图类似,既往报道神经纤维瘤更多的是对称性生长,但实际上偏心性生长的肿块并不少见,因此该声像图征象并没有明显的特异性。实际上无论在二维还是彩色多普勒血流图上,孤立性神经纤维瘤均难以与神经鞘瘤区分,但神经纤维瘤较少发生囊性变。

（三）创伤性神经瘤

（1）神经离断性神经瘤：神经外膜的条状强回声及神经束线性强回声连续性完全中断、损伤区为紊乱的低回声结构，神经近端增粗、分布欠均匀，正常神经的回声消失。

（2）残端神经瘤：神经的末端局部膨出，呈梭状低回声。

（3）不完全创伤性神经瘤：神经外膜的条状强回声及神经束线性回声连续或部分中断，内部点、线性回声不清，伴有不规则低回声，损伤的近端部分膨出，呈梭状低回声，不均匀，与周围软组织有粘连。

（四）神经脂肪瘤病

神经脂肪瘤病也称神经纤维脂肪瘤病，是少见的周围神经良性病变，常发生在正中神经，多伴受累肢体的巨指（趾）症。超声表现为低回声的神经纤维与高回声的脂肪组织相间排列呈"莲藕状"，神经束可增粗。

七、临床价值

高频超声不仅能够显示外周神经病变损伤的具体形态、走行、神经水肿、增粗、神经的连续性中断，而且可以进一步明确周围神经损伤及卡压原因、部位、压迫程度等，直观并准确定位病变部位，动态、细微地显示周围神经的分布、走行、粗细及其与周围组织的解剖关系。与传统的神经肌电图检查相比，超声更有无创、定位准确、部分可定性的特点，故对指导临床治疗有重要参考价值，已经成为周围神经损伤和病变诊断及鉴别诊断首选的影像学检查方法。超声具有无创、高分辨率、无辐射、轻便、廉价等优点，在临床上应用广泛。高频超声可为临床诊治提供更加翔实和更有意义的参考依据。由于超声分辨力的限制、无法突破骨骼遮挡的局限性，在显示臂丛神经时，T1受到骨骼遮挡无法显示。以前的学者认为对椎间孔内神经节前损伤，超声无法显示椎间孔内的情况；对神经根型颈椎病，超声常无法显示神经受压的部位。但经过长时间的探索及临床检验，显示椎间孔内的病变已成为可能，因此超声检查结果对操作者的经验依赖度高，检查者应熟悉周围神经的走行和局部解剖的关系。

第九章 血管超声

第一节 颅脑血管

一、解剖概要

（一）脑的动脉

脑的动脉来源于颈内动脉和椎动脉。入颅后，左、右椎动脉合并成一条基底动脉，故可将脑的动脉分为颈内动脉系和椎-基底动脉系。以顶枕沟为界，大脑半球的前 2/3 和部分间脑由颈内动脉供应，大脑半球的后 1/3 及部分间脑、脑干和小脑由椎动脉供应。此两系动脉在大脑的分支可分为皮质支和中央支。皮质支营养大脑皮质及深面的髓质，中央支供应基底核、内囊及间脑等。

1. 颈内动脉

颈内动脉（internal carotid artery，ICA）起自颈总动脉，自颈部向上至颅底，经颈动脉管进入颅腔，紧贴海绵窦的内侧壁穿海绵窦腔行向前上，至前床突的内侧弯行向上并穿出海绵窦而分支。颈内动脉按其行程可分为 4 部分：颈部、岩部、海绵窦部和前床突上部。其中海绵窦部和前床突上部合称为虹吸部，常呈"U"形或"V"形，是动脉硬化的好发部位。临床上的颈动脉海绵窦瘘是指海绵窦部的颈内动脉破裂出血至窦内，导致颈内动脉与海绵窦之间形成异常的动静脉直接交通，从而出现搏动性突眼、眼球运动障碍等症状。颈内动脉在穿出海绵窦处发出眼动脉。亦有学者将颈内动脉颅内段分为岩骨段（C5 段）、海绵窦段（C4 段）、膝段（C3 段）、床突上段（C2 段）和终末段（C1 段）。C2，C3，C4 段组成颈内动脉虹吸部。由 C1 段分出大脑前动脉（anterior cerebral artery，ACA）、大脑中动脉（middle cerebral artery，MCA）、后交通动脉（posterior communicating artery，PCoA）。双侧大脑前动脉之间为前交通动脉，眼动脉从颈内动脉虹吸部发出。PCoA 在视束下面行向后，与大脑后动脉吻合，是颈内动脉系与椎-基底动脉系的吻合支。

2. 椎动脉

椎动脉（vertebral artery，VA）起自锁骨下动脉，向上穿第 6 至第 1 颈椎横突孔，经枕骨大孔进入颅腔，在脑桥与延髓交界处腹侧面，左、右椎动脉汇合成一条基底动脉（basilar artery）。基底动脉沿脑桥腹侧的基底沟上行，至脑桥上缘分为左、右大脑后动脉（posterior cerebral artery，PCA）两大终支。

3. 大脑动脉环

大脑动脉环（cerebral arterial circle）又称 Willis 环，由两侧的大脑前动脉起始段，两侧颈内动脉末段，两侧大脑后动脉借前、后交通动脉共同组成。位于脑底下方，蝶鞍上方，环绕在视交叉、灰结节及乳头体周围。此环使两侧颈内动脉系与椎-基底动脉系相交通。正常情况下，大脑动脉环两侧的血液不相混合，而是作为一种代偿的潜在装置。当此环的某一处发育不良或阻塞时，可在一定程度上通过此环使血液重新分配和代偿,以维持脑的血液供应。

据统计,约有48%的大脑动脉环发育不全或异常,不正常的动脉环易出现动脉瘤,前交通动脉和大脑前动脉的连接处是动脉瘤的好发部位。

(二)脑的静脉

脑的静脉无瓣膜,不与动脉伴行,分为浅、深两组,两组之间相互吻合。浅组收集脑皮质及皮质下髓质的静脉血,直接注入邻近的静脉窦;深组收集大脑深部的髓质、基底核、间脑、脑室脉络丛等处的静脉血,最后汇成一条大脑大静脉注入直窦。两组静脉最终经硬脑膜窦回流至颈内静脉。

1. 浅组

以大脑外侧沟为界分为3组:大脑上静脉(外侧沟以上),收集大脑半球上外侧面和内侧面上部的血液,注入上矢状窦。大脑下静脉(外侧沟以下),收集大脑半球上外侧面下部和半球下面的血液,主要注入横窦和海绵窦。大脑中静脉,又分为浅、深两组:大脑中浅静脉收集半球上外侧面近外侧沟附近的静脉,本干沿外侧沟向前下,注入海绵窦;大脑中深静脉收集脑岛的血液,与大脑前动脉和纹状体静脉汇合成基底静脉(basal vein)。基底静脉注入大脑大静脉。

2. 深组

包括大脑内静脉和大脑大静脉。大脑内静脉(internal cerebral vein)由脉络膜静脉和丘脑纹静脉在室间孔后上缘合成,向后至松果体后方,与对侧的大脑内静脉汇合成一条大脑大静脉(Galen 静脉,great cerebral vein)。大脑大静脉很短,收纳大脑半球深部髓质、基底核、间脑和脉络丛等处的静脉血,在胼胝体压部的后下方注入直窦。

二、超声检查概述

颅脑血管的超声检查技术包括经颅二维超声及彩色多普勒成像(transcranial color code real-time sonography,TCCS)或经颅彩色多普勒双功超声成像(transcranial color-code real-time Doppler sonography,TCCD)及经颅多普勒(transcranial Doppler,TCD)。TCCS 或 TCCD 超声检查的探头具有二维超声成像、彩色多普勒及能量多普勒血流成像、脉冲多普勒检测血流速度等功能。目前的 TCD 检测仪采用两种超声发射器——脉冲波(pulsed wave,PW)多普勒探头和连续波(continuous wave,CW)多普勒探头。

三、检查体位及声窗

1. 体位

超声检查的常用体位为仰卧位,检查基底动脉时俯卧位或坐位。

2. 声窗

TCCS/TCCD 检查声窗包括:

(1)颞窗:位于颧弓之上,耳郭之前、上、后方,常用的颞窗位置是耳廓上方。横切扫查显示脑中线结构(主要由大脑镰(falx)构成)、背侧丘脑、第三脑室、侧脑室。从颞窗还可显示大脑血管,如大脑中动脉(MCA)、大脑前动脉(ACA)、大脑后动脉(PCA)、后交通动脉(PCoA)、基底动脉(BV)、大脑中浅静脉(SMCV)、横窦(TS)、直窦(SS)、颈内动脉末端(ICA-end)。

(2)枕窗:在枕大孔处,探头对准枕大孔并斜向上方。从枕大孔横切或斜切扫查,显示颅内椎动脉(VA)、基底动脉(BV)以及直窦(SS)。

（3）眼窗：眼闭合，探头置于眼睑上，超声束对准眶后视神经孔，与矢状面的夹角<15°。眼窗扫查断面图从眼窗主要显示眼动脉（OA）及颈内动脉进颅后的虹吸部（CS）。

（4）额窗：探头置额部。在前额正中向后横切或斜切扫查，显示小脑、侧脑室的后角及脉络丛等。

（5）顶窗：探头置顶部。

（6）颞-额窗：探头置颞、额交界区。

（7）额-顶窗：探头置额、顶交界区。

（8）顶-枕窗：探头置顶、枕交界区。

（9）颞-枕窗：探头置颞、枕交界区。

TCD 检查中颅内动脉识别与检查方法：TCD 在进行颅内动脉的检查时，超声束需要穿过颅骨进行检查，为了获得良好的信号，探头需要选择颅骨相对薄弱、超声束易于穿透的部位，这个部位称为声窗。常用的声窗有颞窗（颞前窗、颞中窗、颞后窗）、眼窗、枕骨大孔窗。颞窗用于检测大脑中动脉（MCA）、大脑前动脉（ACA）、大脑后动脉（PCA）等；当颞窗透声不好时可由眼窗进行检测，眼窗还可以检测眼动脉（OA）、颈内动脉虹吸部（SCA）、滑车上动脉（StrA）等；枕骨大孔窗用于检测椎动脉（VA）和基底动脉（BA）等。

TCD 颅内动脉检查通常选用 2 MHz 脉冲超声波探头。各动脉的识别和检测方法如下。

（1）大脑中动脉（MCA）：探头放于颞窗，在颞前窗时探头稍向耳侧倾斜，颞中窗时探头基本保持水平，颞后窗时探头稍向眼侧倾斜，探测深度从 50～60 mm 开始，深度逐渐减小直至血流信号消失，血流方向为朝向探头的频谱即大脑中动脉，当探测深度增加至 55～70 mm 时会出现血流方向背离探头的频谱，此时进入大脑前动脉的部分，这个深度就到达了 MCA 与 ACA 分叉处，也是 MCA 的起始部分，至此完成了全段的 MCA 检测。

（2）颈内动脉终末端（TICA）：在大脑中动脉检测时，当探测深度逐渐加深到 60～70 mm 时，会有双向血流频谱出现，此时把探头稍向下倾斜，可以探查到朝向探头的血流频谱，此时探测进入颈内动脉终末段。在实际检测时，由于与 MCA 血流方向同向，难以区分，则可以压颈进行鉴别，即当压迫 CCA 时，TICA 会出现血流消失或反向小尖波，MCA 则表现为血流速下降。

（3）大脑前动脉（ACA）：与大脑中动脉检测方法相同，探头放于颞窗处，探测深度在 60～70 mm 时，血流方向背离探头时为大脑前动脉 A1 段，但在实际检测时，由于病变或先天发育等原因，也经常出现血流方向逆转或检测不到，则可能无法确认 ACA 的识别正确性，这需要结合压颈试验进行判断（后续会介绍压颈试验）。

（4）大脑后动脉（PCA）：探头放于颞窗处向耳侧微倾，在 55～75 mm 处可以探测到双向血流频谱，其中朝向探头的为 PCA 的 P1 段，背向探头的为 P2 段。正常情况 PCA 流速要慢于 MCA，ACA，通常 PCA 由 BA 供血，但是 PCA 的变异也经常出现，一个重要的变异就是由 ICA 供血，此时可以通过 CCA 压颈来鉴别，即如果压颈后 PCA 流速增高，则表明 PCA 由 BA 供血，且后交通动脉存在；如果压颈显示 PCA 流速不变，则表明 PCA 由 BA 供血，而后交通动脉（PcoA）发育不良；如果试验显示 PCA 流速减慢，则表明 PCA 发生变异，完全由 ICA 供血。

（5）眼动脉（OA）和颈内动脉虹吸部（CS）：探头垂直放置于眼窗处，在深度为 40～60 mm 处，可探测到朝向探头的血流频谱，此为眼动脉（OA），当探测深度逐渐加到 60～70 mm 处，可测到朝向或背向探头的血流频谱，此为颈内动脉虹吸部（CS）。

（6）椎动脉（VA）和基底动脉（BA）：探头放于枕窗，探测深度为 40～75 mm 处，测得背向探头的血流频谱为椎动脉（VA），随着深度增至 80～110 mm，同时探头方向稍向内侧转动，测得背向探头的血流频谱为基底动脉（BA）。检测时要注意尽可能检查血管的全长。

四、超声检查的血管测量数据

（1）动脉血流速度参数（单位：cm/s），测量收缩期峰值速度（Vs）、舒张期峰值速度（Vd）、平均速度（Vm）、速度时间积分（VTI，单位：cm^2）、搏动指数 PI（PI＝(Vs－Vd)/Vm）、阻力指数 RI（RI＝(Vs－Vd)/Vs)、收缩/舒张比值 S/D（S/D＝Vs/Vd)，以上是常规测量数据。

（2）静脉血流速度测量在平稳呼吸状态下的血流速度（cm/s）。

（3）正常的 TCD 频谱：TCD 检测的血流频谱记录了血管内血液在一个心动周期内，在心脏的收缩和舒张时不同速度产生的连续有规则的多普勒频谱信号。频谱的包络线表示血流速度的变化，其形状近似直角三角形，在心脏收缩期血流速度最高，在频谱上表现为最高峰，称为收缩峰1（SP_1)，在收缩期后由于动脉的振动还会产生一个小的波峰，称为收缩峰2（SP_2)。在开始进入舒张期时还会产生一个小波峰，称为舒张峰（DP）。另外，在 TCD 频谱上可见下部有极低的声强或无回波信号的区域，称为频窗。

五、经颅二维及彩色多普勒血流显像技术（TCCS 或 TCCD）

该技术目前主要应用于脑血管及颅脑实质病变的检查，本章节仅介绍颅脑血管的检查。

（一）脑动脉硬化狭窄、闭塞

1. 病理与临床

脑动脉粥样硬化是中、老年人的常见病，脑动脉硬化导致管腔狭窄，即脑动脉狭窄。脑动脉狭窄的原因是动脉粥样硬化，粥样硬化的病理特点是管壁内膜上有斑块形成，使管壁内膜-中层厚度增大，内膜上因有斑块而致管腔内壁不规整，凸凹不平，对于内径只有 2～4 mm 的脑动脉，这种管壁内膜的不规整，如比较明显，可使血液的流动受阻，动脉硬化还可使血管扭曲、局部扩张。因此有些动脉狭窄表现为流速不增快，甚至减慢。

2. 超声表现

由于二维超声仅能显示片段的脑血管壁，不能显示全程，故无法以测量内径的方法判断脑动脉的狭窄率。对于理想的刚性管道，根据流体的一般规律，管腔的狭窄程度与流体的速度呈正相关，但当管腔狭窄大于 95% 时，流体速度将明显降低。超声检测脑动脉狭窄、脑动脉血流速度的变化，基本上符合上述的流体动力学规律，即脑动脉狭窄时，血流速度增快，增快的程度与狭窄的严重程度大致呈正比，但严重狭窄时，血流速度可变慢。需注意的是，如侧支循环建立良好，脑动脉血流速度也可不增快或只有轻度增快。

脑动脉闭塞是在动脉硬化的基础上有血栓形成，使管腔完全闭塞。目前，经颅彩色多普勒或能量多普勒血流显像都尚未能达到对每例患者的每一条脑动脉血流完全显像。如若超声造影仍丝毫不能显示脑动脉的血流，超声可以提示脑动脉闭塞。

3. 鉴别诊断

与脑血管痉挛的鉴别：脑血管痉挛表现为颅内动脉广泛性流速升高，常见于蛛网膜下腔出血性病变继发的血流动力学改变。

4. 临床价值

通过二维超声、彩色多普勒与血流动力学变化结合，判断颅脑血管的狭窄及闭塞。

（二）颅内动脉瘤

1. 病理与临床

颅内是动脉瘤的好发部位，因脑动脉壁的中层、外层都较薄弱，脑动脉在颅内的分布较迂回曲折，脑血流又特别丰富,血流对脑动脉管壁的冲击比对躯干、四肢动脉管壁的更大。合并动脉粥样硬化或高血压的患者更易发生动脉瘤。脑动脉瘤的好发部位为颈内动脉颅内末端、前交通动脉、大脑中动脉、大脑前动脉以及椎-基底动脉。脑动脉瘤通常为多发性。

2. 超声表现

经颅彩色多普勒或能量多普勒在显示脑动脉的血流时,可在脑动脉血流的条形彩色信号中检出局部膨大呈圆形或椭圆形的血流信号,这些血流呈旋涡状流动,在动脉瘤内血流的流动速度、流动方向可有不同。目前动脉瘤能被超声检出的最小直径为 6 mm。超声检出上述图像即可诊断为动脉瘤。

3. 鉴别诊断

动脉瘤与脑动、静脉畸形的鉴别:动脉瘤在脑动脉血流显像上呈现局部膨大,而动、静脉畸形是独立存在的异常血管团,与脑动脉血流的分布走行不一致。脑动-静脉畸形是由于脑组织形成局限性增生的血管团,动、静脉之间直接形成短路,供血动脉阻力明显减低,可探及动脉及静脉频谱与动脉瘤进行鉴别。

4. 临床价值

颅内动脉瘤的显示较直观,发现即可明确诊断。

(三)颅内动、静脉畸形

1. 病理与临床

动、静脉畸形是最常见的一种脑血管畸形,是颅内某一区域内形成的异常血管团,内包括动脉、静脉,大小不等,可在 10 cm 以上。这些血管内径大小不一,管腔可扩张、扭曲、管壁薄,且可存在多处动静脉瘘。有 1 支到数支脑动脉与异常血管团连接,称为供养动脉,同时也有 1 支到数支脑静脉与异常血管团连接,称引流静脉。脑动、静脉畸形绝大多数在幕上(90%以上),最常见于大脑中动脉分布的颞叶外侧面、顶叶,其次为额叶、枕叶。

2. 超声表现

二维超声可在颅内检出圆形或椭圆形的无回声包块或低回声包块;彩色多普勒或能量多普勒可显示包块内充满血流信号,在包块内能检测到动脉与静脉血流信号,包块内不同区域处的血流速度也不相同,高为 1.5~2.0 m/s。与异常血管团连接的脑动脉较易检出,常显示内径增大,血流速度增快,可大于 1.5~2.0 m/s。与异常血管团连接的静脉显示较困难,为低速静脉血流。

3. 鉴别诊断

见颅内动脉瘤的鉴别诊断。

4. 临床价值

超声检查可直观显示颅内异常血管团,加以频谱检测,可诊断该疾病。

(四)烟雾病

1. 病理与临床

烟雾病即 Moyamoya 病,病理特点为脑血管的先天发育不良,常见在颈内动脉狭窄或闭塞后颅底动脉环及其周围的动脉继发性扩张或有新生血管,形成脑底部的异常血管网,在脑血管造影上的异常血管网图像类似烟雾状,因此称为烟雾病。

2. 超声表现

超声主要根据脑动脉的血流动力学改变进行提示或诊断。在颅底部用彩色多普勒技术显示异常血管网并不都能成功,因异常血管网的血流分布不规律,血流信号粗细不等,有时不易识别,极易与噪声信号相混淆,如能被显示,其血流为低速低阻力型。如颈内动脉和(或)大脑中动脉、大脑前动脉、后交通动脉等动脉闭塞时,用彩色多普勒不能显示其血流信号,如为狭窄,可检测到血流速度增快(可>4 m/s)或明显减低,而不被累及的脑动脉的流速常代偿性增高。患侧颅外的颈总动脉、颈内动脉常表现为流速明显减低及阻力明显增高。患侧颈外动脉系统的血流则显示流速明显增快,阻力明显降低。

(五)颈内动脉海绵窦瘘

1. 病理与临床

颅脑创伤例如颅中窝骨折刺破颅内颈内动脉时,颈内动脉出血并流入海绵窦内即颈内动脉海绵窦瘘。海绵窦位于蝶鞍旁,是颈内动脉穿行经过的部位。流入海绵窦的血流除同侧的颈内动脉外,还可来自对侧颈内动脉经过该侧的大脑前动脉、前交通动脉及患侧大脑前动脉的血流逆行流入,从椎-基底动脉经后交通动脉逆行流入,从患侧的颈外动脉系统经该侧眼动脉逆行流入。由于脑动脉系统的血大量流入海绵窦,使窦内压力增高,静脉回流障碍。搏动性突眼是本病特殊的体征。

2. 超声表现

彩色多普勒技术在蝶鞍区周围显示色彩各异的团块状血流信号,边界清楚,未显示脑动脉与此片异常血流区相连,压迫同侧颈内动脉,此彩色血流信号区可变小。在异常血流区用频谱多普勒可检测到高速或较高速的动脉血流多普勒频谱。患侧的大脑中动脉、大脑前动脉血流速度明显减低,对侧的上述脑动脉以及椎动脉、基底动脉的血流速度则明显增快。患侧的大脑后动脉、椎动脉、基底动脉的阻力指数明显减低,对侧脑动脉的阻力指数正常。患侧眼动脉血流速度明显减慢,阻力指数正常。从面部检测患侧的眼上动脉,其血流呈低阻力的动脉型血流频谱。

3. 鉴别诊断

与脑动-静脉畸形的鉴别:发生于蝶鞍区非幕上,且由无脑动脉与之相连、颈内动脉压迫后颅内彩色区域变小及搏动性突眼等特征可鉴别。

六、TCD 检查

经颅多普勒超声(TCD)顾名思义是经过颅骨进行血流检测。因为颅内动脉的血流均是心脏血液通过颈部动脉流入的,颅外血管的狭窄将直接引起颅内血管血流速度、血流方向和搏动指数、阻力指数的改变,所以我们在进行颅内动脉检测的同时也要进行颅外颈动脉的检测。

(一)CCA 压迫试验

CCA 压迫试验也称压颈试验或颈总动脉压迫试验,是指使用手指在甲状软骨下缘侧方压迫颈总动脉(CCA),使血流暂时阻断,致使颅内部分动脉血流频谱发生变化,来观察 TCD 检测的动脉血流变化的方法,用以判断颅内血流代偿是否良好,也用于诊断血管狭窄等病变或变异。压颈试验时应注意向外侧挤压,应轻柔,时间为 1~2 s,勿向气管压迫。

一般情况下,CCA 压迫试验颅内各段动脉会有如下变化:

(1)同侧 MCA 流速降低(MCA 由同侧 ICA 供血,ICA 供血降低引起 MCA 流速降低)、流速不变(CCA 没有压好;或者同侧 ICA 闭塞,MCA 由对侧 ICA 通过前交通代偿供血);对侧 MCA 流速不变(正常同侧 ICA 供血)、流速降低(对侧 ICA 闭塞,本侧 ICA 通过前交通动脉给对侧 MCA 供血)。

(2)同侧 ACA 段血流反向(证明前交通动脉存在,由于本侧 ICA 阻断造成 Willis 环左右平衡被打破,对侧血流通过前交通代偿供血,造成 ACA 血流反向)、流速降低(ACA 由同侧 ICA 供血,由于本侧 ICA 阻断,虽然造成 Willis 环左右平衡被打破,但是前交通缺如,无血流代偿);对侧 ACA 流速增高(证明前交通动脉存在,需要通过 ACA 给对侧 ACA 和本侧血管同时供血,而造成流速代偿性增高)、流速不变(前交通缺如,无血流代偿)。

(3)同侧 PCA 流速增高(证明后交通动脉存在,正常由 BA 供血,且后交通发育正常,同时向 ICA 代偿供血)、流速不变(正常由 BA 供血,但后交通发育不良,无代偿供血)、流速降低(PCA 发生变异,完全由 ICA 供血);对侧 PCA 流速不变(CCA 压颈试验对对侧 PCA 血流基本没有直接影响)。

(二)TCD 检查的颅内血管疾病诊断

1. 颅内动脉狭窄

(1) 病理与临床

颅内动脉狭窄指的是由于颅内动脉管径变小,血流流经该段血管所受阻力增加,但又没有出现血流中断的情况。在 DSA 诊断时表现为该段血管变窄,但远端还有动脉显影。在通过 TCD 对血管进行检测时,我们发现在血管狭窄程度低于 50% 时,检测结果没有明显变化,这是由于当狭窄程度低于 50% 时,不会引起血流动力学变化,所以 TCD 检测只能检测狭窄程度高于 50% 的动脉狭窄,此时血流速度增快,近端及远端的流速减低。以上是理想状态下的情况,但实际操作中,需要综合分析血流情况进行诊断。

(2) 超声表现

颅脑血管狭窄时,狭窄处流速增快,狭窄后段血管血流会出现涡流或湍流频谱,另一个变化是血管狭窄后血流高速撞击血管壁而出现杂音。所以,当 TCD 检测到血流速度增快的同时,还能看到血流增快段的后段出现涡流或湍流情况,伴有"鸥鸣样"或高调的机械样血管杂音,就基本可以诊断该部分血管出现狭窄,并且通过 TCD 检测的参数值可以判断血管的狭窄程度。

血管狭窄程度在 50% 以下称为轻度狭窄,当 TCD 检测血流速度变化不大,无法与正常值区分,并且频谱形态也正常,仅在双侧同名动脉血流速度之差>30 cm/s 时,可提示有轻度狭窄可能;血管狭窄程度在 50%～70% 时称为中度狭窄,以 MCA 的 TCD 检测为例,经研究认为,当 Vs 在 150～190 cm/s 范围内,频谱窗口充填,并伴有粗糙杂音出现时,可以认为中度狭窄;血管狭窄程度高于 70% 时,称重度狭窄,MCA 的 TCD 检测值 Vs>190 cm/s,并伴有明显高强度粗糙杂音出现时,可以认为重度狭窄。TCD 检测主要用于 MCA,ACA,PCA,ICA,VA,BA,TICA 的颅内段动脉狭窄的诊断。

(3) 鉴别诊断

① 脑动、静脉畸形:病变的供血动脉阻力明显减低,血流速度升高是全程性、收缩与舒张末期非对称升高。

② 脑血管痉挛:表现为颅内动脉广泛性流速升高,常见于蛛网膜下腔出血性病变继发的血流动力学改变。

③ 颅外段颈内动脉狭窄或闭塞性病变:引起后交通动脉开放,产生的椎动脉、基底动脉流速升高是全程代偿性血流动力学变化。

(4) 临床价值

对于颅内动脉狭窄性或闭塞性病变的 TCD 检查,可以提供临床关注的动脉血流异常诊断、动态的血流动力学变化监测结果、药物或介入治疗的有效性评估。

2. 颅内动脉闭塞

(1) 病理与临床

颅内动脉狭窄进一步进展就会出现闭塞。由于颅内 ACA,PCA 血管走向及内径存在很大差异,且先天变异多见,不能以 TCD 检测不到血流信号诊断其闭塞,临床主要应用 TCD 诊断颅内动脉中的 MCA 闭塞。

(2) 超声表现

在 TCD 检测中诊断动脉闭塞的一个重要指标就是血流信号消失,但是在实际上颞窗闭合亦可导致 TCD 没信号,如若调节后可检测到其他动脉,可诊断;另一个原因是由于操作人员经验不足,而没有探测到血流信号,在要求提高检测人员水平的同时,通过一些间接指标来证实闭塞的存在,此时主要检测侧支循环的代偿情况的变化来进行判断,如 TCD 检测会发现 ACA,PCA 出现代偿性血流速度增快的情况,可以间接证实 MCA 闭塞的存在。但在大脑中动脉慢性闭塞时,由于有一些新生的血管,常常会探测到低波动的相对低流速频谱与高流速狭窄频谱并存的现象,这是 MCA 闭塞而新生的侧支代偿性动脉引起的,且 ACA,PCA 可能有代偿性增快。

3. 颈动脉狭窄和闭塞

（1）超声表现

在通过 TCD 检测诊断颈动脉狭窄和闭塞时,需要全面分析颅内动脉和颅外动脉 TCD 频谱的变化。

颈动脉狭窄：与颅内动脉狭窄的 TCD 诊断相似,当颈动脉狭窄程度低于 50% 时,血流动力学不会发生改变,故无法通过 TCD 检测发现异常。当狭窄程度高于 50% 时,狭窄处 TCD 频谱会出现血流速度增快,频窗充填并伴有杂音。对于局限性狭窄还可同时检测到狭窄处近、远端血流速度下降。当颈动脉狭窄高于 70% 时会引起颅内动脉的血流变化,此时会出现颅内侧支动脉开放,这是由于狭窄严重时,颈内动脉颅内供血压力减低,供血相对不足,而引发了对侧颈内动脉和椎-基底动脉代偿供血。

颈动脉闭塞：颈动脉闭塞的最直接指标就是 TCD 检测不到颈动脉血流信号,同时由于颈动脉闭塞会引起颅内动脉血流变化,故颅内动脉的 TCD 频谱变化也是诊断颈动脉闭塞的重要间接指标。以下是颈动脉闭塞引起颅内各主要动脉血流的变化情况。

① 根据血流动力学分析,闭塞造成远端动脉压力减低,出现血流速度减慢,血管代偿性扩张引起的搏动指数减低,TCD 频谱表现为低平频谱形态,这种情况常见于 MCA 的检测中。

② 闭塞造成的远端压力降低,同时还会引起颅内动脉两侧压力不同,Willis 环两侧的原有压力平衡被打破,AcoA 开放,血流从对侧 ACA 通过 AcoA 流入患侧 ACA,造成患侧 ACA 反向,即为朝向探头方向,且频谱形态相对低平,健侧 ACA 血流速度代偿性增快。

③ 同样道理,闭塞也造成 Willis 环前后压力平衡被打破,PcoA 开放,血流从 PCA 通过 PcoA 流入患侧 MCA。TCD 检测出患侧 PCA,VA,BA 血流速度代偿性增快,PcoA 有血流,与患侧 MCA 同向,朝向探头方向。

以上 3 种情况在颈内动脉和颈总动脉闭塞时都会出现,而有时颅内血流在颈内动脉闭塞和颈总动脉闭塞时有着不同的变化情况,主要有：颈内动脉闭塞时,ICA 无法为 OA 供血,当 OA 分支与 ECA 的颌内动脉和面动脉分支之间存在侧支吻合时,ECA 为 OA 供血,OA 血流方向改变,为流向 ICA 方向,故 TCD 能检测到 OA 反向,呈低搏动的颅内化频谱；而颈总动脉闭塞时枕动脉（OcciA）开放,VA 为 ECA 供血,并通过 ECA 为 ICA 供血,OA 仍由 ICA 供血,故不会出现 OA 反向的情况。正如上面所述,颈总动脉闭塞时,出现 OcciA 的反向,出现 VA-ECA-ICA 供血情况,TCD 会在颅外检测到 ECA 反向血流信号,支持颈总动脉闭塞。

（2）临床价值

TCD 为患者提供客观的颅内动脉血流动力学变化信息,特别是对于接受外科治疗的患者,TCD 是评估颅内动脉侧支循环是否建立的无创、客观的首选筛查方法。

4. 椎动脉狭窄和闭塞

（1）超声表现

椎动脉（VA）狭窄：在进行动脉狭窄检测时,我们将椎动脉分为颅内段和颅外段。

① VA 颅内段狭窄：TCD 在对 VA 颅内段检测时,探头通过枕窗进行 VA 检测,狭窄的表现是血流速度加快,频谱紊乱,由于颅内段的 VA 检测常常左右混淆,同时因为 VA 的狭窄会引起同侧 VA 起始段和寰枢段的血流减慢,所以可通过检测 VA 起始段和寰枢段血流速度的减慢和阻力增高来判断狭窄的 VA 是左侧还是右侧。

② VA 颅外段（起始部）狭窄：VA 起始部的狭窄诊断可以直接通过 TCD 颅外段 VA 的检测血流频谱变化来判断,当出现血流速度增快和频谱紊乱时,可基本诊断 VA 颅外段狭窄,而如果同时检测到双侧 VA 寰

枢段及颅内段血流不对称,则可间接证实 VA 起始段狭窄的诊断。当 VA 起始部出现严重狭窄时,可测得寰枢段有低流速、低搏动指数的频谱。

椎动脉闭塞:在进行动脉闭塞检测时,我们将椎动脉分为颅内段和颅外段。

① VA 颅内段闭塞:TCD 检测首先发现颅内段 VA 和寰枢段 VA 没有血流频谱,其次可以检测到 VA 起始部有高阻力小尖波并舒张期无血流的频谱形态。同时由于 BA 段供血仅来自对侧 VA,所以可检测到对侧 VA 出现血流速度代偿性增快。

② VA 颅外段闭塞:当 VA 起始段闭塞时,TCD 检测首先表现在 VA 起始段没有血流频谱,当然,由于 VA 起始段闭塞 SubA 将通过甲状颈干对 VA 颅内段进行代偿性供血,而甲状颈干与 VA 起始段位置很接近,TCD 检测很容易把甲状颈干与 VA 混淆,误认为甲状颈干的血流频谱是 VA 的血流频谱,而出现误判。如果代偿完全,VA 的颅内段血流可以是正常的,因此,颅外的 VA 闭塞,完全有可能检测到 VA 的颅内段血流正常。所以,要求 TCD 检测者技术水平很高,应尽量检测 VA 的全长方能发现异常。因此,为了提高诊断准确性,还可以检测 VA 寰枢段血流频谱,如果发现低流速、低搏动指数频谱,则可支持 VA 起始段闭塞的诊断。

(2)鉴别诊断

本病应与颅外段颈内动脉狭窄或闭塞性病变相鉴别,其导致后交通动脉开放时产生的椎动脉、基底动脉流速升高,为全程代偿性血流动力学变化。

5.锁骨下动脉的狭窄和闭塞及窃血综合征

(1)锁骨下动脉的狭窄和闭塞:SubA 起始部狭窄时 TCD 检测到局部出现血流速度增快,频窗充填及频谱紊乱,并且在收缩期出现低频血流信号,而舒张期反向血流信号消失。当 SubA 闭塞时,其远端有低血流速度的频谱。

(2)锁骨下动脉窃血:由于锁骨下动脉起始部严重狭窄或闭塞而引起其对 VA 供血不足,此时对侧 VA 会给患侧的 VA 供血,血流倒流入患侧 VA,患侧 VA 血流方向改变,向 SubA 远端供血,这称为锁骨下动脉窃血综合征。

一侧 SubA 出现严重狭窄或闭塞时,锁骨下动脉窃血综合征可分为 3 种:① VA-VA-SubA 窃血。此种情况最为多见,当一侧 SubA 狭窄或闭塞时,健侧 VA 血流将通过 VA 与 BA 交界处向患侧 VA 供血,此时 TCD 检测患侧反向,健侧血流速度增快,搏动指数增高。② BA-VA-SubA 窃血。一侧 SubA 狭窄或闭塞时,BA 的压力也大于患侧 VA 或 SubA 远端动脉,TCD 可检测到 BA 血流反向。③ ECA 通过 OcciA 侧支循环向 VA 供血,并向 SubA 窃血。此时 TCD 检测到 OcciA 血流速度较对侧增快,同时出现 VA 窃血频谱。只有在对侧 VA 供血不足时,才出现 BA-VA 或 OcciA 的窃血通路。双侧 SubA 都出现闭塞时,VA-VA 的窃血就不存在了,而只能有后交通开放,双侧 ICA 通过 BA 向 VA 窃血,或者 OcciA 开放,通过 ECA 向 VA 窃血。

(三)TCD 检查的其他临床应用

1.颅内动脉介入治疗

当采用球囊扩张术或血管支架置入术来治疗脑血管狭窄时,需要对患者术前、术后脑血流动力学进行监测,甚至还需要对术后的远期治疗效果进行评估,此时作为金标准的 DSA 已无法做到随时检测,尤其 DSA 有创性的检测手段也不允许对患者进行反复检测。TCD 检测正是由于其无创性,可以移动检测,同时又经济简便,已经逐渐获得医师和患者的认可。

TCD 在术前术后进行的检测内容包括狭窄动脉主干、远端的血流速度、判断侧支供血的存在,从而在术前掌握动脉狭窄程度及侧支开放情况及术后狭窄改善情况,并且在手术后期可进一步做长期动态观察等,最终可以判断狭窄动脉治疗效果。

2. 微栓子监测

（1）病理与临床

虽然早在 20 世纪 60 年代就有人发现，气体栓子在血液中流动时可以产生强于血流的多普勒信号，但是由于气体栓子在临床应用中作用不大，一直没有对其进行研究。直到 1990 年，Spencer 有一次在颈内动脉内膜剥脱术中对患者进行监测时，发现了弱于气栓信号的短暂增强多普勒信号，开始怀疑是血栓或血小板栓子，人们才开始进行大量微栓子 TCD 检测的研究，随后进一步发现在心肌梗死、心房颤动、颅内外大动脉狭窄、颈内动脉内膜剥脱术等监测中均有栓子出现的报道。通过 10 多年的研究，进入 21 世纪以来，微栓子监测已经逐渐开始临床应用。

（2）超声表现

目前 TCD 进行微栓子监测主要是检测 MCA 的血流频谱。正常情况下，TCD 检测到的红细胞流动时显示出蓝色的低强度信号，当有栓子通过取样容积时，在其蓝色的血流频谱上会出现短时高强度红色信号。总体来说，由微栓子通过而引起的 TCD 频谱变化主要表现为以下几个特点：

（1）短时程性。TCD 记录的是微栓子通过取样容积时的超声波信号，所以持续时间很短，一般持续时间在数毫秒至数十毫秒之间，最大不超过 300 ms，具体时间是由血管内的血流速度而定的。

（2）相对高强度性。在血流中微栓子的超声波信号要强于其周围红细胞的信号，一般情况以微栓子的相对强度（栓子信号强度/红细胞血流信号强度）来表示，在 TCD 检测中，强度越强，频谱颜色越红。微栓子相对强度增强的程度与栓子的组成和大小有关，体积越大，信号越强，气体栓子信号强于固体栓子信号。一般情况下，固体栓子信号的相对强度为 3 dB 左右，气体栓子信号的相对强度为 60 dB 左右。

（3）单向性。因为栓子是顺着血流方向运动的，所以其运动方向与血流方向相同，在 TCD 检测中微栓子信号可以出现在心动周期的任何一个位置的单方向上。

（4）尖锐的哨音。当微栓子通过取样容积时，TCD 检测可以听到尖锐的较高音调。声音的强度越大，TCD 频谱上栓子信号也越大。

以上 4 个特性是 TCD 进行微栓子监测过程中，识别微栓子的重要标准。在实际检测过程中，一些人为的因素（比如患者吞咽唾液、打嗝，甚至探头的移动）都会出现类似微栓子的伪差信号。区分它们的一种方法是：由于这种伪差信号是没有方向性的，在 TCD 频谱上表现为基线上下同时出现且基本对称，这与微栓子信号的单向性相矛盾，可以以此为依据区分伪差信号。而随着科学技术的发展，当出现了双深度探头以后，另一种识别伪差信号的方法也出现了，由于双深度探头可以同时检测到血管不同位置的血流情况，这样当有微栓子先后通过不同取样容积时，TCD 频谱会监测到存在时间差的栓子信号；而伪差信号在 2 个位置上不存在时间差，我们可以认为没有时间差的信号是伪差信号。

（3）临床价值

微栓子监测在以下几种病变中有着临床应用：

① 心房颤动：心房颤动与脑栓塞有着直接的关联，是卒中的危险因素之一。在心房颤动的患者中做微栓子监测大都能发现有栓子通过，通过对心房颤动患者在药物治疗前后进行微栓子监测可以判断药物对患者的有效性来指导医师用药。

② 人工心脏瓣膜：在对人工心脏瓣膜患者进行 TCD 微栓子监测时发现，人工心脏瓣膜患者中有超过 50% 的患者会出现微栓子信号，所以有理由认为人工心脏瓣膜是脑栓塞的高危因素。研究还发现，微栓子发生率与瓣膜的生产厂家有关，总体来说，机械性瓣膜栓子发生率要高于生物瓣膜。在临床应用中可以通过 TCD 微栓子监测来评价人工心脏瓣膜患者的预后情况。

③ 颈动脉狭窄：颈动脉狭窄同样也是脑栓塞发生的主要原因，并且颈动脉狭窄程度越大，脑栓塞的可能性越大，TCD 微栓子监测也证实了这一点，同时监测还发现出现栓子信号多少还与颈动脉狭窄患者是否出现症状有关，也与距离症状发生的时间有关，以及与是否接受抗凝治疗有关。有症状的颈动脉狭窄患者更

易监测到栓子信号的出现;距离症状发生时间越近,栓子数量越多;许多接受抗凝治疗的患者后期没有症状发生,同时随访监测均未发现栓子信号。

④ 卵圆孔未闭:由于卵圆孔未闭的患者会引起一些不明原因的栓塞,所以诊断卵圆孔是否闭合的检查是非常有必要的。现在公认的检查金标准是经食管超声,但是,一方面在做经食管超声时患者很痛苦,另一方面经食管超声检查经过麻醉的受检者很难完成 Valsalva 动作,会影响检查结果。借助 TCD 微子监测的方法来诊断卵圆孔未闭已经开始代替经食管超声的检查方法。其方法是在右侧肘前静脉注射由生理盐水和空气混合的混悬液(手振生理盐水微泡),同时受检者做 Valsalva 动作,TCD 微栓子监测记录注射手振生理盐水微泡后 10～15 s 的信号,在这段时间内如果检测到栓子通过 MCA,则可诊断卵圆孔未闭。解放军总医院 2006～2007 年对 41 名偏头痛患者同时进行了经食管超声和 TCD 微栓子检测 2 项检查,结果表明以TEE 为标准时,TCD 的敏感性为 94%,特异性为 92%。TCD 检测因为其微创、无痛苦、患者容易合作、可操作性高、价格低廉的多项优点,现在已经越来越广泛地应用到临床卵圆孔未闭的筛查中。

3. 脑动脉、静脉畸形的 TCD 检测

(1) 病理与临床

脑动脉、静脉畸形(arterial venous malformation,AVM)的形成是由于人类在胚胎期血管发育时,血管正常发育障碍,出现动脉、静脉直接相通,血流不经过毛细血管直接进入静脉。由于 AVM 是先天形成的,所以在年轻时就会有临床表现,最常见的是蛛网膜下腔或脑内出血;其次是癫痫发作;还有诸如头痛、神经功能缺损、颅内压增高等症状。在 AVM 的诊断上,以前主要依靠脑血管造影,但其只能显示动脉、静脉畸形的形态,而不能显示血流的动力学变化。TCD 检测正好可以检测到动脉、静脉畸形的血流动力学变化,所以目前 TCD 检测已经成为动脉、静脉畸形的又一辅助诊断手段。AVM 由 3 部分组成,即供血动脉、畸形的动脉、静脉团和引流静脉。

(2) 超声表现

TCD 检测主要是针对供血动脉进行的。TCD 频谱主要有以下改变:

① 由于血流从动脉中直接流入静脉,而不经过毛细血管,所以血管内阻力降低直接引起血流速度增快,一般会是正常血流速度的 2～3 倍,TCD 频谱表现为血流速度增快,尤其舒张期血流速度升高更加明显,这样血管的搏动指数也随之下降,一般会低于 0.65。

② TCD 频谱还出现基底增宽或紊乱,并且舒张期血流频谱边缘不整齐,呈尖刺状。还可出现涡流和湍流信号,甚至出现同时分布基线上下的双向频谱。

③ 也可以通过 TCD 检测到其他颅内动脉的血流变化来间接地证明 AVM 的存在。因为发生 AVM 的供血动脉血流速度增加,单位时间内通过的血流量会随之增加。原来同侧的血流量已经不足以满足对供血动脉血流量的需求,这样会出现对侧血流通过各侧支循环的开放同时为同侧 AVM 进行供血,产生窃血现象。TCD 可检测到对侧动脉血流速度增快,而本侧动脉血流反向等代偿性血流动力学改变。

④ 同时,AVM 还会引起颅内血管对血流的自动调节功能的降低,因为 AVM 会引起血管扩张,血管壁的弹性降低,调节功能自然下降。通常通过压颈试验来判断 AVM 的供血动脉自动调节能力,正常人压颈试验会引起血流速度降低,而 AVM 供血动脉在压颈试验时,血流变化很小甚至无明显变化,这证明自动调节功能减退。

⑤ AVM 造成血管扩张同时还会引起 CO_2 对血流调节作用的下降,在做屏气(增加 CO_2 浓度)和换气(降低 CO_2 浓度)时,TCD 均检测不到血流速度变化。

4. 脑血管痉挛的 TCD 检测

(1) 病理与临床

蛛网膜下腔出血(subarachnoid hemorrhage,SAH)是一种常见的脑血管病。SAH 是导致脑血管痉挛的主要原因,较重的 SAH 可引起脑血管痉挛,产生率为 30%～60%。一方面,脑血管痉挛可能会导致神经系统损害,可以造成脑缺血卒中,具有较高的致残率和死亡率,所以在发生 SAH 之后,对脑血管痉挛的诊断至关重要,脑血管造影被认为是诊断脑血管痉挛的金标准,但是 DSA 是一种损伤性操作,这就限制了 DSA 在临床上的应用。另一方面,血管痉挛多发生在 SAH 之后数分钟甚至数小时之内,在数天后达到高峰。因为 DSA 的有创性,所以不能反复多次应用,而 TCD 正是由于其无创性、可重复检测等优势,已经成为又一辅助诊断方法。脑血管痉挛最显著的特征就是血管变细,这样为了保证血管内流过的血流量不变,发生痉挛血管内的血流速度必然会增高,TCD 检测正是利用这种血流动力学变化来对脑血管痉挛进行诊断。

（2）超声表现

颅内血管以 MCA 为最佳的检测血管,这是由于 MCA 走行较平直,并且主干较长,这些都利于 TCD 的探测。另外,还由于 MCA 没有明显的侧支循环的存在,TCD 检测的结果没有太多的代偿血流变化的干扰,可以直观反映血管管径变化引起的血流速度变化。在蛛网膜下腔出血之后进行 TCD 检测可以诊断血管痉挛的出现情况,一般情况下可以把 MCA 的血流速度分成 3 种情况分析:当 MCA 的血流速度<120 cm/s 时,可认为没有出现血管痉挛;当血流速度在 120~200 cm/s 范围内时,可认为是中、轻度的血管痉挛;当血流速度>200 cm/s 时,可认为是重度血管痉挛。

5. 颅内压增高和脑死亡的 TCD 检测

（1）病理与临床

颅内压增高的 TCD 表现:颅内压（intracranial pressure,ICP）指颅内容物对颅腔壁上产生的压力。正常的脑供血量对脑组织代谢有着重要意义,颅内压的增高明显会影响脑供血量。脑供血量一般以脑血流量（CBF）来表示,在血管管径不变的情况下,CBF 与脑灌注压（cerebral perfusion pressure,CPP）呈正比。脑灌注压是脑灌注的引流压力,是脑动脉输入压（平均颈内动脉压）与脑静脉输出压（颈静脉压）之差,近似等于平均体动脉压（mSAP）与平均颅内压之差,所以存在以下脑血流量计算公式:CBF ＝（mSAP－ICP）/CVP（CVP 为脑血管阻力）。研究表明,当出现轻度颅内压增高时,由于脑血管的自动调节功能作用,CPP 保持基本稳定状态,脑血流量保持不变;当颅内压增高很大时,脑血管自动调节功能丧失,CPP 下降,引起脑血流量下降,当 CPP 降到零时,脑血流量停止了,出现了脑死亡。在 TCD 检测上可以通过脑血流速度变化来反映脑灌注压的变化,而进一步可反映脑血流量的变化。同时,研究表明,ICP 升高时引起 Vs,Vd 和 Vm 下降,而 Vd 下降更为明显,故 PI 值也随着升高。脑死亡的 TCD 表现:随着颅内压的不断增高,血流量逐渐降低,当降低到零时,出现脑死亡。当进入脑死亡阶段后,患者已失去了临床救治的意义。

（2）超声表现

对脑死亡患者的 MCA 进行 TCD 检测时会发现以下 TCD 频谱:

① 振荡波频谱:表现为收缩期血流为正向波形变尖,而舒张期血流为反向。

② 尖子波频谱:表现为收缩期早期有非常小的针尖样血流,而整个舒张期无血流。

③ 无血流频谱:颅内血管未检测到脑血流。

6. TCD 在外科手术中的应用

外科手术期间通过对脑循环及功能的监测可以了解整个手术过程中,乃至手术前、手术后脑循环与功能的变化,也可以起到指导手术、评估手术效果的作用。自从 1982 年 TCD 问世以来,其作为无创性的脑血流监测手段,同时还具有便于移动、能够动态监护等特点,现在已经被用于各种心脑血管手术的脑血流动态监测。TCD 监测在外科手术中一个最重要的应用是颈动脉内膜切除术中的 TCD 监测。颈动脉内膜切除术（carotial endarterectomy,CEA）是治疗脑缺血疾病的有效方法。术中通过 TCD 监测无法做到同时从颞窗监测多条血管,故通常选用病变侧的大脑中动脉作为 TCD 监测的动脉。在手术前进行 TCD 监测,尤其压颈试验记录 MCA 血流速度变化情况,可以对手术中夹闭 CCA 后脑供血进行评估,为手术中是否采用分流（shunting）措施预防脑缺血提供依据。

在手术全过程中进行 TCD 监测,通过对血流速度和微栓子的监测,可以随时为医师是否采用临时性内分流手段提供及时信息;在手术中 CCA 再开放以后,TCD 监测的微栓子信号数量信息是判断手术是否成功的重要因素;在手术后进行 TCD 监测,通过观察血流速度的变化、微栓子数量的情况,可以评估后期发生病变的可能性,如 MCA 下降或微栓子信号的增加可能会引起急性颈动脉闭塞血栓形成,而 MCA 明显增快,可能引起脑灌注压升高,会导致出血。

另外,TCD 监测还在很多手术中用来观察颅内动脉血流速度变化的重要手段。用 TCD 进行监测的手术还有颈动脉结扎术、颅外-颅内动脉吻合术、体外循环心脏内直视手术等。

经颅多普勒发展至今,由于它的无创、廉价、可重复性,已经在临床得到广泛应用,但也有一定局限性,其对操作人员的技术要求较高,这就要求医技人员不断地提高诊疗水平,使 TCD 技术能够更好地服务于临床。

<h1 style="text-align:center">第二节 颈 部 血 管</h1>

一、解剖概要

(1) 颈总动脉:右侧颈总动脉起源于头臂干(无名动脉),左侧颈总动脉直接发自主动脉弓。双侧颈总动脉走行于胸锁乳突肌内缘,在甲状软骨水平上缘或第四颈椎椎体水平,分出颈内动脉和颈外动脉。

脑血流的供应大约 70% 来自颈总动脉,30% 来自椎动脉。颈总动脉的血液约 70% 上行向颈内动脉供血,30% 分流入颈外动脉。因此,颈内动脉管径大于颈外动脉。正常颈内动脉的颅外段无分支,从颈总动脉分出后向后外侧上行经颈动脉管进入颅内,入颅后的第一大分支为眼动脉。

(2) 颈外动脉:颈外动脉自颈总动脉分出后,位于颈内动脉的前内侧,在颈动脉三角内上行。两侧颈外动脉之间有丰富的吻合支。颈外动脉的重要分支有甲状腺上动脉、舌动脉、面动脉、枕动脉、咽升动脉、颞浅动脉、上颌动脉、脑膜中动脉,其中上颌动脉和颞浅动脉是颈外动脉两大终支。

(3) 颈内动脉:颈内动脉在甲状软骨上缘自颈总动脉分出,近段管径相对增宽,称为颈内动脉球部(颈动脉窦),远段经颈动脉管到达颅内,正常颈内动脉管径约为 0.5 cm。入颅后颈内动脉沿蝶鞍外侧通过海绵窦上行,在颅底部走行弯曲为岩骨段(C5 段)、海绵窦段(C4 段)、膝段(C3 段)、床突上段(C2 段)和终末段(C1 段)。眼动脉是颈内动脉的第一大分支,颈内动脉狭窄或闭塞是造成缺血性眼病的重要原因。

(4) 椎动脉:双侧椎动脉分别发自于左右侧锁骨下动脉。椎动脉从锁骨下动脉分出至入颅之前,按其解剖结构走行分为颈段或 V1 段;椎间隙段或 V2 段;枕段或 V3 段。椎动脉入颅后为颅内段或 V4 段。

(5) 锁骨下动脉:正常右侧锁骨下动脉自无名动脉分出,左侧锁骨下动脉直接起源于主动脉弓。双侧锁骨下动脉同样可能存在生理性起源异常。双侧锁骨下动脉是后循环动脉系统重要的血供来源。

(6) 无名动脉:无名动脉直接发自主动脉弓,在胸锁关节水平分出右锁骨下动脉和右颈总动脉。无名动脉同样存在生理性不发育的情况,即右侧锁骨下动脉、右颈总动脉直接起源于主动脉弓。

二、超声检查技术

颈动脉超声常规检测包括双侧颈总动脉、颈内动脉、颈外动脉、椎动脉和锁骨下动脉、无名动脉。常规测量参数包括动脉血管内径(颈总动脉、颈内动脉、椎动脉)、内-中膜厚度(intima-media thickness,IMT)和血流动力学参数,包括收缩期峰值流速(PSV)、舒张期末流速(EDV)、血管搏动指数(PI)及血管阻力指数

（RI）、血流加速时间、血流量测值等。临床常规检查 PSV,EDV,IMT 和血管内径。

1. 病人准备

颈动脉超声检查前一般无需特殊准备。被检者应穿着较低衣领的服装,特别是冬季接受颈动脉多普勒超声检查者。

超声检查前应简略询问病史,并向被检者简单介绍超声检查步骤,以获得检查过程中被检者的配合。

（1）病史:主要的临床症状与体征。与颈动脉病变和发病时间相关的危险因素,如高血压、糖尿病、冠心病、高脂血症、吸烟与戒烟时间、TIA 与卒中发病史及接受心脑血管病药物、介入和手术等治疗史。

（2）体检:双上肢血压及心率的测量,颈部血管杂音的听诊,局部有无手术治疗后瘢痕等。

2. 体位

常用的体位是平卧位,头枕高低以患者头部舒适为主(尤其老年患者)。检测一侧颈部动脉时患者头略偏向对侧,避免过伸造成肌肉紧张影响检测结果。

3. 仪器

颈动脉超声检查所用的超声仪应配备高频线阵探头,频率范围为 3~12 MHz。对于肥胖、颈部较短、椎动脉或锁骨下动脉检查困难者,可采用 2~5 MHz 凸阵探头。

4. 检查方法

（1）采用二维超声显示颈动脉走行、动脉管腔透声情况、血管壁结构、内-中膜厚度及血管内径。

（2）采用彩色多普勒、能量多普勒成像观察血流充盈状态、血流方向、血流速度分布。

（3）采用频谱多普勒分析血流频谱、测量血流速度。检测时血流束与多普勒取样角度应小于等于 60°。

三、正常颈动脉超声表现

1. 颈总动脉

（1）二维超声:通过前后位、内外侧位、后前位检测观察血管壁结构及腔内回声。正常颈总动脉的管壁包括内膜层为一细线样连续光滑的等回声带;中膜平滑肌层为低回声暗带;外膜层为清晰而明亮的强回声带,由疏松结缔组织构成。正常 IMT 是内-中膜的厚度(包括内膜层和中膜层)。颈总动脉管径及 IMT 的测量在颈总动脉分叉水平下方 1~1.5 cm 范围,取内膜均匀无斑块病变的部位测量。

（2）彩色多普勒:正常颈总动脉的彩色多普勒血流成像受到心动周期的变化及血细胞与血管壁之间的黏滞性的影响。从血管周边至管腔中心呈现由弱到强或由低速到高速或由暗到明亮的色彩变化,符合层流血流动力学特征。常规检查中应注意不同的彩色多普勒成像及取样角度对血流成像的敏感性和图像质量的影响。

（3）脉冲多普勒:正常颈总动脉多普勒频谱为窄带型,收缩期频窗清晰,舒张期流速较低,收缩与舒张期血流信号同方向。血管阻力介于颈内动脉与颈外动脉之间。

2. 颈内动脉

（1）二维超声:正常颈内动脉自颈总动脉分出后出现局限性管径相对增宽,称颈内动脉球部。球部以远的颈内动脉管腔大小相对均匀一致。颈内动脉与颈外动脉及颈总动脉远端在同一断面可以显示出典型的"Y"字形结构。常规颈内动脉管径及 IMT 的测量部位应在颈总动脉分支水平上方 1~1.5 cm。

（2）彩色多普勒:正常颈内动脉近段球部,彩色血流成像显示低速涡流红蓝相间的血流信号。在球部以远的颈内动脉管腔内径相对减小,局部血流恢复层流状态。CDFI 成像再次出现中心亮带血流特征。

（3）脉冲多普勒:正常颈内动脉收缩期与舒张期血流速度具有对称性(PSV/EDV=2~2.4:1)、低阻力性特征(阻力低于颈总动脉)。

3. 颈外动脉

（1）二维超声:颈外动脉自颈总动脉分出后即可观察到多个分支,是颈外动脉与颈内动脉鉴别的血管结构特征。

（2）彩色多普勒：彩色血流成像可见多条动脉分支结构。血流充盈与颈总动脉、颈内动脉相同，其有中心亮带血流特征。

（3）脉冲多普勒：正常颈外动脉血管阻力高于颈总动脉，频谱形态为高阻力型。当颈内动脉闭塞后，颈外动脉管径相对增宽，流速升高，血流阻力相对减低，呈颈内动脉化特征。颈外动脉与颈内动脉的鉴别要点见表 9.2.1。

表 9.2.1　颈内动脉与颈外动脉的鉴别要点

项目/血管	颈内动脉	颈外动脉
内径	粗	细
位置	后外侧	前内侧
颅外段分支	无	多个分支
频谱形态	低阻	高阻力型
颞浅动脉叩击试验	无变化	出现锯齿波样频谱

4. 椎动脉

（1）二维超声：正常椎动脉的二维超声显示为节段性血管腔结构（椎动脉行于横突孔）。当出现椎动脉绕行 1 个或多个椎体前方上行时，可以观察到长段无椎体遮挡的椎动脉管腔，即生理性走行变异。

（2）彩色多普勒：血流成像显示节段性血流充盈具有中心亮带血流分布特征。当存在双侧管径生理性不对称时，管径纤细一侧可以无典型中心亮带征，呈现低速-单色彩血流成像。

（3）脉冲多普勒：椎动脉血流频谱为低阻力型，与颈内动脉相似。当出现生理性管径不对称时，管径纤细的一侧椎动脉多普勒血流频谱表现为高阻力型。

5. 锁骨下动脉

（1）二维超声：右侧锁骨下动脉与颈总动脉均由无名动脉分出，形成典型的 Y 形结构特征。锁骨下动脉位于颈总动脉后外方。左侧锁骨下动脉直接起源于主动脉弓，位置深，二维结构显示较为困难，通常以凸阵探头容易显示开口处及血管腔结构。

（2）彩色多普勒：双侧锁骨下动脉是外周血管，其彩色多普勒血流成像不同于颈总动脉及颈内动脉，CDFI 显示中心亮带相间低速反向的蓝色血流信号（负向血流）。

（3）脉冲多普勒：血流频谱显示为三相波或四相波特征。

6. 无名动脉

（1）二维超声：无名动脉管径较颈总动脉、锁骨下动脉粗大，近端自主动脉弓分出，远端为颈总动脉、锁骨下动脉分支形成的 Y 字形。正常检测于锁骨上窝平行于锁骨切面可显示无名动脉的纵向断面的血管腔。

（2）彩色多普勒：彩色血流成像显示管腔内血流充盈呈层流状态，中心亮带存在。应注意自主动脉弓开口处血流成像，防止病变遗漏。

（3）脉冲多普勒：多普勒血流频谱与颈总动脉基本一致，为相对高阻力性血流频谱特征。

四、颈动脉粥样硬化病变

1. 病理与临床

颈动脉粥样硬化病变是颈动脉缺血性脑血管病变的重要原因之一。动脉粥样硬化病变以颈动脉分叉处最多见，基本病理改变为颈动脉内-中膜融合增厚（IMT 增厚）、硬化斑块的形成、动脉狭窄和（或）闭塞，最后导致脑血流供应障碍。

2. 超声表现

（1）二维超声：颈动脉内膜层与中层平滑肌融合，呈局限性或弥漫性增厚。通常 IMT≥1.0 mm 界定为颈动脉内-中膜增厚。在 IMT 增厚的基础上出现动脉硬化斑块，斑块的基本结构包括斑块表面的纤维帽，核心部，基底部和上、下肩部。

① 形态学分类：将斑块分为规则型（表面纤维帽完整）、不规则型（纤维帽不完整）和溃疡性斑块（纤维帽破裂不完整，形成"火山口征"或"隧道征"）。

② 声波特性分类：将颈动脉粥样硬化斑块分类为均质性（斑块内部回声均匀一致，表现为均匀的高、中、低回声）和不均质性回声斑块（斑块内部高、中、低回声混合）。不均回声斑块的定义是斑块内部有 20% 以上面积的回声不一致。

③ 颈动脉狭窄或闭塞：颈动脉狭窄或闭塞是颈动脉硬化病变发展的严重阶段。二维超声对于血管狭窄率的计算可通过长轴（纵断面）管径测量和短轴（横断面）面积测量。管径测量一般根据 DSA 评估颈动脉狭窄，采用如下几种标准方法：北美症状性颈动脉内膜剥脱术标准（NASCET）、欧洲颈动脉外科标准（ECST）、颈总动脉（CC）和颈动脉指数测量法（CSI）。面积法测量：狭窄率＝（1－狭窄处最小管腔截面积/原始管腔截面积）×100%。

上述 4 种管径测量的检测评价具有一定的差异性。对于颈动脉狭窄率的评估，不能单纯依据血管管径或面积测量确定，应充分结合血流动力学参数才能获得与 DSA 结果较高的符合率。

（2）彩色多普勒：彩色血流成像对于颈动脉粥样硬化病变的检查可以表现为：① 血流充盈不全（不规则或溃疡性斑块表面）；② 狭窄段血流充盈呈细线样，狭窄以远段血管扩张，呈五彩镶嵌样涡流、湍流血流信号，当血管闭塞时血流信号消失。

（3）脉冲多普勒：狭窄段血流频谱增宽，血流速度增快，狭窄近、远段流速正常或减低。对于颈动脉狭窄程度评估的血流参数，2003 年北美放射年会超声会议通过了统一评价标准（表 9.2.2）。

表 9.2.2　颈动脉狭窄超声评价标准

狭窄程度	PSV(cm/s)	EDV(cm/s)	PSV_{ICA}/PSV_{CCA}
正常或<50%	<125	<40	<2.0
50%～69%	≥125,<230	≥40,<100	≥2.0,<4.0
70%～99%	≥230	≥100	≥4.0
闭塞	无血流信号	无血流信号	无血流信号

根据表中列出的颈动脉粥样硬化狭窄或闭塞病变程度分类，有 4 级：Ⅰ级：0～49%（轻度）；Ⅱ级：50%～69%（中度）；Ⅲ级：70%～99%（重度）；Ⅳ级：血管闭塞。

3. 鉴别诊断

颈动脉粥样硬化性血管狭窄或闭塞应该与以下病变进行鉴别：

（1）大动脉炎性血管狭窄或闭塞：病变的基本病理是由于非特异性炎性病变造成颈总动脉结构损害，但颈内、外动脉很少受到炎性病变的损害。超声表现为颈总动脉血管壁均匀性向心性增厚、管腔狭窄、血栓形成、血管闭塞等，颈内、外动脉管壁结构基本正常。

（2）颈动脉栓塞：见于心房纤颤等心源病变，导致血栓脱落造成颈动脉闭塞。超声显示病变局部血管壁内膜清晰，血管腔内充填低回声或不均回声，无典型动脉硬化斑块形成等特征。

（3）颈内动脉肌纤维发育不良：一侧颈内动脉全程纤细呈串珠样，血流充盈不全，多普勒频谱通常表现为高阻力型。无节段性血流速度升高特征。

五、椎动脉闭塞性疾病

1.病理与临床

多由于动脉粥样硬化或多发性大动脉炎所致,好发于椎动脉起始部。狭窄可造成椎基底动脉供血不足症状。

2.超声表现

(1)椎动脉管壁增厚、内膜毛糙,可伴有斑块形成。

(2)椎动脉狭窄处血流束变细、彩色血流紊乱,峰值流速增高,频带增宽。完全闭塞时管腔内无血流信号。狭窄或闭塞远端椎动脉呈狭窄下游频谱改变。对侧椎动脉可有内径增宽、流速加快和血流量增加等代偿性改变。

(3)椎动脉起始段狭窄超声评价标准见表9.2.3。

表9.2.3 椎动脉起始段狭窄超声评价标准

狭窄程度	PSV(cm/s)	EDV(cm/s)	PSV$_{起始段}$/PSV$_{椎间隙段}$
正常或<50%	<170	<34	<2.5
50%~69%	≥170,<200	>34,<60	>2.5,<4.1
70%~99%	≥200	≥60	>4.1
闭塞	无血流信号	无血流信号	无血流信号

3.鉴别诊断

(1)椎动脉狭窄与椎动脉不对称的鉴别:大约80%的受检者双侧椎动脉大小不对称,左侧大于右侧,一般情况下这种差异无明显临床意义。但当一侧椎动脉内径<2 mm时,可引起椎-基底动脉血供不足。此侧椎动脉管腔普遍细小,但血流充盈,频谱形态正常,对侧椎动脉可增宽。而椎动脉狭窄表现为局部管腔血流束变细,流速突然加快。

(2)椎动脉完全闭塞与椎动脉缺如的鉴别:前者二维图像仍然可见椎动脉管壁,而后者在椎静脉后方不能发现椎动脉样结构。

(3)椎动脉起始部狭窄与锁骨下动脉狭窄的鉴别:对于单独的椎动脉起始部狭窄与锁骨下动脉椎动脉开口后狭窄的鉴别,仅依据在椎动脉远端或上肢动脉分别探及狭窄下游血流频谱,两者比较容易鉴别。而对于锁骨下动脉椎动脉开口前的狭窄,同侧远端椎动脉和上肢动脉同时呈现狭窄下游的频谱改变。如在自然状态下或行束臂实验时,同侧椎动脉出现逆向血流,则支持锁骨下动脉椎动脉开口前的狭窄。但锁骨下动脉椎动脉开口前狭窄所致射流,可同时引起同侧椎动脉起始段血流紊乱和流速加快,此时判断是否合并椎动脉起始段狭窄存在一定困难。

4.临床价值

超声对椎动脉管腔、血流方向能够良好显示,还可以显示椎动脉的频谱形态,测量椎动脉的血流速度,对发现椎动脉的狭窄、闭塞及反流性病变具有重要价值。

六、颈动脉其他病变

(一)颈内动脉肌纤维发育不良

1.病理与临床

颈内动脉肌纤维发育不良是动脉肌性结构发育不良、病因不明的非炎症性病变。多见于青少年或30~

40岁人群。病理显示动脉中层肌纤维结构异常,中膜层增厚与变薄的病理改变交替存在。增厚处中膜纤维和平滑肌细胞增生肥大,突向管腔,造成血管狭窄,变薄处中膜肌纤维减少,局部内弹力板结构不完整或消失,管壁受血流切应力作用向外扩张膨出,形成微动脉瘤或小的囊性动脉瘤。血管造影显示动脉管腔呈串珠样改变。临床上患者因患侧颅内动脉缺血出现相应的症状与体征。

2. 超声表现

(1)二维超声:一侧或双侧颈内动脉管径不均匀性缩窄,动脉内-中膜结构不清,无正常中膜平滑肌特有的低回声暗带。

(2)彩色多普勒:显示无中心亮带血流特征。采用低频率凸阵探头,显示病变侧颈内动脉颅外段全程管腔内血流充盈不全,呈串珠样改变。远段血流信号低弱。

(3)脉冲多普勒:病变侧颈内动脉血流频谱呈低流速高阻力特征,伴节段性血流速度升高或减低。

3. 鉴别诊断

对于颈内动脉肌纤维发育不良造成的血管狭窄,应注意与先天性颈内动脉发育不对称的鉴别。后者超声表现为全程管径纤细但无管腔节段性狭窄,CDFI显示血流充盈一致但无中心亮带特征。脉冲多普勒频谱也为高阻力型(与健侧比较),无节段性血流速度改变。

4. 临床价值

颈内动脉肌纤维发育不良性血管狭窄的准确诊断,对于患者治疗方法的选择具有重要的鉴别意义。

(二)颈动脉夹层动脉瘤

1. 病理与临床

各种原因引起动脉管壁内膜或中膜撕裂后,受血流的冲击,内膜、中膜层与外膜层分离,血液注入形成假性管腔或血栓,导致真性血管腔狭窄或闭塞,引发缺血性脑血管病。根据假腔破裂口的位置与真假腔血液流动的方向不同,血流动力学变化有所不同。临床主要表现与病变引起的脑缺血程度相关。

2. 超声表现

(1)二维超声:假腔破裂出、入口均与真腔相通者,二维超声纵断、横断切面均显示真、假双腔结构,血管腔内可见线状膜样中等回声随血流漂动。

假腔只有单一入口、无出口时,血管腔外径明显增宽。真腔内径相对减小,假腔内径增宽,内可探及低回声或不均回声(血栓)。

(2)彩色多普勒:① 若假腔入口位于近心端、出口位于远端,假腔内的血流方向与真腔一致,血流色彩与真腔一致,但假腔内的血流无中心亮带,真腔管径减小,出现血流加速、五彩镶嵌特征。② 若假腔入口位于远心端,假腔内血流方向与真腔相反,真、假腔内血流色彩不同。③ 若假腔只有入口(单一破裂口),病变早期可探及双腔结构、假腔内单向收缩期低速血流信号。若假腔内血栓形成,血管腔内膜状结构消失,撕脱的内膜附着于假腔内的血栓表面,真腔管径减小,出现血管狭窄血流动力学改变。若假腔内血栓形成迅速,可导致真腔闭塞。

(3)脉冲多普勒:当存在真假双腔结构时,真腔内血流速度升高,血流频谱与血管狭窄相同。假腔内血流频谱异常,收缩与舒张期流速不对称,血管阻力相对升高。

3. 鉴别诊断

颈动脉夹层动脉瘤主要与以下两种疾病相鉴别:

(1)颈动脉真性动脉瘤:超声表现为血管壁结构完整,血管腔呈瘤样扩张,病变管腔内探及低速涡流血流信号。

(2)假性动脉瘤:病变与外伤或医源性诊疗操作等相关。超声表现为动脉周边组织间隙形成无血管壁结构的搏动性包块,内可见涡流血流信号。其后方或侧方与邻近动脉之间形成细小管状或针孔样通道,彩色多普勒显示红蓝交替的血流信号,脉冲多普勒显示双向"振荡型"血流频谱。

4. 临床价值

颈动脉夹层动脉瘤是引起急性脑缺血性病变的重要原因。及时准确的诊断对于临床采用有效的治疗方法(药物或外科)、预防脑缺血病变的发生与进展具有重要的价值。

七、颈动脉支架

1. 病理与临床

颈动脉狭窄患者因心血管疾病或其他原因不能接受外科手术治疗,或药物治疗不能有效控制脑缺血病变的进程时,通常采用微创性介入性颈动脉支架置入的治疗手段。颈动脉球囊扩张加支架置入是治疗颈动脉狭窄病变的重要手段之一。

超声技术对于颈动脉狭窄介入治疗患者的检查,应该包括治疗前、后的动态评估。治疗前需对动脉硬化斑块的回声特性、分布范围、血管残余管径、血流速度参数等形态学和血流动力学综合评价,准确评估血管狭窄程度。

2. 超声表现

(1)二维超声:纵断面成像显示血管腔内平行走行的线条状网状强回声。横断面成像显示为双环状结构,内层为强回声支架影像,外层为血管壁或压缩不全的斑块结构。

对于支架术后的患者,二维超声检测包括支架近段、中段、远端内径,注意支架残余狭窄及术后1~3个月内膜增生及斑块再生情况。若存在残余狭窄时,分别测量支架近、中、远段内径。

(2)彩色多普勒:支架术后血流充盈状态与二维超声测量的管径及内膜观察部位相对应。支架成功者超声表现为血流充盈完全,血流速度分布正常。支架以远动脉管腔内和支架旁颈外动脉内的血流速度均正常。

(3)脉冲多普勒:支架内血流速度、血流频谱恢复正常(与术前比较)。若发现支架内流速异常升高,可疑支架内残余狭窄或再狭窄时,可以观察到近、中、远段的流速变化,特别是狭窄段与狭窄远段(尽可能长范围检测)流速的异常。同时,要结合颅内动脉血流动力学的检测结果,才能准确判断支架术后血管再狭窄的程度。对于术后再狭窄程度的超声评价,目前国际上尚无统一标准,可以参照表9.2.2的诊断标准。

3. 鉴别诊断

对于颈动脉支架的超声检查,应注意支架内血栓形成与支架处内膜增生或斑块再生的鉴别。通常支架内血栓形成发生于支架术后早期,与患者用药不规范等原因相关。超声表现支架内壁低回声附着,血流充盈不全。内膜增生或斑块形成通常在术后3个月以上。

4. 临床价值

超声对于颈动脉支架术后的动态检查是颈动脉狭窄介入治疗后远期疗效随访的重要手段,对于再狭窄的早期诊断、预防缺血性脑血管病的再发具有重要的临床意义。

八、颈动脉内膜剥脱术超声检查

1. 病理与临床

颈动脉狭窄的外科治疗手段除介入治疗外,还可以采用颈动脉内膜剥脱术(carotid endarterectomy,CEA)治疗。CEA自20世纪50年代初在国际上开展,是颈动脉狭窄治疗有效及经典的外科学方法。

2. 超声表现

对于实施CEA的患者,超声检测内容应包括患侧颈动脉术前、术中和术后的解剖结构及血流动力学的综合评估。

（1）二维超声：术前超声检测包括血管腔内动脉硬化斑块的大小、分布、回声特性及残余管腔内径。术后检测应注意血管内膜结构、斑块的去除、血管腔内径的恢复情况等。CEA 术中超声检查可以发现血管前壁点状强回声（血管壁切口缝合征）、残留的细小片内膜结构、残留的斑块以及血管腔内径测量存在残余狭窄情况。

（2）彩色多普勒：术前血管狭窄段血流充盈呈细线样，局部出现五彩镶嵌样血流特征。狭窄远段血流色彩相对减低呈单色低速血流改变。术中、术后检查病变血管血流充盈恢复正常。若狭窄部位残留斑块或因手术缝合造成血管再狭窄，彩色血流成像可以及时发现并评估病变的位置与程度，提高 CEA 的成功率。

（3）脉冲多普勒：术前动脉狭窄段呈高流速特征，狭窄远段流速明显减低，诊断标准同常规颈动脉检查。术中斑块去除完整，血流恢复畅通时，血流速度明显改善或恢复正常。若术中发现有斑块残留，血流速度测值与术前相差不明显，说明 CEA 不成功。术后 1 周内应密切观察血流速度恢复情况。

3．临床价值

超声技术可在 CEA 术中及时评估血管的通畅性、术后 24 h 内及时发现颈动脉血栓形成等异常情况，提高 CEA 的成功率。因为术后 24 h 内是急性动脉血栓形成的危险期，根据患者病情动态观察患侧血流动力学的变化是 CEA 术成功的关键。CEA 术后 1 周常规颈动脉超声检查应注意原狭窄部位管腔的通畅性、有无新鲜血栓、残余内膜、动脉管腔周边软组织有无异常回声（血肿）。术后血肿的形成是造成围术期并发症的重要原因。超声检查对 CEA 的术前、术中、术后的评估具有重要价值。

第三节 腹 部 血 管

一、解剖概要

1．腹主动脉

腹主动脉为主动脉穿过膈肌的主动脉裂孔（相当于 T12 下缘高度）至脐平面（相当于 L4 平面）分出左、右髂总动脉之前的一段，位于脊柱前方并稍偏中线左侧。其主要分支包括腹腔干、肠系膜上动脉、肾动脉、睾丸（或卵巢）动脉、肠系膜下动脉和髂总动脉。

2．下腔静脉

下腔静脉由左、右髂总静脉在 L5 前方稍偏右侧汇合而成，然后沿脊柱前方在主动脉的右侧上行，到达肝的下方，通过肝的右纵沟后部的腔静脉沟再穿过膈肌的腔静脉孔和心包，最后进入右心房。其主要属支有肝静脉、肾静脉、肾上腺静脉、睾丸（或卵巢）静脉和髂总静脉。根据下腔静脉的主要属支的起始位置将其分为 3 段：肾静脉开口以下为下段；肾静脉开口以上、肝静脉开口以下为中段；肝静脉开口以上至右心房为上段。

二、超声检查技术

1．病人准备

除患者病情危急需立即行超声检查外，应常规嘱患者禁食 8 h 以上。

2．体位

根据不同的扫查部位和所针对的血管检查相应地取仰卧位、侧卧位或俯卧位。站立位利用下移的肝做透声窗有助于一些血管段的检查,也可使一些静脉扩张而方便检查。

3.仪器

常规使用 2～5 MHz 的凸型探头,流速测量时注意声束与血流方向之间的夹角<60°,取样门大小为所查血管管径的 1/3～1/2。

4.检查方法

(1)腹主动脉及其主要分支:① 腹主动脉。腹正中纵切和横切扫查是检查腹主动脉的常用切面,深吸气后屏气利用下移的肝做透声窗,有助于腹主动脉上段的检查,探头加压可消除部分肠道气体的干扰,也有助于检查,注意动脉瘤处不宜加压。但肥胖、腹胀及大量腹水患者可导致该切面检查不满意甚至失败,此时,可采用右侧卧位左侧腰部冠状面扫查,利用脾、肾做透声窗来显示腹主动脉。② 肾动脉。首先在肠系膜上动脉起始下方 1 cm 处测量腹主动脉峰值流速;然后使用腹正中横切扫查、右前腹肋间或肋缘下横切扫查或侧腰部冠状面扫查,观察肾动脉主干血流充盈情况和有无紊乱血流,测量其收缩期峰值流速和舒张末期流速;最后,测量叶间动脉的峰值流速、收缩早期加速度、加速时间和阻力指数。过度肥胖、肠气干扰等影响因素可使肾动脉检查失败。③ 肠系膜动脉。包括腹腔动脉、肠系膜上动脉和肠系膜下动脉。腹腔动脉恰位于肝尾状叶下方,肠系膜上动脉和胰腺的上方,纵切显示其与腹主动脉垂直或与腹主动脉形成向头侧的夹角,横切显示腹腔动脉及其分支呈"Y"或"T"形。纵切稍偏右显示肠系膜上动脉长轴图,其起始于腹主动脉前壁,经脾静脉和胰颈的后方下行,右侧有肠系膜上静脉伴行。在髂总动脉分叉处的上方 3～4 cm 处,纵切稍偏左显示肠系膜下动脉起始于腹主动脉前壁,沿腹膜后方朝左下行走,肥胖或肠气干扰明显者常不易显示。

(2)下腔静脉及其属支:① 下腔静脉。将探头置于剑突下腹正中线偏右约 2 cm 处,自上往下纵切追踪观察下腔静脉的管壁和管腔内状况,横切下腔静脉位于腹主动脉右侧。或将探头置于右前腹肋间或右侧腰部,呈冠状面扫查,利用肝和右肾做透声窗,能够显示呈平行排列的下腔静脉和腹主动脉的长轴图像。站立位或乏氏动作时,由于下腔静脉扩张,有助于观察。② 肝静脉。剑突下纵断和横断扫查 3 支肝静脉,观察其内有无异常回声、血流充盈情况和频谱形态。探头置于右肋缘下,声束指向右上方,进行右肋缘下斜断扫查,主要用于观察肝右静脉、肝中静脉以及它们之间的交通支。也可将探头置于右前腹肋间,呈冠状面扫查肝右静脉。③ 肾静脉。与同名动脉的超声探测方法基本类似,参见本节有关内容。

上述血管主要观测内容:有无先天变异,管腔有无狭窄和扩张,有无移位和受压,管腔内有无异常回声,血流方向,管腔血流充盈情况和有无紊乱血流。静脉还应观察压迫后管腔的改变、静脉血流频谱的期相性。动脉经常测量的参数有收缩期峰值血流速度、舒张末期流速、血流速度比值、加速时间、加速度和阻力指数。

三、正常超声表现

1.腹主动脉及其主要分支

(1)腹主动脉:纵切腹主动脉呈管状无回声区,横切为一圆形无回声区,体瘦者可显示管壁的三层结构。动脉内径自上而下渐进性变小,随年龄增大而增宽,男性明显大于女性。正常腹主动脉近段内径为 2～3 cm,中段为 1.5～2.5 cm,远段为 1～2 cm,CDFI 显示血流为层流,流向足侧;近心段舒张期血流有一定程度的正向血流,而远心段舒张早期存在反向波。

(2)腹腔动脉和肠系膜上动脉:正常腹腔动脉内径为(0.66±0.17)cm,肠系膜上动脉内径为(0.64±0.14)cm。禁食时,肠系膜上动脉血液循环阻力较高,为三相波型,由收缩期前向波、舒张早期反向波和舒张中晚期的低速前向血流组成;进食后,内径明显增宽,整个心动周期(尤其舒张期)流速明显升高,反向血流消失。禁食时,腹腔动脉血流为低阻的二相波形,具有较高的舒张期血流,进食后流速仅轻微升高。

(3)肾动脉:成人肾动脉内径为 4～7 mm,管腔内血流充盈,血流频谱为低阻型,收缩早期频谱上升陡直,而后缓慢下降,约 50%肾动脉存在收缩早期切迹。正常肾动脉峰值流速<150 cm/s,收缩早期加速时间<0.07 s,收缩早期加速度>3 m/s²,阻力指数为 0.5~0.7。

2. 下腔静脉及其属支

(1)二维超声:下腔静脉及其属支,如肝静脉、肾静脉壁呈薄而平整的细线状回声,有时不易辨认,管腔内为无回声。下腔静脉表现为宽窄不均的管状结构,近右心房处可见明显的生理性狭窄。下腔静脉内径明显受呼吸的影响,吸气时前后径变窄呈扁平状,呼气时前后径增宽呈椭圆形,正常下腔静脉管腔前后径上段为 1.0~1.3 cm,中段为 0.9~1.2 cm,下段为 0.9~1.1 cm。

(2)彩色多普勒:清晰显示者,管腔内充满血流信号,但肠气干扰和肥胖等影响因素可使静脉管腔内血流信号充盈不满意,下腔静脉近心段和肝静脉随心脏舒缩血流颜色发生变化,但无湍流出现。

(3)频谱多普勒:房室舒缩致血流频谱呈多相型,每一心动周期依次由 S 波、V 波、D 波和 A 波组成,偶尔在 A 波之后还有一个 C 波。S 波和 D 波为前向波,S 波波峰常大于 D 波波峰;V 波、A 波及 C 波为反向波。这种多相型频谱常见于下腔静脉近心段和 3 支肝静脉,很少见于右肾静脉,而下腔静脉远心段,左肾静脉和髂静脉血流受心脏舒缩的影响很小,常表现为连续的前向血流。血流频谱也受呼吸的影响,通常吸气时 S 波流速减低,D 波流速升高,而呼气时波形流速改变则正好相反。乏氏试验(深吸气后憋气)时,反向血流消失。

四、腹主动脉及其主要分支疾病

(一)主动脉分叉闭塞综合征

1. 病理与临床

主动脉分叉闭塞综合征又称腹主动脉血栓形成综合征或末端主动脉血栓形成综合征、渐进性主动脉末端部分血栓形成综合征、终末主动脉髂动脉闭锁综合征、慢性腹主动脉髂动脉阻塞、孤立性腹主动脉髂动脉病。法国外科医师 Leriche 系统描述了主动脉分叉处硬化性阻塞引起的下肢缺血综合征,故也称 Leriche综合征。多发生于 50 岁以上人群,男女之比为 6∶1~9∶1,发病率约为 0.74%。

主要病因为动脉粥样硬化、大动脉炎、先天性及外压性因素等。动脉狭窄或闭塞可导致远端器官及组织缺血,缺血程度与病变发生的速度、部位、范围及侧支循环等多种因素相关。

典型表现即所谓的 Leriche 三联征:下肢间跛或静息痛、男性患者阳痿或阴茎勃起困难、股动脉搏动减弱或消失。下肢缺血症状严重者可出现静息痛、组织坏死、缺血性神经病变等。最早出现的症状多为间歇性跛行,足背动脉或踝部胫后动脉搏动减弱或消失,后期出现组织营养障碍性病变,如足趾冰冷、发绀、趾甲增厚、溃疡、坏疽。

2. 超声表现

(1)二维超声:依病因而表现不同,动脉粥样硬化所致,可见病变血管内膜毛糙、增厚,内壁见强回声斑块突起,较大者后方伴声影;大动脉炎所致,可见管壁弥漫性或节段性增厚,一般无强回声。

(2)彩色多普勒:狭窄处血流束变细,狭窄之后段血流紊乱,常可见射流;闭塞段管腔内无血流信号。

(3)脉冲多普勒:狭窄段及狭窄之后段测及高速射流频谱,频窗充填,流速升高;狭窄处与上游正常动脉峰值流速比值大于等于 2.0~2.5,可诊断腹主-髂动脉内径狭窄率≥50%;远离狭窄下游的动脉血流流速减低,反向波消失。

3. 鉴别诊断

大动脉炎与动脉硬化闭塞症的鉴别:依据两者发病年龄、受累动脉部位特点和声像图表现的明显不同,两者较易鉴别。另外,需与动脉瘤附壁血栓致管腔狭窄进行鉴别。

4.临床价值

超声检查能够判断腹主-髂动脉狭窄的部位、范围、程度及侧支循环建立的情况;有助于提示病因;也是本病介入治疗监测及随诊的有效手段。

(二)腹主动脉瘤

1.病理与临床

腹主动脉瘤分为真性腹主动脉瘤(true abdominal aortic aneurysm)、腹主动脉假性动脉瘤(pseudoaneurysm of the abdominal aorta)和腹主动脉夹层(abdominal aortic dissection)3种。

(1)真性腹主动脉瘤

真性腹主动脉瘤常由管壁粥样硬化引起,也可因感染所致。管壁变薄,受管腔内压引起局部血管逐渐扩大。好发于肾动脉水平以下的腹主动脉,多见于老年男性,55岁以后发病率明显升高。

多数患者无临床症状,常因体检而偶然发现。体型较瘦者可发现腹部出现搏动性包块,半数患者伴有血管杂音。少数患者有压迫症状,以上腹部饱胀不适为常见。症状性腹主动脉瘤多提示需要手术治疗,其症状主要包括腹部及腰背疼痛。如破裂出血则可导致休克甚至死亡。瘤内偶可形成急性血栓,血栓脱落可造成下肢动脉栓塞。十二指肠受压可发生肠梗阻,下腔静脉受压阻塞可引起周围水肿。

(2)腹主动脉假性动脉瘤

腹主动脉假性动脉瘤是由于创伤、感染或免疫性等因素引起的动脉壁损伤,血液经动脉破口进入组织间隙,收缩期时血液进入瘤腔,舒张期时形成搏动性血肿,破裂后容易造成大出血,危及生命。以中老年及女性多见,医源性假性动脉瘤占假性动脉瘤的53%～68.8%。假性动脉瘤腔内血栓脱落会诱发远端动脉栓塞,引起组织缺血。

临床表现为局部肿块,并有膨胀性搏动,可触及收缩期震颤,听到收缩期杂音。压迫动脉近心侧可使肿块缩小,紧张度降低,搏动停止,震颤与杂音消失。巨大动脉瘤可有邻近神经受压损害和远侧组织缺血症状。如瘤内有附壁血栓形成,有可能发生血栓迁移引起远侧动脉栓塞而产生相应症状,也可能因外伤或内在压力增加而破裂出血。

(3)腹主动脉夹层

腹主动脉夹层是指动脉内膜撕裂,血液从破裂口流入中层,使内膜和中层分离并向周围和其远端动脉扩展,可累及腹腔动脉、肠系膜上动脉或肾动脉,引起有关脏器供血不足和缺血症状。本病常由胸主动脉夹层蔓延而来,也有原发于腹主动脉的夹层。其病因多样,如遗传性、先天性、损伤、动脉硬化等。男女比例约为2:1,年龄以45～60岁多见。

腹主动脉夹层临床表现主要有:① 疼痛。主要为腹部、腰背部疼痛,可为胀痛或刀割样疼痛;突发剧烈腹痛为瘤体剧烈扩张甚至可能是破裂的症状。② 压迫。压迫胃肠道导致上腹部胀满不适,压迫下腔静脉可致双下肢深静脉血栓形成,引发下肢肿胀。③ 缺血。腹主动脉夹层影响到腹部脏器血运,可能致肠坏死,产生便血与腹痛。④ 破裂。主要为突发剧烈性腹痛、失血性休克,可以很快死亡。如果破入腹膜后腔可能形成局限性血肿,血肿一旦破裂也将导致死亡。

2.超声表现

(1)真性腹主动脉瘤

病变段腹主动脉失去正常形态,局限性扩张,多呈梭形或纺锤形,瘤壁仍表现为动脉壁的各层结构,瘤体内常见附壁血栓。CDFI显示瘤腔内出现涡流,呈杂色血流信号。诊断标准:最大径>3.0 cm;腹主动脉最宽处外径较相邻正常段外径增大1.5倍以上。符合两者之一即可诊断。

(2)腹主动脉假性动脉瘤

在动脉旁出现囊性暗区,可随动脉略有波动,囊壁无动脉壁三层结构,瘤体内可见红蓝相间的往返血流,破口处可见收缩期血液从来源动脉进入瘤体内,舒张期则瘤体内血液通过破口返回来源动脉,还可观察动脉瘤的位置、大小、形态。在瘤颈部或破裂口处引出"双期双向征"频谱。

（3）腹主动脉夹层

① 急性期表现为受累动脉内膜分离,将血管分隔成真、假两腔,假腔的外侧动脉壁无内膜层回声。分离的内膜呈线状,随心动周期不停地摆动;慢性期分离的内膜较固定。② 仔细寻找可探及分离内膜的破裂口,破裂口处血流紊乱,流速明显升高。上端动脉内膜破裂口为夹层血流的入口,而下端动脉内膜破裂口为夹层血流的出口。③ CDFI 显示动脉管腔内血流被剥离的内膜和血栓隔开,腹主动脉同一水平存在真、假腔内两种不同性质的血流,多普勒频谱可显示不同血流动力学表现。当分离的内膜无远端破裂口时,则无此现象。如果病变较轻,真腔血流表现正常或轻度紊乱。病变严重时,假腔内较多血流通过和较大范围血栓导致真腔狭窄甚至完全闭塞。④ 当假腔内有血栓形成时,内部有实性回声,表现为假腔扩张和真腔狭窄;收缩期假腔膨胀也可引起真腔狭窄,真腔内收缩期流速增高。

3. 鉴别诊断

① 真性腹主动脉瘤应与假性腹主动脉瘤和腹主动脉夹层相区别。真性动脉瘤是血管呈节段性的全层扩张,扩张后的血管直径较相应正常的血管直径大 50%。而腹主动脉假性动脉瘤是由于局部动脉壁损伤破裂,血液进入周围软组织而形成血肿,多为外伤所致,瘤壁无动脉壁三层结构;在瘤颈部或破裂口处引出"双期双向征"频谱。腹主动脉夹层则在声像图上表现有分离的动脉内膜、内膜破裂口和真、假腔内的血流,以及是否有血栓形成等。② 应与腹膜后血肿、胰腺囊肿、腹膜后囊性占位、椎旁脓肿及腹膜后淋巴瘤等相区别。

CTA 除观察各型动脉瘤的形态、位置等基本情况,还可观察动脉瘤附近的重要血管走行,评估邻近器官与动脉瘤的关系。DSA 检查是诊断各型动脉瘤的金标准,可精确评价各型动脉瘤的部位与形态、大小与范围,但是有创伤性,价格较贵,检查时间长。此外,血沉、C 反应蛋白、血细菌学检查是诊断感染性动脉瘤的重要依据。真菌检查有助于长期应用抗生素或免疫缺陷患者的感染性假性动脉瘤的诊断。

4. 临床价值

① 超声能够准确测量真性动脉瘤的大小,确定动脉瘤的部位,判断受累的动脉分支。当动脉瘤位于腹主动脉远心段而较难显示是否累及肾动脉时,可根据肠系膜上动脉起始部与动脉瘤入口的距离进行判断,>2 cm 提示肾动脉未受累。与血管造影相比,超声有其独特的优越性,可提供瘤壁和附壁血栓的信息。② 对于腹主动脉假性动脉瘤,超声检查可显示病变的部位、大小、载瘤动脉及瘤内有无附壁血栓,为诊断、鉴别诊断提供依据,为选择治疗方法提供参考。③ 对于腹主动脉夹层,可以判断内膜分离的范围,破裂口的位置、数量和大小以及受累动脉的血供状况,为外科手术和介入治疗提供重要依据。

（三）肾动脉狭窄

1. 病理与临床

肾动脉狭窄(renal artery stenosis,RAS)的常见病因为动脉粥样硬化、多发性大动脉炎和纤维肌性发育不良,血压持续升高为其主要临床表现,如血压控制不佳可引起急性左心衰竭,患肾缺血可引起肾萎缩和肾损害等严重并发症。

2. 超声表现

（1）患肾正常大小或萎缩(肾长径<9 cm 或较健侧<1.5 cm 以上)。

（2）狭窄段管腔变窄,血流束变细,流速明显升高,阻力增大;狭窄即后段为杂色血流信号,仍可测及高速射流。闭塞段管腔内无明显血流信号。

（3）狭窄动脉的肾内动脉分支血流频谱呈小慢波(tardus-parvus waveform)改变,表现为频谱形态低平、圆钝,频谱上升倾斜,流速减低,阻力降低。

3．诊断标准

（1）内径减少≥60%的 RAS 的诊断标准：① 肾动脉湍流处峰值流速≥180 cm/s；② 肾动脉与腹主动脉峰值流速比值≥3。

注：① 当腹主动脉峰值流速<50 cm/s 时，不宜使用肾动脉与腹主动脉峰值流速比值指标，此时，肾动脉峰值流速≥200 cm/s 可提示≥60%的 RAS；② 严重 RAS 的肾动脉峰值流速可在正常范围内。

（2）重度 RAS（内径减少≥70%或80%）的诊断标准：除（1）的表现外，还包括：① 肾内动脉小慢波改变，表现为收缩早期波峰消失，频谱低平，收缩早期频谱倾斜；② 收缩早期加速时间≥0.07 s。

（3）肾动脉闭塞的诊断标准：① 肾动脉主干管腔内既无血流信号也未能探及血流频谱；② 肾内动脉小慢波改变。

4．鉴别诊断

（1）RAS 病因的鉴别诊断。依据患者的年龄、性别、狭窄部位和其他动脉声像图表现，基本能够作出病因鉴别。

（2）除 RAS 以外，肾动脉先天发育不良、肾动静脉瘘、肾静脉血栓形成、主动脉狭窄等也可引起肾血管性高血压，需与这些疾病进行鉴别。

5．临床价值

CDFI 可以作为 RAS 的主要筛查手段，也是介入治疗疗效评价和随访的重要工具。但是，超声检查费时，受肾内外多种血液循环因素的影响。超声造影借助增强肾动脉的彩色血流信号而提高肾动脉的检查成功率，进一步拓展了超声诊断 RAS 的应用范围。RAS 患者服用卡托普利后狭窄远端的肾动脉扩张、阻力减低，从而使得 RAS 患者肾内动脉频谱形态改变更为异常，而正常肾动脉者肾内动脉频谱形态变得更为正常。所以，对于 RAS 尤其中度狭窄者，常规超声不能明确诊断时，卡托普利肾动脉多普勒超声可以提供帮助。

对于超声检查困难的病例，应建议进一步行其他影像学检查，肾动脉造影是诊断本病的金标准。磁共振血管成像或 CTA 依据血管形态改变来诊断动脉狭窄，对本病的诊断有一定帮助。

（四）肠系膜缺血综合征

肠系膜缺血综合征（mesenteric ischemic syndrome）是由各种原因引起急性或慢性肠道血流灌注不足或回流受阻所致的肠壁缺血坏死和肠管运动功能障碍的一类疾病的总称，分为急性和慢性两种。肠系膜动脉包括腹腔动脉、肠系膜上动脉和肠系膜下动脉，肠系膜静脉通过肠系膜上、下静脉回流至门静脉系统。

1．急性肠系膜缺血综合征

（1）病理与临床

急性肠系膜缺血综合征是各种原因所致的肠系膜血管闭塞或血流量锐减引起的肠壁缺血坏死和肠管运动功能障碍的一种综合征。病情发展迅速，病情严重，病死率高，为 60%～90%。常见病因包括：① 肠系膜动脉栓塞或血栓形成；② 肠系膜静脉血栓形成；③ 非阻塞性的肠系膜血管缺血。

（2）超声表现

① 肠系膜动脉栓塞或血栓形成。血栓形成或栓塞段及其远段动脉管腔内无血流信号。对于动脉粥样硬化基础上形成的血栓，二维超声有时可显示壁上的钙化斑块。

② 肠系膜静脉血栓形成。静脉增宽，腔内充满低回声，管腔不能被压瘪，CDFI 显示管腔内无血流信号。

③ 继发性改变。肠道缺血后肠壁增厚，肠腔狭窄，如肠壁已坏死，肠壁内无血流信号显示，有的患者可见腹腔积液、肠系膜积液。

（3）鉴别诊断

肠系膜上静脉血栓形成与门静脉高压所致肠系膜上静脉血流淤滞的鉴别。后者肠系膜上静脉管径也增宽,但通过调节仪器仍可显示管腔内充满低速血流信号,管腔可被压瘪。

（4）临床价值

超声不仅能够显示肠系膜血管的血流状况,而且能够发现腹腔积液、肠管改变等继发征象,是本病首选影像学检查方法。肠内气体干扰和操作者水平是影响其诊断的主要因素,如不能确诊,应进一步行其他影像学检查。

2. 慢性肠系膜缺血综合征

（1）病理与临床

慢性肠系膜缺血综合征常由肠系膜血管狭窄所致,动脉狭窄的主要病因包括动脉粥样硬化、动脉炎等。通常,在3支肠系膜动脉中至少有2支出现严重狭窄（内径减少＞70%）才会出现慢性肠系膜缺血的临床表现,典型症状为餐后腹痛、腹胀、体重下降和腹泻。

（2）超声表现

狭窄段血流束变细,流速明显升高,狭窄后段为杂色血流信号,狭窄远段血流频谱为小慢波改变。进食后,肠系膜上动脉和腹腔动脉血流的生理反应减弱或消失。

（3）诊断标准

① 禁食时腹腔动脉收缩期峰值流速≥200 cm/s 提示管径狭窄＞70%。

② 禁食时肠系膜上动脉收缩期峰值流速≥275 cm/s 或舒张末期流速＞45 cm/s 提示管径狭窄＞70%。

③ 禁食时肠系膜上动脉或腹腔动脉与腹主动脉收缩期峰值流速比值大于3～3.5,高度提示管径狭窄＞60%。

（4）鉴别诊断

利用收缩期峰值流速来诊断肠系膜动脉狭窄存在个体差异,心功能不全和弥漫性动脉粥样硬化患者可出现低流速血流,从而表现为假阴性;相反,有的患者,尤其是那些有高心排血量和高代谢疾病的年轻人和儿童,可出现假阳性。在这种情况下,肠系膜动脉与腹主动脉收缩期峰值流速比值指标可以帮助避免一些误诊或漏诊。

（5）临床价值

本病临床表现缺乏特异性,超声是首选影像学检查方法。CDFI 对肠系膜血管闭塞的阳性诊断可靠性强,可使患者获得及时救治;对动脉狭窄程度的判断较为准确,可为患者诊治提供重要依据。对于 CDFI 检查失败和诊断困难的病例,应进一步行其他影像学检查。

（五）肠系膜上动脉压迫综合征

1. 病理与临床

肠系膜上动脉压迫综合征（superior mesenteric artery compression syndrome）指十二指肠第3、4段受肠系膜上动脉压迫所致肠腔梗阻,以致其近端扩张、淤滞而产生的一种临床综合征。本病多发于瘦长体型的青、中年女性或长期卧床者。临床表现主要为十二指肠梗阻,以慢性梗阻最常见。主要症状为餐后上腹胀痛、恶心、呕吐等,症状可因体位改变而减轻。

2. 超声表现

（1）腹主动脉与肠系膜上动脉之间的夹角较小,多数＜20°,也有研究者认为＜13°。

（2）通过饮水或其他胃肠造影剂,可发现肠系膜上动脉与腹主动脉之间的十二指肠受压,最大前后径＜10 mm,其近端十二指肠扩张,形态呈漏斗形或葫芦形。

3. 鉴别诊断

本病为肠系膜上动脉压迫十二指肠所致,需与引起十二指肠梗阻的其他疾病进行鉴别。

4. 临床价值

超声不仅能够较为准确地测量肠系膜上动脉与腹主动脉之间的夹角,而且也可观察十二指肠受压的状况,为临床提供重要的诊断信息。但是,超声对于判断十二指肠受压程度不如 X 线钡剂检查准确,因此,在采用超声诊断本病时,需结合患者十二指肠梗阻的症状与体征。

五、下腔静脉及其属支疾病

(一)布-加综合征

1．病理与临床

布-加综合征(Budd-Chiari syndrome)是指肝与右心房之间的肝静脉和(或)下腔静脉发生阻塞而引起肝静脉回流受阻,由此产生的一系列症候群。多见于青壮年,病因为先天隔膜、血液高凝状态、肿痛压迫或侵犯静脉以及血栓性静脉炎等。肝的病理变化主要是由于肝静脉血流受阻而引起肝广泛淤血,整个肝大,尤以肝左叶和尾状叶增大明显;后期可出现肝硬化。发病大多缓慢,自觉腹胀、腹痛、恶心、食欲缺乏、全身乏力等。

2．超声表现

(1)下腔静脉和(或)肝静脉狭窄、闭塞:① 隔膜常位于下腔静脉近右心房处或肝静脉开口处,呈薄膜状,有的合并纤维化、钙化而探及强回声,有的回声较低而不易显示。隔膜近心端血流紊乱,常探及高速射流。② 血栓或癌栓。管腔内见实性低或中强回声,血流充盈缺损。③ 外压性。静脉受压变窄甚至闭塞,邻近见肿物回声。梗阻远心端静脉血流缓慢、方向逆转或频谱平坦。

(2)侧支循环形成:① 肝静脉之间交通支血流是从回流受阻的肝静脉流向不受阻的肝静脉或肝右下静脉,频谱常为带状;② 阻塞的肝静脉血流通过包膜下静脉与体循环静脉相交通,表现为肝周和包膜下静脉扩张;③ 第三肝门开放;④ 以门静脉分支作为侧支循环,表现为门静脉血流减慢,甚至出现双向血流和反流以及脐旁静脉开放。

(3)肝改变:急性或亚急性期,呈淤血肝表现,尤以尾状叶增大为主;晚期呈肝硬化表现。

3．鉴别诊断

主要应与肝硬化和门静脉高压症相区别,依据肝内静脉声像图表现的不同,较好鉴别。还应与肝大、腹水等原因导致下腔静脉肝段外压性狭窄进行鉴别,这种狭窄位于肝静脉开口的远心段,不影响肝静脉回流,此外,下腔静脉远心段或双侧髂静脉梗阻时,回心血量减少,下腔静脉肝段变细,但肝静脉回流不受阻,不难鉴别。

4．临床价值

依据下腔静脉和(或)肝静脉阻塞以及侧支循环形成情况,超声能够较为可靠地诊断本病,不仅是本病首选影像检查方法,还是疗效判断和随访监测的常用工具。值得注意的是,肝小静脉闭塞症是布-加综合征的一种类型,其梗阻水平在肝窦,超声常不能显示肝静脉梗阻征象,易漏诊。

(二)下腔静脉综合征

1．病理与临床

下腔静脉综合征(inferior vena cava syndrome)通常指肾静脉水平以下的下腔静脉回流障碍,主要病因是血栓形成,其次为腹腔或腹膜后组织的炎症或肿瘤。临床表现主要由静脉回流障碍引起。由于阻塞水平大都位于肾静脉平面远侧,所引起的症状主要是双侧下肢静脉功能不全,尚可累及外生殖器和下腹壁,表现为重垂感及酸胀不适等。

2．超声表现

超声表现取决于梗阻病因、程度、范围和病程。

（1）血栓：急性血栓为低回声，血栓段下腔静脉扩张，管腔内血流充盈明显缺损；慢性血栓为中强回声，边界不规则，静脉壁毛糙，血栓之间或血栓与管壁之间探及条状或片状血流信号，超声造影显示血栓无明显强化。不论哪一种血栓，血栓处管腔均不能被完全压瘪。

（2）癌栓：管腔内见单个或数个椭圆形或不规则形低或中强回声区，边界清晰，内可见滋养动脉血流信号，超声造影可见癌栓明显强化。

（3）外压性：受压处下腔静脉移位或有局部压迹，管腔狭窄，但静脉壁回声正常，狭窄远心段下腔静脉扩张，在下腔静脉邻近有异常回声团块。CDFI 见受压处下腔静脉血流束明显变细，见杂色血流信号，流速明显升高。

上述病因均可导致梗阻远心段下腔静脉流速减慢，频谱形态失常，且受呼吸或乏氏动作的影响减弱或消失。

3. 鉴别诊断

本病需与布-加综合征、右心衰竭、缩窄性心包炎和肾病综合征等引起下肢肿胀的疾病进行鉴别。还应注意引起本病的各种病因的相互鉴别，癌栓呈椭圆形，边界规则，内部有滋养血流信号，常可发现原发灶；而血栓则呈管状，边界不规则，内部无滋养血流信号。

4. 临床价值

CDFI 能够判断下腔静脉阻塞的病因、程度和范围，已成为本病首选和可靠的影像学检查方法。但是，在观察侧支循环方面尚存在一定的局限性，过度肥胖、肠气干扰等影响因素可导致下腔静脉显示不满意，甚至探测失败。

（三）肾静脉血栓形成

1. 病理与临床

肾静脉血栓形成（renal vein thrombosis）系指肾静脉内形成血栓后引起的一系列病理改变和临床表现。常与血液高凝状态、肾血液循环障碍和外伤所致肾血管损伤有关。常见临床表现为突发性剧烈腰腹痛；难以解释的血尿增多或尿蛋白增加；难以解释的肾功能急剧下降等。

2. 超声表现

（1）急性期可见受累肾增大，皮质回声减低；慢性期肾可萎缩。

（2）肾静脉内见低或中强回声。血流充盈明显缺损。

（3）患肾静脉血流信号消失或减少，动脉阻力增大，甚至舒张期出现反向波。

3. 鉴别诊断

应与肾梗死、少血供型肾占位进行鉴别。

4. 临床价值

CDFI 能够作为本病首选影像学检查方法，常可以确诊急性肾静脉血栓形成，帮助临床迅速采取治疗措施，并有助于治疗后的随访观察。

（四）胡桃夹现象

1. 病理与临床

胡桃夹现象（nut cracker phenomenon）也称胡桃夹综合征或左肾静脉压迫综合征，是由于腹主动脉与肠系膜上动脉之间的夹角过小引起左肾静脉回流障碍所致，多见于体形瘦长的儿童或青少年，主要临床表现为无症状肉眼血尿和直立性蛋白尿，血尿多在剧烈运动之后或傍晚出现。

2. 超声表现

（1）腹主动脉与肠系膜上动脉之间的间隙变小，致使左肾静脉受压变窄及其远心段扩张。CDFI 见狭窄处血流束变细,紊乱,流速明显加快,而狭窄远心段流速明显减慢,频谱低平。

(2)仰卧位左肾静脉扩张处与狭窄处前后径比值>3或脊柱后伸位20 min后此比值>4时,在结合临床表现的基础上可以提示本病。

3.鉴别诊断

本病应与左肾静脉血栓进行鉴别,两者可较好鉴别。

4.临床价值

超声对本病具有一定的实用价值,为临床首选的影像学检查方法。但是,在应用诊断标准时须注意:① 超声对左肾静脉扩张处尤其是狭窄处的内径测量不太准确;② 应结合患者临床表现进行分析,有不少人达到上述诊断标准,但没有明显的临床表现;③ 本病是由于左肾静脉的回流障碍所致,但目前尚无可靠的血流动力学参数来诊断本病。

六、动静脉瘘

1.病理与临床

动静脉瘘(arteriovenous fistulas)是指动、静脉之间存在异常通道。腹主动脉-下腔静脉瘘比较少见,多为后天性,临床上可分为两种类型:① 自发型(80%),即腹主动脉瘤破入下腔静脉;② 创伤型(20%),临床症状典型者出现三联征,即腰腹部疼痛、搏动性肿块、粗糙连续的机器样杂音。

肾动静脉瘘也多为后天性,为肾肿痛、创伤、炎症和动脉粥样硬化所致。主要症状为血尿、高血压,分流量大时可能出现心力衰竭。瘘较大时可在腰部闻及连续性杂音。

2.超声表现

(1)瘘口近心端供血动脉血流为高速低阻型;瘘口远端动脉缺血,如分流量大的肾动静脉瘘可导致肾萎缩。

(2)瘘口处为紊乱的血流信号,呈高速低阻型动脉样血流频谱。

(3)与瘘相连的静脉明显扩张,频谱显示静脉血流动脉化。

(4)部分患者有充血性心力衰竭表现。

3.鉴别诊断

当动静脉瘘导致供血动脉或引流静脉扩张明显甚至形成动脉瘤和(或)静脉瘤时,可因局部解剖结构失常、血流紊乱掩盖瘘口而导致误诊或漏诊,此时寻找动静脉瘘的特征性表现有助于鉴别。

4.临床价值

超声常可对动静脉瘘作出明确的定性诊断,但对瘘口部位、大小、附近血管扩张及侧支循环形成情况的观察不如血管造影检查。

第四节 四 肢 动 脉

一、解剖概要

1.上肢动脉

上肢动脉的主干依次主要是锁骨下动脉、腋动脉、肱动脉、桡动脉和尺动脉。左锁骨下动脉直接从主动脉弓发出,右锁骨下动脉则发自头臂干。锁骨下动脉最重要的分支是椎动脉,甲状颈干和肋颈干也是锁骨下动脉的分支,检查时应注意鉴别。

锁骨下动脉穿过锁骨和第一肋之间的间隙成为腋动脉。腋动脉在越过大圆肌外下缘后成为肱动脉。肱动脉的主要分支为肱深动脉,肱动脉闭塞时,肱深动脉成为重要的侧支循环动脉。肱动脉在肘部分成桡动脉和尺动脉。桡动脉走行于前臂的外侧至腕部并与掌深弓相连接;尺动脉则走行于前臂的内侧至腕部并与掌浅弓相连接。骨间动脉是尺动脉的重要分支,桡动脉和尺动脉闭塞时,骨间动脉可成为侧支循环的重要供血动脉。

上肢动脉可出现不同的解剖变异,包括:① 左锁骨下动脉与左颈总动脉共干并发自主动脉弓;② 肱动脉高位分叉;③ 桡动脉发自腋动脉;④ 尺动脉发自腋动脉。

2．下肢动脉

下肢动脉的主干包括股总动脉、股浅动脉、腘动脉、胫前动脉、胫腓干、胫后动脉、腓动脉和足背动脉。

股总动脉在腹股沟韧带水平续于髂外动脉。股总动脉在腹股沟分叉形成股深动脉和股浅动脉。股深动脉位于股浅动脉的外侧、深部,其分支供应大腿肌肉。股深动脉的分支与盆腔动脉及腘动脉均有交通,是髂、股动脉闭塞后的重要侧支循环动脉。股浅动脉走行于大腿内侧进入腘窝成为腘动脉。股浅动脉在大腿段无重要分支。

腘动脉经膝关节后方下行,并发出膝上内、膝上外、膝下内、膝下外动脉。当股浅动脉及腘动脉闭塞时,膝动脉成为重要的侧支循环动脉。

胫前动脉在膝下从腘动脉分出,向前外侧穿过骨间膜后沿小腿前外侧下行至足背成为足背动脉。足背动脉走行于拇长伸肌腱和趾长伸肌腱之间,位置较浅,可触及其搏动。

腘动脉分出胫前动脉后成为胫腓干。后者分叉为胫后动脉和腓动脉。胫后动脉沿小腿浅、深屈肌之间下行,经内踝后方转入足底并分成足底内侧动脉和足底外侧动脉。腓动脉沿腓骨的内侧下行,至外踝上方浅出,分布于外踝和跟骨的外侧面。

下肢动脉可出现不同的解剖变异,包括:① 股总动脉高位分叉;② 股深动脉上段走行于股浅动脉的内后方;③ 胫前动脉在膝关节或膝关节以上水平从腘动脉发出;④ 膝动脉发自胫前动脉。

二、超声检查技术

1．患者准备

一般无需特殊准备,室内温度适宜,冬季要注意保暖,检查床要足够宽以使患者的四肢和躯干能舒适放松。患者要处于安静平和状态,注意保护患者隐私。

2．体位

(1) 上肢动脉:一般采用平卧位,被检肢体外展、外旋、掌心向上。当被检者疑患胸廓出口综合征时,可采用坐位检查锁骨下动脉和腋动脉,以便了解上肢体位变化对上述血管产生的影响。

(2) 下肢动脉:一般采用平卧位,被检肢体略外展、外旋,膝关节略为弯曲。采用这一体位可以扫描股总动脉、股浅动脉、腘动脉、胫前动脉的起始部、胫后动脉及腓动脉。从小腿前外侧扫描胫前动脉或从小腿后外侧扫描腓动脉时,需让被检肢体伸直,必要时略内旋。

3．仪器

上肢动脉常采用5～10 MHz的线阵探头,下肢动脉通常采用5～7 MHz的线阵探头。股浅动脉的远段和胫腓干的部位较深,必要时可用3～5 MHz的凸阵探头。胫前动脉的远段和足背动脉则较为浅表,可采用7～10 MHz的线阵探头。

4．检查方法

(1) 四肢动脉超声检查内容

① 采用高频灰阶超声扫查动脉走行及结构,观察动脉管壁、内膜和管腔内透声情况,识别解剖变异,必

要时测量管腔内径;② CDFI 观察血管内彩色血流的充盈情况,识别血流方向、流速分布等;③ 脉冲多普勒测定血流频谱,观察频谱形态,测量相关参数(如 PSV、EDV、平均速度、RI 及 PI 等)。注意尽量采用较小的取样门(1.5~2 mm),以提高被检动脉特定部位的流速测量准确性,避免出现由于取样门过大而产生的频谱增宽;同时注意声束与血流的夹角需≤60°。

(2) 上肢动脉检查步骤

① 锁骨下动脉:超声检查从锁骨上窝开始,首先显示位于锁骨下静脉上方的锁骨下动脉。右侧锁骨下动脉从头臂干发出,一般能显示其起始段。左侧锁骨下动脉从主动脉弓直接发出,通常难以显示其起始段。由于锁骨造成的声影,位于锁骨后方的锁骨下动脉段通常显露较差。锁骨下动脉与肺尖相邻。从锁骨上方扫描锁骨下动脉时,可能出现以胸膜为界面的镜面伪像,锁骨下动脉远心段可从锁骨下方显示。

② 腋动脉和肱动脉:锁骨下动脉直接延续为腋动脉。腋动脉可从肩部前方或经腋窝扫描,腋动脉下行至上臂成为肱动脉。锁骨下动脉、腋动脉和肱动脉为同一动脉主干的延续,解剖学上根据动脉段所在的解剖部位分段命名。腋动脉与锁骨下动脉的分界点为第一肋的外侧缘,与肱动脉的分界点为大圆肌的下缘。超声检查时一般可以根据以上解剖特点来判断。当动脉病变处于锁骨下动脉与腋动脉交界部时,可以测量并记录动脉病变部位与体表解剖标志(如肘窝皮肤皱褶的距离)来协助对病变的定位。肱动脉上段可从上臂内侧显示,肱动脉远心段可从肘窝及前臂上段的前方显示。

③ 桡动脉和尺动脉:肱动脉在前臂上段分叉后成为桡动脉和尺动脉,两者可从前臂前方显示。在前臂上段,尺动脉的位置通常较桡动脉深。桡动脉和尺动脉在手腕部甚为浅表,较易显示。必要时可从腕部开始显露桡、尺动脉,然后逆向扫描至其起始部。

(3) 下肢动脉检查步骤

① 股总动脉:超声检查从腹股沟部开始,首先采用横切扫描显示位于股总静脉外侧的股总动脉,然后逐渐下移超声探头直至显示股总动脉分叉。旋转超声探头显示股总动脉的纵切面,并显示股浅动脉和股深动脉的上段。

② 股深动脉:在股总动脉分叉处,股深动脉通常位于股浅动脉的外后方。股深动脉分支较多,一般可以追踪到大腿中部。股浅动脉闭塞时,股深动脉成为下肢主要的侧支循环动脉。对远端肢体的血供甚为重要。

③ 股浅动脉:股浅动脉的超声扫描可经大腿内侧,股浅动脉的近段较为浅表,一般较易显示。股浅动脉的近段位于股浅静脉的上方。股浅动脉的远段走行于收肌管内而部位较深,检查时应适当调节超声仪的设置,必要时改用频率较低的超声探头使该段动脉显示良好。此外,可从膝后显示腘动脉后,向上逆向扫描股浅动脉的远段以保证股浅动脉的全程显示。股浅动脉的远段为下肢动脉闭塞性病变的好发段,长段的腘动脉瘤也可累及股浅动脉的远段。

④ 腘动脉:经膝后的腘窝可以显示位于腘静脉下方的腘动脉。检查腘动脉时,除了采用平卧位以外,也可采用侧卧位、俯卧位或坐位。无论采用何种体位检查,都应保证被检肢体膝关节放松。腘动脉是动脉瘤的好发部位,应注意其口径变化,并观察动脉腔内是否有附壁血栓。腘动脉的近段与股浅动脉的远段相连,也可从大腿内侧显示。

⑤ 胫前动脉:从膝下腘动脉发出,其近端可经腘窝显示。经腘窝扫描时,胫前动脉位于腘动脉的下方,与腘动脉几乎垂直。经膝后扫描一般只能显示短段胫前动脉,为 1~2 cm。胫前动脉近段穿过小腿骨间膜进入小腿前外侧。在小腿上部经前外侧扫描可显示该段动脉朝向超声探头略呈弧形。胫前动脉在沿小腿下行过程中,先贴着骨间膜,然后走在胫骨前方。该动脉在足背部成为足背动脉。胫前动脉的远段位于小腿前方,甚为浅表,必要时可改用 10 MHz 超声探头检查。

⑥ 胫腓干、胫后动脉和腓动脉:腘动脉分出胫前动脉后成为胫腓干。胫腓干可从小腿上部的后方或内侧扫描。胫腓干为短段动脉,在小腿上部分为胫后动脉和腓动脉。胫后动脉和腓动脉从小腿内侧检测时,前者的位置较后者浅。腓动脉除了可从小腿内侧显示以外,也可从小腿后外侧显示。有时还可从小腿前外

侧显示,此时腓动脉位于胫前动脉的深部。胫后动脉和腓动脉的远心段较为浅表,一般较其上段更加容易显示,必要时可从这些动脉的远端开始扫描,逐渐向上直至腘动脉。

三、正常超声表现

1. 灰阶超声

正常肢体动脉管腔清晰,无局限性狭窄或扩张;管壁规则,无斑块或血栓形成。在灰阶超声图像上,动脉壁的内膜和中层结构分别表现为偏强回声和低回声的均质条带,可见于内径较大且较为浅表的动脉,如腋动脉、肱动脉、股总动脉、股浅动脉的近段以及腘动脉。当动脉处于较深的部位和(或)动脉内径较小时,动脉管腔和管壁结构的分辨度受到限制,利用彩色多普勒显示血管甚为重要。

2. 彩色多普勒

正常肢体动脉的腔内可见充盈良好的色彩,通常为红色和蓝色。直行的动脉段内的血流呈层流,表现为动脉管腔的中央流速较快,色彩较为浅亮;管腔的边缘流速较慢,色彩较深暗。正常肢体动脉的彩色血流具有搏动性,彩色多普勒可显示为与心动周期内动脉流速变化相一致的周期性红蓝相间的色彩变化。红蓝两色分别代表收缩期的前进血流和舒张期的短暂反流。

3. 脉冲多普勒

肢体动脉循环属于高阻循环系统。静息状态下,正常肢体动脉的典型脉冲多普勒频谱为三相型,即收缩期的高速上升波、舒张早期的短暂反流波和舒张晚期的低流速上升波。对于老年或心脏输出功能较差的患者,脉冲多普勒频谱可呈双相型,甚至单相型。当肢体运动、感染或温度升高而出现血管扩张时,外周阻力下降,舒张早期的反向血流消失,在收缩期和舒张期均为正向血流。

正常动脉内无湍流。脉冲多普勒频谱波形呈现清晰的频窗。肢体动脉的血流速度从近端到远端逐渐下降。当正常动脉呈弧形时,动脉腔内流速分布出现变化,表现为近动脉外侧壁,即弧形较大一侧的管腔内流速较快,而在近动脉内侧壁,即弧形较小一侧的管腔内流速较慢。

应用脉冲多普勒检测动脉内的血流速度对诊断动脉狭窄甚为重要,一般采用狭窄处收缩期峰值流速以及该值与其相邻的近侧动脉内收缩期峰值流速之比诊断动脉狭窄的程度。

四、动脉硬化闭塞症

1. 病理与临床

动脉硬化闭塞症(atherosclerosis)是由动脉粥样硬化病变引起的慢性动脉闭塞性疾病,动脉粥样硬化斑块、动脉中层变性以及继发血栓形成可导致动脉管腔狭窄以至闭塞,从而引起相应的肢体缺血。四肢动脉硬化性闭塞症可引起肢体发冷、麻木、间歇性跛行、静息痛以至肢端溃疡或坏疽。下肢病变远较上肢病变多见。股动脉病变以内收肌管处的股浅动脉为常见,股深动脉则较少累及。糖尿病患者的动脉闭塞性病变可先发生在小动脉。如胫前动脉和胫后动脉。上肢动脉病变如果发生,一般累及锁骨下动脉近端。

2. 超声表现

(1)灰阶超声:动脉内膜和中层增厚、管壁钙化、斑块形成,并可伴有附壁血栓。动脉粥样硬化斑块可为局限性,也可为弥漫性。斑块因其成分不同而有不同的超声表现;钙化斑块具有较强的超声反射界面而呈强回声。动脉内壁或斑块表面的附壁血栓因超声反射较弱而呈低回声。新鲜血栓在灰阶超声上与血液的回声甚为接近,单独应用灰阶超声成像较难分辨附壁血栓与腔内血液的界面。含有较多纤维组织的斑块则介于以上两者之间。混合型斑块内可存在不同的成分而具有以上各种斑块的不同表现。混合型斑块存在低回声区域往往提示斑块内出血。动脉壁严重钙化时可因超声反射而产生声影,影响其深部组织结构的显示。

(2)彩色多普勒:发生血栓时彩色多普勒成像有助于分辨附壁血栓与腔内血液的界面。当四肢动脉狭窄时,彩色血流形态不规则,充盈缺损。与对侧或正常动脉比较,血流变细,流速增快或呈射流,三相血流消失;狭窄开口处出现湍流,即五彩样血流。如果动脉闭塞,病变段则无血流信号。

(3)脉冲多普勒:根据脉冲多普勒频谱的变化特点,即收缩期峰值血流速度、舒张期早期反向血流速度、频带特征等,可有效地确定四肢动脉狭窄程度。近年来,动脉狭窄和闭塞的超声诊断标准更注重病变处收缩期峰值流速与其近侧正常动脉段内收缩期峰值流速的比值(表9.4.1)。

表 9.4.1 动脉狭窄和闭塞的超声诊断标准(Zwiebel 等)

动脉狭窄程度	收缩期峰值流速升高率①	病变处多普勒频谱	近侧及远侧多普勒频谱
正常	—	三相波,无频带增宽	近侧及远侧频谱正常
<49%	<100%	三相波,反向血流成分可能减少,频带增宽,有频窗充填	近侧及远侧频谱正常
50%~99%	>100%	单向波,无反向波,全心动周期均为正向血流,明显频带增宽	远侧为单相频谱,且收缩期流速减低
闭塞	—	所显示动脉段无血流信号	紧邻阻塞处的近心段可闻及"撞击音"。远心段为单相频谱且收缩期流速减低

① 病变处与相邻近侧正常动脉段相比;动脉狭窄程度是指直径狭窄率。

3. 鉴别诊断

(1)下肢动脉硬化闭塞症与其他下肢动脉疾病的鉴别:① 下肢动脉硬化闭塞症与血栓闭塞性脉管炎的鉴别。血栓闭塞性脉管炎多见于青壮年男性;动脉病变主要累及肢体中、小动静脉;病变多呈节段性,病变之间血管相对正常,发病早期可出现复发游走血栓性静脉炎。下肢动脉硬化闭塞症则常见于50岁以上的男性,患者常有糖尿病、高血压、高血脂病史;病变主要累及大、中动脉(糖尿病患者可发生在小动脉);病变呈弥漫性。② 下肢动脉硬化闭塞症与急性下肢动脉栓塞的鉴别。急性下肢动脉栓塞起病急骤,患肢突然出现疼痛、苍白、厥冷、麻木、运动障碍及动脉搏动消失;多见于心脏病患者,特别是房颤患者;发病前可无间歇性跛行等下肢慢性缺血症状。③ 下肢动脉硬化闭塞症与多发性大动脉炎的鉴别。多发性大动脉炎如果病变累及主-髂动脉,临床上可出现下肢缺血的症状,但此疾病多见于年轻女性。动脉病变主要累及主动脉及其分支的起始部,疾病活动期有发热和血沉升高等现象。

(2)上肢动脉硬化闭塞症与其他上肢动脉疾病的鉴别:① 上肢动脉硬化闭塞症与胸廓出口综合征的鉴别。胸廓出口综合征为锁骨下动、静脉及臂丛神经在胸廓出口处受压而出现的相应临床症状和体征,锁骨下动脉受压时可出现患肢发凉、麻木、无力,桡动脉搏动减弱甚至消失。发病通常与患肢的体位有关。② 上肢动脉硬化闭塞症与雷诺综合征的鉴别。雷诺综合征多见于女性,临床上表现为肢体远端(通常为手指)阵发性苍白-发绀-潮红,发病与寒冷刺激或精神紧张而引起的肢体远端动脉痉挛有关。③ 上肢动脉硬化闭塞症与多发性大动脉炎的鉴别。多发性大动脉炎多见于年轻女性,如果病变累及锁骨下动脉,临床上可出现上肢缺血的症状;但此病变多为全身病变的一部分,较少独立发生,颈动脉常同时受累,临床表现为肢体无力、麻木、脉搏减弱或无脉。疾病活动期有发热和血沉升高等现象。

4. 临床价值

彩色多普勒超声在诊断四肢动脉疾病方面具有很高的特异性和敏感性,加之其具有无创性、可重复性等特点,已经成为四肢动脉疾病的首选检查方法。由于超声对四肢动脉狭窄的定量诊断主要依赖于动脉狭窄的多普勒频谱分析和血流速度测定,因此准确分析和测量甚为重要。

五、四肢动脉其他疾病

（一）急性动脉栓塞

1. 病理与临床

急性动脉栓塞（acute arterial embolism）是指栓子自心脏或近心端动脉壁脱落或自外界进入动脉，随动脉血流冲入并停留在管径与栓子大小相当的动脉内，引起受累动脉供应区组织的急性缺血而出现相应的临床症状。肢体动脉急性栓塞常具有特征性的所谓"5P征"，即疼痛（pain）、麻木（parasthesia）、苍白（paler）、无脉（pulseless）和运动障碍（paralysis）。上述各种症状出现的早晚并不一致，症状的轻重取决于栓塞的位置、程度、继发性血栓的范围、是否有动脉粥样硬化性动脉狭窄以及侧支循环代偿的情况。在肢体动脉栓塞中，下肢动脉栓塞远多于上肢，发病率较上肢约高10倍。下肢动脉栓塞以股动脉栓塞的发病率最高，其次是腘动脉。上肢动脉栓塞则以肱动脉为常见。

2. 超声表现

（1）灰阶超声：动脉管腔内见不均质实性偏低回声，有时可见不规则强回声斑块伴典型或不典型声影，有时于栓塞近心端可见到血栓头漂浮于管腔内。

（2）彩色多普勒：急性动脉完全栓塞时，彩色血流于栓塞部位突然中断。不完全性栓塞时，彩色血流呈不规则细条或细线状，色彩明亮或暗淡。

（3）脉冲多普勒：完全栓塞时，动脉栓塞段不能探及血流频谱。不完全栓塞时，栓塞区血栓与管壁间可见不规则血流信号，此处的血流速度多不太高，脉冲多普勒频谱波形不定。栓塞远心端动脉内可探及低速低阻或单相连续性带状频谱。

3. 鉴别诊断

急性四肢动脉栓塞须与急性四肢深静脉血栓形成进行鉴别，后者可引起动脉反射性痉挛，使远心端动脉搏动减弱、皮温降低、皮色苍白，以致和急性四肢动脉栓塞相混淆；但是，急性四肢深静脉血栓形成时，二维超声可发现四肢深静脉有血栓，彩色多普勒则显示深静脉血流异常，而动脉血流通畅。

4. 临床价值

由于肢体动脉的急性栓塞起病急、发展快，若不及时治疗可使患者终身残疾，甚至危及生命，因而须尽快对栓子的部位、继发血栓的范围作出诊断，以便尽早切开取栓或经血管内导管取栓。彩色多普勒超声检查简便、快捷，能够无创、直观地显示栓塞动脉的形态和血流动力学改变，从而迅速确定栓塞的部位和范围，其定位远较通过皮肤温度和感觉改变间接推断栓塞部位更加准确，常可以免除动脉造影检查，对临床诊治具有重要的指导作用，也可作为取栓术后了解血流重建情况的监测手段。

（二）多发性大动脉炎

1. 病理与临床

多发性大动脉炎（Takayasu arteritis，TA）是累及主动脉及其分支的慢性进行性非特异性炎症，病变常累及二级以上血管，发生在大动脉不同部位及分支，分为头臂型、胸腹主动脉型、肾动脉型及混合型。病因未明，多发生于青年女性。病变大动脉管壁僵硬、钙化、萎缩，与周围组织粘连，管腔狭窄或闭塞。在少数情况下，病变动脉管壁破坏广泛，而结缔组织修复不足，导致动脉扩张，形成动脉瘤。

2. 超声表现

（1）灰阶超声：① 受累血管均在两支以上；② 病变血管壁广泛性、均匀"向心性"或阶段不规则性增厚，回声不均匀，管腔不同程度狭窄或闭塞；③ 血管狭窄可呈局限性或弥漫性。

（2）彩色多普勒：① 病变轻者，彩色血流可呈单一色；② 随着血管狭窄程度的加重，血流充盈缺损，血流变细，并呈"五彩镶嵌样"；③ 管腔闭塞时，血流信号消失。

（3）脉冲多普勒：① 病变弥漫广泛时，多普勒频谱呈低速单相波；② 局限性狭窄段内可探及高速血流频谱；③ 在闭塞病变段探测不到多普勒血流频谱。

3. 鉴别诊断

（1）动脉粥样硬化：详见血栓闭塞性脉管炎的鉴别诊断，不再赘述。

（2）血栓闭塞性脉管炎：主要累及下肢的中小动脉及其伴行静脉，病变呈节段性分布。以 20～40 岁年轻吸烟男性多见。

4. 临床价值

超声可确定病变血管部位、狭窄程度及血流动力学变化，依此对多发性大动脉炎作出准确诊断。值得注意的是：肺动脉受累时，超声仅能显示主肺动脉及左右肺动脉，对远端肺血管显示较困难，肺动脉受累时，为明确诊断仍需依赖其他影像学手段。

（三）锁骨下动脉窃血综合征

1. 病理与临床

锁骨下动脉窃血综合征（subclavian steal syndrome，SSS）是指由于锁骨下动脉或无名动脉近端狭窄或闭塞，导致锁骨下动脉狭窄的远端管腔、患侧椎动脉内压力下降，当血压低于椎-基底动脉压力时，血流由于虹吸作用由健侧的椎动脉通过基底动脉进入患侧的椎动脉，导致脑及患肢缺血。临床表现为头晕、发作性晕厥、上肢麻木、无脉、双侧上肢血压不一致等。

2. 超声表现

（1）灰阶超声：引起锁骨下动脉或无名动脉近端狭窄或闭塞的病因不同，其二维超声表现不同。① 动脉粥样硬化所致者，可见内-中膜不均匀性增厚，硬化斑块形成，管腔变窄；② 大动脉炎所致者，增厚管壁多呈中-低回声，狭窄段较长；③ 其他病因所致者，可参见原发病的二维超声表现。

（2）多普勒超声：锁骨下动脉或无名动脉：① 不完全闭塞时，锁骨下动脉或无名动脉近端狭窄处显示为"五彩镶嵌样"血流；② 完全闭塞时，闭塞处血流信号中断；③ 锁骨下动脉或无名动脉近端狭窄处可探测到高速血流频谱。椎动脉：① 锁骨下动脉轻度狭窄时，椎动脉血流与同侧颈总动脉血流一致；② 锁骨下动脉中度狭窄时，椎动脉血流在心动周期中呈红、蓝交替现象；③ 锁骨下动脉重度狭窄或闭塞时，椎动脉血流与同侧颈总动脉血流完全相反，与同侧椎静脉血流方向一致；④ 椎动脉出现反向血流频谱，可为部分反向或完全反向。患侧上肢动脉：彩色血流充盈尚可，但色彩暗淡；舒张期反向血流消失，甚至出现低速低阻力性血流频谱特征。

3. 鉴别诊断

锁骨下动脉远端狭窄：病变远端肱动脉可出现低阻力性血流频谱特征，但无锁骨下动脉窃血综合征，超声检查可明确血管病变的部位及程度。

4. 临床价值

超声技术通过检查锁骨下动脉或无名动脉狭窄程度，检测椎动脉血流方向、时相及频谱形态可明确锁骨下动脉窃血综合征的诊断。超声已成为临床上锁骨下动脉窃血综合征诊断和病因判断的可信赖的影像学方法，极少数病因不明者需建议其他影像学检查。

（四）动脉瘤

1. 真性动脉瘤

（1）病理与临床

真性动脉瘤（true aneurysm）的定义是一条动脉病变处的管径为相邻正常管径的 1.5 倍或以上，其发生常与动脉粥样硬化有关。真性动脉瘤的瘤壁由动脉壁全层(内膜、中膜和外膜)组成,与假性动脉瘤不同;而且可以发生继发性改变,包括破裂、附壁血栓形成和继发感染等。

四肢真性动脉瘤破裂并不常见,主要临床表现包括动脉瘤附壁血栓脱落形成急性动脉栓塞;动脉瘤管腔扩张压迫局部周围神经和静脉;其他症状包括疼痛、感染和动脉瘤腔闭塞导致肢体缺血。腘动脉瘤是四肢动脉最常见的真性动脉瘤。

(2) 超声表现

① 灰阶超声:动脉局限性梭状或囊状扩张,内径为相邻正常动脉的 1.5 倍或以上,内壁回声可能有异常改变,如回声增强、不光滑或毛糙或见大小不等、形态各异的强回声斑块,部分斑块后方伴声影;可有附壁血栓,呈低回声或中等回声。

肢体动脉瘤最大直径的测量方法是从动脉外膜侧至外膜,尚需测量动脉瘤长度及血栓厚度(如果有血栓),同时应该测量瘤体近端至近心端动脉分叉、瘤体远端至远心端动脉分叉的距离,为临床介入治疗提供更多信息。

② 彩色多普勒:动脉瘤内血流紊乱,其程度与动脉扩张的大小和形状有关。在扩张明显或呈囊状扩张的病变区内可见涡流。附壁血栓形成时,可见彩色血流充盈缺损。彩色多普勒对发现是否因血栓形成导致动脉闭塞具有重要价值。

③ 脉冲多普勒:血流由正常动脉段进入动脉瘤,管腔突然扩大,可造成明显的血流紊乱,在动脉瘤腔的不同位置取样,可得到不同的血流频谱波形。脉冲多普勒对于识别瘤腔因血栓形成而闭塞具有重要价值。

(3) 鉴别诊断

真性动脉瘤与假性动脉瘤、动脉夹层的鉴别参见表 9.4.2。

表 9.4.2 真性动脉瘤与假性动脉瘤、动脉夹层的鉴别

	真性动脉瘤	假性动脉瘤	动脉夹层
病因	动脉粥样硬化	外伤、感染	动脉粥样硬化、梅毒、Marfan 综合征等
起病	缓慢	较慢	急骤
好发部位	肾动脉以下	—	升主动脉、主动脉弓、胸主动脉、向下延伸
形态	梭形、囊状	囊状	梭形或螺旋形
纵切面	梭形	类圆形或不规则	双腔(真腔和假腔)
横切面	圆形、类圆形	腹主动脉外侧,类圆形或不规则	双腔
彩色多普勒	紊乱血流或涡流	瘤腔内见高速射流	真、假腔内彩色血流一般不同(方向、彩色血流亮度等)
脉冲多普勒	同彩色多普勒	湍流或高速射流频谱	真、假腔多普勒频谱一般不同(方向、流速等)

(4) 临床价值

彩色或脉冲多普勒对于评价有无附壁血栓形成、血栓是否导致动脉闭塞具有重要诊断价值。超声可以测量瘤体与近心端和远心端动脉分支或分叉处的距离,为临床介入治疗提供资料。

2. 假性动脉瘤

(1) 病理与临床

假性动脉瘤(pseudoaneurysm)指局部动脉壁全层破损,引起局限性出血及动脉旁血肿形成。常见诱因是局部创伤,如动脉刺伤或插管、挫伤、贯通伤、动脉断裂等。当动脉损伤后,血液进入肌肉和筋膜间隙,形

成搏动性血肿。很多情况下,动脉破口可自行愈合,血肿自行吸收。否则,在动脉管腔与血肿之间存在着血流交通,血肿的中心部仍处于液性状态,周围形成凝血块。一段时间后,凝血块和血肿的周围机化吸收,形成纤维组织的外层,其内衬以一层上皮细胞。这种动脉瘤的形态常不规则,绝大部分是偏心性的,即动脉瘤体位于损伤动脉的一侧。

不同原因所致、不同部位的假性动脉瘤,症状有所不同。一般来讲,多有疼痛,如果瘤体压迫周围脏器组织,可能产生局部压迫症状,也可能伴发感染,位于浅表部位动脉的假性动脉瘤可能有搏动性包块。

（2）超声表现

① 灰阶超声:动脉外侧可见无回声病灶,呈类圆形或不规则,即假性动脉瘤瘤腔。当伴有血栓形成时,瘤腔壁见厚薄不均的低或中等回声。高频探头可以显示瘤腔内的血流回声,呈"云雾状"流动。如果动脉与病灶之间的开口较大(>2 mm),灰阶图像可以帮助确定开口位置。

② 彩色多普勒:瘤腔内血流紊乱或呈涡流状。除此之外,彩色多普勒还可以帮助确定灰阶超声不能显示的动脉与瘤腔之间的小开口,即瘤颈。于瘤颈处可见收缩期由动脉"喷射状"入瘤体内的高速血流束,舒张期瘤体内的血液流回动脉腔,彩色血流暗淡。瘤体内的彩色血流充盈情况与瘤颈的大小及腔内有无血栓形成有关。如瘤体内有血栓形成,彩色血流显示局限性充盈缺损。

③ 脉冲多普勒:于瘤颈处可探及双向血流频谱,即收缩期由动脉流入瘤体的高速血流频谱,舒张期瘤体内的血流反流入动脉的低速血流频谱,这是假性动脉瘤的特点和诊断要点。在瘤腔内血流紊乱,不同位置探及的血流频谱不同。

（3）鉴别诊断

真性动脉瘤与假性动脉瘤及动脉夹层的鉴别参见表9.4.2。

3．动脉夹层

（1）病理与临床

四肢的动脉夹层主要为主动脉夹层发展所累及。当超声检查诊断有四肢动脉夹层时,应该进一步检查主动脉;相应地,当诊断主动脉夹层后,应该进一步检查四肢动脉是否也被累及。经动脉导管介入性操作,也可造成四肢动脉夹层。动脉夹层为动脉内膜与中层分离。当动脉夹层伴有动脉瘤形成时成为夹层动脉瘤。

（2）超声表现

① 灰阶超声:显示动脉夹层的整个外界较正常增宽,但没有真性动脉瘤那样明显。动脉管腔被分成两个部分,即真腔和假腔,假腔内径一般大于真腔。真腔和假腔之间的隔膜随每一次动脉搏动而摆动,收缩期隔膜摆动的方向一般是假腔所在的位置。假腔内可并发血栓形成。

② 彩色多普勒:真腔与假腔具有不同的血流类型。真腔的血流方向与正常动脉相似,而假腔内血流常不规则。如能发现动脉夹层的破裂口,彩色多普勒可显示收缩期血流从真腔经破裂口流入假腔内,流经破裂口的血流速度可以很高;假腔内的血流可在舒张期经破裂口回流至真腔;有时可能因为假腔内血流速度太低或血栓形成而不能探及明确的血流信号。

③ 脉冲多普勒:可以很好地显示真腔与假腔血流类型的差异,包括血流方向和流速等。

（3）鉴别诊断

参见表9.4.2。

（4）临床价值

超声可对动脉瘤的部位、大小、瘤内有无血栓等提供证据,具有确诊价值;多普勒超声可用于假性动脉瘤的随访,观察瘤体大小变化、瘤体内血流充盈状况,并可观察假性动脉瘤的治疗效果。

近年来,利用超声引导对股动脉假性动脉瘤进行治疗,报道疗效肯定。主要有两种方法,超声引导下压迫治疗和超声引导下注射凝血药物治疗。前者是在超声引导下,用超声探头局部加压股动脉假性动脉瘤,彩色多普勒观察分流口处无血流通过时,再持续加压一段时间即可完成,如果失败,可以重复治疗;后者系在超声引导下经皮瘤内注入促凝药物(多为凝血酶)促使血栓形成,进行治疗。两种方法均可取得较好的临床疗效。

第五节 四 肢 静 脉

一、解剖概要

1. 上肢静脉

上肢静脉可分为深静脉和浅静脉两类。深静脉多走行于深筋膜的深面并与同名动脉相伴而行;浅静脉走行于皮下组织内,不与动脉伴行;深浅静脉之间常通过穿静脉相互交通。上肢深静脉包括桡静脉、尺静脉、肱静脉、腋静脉和锁骨下静脉;浅静脉包括头静脉、贵要静脉和肘正中静脉。

桡静脉、尺静脉分别伴行于桡、尺动脉的两侧。向上延伸成为肱静脉。肱静脉伴行于肱动脉的两侧,在近端汇合成一总干向上到腋窝,并与头静脉、贵要静脉汇合成为腋静脉。腋静脉在第一肋的外侧缘延续为锁骨下静脉。锁骨下静脉进入胸腔出口向近端走行在第一肋上缘、前斜角肌的前方,与锁骨下动脉以前斜角肌相隔。

头静脉起于手背静脉网的桡侧,沿前臂桡侧向上行;贵要静脉起于手背静脉网的尺侧,逐渐转至前臂屈侧;两者在肘窝处通过肘正中静脉相交通。然后头静脉沿肱二头肌外侧间沟上行。经三角胸大肌间沟穿过深筋膜,注入腋静脉或锁骨下静脉;贵要静脉沿肱二头肌内侧间沟上行至臂中点的稍下方穿深筋膜,并伴随肱动脉的内侧上行至大圆肌的下缘高度与肱静脉汇合后形成腋静脉。前臂的浅静脉有多种变异。

2. 下肢静脉

下肢静脉也分为深静脉与浅静脉。其交通是通过穿静脉实现的。深静脉与同名动脉相伴,而浅静脉则无。下肢深静脉包括小腿的胫前静脉、胫后静脉、腓静脉、胫腓静脉干;腘窝处的腘静脉;大腿的股浅静脉、股深静脉和股总静脉。下肢浅静脉包括大隐静脉和小隐静脉。

胫后静脉伴随胫后动脉走行于小腿后部,腓静脉与腓动脉伴行,两者在腘窝汇合成胫腓静脉干。胫前静脉伴随胫前动脉上行于小腿前外侧,在胫骨近端的后方穿骨间膜从内侧向中部汇入胫腓静脉干,后者向上延续为腘静脉。腘静脉在腘窝内位于胫神经和腘动脉之间,腘动脉的正后方,向上行至大收肌腱裂孔处续于股静脉。股静脉由股浅动脉、股深静脉和股总静脉构成。股浅静脉为腘静脉的延续,位于股动脉的后外侧,为大腿主要的回流静脉,由于表面没有肌肉组织,因此位置表浅;股深静脉由伴随穿动脉的相应静脉属支汇合而成,位于股深动脉前方。在腹股沟韧带下方7～8 cm处与股浅静脉汇合成股总静脉;股总静脉上行至股三角的尖处位于股动脉的后方,在股三角内上行至腹股沟韧带逐渐转至动脉的内侧。

大隐静脉为全身最长的浅静脉,缘起于内侧足背静脉网,经内踝前方沿小腿内侧和大腿内侧上行,在大腿根部的前方,于耻骨结节下外方3～4 cm处穿隐静脉裂孔向深部汇入股总静脉。大隐静脉在注入股静脉之前还接收旋髂浅静脉、腹壁浅静脉、阴部外浅静脉、股内侧浅静脉和股外侧浅静脉5条属支。大隐静脉有10～20对静脉瓣,末端有一对较为固定的瓣膜,对防止血液的逆流发挥重要作用,若此瓣膜功能丧失可导致大隐静脉曲张。

小隐静脉缘起于外侧足背静脉网,经外踝后方沿小腿后面上行,经腓肠肌两头之间达腘窝并在此注入腘静脉。

穿静脉穿过深、浅静脉之间的肌层,分为两类:一种是直接连接在深、浅静脉之间并沟通两者的一组静脉;另一种则通过肌肉内静脉连接深、浅静脉。穿静脉多位于大腿远心段和小腿。正常情况下,穿静脉的功能是将浅静脉系统的血流向深静脉引流,穿静脉瓣膜功能不全将导致静脉血液从深静脉向浅静脉逆流,引起踝部肿胀、浅静脉曲张、皮肤色素沉着、增厚和慢性静脉溃疡等临床症状。

二、超声检查技术

(一)患者准备

检查室和患者要足够温暖以防止外周血管收缩而致静脉变细,导致超声检查困难。检查床要足够宽以使患者的四肢和躯干能舒适放松,否则肌肉收缩压迫和阻滞静脉会影响检查,同时也会妨碍探头的放置。患者平静呼吸,尽量减少因呼吸引起的胸内压变化及心脏活动而导致的静脉血流波形的变化。此外,还需注意保护患者隐私。

(二)体位

(1)上肢静脉:一般采用平卧位,被检肢体外展、外旋,掌心向上。

(2)下肢静脉:一般采用平卧位,被检肢体略外展、外旋,膝关节略为弯曲。采用这一体位可以扫查股总静脉、股浅静脉、腘静脉、胫前静脉的起始部、胫后静脉及腓静脉。从小腿前外侧扫查胫前静脉或从小腿后外侧扫查腓静脉时,需让被检肢体伸直,必要时略为内旋。卧位检查如有困难,可站立位检查,由于站立位静脉膨胀,容易观察这些情况,特别适合大部分或完全再通的血栓形成后综合征患者内膜和残存小血栓的观察。

(三)仪器

(1)上肢静脉:锁骨下静脉和腋静脉一般可使用 5 MHz 的凸阵探头;上肢其他静脉比较表浅,可使用 7.5 MHz 或 10 MHz 的线阵探头。

(2)下肢静脉:一般使用 5～7 MHz 的线阵探头。有时,肢体粗大者位置深在的静脉(如股浅静脉远心段)需使用 3.5 MHz 的凸阵探头。相反,浅表静脉可使用 10 MHz 以上线阵探头。

(四)检查方法

1. 四肢静脉超声检查内容

四肢静脉疾病主要包括静脉血栓和功能不全,每条(段)静脉的观察内容大致相同,包括:① 观察静脉变异、内膜、管腔内回声情况;② 进行压迫试验,观察静脉腔被压瘪的程度,进而判定管腔内有无静脉血栓;③ 观察静脉管腔内是否有自发性血流信号以及血流信号的充盈情况;④ 检查瓣膜功能。

2. 上肢静脉检查步骤

(1)上肢深静脉:锁骨下静脉最难显示,可采用锁骨上、下径路或胸骨上窝径路进行探测。腋静脉可从胸前扫查在胸前肌肉后方显示,也可将探头置于腋窝高处,从腋部扫查来显示。肱静脉可从肱二头肌内侧寻找肱动脉,然后在其两侧进行追踪观察。一般来说,上肢深静脉检查至肘部即可,若临床怀疑前臂静脉血栓,则需进一步检查前臂静脉。

(2)上肢浅静脉:先在三角肌旁找到头静脉与锁骨下静脉或腋静脉的连接处,然后沿肱二头肌外侧追踪观察头静脉;检查贵要静脉需要先在上臂找到贵要静脉与肱静脉或腋静脉连接处,然后沿肱二头肌内侧追踪观察;上述静脉也可由肱骨下端向上检查。

3．下肢静脉检查步骤

（1）下肢深静脉：在腹股沟处显示股总静脉，向上观察至髂外静脉的远端，向下观察到股浅静脉与股深静脉近心段。股浅静脉远心段位置较深，可采用前侧或后侧径路来充分显示此段静脉。其中位于收肌管内段位置很深，不能被有效地按压，应纵切采用彩色多普勒观察管腔内的血流信号，必要时使用 3.5~5 MHz的凸阵探头。检查腘静脉时患者可取仰卧位，膝关节弯曲或取俯卧位，在检查侧踝部垫一小枕，使膝关节轻度屈曲，从而腘静脉处于膨胀状态。将探头置于股浅静脉远心段，使收肌管裂孔处的股、腘静脉获得清晰显示。一直追踪观察至胫前静脉汇入处。胫后静脉探查常用小腿前内侧径路：患者取仰卧位，膝关节稍弯曲，小腿外展，探头置于小腿前内侧，声束指向后方或后外方，沿胫骨外侧与肌肉之间的间隙向上追踪观察。腓静脉探查可采用与探测胫后静脉相同的小腿前内侧径路，在胫后静脉后方显示腓静脉。胫前静脉探查常采用仰卧位小腿前外侧径路，探头先置于内外踝连线的中点附近，显示胫前静脉远心端，然后沿小腿前外方向上追踪观察。腓肠肌静脉和比目鱼肌静脉也最好常规检查，特别是当患者小腿局部疼痛和（或）触痛而深静脉系统正常时，探测这些静脉是否有血栓很重要。

（2）下肢浅静脉：全程检查大隐静脉，沿小腿内侧上行，经过膝关节内侧，再沿大腿内侧上行，并逐渐转向前方，最后于耻骨结节下外方 3~4 cm 处汇入股总静脉。小隐静脉走行表浅，经过外踝后方，沿小腿后面上升，经腓肠肌两头之间达腘窝并在此注入腘静脉。

4．探查注意事项

（1）深静脉与同名动脉伴行。在超声检查时，常以伴随的同名动脉作为静脉寻找和鉴别标志。

（2）检查浅静脉及部分位置表浅的深静脉时以探头轻触皮肤为宜。探头压力过大会影响静脉显示。

（3）评价静脉血栓时可在灰阶图像上横切扫查，应用间断按压法或持续按压法，观察静脉腔被压瘪的程度。间断按压法是指探头横切按压血管，尽量使静脉腔被压瘪，然后放松，按顺序每隔 1~2 cm 反复进行，扫查整条血管。持续按压法是指探头横切滑行时持续按压血管，观察管腔的变化。静脉腔被压瘪程度的判定主要依据压迫前后近、远侧静脉壁距离的变化。若探头加压后管腔消失，近、远侧静脉壁完全相贴，则认为无静脉血栓；否则，存在静脉血栓。

（4）小腿静脉检查采用将横切按压法和纵切彩色多普勒相结合的方法。一般应用横切按压法从踝关节开始检查，往往容易发现胫、腓静脉并能较好地追踪观察。采用纵切观察管腔内的彩色血流信号，特别是在小腿上部，成对的静脉汇合成静脉干。

（5）小腿深静脉的超声检查主要受骨骼、位置深在和水肿的影响，而且当动脉粥样硬化而动脉显示不清时，小腿静脉的检查也会受到限制。小腿静脉内的血流通常不是自发性的，需要通过不断地按压足部或检查处远端小腿来显示血流。

三、正常超声表现

1．灰阶超声

四肢主要静脉内径大于伴行动脉内径，且随呼吸运动而变化。在深吸气或 Valsalva 动作时，较大的静脉内径发生相应的改变。正常四肢静脉具有以下 4 个灰阶声像图特征：① 静脉壁非常薄，甚至在灰阶超声上都难以显示；② 内膜平整光滑；③ 超声图像上管腔内的血流呈无回声，高分辨力超声仪可显示流动的红细胞呈现弱回声；④ 可压缩性，探头加压可使管腔消失，此特征在鉴别静脉血栓时具有重要意义。部分能在管腔内看见的瓣膜经常见于锁骨下静脉、股总静脉及大隐静脉。

2．彩色多普勒

正常四肢静脉内显示单一方向的回心血流信号，充盈于整个管腔；挤压远端肢体静脉时，管腔内血流信号增强；而当挤压远端肢体放松后或做 Valsalva 动作（Valsalva 动作：深吸气后紧闭声门，再用力做呼气动作)时血流信号立即中断或短暂反流后中断。有一些正常小静脉(桡、尺静脉,胫、腓静脉)可无自发性血流,人工挤压远端肢体时,管腔内可呈现血流信号;加压后静脉管腔消失,血流信号亦随之消失。

3. 脉冲多普勒

正常四肢静脉重要的多普勒特征有:① 自发性:当受检者肢体处于休息或活动状态时,大、中静脉内存在血流信号,小静脉内可缺乏自发血流。② 呼吸期相性:正常四肢静脉血流速度和血流量随呼吸运动而变化,脉冲多普勒能更直观地观察上述变化。吸气时胸内压降低,右心房压随之降低,上肢静脉压与右心房压的压力阶差增大,上肢静脉血液回流增加、血流速度加快;呼气时则相反。下肢静脉血流的期相性变化正好与上肢静脉相反,吸气时,膈肌下降,腹内压增高,下腔静脉受压,下肢外周静脉与腹部静脉之间的压力阶差降低,造成下肢血液回流减少和血流速度减慢;呼气时则相反。当静脉血流缺乏期相性,变为连续性血流时,预示着检查部位近端,有时可为远端严重的阻塞。③ Valsalva 反应:正常 Valsalva 反应是指深吸气后憋气,四肢大静脉或中等大小的静脉内径明显增宽,血流信号减少、短暂消失甚至出现短暂反流,用于判断从检查部位至胸腔的静脉系统的开放情况。严重的静脉阻塞才引起异常的 Valsalva 反应。④ 挤压远端肢体血流信号增强:人工挤压检查处远端肢体后,正常四肢静脉呈现短暂的血流信号增强或多普勒频移加快,这种反应可以证实检查部位与被压迫处之间的静脉段是开放的;如果挤压检查处远端肢体后,血流信号没有增强,则说明在检查部位以远的静脉存在阻塞。血流信号延迟或微弱的增强,提示远端静脉不完全阻塞或周围有侧支循环。⑤ 单向回心血流:因静脉瓣膜防止血液反流,故正常下肢静脉血液仅回流至心脏。当先天或后天因素造成瓣膜功能不全时,静脉血液的反流时间会明显延长,据此可判断瓣膜功能不全。

四、四肢静脉血栓

(一)四肢浅静脉血栓

1. 病理与临床

四肢浅静脉血栓常发生于静脉输液的部位,由输入的药物或静脉腔内放置导管的刺激所致;也常见于浅静脉曲张患者膝以下的大隐静脉及其属支。四肢浅静脉血栓具有明显体征,能够在静脉走行区皮下触及条索状肿块,有触痛,可伴有局部红斑。虽然浅静脉血栓较少发展成深静脉血栓,但深静脉血栓却常累及浅静脉。

2. 超声表现

(1)灰阶超声:使用高频探头,在静脉走行区皮下不能探及正常的浅静脉,取而代之的是一条索状的低或中强回声,边界清晰或模糊,管腔不能被压瘪。血栓处静脉壁明显增厚呈低回声,是由血栓导致相邻静脉壁的炎症反应所致。

(2)彩色多普勒:它显示内部无或可见部分再通的静脉血流信号。

3. 鉴别诊断

四肢浅静脉血栓与深静脉血栓的鉴别:因为治疗方式不同,两者的鉴别具有重要的临床意义。四肢浅静脉血栓可在皮下触及条索状结构,常不发生远端肢体肿胀,超声显示为典型的静脉血栓,其周围没有伴行动脉;四肢深静脉血栓部位较深,不易触及异常静脉,常有梗阻水平以下的肢体肿胀,超声显示血栓的静脉周围有伴行动脉。

4. 临床价值

超声不仅能够准确判断血栓部位,而且能够监测血栓发展情况,有助于临床制订治疗方案。超声有助于确定伴发的无临床症状的深静脉血栓。有些看似浅静脉炎性病变的实际是软组织感染或血肿,彩色多普勒超声很容易对两者进行鉴别。

（二）四肢深静脉血栓

1. 病理与临床

四肢深静脉血栓是一种比较常见的疾病，以下肢多见。长期肢体制动或偏瘫、全麻、感染以及先天解剖变异等可引起静脉血流迟缓；化学药物、机械性或感染性损伤可导致内膜损伤，启动外源性凝血途径；大型手术、严重脱水、严重感染、晚期肿瘤和先天遗传性疾病等使血液处于高凝状态，上述条件均可导致血栓形成。

下肢深静脉血栓以股浅静脉和腘静脉的发生率为最高，股总静脉次之，多段受累常见。常见的临床表现有：① 血栓水平以下的肢体持续肿胀，站立时加重，呈凹陷性水肿；② 疼痛和压痛，皮温升高，其主要由于血栓在静脉内引起的炎性反应和静脉回流受阻所致；③ 浅静脉曲张；④ "股青肿"是下肢静脉血栓中最为严重的一种情况，当整个下肢静脉系统回流严重受阻时，组织张力极度增高，致使下肢动脉痉挛，肢体缺血甚至坏死；⑤ 血栓脱落，可造成肺栓塞，70%～90%肺栓塞的栓子来源于下肢深静脉，故及时诊断下肢深静脉血栓非常重要。

2. 超声表现

（1）灰阶超声

① 急性血栓：指2周以内的血栓。超声特点包括：a. 血栓处静脉管径明显扩张；b. 血栓形成后数小时到数天之内表现为无回声，1周后逐渐呈低回声；c. 静脉管腔不能被压瘪；d. 急性血栓的近心端往往未附着于静脉壁，自由漂浮在管腔中。

② 亚急性血栓：发生在2周到6个月之间的血栓。超声特点包括：a. 血栓回声较急性阶段逐渐增强；b. 血栓逐渐溶解和收缩，血栓变小、固定，静脉内径回缩；c. 静脉管腔不能完全被压瘪；d. 血栓黏附于静脉壁，不再自由浮动。

③ 慢性期血栓：发生在6个月以上的血栓。超声特点主要包括：a. 管壁不规则增厚；b. 静脉瓣膜增厚、回声增强。

（2）多普勒超声

① 急性血栓：血栓段静脉内完全无血流信号或探及少量血流信号。当血栓使静脉完全闭塞时，血栓近端静脉血流信号消失或减弱，而血栓远端静脉频谱变为连续性，失去期相性，乏氏动作反应减弱甚至消失。

② 亚急性血栓：a. 血栓再通后静脉腔内血流信号增多；b. 侧支循环形成。

③ 慢性期血栓：a. 静脉瓣反流；b. 侧支静脉形成。

3. 鉴别诊断

（1）正常四肢深静脉与深静脉血栓的鉴别：将正常四肢静脉误认为静脉血栓的情况见于髂静脉、收肌管内的股浅静脉、腘静脉以及小腿深部静脉。其产生的主要原因除了缺乏自发性血流信号外，还有仪器调节不当、图像质量差、静脉被压闭的效果不好等。

（2）急性、亚急性与慢性四肢静脉血栓的鉴别：急性血栓是指发生时间在2周之内，亚急性血栓一般指血栓发生的时间在2周到6个月之间，慢性期血栓是指血栓发生在6个月以上。超声可以依据血栓的回声特点来大概推断血栓形成的时间长短，对上述三者之间的鉴别有一定帮助。急性血栓超声特点为形成后数小时到数天之内表现为无回声，1周后回声逐渐增强呈低回声；血栓处静脉管径明显扩张，显著大于相邻动脉；近心端往往是最新形成的凝血块，未附着于静脉壁，自由漂浮在管腔中。亚急性血栓超声特点为回声逐渐增强，但回声强度的差异较大；血栓逐渐溶解和收缩，导致血栓变小且固定，静脉扩张程度减轻，甚至恢复至正常大小；血栓黏附于静脉壁，不再自由浮动；由于血栓再通，静脉腔内血流信号逐渐增多；侧支循环形成。慢性期血栓逐渐发生纤维化，超声特点包括静脉管壁不规则增厚、静脉瓣膜增厚、静脉反流和侧支静脉循环形成等。

(3) 浅静脉血栓：见本节"四肢浅静脉血栓"部分。

(4) 四肢骨骼肌损伤：该病的症状和体征与下肢深静脉血栓相似，但与外伤有关，患者多在外伤或剧烈活动后发病。上下追踪显示病变不在血管腔内。

(5) 四肢静脉血栓与外压性静脉狭窄的鉴别：手术后、肿瘤压迫、左髂总静脉受压综合征及胸出口综合征等因素均可导致静脉回流障碍而引起肢体肿胀，且受阻处的远心段静脉血流频谱有类似改变，采用超声观察梗阻处静脉及其周围结构是正确鉴别的关键。

(6) 静脉血流缓慢：当静脉管腔内血液流动缓慢或使用较高频率探头时，血液可表现为云雾状似血栓样回声，采用压迫试验可很好地鉴别。

(7) 全身性疾病：可以由于不同系统的疾病引起，包括充血性心力衰竭、慢性肾功能不全、贫血、低蛋白血症和盆腔恶性肿瘤等。这些疾病引起的四肢水肿通常是双侧和对称性的。超声检查静脉腔内无血栓征象。

(8) 四肢淋巴水肿：淋巴水肿是指淋巴液流通受阻或淋巴液反流引起的浅层组织内体液积聚和继而产生的纤维增生、脂肪硬化、筋膜增厚及整个患肢变粗的病理状态。两者鉴别的关键是静脉血流的通畅与否。

(9) 动脉血栓形成：见表9.5.1。

表 9.5.1　四肢静脉血栓与四肢动脉血栓的鉴别

	四肢静脉血栓	四肢动脉血栓
两端连接关系	与静脉相连	与动脉相连
血栓位置	静脉内	动脉内
血流频谱特点	静脉频谱	动脉频谱，远端血流频谱为狭窄远段改变
血管壁	无三层结构，无钙化斑块	三层结构、钙化斑块常见
临床表现	肢体水肿、皮温升高、脉搏存在	肢体痿缩、皮温降低、脉搏消失

4. 临床价值

下肢深静脉血栓形成可能有肺动脉栓塞的危险。超声不仅能够准确判断血栓部位，而且能够监测血栓发展情况，有助于临床制订治疗方案，具有重要的临床意义。有研究表明，超声对近段和远段下肢静脉血栓诊断的敏感性分别为96%和75%。

五、下肢静脉瓣膜功能不全

1. 病理与临床

下肢静脉瓣膜功能不全(venous valvular incompetence)包括下肢浅静脉、深静脉和穿静脉的瓣膜功能不全，依据它们单独发生或继发于静脉血栓而分为原发性与继发性两类。

原发性下肢静脉瓣膜功能不全的病因至今尚未完全清晰，可能的机制有：① 瓣膜先天发育异常或缺如；② 应力性牵拉和损害；③ 瓣膜的弹性纤维组织变性；④ 瓣膜相对关闭不全：静脉壁弹性下降，导致静脉扩张，并最终造成瓣膜相对关闭不全。

临床表现：下肢酸胀不适和疼痛为本病的早期症状。往往在静息站立时发生，逐渐加重；稍行走后舒适，长时间行走后又复现；平卧休息时感到舒适。当小腿深静脉(或同时穿静脉)瓣膜功能不全时，久站或远行之后，出现小腿踝关节部位肿胀，肿胀往往在傍晚较明显，休息一夜后即减轻或消失。病程后期，足踝内侧至小腿下部皮肤颜色发生改变，呈棕褐以至明显的紫癜，色素沉着，继而局部营养不良，乃至破溃不愈。还可以同时并发下肢浅静脉瓣膜功能不全。

下肢浅静脉瓣膜功能不全的患者可出现进行性加重的下肢浅静脉扩张、隆起和迂曲，尤以小腿内侧最为明显,有时可并发血栓性静脉炎和急性淋巴管炎。其他表现与下肢深静脉瓣膜功能不全相似。

2. 超声表现

(1)灰阶超声:下肢浅静脉瓣膜功能不全表现为病变处浅静脉扩张、走行迂曲,有的患者病变处浅静脉可发现血栓,部分可合并穿静脉瓣膜功能不全,表现为连接于深、浅静脉之间的迂曲扩张的管状结构,内径比正常的穿静脉要宽得多(>4 mm)。对于继发性浅静脉瓣膜功能不全,可同时观察到同侧下肢深静脉的血栓病变和(或)瓣膜功能不全。

下肢深静脉瓣膜功能不全常表现为静脉管腔增宽,管壁内膜平整、不增厚,管腔内无实性回声,探头加压后管腔能被压闭。有的患者超声能够显示较大静脉或浅表静脉的瓣膜,可观察到瓣膜关闭不全或可见瓣膜不对称、瓣膜增厚,甚至缺如。

(2)彩色多普勒:① 下肢静脉管腔内血流充盈饱满;② 乏氏试验或挤压小腿放松后,可见病变段静脉瓣膜处线样或束状反向血流信号;③ 继发性静脉瓣功能不全主要表现为静脉血流形态不规则、充盈缺损或呈数支细小血流(再沟通血流)。

(3)脉冲多普勒:① 静脉瓣反流频谱,即远端加压后或乏氏试验时出现反向血流频谱,持续时间>1.0 s;② 反流时间和反流峰速结合判定反流程度,反流时间越长,峰速越大,则反流程度越重。

3. 鉴别诊断

(1)原发性与继发性下肢浅静脉瓣膜功能不全的鉴别:前者深静脉并不受累,因此,超声能够显示从髂静脉到小腿深静脉血流正常;后者深静脉系统受累,超声可显示深静脉的慢性阻塞和(或)瓣膜功能不全。

(2)先天性动静脉瘘:先天性动静脉瘘也可出现明显的浅静脉曲张,需与本病进行鉴别。先天性动静脉瘘局部可触及震颤和闻及连续性血管杂音,皮温升高,远端肢体可有发凉等缺血表现。彩色多普勒表现具有特征性,病变部位呈蜂窝样改变,可见散在分布的色彩明亮的五彩镶嵌样血流信号,扩张静脉内探及动脉样血流频谱,供血动脉增宽且其血流频谱为高速低阻型。

(3)下肢浅静脉瓣膜功能不全与下肢血管瘤的鉴别:下肢血管瘤多为先天性,发病年纪轻。超声显示软组织内有一明确的混合性肿块,多数边界清晰,内部有粗细不等、走行迂曲的管道结构,挤压远端肢体后,这些管道结构内充满静脉血流信号。而下肢浅静脉瓣膜功能不全则为中老年发病,病变范围以浅静脉属支分布的区域为主,如小腿后内侧的大隐静脉形成区域,不能探及有明确界线的肿块。

(4)原发性下肢深静脉瓣膜功能不全与正常下肢深静脉的鉴别:在许多无下肢深静脉瓣膜功能不全症状的受试者中,经常可发现挤压远端肢体放松后或 Valsalva 动作时有短暂反流,但股静脉的反流时间一般在 1 s 以内,膝关节以下静脉的反流时间一般在 0.5 s 以内。而有明显症状的原发性下肢深静脉瓣膜功能不全受试者中,一般反流时间>1 s。

(5)原发性与继发性下肢深静脉瓣膜功能不全的鉴别:由于两者的病因不同,治疗方法也不尽相同,对其鉴别具有重要的临床意义。若发现静脉腔内有明显的血栓或患者有血栓史,一般认为这种患者发生瓣膜功能不全是继发性的。深静脉血栓后血流完全或绝大部分再通后所致瓣膜功能不全与原发性的鉴别存在一定的困难,然而只要仔细检查,还是可以辨别的,见表9.5.2。

表 9.5.2 原发性与继发性下肢深静脉瓣膜功能不全的鉴别要点

项目	原发性	继发性
病史	多为长期站立或强体力劳动者	多有血栓史
浅静脉曲张	局限于下肢	范围广泛,可波及下腹壁
内膜	平整	既毛糙又增厚
瓣膜	活动正常	不但增厚而且活动僵硬甚至固定
管腔内有无血栓	无血栓	可有残存细小血栓
挤压后管腔改变	消失	血栓处不消失

（6）下肢深静脉瓣膜功能不全与下肢动静脉瘘鉴别：如动静脉瘘累及深静脉，则由于高速动脉血流冲击静脉，可导致深静脉瓣膜功能不全。依据动静脉瘘的特征性彩色多普勒表现，结合临床症状和体征，能较好地确诊本病。

（7）原发性下肢静脉瓣膜功能不全与先天性静脉曲张性骨肥大综合征的鉴别：先天性静脉曲张性骨肥大综合征（Klippel-Trenaunay syndrome）为先天性血管畸形，常继发下肢浅静脉、深静脉瓣膜功能不全。该疾病患者静脉瓣膜功能不全较广泛，常累及大腿外侧和后侧，患肢较健侧增粗增长，浅表静脉曲张但无动静脉瘘，皮肤有大片"葡萄酒色"血管痣。据此三联征，较易鉴别。

4. 临床价值

超声对于明确下肢静脉瓣膜功能不全的性质、范围及选择治疗方法非常有帮助。如大隐静脉瓣膜功能良好，临床治疗可针对瓣膜功能不全的静脉，不一定需要外科手术。相反，如发现大隐静脉瓣膜功能不全，尽管临床检查静脉瓣膜功能不全并不明显，但仍需剥脱静脉以减少复发。如超声排除了深静脉血栓和（或）瓣膜功能不全，阻断穿静脉或剥脱浅静脉可能已足够，而且预示能够获得满意的治疗效果。如果患者拟定进行手术治疗，则彩色多普勒能够将穿静脉准确定位并在体表标记出来，从而指导外科手术结扎穿静脉。超声对大隐静脉瓣膜功能不全术后复发原因的鉴别具有一定帮助。不足够高位的大隐静脉结扎，会导致大隐静脉反流入皮下静脉分支，超声可显示腹股沟区的异常静脉丛。超声也能判断大隐静脉瓣膜功能不全术后复发的其他原因，如大隐静脉结扎失败、新发的静脉曲张或存在双支大隐静脉。

六、先天性四肢血管畸形

（一）四肢血管瘤

1. 病理与临床

血管瘤可分为毛细血管瘤、海绵状血管瘤和蔓状血管瘤 3 类，发生于肢体皮下或深层肌肉组织中的先天性血管瘤以后两者多见。

海绵状血管瘤是由于血管组织（主要是小静脉）和脂肪组织向周围延伸、扩张而形成的薄壁的囊腔状结构，并大片互相吻合，其囊腔内血流相对缓慢，有时可形成血栓，多数生长在皮下组织内，并常常侵袭到深部组织和肌肉内，病变可以增大并压迫周围组织。临床上，海绵状血管瘤可呈局限或弥漫性改变，病变部位的局部皮肤可以正常或呈暗蓝色，可有毛细血管扩张。瘤的局部略有隆起，边界模糊不清，可有轻度压痛。发生在肌肉内的海绵状血管瘤常使患肢出现久站后肿胀等不适的感觉。

蔓状血管瘤是由于细小的动脉和静脉异常吻合使血管丛明显扩张、迂曲而形成局部的瘤样病变；瘤体范围广泛、界限不清，其内的血管形态不规则、直径较宽、壁较厚，瘤体内有动静脉瘘存在；此病变除可发生在皮下及深层肌肉组织外，还常侵入骨组织。临床表现为患处不规则的、呈紫蓝色的囊状肿物，其表面常有蜿蜒的血管。瘤体受压后可以缩小，放松后恢复原样。在瘤体部位能触及震颤、闻及血管杂音。由于瘤体内血管的搏动挤压皮下神经，可产生明显的疼痛。病变发生在下肢时，由于营养障碍，皮肤变薄、色素沉着、甚至破溃坏疽。

2. 超声表现

（1）灰阶超声：① 海绵状血管瘤瘤体内可见大小不等、形态各异、分格状的低回声或无回声囊腔，边界不清，无包膜；瘤体受压时可变小；囊腔内可有弱、等、强不同程度的血栓回声。② 蔓状血管瘤瘤体表现为不规则、走行迂曲的无回声管腔样结构，无明确的边界。瘤体受压均可变小。

（2）彩色多普勒：① 海绵状血管瘤表现为在瘤体内无回声区中有不规则、红蓝相间、小片状血流信号，颜色较暗，可无血流信号显示；探头加压后快速放松时，瘤体内血流信号可显示或者颜色较前变亮；加压时瘤体内的血流信号消失,而压力解除或挤压瘤体远端的肢体时,瘤体恢复原来的大小。上述现象可以帮助确定海绵状血管瘤的存在。② 蔓状血管瘤瘤体内有丰富的红蓝相间的彩色血流,颜色明亮,有细小动静脉瘘部位的血流呈五彩镶嵌样。与海绵状血管瘤不同的是,无须加压,瘤体内的彩色血流即可清楚显示。

(3) 脉冲多普勒:① 海绵状血管瘤可以测到不规则、速度较低的静脉样频谱;瘤体近段动脉血流阻力减低,可以呈现低阻力型动脉频谱。② 蔓状血管瘤可以测及瘤体内速度较快的动脉频谱,形态呈低阻力型;动静脉瘘的部位可以测得高速的湍流样频谱;在距离瘤体较近的静脉内能测到随心动周期变化的、速度较快的静脉频谱;瘤体近段动脉呈低阻力型频谱。

3. 鉴别诊断

(1) 血管球瘤:血管球瘤较小,表面可呈浅红色、紫色或稍暗,多发生在指/趾甲床及其附近。临床主要表现为阵发性剧烈疼痛,寒冷刺激时明显。超声表现为包膜完整的低回声肿物;彩色多普勒显示瘤体内及周边血流丰富,呈花环状,与正常组织的血流形成鲜明对比;脉冲多普勒呈低速低阻表现。可与四肢血管瘤进行鉴别。

(2) 淋巴管瘤:四肢淋巴管瘤与血管瘤超声图像难以鉴别,特别是两者极易混合生长。淋巴管瘤挤压后也可见红蓝彩色信号,可能为挤压后造成内部淋巴液流动或混有血管瘤成分所致。

(3) 海绵状血管瘤与蔓状血管瘤的鉴别:① 前者在探头加压后快速放松时血流量及颜色增加明显,后者无需加压,瘤体内的血流可清晰显示;② 前者为小静脉病变,血流缓慢,后者为动、静脉异常吻合畸形,其内血流速度较快,呈高速低阻型血流;③ 结合临床,后者多数疼痛,较前者症状明显,可资鉴别。

4. 临床价值

二维和多普勒超声可清晰显示四肢血管瘤的部位、形态、彩色血流及多普勒血流频谱特征,其诊断敏感性和特异性均高,特别是多普勒超声对确定血流的性质具有重要的价值,是四肢血管瘤首选的检查手段和随访工具,典型者彩色多普勒超声可以进一步鉴别海绵状血管瘤和蔓状血管瘤,作出明确诊断,指导治疗。

(二)先天性静脉曲张性骨肥大综合征

1. 病理与临床

先天性静脉曲张性骨肥大综合征目前病因尚未明确,临床和组织学研究认为与先天因素有关。其基本病变包括:① 浅静脉曲张,常伴有深静脉异常,表现为深静脉缺如、静脉狭窄或扩张,并伴静脉瓣缺如;② 皮肤毛细血管瘤或海绵状血管瘤;③ 骨骼和软组织过度生长。

2. 超声表现

(1) 灰阶超声:可在病变肢体外侧探及扩张、迂曲、网状的异常浅静脉,曲张静脉内可有血栓存在。伴有海绵状血管瘤时可见静脉石(静脉血栓和钙化)回声。同侧深静脉可有变细或增粗的改变,也可能探查不到深静脉(缺如)。

(2) 彩色多普勒:可直接显示浅、深静脉的分支、走行、管壁回声、管腔透声情况。如合并栓塞时,可见管腔内实性回声,探头加压管径无变化或不全消失,并可观察浅静脉粗大紊乱呈瘤样扩张及团块变化以及交通静脉形成情况。结合 Valsalva 动作,可直接观察彩色血流信号反流。可探及深静脉缺如、部分缺如或不同程度的发育不全,如静脉狭窄、瓣膜畸形等。随探头抬起和加压可观察到血管瘤内静脉血流信号的改变情况。

(3) 脉冲多普勒:可测量其反流时间,从而判断浅、深静脉瓣的功能状况。对海绵状血管瘤可直接测及动脉型及动静脉瘘型血流信号。

3. 鉴别诊断

由于肢体增粗、增长和浅静脉曲张,临床上易与伴有动静脉瘘的先天性血管发育不全或肢体血管瘤相混淆。本综合征中动脉正常,无动静脉瘘,据此可作出鉴别诊断。

4. 临床价值

超声检查可发现深静脉的畸形、发育不良、缺如和静脉瓣的发育异常(缺如和反流),可发现浅静脉的扩张和分布范围的异常,也可与动静脉瘘鉴别,对疾病的发现及明确诊断具有重要的应用价值。

第六节 肢体动静脉联合病

一、四肢动静脉瘘

动静脉瘘(arteriovenous fistula,AVF)是指动脉和静脉之间存在的异常通道。发生在四肢动静脉间的异常交通为四肢动静脉瘘,分先天性和后天性两种。动静脉瘘使动脉和静脉之间的血流出现短路,对局部、周围循环和全身循环造成不同程度的影响。临床表现为患肢肿胀、疼痛,患处有搏动感,并可闻及连续性杂音。

(一)后天性动静脉瘘

1. 病理与临床

后天性动静脉瘘的主要病因为外伤,如枪伤、刀伤、骨折断端穿刺;其次是医源性血管损伤,如肱动、静脉和股动、静脉穿刺或插管、血管手术,动脉瘤和动脉粥样硬化也可腐蚀动、静脉壁而形成动静脉瘘。此外,感染和恶性肿痛也可引起本病。大体可以归纳为三种类型:① 裂孔型,动静脉间借瘘直接相通;② 导管型,动静脉间借管状结构相通;③ 囊瘤型,动静脉瘘口处伴发瘤样结构。后天性动静脉瘘有 1/2~2/3 发生于下肢。

动静脉瘘使动脉和静脉之间的血流出现短路,对局部、周围循环和全身循环造成不同程度的影响。其临床表现因瘘口大小、部位和形成时间而异。急性动静脉瘘的临床表现为损伤局部有血肿,绝大多数有震颤和杂音,部分病例伴有远端肢体缺血症状。慢性期的表现有静脉功能不全,局部组织营养障碍,患侧皮温升高,杂音和震颤,严重者可有心力衰竭的表现。

2. 超声表现

(1)灰阶超声

动脉侧:动静脉瘘较大者,瘘口近端动脉内径增宽或呈瘤样扩张,远端动脉内径正常或变细。动静脉瘘较小者,瘘近、远心端动脉内径无明显变化。静脉侧:动脉血流通过瘘口进入静脉,导致静脉增宽,有搏动,静脉管腔内可有血栓形成,呈低或中强回声。瘘口或瘘管处:供血动脉与引流静脉之间有一无回声管道结构(导管型)或裂孔(裂孔型),有时瘘道呈瘤样扩张。灰阶超声可能遗漏裂孔型动静脉瘘。

(2)彩色多普勒

CDFI 显示动静脉之间的异常彩色流道,动脉血流方向正常或逆转;瘘口处呈"五彩镶嵌样",引流静脉扩张、有搏动性、血流紊乱,压迫瘘口近心端供血动脉。并可根据瘘口处流束宽度大致测量瘘口大小。Valsalva 动作时,与瘘口相连的静脉内高速血流信号消失证明分流量较小,而与瘘口相连的静脉内仍存在持续的高速血流信号则证明分流量较大。

(3)脉冲多普勒

瘘近心端供血动脉血流阻力降低,流速常增快;远心端动脉血流方向正常,频谱形态呈三相波或二相波,少数患者血流方向逆转。瘘口附近静脉腔内出现动脉样血流频谱(静脉血流动脉化),压迫供血动脉时引流静脉内动脉样血流速度减低,这是后天性动静脉瘘的特征性表现。瘘口或瘘管处可探测到高速低阻的动脉样频谱,频带增宽。

3. 鉴别诊断

(1) 动脉瘤:病灶呈囊状,借瘤颈与动脉相通,动、静脉之间无交通,囊状病灶内为旋涡状血流,瘤颈处可记录到典型的双向血流频谱。

(2) 血栓性深静脉炎:静脉曲张相对轻,局部没有震颤和杂音,动静脉之间无交通,静脉内无动脉样血流。

4. 临床价值

超声通过对供血动脉、引流静脉和瘘口/瘘管的二维、彩色多普勒及脉冲多普勒的检测,对于四肢后天性动静脉瘘,大多数患者彩色多普勒超声可作出肯定性结论,对瘘准确地定位,并将瘘的位置在体表标记出来。这能避免术前的血管造影检查,指导手术时寻找瘘口。但有的患者发现静脉内有动脉样血流频谱和其他动静脉瘘超声征象,而未能判断瘘具体位置,则可作出推断性结论。

彩色多普勒超声能够评价瘘分流量的大小、瘘远端动脉血供情况、引流静脉有无功能障碍,为临床治疗方案的选择提供重要依据。检查时应注意动静脉瘘和动脉瘤的同时存在,因为动脉瘤可逐渐粘连、腐蚀,最后穿破伴行的静脉形成动静脉瘘,且外伤也可造成假性动脉瘤与动静脉瘘合并存在。

(二) 先天性动静脉瘘

1. 病理与临床

先天性动静脉瘘是胚胎原基在演变过程中动静脉之间形成的异常交通。可发生于身体的任何部位,但以下肢,特别是脚踝部位最多见。在上肢瘘管常起源于尺动脉的分支、手掌动脉和手指动脉。

临床分三种类型:① 干状动静脉瘘,动静脉干之间存在横向交通,多数为一个瘘口,瘘口分流量较大;② 瘤样动静脉瘘,动静脉之间有众多细小交通,累及局部软组织和骨骼,瘘口细小,局部组织伴有瘤样血管扩张,分流量较小;③ 混合型,存在干状和瘤样的多发动静脉间交通。

婴幼儿期常无症状,到学龄期或青春发育期逐渐出现临床症状。表现为患肢增长、增粗,病变部位增粗,皮温升高,静脉曲张,血管瘤等症状。在骨骺闭合前,先天性动静脉瘘的存在能刺激骨骺生长,常伴有毛发增长、出汗增多现象。由于静脉压的增高,导致静脉曲张,并伴发色素沉着、溃疡,如瘘口远端的周围组织灌注不良,可表现为缺血症状,如麻木、坏疽等。病变处可触及震颤和闻及血管杂音。病变广泛、瘘口较大及病程较长者,可出现心悸,甚至心力衰竭,但多数患者心功能正常。

2. 超声表现

(1) 灰阶超声:病变部位显示管状、圆形无回声区,呈蜂窝状改变。参与供血的动脉内径增宽,走行弯曲。

(2) 彩色多普勒:CDFI 显示无回声区内充满血流信号及色彩明亮的"五彩镶嵌样"血流信号。

(3) 脉冲多普勒:在病变近心端参与瘘血供的动脉常增宽,走行弯曲,甚至呈瘤样扩张,血流频谱为高速低阻型。扩张的小静脉内部可见动脉样血流。

3. 鉴别诊断

(1) 后天性动静脉瘘:最重要的鉴别依据是病史,后天性动静脉瘘继发于外伤、医源性血管损伤、动脉粥样硬化、动脉瘤等病因,而先天性动静脉瘘是在发育过程中形成的。后天性动静脉瘘的瘘口可大可小;供血动脉与引流静脉之间有一无回声管道结构(导管型)或裂孔(裂孔型),有时瘘道呈瘤样扩张。而先天性动静脉瘘常发生于细小的动、静脉之间,瘘口众多、细小,不容易判断瘘口的具体部位。

(2) 外伤或医源性损伤引起的假性动脉瘤和四肢软组织血肿:假性动脉瘤在彩色多普勒检查时不会出现病灶内血流流入邻近静脉,而四肢软组织血肿则无血流信号显示。

（3）四肢动静脉瘘与动脉瘤的鉴别：临床上症状不明显的损伤性动静脉瘘易与动脉瘤混淆，应予以鉴别，参见表 9.6.1。

表 9.6.1　四肢动静脉瘘与动脉瘤的鉴别要点

项目	动静脉瘘	动脉瘤
搏动性肿块	较小，搏动不明显	最常见
杂音	持续性杂音，收缩期增强	收缩期杂音
局部浅静脉	明显曲张	无变化或轻度曲张
远侧动脉压	可减低	无变化或减低
脉压	增大	无变化
心脏	可扩大	无变化
动静脉之间	有异常通道，为高速动脉样血流信号	无异常通道
受累动脉	瘘口近端动脉高速低阻血流，很少合并瘤样扩张，瘘口远端动脉血流频谱基本正常	局限性明显扩张或通过瘤颈部与邻近的搏动性肿物有血流交通
受累静脉	扩张，血栓形成和血流动脉化	一般不累及静脉
动脉造影	动静脉之间有异常通道	无动静脉之间的异常通道

（4）四肢动静脉瘘与血栓性深静脉炎的鉴别：由于动静脉瘘患者肢体肿胀和静脉曲张，有时需与血栓性深静脉炎进行鉴别。血栓性深静脉炎患者一般肢体静脉曲张比较轻，局部没有震颤和杂音。动、静脉之间无异常通道。静脉内无动脉样血流信号，邻近动脉也无高速低阻血流。应用彩色多普勒超声，两者很容易鉴别。

4．临床价值

多普勒超声可作为先天性动静脉瘘的初步检查手段和术后随访工具，具有很高的敏感性和特异性，还具有可重复性和价廉等特点，但是，当病变血管位置太深时其应用价值将受到一定限制。典型者多普勒超声可以作出明确诊断。先天性动静脉瘘常发生于细小的动、静脉之间，瘘口众多、细小，不容易判断瘘口的具体部位，瘘口处五彩镶嵌样血流信号具有提示作用。另外，彩色多普勒超声可以判断参与瘘口血供的动脉。不典型者，彩色多普勒超声难以确诊，应建议行其他影像学检查。动脉造影的动态观察可显示病变的部位和范围，对确定治疗方案有决定性意义。

（三）人工动静脉瘘

1．病理与临床

人工动静脉瘘用于血液透析，是治疗急、慢性肾功能衰竭的主要手段之一。可分为 3 种：① 动脉与静脉侧侧吻合；② 静脉与动脉端侧吻合；③ 动脉与静脉通过一条弯曲的人工血管相连。

临床上造瘘的部位经常选择于肘窝的肱动脉与头静脉或贵要静脉之间，腕部的尺动脉或桡动脉与邻近的浅静脉之间，以桡动脉头静脉吻合最常见。

2．超声表现

人工动静脉瘘的常见并发症及其声像图表现如下。

（1）瘘口狭窄或闭塞：一般认为吻合口内径 3～5 mm 为佳。当吻合口内径＜2.5 mm 时，流速明显升高，认为存在狭窄；瘘口闭塞表现为瘘口处无血流信号，与瘘口相连的静脉内无动脉样血流频谱，与瘘口相连的动脉血流频谱恢复正常的三相波型。

（2）血栓形成：多发生于瘘口远端的静脉内和瘘口处，表现为管腔内低或中强回声，血流信号充盈缺损，管壁搏动减弱。

（3）吻合口处假性动脉瘤：见本章相关章节。

（4）静脉瘤样扩张：与瘘口相连的静脉局限性膨大，其内血流信号明显紊乱。

（5）窃血综合征：当瘘口压力很低时，瘘口远侧的动脉血液反流，经瘘口流入静脉内，引起瘘口远端的动脉缺血。

3. 临床价值

彩超是用于监测人工动静脉瘘的良好工具，能够及时发现并发症。

二、血栓闭塞性脉管炎

1. 病理与临床

血栓闭塞性脉管炎（thromboangitis obliterans，TO），也称 Buerger 病，是一种发作性和节段性的炎症和血栓并存的疾病，侵犯四肢中小动脉和静脉，好发于下肢，以 20～40 岁吸烟男性多见。病因尚不明确，目前公认的可能因素包括吸烟、内分泌紊乱、地理环境、自身免疫、血液高凝状态等。血栓闭塞性脉管炎的主要病理改变是非化脓性全层血管炎症、增厚。病变早期有动脉内膜增厚，伴管腔内血栓形成；晚期动、静脉周围显著纤维化，伴侧支循环形成。

此疾病早期症状较轻，可仅表现为肢体特别是足趾发凉、怕冷、麻木和感觉异常等；病情继续发展，出现间歇性跛行，晚期动脉缺血严重时，患肢可出现静息痛，甚至出现指端或足趾的溃疡乃至坏疽。

2. 超声表现

（1）灰阶超声：病变动脉段内径不均匀性变细甚至闭塞，内膜面粗糙不平呈"虫蚀"状，管壁不均匀增厚。由于病变呈节段性，可见正常动脉段与病变段交替；病变近心端和远心端的正常动脉段内-中膜无相应改变；病变段无动脉粥样斑块形成，一般无钙化。多以腘动脉以下病变为主。

（2）彩色多普勒：病变动脉段彩色血流图像变细、边缘不平整，血流间断性变细、稀疏。如完全闭塞则无彩色血流显示。病程较长者可见侧支循环建立。

（3）脉冲多普勒：由于血栓闭塞性脉管炎一般会累及一段较长的动脉，呈非局限性特点（不像动脉粥样硬化所致的动脉狭窄，一般呈局限性），脉冲多普勒频谱变化较大。如果病变较轻，仅有内膜或管腔的轻度改变，频谱形态可接近正常的三相波。但多数情况下，脉冲多普勒频谱呈单相波，流速增高或减低，病变以远正常动脉内的脉冲多普勒频谱呈高度狭窄远段的"小慢波"。在闭塞病变段探测不到脉冲多普勒频谱。

3. 鉴别诊断

（1）血栓闭塞性脉管炎与动脉粥样硬化的鉴别：动脉粥样硬化老年人好发，动脉管壁上可见粥样斑块及钙化，两者根据临床表现和超声图像特点容易鉴别，详见表 9.6.2。

（2）血栓闭塞性脉管炎与结节性动脉周围炎的鉴别：结节性动脉周围炎主要累及中、小动脉。肢体可出现类似血栓闭塞性脉管炎的缺血症状。其特点是病变广泛，常侵犯肾、心等内脏，皮下有沿动脉排列的结节，常有乏力、发热和红细胞沉降率增快。血液检查呈高球蛋白血症（α 和 α_2）。确诊需做活组织检查。

4. 临床价值

彩色多普勒超声具有无创、廉价、分辨力高的优点，可准确、直观地显示血管闭塞性脉管炎受累的范围和程度，并能够反映疾病造成的血流动力学改变，有助于疾病的分期和对疗效的判断。

表 9.6.2　四肢动脉硬化闭塞症与血栓闭塞性脉管炎的鉴别要点

项目	四肢动脉硬化闭塞症	血栓闭塞性脉管炎
发病年龄	老年人多见	青壮年多见
血栓性浅静脉炎	无	发病早期或发病过程中常存在
冠心病	常伴有	无
血脂	常升高	大都不升高
受累血管	大、中型动脉	中、小型动静脉
伴有其他部位动脉硬化	常有	无
钙化斑块	病变后期常有	无
管壁	内-中膜增厚	全层增厚，外膜模糊
管腔	广泛不规则狭窄和节段性闭塞，硬化动脉常扩张、扭曲	节段性狭窄或闭塞，病变上、下段血管壁平整

三、胸廓出口综合征

1. 病理与临床

胸廓出口综合征(thoracic outlet syndrome，TOS)是指臂丛神经，锁骨下动、静脉在经过锁骨后方和第一肋骨前方的胸廓出口处，受到骨性组织或软组织压迫而产生的一组神经和(或)血管受压的综合征。许多患者神经、血管的压迫不一定为持续性，只有在一定的体位下才会发生。锁骨下动脉和腋动脉长期受压可出现管壁受损，部分患者可出现动脉狭窄和动脉瘤。锁骨下静脉和腋静脉长期受压可出现内膜受损，部分患者可出现静脉血栓形成。

胸廓出口综合征的临床表现一般以神经受压为主，表现为患侧上肢及手部的疼痛、麻木和针刺感，尺侧多见；患肢软弱、无力，严重时不能上举梳头；可出现上肢及手部肌肉萎缩。部分患者同时出现血管受压表现，锁骨下动脉或腋动脉受压时，可出现患肢缺血症状，如发凉、麻木、无力以及肢端苍白发紫；锁骨下静脉或腋静脉受压时，可出现患肢静脉回流障碍的症状，如肿胀。上肢下垂时前臂和手指青紫；临床症状的严重程度与是否出现并发症，如动脉栓塞和静脉血栓有关。

2. 超声表现

胸廓出口综合征的超声检查应从锁骨上方和锁骨下方逐段扫查锁骨下动、静脉和腋动、静脉。检查中，体位首先采取自然平卧，头部转向对侧，上肢位于身体两旁，掌心向上；然后上肢外展，肘关节弯曲，掌心朝上并置于枕后，观察上肢处于不同位置时，是否出现动、静脉受压的表现；若上述检查无受压，可令被检者坐在检查床的边缘，头部转向对侧，上肢外展约90°，肘关节弯曲呈锐角，挺胸，上臂用力向后(行军礼位)或肘关节的弯曲呈直角或钝角(宣誓位)；若以上体位仍未发现受压，在诱发患者临床症状的体位下扫查。

(1) 灰阶超声：① 对于不存在动脉并发症，即动脉尚无器质性病变的患者，锁骨下动脉和腋动脉通常无异常表现。② 对于病程较长、病情较重的患者，由于动脉长期受压而受到损伤，可出现动脉狭窄和(或)动脉扩张。扩张动脉段(动脉瘤)多见于狭窄动脉段的远心段。如发现动脉瘤，应注意瘤腔内是否存在附壁血栓。③ 在上肢过度外展的情况下，锁骨下静脉内无血流信号，或波形失去随心脏舒缩及呼吸运动变化而改变的现象，有的胸廓出口综合征可发现锁骨下静脉、腋静脉或头静脉血栓。

(2) 彩色多普勒：① 发生动脉狭窄时，彩色多普勒显示彩色混叠及湍流；② 发生动脉闭塞或静脉血栓形成时，血管内无彩色多普勒信号。

(3) 脉冲多普勒：① 对于不存在动脉并发症，即动脉尚无器质性病变的患者，锁骨下动脉和腋动脉的频谱呈正常三相型。② 发生动脉狭窄时,狭窄处脉冲多普勒频谱显示流速增快、频带增宽。③ 当发生闭塞或严重狭窄时,其远心端的腋动脉频谱发生变化,表现为收缩期峰值流速降低,收缩期和舒张期均为正向血流。

3．鉴别诊断

通常,无特殊疾病需要与本病相鉴别。超声检查已经成为胸廓出口综合征患者动、静脉辅助检查的首选方法。其他影像学检查方法,如 X 线平片、CT 血管成像、磁共振血管成像和动脉造影也可用于此征的辅助诊断,并对发现引起动、静脉挤压的骨性组织或软组织具有重要意义。

4．临床价值

超声检查可用于判断锁骨下动、静脉和腋动、静脉是否受压从而诊断胸廓出口综合征,也可用于诊断动、静脉长期受压后出现的并发症,如动脉狭窄、动脉瘤、动脉血栓形成、动脉栓塞以及静脉血栓形成。超声检查可以评价胸廓出口综合征患者局部动脉受损情况以及远侧动脉闭塞状况,临床上可据此选择治疗方式。超声检查还用于评估胸廓出口综合征患者手术治疗的疗效,并可用于动脉血管移植术后的长期随访。

第十章 介入超声

第一节 概　述

介入超声(interventional ultrasound)的概念是在1983年哥本哈根世界介入超声学术会议上被正式提出和确定的,是指在实时超声监视或引导下,针对体内的病变或目标,通过穿刺或置管进行诊断和(或)治疗的技术。介入超声具有无辐射、操作简便、精准微创、安全有效等优点,发展迅速,应用广泛。

1. 介入超声分类及适应证

介入超声主要包括诊断和治疗两部分。

(1) 诊断性介入超声包括:① 穿刺抽液化验检查;② 穿刺抽吸细胞学检查;③ 穿刺切割组织病理检查;④ 穿刺抽吸胎儿羊水生化、遗传学检查,绒毛活检;⑤ 管腔、囊腔穿刺或置管后注药造影;⑥ 术中介入超声诊断。

(2) 治疗性介入超声包括:① 超声引导下穿刺抽液减压;② 置管引流;③ 药物注入;④ 囊肿硬化治疗;⑤ 消融治疗。

2. 禁忌证

(1) 超声显示病灶或目标不明确、不清楚。

(2) 出、凝血时间显著异常,有明显出血倾向。

(3) 腹腔脏器穿刺合并大量腹水,肺穿刺合并大量胸水。

(4) 穿刺途径无法避开大血管及重要器官。

(5) 对于感染性病灶的穿刺应避免因穿刺途径而污染非感染性腔隙。如上腹部脓肿穿刺污染胸腔,腹膜后脓肿穿刺污染腹膜腔等。

3. 介入超声室的基本要求

(1) 环境使用面积至少为15 m^2,通风良好,易于清洁、灭菌,保持低尘,入室戴帽、戴口罩。

(2) 仪器设备:超声诊断仪。要求质量高、性能好、分辨力高、图像清晰,可配备专用超声引导穿刺探头或引导架(应用前须清洁、消毒灭菌)。

(3) 针具导管及辅助物品:穿刺针、活检针、导管、导丝、引流管、自动活检枪等。

(4) 急救药品及设备。

(5) 治疗设备。

4. 技术原则

(1) 安全原则:介入超声操作必须建立在安全的前提下,穿刺靶目标和穿刺路径清晰显示,在穿刺的整个过程中,要清晰显示针道及针尖位置,穿刺路径不损伤大血管和重要脏器。

(2) 最佳疗效原则:严格掌握适应证和禁忌证,全面评估风险与患者受益,避免过度治疗和不恰当治疗。

(3) 最小损伤原则:在清晰显示病灶的前提下,应选择穿刺点与靶目标最短距离作为穿刺路径。

5. 操作程序及方法

(1) 穿刺之前,超声医师必须掌握病人的病史和病情,明确穿刺目的。术前应常规进行超声评估,结合适应证和禁忌证的规定,确定超声引导穿刺是否安全可行,并告知病人。

(2) 术前准备:

① 检查血常规、凝血功能。

② 必要时检查心功能、肝功能及肾功能。

③ 治疗前一周停服抗凝血剂(如阿司匹林等)。

④ 腹胀明显者及前列腺穿刺者应预先服用消胀药、泻药或清洁灌肠。

⑤ 对超声引导探头、穿刺针、穿刺架等介入操作器械进行清洁、消毒。

⑥ 与病人及其家属进行术前谈话,并签署知情同意书。

(3) 操作方法:

① 超声扫查病灶,必要时可行超声造影检查,根据病灶及穿刺靶目标所在部位选取体位。

② 对穿刺区域进行常规消毒,铺手术巾。

③ 用穿刺探头显示病灶或目标后,确定皮肤进针点及进针方向。

④ 局麻后,用穿刺探头显示病灶或目标,进入腹膜、胸膜或者脏器包膜时应嘱病人屏气不动后,迅速将穿刺针沿着术前规划的穿刺路径穿刺靶目标。

⑤ 根据每例病人的病情及需求完成穿刺活检、抽液引流、注入药物或导入能量等诊断或治疗操作。

⑥ 介入操作完毕后,注意观察呼吸、脉搏、血压以及有无加剧性疼痛、咯血、尿血等异常表现,根据穿刺不同脏器和术后情况决定患者留观时间,有可疑异常情况,再用超声观察有无内部出血。

6. 注意事项、并发症的预防及处理原则

(1) 介入超声突出价值不仅在于微创,更重要的在于精准度高。高质量的超声显像仪、精确简便的引导穿刺系统以及既掌握理论又具有丰富的临床经验并经过严格训练的超声专业医师是保证介入超声在临床成功应用的三大要素。超声造影技术的应用可以区分病灶的坏死区域和活性区,提高穿刺的准确性。

(2) 并发症的预防及处理原则:

① 必须严格掌握适应证、禁忌证,操作者必须具备穿刺的理论知识、解剖知识和实际经验;在实施操作时,若目标不清楚,针尖不清楚,心中无把握,则禁止作介入操作。

② 介入治疗后应严格观察病情,有任何异常情况发生如疼痛、胸闷憋气、咯血、尿血等,必须认真查清原因,同时给予针对性的有效治疗。

③ 介入超声突发急症主要有出血、过敏反应及迷走神经反射性心动过缓,严重者应及时抢救处理。

第二节　介入超声的技术原则

一、影响穿刺精确度的因素

介入超声技术的关键是在超声引导下将诊疗器械准确导入靶目标。根据需要和操作者的习惯,可以使用穿刺导向装置(如穿刺架),也可以无约束(free hand)引导穿刺,两者各有利弊。前者技术难度相对较低,但需要两人配合,且进针方向若发生偏移,难以立即校正。后者技术难度相对较大,但操作者可灵活操控探头和穿刺针具,对经验丰富的医师更为方便。影响穿刺精度的因素主要有以下两个方面。

(一)超声仪器因素

超声切面显示的图像是一定厚度声束内组织信息的叠加图像,即"容积效应",受此影响,声像图显示的位置与实际位置可稍有误差,当穿刺针接近靶目标时,易出现刺中假象,这是导致超声引导穿刺小病灶或管道发生偏移的重要原因之一,要重视此效应对操作者的误导,并从多方向观察确认针尖位置予以纠正。

目前,新型高档仪采用了全程聚焦,改进了性能,使不同深度的声束厚度减小,图像分辨力得到了显著提高,特别是最近研发的实时三维超声导向技术,使穿刺的准确性得到显著提高。

(二)影响穿刺准确性的其他因素

1. 引导装置不匹配

开展该项技术前,首先需验证超声引导穿刺系统是否准确,可做水槽实验进行校准。具体做法是在平底水桶或水盆中放置数个青霉素瓶塞,水深为 8~12 cm,探头及引导穿刺架置于水浅层,保持水面平静情况下引导穿刺针沿监视屏引导线刺达瓶塞,反复练习超声引导技术,若排除操作不当原因后,仍不能准确刺中目标中心点,多为穿刺引导装置不匹配所致,应进行调整。

2. 麻醉不足或呼吸造成移位

应禁止患者做深呼吸,在准备进针或出针前均要求患者平静呼吸,取材时嘱患者屏气,故穿刺前应训练患者控制呼吸。完全无法控制呼吸动作的患者属相对禁忌穿刺对象,技术娴熟者可在患者呼吸中暂停的瞬间迅速进针出针完成穿刺。另外,需重视皮肤至腹膜层的充分麻醉,这样可减少因疼痛引起的肌肉痉挛和靶目标移动。

3. 穿刺造成的目标移位

穿刺针接触至靶器官时,器官可能会发生移位,因而产生穿刺偏离。使用锋利的穿刺针和掌握熟练的穿刺操作可以减少这一影响,日常肌内注射常用的快速加压进针是可参考应用的技巧。

4. 组织过硬

22 G、20 G 的活检针细长、有弹性,用于经皮穿刺较安全。但遇到阻力大的组织,如腹壁以及痉挛的肌肉、较硬的韧带或管道结构等,可引起针弯曲变形而发生穿刺针偏移靶目标。对此,采用 16~18 G 的粗引导针穿刺皮肤和腹壁,通过引导针穿刺以避免较软的细针偏离引导线。对 14~17 G 较粗的针,则应先用小尖刀在皮肤上切一小口至肌层或筋膜层,以确保穿刺针顺利通过,防止穿刺针偏移。

二、提高穿刺精确度的操作技巧

在对人体行超声引导穿刺时,由于受到呼吸、心跳等干扰,能获准确刺中的靶目标直径至少应达 5 mm,但近年来采用可变聚焦的仪器,实验证实,超声引导可刺中直径 2~3 mm 的靶目标,准确的穿刺仍需依靠精确的引导方法和娴熟的操作。

为了使超声引导穿刺更为精确,操作中要力求使探头声束轴线通过被穿刺目标。当声束未与靶心相交时,容积效应易造成伪像,导致穿刺偏移目标。正确的做法是将探头在靶心点上做小幅度的侧动,向左、向右(或上、下)侧动探头,反复 3~4 次微调后,回到正中清晰显示目标靶心,然后,固定探头将穿刺引导线定位在靶目标的中心区域,在靶目标图像显示最清晰状态下实施穿刺即可准确命中;该引导技巧对深部小肿瘤穿刺尤为重要,随着引导技术的提高和经验积累,穿刺定位操作过程一般可在 10 余秒内快速完成。

三、穿刺器具选择

由于穿刺探头及活检针的不断改进,肿瘤穿刺引导更加精确,经皮活检可达到最低程度的组织侵害并获得明确诊断。普遍认为除常规应用的 21 G 细针以外，18 G 针做经皮穿刺活检仍然是安全的。特别是弹射式自动活检枪的应用，使取材更为简便，即使较硬的或很小的肿瘤，亦能取得质量好的组织标本，从而大大提高诊断准确率，已成为临床常规应用的活检方法。

（一）超声仪器

目前常用高分辨率实时超声仪为引导穿刺的理想仪器，可监视操作过程，直观性好，定位准确，能实时显示重要脏器、血管、肿块位置以及穿刺针移动过程和针尖的确切位置，彩超仪可观察穿刺途径的血流状况，便于避开较粗大血管，从而可更安全地引导穿刺。

（二）探头及引导装置

超声引导穿刺探头种类繁多，用来满足不同部位穿刺的需要。通常，第一类为专用穿刺探头，探头的中部设有供穿刺针具出入的槽沟及控制穿刺方向的引导穿刺架。另一类是在普通探头端侧安装可拆卸引导穿刺架，构成穿刺探头。常用的肝穿刺活检探头为凸阵探头、相控阵探头等，性能不同、各有特色，各类穿刺探头功能如下：① 电子相控阵探头：探头小、灵活、图像较清晰、引导准确。② 小凸阵探头：探头小巧灵活，视野宽且图像清晰，超声盲区小，有利于显示膈下肿瘤，为最佳选择。③ 大凸阵探头：视野宽、图像较清晰，应用较广泛。④ 线阵探头：视野宽、图像好，为浅表部位穿刺首选，但定位不便。⑤ 机械扇形探头：针尖显示好、准确性高、图像欠清晰稳定。

目前，多数采用普通探头端侧安装可拆卸穿刺引导装置进行穿刺操作。使用超声穿刺引导器并配备不同规格的针槽，可以保证穿刺针沿预定的穿刺线路和深度，在实时超声监控下准确刺中靶目标。超声穿刺引导器的进针角度一般固定为 5°、10°、25°、30°、45° 等，也可调试，有助于从不同角度穿刺进针。

由于超声成像的局限性，学习超声成像对解剖结构的识别与 CT 和 MRI 相比更难。因此，要在介入过程中获得最佳介入路径到达观察目标，可采用影像融合导航系统，即将超声得到的图像和 CT/MRI 断层扫描得到的图像融合到一起。这套系统可以很好地在短时间内帮助提高超声操作技巧，操作者可以同时并且连续地比较超声扫描的图像和 CT/MRI 扫描的图像，从而使得操作者更容易地理解解剖结构并进行准确的定位引导。

（三）穿刺针和引导针

1. 穿刺针

常用穿刺活检针的国际和国内型号与实际粗细比较见表 10.2.1。

表 10.2.1　穿刺针规格与型号比较

国际规格（G）	14	16	17	18	19	20	21	22	23	24
国内规格（号）	20	16	14	12	10	9	8	7	6	5
外径（mm）	2.0	1.6	1.4	1.2	1.0	0.9	0.8	0.7	0.6	0.5
内径（mm）	1.8	1.4	1.2	1.0	0.8	0.7	0.6	0.5	0.4	0.3

由于 22～20 G 针较细软，均需配大一号的短粗针（如 18～20 G）作为引导针，引导针先刺达腹壁下，以保证细针穿刺过程中不发生偏移，准确刺达目标。

活检针依其使用方法可分为手动、半自动、自动 3 类。手动活检针利用手动负压切割抽吸获取组织及细胞学标本。自动活检装置又称活检枪，是将穿刺活检针放入自动弹射装置，完成定位后按动扳机，穿刺针自动发射，快速切取组织标本。半自动活检指活检针上设有弹射活检装置，活检针进入预设目标后，人工开启弹射装置获取组织。各种方法各有长处，手动活检针一次取材量常多于同型号其他针，成本较低。自动活检装置切割组织速度快,适合切取较硬肿瘤组织。由于半自动活检针与自动弹射装置结合为一体,增加了活检成本,现较少被采用。

根据长期临床应用经验,推荐选择穿刺针如下:① 首选手动细针活检,可多次取材并了解靶目标软硬度,方法安全。② 取材不满意或肿瘤较硬时改用自动活检针。③ 良性病变或细针活检诊断不明确者可选用 18 G 针活检。④ 淋巴结、肝硬化组织选用 16～18 G 针。⑤ 疑囊性病变先用手动细针试穿,可根据手感接注射器抽吸。⑥ 腹部脏器穿刺推荐采用手动/自动细针活检。

穿刺针的选择取决于靶器官和临床穿刺目的。如肝脏弥漫性病变和肝硬化患者需使用 18 G 或 16 G 针穿刺才能获得准确病理诊断,肝肿瘤活检一般选取 21～18 G 活检针。患者出、凝血时间,血小板指标符合穿刺活检基本条件,多数是安全的。

2. 引导针

能通过活检针的短粗针,其尖端锋利,便于刺入腹壁、胸壁,以保证活检针准确刺中病灶;尤对 20～23 G 细活检针更为重要,不可忽视。其粗细以刚能通过穿刺针为最佳,否则易造成穿刺方向偏移目标。

四、穿刺物品准备及探头针具消毒

(一) 穿刺物品的准备

(1) 穿刺包内物品:弯盘 1 个,纱布数块,治疗巾 3 块,镊子 1 把,无菌钳 1 把,滤纸(长为 2 cm,宽为 1 cm)数枚,消毒套,无菌瓶。射频包内需准备刀柄 1 把,钳子 3 把,治疗巾 5 块。以上均高压消毒灭菌。

(2) 其他物品:不同规格类型的穿刺针,载玻片数张(细胞涂片用),装有 10% 甲醛溶液的小瓶多个(浸泡组织用),局麻药物(2% 利多卡因),一次性注射器(5 cm 及 10 cm 各 1 支),消毒皮肤用碘伏,75% 的乙醇,创可贴。如为抽液或置管引流者应事先备好引流瓶、灭菌耦合剂。

(二) 探头消毒

探头消毒方法:禁忌浸泡及高压蒸汽消毒,亦尽量不采用乙醇、碘酒及碘伏等消毒液频擦,因易损伤探头表面,常用的消毒方法有以下几种。

1. 气体消毒法

(1) 穿刺前,将探头取下,放入密闭的器皿中,其内放置环氧乙烷或甲醛气体,熏蒸 12～24 h,探头接口的金属部分用橡胶或塑料套包裹为宜。

(2) 为了避免交叉感染,穿刺时将无菌塑料薄膜或普通外科手套套在探头外面,探头面与包裹物之间涂以灭菌耦合剂。

(3) 穿刺完毕将穿刺架卸下,穿刺架用乙醇擦净,放入戊二醛或其他消毒液中浸泡 10～20 min 即可再用。

2. 消毒包裹法

用特制的无菌消毒塑料套将探头包裹,其间涂以消毒耦合剂或适量消毒盐水,排尽塑料套与探头间的气体,使之良好接触。

(三) 穿刺器具的消毒与处理

(1) 目前超声引导穿刺多数采用国外进口的一次性针具,使用后由相关部门负责销毁处理。

(2) 自动活检枪内装有不锈钢弹簧,一般不易生锈,但为了保持弹簧的润滑性,穿刺时穿刺枪不进行消毒,但操作时切记注意无菌操作。

（3）预备常规抢救药品、抗过敏药物、止血药物等。

（4）氧气、负压吸引器。

（四）术前准备及术中配合

（1）检查血常规和凝血功能，必要时，检查心功能、肝功能及肾功能。

（2）治疗前1周停服抗凝药（如阿司匹林等）。

（3）操作前禁食8h，腹胀明显者应事先服用消胀药或清洁灌肠。

（4）做好患者及其家属的术前谈话，并签署知情同意书。

（5）完成超声引导探头及穿刺针、导管等介入操作器械的清洁、消毒。

（6）观察皮肤有无感染灶，帮助患者摆好体位，将穿刺部位充分暴露，并询问有无药物过敏史。

（7）向患者解释穿刺过程，取得患者的配合，精神过度紧张者可给予适量镇静药。

（8）皮肤消毒，常用2%的碘伏，消毒范围要求尽量大，相当于外科较小手术的常规皮肤消毒。

（9）取材成功后，将标本推至滤纸片上，并迅速浸泡于10%的甲醛溶液中。

（10）观察标本满意程度（大小、质地），取出的标本应呈细条状，突出于滤纸面；最好将标本集中堆积在滤纸表面，浸泡后观察，若为血肿、坏死、破碎的组织或组织块太小均不能得到满意的病理结果，需再次取材。

（11）细胞片制作，首先应擦净载玻片，并涂少量蛋清甘油，起到固定作用。涂片时将2张载玻片重叠，而后轻轻拉开，切忌用力挤压。而后固定于95%的乙醇或10%的甲醛溶液中。

（12）穿刺毕，将穿刺部位擦净，常规包扎伤口，如为甲状腺穿刺患者，为避免术后出血，可用绷带加压包扎或嘱患者自己压迫5～10min。

（13）术后应注意观察患者有无出血、气胸等合并症，需常规留观1h。

五、超声引导穿刺操作原则

（1）遵守无菌操作规则，皮肤消毒范围较临床常规腹穿、腰穿更广泛。

（2）重视局部麻醉，一般达壁侧腹膜、胸膜层。

（3）穿刺针进达胸腔或腹腔时，嘱患者屏气，避免咳嗽及急促呼吸。

（4）怀疑恶性肿瘤，尽可能通过同轴针穿刺活检，减少肿瘤针道种植风险。

（5）切取组织动作要敏捷、准确，手动负压吸取组织可在病灶范围内上、下提抽2次。

（6）密切注视针尖位置，为防止进针过深，可测量距离并在穿刺针做标记。

（7）自动活检枪在穿刺针刺入肿瘤表面方能打开保险，确认针尖部位后方能按动切割开关。

（8）避免在一个针点反复穿刺，以减少并发症发生的可能性。

（9）除避开主要脏器和大血管外，常用CDFI技术观察穿刺途径，以避开异常、较粗血管和血供丰富区域。

（10）对边界清晰、回声均匀的弱至无回声肿块，需用CDFI技术排除动静脉瘤。

（11）在患者屏气状态下出针，尤其是自动活检枪切割组织，需快速出针，以减少并发症。

（12）穿刺活检后常规进行超声检查，观察有无出血及气体、液漏等征象。

（13）穿刺时无菌病例在前、感染病例在后，穿刺过程中发现感染者，为防止交叉感染，应暂停其后病例。

第三节 超声引导下穿刺活检基础

超声引导下穿刺活检包括细针抽吸细胞学检查(fine needle aspiration cytopathology，FNAC)、空芯针(粗针)活检(core needle biopsy，CNB)和真空辅助旋切活检三种。FNAC 是通过细针抽吸细胞进行涂片；CNB 是通过取得组织条，然后制作病理切面做出诊断；真空辅助旋切活检是通过 7 G 左右的粗针对病灶(主要用于乳腺肿块)进行旋切，兼具活检和治疗两种作用。总之，上述方法各有优缺点，工作中应根据具体情况加以选用。

一、细针抽吸细胞学检查

(一)概述

超声引导下的 FNAC 是用细针(20～25 G)抽取少量细胞，通过制片、染色在显微镜下观察作出诊断，该方法具有患者痛苦小、简便易行、准确率高、速度快的优点，可以大大缩短确诊时间，为胸、腹诸脏器肿物及体表肿物的细胞病理诊断提供了有效的新手段。

1. 优、缺点及存在的问题

(1) 准确率为 80%～95%。突出的价值在于大部分病例可以达到确诊水平。

(2) 操作方法简便、安全、快速，患者易接受。

(3) 超声引导下针吸细胞学检查是诊断内脏肿物良、恶性的最好方法之一。

(4) 可用于普查，有助于发现早期恶性肿瘤。

(5) 缺点是存在一部分假阴性。

2. 临床应用

(1) 因胸、腹腔肿物入院患者，当超声针吸细胞病理学诊断为阳性时，可及时进行手术治疗。

(2) 门诊患者在超声针吸细胞病理诊断为阳性时，可及时入院治疗，为挽救患者生命赢得了时间。

(3) 用于普查，经其他方法筛选后确认有问题或可疑恶性患者，可施行针吸确认。

(4) 超声引导下针吸时下列情况有特殊意义：① 临床上不适宜手术的患者，针吸检查确诊后，即可进行相适应的化疗、放疗、介入治疗等。② 给术前需做放疗、化疗、介入治疗的患者以明确诊断。③ 区分炎症性病变及肿瘤性病变。④ 囊性病变与恶性的鉴别诊断，在诊断基础上部分可得到治疗。⑤ 对于恶性肿瘤患者，在术前明确诊断，手术时可省去冷冻活检的环节，既省时，又能减少患者的焦虑与痛苦。⑥ 对于良性疾病，也可提供明确的诊断，便于确定治疗方案。

3. 临床价值

针吸细胞学检查所用的针头为细针，属于微小损伤穿刺。无论针吸活检或者其他检查，甚至用力触摸，在理论上都可能造成损伤及血液转移。为此，许多人都进行过详尽的随访研究，其结论都一致认为针吸活检并不影响患者的生存率及存活率。目前，公认的观点是虽然针吸必然造成损伤，但与其他各种活检方式(包括切取、切除)比较，损伤最小，癌细胞滋出转移机会也更少些，不会比其他方式的危险性更大。长期以来，穿刺会导致肿瘤扩散及转移的传统观念影响很大，使得许多人对针吸望而生畏，几乎把它从肿瘤诊断中排斥出去。实践证明，因穿刺检查而导致扩散的概率是微乎其微的。

（二）细针细胞学标本处理

1.涂片制备

（1）传统涂片。针吸完毕，将针头取下，针筒内充上空气，再将针头接上，把针头内吸出物推到玻片上，这样重复几次，以保证能完全得到吸出物，然后涂片、拉片，但不要推片，恶性细胞体积大，会被推向一边，易被推挤变形，影响诊断。

（2）液基涂片。穿刺完成后，立即以细胞保存液或生理盐水充分冲洗穿刺针管，以液基制片设备制成薄层细胞涂片。液基涂片细胞分布均匀，标本处理中可除去血液或黏液等影响阅片的因素，整个制片过程均在液基环境中，可避免细胞退变，细胞结构清晰。

（3）细胞块（cell block，CB）制备。针吸细胞学样本还可制备CB。常用方法为离心沉淀法和厚涂片刮取法。前者采用细胞保存液或生理盐水冲洗针管，离心后取沉淀，中性甲醛溶液固定6～24 h（不能超过48 h），常规石蜡包埋；细胞沉淀少或细胞散在不易形成CB时可采用琼脂、凝血酶等介质处理后再行包埋。厚涂片刮取法是指针道内样本喷涂到载玻片上，但不涂开，固定于中性甲醛溶液中，然后刮取细胞层、常规石蜡包埋。

2.固定及染色

直接涂片和液基薄层涂片制备完成后，应将涂片立即置入95%的乙醇中固定15 min以上，然后常规染色。常用染色方法为HE染色、巴氏染色、Diff-Quik染色以及Giemsa染色、瑞氏染色等。

3.注意事项

（1）使用的玻片要干燥、干净、无油。

（2）固定液配制：95%乙醇；纯乙醇与乙醚的比例为1:1。

（3）固定时间：10 min以上。

（4）常规染色方法：Giemsa与HE染色两种，每个部位的片子均需两种染色。

（5）制片时需轻涂、均匀，片子不宜过厚。

（6）涂片后及时分别固定，防止交叉污染，然后染色、封片。

（7）做好三查、三对工作。三查：查针吸部位、查超声编号、查片子张数。三对：对细胞编号与超声编号、对片号与片数、对前后报告。

（8）填写申请单时，病史清楚，穿刺部位要准确，吸出物形状描述贴切，这些都是诊断的重要参考依据。

（三）细胞学快速现场评估

细胞学快速现场评估（rapid on-site evaluation，ROSE）即现场快速评估针吸标本的满意度，以及评估针吸样本量是否足够。如样本量足够，针吸过程完成；如样本量不足，需再次针吸。常用快速染色法有甲苯胺蓝染色、Diff-Quik染色等。

1.甲苯胺蓝染色

针吸后的直接涂片立即置入95%的乙醇中固定15 s，甲苯胺蓝染液染色15 s，由有经验的细胞病理学医师现场阅片，评估标本的满意度。评估完成后，甲苯胺蓝染色后涂片可重新置入95%的乙醇中固定，常规HE染色后阅片，作出最终诊断。

2.Diff-Quik染色

包括含甲醇固定液、染色液Ⅰ（伊红Y的缓冲液）和染色液Ⅱ（亚甲蓝的缓冲液）。染色时，玻片于固定液中固定20 s、染色液Ⅰ 5 s、染色液Ⅱ 5 s，然后水洗后立即放到显微镜下观察。Diff-Quik染色后涂片可以再固定于95%的乙醇中常规染色，也可封片后永久保存。

值得注意的是，ROSE除评估针吸标本的满意度外，还可获得针吸样本诊断的初步印象：阴性或阳性，典型病变甚至可以判断肿瘤细胞的类型；但快速染色不能充分显示细胞结构，最终细胞病理学诊断需要依据常规 HE 或巴氏染色后阅片为准。

（四）细胞病理学诊断

目前除甲状腺针吸细胞病理学诊断有独立的报告系统，其他部位针吸诊断仍采用传统的巴氏五级诊断。

1. 传统巴氏五级诊断

Ⅰ级：良性细胞，细胞核无异型性。① 各脏器组织的正常细胞；② 各种炎症，包括非特异性炎症及血液中的细胞。

Ⅱ级：良性，有异型性。细胞核有一定异型性，但无恶性特征。Ⅱ级包括Ⅱa，Ⅱb：① Ⅱa，细胞在各种原因的刺激下，它的形态、结构、染色质发生了轻度的良性范围内的变化；② Ⅱb，细胞在各种原因的刺激下，它的形态、结构、染色质、排列等发生了较明显的变化。这时染色质可变粗；核仁较明显、数目增多；排列紊乱；体积增大；畸形。但是，细胞排列的极性仍然存在，仍属于良性范围。可是，在临床上要复查，严密观察，不可轻易放过。需要强调一个非常重要的问题，这部分患者中有些为假阴性，占 10%～20%。造成假阴性的原因为取材问题或诊断问题。

Ⅲ级：可疑恶性肿瘤细胞。细胞核有一定程度的恶性特征，但在质和量上不足以确诊为恶性肿瘤细胞；在临床上一定要追查。

Ⅳ级：高度可疑恶性肿瘤细胞。细胞形态特征介于Ⅲ级和Ⅴ级之间；细胞在某些方面具备了恶性特征，但仍不能十分肯定。有时是因为细胞分化好；恶性细胞数量少；细胞体积小、不典型等。

Ⅴ级：癌或其他恶性肿瘤细胞。细胞形态完全达到恶性肿瘤细胞的标准。

2. 癌细胞的诊断标准

(1) 涂片中细胞量丰富，多数病例涂片中布满癌细胞。

(2) 细胞分布弥漫；排列紊乱；成团、成片，互相重叠；有时有噬入现象。

(3) 细胞明显增大，胞浆常不明显或裸核，大者可形成瘤巨细胞，有时是小细胞型的。

(4) 核大小不一致，常相差 2 倍以上。

(5) 核形态多种多样，呈多形性，边缘不规则，核膜增厚不均匀。

(6) 核深染，染色质粗，呈网状、块状、凝块间为透亮区，各种细胞染色质性状深浅不一。一个细胞核内常有染色质不均匀，或半明半暗，核内可有空泡。

(7) 核仁明显增大，可达 5 μm 以上（稍小于红细胞）。核仁数目增多，达 5 个以上有诊断价值。

(8) 出现异常核分裂象，有突出的诊断价值。

3. 甲状腺细胞病理学 Bethesda 报告系统

为了统一甲状腺 FNAC 诊断术语及其分类系统的标准化和规范化，推荐采用甲状腺细胞病理学 Bethesda 报告系统，分为以下 6 个类别：

Ⅰ. 标本无法诊断或不满意。指甲状腺 FNAC 标本达不到标本满意标准。标本满意标准：标本中最少含有 6 个适宜观察的滤泡细胞团，每团最少含有 10 个细胞，且最好分布在同一张涂片上。但伴有细胞学非典型性的实性结节、伴有炎症的实性结节和胶质结节无须限定滤泡细胞的最少数量。其他达不到最少滤泡数量的标本、标本制片不当、染色不佳或滤泡细胞被遮盖以及仅有囊液（可伴有或不伴有组织细胞）的标本都属于此类。

Ⅱ. 良性病变：符合良性滤泡结节（包括腺瘤样结节、胶质结节等）、淋巴细胞性甲状腺炎、肉芽肿性甲状腺炎等。

Ⅲ. 意义不明确的细胞：非典型性病变或意义不明确的滤泡性病变。

Ⅳ. 滤泡性肿瘤或可疑滤泡性肿瘤。

Ⅴ．可疑恶性肿瘤。

Ⅵ．恶性肿瘤：包括甲状腺乳头状癌、滤泡癌、髓样癌、未分化癌、淋巴瘤及其他恶性肿瘤。

（五）辅助诊断技术在细胞学中的应用

细胞病理学与组织病理学样本中细胞存在形式不同，但细胞成分没有本质区别，因此，理论上组织病理学能够应用的辅助诊断技术也能在细胞病理学样本中应用，关键在于如何处理细胞病理学样本使之更利于这些技术的应用。

1．免疫组织化学

细胞病理学样本制备成石蜡包埋 CB 更利于免疫细胞化学技术的应用，不仅背景染色比涂片小，而且便于与组织病理学比较，CB 还能够长期保存。在无法获得 CB 时，也可采用未染色涂片（包括直接涂片和液基薄层涂片）或染色后涂片。因为细胞学涂片采用 95% 的乙醇或含甲醇的固定液，不存在因甲醛溶液固定导致的抗原交联，因此通常采用涂片行免疫细胞化学，不需要抗原修复步骤。免疫细胞化学在原发肿瘤类型判断、转移性肿瘤的鉴别以及指导用药（如肺癌针吸样本 ALK 检测）、判断预后等各方面都广泛应用。

2．分子病理学技术

分子病理学广泛应用于针管内的新鲜标本涂片和 CB 中。在涂片或 CB 中进行时要染色后选取待检测目标细胞的聚集区，目标细胞不应少于 50 个，且目标细胞在涂片中所占比例不应少于 20%。此外，其他辅助诊断技术如 DNA 定量检测、流式细胞分析等也可应用于针吸细胞病理学样本。BRAF 基因应用于甲状腺乳头状癌的诊断，具有极高的敏感性和特异性，显著提高了 FNAC 对甲状腺乳头状癌的检出率。

二、空芯针活检(CNB)组织学病理检查

（一）穿刺方法选择

超声引导 CNB 主要有自动式粗针（20 G 以下型号）切割活检和半自动式粗针切割活检两种。自动式切割活检是把针刺入肿瘤表面，利用自动活检枪内的弹簧装置，把针弹射进肿瘤组织内进行组织切割，其摄取范围为 1.5～2.2 cm，摄取肿瘤或组织由自动枪快速切割完成。此方法的优点为操作简便、易掌握、损伤小、取材成功率高。但此针的前端有 5 mm 的盲端，并且有不易了解被穿刺物的软硬度等不足，故穿刺中须重视方法的选择。此外，还需注意：

（1）对较小或较硬的肿瘤（如含纤维结缔组织多或骨性肿瘤），手动抽吸式活检针常不易获得满意的材料，宜采用凹槽式针及自动活检枪（20 G 或 18 G），可大大提高取材率。

（2）对深部小肿瘤，尤其后方有重要血管或脏器时，手动抽吸式活检较为适宜；用自动活检枪须谨慎或精确计算距离，防止误伤后方组织。

（3）对弥漫性肝癌或肝硬化背景下肿瘤边界不清晰，首先采用手动式穿刺，根据手感了解肿瘤或可疑肿瘤的大体位置。继而再采用自动式活检，可有效提高取材成功率。

（4）一般先采用手动抽吸式穿刺组织，然后再行自动枪活检，多数患者采用这两种方法互补，提高了穿刺取材的成功率，并减少了穿刺次数。

（5）以上两种方法分别均能获得一针两用的效果，即取出组织条后，针管内的残留液可做细胞学检查，但自动枪尤需仔细并注重取材操作技巧；材料不足时，可在相同部位再取一针。

（二）提高空芯针穿刺活检成功率、诊断率的方法

（1）充分解释，消除患者紧张心理，以获得更好的配合。

（2）用金属把针芯前端磨粗糙或划痕，可提高针尖的显示率而提高命中率。

（3）针尖仍显示不满意时，应重视异常手感，必要时出针再次穿刺，但需防止刺中重要血管脏器。

（4）腹肌紧张收缩易造成细针偏移，除加强局麻或安慰患者外，必要时可调整引导针深度。

（5）对位置较深的小肿瘤，须清晰显示方能进针，以防止探头的厚度效应造成针尖偏移，除侧动探头选择最佳清晰度进针外，多方向的立体定位、不同方向多点穿刺亦可提高准确性。

（6）重视取材部位选择，避开中心部弱或无回声坏死区，肿瘤边缘坏死较少，原发癌宜多点取材。

（7）重视一针两用，即组织、细胞学互补应用，有助于提高诊断率。

（8）肉眼观察固定液中的标本，突出纸面的条状肿瘤组织较理想，须排除血液、血块及坏死散渣。

（9）手动式穿刺取材 2～3 次，若病理标本不满意，可再度穿刺。

（10）部分血管瘤若不能取得满意材料得到组织学诊断，应重视结合声像图、CT 等检查结果并用超声随诊观察进行判断。

（三）标本处理和切片制作

切片制作满意是正确诊断的重要条件，组织活检枪穿刺标本较小，取材呈细条状。应根据这一特点，采取与大标本不同的标本的处理和切片制作方法，才能保证切片质量，并能加快出片速度。将穿刺组织标本贴附在滤纸上，及时固定于 10% 的中性甲醛溶液中，固定时间以 30～40 min 为宜。用无水乙醇脱水 10～20 min。进蜡 10 min，蜡温勿超过 60 ℃。二甲苯透明处理 5 min。将石蜡包埋组织标本外形完整，即保持细条状。24 h 内即可出片，并能保证切片质量满意。

每例同时做细胞涂片，半干时固定，固定液可用 95% 的乙醇或 10% 的中性甲醛，HE 及 Giemsa 染色。

当然，首先是取材成功才能做出质量满意的切片和准确的诊断。下面几种情况会导致不能作出诊断：标本全为坏死组织，组织块过小、破碎，仅取肿瘤的纤维被膜等。理想的标本应是组织块足够大，取自最有代表性的部位，外形呈凸出纸片的细条状。

（四）不同部位、不同类型病变的组织学检查效果

1. 不同部位的检查效果

组织活检和针吸细胞学的取材成功率均以肝病变为高，胰腺最低。穿刺组织活检和细胞学确诊率以肝最高，胰腺和胃肠病变较高，腹膜后病变较低。

2. 不同类型肿瘤的检查结果

（1）癌瘤包括各种类型，如肝细胞癌、腺癌、鳞癌、小细胞未分化癌、各器官的原发性和转移性癌，穿刺组织学活检对恶性的确诊率在 90% 以上，对组织学类型的确定也较为准确，后者较细胞学检查明显优越。

（2）软组织肉瘤的确诊率最低，在 70% 左右，尤以梭形细胞肿瘤（纤维、神经纤维、平滑肌源性肿瘤）的确诊率最低。对于这些组织的肿瘤，要观察较多的视野，根据核分裂象的多少和总体的分化程度才能比较准确地判断是低度恶性肿瘤还是生长活跃的良性肿瘤。另外，这些肿瘤的组织形态也有相似之处，靠小块组织确定其组织学类型颇为困难，取材达到诊断程度的比例也相对较低。以上也是腹膜后肿物确诊率较低的重要原因。所以这种肿瘤在超声引导下细针穿刺活检诊断的局限性比较大，其他类型的软组织肿瘤（如脂肪瘤、脂肪肉瘤等）则多数可得到满意的诊断结果。

对于高度反应性增生的肿大淋巴结，其与恶性淋巴瘤区分有困难，手术活检标本的诊断亦感困难，穿刺活检则更为困难。淋巴组织制片过程中易发生组织皱缩，产生人为假象，穿刺活检标本更易发生这类问题，要注意避免。

（五）组织活检的主要特点

某些细胞学诊断困难病例，组织活检标本由于保留组织结构特征，有利于病理诊断。另外，石蜡包埋的

组织块还可做特殊染色或免疫组化染色,均为细胞学诊断所不及。免疫组化染色在穿刺活检组织病理中的应用能提高病理诊断水平。

以下病变组织活检优于细胞活检:

(1)非均匀脂肪肝。超声图像有时与占位病变鉴别困难,细胞学检查仅能诊断未见恶性细胞,不能明确肝脂肪变。但组织学检查一般都可获得明确诊断。

(2)肝细胞腺瘤。组织活检根据细胞和组织结构特征可进行诊断,细胞学仅能确定为良性病变,不能明确类型。

(3)胃壁胰腺异位。超声检查发现胃壁占位,穿刺活检在胃壁中见有成熟的胰腺组织,具有小叶结构,符合胰腺异位。

(4)胰岛细胞瘤。组织学标本见瘤细胞较小,大小、形态较一致,血管丰富,诊断为胰岛细胞瘤。

(5)甲状腺滤泡性肿瘤。该类肿瘤 FNAC 不能明确肿瘤的良恶性,组织活检如果发现肿瘤血管侵犯则可诊断为恶性。

总之,组织活检使 80% 以上的病例得到准确、肯定的诊断,从而免于手术探查活检,具有简便易行、安全、损伤小等优点,对于体内深部肿瘤,不失为一项较好的检查方法。当然本法不能取代手术探查活检,有些病例仍需手术探查活检。有些病例的穿刺活检诊断效果优于细胞学检查,有些病例则不如,所以不能完全取代细胞学检查。两项方法应该互相补充,使确诊率高于其中任何一项单项检查。应该指出的是,穿刺组织活检确实能够解决细胞学不能解决的一些问题。

第四节　超声引导穿刺活检的具体应用

一、超声引导细针穿刺细胞学检查

1. 适应证

临床各种影像检查怀疑有占位性病变,需进一步确定良恶性,超声评估病灶清晰可见,穿刺路径安全。包括:

(1)肝脏、胆系、胰腺、脾脏、肾脏、胃肠道等肿物,以及位于腹壁、腹膜和腹膜后肿物;位置浅表的胸部肿物,如胸壁和胸膜肿物或病变;浅表部位的肿物,如甲状腺肿物、乳腺肿块、颈部其他肿物,肿大的淋巴结、转移性肿瘤等。

(2)含液性病变,如不典型囊肿、血肿或可疑脓肿。

2. 禁忌证

(1)有出血倾向者,凝血时间显著异常,凝血酶原活动度明显减低;或有使用抗凝药物(阿司匹林、华法林等)治疗的患者。

(2)位于肝表面较大的肿瘤、血管瘤,包虫囊肿。

(3)穿刺路径无法避开重要器官,如肺和腹部大血管。

(4)胰腺炎发作期。

(5)腹腔穿刺脏器周围腹水、肺部肿块、周围胸水。

(6)体质过分衰弱和呼吸困难、咳嗽等难以合作者。

(7)女性患者月经期。

3. 术前准备

(1) 仪器和探头:实时超声诊断仪。专用穿刺探头或配备穿刺架。胸腹部采用 3.5~5 MHz、浅表部位宜采用 7~10 MHz 的探头。

(2) 穿刺针采用 18~25 G 带针芯的细针。

(3) 术前准备:① 检查血小板计数和出、凝血时间或凝血酶原活动度。② 向患者本人及其家属解释穿刺程序、可能产生的并发症等,经患者及其家属同意并签署知情同意书后方可实施。

4. 操作步骤及方法

(1) 先用普通探头扫查,根据病灶穿刺部位选取合适体位,初步确定穿刺点。

(2) 对穿刺区进行皮肤常规消毒、铺巾。换用已消毒的穿刺探头再次确定穿刺点和穿刺角度,测量穿刺取样目标距体表深度。

(3) 局部麻醉:1%的利多卡因溶液对皮肤、胸腹壁肌肉、胸膜或腹膜逐层浸润麻醉。

(4) 将带针芯的穿刺针迅速刺入,直至针尖强回声进入预定的靶目标内部。

(5) 拔除针芯,直接穿刺或安上 10 mL 注射器负压下穿刺。嘱病人屏住气不动,在保持负压的条件下,使针尖在病灶内上下提插 5~10 次,解除负压并迅速退针。嘱病人自由呼吸。

(6) 标本处理迅速将抽吸物推置于玻片上,均匀涂片,立即用 95%的乙醇固定,也可以直接注入细胞保存液保存送检。

5. 注意事项

(1) 严格掌握穿刺适应证及禁忌证。

(2) 严格注意无菌操作。

(3) 当针尖显示不清时,可稍微调整探头角度,即能显示。此外,可根据测量的深度进针,针进肿物后有阻力感即可抽吸。

(4) 穿刺过程中,嘱病人屏气不动,尤其注意避免咳嗽和急剧的呼吸运动。

(5) 为保证取样标本的阳性检出率,降低假阴性率,需重复进针对病灶不同部位穿刺取样 2~3 次。抽吸过程中,针尾一旦"见红"(少量血性液体),立即停抽退针,以防标本被血液稀释。

(6) 穿刺完毕后,病人需观察 1~2 h。

二、空芯针(粗针)组织学穿刺活检

1. 适应证

(1) 肿物活检适用于:① 肝脏、胆系、胰腺、脾脏、肾脏、胃肠道、腹壁、腹膜、腹膜后肿物;② 位置浅表的胸部肿物,如胸壁和胸膜肿物或病变;③ 浅表部位的肿物,如甲状腺肿物、颈部其他肿物、乳腺肿块、肿大的淋巴结、转移性肿瘤等;④ 临床及 PSA 异常升高,怀疑前列腺癌需病理证实。

(2) 肝穿适用于:临床怀疑肝弥漫性病变,需明确其病理组织学诊断者。包括肝硬化、慢性肝炎、非均匀性脂肪浸润、硬化与弥漫性肝癌鉴别、肝糖原沉着症以及不明原因的肝损害等。

(3) 肾穿适用于:① 急、慢性肾功能衰竭原因不明者;② 肾病、肾炎的诊断与分型,不明原因的血尿;③ 累及肾脏的系统性疾病(如红斑狼疮等)的鉴别诊断。

2. 禁忌证

(1) 具有出血倾向和凝血机制障碍者,高血压控制不良者;或有使用抗凝药物(阿司匹林、华法林等)治疗的患者。

(2) 患者一般情况差,恶液质、心肺功能不全或检查难以合作者。

(3) 中等量以上腹水,尤其是有肝前腹水者。

（4）严重阻塞性黄疸，超声检查肝内胆管明显扩张者。

（5）位于肝包膜下血管瘤、包虫囊肿和较大的肿物，穿刺针无法通过一段正常肝实质者。

（6）孤立肾或另一侧肾功能不全者需慎重。

（7）肾组织萎缩，皮质明显变薄，结构紊乱，皮髓质分界不清者。

（8）肾上腺肿瘤疑为嗜铬细胞瘤者需控制好血压，穿刺过程中动态检测血压。

（9）穿刺途径难以避开肺、胆囊、肝外胆管以及大血管者。

（10）药物控制血糖不理想的糖尿病患者、严重肛门或直肠疾患者。

（11）女性患者月经期。

3. 仪器和探头

实时超声诊断仪。

胸腹部一般采用 3.5～5 MHz 的探头，浅表部位采用 7～10 MHz 的线阵探头，经直肠前列腺活检一般采用 5～9 MHz 经直肠超声腔内探头。配备相应穿刺架和探头硅胶套。

4. 针具

半自动或全自动活检装置（活检枪），配以专用的内槽式切割针，通常选用 18 G 和 20 G。

5. 操作步骤和方法

（1）根据病灶穿刺部位选取仰卧位、侧卧位或俯卧位。

（2）先用普通探头扫查，初步确定穿刺点。

（3）皮肤常规消毒、铺巾。用已消毒的穿刺探头，再次确定穿刺点，沿穿刺引导线测量穿刺目标距体表深度。

（4）局部麻醉：1%的利多卡因溶液对皮肤、皮下、胸腹壁肌肉、胸膜或腹膜逐层浸润麻醉。

（5）自动活检法：以肝穿为例，在穿刺探头引导下，将配以专用活检针的自动活检装置，在患者屏气条件下，于局部麻醉部位迅速进针至肿块边缘，立即按扳机，"枪响退针"。病人可以恢复自由呼吸。如此重复取材 2～3 次（前列腺活检可能多达 6～12 次）。

（6）前列腺穿刺病人取左侧卧位，先行 DRE 检查，了解有无硬结及硬结的位置，并确保直肠内无粪便。分别在前列腺双侧周缘区外侧、周缘区中部、周缘区旁正中、移行区各穿刺 1 针，在前列腺基底部及尖端部各穿刺 1 针，另外在声像图可疑处增加穿刺点数 1～2 针。

（7）将标本置于 10%的福尔马林溶液中固定，送病理检查。

6. 注意事项

（1）严格掌握穿刺适应证。

（2）穿刺前，必须向患者本人及其家属解释穿刺程序、可能产生的并发症等，经患者及其家属同意并签署知情同意书后方可实施（注：不同脏器穿刺活检会产生相应的并发症，如出血、感染、气胸、咯血、血尿、便血、血精等，需分别列出）。

（3）严格注意无菌操作。

（4）上腹部肿物穿刺过程中，嘱病人屏气不动，尤其注意避免咳嗽和急剧的呼吸运动。

（5）对于回声不均的病变，应于不同回声区分别取样，提高肿瘤细胞的检出率。

（6）穿刺完毕后病人需休息数小时，视穿刺部位而定。例如，肝、肾活检后，按肝肾穿刺常规进行术后护理。

（7）前列腺穿刺术前应有充分的肠道准备和预防性口服抗生素；穿刺时穿刺针应避免靠近中央区，以减少对尿道的损伤，同时应尽量避开精囊和穿刺到膀胱；术后嘱患者多饮水，并减少体力活动。

（8）术后向患者或家属交代术后注意事项和可能发生的并发症，一旦发生，应及时向医生报告以便及时处理。

三、超声引导乳腺病灶真空辅助旋切活检

1. 适应证

超声引导下真空辅助旋切活检主要用于乳腺。根据《2017 年乳腺旋切手术专家共识与指南》,其适应证为:① 超声可见的乳腺可疑病灶活检;② 有手术指征的乳房良性病灶(病变最大径≤3 cm)的切除;③ 新辅助治疗后的疗效判定。

2. 禁忌证

绝对禁忌证:有出血倾向、凝血机制障碍的造血系统疾病;乳腺假体植入;妊娠或处于哺乳期;合并其他严重脏器疾患。

相对禁忌证:肿块位于乳头乳晕区;肿块最大径>3 cm;肿瘤位于腺体边缘(腋尾部、胸骨缘、上下边缘);病灶过于表浅、接近皮肤;腋窝淋巴结活检。

3. 器具及术前准备

器具:

(1) 手术包:直钳、弯钳、11 号尖刀片、治疗碗、消毒盘、治疗巾、洞巾、无菌纱布、棉球、无菌手套、5 mL 注射器、腔镜套、弹力绷带、标本袋。

(2) 药品:生理盐水、肾上腺素、利多卡因、碘伏、酒精。

(3) 仪器:乳腺真空辅助旋切系统。

术前准备:

(1) 患者停用抗凝、活血化瘀及扩张血管药物一周。

(2) 手术前须查血常规、凝血四项、血清四项、心电图。

(3) 请患者避开月经期。

(4) 术前与患者家属谈话并签署知情同意书。

4. 治疗方法

(1) 超声检查肿块大小、形态、数量、位置、血流、与皮肤及胸大肌的距离。

(2) 超声定位,选择进针点及进针路线,做出标志。

(3) 消毒、铺巾与麻醉:消毒范围包括对侧锁骨中线,后至腋后线,上过锁骨及上臂,下过肚脐平行线。手术前用 0.5%的碘伏溶液对术区消毒三遍后,铺巾,充分暴露手术区域。局部麻醉。

(4) 探头及穿刺针戴一次性消毒套。

(5) 进针旋切:

① 以尖刀片切 3~5 mm 的穿刺术口,在超声引导下开始进针,旋切刀头放置于肿块底部或者侧方。

② 小于 1 cm 的肿块选择半刀槽,1 cm 以上的选择全刀槽(手术中根据肿块大小变换刀槽大小)。

③ 在超声引导下,按 sample 按钮进行旋切,直至病灶完整切除。

④ 使用棉球与纱布覆盖切口,连同手术区域一起使用弹力绷带进行加压包扎。

(6) 术后包扎:旋切结束后,残腔内积血、积液可通过局部挤压术区排出,后按压手术区域 5~10 min 止血。

(7) 病理样本处理:标本取出后放置在纱块上,并依次做好标记,术后装入 5%的福尔马林标本袋,嘱患者家属送往病理科。

5. 注意事项

进针点的选择:对于良性可能性大的肿物,切口的选择应在活检的基础上兼顾肿物彻底切除;对于 4B 级及以上的肿物,切口选择以活检为主;部分 4B 级的小肿物(<1 cm),可考虑活检基础上彻底切除的应遵

循就近原则,方便二次手术切除针道;对于单发肿物,应尽量选择隐蔽美观的切口,例如乳晕缘、腋中线等隐蔽位置;多发肿块要兼顾手术的便利性及美观性(单侧切口最多不超过两个)。

第五节 超声引导穿刺抽液与置管

一、概述

1. 适应证和禁忌证

(1)适应证:

① 体腔积液、脏器含液病变(如囊肿、脓肿等)有抽吸、置管引流或保留置管定期给药的需要,并有安全的穿刺路径。

② 血管穿刺有困难的,如肥胖、外伤、休克等。

(2)禁忌证同穿刺活检。

2. 操作方法

(1)穿刺器材因不同目的而定。如果穿刺脓腔需要管径较粗的双管,如穿刺胆管、心包最好选用管径适中的导管针。

(2)术前准备、消毒和麻醉均与穿刺活检相同。

(3)对欲置入较粗引流管者,选择好安全的穿刺路径后,用尖刀片刺破皮肤。

(4)穿刺方法:

① 一步法是选择导管针穿刺(可以是实心钢针或带针芯的空芯针),如果导管已经进入穿刺目标,则拔出针芯抽吸。确定抽出了穿刺目标的内容物液后,将引流管固定于皮肤。

② 二步法即 Seldinger 技术,先将带针芯的穿刺针在超声引导下进入目标,拔出针芯,经穿刺针放入细导丝,然后根据需要循导丝逐渐扩张针道,直至能置入较粗的导管或引流管。

3. 注意事项

(1)胆管穿刺置管时,须选择肝内胆管穿刺置管,禁忌穿刺游离胆管。

(2)肾盂穿刺置管时,进针路径应避开肾柱,以免造成血管损伤和出血。

(3)肝内含液性包块穿刺前,须注意区别肝包虫囊肿、肝脓肿,因为不同疾病的术前准备和导管选择均不相同。

4. 置管后护理

(1)为避免局部感染,要保持局部消毒清洁或口服注射抗生素。

(2)要确保引流通畅,避免穿刺病灶内压力过高而使脓液或感染的胆汁及尿液溢漏到体腔引起急腹症。

(3)用于血管内保留置管给药者,须注意导管内血液的抗凝处理。

二、胸膜腔穿刺抽液

1. 适应证

一般来说,胸腔内大量积液时,穿刺治疗不需要超声引导。只有当积液量少、胸腔内出现分隔包裹,以及盲穿不安全时,临床要求超声引导穿刺。

2．禁忌证

（1）胸腔积液极少，穿刺抽液困难，易损伤肺、膈胸膜者。

（2）患者情况差，呼吸困难、咳嗽等难以配合呼吸者。

（3）有严重出血倾向、凝血机制有障碍者。

3．仪器、常规用品和针具

（1）仪器探头：实时超声诊断仪，一般采用 3～5 MHz 的穿刺探头。

（2）皮肤消毒和局部麻醉。

（3）穿刺针可选用 18～20 G 穿刺针；有条件时，对于胸腔大量积液或积脓需要充分抽吸引流的，可用一次性无菌引流管及引流管。

4．操作步骤及方法

（1）患者坐位或侧卧位。先用普通探头扫查，确定穿刺点。

（2）常规消毒、铺巾。

（3）用消毒过的穿刺探头、耦合剂再次扫查，确定穿刺点。

（4）用 1% 的利多卡因穿刺点表皮麻醉，再沿肋骨上缘进针，麻醉胸壁、胸膜。

（5）在实时超声监视下，沿规划穿刺路径，迅速将穿刺针刺入，进入胸膜层前嘱患者屏住呼吸不喘气，当穿刺针尖进入胸腔后，患者可平静呼吸。

（6）拔出针芯，开始抽液。留标本送检。

（7）抽液完毕后拔针，置管者固定，局部加压片刻，用 75% 的酒精在针眼局部消毒，敷料包扎。

5．注意事项

（1）术前应检查出、凝血功能，血常规，严格掌握禁忌证。

（2）麻醉及穿刺均应沿肋骨上缘进针，彩色多普勒超声检查避开肋间动脉。

（3）穿刺过程中应防止空气进入胸膜腔。拔出针芯后，可连上三通阀防止进气。

（4）初次胸腔抽液不宜过多，视病人情况而定，一般为 500～800 mL。

（5）抽吸过程中，应始终清晰显示针尖。当积液量过少、肺部气体干扰针尖显示时，宜适当退针，以免损伤肺或膈胸膜。

（6）患者如有面色苍白、出冷汗、头晕、不安、脉弱等"胸膜反应"表现，应立即拔针，让其卧床休息，必要时注射 0.1% 的肾上腺素。

（7）穿刺过程中若患者出现阵咳，应立即拔针，以防发生气胸。

（8）胸腔穿刺为有创操作，全过程应注意无菌操作。

三、腹膜腔穿刺抽液

1．适应证

腹膜腔内大量积液时，穿刺治疗不需要超声引导。只有当积液量少、腹膜腔内出现分隔包裹，以及盲穿不安全时，临床要求超声引导穿刺。

2．禁忌证

超声引导下腹腔穿刺抽液一般是安全的，没有绝对禁忌证。但以下情况值得注意：

（1）腹腔少量积液，穿刺抽液困难易损伤肝、脾以及腹腔大血管者。

（2）严重胃肠扩张、肠麻痹者。

（3）腹膜腔广泛粘连，疑有肠管广泛粘连者。

（4）有肝昏迷先兆者。

（5）有严重出血倾向，凝血机制有障碍者。

以上可视为相对禁忌证，操作时必须谨慎，尽可能避开肠管。有肝昏迷先兆者应避免多量抽液，以免诱发肝昏迷。

3. 仪器、常规用具和针具

（1）仪器探头：实时超声诊断仪。一般采用 3～5 MHz 的穿刺探头或配备穿刺架。

（2）皮肤消毒和局部麻醉。

（3）穿刺针可选用 18～20 G 穿刺针；有条件时，对于腹膜腔大量积液或积脓需要充分抽吸引流的，可用 7～12 F 一次性无菌引流管。

4. 操作步骤和方法

（1）患者卧位，稍向一侧倾斜。先用普通探头扫查，确定大致穿刺点。

（2）常规消毒、铺巾。

（3）用消毒过的穿刺探头、耦合剂再次扫查，确定穿刺点。

（4）用 1% 的利多卡因穿刺点表皮麻醉，再逐层麻醉皮下、肌层和腹膜。

（5）在实时超声监视下，沿穿刺引导线迅速将穿刺针刺入。当穿刺针尖到达腹膜层嘱患者屏住呼吸不喘气，入腹腔后，患者可平静呼吸。

（6）拔出针芯，开始抽液，留标本送检。

（7）抽液完毕后拔针，局部加压片刻，置管者固定，用 75% 的酒精在针眼局部消毒，敷料包扎。

5. 注意事项

（1）术前应检查出、凝血功能，血常规，严格掌握禁忌证。

（2）腹腔穿刺为有创操作，全过程应注意无菌操作。

（3）避免在腹壁瘢痕、腹壁血肿、腹内粘连和腹部搏动性包块上穿刺。

（4）肝硬化腹水不宜放液过多，以免加重电解质紊乱和血浆蛋白丢失，甚至诱发肝昏迷。抽液一般不宜超过 3000 mL。

（5）一般应避免在上腹部穿刺。若必须时，应避免损伤肝、脾、胆囊。

（6）下腹部穿刺应在排空膀胱后进行，可避免损伤膀胱。

（7）腹腔穿刺一般很少引起并发症。在无肠梗阻、肠淤血、肠肿胀的情况下，细针穿刺即使穿刺过肠壁，也是安全的。

四、羊膜腔穿刺

1. 适应证

（1）诊断性羊膜腔穿刺：

① 中期妊娠取羊水做细胞学染色体培养或羊水细胞的 DNA 分析，测定羊水甲胎蛋白、胆红素、血型等。

② 晚期妊娠取羊水判断胎儿成熟度，如泡沫震荡试验、卵磷脂/鞘磷脂比值测定、磷脂酰甘油（PG）测定、羊水橘红细胞计数等。

③ 胎膜早破取羊水作细菌学检查，同时做胎儿肺成熟度测定，对胎儿处理及新生儿感染的预防有实用意义。

（2）治疗性羊膜腔穿刺：

① 中期妊娠羊膜腔穿刺注药引产。

② 羊膜腔给药，以促进胎儿肺成熟：在取羊水作胎儿肺成熟度检查时，同时注入地塞米松 10 mg，间隔一

周后可重复一次。

③ 胎儿宫内发育迟缓或羊水过少时,在超声引导下行羊膜腔穿刺注入氨基酸或生理盐水,进行宫内治疗。

④ 羊膜腔灌注:在宫腔内用生理盐水置换掉羊水的一项简便实用的技术。

2．术前准备

采用经腹穿刺路径:

(1) 器械为高分辨率实时超声诊断仪。探头频率为 3.5 MHz,备有穿刺导向装置,20～23 G 穿刺针长15～18 cm。

(2) 准备各种试管、培养管,以供取出羊水后做检查所需。

(3) 向孕妇及家属做必要的解释,消除疑虑。

(4) 术前孕妇排空膀胱。

(5) 选择羊水深度>3 cm 的病例。

3．操作方法

(1) 孕妇取仰卧位,先常规产科超声检查,尤其注意有无胎心搏动,然后选择穿刺点,穿刺点尽可能避开胎盘,寻找最大又紧贴腹壁的羊水池。

(2) 按常规消毒铺巾,换用消毒的穿刺探头,调整探头引导穿刺线的角度,并在监视屏上观察穿刺部位是否位于穿刺引导线上,测量穿刺深度。

(3) 沿探头引导槽将穿刺针插入进行穿刺,通过监视屏可见穿刺针由皮肤经腹壁各层进入宫壁羊膜腔,取出针芯,用 5～10 mL 注射器抽取羊水 10～20 mL。

(4) 需做羊膜腔注药者,将事先准备的药物注入,监视屏上可见注入药液中微气泡的回声呈喷泉状。

(5) 术毕插上针芯取出穿刺针后,再次观察胎儿和胎动。

4．注意事项

(1) 为遗传学诊断做羊膜腔穿刺一般在妊娠 16～24 周进行。

(2) 诊断性羊膜腔穿刺操作应在严格无菌条件下进行,必须由有经验的专人负责。

(3) 超声定位穿刺点尽可能避免针道通过胎盘。超声引导下穿刺时也应小心避开胎盘,以免羊水中混有母血,影响检查结果。

五、腹部脓肿穿刺置管引流治疗

1．适应证

腹部脓肿根据发生部位可分为膈下、盆腔、肠间隙、脏器内以及腹膜后五种类型。超声除对肠间隙脓肿有时显示困难外,对其余四种均能显示大小、形态,因而超声引导穿刺对脓肿的治疗是一种比较理想的方法,尤其是对位置较深的脓肿更为适宜。

2．禁忌证

(1) 有严重出血倾向、凝血机制有障碍者。

(2) 有大量腹水者。

(3) 穿刺途径无法避开大血管及重要脏器者。

(4) 超声显示脓肿不清晰者。

(5) 脓肿早期脓腔尚未液化,以实性成分为主者。

(6) 怀疑腹腔包虫囊肿合并感染者。

(7) 恶性肿瘤合并感染或血管瘤感染者。

3. 仪器、常规用具和针具

（1）仪器探头：实时超声诊断仪。一般采用 3～5 MHz 的穿刺探头或配备穿刺架。

（2）皮肤消毒和局部麻醉用品：络合碘、1% 的利多卡因溶液。

（3）穿刺针可选用 18～20 G；有条件时，对于腹膜腔大量积脓需要充分抽吸引流的，可用 7～12 F 一次性无菌引流管。

4. 操作步骤和方法

（1）先用普通探头扫查，根据脓肿位置，患者选择平卧位、侧卧位或俯卧位。确定穿刺点、穿刺途径，以脓肿距皮肤最近，避开肺、肝、脾、肠等脏器最为适宜。

（2）常规消毒、铺巾。

（3）用消毒过的穿刺探头、耦合剂再次扫查，确定穿刺点和穿刺途径。

（4）用 2% 的利多卡因局麻穿刺点。放置穿刺探头，清晰显示脓肿后，固定探头。

（5）多选用一步法穿刺置管（也可使用二步法）：嘱患者屏气，在实时超声监视下，将带有钢针的塑料套管沿穿刺引导线刺入脓腔，当针尖进入脓腔中心后，固定钢针，继续将塑料软管进入适当长度，然后拔出钢针，患者可平静呼吸。

（6）拔出针芯，开始抽脓液。根据临床需要可留标本送常规、细菌或厌氧菌培养，并可作药物敏感实验。

（7）若脓液黏稠不易抽吸，可注入无菌生理盐水稀释后再抽吸，尽可能全部抽出。

（8）可根据需求注入适当、适量抗生素治疗。

（9）拔针或固定引流管，局部加压片刻，用 75% 的酒精在针眼局部消毒，敷料包扎。

（10）三天后超声复查，必要时可重复上述穿刺治疗。

5. 注意事项

（1）术前应检查出、凝血功能，血常规和肝功能，严格掌握禁忌证。

（2）选择最佳穿刺点、穿刺途径是穿刺成功的关键。最理想的路径是最短途径，并能避开重要脏器。

（3）穿刺针一般进入脓腔中心，穿刺过程中应始终清晰显示针尖。若脓腔较大，应在脓腔偏下部位穿刺，以便充分抽液。

（4）在无肠梗阻、肠淤血、肠肿胀的情况下，即便穿刺细针经过胃肠或膀胱，也是安全的。

（5）腹膜后脓肿不应从前腹壁进针，宜从侧腰部、背部进行穿刺，以免污染腹膜腔。

（6）膈下脓肿、位于膈顶部或左外叶近心缘的肝脓肿穿刺时，要避免损伤横膈、心包、肺和胸膜腔，以免引起脓胸。

（7）位于肝表面的脓肿，最好选择先通过一段肝组织的路径，尽量避免从裸露于肝表面的脓肿处直接进针，以防脓液外漏污染腹腔。

（8）盆腔脓肿多与直肠、膀胱、子宫关系密切。女性患者经腹前壁穿刺无法避开子宫及大血管时，可行超声引导下经阴道穿刺抽脓。

（9）脓肿的早期，脓肿尚未液化，超声显示包膜不清晰、液性暗区不明显时，不宜穿刺。待脓肿成熟，液性暗区明显出现时再行穿刺。

六、经皮经肝穿刺胆管置管引流(PTCD)

1. 适应证

（1）阻塞性黄疸。

（2）胆管结石。

（3）胆道畸形。

（4）胆道手术后。

（5）疑胆系疾病但传统的 X 线造影方法失败或逆行胆管造影不能肯定诊断者。

2．禁忌证

（1）对碘造影剂过敏者。

（2）凝血机制严重障碍、有出血倾向的病人。

（3）有大量腹水或肝、肾功能衰竭者。

3．穿刺器具及术前准备

（1）穿刺器具。① 仪器探头：实时超声诊断仪。一般采用 3～5 MHz 的穿刺探头或配备穿刺架。② 皮肤消毒和局部麻醉。③ 可选用 7～10 F 一次性无菌引流管装置。

（2）术前准备及操作步骤。① 做碘过敏试验，查凝血酶原时间及血小板计数。② 患者仰卧，稍向一侧倾斜，选择穿刺点，做好穿刺点标记。③ 常规消毒、铺巾。④ 用 1% 的利多卡因于穿刺点表皮麻醉再逐层麻醉。⑤ 二步法置管：皮肤穿刺点用消毒尖刀片切一小口（约 3 mm）在实时超声监视下，引导带有针芯的穿刺针，沿穿刺引导线刺入肝内至扩张的胆管内，拔出针芯，可见胆汁外溢，进导丝，超声观察导丝进入胆管合适位置后拔除穿刺针管，进扩皮器到胆管壁后退出，沿导丝进引流管，超声观察引流管进入胆管合适位置后退出导丝。将引流管固定缝扎，固定于皮肤。为证实胆汁引流范围，可向引流管内注入超声造影剂混悬液，观察左、右肝内胆管显影情况及引流区域。

（3）注意事项。① 穿刺治疗有微小创口，全过程必须遵守无菌操作。② 选择穿刺针途径时注意避开血管及目标以外的胆道与脏器。③ 胆汁漏和胆汁性腹膜炎是 PTCD 的主要并发症，故力求一次穿刺成功。尽可能不做盲目性穿刺以降低并发症。

第六节　超声引导囊肿穿刺硬化治疗

囊肿硬化治疗通常是在超声引导下将囊液抽出，然后注入硬化剂（常用无水乙醇、聚桂醇、聚多卡醇等），致使囊壁组织变性坏死，从而阻断囊液的产生，使囊壁萎缩，囊腔逐渐缩小或闭合，达到治疗目的。硬化剂会在短期内引起囊壁无菌性炎症反应，使得囊腔内渗出一过性增多，表现为"囊腔再现"（非复发）的现象，但随着炎性反应减退、渗出被周围组织吸收，最终因减少和阻断了囊液的产生和进入而使囊腔缩小或闭合，从而减轻和消除相应的临床症状。下面以肝、肾和卵巢囊肿的硬化治疗为例进行介绍。

一、超声引导肝囊肿穿刺硬化治疗

1．适应证

（1）有症状的、大于 5 cm 的单发或多发的单纯性肝囊肿。

（2）肝囊肿合并感染。

（3）未达到以上标准，但患者迫切要求治疗者。

（4）对于多囊肝一般不主张以此法治疗，但可以缓解因囊肿压迫引起的腹痛、腹胀以及胆道梗阻。

2．禁忌证

（1）有严重出血倾向、凝血机制有障碍者。

（2）酒精过敏者。

（3）囊肿与胆道有交通者。

（4）囊肿位于穿刺不易到达的部位，或穿刺途径无法避开邻近脏器、大血管和胆道者。

（5）一般情况差，不配合穿刺者。

（6）肝包虫病一般不做穿刺。

（7）女性患者月经期。

3. 仪器、常规用具和针具

（1）仪器探头：实时超声诊断仪。一般采用3～5 MHz的穿刺探头或配备穿刺架。

（2）皮肤消毒和局部麻醉。

（3）穿刺针可选用18～20 G穿刺针，或7 F一次性无菌引流管。

（4）硬化剂经过消毒过滤的无水酒精（浓度为95%以上）或聚桂醇。

4. 操作步骤和方法

（1）患者仰卧位或左侧卧位。先用普通探头扫查，确定穿刺点、穿刺途径，以囊肿距皮肤最近，并通过一段正常肝组织，又避开邻近脏器、大血管、胆管最为适宜。

（2）常规消毒、铺巾。

（3）用消毒过的穿刺探头、耦合剂再次扫查，确定穿刺点和穿刺途径。

（4）用2%的利多卡因局麻穿刺点。放置穿刺探头，清晰显示囊肿后，固定探头。

（5）实时超声监视下，将穿刺针沿穿刺引导线迅速刺入囊腔。针尖进入囊腔中心后，患者可平静呼吸。

（6）拔出针芯，开始抽液。充分抽尽囊液并计量。根据临床需要可留标本送检。

（7）硬化治疗前可向囊内注入2%的利多卡因少许，再缓慢注入无水酒精，注入量以抽出囊液量的1/3以内为宜，但最多不宜超过50 mL，在囊腔内保留3～5 min后全部抽出，可重复3～4次。

（8）抽出无水酒精后用聚桂醇冲洗一次抽出，再次注入聚桂醇，视囊肿大小保留适量聚桂醇。

（9）拔针或引流管，局部加压片刻，用75%的酒精在针眼局部消毒，敷料包扎。

5. 注意事项

（1）术前应检查出、凝血功能，血常规和肝功能，严格掌握禁忌证。

（2）肝囊肿穿刺为有创操作，全过程应注意无菌操作。

（3）穿刺过程中应始终清晰显示针尖。抽吸结束时以及注入酒精后，针尖显示困难，此时切忌移动穿刺针和探头。亦可在抽吸结束时，留少许囊液在囊腔内，以便于清晰显示针尖位置。

（4）在穿刺进针、拔针或改变针尖位置时，应嘱病人屏气不动，以免因呼吸动作划伤肝脏。

（5）应严格掌握酒精注入量，防止发生酒精过量的不良反应，或因囊腔内压力过高，酒精外漏。

（6）术后3～6个月复查超声。若囊肿复发，可再次治疗。

二、超声引导肾囊肿穿刺硬化治疗

1. 适应证

（1）单纯性囊肿最适合做穿刺治疗，但是并非所有单纯性囊肿都需要做穿刺治疗。以下情况为适应证：① 有症状、体征者，如腰痛、腰胀等；② 有并发症出现，如因囊肿压迫引起肾积水者；③ 囊肿>5 cm 者。

（2）肾盂旁囊肿。此类囊肿容易引起压迫肾盂、肾盏，造成肾积水，宜尽早硬化治疗，而不必等囊肿达到5 cm 时才治疗。

（3）肾囊肿合并感染。

（4）大于5 cm 的出血性肾囊肿、多房性肾囊肿。

（5）多囊肾一般不主张以此法治疗，但对个别造成明显腹痛、腹胀以及肾盂积水的大囊肿，谨慎地进行硬化治疗可能有帮助。

2．禁忌证

（1）有严重出血倾向、凝血机制有障碍者。

（2）酒精过敏者。

（3）一般情况差，不配合穿刺者。

（4）囊肿与肾盂、肾盏相通者。

（5）囊肿位于穿刺不易到达的部位，或穿刺途径无法避开肺、肝、脾、肠等脏器者。

（6）肾功能不全者。

3．仪器、常规用具和针具

（1）仪器探头：实时超声诊断仪。采用 3～5 MHz 的穿刺探头或配备穿刺架。

（2）皮肤消毒和局部麻醉用品：络合碘、1% 的利多卡因溶液。

（3）穿刺针可选用 18～20 G 或 7 F 一次性引流管。

（4）经过消毒过滤的无水酒精（浓度为 95% 以上）。

4．操作步骤和方法

（1）先用普通探头扫查，根据情况，患者选择侧卧位或俯卧位。确定穿刺点、穿刺途径，以囊肿距皮肤最近，直接进入肾囊肿，避开肺、肝、脾、肠等脏器最为适宜。

（2）常规消毒、铺巾。

（3）用消毒过的穿刺探头、耦合剂再次扫查，确定穿刺点和穿刺途径。

（4）用 2% 的利多卡因局麻穿刺点。放置穿刺探头，清晰显示囊肿后，固定探头。

（5）在实时超声监视下，将穿刺针沿穿刺引导线迅速刺入囊腔。针尖到达囊肿边缘时嘱患者屏气，当针尖进入囊腔中心后，患者可平静呼吸。

（6）拔出针芯，开始抽液。充分抽尽囊液并计量。根据临床需要可留标本送检。

（7）硬化治疗前可向囊内注入 2% 的利多卡因少许，再缓慢注入无水酒精，注入量以抽出囊液量的 1/3 以内为宜，但最多不宜超过 50 mL，在囊腔内保留 3～5 min 后全部抽出，可重复 3～4 次。

（8）抽出无水酒精后用聚桂醇冲洗一次抽出，再次注入聚桂醇，视囊肿大小保留适量聚桂醇。

（9）拔针或引流管，局部加压片刻，用 75% 的酒精在针眼局部消毒，敷料包扎。

5．注意事项

（1）术前应检查出、凝血功能，血常规和肝功能，严格掌握禁忌证。

（2）肾囊肿穿刺为有创操作，全过程应注意无菌操作。

（3）穿刺过程中应始终清晰显示针尖。抽吸结束时以及注入酒精后，针尖显示困难，此时切忌移动穿刺针和探头。亦可在抽吸结束时，留少许囊液在囊腔内，以便于清晰显示针尖位置。

（4）在穿刺进针、拔针或改变针尖位置时，应嘱病人屏气不动，以免因呼吸动作划伤肾脏。

（5）穿刺路径最好不通过肾盂、肾盏，可用稍粗的穿刺针（18 G）。

（6）应严格掌握酒精注入量，防止发生酒精过量的不良反应，或因囊腔内压力过高，酒精外漏。

（7）穿刺囊液做蛋白凝固实验，加入无水酒精后囊液变成乳白色，方可进行硬化治疗。也可以抽出部分囊液后向囊内注入等量的超声造影剂混悬液（1∶200），观察肾盂、肾盏及膀胱内是否有造影剂进入，若无，方可进行硬化治疗。

（8）术后 3～6 个月复查超声。若囊肿复发，可再次治疗。

三、超声引导卵巢囊肿穿刺硬化治疗

1．适应证

（1）卵泡囊肿指具有内分泌功能的或直径在 5 cm 以上的引起症状的卵泡囊肿。可施行穿刺抽液。由于不排卵引起的无功能性的或体积较小的无症状的卵泡囊肿一般可自行消失,故不必急于穿刺治疗,可超声连续观察三个月,囊肿不缩小反而持续长大,再考虑穿刺治疗。

（2）单纯性囊肿属于非赘生性肿物,适于穿刺治疗。

（3）巧囊在妇科患者中相当常见。子宫内膜异位囊肿的好发部位为卵巢,约占子宫内膜异位症患者的80%。该病的超声声像图表现多种多样,无特异性,可有囊性、囊实性、实性三种类型。并且囊内回声随月经周期有动态变化。因此,超声引导下穿刺可以帮助诊断此病。而且,囊内注射酒精治疗效果较好,无需手术,易于为患者接受。

2. 禁忌证

（1）有严重出血倾向、凝血机制有障碍者。

（2）穿刺途径无法避开大血管及重要脏器者。

（3）超声显示病变不清晰者。

（4）已经有明确手术指征的卵巢囊性肿物,不宜作穿刺。特别是卵巢的赘生性肿物,其治疗应首选手术。即使是卵巢良性肿物,一般不主张穿刺。

3. 仪器、常规用具和针具

（1）仪器探头:实时超声诊断仪。采用3~5 MHz的穿刺探头,经阴道穿刺时用5~7 MHz的阴道探头,及配备穿刺架。

（2）皮肤消毒和局部麻醉。

（3）穿刺针可选用18~20 G或7 F一次性无菌引流管。

（4）注射药物:95%的酒精或无水酒精,稀释用无菌生理盐水。

4. 操作步骤和方法

先用普通探头经腹壁扫查,确定穿刺点、穿刺途径。若囊肿位置较浅,前方无膀胱、子宫、大血管,可选择经腹壁途径。若囊肿位于盆腔内后方,经腹壁进针无法避开子宫或大血管,则选择经阴道途径穿刺。总之,穿刺途径以最短、最安全为宜。详细步骤分述如下。

（1）经腹壁穿刺:① 患者平卧位,常规消毒、铺巾。② 用消毒过的穿刺探头、耦合剂再次扫查,确定穿刺点和穿刺途径。③ 用1%的利多卡因局麻穿刺点。放置穿刺探头,清晰显示囊肿后,固定探头。④ 在实时超声监视下,将穿刺针沿规划穿刺路线迅速刺入囊腔。⑤ 当针尖进入囊腔中心后,拔出针芯,开始抽囊液。若液体浓稠不易抽吸,即可注入生理盐水稀释后再抽吸,尽可能抽尽。若为多房囊肿,可先进入最深的囊腔,囊液抽尽后再依次退针至较浅的囊腔。根据临床需要可留标本送细胞学检查。⑥ 对于单纯性囊肿、内膜异位囊肿,可注入95%的酒精,体积约为抽出囊液量的1/3,保留3~5 min后抽出,后用聚桂醇冲洗,并保留适量聚桂醇。⑦ 拔针,局部加压片刻,用75%的酒精在针眼局部消毒,敷料包扎。

（2）经阴道穿刺:① 患者取膀胱截石位,常规消毒外阴和阴道,铺巾。② 将消毒后的阴道探头放入阴道内,显示囊肿后,将穿刺针沿穿刺引导线进入囊腔内。③ 后续步骤与经腹壁穿刺所述的第⑤,⑥项相同。

5. 注意事项

（1）术前应检查出、凝血功能,血常规和肝功能,严格掌握禁忌证。

（2）穿刺前,超声认真检查病灶,正确选择经腹壁穿刺或经阴道穿刺。

（3）穿刺时,将探头适当对腹壁或阴道穹隆施加压力,使脓肿贴近腹壁或穹隆,尽量避开肠管。

（4）穿刺时,应进针迅速,刺入囊肿。否则,活动度较大的囊肿易被推进缓慢的针尖推移。

（5）经阴道穿刺结束后,可根据经阴道探头带血多少来判断阴道出血情况。较多时,可用消毒过的纱布填塞阴道压迫止血数分钟,再取出。

第七节　超声引导消融治疗

消融(ablation)是指采用化学或物理的方法对病灶进行毁损灭活,包括化学消融和物理消融两大类。前者主要有无水乙醇、冰醋酸等化学药物的病灶内注射;后者目前主要是热消融(包括射频消融、微波消融、激光消融和高强聚焦超声(high-intensity focused ultrasound,HIFU)等),此外还有冷冻消融、电穿孔技术的消融和放射粒子植入术消融。消融后死亡的肿瘤细胞和组织释放出抗原,有可能激活机体的免疫系统,从而增强机体抗肿瘤的免疫效应。

不同消融治疗的原理:

(1) 经皮无水乙醇注射治疗(percutaneous ethanol injection treatment,PEIT):无水乙醇注入病灶内,使病灶内细胞脱水变性、蛋白凝固;还可使微血管栓塞,引起病灶组织缺血、凝固性坏死,从而达到治疗目的。

(2) 射频消融(radio frequency ablation,RFA):利用高频交变电流引起组织内离子摩擦产热,在电极尖端周围产生 $60\sim100$ ℃高温,使组织发生凝固性坏死。RFA 设备由电发生器、测控单元、电极针、皮肤电极及计算机系统组成一闭合环路。测控单元可通过监控肿瘤组织的阻抗、温度等参数的变化,自动调节RFA 的输出功率,使病灶组织凝固性坏死而不至于炭化。RFA 的特点是射频电流局限,对组织的加热范围在电极周围几毫米内,穿刺电极针直径较细(18 G),较易穿刺靶目标。

(3) 微波消融(microwave ablation,MWA):微波由发生器内的磁控管产生,经电缆传输到天线尖端发射,组织中水和蛋白质等极性分子在微波的作用下,旋转摩擦产热,天线尖端周围组织内可产生 $60\sim160$ ℃高温,引起凝固性坏死。热消融采用的微波频率为 915 MHz 或 2450 MHz。与 RFA 的电极针(18 G)比较,微波天线针略粗(17 G),锋利程度不如射频电极针,经皮穿刺常需破皮针。MWA 的优点是热效率高,短时间就能产生很高温度导致组织凝固坏死,更适合较大病灶的移动消融治疗。不足之处是,如果消融时间过长,靠近天线针的组织容易过度脱水而炭化,影响微波辐射和消融后病灶的吸收缩小。

(4) 激光消融(laser ablation,LA):利用光纤将能量传导到生物组织中,引起组织热凝固坏死,其效果受激光的波长、功率、脉冲持续时间等物理参数及靶组织自身的光热物理特性影响。光纤较细,可达 21 G,故具有定位精准、对周边重要脏器损伤概率小、适合微小病灶的消融或者病灶靠近大血管或胆管部位、对消融范围的精准性要求较高者的特点。单根光纤 LA 的凝固灶较小,较大的病灶则需采用多针治疗来增加消融范围。热能主要产生在光纤头端并向前发射一定距离,治疗时应予以注意。

(5) HIFU:即高强聚焦超声,其治疗原理是将能量密度较低的超声波汇聚至体内的病灶部位,利用焦点处超声波的热效应,在靶区形成 60 ℃以上的高温,导致蛋白质变性及组织细胞凝固性坏死或不可逆的严重损伤,从而达到治疗肿瘤的目的。

(6) 冷冻消融(cryoablation):指在低温(通常为-40 ℃)下快速使细胞冷冻结晶,之后缓慢复温,从而对细胞膜或细胞器造成致命的损害,使得病灶组织发生凝固性坏死,达到消融治疗的目的。冷冻消融对病变组织造成的伤害包括即刻伤害和迟发性伤害。即刻伤害是指在低温冷冻时,细胞外间质先于细胞内结晶,使得细胞外呈高渗状态,从而导致细胞收缩、细胞内电解质浓度增加、细胞器损伤。在缓慢复温过程中,细胞外的结晶先于细胞内结晶融化,使得细胞外呈低渗状态,从而导致细胞水肿、细胞膜破裂而死亡。迟发性伤害是指在复温过程中造成的内皮细胞水肿会导致微血管通透性增加以及血小板聚集,从而引起微血管栓塞,导致局部灌注减少,加重受伤病灶组织缺氧,继而导致病灶坏死。实际操作中常常通过多次冻-融循环进一步加大对肿瘤病灶细胞的杀伤作用,达到彻底灭活肿瘤的目的。除上述提到的直接损伤机制外,冷冻消融还可通过介导细胞内容物及肿瘤抗原物质的释放刺激机体产生抗肿瘤免疫效应。

（7）放射性粒子治疗（radioactive seeds treatment）：也称近距离治疗，是通过影像学引导技术（超声、CT/MRI）将微型放射源（常用碘125）粒子植入病灶内或受肿瘤浸润的组织中，包括恶性肿瘤沿淋巴途径扩散的组织，通过放射性粒子源发出持续低能量的 γ 射线，使病灶组织遭受最大程度的辐射损伤和破坏，而正常组织不受损伤或仅受轻微损伤，以达到治疗目的。按粒子植入时间可分永久性植入法和非永久性植入法。

（8）不可逆性电穿孔（irreversible electroporation）：是透过极其短但强力的电场使得细胞膜上产生永久纳米孔的一种组织消融技术，通过扰动细胞稳态让细胞死亡。该方法导致细胞凋亡，与基于热能、辐射能的消融技术造成的细胞死亡不同。不可逆性电穿孔技术的主要用途是在需要维护重要细胞外基质、血流、神经的部位进行肿瘤消融。该技术正在临床试验，还未得到大规模的批准使用。

不可逆电穿孔治疗突出的优点是组织专一性，具有在治疗范围中维护重要结构的能力：① 消融时维持所有重要肝脏组织的结构不变化，包括肝动脉、肝静脉、肝门静脉和肝内胆管。② 细胞死亡是通过凋亡发生的，主要成分是蛋白质的结构包括血管弹性纤维、胶原结构，以及细胞周围的基质蛋白不会受电流影响，因此，重要的骨架结构（如大型血液管道、尿道、肝间胆管）不会受治疗的影响。③ 神经纤维周围的绝缘髓磷脂层可以保护神经束，使其在某种程度上不会受到不可逆性电穿孔的影响。目前尚不完全清楚神经不受不可逆性电穿孔疗法的程度，也不完全清楚神经在此疗法后的再生能力。

一、超声引导经皮无水乙醇注射治疗肝癌

1. 适应证

主要适于直径≤3 cm 的小肿瘤，数目不超过 3 个。

2. 禁忌证

肝功能失代偿有黄疸及大量腹水者均属禁忌。

3. 器具及检查方法

（1）器具：20～22 G、15～20 cm 长的 PEIT 专用针。

（2）操作方法：① 确定病灶位置、大小、数目，借助穿刺引导线确定穿刺途径，摆好穿刺体位，标记穿刺点。② 常规消毒、铺巾。③ 用 1% 的利多卡因于穿刺点表皮麻醉再逐层麻醉皮下、肌层和腹膜。④ 在超声监视下，借助引导线穿入诱导套针，嘱患者在平静呼吸状态下暂停呼吸，迅速沿诱导套针刺入乙醇注射针，到位后可嘱恢复平静呼吸。⑤ 注视穿刺针刺入病灶中央区，如未能到位，可退出后适当调整穿刺方位。⑥ 实时超声观察注射乙醇后在瘤体内弥散声像。⑦ 乙醇注射剂量以瘤体直径估计，每次量大体上以每 1 cm 瘤体直径注射 1 mL，3～5 cm 瘤体一次注射量为 2～5 mL。每周 1～2 次，4～6 次为一疗程。⑧ 退针预防乙醇外渗，可注入少量麻药。⑨ 术后观察 1～2 h，首次治疗或术后反应明显者可留院观察一天。⑩ 预约复查和再次治疗时间。

二、超声引导下经皮热消融治疗肝脏肿瘤

微波/射频热消融治疗适应证较广，目前临床广泛应用的主要有原发性肝癌和转移性肝癌。

1. 作为根治肝肿瘤的治疗，微波治疗的适应证

（1）肿瘤直径≤5 cm。

（2）多发结节≤3 枚。

（3）肿瘤位置合适：肿瘤距肝门部、胆总管、左右肝管或胃肠道至少为 5 mm 并有合适进针入路。

（4）无血管、胆管癌栓或肝外转移。

（5）Child's 分级一般为 A 级或 B 级，无腹水或少量腹水。

(6) 对凝血机制一般要求血小板$>50\times10^9$ L,凝血酶原时间(PT)<25 s,凝血酶原活动度(PA)$>40\%$。

2. 禁忌证

(1) 严重的凝血功能障碍,血小板$<50\times10^9$ L,凝血酶原活动度$<40\%$,经输血,给予止血药等治疗仍无改善。

(2) 大量腹水,经保肝利尿等治疗后肝前仍有较多腹水。

(3) 肝性脑病较重,神志恍惚者。

(4) 肝癌体积过大如超过肝脏体积2/3,或弥漫性肝癌。

(5) 有全身任何部位的急性或活动性感染病变,待感染控制后方可治疗。

3. 器具和术前准备

(1) 器具为微波/射频消融治疗仪:多种规格、型号的微波消融治疗仪在临床应用。目前采用冷循环微波仪,微波频率为2450 MHz,输出功率为0~150 W可用。发射方式可以有脉冲或连续波两种方式。

(2) 术前准备:① 治疗前病人检查肝功能、血小板及 PT、PA。糖尿病病人测血糖。将这些指标调理至较佳状态时进行治疗。② 治疗当日病人禁食、禁水8 h。

4. 治疗方法

(1) 超声定位后,常规消毒,铺巾,局麻,尖刀切皮。

(2) 超声引导下,将电极送入穿刺预定的肝肿瘤部位。根据肿瘤大小设定频率与时间组合。以瘤周温度达到60 ℃即刻或54 ℃持续3 min为停止消融指标。作用时间需5~10 min。

5. 疗效判断

微波/射频治疗肝肿瘤的疗效一般采用综合指标评价。包括治疗中温度的监控、治疗后影像学检查、临床化验检查及病人的病况和体征的改变。目前治疗后影像学改变是评价疗效最常用的方法。

6. 并发症

轻微并发症为患者治疗后右上腹疼痛,于一周内自行缓解。肿瘤凝固坏死后其分解产物被吸收,会使机体发热,一般出现于治疗后12~14 h,体温为37~39 ℃,无需特殊处理。部分患者出现肝功能异常。

三、超声引导下甲状腺结节消融治疗

1. 适应证

(1) 甲状腺良性结节,需同时满足以下①,②项并满足第③项之一者,可进行化学消融及热消融治疗。

① 超声提示良性,FNA 证实为良性的结节。

② 经评估,患者自身条件不能耐受外科手术治疗或患者主观意愿拒绝外科手术治疗的。

③ 同时需满足以下条件之一:结节明显增长(1 年内体积增大50%以上,或至少有2条径线增加超过20%或超过2 mm);患者存在与结节明显相关的自觉症状(如异物感、颈部不适或疼痛);结节明显外凸影响美观并要求治疗;患者思想顾虑过重,影响正常生活而拒绝临床观察;自主功能性结节引起甲亢症状。

(2) 甲状腺微小癌,需同时满足以下3项:

① 超声提示单发结节,直径<1 cm,没有贴近包膜(与包膜距离>2 mm),FNA 证实为乳头状癌,颈侧区没有可疑淋巴结转移。

② 经评估,患者自身条件不能耐受外科手术治疗或患者主观拒绝外科手术治疗的。

③ 患者思想顾虑过重,影响正常生活且拒绝临床观察(患者要求微创介入治疗)。

2. 禁忌证

(1) 良性结节,符合下列任意一条即列为禁忌:

① 巨大胸骨后甲状腺肿或大部分甲状腺结节位于胸骨后方(相对禁忌,分次消融可考虑)。

② 甲状腺内存在粗大钙化灶。

③ 病灶对侧声带功能不正常。

④ 严重凝血机制障碍。

⑤ 严重心肺疾病。

(2) 对于甲状腺微小癌,符合下列任意一条即列为禁忌:

① 颈侧区发现可疑转移性淋巴结,并经穿刺证实。

② 甲状腺微小癌内存在粗大钙化灶。

③ 病灶对侧声带功能不正常。

④ 严重凝血机制障碍。

⑤ 严重心肺疾病。

3. 器具和术前准备

(1) 器具及药品:微波消融仪,射频消融仪,心电监护仪,21 G PTC 针,2%的利多卡因,生理盐水。

(2) 术前准备:

① 对患者进行相应体格检查,询问病史,有心脑血管疾病及糖尿病者,术前予以相应治疗,调整身体状态。

② 术前检查血常规、血型、尿常规、大便常规、凝血功能、传染病、甲状腺功能全套、PTH、生化全套、肿瘤标记物(降钙素原)、胸片、心电图、肺功能、喉镜、颈部增强 CT 或 MR、超声造影等。

③ 充分告知患者或其法定代理人患者疾病情况、治疗目的、治疗风险、当前治疗现状和替代治疗方法,并术前签署知情同意书。

④ 患者术前、术后均禁食 6 h 以上,行局麻镇痛,必要时静脉麻醉,以便患者更好配合。

⑤ 建立静脉通路,方便静脉给药。

4. 治疗方法

化学消融可适用于甲状腺良性有包膜结节者,具有热消融条件医疗单位推荐首先适用热消融治疗。

(1) 术前对病灶行多角度、多切面超声检查,明确病灶的位置及与周围组织的解剖关系,常规进行超声造影检查,记录动态影像。根据病灶大小(测量三径并记录)、病灶位置制订治疗方案和热消融模式及功率大小。

(2) 取仰卧位、颈部后屈过伸,常规消毒、铺巾,超声引导下用麻醉药局部麻醉皮肤穿刺点至甲状腺前缘外周包膜。

(3) 根据病灶的位置,相应地在超声引导下以 2%的利多卡因或其稀释液在甲状腺前包膜与颈前肌群间隙进行局部浸润麻醉。隔离带的选用可根据病灶的具体邻近位置予以实施,具体如下:生理盐水 30~40 mL 在甲状腺外包膜与颈动脉间隙、甲状腺后包膜与食管间隙、甲状腺与甲状旁腺间隙及甲状腺后包膜与喉返神经穿行区域、转移性淋巴结与周围组织间隙分离,形成安全隔离区域,以保护颈动脉、食管、甲状旁腺及喉返神经等相邻脏器及组织免受损伤。

(4) 选取安全、较近的路径,在影像(推荐超声)引导下避开颈部血管、气管、神经等重要结构。

(5) 消融大体积病灶推荐使用"移动消融技术",将病灶分为多个小的消融单元,通过移动热源,逐层对各个单元进行热消融处理,需确保病灶于三维上能实现整体热消融。对于小体积病灶则可使用"固定消融技术",将热源固定于病灶中持续将其热消融。

(6) 热消融(射频、微波、激光)功率输出一般需要由小至大逐步调节,具体功率输出范围及启停时间需根据具体热消融选择形式、病灶大小、病灶周围毗邻、设备厂家推荐值等情况酌情控制。

(7) 当实时超声显示病灶完全被热消融产生的强回声覆盖时,停止热消融。待气化消散,再次行增强影像学(推荐超声造影)检查评估热消融区无灌注区情况,确保消融完全。

(8) 消融结束后拔出消融针,局部包扎、冰敷、卧床休息,注意观察生命体征及腹部情况等,必要时超声检查颈部水肿、血肿等情况。治疗后应至少住院观察 1~2 d。需要再次治疗者,可在前次治疗后 1 周左右进行。

5. 疗效判断

(1) 在消融前、消融后、必要时消融中分别进行病灶的增强影像学(推荐超声造影)检查,并以增强影像学结果作为消融术后即刻和消融术后随访疗效的主要评价指标。热消融术后即刻行增强影像学检查,观察消融病灶热毁损范围,发现残余病灶组织,及时补充消融。

(2) 热消融治疗后 1,3,6,12 个月随访行影像学(推荐超声)检查,观察治疗病灶坏死情况及病灶大小,计算体积及结节缩小率。术后初次随访需行增强影像学(推荐超声造影)检查,评估病灶血供及坏死情况,其后随访使用可酌情考虑。治疗病灶体积缩小率=[(治疗前体积－随访时体积)/治疗前体积]×100%。

(3) 记录相关并发症及其治疗、恢复情况。甲状腺肿瘤及颈部转移性淋巴结热消融患者随访时需检测甲状腺功能指标及相应肿瘤标志物,包括 FT3,FT4,TSH,TG 及 PTH 等。

(4) 术后 3 个月可通过穿刺病理检查判断疗效的确切性。

6. 注意事项

(1) 有效治疗应包括肿瘤及其周围正常组织 0.2 cm。肿瘤应采用多点、多方位穿刺,力求使凝固性坏死区覆盖肿瘤及外周正常组织至少 0.2 cm,以达到肿瘤完全灭活及所需的无瘤边缘,防止复发;随着瘤体增大,消融不全率增高。

(2) 较大肿瘤或多发肿瘤结节单纯微波治疗效果欠佳,采取分次治疗有助于提高疗效,如一次治疗后 3月后再行 2 次消融治疗。

(3) 病灶位置特殊,如靠近峡部、甲状腺前后包膜、大血管、气管等重要结构者,消融治疗应慎重,需告知可能出现的如血肿、声音嘶哑、饮水呛咳、术中呛咳等情况。

(4) 对体积较大肿瘤的微波消融治疗,注意进行周边封闭和凝固内部滋养血管。

(5) 微波消融针较粗,应注意预防出血,尽量减少穿刺进针次数。激光消融针因为前向发射,应用过程中应当注意布针于瘤体的近端位置。

(6) 测温针具可监测治疗有效温度、判断疗效及监护重要组织器官温度的功能。

(7) 甲状腺结节内部合并囊液较多者,可先行抽吸,再消融。

(8) 热消融过程中,由水蒸气和组织凝固性坏死形成的微气泡呈强回声,超声实时引导下消融治疗通常借助强回声区域判断消融范围,但仅能粗略评价凝固范围。需超声造影完成即可评价,准确判断肿瘤治疗后灭活程度及疗效,对灭活不全者可及时进行针对性补针治疗。

7. 不良反应和并发症预防

热消融治疗常见的不良反应为治疗时和治疗后短暂的疼痛、发热、周围组织水肿等,多数患者在治疗后 1~2 周症状自行消失,需要干预处理的严重并发症较少,常见严重并发症为出血形成血肿压迫气道,损伤周围神经引起相应症状等。

(1) 疼痛:为各种消融治疗后常见并发症,数天后可缓解,若疼痛剧烈,可给予相应止痛药物治疗。

(2) 发热:常由肿瘤坏死产生的吸收热所致,一般体温低于 38.5 ℃,无须特殊治疗。

(3) 声音嘶哑:少部分患者有发生声音嘶哑的可能,这当中大多数可在三个月内自行恢复,应术前向患者及其家属说明并要求其签署知情同意书。可予以口服甲钴胺等营养神经的药物进行治疗。

(4) 出血:对于术前有出血倾向者,术前、术后应予以对症治疗;术中注意避开大血管,若肿瘤内或周边有大血管穿入,可先选取大功率(70~80 W)将其凝固。

(5) 感染:术后体温持续不降或在 39 ℃ 以上应考虑感染,术中注意无菌操作,术后给予抗生素预防可减少感染发生。

（6）皮肤损伤：消融时针杆热量可造成针旁皮肤烫伤，近年来随着水冷式微波消融仪的广泛应用，此并发症的发生大大减少了。

（7）针道种植转移：很少发生，边辐射边退针有助于避免。

（8）气管穿孔：病灶临近气管，对于这些特殊部位的病灶，消融范围应适当减少。

（9）消融不完全：因肿瘤较大或其他因素，部分患者可能存在消融不完全，可能需要多次或分次消融，部分患者甚至需要中转开放性手术，这些均应术前向患者及其家属签署知情同意书。

（10）肿瘤复发：由于肿瘤的特殊性，消融后仍存在肿瘤复发增大的可能，术后需定期复查随访，这些也应术前向患者及其家属说明并要求其签署知情同意书。

8．术后记录内容和要求

（1）基本信息。患者的姓名、性别、年龄、住院号和床号、超声检查号、申请科室、治疗部位、申请目的、仪器和探头型号及术前诊断。

（2）图像部分。采集的图像最好在 3 张以上，包括显示每个肿瘤大小测量值的肾或肾上腺肿瘤二维声像图、CDFI 声像图、射频电极置于肿瘤位置及其针道的声像图、治疗过程中气体弥散的声像图、治疗结束消融范围的声像图等。

（3）文字描述。

① 术前诊断与手术名称：甲状腺结节/微小癌消融术。

② 一般情况：患者所取的治疗体位，治疗前的准备程序，如常规消毒、铺巾、麻醉方式、麻醉用药名称及用量，治疗肿瘤的数目、部位、大小、回声、血流及血管。

③ 治疗过程：引导方法、微波/射频治疗系统的名称、消融电极的规格、穿刺进针次数、消融的功率、时间；有无使用辅助方式引导穿刺治疗，如超声造影、虚拟导航等。

④ 术后复查：15～20 min 后超声检查有无出血等。

⑤ 结果评估：对手术过程和效果的总体评价，记录患者有无不适表现和反应，术中处理、用药和效果，并描写患者离开诊室时的一般情况。

⑥ 术后注意事项：需记录术后注意预防的并发症，如发热、出血、感染等，术后监护 1 h，保持伤口干燥 1 d。告知可能并发症，如有异常需随诊。

（4）署名：包括医师签名、操作日期和时间、记录者姓名等。

四、超声引导下甲状旁腺肿块伴功能亢进消融治疗

超声引导经皮微波/射频消融治疗甲状旁腺肿块（腺瘤或增生）伴甲状旁腺功能亢进的患者，可使病灶凝固性坏死，肿块逐渐缩小或消失，患者临床症状及体征缓解或消失，并发症少。

1．适应证

（1）原发性甲状旁腺功能亢进：① 年龄<50 岁；② 腺瘤或增生有症状的患者；③ 无症状的 PHPT 患者合并以下情况之一：高血钙、肾脏损害、骨密度低于峰值骨量 2.5 个标准差和/或出现脆性骨折；④ 药物治疗抵抗、不愿接受手术治疗；⑤ US 可见，具有安全穿刺路径。

（2）继发性甲状旁腺功能亢进：① 严重的骨骼疼痛、肌肉疼痛、皮肤瘙痒、骨质疏松等临床症状影响生活质量。严重贫血且对促红细胞生成素抵抗。皮肤、心脑血管等呈进展性异位钙化。② 不能耐受全身麻醉行开放手术或拒绝开放手术的病人。③ 对维生素 D 及其类似物、钙敏受体激动剂等药物抵抗，内科治疗无效的高钙血症（血清钙>4 mmol/L）或高磷血症（血清磷>1.94 mmol/L）。④ 持续性 iPTH>800 pg/mL（正常值为 16～62 pg/mL）。⑤ 超声检查提示至少 1 枚甲状旁腺增大，且直径>1 cm 或最大体积>300 mm³，或 99mTc-MIBI 显示高密度浓缩影。

2．禁忌证

（1）绝对禁忌证：① 合并严重心、脑、肺功能障碍者；② 严重的凝血功能障碍者；③ 患有精神疾病，不能配合者；④ 增生的甲状旁腺对侧喉返神经有损伤者；⑤ 增生的甲状旁腺与气管、食管、大血管、喉返神经等走行区域有严重粘连而无法有效分离，不能防止上述结构热损伤者；⑥ 甲状旁腺穿刺入路困难，无法彻底消融者。

（2）相对禁忌证：① 口服抗凝药，如阿司匹林、华法林等，需停药 7～10 d；② 女性患者月经期应列为相对禁忌证。

3．术前准备及操作过程

（1）术前准备。

① 术前诊断：定性（PTH、血钙、血磷），定位（US、MIBI，增强 CT/MR）。

② 术前评估：适应证、禁忌证；实验室检查（血常规、凝血、甲功、血型等）、辅助检查（喉镜、胸片、心电图、骨密度、影像学）；SHPT 患者术前一天无肝素血液透析一次。

③ 消融治疗：US 实时引导、水隔离。

④ 消融后即刻评估：CEUS/CDFI，PTH。

⑤ 术后随访：术后第 1,2,3,5,7 天，1 个月，3 个月，6 个月和 1 年的临床症状，实验室检查（PTH、血钙、血磷），影像学检查（CEUS/CDFI/MIBI，增强 CT/MR）。

（2）操作流程。

① 仰卧位，充分暴露颈部，心电监护，吸氧；

② 消毒，铺无菌洞巾；

③ US/CDFI/CEUS 再次确定结节位置及安全穿刺路径；

④ 0.5% 的利多卡因局部麻醉，自皮肤达甲状腺包膜；

⑤ 水隔离保护周围重要组织（气管、血管、神经、肌肉）；

⑥ 尽可能采用经峡部进针路径，先消融深部和危险部位的肿瘤组织，缓慢退针，点点成面，面面成体，直至完整消融整个病灶，对血供丰富处可予以先消融阻断血供；

⑦ 对靠近喉返神经者可采用"杠杆撬离"法消融；

⑧ 消融结束后颈部按压 20 min。

4．注意事项

（1）实时监控：准确定位，避开血管，确定针尖位置后再启动消融。

（2）水隔离保护周围重要组织，最好用 4 ℃生理盐水。

（3）消融后即刻进行疗效评估：适形消融，高回声区完全覆盖病灶；CEUS 评估，无增强区完全覆盖病灶；术后化验 PTH（半衰期为 2～30 min）、血钙、血磷。

（4）即刻并发症评估：嘱患者发声，判断有无声音嘶哑，了解有无喉返神经损伤、超声扫查消融灶周围，了解有无出血等。

5．不良反应和并发症预防

（1）低血钙：术后常见，发生率为 10%～35%；表现为神经肌肉兴奋性增高，抽搐。防治方法为术后勤复查血钙，低钙者及时给予 10% 的葡萄糖酸钙 10～20 mL 静脉推注，并补充维生素 D 治疗。

（2）疼痛：常见，表现为皮肤或治疗区域深部疼痛；还有患者表现为下颌部及耳根部疼痛，疼痛多在 1 d 内减轻消失。防治方法为局麻＋静脉/颈丛，注意麻醉到包膜。辅助镇静，心理疏导。

（3）出血：发生率为 0.8%～2%；严重者可压迫气管，导致呼吸困难与心跳骤停。防治方法为：① 重视术前准备，控制咳嗽咳痰、控制好高血压。停用抗凝及抗血小板类药物 7～10 d。② 术前检查血常规、凝血功能、肝功能，异常者需在治疗正常后方可消融。③ 消融前一天无肝素血透、术后一天无肝素透析。④ 对于较大病灶,富血供病灶消融前阻断血流;消融术中预防性应用止血药物,监测血压、脉搏等生命体征;局部压迫止血;必要时通过 US 引导下凝血酶注射止血。⑤ 消融术后密切监控,如有异常,及时处理。

(4) 神经损伤:

① 喉返神经损伤。常见,喉镜检查发现一侧声带麻痹者,不能给对侧甲状旁腺增生进行消融。分为:一过性单侧:声音嘶哑、吞咽困难;永久性单侧:2～3 个月后对侧声带功能代偿,声音嘶哑减轻甚至消失;双侧损伤:呼吸困难甚至窒息。

② 喉上神经内支损伤。喉上神经内支损伤表现为饮水呛咳;喉上神经外支损伤表现为音调降低。

③ 颈交感干损伤。甲状腺后方深部,多位于颈长肌表面,损伤出现同侧 Horner 综合征:上睑下垂,瞳孔缩小,球结膜充血伴流泪。

防治:a. 消融前注射生理盐水,建立"隔离带"。b. 实时监测,确保针极在增生的甲状旁腺内。c. 左右分次消融,一侧消融后,与患者对话,确认无神经损伤后再进行另一侧消融,避免双侧喉返神经损伤。治疗应予以口服神经营养药物,如甲钴胺、复合维生素 B 等。

(5) 局部皮肤出现红肿或烫伤。结节距离皮肤较近及能量高造成,及时给予局部降温处理或增加液体隔离带可预防。

(6) 术后感染。少见,表现为治疗部位红肿热痛,甚至脓肿形成。防治:术中严格无菌操作,对一般情况较差的患者术后予以支持治疗,并予以敏感抗生素治疗。

6. 消融治疗后记录内容和要求

(1) 基本信息。患者的姓名、性别、年龄、住院号和床号、超声检查号、申请科室、治疗部位、申请目的、仪器和探头型号及术前诊断。

(2) 图像部分。采集的图像最好在 4 张以上,包括显示每个结节大小测量值的二维声像图、CDFI 的声像图、消融电极置于肿瘤位置及其针道的声像图、治疗过程中气体弥散的声像图、治疗结束消融范围与 CEUS 的声像图等。

(3) 文字描述。

① 术前诊断与手术名称:甲状旁腺结节射频/微波消融治疗。

② 一般情况:患者所取的治疗体位,治疗前的准备程序,如穿刺前常规消毒、铺巾,麻醉方式、麻醉用药名称及用量,治疗肿瘤的数目、部位、大小、回声、血流、周围有无重要脏器及血管。

③ 治疗过程:引导方法、射频/微波治疗系统的名称、消融电极的规格、穿刺进针次数、功率、时间;有无使用辅助方式引导穿刺治疗,如超声造影、虚拟导航、液体隔离带等。

④ 术后复查:15～20 min 后超声检查治疗局部有无出血。有无术后立刻超声造影评估疗效及结果。

⑤ 结果评估:对手术过程和效果的总体评价,记录患者有无不适表现和反应,术中处理、用药和效果,并描写病人离开诊室时的一般情况。

⑥ 术后注意事项:需记录术后注意预防的并发症,如发热、出血、感染等,术后监护 4 h,禁食、卧床、补液、保持伤口干燥 3 d。告知可能的并发症,如有异常应及时随诊。

(4) 署名:包括医师签名、操作日期和时间、记录者姓名。

五、超声引导下乳腺肿瘤消融治疗

超声引导经皮微波消融乳腺良性结节可使肿瘤凝固性坏死,结节逐渐缩小或消失,患者临床症状及体征缓解或消失,并发症少。

1. 适应证

(1) 结节位于腺体内部,活检证实为良性结节。

(2) 乳腺触及包块、疼痛,担心恶变者,影响日常生活者。

(3) 肿块与皮肤及胸筋膜的距离建议在 5 mm 以上,≤5 mm 需注射液体隔离带。

(4) 肿瘤的最大径一般≤30 mm,单发或多发结节。

(5) 因美容、惧怕心理等原因拒绝手术或不能耐受手术切除者。

2. 禁忌证

(1) 有较严重的凝血功能障碍。

(2) 全身其他任何部位存在急性或活动性的感染性疾病。

(3) 严重高血压、糖尿病及心肺功能不全者。

(4) 肿块>30 mm 者为相对禁忌证。

(5) 妊娠或哺乳期。

(6) 病理证实为恶性结节。

(7) 超声不能显示的病变。

3. 术前准备及操作过程

(1) 了解结节情况。

(2) 穿刺活检,明确病理学诊断。

(3) 常规检查出、凝血时间及凝血酶原时间。

(4) 患者仰卧位,充分暴露乳腺,常规超声检查,了解结节情况。常规消毒铺巾,采用 1%的利多卡因局部麻醉,当结节距皮肤或胸肌筋膜的距离<5 mm 时,在该结节前方皮下或乳腺后间隙内注射液体隔离带,微波消融功率设定为 30~40 W,根据患者具体情况制订个体化消融治疗方案,包括进针部位、路径、深度、消融次数、消融时间等。准备就绪后,在超声引导下将消融针精确穿入结节内,启动消融,实时、连续观察结节消融的程度、范围及皮肤温度和颜色的变化。消融治疗后常规 US 和 CEUS 检查,测量结节的大小,并观察消融区域有无造影剂充填及范围,用以评判消融治疗的效果,若靶目标内仍有血流灌注或增强,则行补点消融治疗。消融结束后穿刺部位局部敷料覆盖,必要时用弹力绷带加压包扎。

4. 注意事项

(1) 消融过程中需要实时观察消融范围的变化及电极针的位置,避免电极针偏离消融靶目标而导致消融不全及周围重要脏器损伤,尤其是对于距离皮肤及胸肌筋膜较近或靠近乳头的结节。

(2) 穿刺点通常选择在距肿物 1~2 cm 处,优先选择远离乳头方向的外侧进针,穿刺方向尽量与皮肤走行方向平行,较小结节直接穿刺肿瘤中央,采用固定式消融;结节较大者采取多点式、移动消融,由深到浅逐层消融。

(3) 多结节消融时,尽量减少皮肤切口数量,一口多瘤。除特殊情况外,活检、隔离液注射、消融穿刺点尽量选择同一穿刺路径。

(4) 对于距离皮肤或胸筋膜较近(<5 mm)的结节,可以在皮下或乳房间隙注入隔离液,也可采用皮肤悬吊、下压、上挑等手术操作及局部放置冰水袋预防皮肤烫伤。

(5) 乳腺结节微波消融治疗后发生出血的概率相对较小,对于血供丰富、存在出血风险者可行局部加压包扎,避免术后血肿形成。

(6) 选择适宜的消融功率和时间匹配也很重要。精确进针及合理的布针设计是保证消融彻底的关键。对于较大的结节,可以采用"移动式"消融技术,合理设计布针方案,由深到浅消融,防止遗漏。

(7) 造成消融不全的可能原因:

① 受超声技术的制约,难以对病变进行准确的全方位观察,使定位和实时导航出现偏差。

② 结节较大、内有纤维间隔或周边血供丰富,致使热量的扩散受限或热沉效应,造成肿瘤内温度不均,消融不完全。

③ 由于结节形态不规则,不宜达到适形消融而导致的残留。

④ 结节位于特殊部位,使进针的位置、角度受到限制,消融范围不足,也难以实现完全消融。

⑤ 结节靠近皮肤,因防止烫伤皮肤而导致消融不全。

5. 不良反应和并发症预防

(1) 乳导管轻度扩张:治疗后 1 周~1 月内消失。

(2) 消融区局部出现轻度胀痛、刺痛:给予物理治疗后 8~12 h 症状缓解或消失,一般无需服用止痛药。

(3) 局部脂肪液化:较小者吸收消失,较大者超声引导下穿刺抽液。

(4) 局部皮肤出现红肿或烫伤:结节距离皮肤较近及能量高造成,及时给予局部降温处理或增加液体隔离带可预防。

6. 术后记录内容和要求

(1) 基本信息。患者的姓名、性别、年龄、住院号和床号、超声检查号、申请科室、治疗部位、申请目的、仪器和探头型号及术前诊断。

(2) 图像部分。采集的图像最好在 4 张以上,包括显示每个结节大小测量值的二维声像图、CDFI 声像图、消融电极置于肿瘤位置及其针道的声像图、治疗过程中气体弥散的声像图、治疗结束消融范围的声像图等。

(3) 文字描述。

① 术前诊断与手术名称:乳腺良性结节微波消融治疗。

② 一般情况:患者所取的治疗体位,治疗前的准备程序,如穿刺前常规消毒、铺巾,麻醉方式、麻醉用药名称及用量,治疗肿瘤的数目、部位、大小、回声、血流、周围有无重要脏器及血管。

③ 治疗过程:引导方法、射频/微波治疗系统的名称、消融电极的规格、穿刺进针次数、功率、时间;有无使用辅助方式引导穿刺治疗,如超声造影、虚拟导航、液体隔离带等。

④ 术后复查:15~20 min 后超声检查治疗局部有无出血。有无术后立刻超声造影评估疗效及结果。

⑤ 结果评估:对手术过程和效果的总体评价,记录患者有无不适表现和反应,术中处理、用药和效果,并描写病人离开诊室时的一般情况。

⑥ 术后注意事项:需记录术后注意预防的并发症,如发热、出血、感染等,术后监护 4 h,禁食、卧床、补液、保持伤口干燥 3 d。告知可能的并发症,如有异常应及时随诊。

(4) 署名:包括医师签名、操作日期和时间、记录者姓名。

六、超声引导下子宫肌瘤及子宫腺肌症消融治疗

1. 适应证

明确诊断的症状性子宫肌瘤/子宫腺肌症,未生育或强烈保留子宫已婚已育患者,经其他保守治疗无效,有安全的穿刺路径,并符合以下条件者:

(1) 患者无围绝经期征象。

(2) 子宫肌瘤分级符合国际妇产科学会 FIGO 分级标准 0~6 级,肌壁间肌瘤平均径线 >5 cm 且 <10 cm,黏膜下肌瘤 >2 cm,宽蒂的浆膜下肌瘤蒂部宽 ≥3 cm。

(3) 伴月经过多、继发性贫血、腹痛、压迫等症状之一。

(4) 对凝血机制一般要求血小板 $>50\times10^9$/L,凝血酶原时间(PT)<25 s,凝血酶原活动度(PA)$>40\%$。

2. 禁忌证

绝对禁忌证:

（1）月经期、怀孕期或哺乳期。

（2）子宫恶性肿瘤（肉瘤、肌瘤合并子宫内膜或子宫颈恶性病变）。

（3）FIGO 分级 7 级的子宫肌瘤。

（4）无安全的穿刺路径。

（5）有未被控制的急性盆腔炎症。

（6）肝、肾等重要器官功能障碍。

（7）严重的出、凝血功能障碍，血小板$<50×10^9/L$，凝血酶原时间（PT）>25 s，凝血酶原活动度$<40\%$。相对禁忌证：带蒂的浆膜下子宫肌瘤。

3．治疗时机

选择子宫肌瘤为良性肿瘤，治疗应为择期治疗。治疗时间应避开月经期、排卵期及月经前期，最好在月经干净 3 d 后，排卵期前，或者排卵后月经前 1 周内治疗。

4．麻醉方法

可选择穿刺点局部皮下 0.1% 的利多卡因麻醉，静脉清醒镇痛麻醉，必要时可采用硬脊膜外腔麻醉辅助穿刺点局部皮下 0.1% 的利多卡因麻醉。

5．治疗前准备

（1）了解病史及知情告知：包括有无子宫不规则出血史、盆腔手术史、感染史、糖尿病、高血压、服用抗凝药物、心脏起搏器、患恶性肿瘤史等。向患者详细告知经皮微波（射频）消融治疗的方法、优势与不足、预期疗效、潜在的并发症及副作用，目前还有且可供选择的其他治疗方法。

（2）完善治疗前检查：建议行宫颈液基薄层细胞学检查，胸片，盆腔 MRI，盆腔超声，血、尿、便常规，血液生化检查，出、凝血功能，心电图检查，血 CA125 及 CA199 定量检测。

（3）有宫内节育器需取出，消炎止血后再进行治疗。

（4）由患者本人或授权人签署相关医疗文书（治疗同意书、超声造影同意书、授权同意书、组织活检知情同意书、麻醉知情同意书等）。

（5）填写子宫肌瘤症状及与健康相关生活质量问卷调查表，以评价患者临床症状的严重程度及肌瘤对生活质量的影响。

（6）治疗前禁食水 6 h，有严重便秘者可服缓泻剂导泻清理肠道。

（7）治疗前半小时插导尿管（夹闭）。

（8）黏膜下肌瘤患者，可于治疗开始前向患者阴道内填塞浸泡冰盐水的大纱球 2～3 枚，以预防消融中微波热气泡经阴道流出烫伤阴道黏膜，也便于术后即刻观察阴道有无出血。

（9）有盆腔粘连或有妇科手术肌瘤剔除者可于消融天线（电极）置入前行超声引导下人工腹腔积液，以在子宫及肌瘤周围形成隔离带分离肠道、卵巢等重要器官，但需注意的是，制作人工腹腔积液仍不能绝对避免肠道热损伤。

6．治疗操作流程

（1）下腹部超声扫查，择点、定位、确定穿刺点。原则上选择皮肤距病灶最近途径并在病灶中心处为进针点。穿刺入路上绝对避开膀胱、肠道、网膜、大血管并尽可能避开子宫内膜。静脉超声造影，评价病灶血供状态，留取图像备消融后再次静脉造影评价消融效果。

（2）常规皮肤消毒、铺无菌巾。探头表面涂适量耦合剂，套无菌探头套，可选择安装穿刺引导架。

（3）穿刺点局部麻醉或者静脉麻醉。

（4）穿刺点局部戳 2 mm 针孔。

（5）在超声实时引导下经皮穿刺向病灶内置入微波天线（射频电极针），依据病灶大小决定置入的微波天线（针）数量及长度，<5 cm 或乏血供子宫肌瘤可置入 1 根前极 1.1 cm 的微波天线（针），或 1 根刀头为 3

cm 的射频电极针或 2 根刀头为 2 cm 的射频电极针；>5 cm 富血供子宫肌瘤置入 2 根电极，设置微波输出能量 50 W 或 60 W，射频 80～120 W（依据子宫肌瘤大小和病灶血供状况而定）进行消融。消融过程中超声实时扫查、监测消融区及毗邻组织回声变化，当高回声到达预定消融区边缘时停止微波（射频）辐射。消融过程中超声实时监测子宫腔回声变化，当宫腔内出现流动高回声时停止微波（射频）辐射，以预防子宫内膜热损伤。治疗过程中监护患者的血压、脉搏、心率、血氧饱和度等生命指征。

（6）消融结束即行消融效果评价：微波（射频）辐射停止后行彩色多普勒血流成像检查，消融区无彩色血流信号后行静脉超声造影，消融区无造影剂灌注范围为有效消融区范围。若拟定消融的靶目标内仍有血流信号或造影剂灌注区，应即刻补充消融。

（7）消融结束，确认微波（射频）辐射停止，拔出微波天线（射频电极针），清洁穿刺点皮肤，局部加压包扎。取出阴道内纱球，观察有无出血；观察导尿管流出的尿液颜色。观察者生命体征平稳，麻醉苏醒充分后可拔除尿管。观察患者无特殊治疗后 6 h 可进流食。消融后 1 周内仍需观察随访，肠道损伤的迟发性通常在此期间出现症状。

7. 并发症及其预防和处理

（1）疼痛：约<10%的患者在治疗后 8 h 内出现消融区局部位疼痛，大部分患者可耐受，8 h 内可自行缓解，无需用药，个别患者需对症治疗。

（2）阴道排液：黏膜下子宫肌瘤消融后患者可出现阴道排液，呈淡粉色，多在 1～2 周内自行消失。预防：穿刺及消融治疗中尽量不损伤子宫内膜。

（3）阴道黏膜烫伤：根据全国多中心研究资料，其发生率为 0.04%。其发生是由于在消融治疗中热场贴近子宫内膜，造成热气沿子宫腔流动至阴道内所致。预防：于消融前在阴道内填塞浸泡冰盐水的无菌大纱球数枚，可完全消除由于消融造成的阴道黏膜烫伤。

（4）恶心：麻醉后极个别患者可出现恶心，甚至呕吐，根据全国多中心研究资料，其发生率<0.1‰。可对症处理。预防：尽量缩短麻醉时间。治疗前准备工作充分，开始热辐射时再麻醉给药。

（5）宫腔（盆腔）或治疗区感染：根据全国多中心研究资料，其发生率为 0.28%。与治疗中未严格消毒情况下使用宫内器械，如举宫器、宫腔内造影导管或治疗后阴道局部卫生状况不佳有关。预防：严格掌握无菌的宫腔内侵入性操作，如需宫腔内置入导管应事先检查阴道洁净度，若洁净度高于Ⅲ°，应治疗后再行消融治疗。消融后应用抗生素预防感染。治疗后嘱患者 1 个月内避免性交和公共场所盆浴。

（6）肠道损伤：根据全国多中心研究资料，其发生率为 0.16%。小肠热损伤需外科处理。肠道损伤的发生率与消融治疗技术掌握的熟练程度及适应证掌握有关。预防：严格掌握适应证。穿刺路径避免经过肠道。消融中注意掌握消融安全边界，对于良性病变在不安全的情况下不追求肌瘤的彻底消融，以减轻或消除患者临床症状为治疗目的。对于形态不规则的子宫肌瘤，可采用热消融加无水乙醇或聚桂醇消融相结合的方式治疗。对于曾接受过子宫肌瘤剔除手术治疗、盆腔组织粘连的患者，可于消融前制作人工腹腔积液（向肌瘤周围注射无菌 0.9%的氯化钠溶液或 5%的葡萄糖溶液）。治疗后密切观察，如有肠道直接热损伤的证据及时抗炎治疗及外科处理。

（7）坏死肌瘤组织经宫颈排出不全造成剧烈腹痛：部分子宫肌瘤消融治疗后坏死瘤组织可经阴道排出，当排出的瘤体大于宫颈口时，可发生瘤组织堵塞宫颈口造成分娩样剧烈腹痛。处理方法：经阴道直视下钳出坏死组织。有大量坏死组织排出期间应用抗生素预防感染。

8. 消融治疗医疗文书书写

包括消融所用电线（电极）数量，穿刺次数，消融所用能量及时间（W/s），消融的子宫肌瘤数目及位置，消融后即刻静脉超声造影子宫肌瘤无灌注区范围（长×宽×高），消融后注意事项。

9. 消融治疗后护理及观察

消融后观察患者尿液颜色及量，待患者从麻醉状态充分恢复后如尿液无异常可拔除尿管，拔除尿管前应留取尿液查尿常规。消融后 24 h 内注意观察患者血压、心率、体温、有无腹部疼痛、疼痛部位及程度、持续时间、有无伴随的压痛、反跳痛、有无大便异常。

10. 治疗后随访

建议消融治疗后 3,6,9,12 个月复查盆腔超声或者核磁共振、妇科内分泌 6 项、子宫肌瘤症状评分及生活质量相关评分,12 个月后每隔 6 个月复查。

第八节　术中超声与腔内超声

一、术中超声

术中超声(intraoperative ultrasound,IOUS)是指在手术过程中,应用超声对疾病进行诊断与鉴别诊断、明确病灶部位与毗邻关系等,帮助制定或指导手术、术中引导等各种介入性操作。

1. 术中超声的优点

与 X 线等其他影像学检查相比,术中超声具有以下优点:

(1) 与常规经体表超声相比,术中超声是直接在脏器表面进行扫查,图像更加清晰。同时,由于术中超声所用探头频率较高(5~10 MHz 甚至更高),分辨力高,可发现术前超声检查无法显示的一些微小病灶。

(2) 可实时了解脏器、病灶的血流动力学信息。

(3) 可在术中引导各种操作。

(4) 无放射性、轻便灵活、操作方便。

2. 适应证与临床意义

(1) 术中进一步明确疾病的诊断,对术前各种影像学检查手段未能发现或不能明确的病灶进行诊断。

(2) 确定术中手术医生无法通过视诊和触诊发现的病灶。

(3) 进一步明确病灶的部位、范围以及与周围血管及其他重要结构之间的毗邻关系,为手术方式的选择提供依据。

(4) 确定病变性质,如鉴别血管结构或非血管结构;发现和明确解剖变异。

(5) 确定手术切除范围与界限。

(6) 在术中进行超声介入诊断或治疗,如穿刺活检、抽吸、置管引流、药物注射、微波或射频消融、支架放置等。

(7) 手术结束前判定手术效果,如病灶切除是否彻底等。

3. 局限性

目前,术中超声专用探头往往具有小巧、频率较高两大特点,因此也就带来了相应的局限性。由于探头小巧,相应的成像视野较小,很难在一个视野范围内显示器官、病灶的全貌。由于所用频率较高,其穿透力有限,对器官深部病灶难以显示。

二、腔内超声

腔内超声是指直接将特制超声探头置入消化道、泌尿生殖道、心腔、血管等管腔内进行超声成像。随着超声成像技术和生物医学工程技术的不断发展,腔内超声技术也不断改进和完善,一些腔内超声技术目前已在临床作为常规技术开展,如经食管超声、经阴道超声、经直肠超声检查等。

1. 腔内超声的优点

腔内超声检查与常规经体表超声检查相比主要具有以下两方面的优越性:

(1)图像清晰。腔内超声直接将探头置于脏器周边进行成像,排除了肥胖、肠道或肺内气体、骨骼等干扰,因而图像更加清晰。

(2)分辨力高。腔内超声通常采用高频探头,因其高分辨力可显示常规超声难以显示的管腔内、管壁本身及附近结构的细微病变。

2. 适应证与临床意义

(1)经食管超声检查:主要用于因肥胖、胸廓畸形和肺气肿等因素,常规经胸超声检查不能获得满意图像的患者或用于常规经胸超声检查难以显示清晰的结构和部位,如心房内血栓、胸主动脉、上腔静脉等。

(2)上消化道超声内镜检查:主要用于上消化道本身及周围结构病变的诊断、鉴别诊断与评价,如食道癌、胃肿瘤的诊断与鉴别诊断;显示肿瘤浸润深度和有无淋巴结转移;胃皱襞增厚的良、恶性鉴别;明确黏膜下肿瘤或外压性病变以及胰腺疾病的诊断与鉴别诊断等。

(3)经直肠超声检查:主要用于前列腺疾病的诊断和鉴别诊断、前列腺癌分期、引导穿刺活检、消融治疗腔内超声、药物导入、治疗效果观察以及腔内手术操作的监测等。除前列腺疾病外,也可用于精囊、直肠、肛管、尿道疾病的诊断与鉴别诊断。

(4)经尿道超声检查:主要用于诊断良、恶性膀胱肿瘤和尿道肿瘤、前列腺疾病、尿道狭窄、尿道腔内支架评价、尿道瘘、膀胱外括约肌失调、括约肌切除后随访及监视治疗尿失禁患者尿道括约肌周围隆起及注射术等。

第九节　介入超声并发症与防治

介入超声的并发症相对较少,但不可能完全避免,关键是早发现、早处理,而且,对于不同的并发症,处理方法不同。

一、介入超声并发症的常见原因

(1)临床因素:主要是对适应证和禁忌证原则掌握不当,或者未对术后需要注意的问题予以重视并仔细观察病情。

(2)解剖异常:术者在术前未注意到患者存在的解剖变异或病变引起的解剖异常。

(3)器械使用不当:对所用器械性能和特点缺乏认识或选用器材不当,器械本身质量问题也可能引发并发症。

(4)操作失误:主要是术者对声像图的判读错误引起的误穿刺或违反有关操作规程导致并发症。

二、常见并发症及处理原则

1. 疼痛

对于疼痛,大部分患者可耐受,多数可自行缓解,无需用药,个别患者需对症治疗。术时给予足量的局麻药,尤其是注意神经末梢丰富的皮下和脏器包膜的麻醉,对于使用局麻药较多者,可将2%的利多卡因稀释到 0.5%，避免局麻药的不足而导致脏器包膜层麻醉不够。

2. 出血

出血是最常见的并发症。对血运丰富的脆弱组织用粗针穿刺时，容易引起出血。对于可能与血流有关的病灶都要用彩色或脉冲多普勒进行检查，避免穿刺针经过较大的血管。介入超声发生的出血通常位置较深，出血点隐蔽，难以直接止血。术前注意查验凝血功能、停用抗凝及抗血小板类药物 1 周及女性患者避开月经期对预防出血也比较重要。

浅表器官的出血，采用压迫止血十分有效；少量出血者静脉可给予止血药物或超声引导下局部注射止血药物；对于肝脏活检的出血，可使用同轴针，在拔出同轴针之前针道注射组织胶或止血海绵，必要时还可采取热消融（微波或射频）的办法对穿刺区域进行消融止血；大量出血者应及早请相关科室会诊，必要时在 DSA 造影下进行血管栓塞或及时的外科手术止血。

3. 感染

感染的主要原因是介入性器械细菌污染，特别是经直肠、阴道途径操作时，可导致术后感染。此外，损伤肠管或感染性囊液、脓液外漏，常发生腹腔内严重感染。严格无菌操作是预防感染的最有效途径。确诊感染者应及早给予敏感抗生素。

4. 损伤

在介入性超声操作过程中，由于发生穿刺针偏离预选穿刺路径，可能造成相邻器官损伤。在使用自动弹射活检装置时，遇到肠管、血管或神经，极易损伤。经阴道穿刺时，要尽量避免紧贴宫颈两侧进针，以避开子宫动脉和静脉。甲状腺与甲状旁腺消融时，应给予隔离液注射，不对靠近危险三角区的病灶直接消融，避免喉返神经损伤。严重的损伤往往需要相关科室治疗；神经损伤者给予神经营养药物，如甲钴胺及 B 族维生素口服。

5. 血管迷走神经性晕厥

血管迷走神经性晕厥是因疼痛、穿刺操作及患者恐惧等因素刺激，某些患者出现过度激发迷走神经和副交感神经的反射表现，心跳忽然减慢、周边血管扩张，血压降低、脑部缺氧，表现为动脉低血压伴有短暂的意识丧失，能自行恢复，而无神经定位体征的一种综合征。有研究报道，血管迷走神经性晕厥患者循环血液中儿茶酚胺水平和心脏肾上腺素能神经的张力持续增加，导致心室相对排空的高收缩状态，进而过度刺激左心室下后壁的机械感受器（无髓鞘的 C 神经纤维），使向脑干发出的迷走冲动突然增加，诱发与正常人相反的反射性心动过缓和外周血管扩张，导致严重的低血压和心动过缓，引起脑灌注不足、脑缺氧和晕厥。

出现血管迷走神经性晕厥时应注意与低血糖晕厥相鉴别，低血糖晕厥常有饥饿史或糖尿病病史，主要表现为乏力、出汗、饥饿感，进而出现晕厥和神志不清，晕厥发作缓慢，发作时血压和心率多无改变，可无意识障碍，化验血糖降低，静注葡萄糖可迅速缓解症状。

此外还需与出血性休克引起的晕厥相鉴别，血管迷走神经性晕厥虽也表现有血压下降，但主要是因心率下降，回心血流量减少所致，心电监护患者表现为明显的心动过缓；而失血性休克低血压往往表现为心动过速。可采用迷走神经拮抗治疗，常用阿托品 0.5 mg，肌肉注射。

6. 针道种植转移

对恶性肿瘤进行介入性诊断和治疗时，由穿刺引起的针道种植转移的实际发病率极低。1991 年，Smith 等人统计了 16381 例，发生率为 0.006%。对于需要进行保乳手术的乳腺癌患者，使用经同轴针的方法进行病灶活检，可有效减少针道转移的发生概率。

7. 流产

对孕妇进行宫腔外或妊娠宫腔内介入性操作都可能引起流产。

参 考 文 献

[1] 郭万学.超声医学[M].6 版.北京：人民军医出版社,2012.

[2] 姜玉新,张运.超声医学高级教程[M].北京：人民军医出版社,2012.

[3] 李胜利,罗国阳.胎儿畸形产前超声诊断学[M].北京：科学出版社,2017.

[4] 陈敏华,梁萍,王金锐.中华介入超声学[M].北京：人民卫生出版社,2016.

[5] 朱家安,邱逦.肌骨超声诊断学[M].北京：人民卫生出版社,2018.

[6] Jacobson J A. Fundamentals of Musculoskeletal Ultrasound[M]. Singapore：Elsevier,2017.

[7] Sharma S,Ahuja V. Liver Abscess：Complications and Treatment[J]. Clin Liver Dis,2021,18(3)：122-126.

[8] 姜玉新,冉海涛.医学超声影像学[M].北京：人民卫生出版社,2016：540.

[9] 田家玮.超声波医学与超声波医学技术精选习题集[M].北京：人民卫生出版社,2018.

[10] 杨青,祁鸣.大型医用设备上岗考试历年真题汇编：CDFI/CT/MRI 医师、医技[M].合肥：安徽科学技术出版社,2015.

[11] 李瑞珍.影像医学试题精集[M].北京：人民军医出版社,2003.

[12] 何年安,章生龙.产前筛查、产前诊断与遗传咨询：母婴保健技术考核辅导用书[M].合肥：中国科学技术大学出版社,2020.

[13] 谢幸,孔北华,段涛.妇产科学[M].9 版.北京：人民卫生出版社,2018.

[14] 中国医师协会超声医师分会.中国产科超声检查指南[M].北京：人民卫生出版社,2019.

[15] 侯秀昆.超声医学习题集：高级卫生专业技术资格考试用书[M].北京：中国协和医科大学出版社,2018.

[16] 于国放,路淮英.医学影像学多选题[M].济南：山东科学技术出版社,2002.

[17] 傅志君.诊断学试题与题解[M].上海：上海医科大学出版社,2000.

[18] 冉海涛,田家玮.医学超声影像学学习指导与习题集[M].北京：人民卫生出版社,2017.

[19] 张莉,刘禧.CDFI 医师/技师业务能力考评核心考点与精选试题[M].沈阳：辽宁科学技术出版社,2017.